DIABETES & ENDOCRINOLOGIA NA PRÁTICA CLÍNICA

DIABETES & ENDOCRINOLOGIA NA PRÁTICA CLÍNICA

Francisco Bandeira
Professor Associado e Livre-docente Regente da Disciplina
 de Endocrinologia da Faculdade de Ciências Médicas
 da Universidade de Pernambuco
Chefe da Divisão de Endocrinologia e Diabetes
 do Hospital Agamenon Magalhães MS/SUS/SES/UPE
Presidente do Capítulo Brasileiro da *American Association
 of Clinical Endocrinologists/American College of Endocrinology*

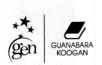

© 2019 Elsevier Editora Ltda.
Todos os direitos reservados e protegidos pela Lei 9.610 de 19/02/1998.

Nenhuma parte deste livro, sem autorização prévia por escrito da editora, poderá ser reproduzida ou transmitida sejam quais forem os meios empregados: eletrônicos, mecânicos, fotográficos, gravação ou quaisquer outros.

ISBN: 978-85-352-8832-2
ISBN versão eletrônica: 978-85-352-8833-9

Capa
Vinicius Dias

Editoração Eletrônica
Thomson Digital

Elsevier Editora Ltda.
Conhecimento sem Fronteiras

Rua da Assembleia, n° 100 – 6° andar – Sala 601
20011-904 – Centro – Rio de Janeiro – RJ

Av. Doutor Chucri Zaidan, n° 296 – 23° andar
04583-110 – Brooklin Novo – São Paulo – SP

Serviço de Atendimento ao Cliente
0800 026 53 40
atendimento1@elsevier.com

Consulte nosso catálogo completo, os últimos lançamentos e os serviços exclusivos no site www.elsevier.com.br

---

Nota

Esta obra foi produzida por Elsevier Brasil Ltda. sob sua exclusiva responsabilidade. Médicos e pesquisadores devem sempre fundamentar-se em sua experiência e no próprio conhecimento para avaliar e empregar quaisquer informações, métodos, substâncias ou experimentos descritos nesta publicação. Devido ao rápido avanço nas ciências médicas, particularmente, os diagnósticos e a posologia de medicamentos precisam ser verificados de maneira independente. Para todos os efeitos legais, a Editora, os autores, os editores ou colaboradores relacionados a esta obra não assumem responsabilidade por qualquer dano/ou prejuízo causado a pessoas ou propriedades envolvendo responsabilidade pelo produto, negligência ou outros, ou advindos de qualquer uso ou aplicação de quaisquer métodos, produtos, instruções ou ideias contidos no conteúdo aqui publicado.

CIP-BRASIL. CATALOGAÇÃO NA PUBLICAÇÃO
SINDICATO NACIONAL DOS EDITORES DE LIVROS, RJ

B165d

    Bandeira, Francisco
        Diabetes & endocrinologia na prática clínica / Francisco Bandeira. - 1. ed. - Rio de Janeiro : Elsevier, 2019.
        ; 27 cm.

        Inclui bibliografia
        ISBN 978-85-352-8832-2

        1. Endocrinologia. 2. Diabetes. I. Título.

19-57430   CDD: 616.4
                                        CDU: 616.4

Vanessa Mafra Xavier Salgado - Bibliotecária - CRB-7/6644

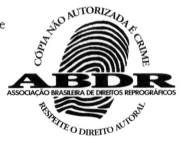

PREFÁCIO

Diabetes & Endocrinologia na Prática Clínica é um livro de concepção inédita na endocrinologia nacional, planejado para oferecer um texto largamente ilustrado com um número de figuras e tabelas acima da média das publicações afins. Isso torna a leitura mais dinâmica e agradável para a atualização das diversas situações clínicas vivenciadas na prática diária.

Contamos com colaboradores de todo o Brasil, muitos deles jovens e talentosos endocrinologistas que já escrevem o futuro da nossa endocrinologia e diabetologia.

A esses e aos consagrados professores seniores que participam do livro, o meu sincero agradecimento pelo esmero na preparação dos manuscritos e das ilustrações.

Agradeço também a iniciativa da editora Elsevier pela qualidade e competência na elaboração de todas as etapas do processo editorial.

As informações práticas e atuais contidas neste livro — não apenas relacionadas aos aspectos clínicos das doenças endócrinas mais comuns, mas também ao diagnóstico laboratorial e por métodos de imagem até a terapêutica mais adequada — tornam-no útil ao médico endocrinologista e de todas as áreas que fazem intersecção com a diabetologia e a endocrinologia.

Francisco Bandeira

COLABORADORES

Adriane de André Cardoso Demartini
Médica Endocrinopediatra
Mestre e Doutora em Saúde da Criança e do Adolescente
pela Universidade Federal do Paraná (UFPR)

Alberto de Leiva Hidalgo
Doutor em Medicina, Cirurgia pela Universidad
Complutense, Espanha
Serviço de Endocrinologia, Nutrição do Hospital de la
Santa Creu i Sant Pau
Professor Emérito do Departamento de Medicina da
Universitat Autònoma de Barcelona (UAB)

Alexis Dourado Guedes
Mestre e Doutor pela Universidade de São
Paulo (USP)
Coordenador de Pós-graduação do Centro de Diabetes
e Endocrinologia do Estado da Bahia
Professor da Universidade do Estado da Bahia
Professor da Faculdade de Tecnologia e Ciências

Aline Alves Lopes
Residente de Clínica Médica pelo Hospital das Clínicas
da Universidade Federal de Pernambuco (UFPE)
Residente de Endocrinologia e Metabologia pelo
Hospital Agamenon Magalhães, Recife
Mestranda de Ciências da Saúde na Universidade
Estadual de Pernambuco (UPE)

Alinne Ynue
Especialista em Endocrinologia e Metabologia pela
Sociedade Brasileira de Endocrinologia e Metabologia
(SBEM)
Médica Assistente do Ambulatório de Climatério da
Disciplina de Endocrinologia da Universidade Federal
de São Paulo (UNIFESP)

Alyne Layane Pereira Lemos
Residente em Endocrinologia no Hospital Agamenon
Magalhães, Recife
Residente em Clínica Médica na Escola de Saúde
Pública do Estado do Ceará
Graduada em Medicina pela Faculdade de Medicina
Estácio de Juazeiro do Norte, Ceará

Ana Carolina Miranda
Médica Pós-graduanda da Divisão de Endocrinologia e
Diabetes do Hospital Agamenon Magalhães, Recife

Ana Gabriela V. Martins Galesso
Residente em Clínica Médica na Santa Casa de São Paulo
Residente em Endocrinologia e Metabologia no
Hospital Ipiranga
Especialista em Endocrinologia e Metabologia pela SBEM
Pós-Graduanda em Nutrologia Esportiva

Ana Gregória Ferreira Pereira de Almeida
Médica Endocrinologista com Mestrado em Saúde
Materno-infantil pela Universidade Federal do
Maranhão (UFMA)
Médica colaboradora do Ambulatório de Diabetes
Melito 1 do Hospital Universitário da UFMA
Médica do Instituto Federal do Maranhão (IFMA)

Ana Maira Quental da Nóbrega
Pós-graduada em Endocrinologia pela Divisão de
Endocrinologia e Diabetes do Hospital Agamenon
Magalhães, Recife
Professora de Endocrinologia da Faculdade de Medicina
Maurício de Nassau, Recife

Ana Rosa Pinto Quidute
Professora Adjunto de Endocrinologia da Universidade
Federal do Ceará

André Murad Faria
Médico Colaborador da Unidade de
Neuroendocrinologia, Divisão de Neurocirurgia
Funcional do Instituto da Psiquiatria do Hospital das
Clínicas da Faculdade de Medicina da Universidade
de São Paulo (IPQ-HCFMUSP)
Doutor em Ciências pela USP
Early Investigators Award 2015, The Endocrine Society
(Estados Unidos)

Bárbara Campolina Carvalho Silva
Doutora pela Universidade Federal de Minas Gerais
(UFMG)
Pós-doutora pela Columbia University, Nova York

Bruna Mendonça
Mestre em Nutrição pela UFPE

Bruno César Caldas
Médico Pós-graduando da Divisão de Endocrinologia e
Diabetes do Hospital Agamenon Magalhães, Recife

Bruno Leandro de Souza
Médico Endocrinologista Pediatra da UNIMED João
Pessoa

Camila de Melo Oliveira
Graduanda de Medicina da Faculdade Maurício de
Nassau, Recife

Carolina Cardoso
Médica Pós-graduanda da Divisão de Endocrinologia e
Diabetes do Hospital Agamenon Magalhães, Recife

Catarina Gonçalves dos Santos Torres
Graduanda em Medicina pela Universidade Federal de
Alagoas (UFAL)

Cátia Eufrazino Gondim
Médica Endocrinologista pelo Hospital Agamenon
Magalhães, Recife
Mestre pela UPE

Cláudia Patrícia de Sousa Simões Lins
Membro Titular da SBEM
Médica Preceptora da Residência de Clínica Médica
do Hospital Otávio de Freitas, Pernambuco

Cleber Rinaldo Favaro
Graduado pela Faculdade de Medicina de São José do
Rio Preto (FAMERP)
Residente em Clínica Médica e Endocrinologia e
Metabologia pela FAMERP
Especialista em Endocrinologia e Metabologia
pela SBEM
Docente da Disciplina de Endocrinologia
e Metabologia da Faculdade de Medicina
da Unilago, S. J. Rio Preto-SP

Conceição Chaves de Lemos
Professora Adjunta IV da UFPE
Doutora e Mestre pela UFPE

Daniel Araujo Ferraz
Médico Oftalmologista
Especialista em Retina e Vítreo pela USP
Especialista em Uveítes e AIDS pela UNIFESP
Post-Doc. Fellowship pelo Wilmer Eye Institute da Johns
Hopkins University, Maryland (Estados Unidos)
Doutor em Oftalmologia pela USP
Pós-Doutor em Oftalmologia pela UNIFESP

Daniel de Castro
Professor Adjunto de Endocrinologia da Universidade
Federal do Ceará

Daniella Rêgo
Preceptora da Residência de Endocrinologia do Hospital
Agamenon Magalhães, Recife
Mestre em Neuropsiquiatria pela UFPE

Danielli Teixeira Lima Favaro
Graduada na Faculdade de Medicina Souza Marques,
Rio de Janeiro
Residente em Clínica Médica pela Faculdade de
Medicina de Catanduva (FAMECA)
Residente em Endocrinologia e Metabologia
pela FAMERP
Mestre em Ciências da Saúde pela Enfermagem pela
FAMERP
Docente da Disciplina de Endocrinologia e Metabologia
da Faculdade de Medicina da Unilago, São José do
Rio Preto-SP

Denise de Sousa Antunes
Residente em Endocrinologia e Clínica Médica pelo
Hospital Agamenon Magalhães, Recife

Dolores Pardini
Professora Assistente da Disciplina de Endocrinologia
da UNIFESP
Chefe do Ambulatório de Climatério da Disciplina de
Endocrinologia da UNIFESP
Diretora do Departamento de Endocrinologia Feminina
e Andrologia da SBEM
Diretora Científica da Federação Brasileira das
Associações de Ginecologia e Obstetrícia (FEBRASGO)

Elba Bandeira
Endocrinologista Preceptora da Residência de
Endocrinologia e Diabetes do Hospital Agamenon
Magalhães, Recife
Mestre em Ciências da Saúde pela Faculdade
de Ciências Médicas (FCM) da UPE
Doutoranda em Ciências da Saúde pela FCM/UPE

Eveline Gadelha Pereira Fontenele
Professora Adjunto de Endocrinologia da Universidade
Federal do Ceará

Eugênia Mato Matute
Doutora em Ciências Biológicas pela Universidade de
Barcelona

Fábio Moura
Mestre em Ciências da Saúde pela UPE
Especialista em Endocrinologia e Metabologia pela SBEM

Felipe Rodrigues Lima Mágero
Residente em Clínica Médica pelo Hospital da
Restauração (HR), SES-PE
Pós-Graduando em Endocrinologia e Metabologia pelo
Hospital Agamenon Magalhães, Recife

Fernanda Cavalieri Costa
Doutoranda do Programa de Endocrinologia da
Faculdade de Medicina da USP

Fernanda Victor
Residente em Clínica Médica pelo Hospital Barão de Lucena, Recife
Residente em Endocrinologia pelo Hospital Agamenon Magalhães, Recife
Mestranda do Programa de Pós-Graduação em Ciências da Saúde pela UPE

Fernando José Brito Patrício
Doutor em Biotecnologia pela Rede Nordeste de Biotecnologia (RENORBIO)

Flavio Fontes Pirozzi
Graduado pela FAMECA
Residente em Clínica Médica e Endocrinologia e Metabologia pela FAMERP
Título de Especialista de Endocrinologia e Metabologia pela SBEM
Mestre em Biociências pelo Instituto de Biociências, Letras e Ciências Exatas da Universidade Estadual Paulista (IBILCE/UNESP), São José do Rio Preto-SP
Docente da Disciplina de Endocrinologia e Metabologia da Faculdade de Medicina da Unilago, São José do Rio Preto-SP

Gilvan Cortês Nascimento
Médico Assistente do Serviço de Endocrinologia do Hospital Universitário
Presidente da UFMA
Mestre pela UFMA
Doutorando pela Universidade Estadual do Rio de Janeiro (UERJ)

Heraldo Mendes Garmes
Professor Adjunto de Endocrinologia da UNICAMP

Isabella Santiago de M. Miranda
Graduada em Medicina pela Universidade Católica de Brasília (UCB)
Residente em Clínica Médica no Hospital Regional da Asa Norte
Residente em Endocrinologia e Metabologia no Hospital Universitário de Brasília

Ítalo Sérgio da Silveira Arruda
Residência em Clínica Médica pelo Instituto de Medicina Integral Prof. Fernando Figueira (IMIP), Recife
Pós-Graduando em Endocrinologia e Metabologia pelo Hospital Agamenon Magalhães, Recife

João Lindolfo C. Borges
Professor de Endocrinologia da UCB
Fellow do Colégio Americano de Endocrinologia
Presidente da SBEM-DF, de 2019 a 2020

José Henrique Pereira de Castro
Pós-graduado em Endocrinologia e Metabologia pelo Instituto Diabetes e Endocrinologia de Florianópolis (IDEF)
Especialista em Endocrinologia e Metabologia pela SBEM

José Luciano Albuquerque
Mestre em Neurociências pela UFPE
Preceptor da Residência em Endocrinologia do Hospital das Clínicas UFPE
Presidente da SBEM, regional Pernambuco, de 2019 a 2020

Josivan Gomes de Lima
Professor Adjunto de Endocrinologia do Hospital Universitário Onofre Lopes da Universidade Federal do Rio Grande no Norte (UFRN)
Especialista em Endocrinologia e Metabologia pelo Hospital Agamenon Magalhães, Recife, PE, e pelo City Hospital, Nottinghan, Reino Unido
Membro Titular da SBEM

Karine Almeida
Especialista em Endocrinologia e Metabologia pelo Hospital Agamenon Magalhães, Recife
Preceptora da Residência em Endocrinologia e Metabologia do Hospital Universitário da Universidade Federal de Sergipe (HU/UFS)

Karla Camila Possídio
Residente da Divisão de Endocrinologia e Diabetes do Hospital Agamenon Magalhães, Recife

Lara Voss Accioly
Mestre pelo Programa de Pós-graduação em Ciências da Saúde/Endocrinologia da UPE
Residente em Clínica Médica pelo Hospital Universitário Professor Alberto Antunes da UFAL
Especialista pela Unidade de Endocrinologia do Hospital Agamenon Magalhães, Recife

Leandro Pimentel Bezerra de Araújo
Oftalmologista pela Fundação Altino Ventura
Fellowship em Retina Cirúrgica pela Fundação Altino Ventura

Leonardo Bandeira
Médico Endocrinologista
Provas Funcionais do Grupo Fleury
Post-doctoral Research Fellowship pela Universidade de Columbia, Nova York

Leydiane Araujo de Lima
Residente de Clínica Médica pela Faculdade de Medicina de Jundiaí (FMJ-SP)
Pós-graduada em Endocrinologia pela Unidade de Endocrinologia e Diabetes (UED) do Hospital Agamenon Magalhães, Recife

Lilian Barbosa de Souza
Residente em Clínica Médica no Hospital Agamenon Magalhães
Especialista em Endocrinologia na Unidade de Endocrinologia e Diabetes do Hospital Agamenon Magalhães

COLABORADORES

Lilian Loureiro Albuquerque Cavalcante
Endocrinologista da Diagnósticos da América S/A (DASA)
Mestre em Ciências Clínico-Cirúrgicas pela Universidade Federal do Ceará (UFC)
Pós-graduada em Nutrologia pela Associação Brasileira de Nutrologia (ABRAN)
Professora da Faculdade de Medicina da UNichristus
Presidente da Sociedade Brasileira de Diabetes — Regional Ceará, de 2018 a 2019

Lilian Zaghis Martinelo
Médica pela Universidade São Francisco
Pós-graduada em Endocrinologia e Metabologia pela Instituto Superior de Medicina (ISMD) – UFMG
Ambulatório de Gestação e Endocrinologia Pederneiras

Lúcia Helena de Oliveira Cordeiro
Fellow em Endocrinologia e Diabetes pelo Oxford Centre for Diabetes, Endocrinology and Metabolism, Oxford University, Reino Unido
Professora do Departamento de Medicina Clínica da UFPE
Coordenadora do Ambulátório de Dislipidemia do HC/UFPE

Lucia Helena Coelho Nobrega
Médica Endocrinologista do Hospital Universitário Onofre Lopes (HUOL), UFRN, Natal
Chefe da Residência de Endocrinologia do HUOL

Ludmila Chaves Fonseca
Médica Endocrinologista pela SBEM
Professora de Endocrinologia e Propedêutica da Universidade do Salvador (UNIFACS)

Madson Queiroz Almeida corrigir no capitulo
Professor Livre-docente de Endocrinologia e Metabologia da Faculdade de Medicina da USP

Maiara Oliveira de Assis
Graduanda de Medicina da Faculdade Maurício de Nassau, Recife

Manuel dos Santos Faria
Professor Associado de Endocrinologia da UFMA
Chefe do Serviço de Endocrinologia do HU/UFMA
Doutor em Endocrinologia pela Universidade Federal do Rio de Janeiro (UFRJ) e pela London University (St Barthomew's Hospital)

Manoel Ricardo Alves Martins
Professor de Endocrinologia, Departamento de Medicina Clínica da Faculdade de Medicina da UFC
Professor orientador do Programa de Pós-graduação em Patologia da UFC
Pesquisador do Núcleo de Pesquisa e Desenvolvimento de Medicamentos da UFC
Médico Preceptor do Serviço de Endocrinologia e Diabetes do Hospital Universitário Walter Cantídio

Marcela Pitaluga
Graduação em Endocrinologia e Metabologia pelo Hospital Agamenon Magalhães, Recife

Marcela Resende Sarmento
Pós-graduanda de Endocrinologia/Metabologia pelo Hospital Agamenon Magalhães, Recife
Pós-graduanda em Medicina do Trabalho pela Faculdade de Ciências Médicas de Minas Gerais/Fundação Unimed

Marcelo Magalhães Silva
Doutor em Biotecnologia em Saúde e Medicina Investigativa pela Fundação Oswaldo Cruz (FIOCRUZ)
Laboratório de Estudos Genômicos e de Histocompatibilidade
Hospital Universitário da UFMA

Margaret C.S. Boguszewski
Mestre em Endocrinologia Pediátrica pela UFPR
Doutora em Endocrinologia Pediátrica pela Universidade de Gotemburgo, Suécia
Professora Associada do Departamento de Pediatria da UFPR
Membro do Conselho Diretor da Sociedade Internacional de Pesquisa em Hormônio de Crescimento

Maria Helane Costa Gurgel Castelo
Diretora Médica LabPasteur na DASA
Mestre em Farmacologia pela UFC
Doutora em Ciências Médicas pela USP
Professora da Faculdade de Medicina da Unichristus

Maria Paula Bandeira
Médica Endocrinologista Pediátrica
Mestranda em Ciências da Saúde pela UPE
Docente de Medicina pela Faculdade Pernambucana de Saúde (FPS)
Médica Endocrinologista no Grupo Fleury

Maria Roseneide S. Torres
Mestre e Doutora em Medicina e Saúde pela Universidade Federal da Bahia (UFBA)
Professora Adjunta de Endocrinologia da Universidade Federal de Campina Grande (UFCG)
Coordenadora da residência de Endocrinologia da UFCG

Marianna Soares de Lima
Residente em Endocrinologia da UFCG

Monica Oliveira
Médica Preceptora de Endocrinologia do Instituto de Medicina Integral de Pernambuco - IMIP

Morgana Barbosa Duarte
Médica Endocrinologista
Professora do Curso de Medicina do Centro Universitário CESMAC, Maceió
Residente em Endocrinologia e Metabologia pelo Hospital Agamenon Magalhães, Recife
Residente em Clínica Médica pelo Hospital Universitário Prof. Alberto Antunes, Maceió

Nancy Bueno Figueiredo
Residente em Endocrinologia e Metabologia pela UNESP/Botucatu
Especialista em Endocrinologia e Metabologia pela SBEM
Doutora Direto em Fisiopatologia em Clínica Médica — Área Metabolismo e Nutrição pela UNESP/Botucatu
Professora Doutora da Faculdade de Medicina Uninove Bauru

Nara Nóbrega Crispim Carvalho
Especialista em Endocrinologia e Metabologia pela SBEM
Especialista em Nutrologia pela ABRAN
Preceptora da Residência de Endocrinologia do Hospital Universitário Lauro Wanderley da Universidade Federal da Paraíba (UFPB)
Coordenadora e Nutróloga do Hospital de Emergência e Trauma Senador Humberto Lucena, João Pessoa-PB
Mestre em Ciências da Nutrição pela UFPB
Doutoranda em Ciências da Nutrição pela UFPB

Narriane Chaves Pereira de Holanda
Especialista em Endocrinologia e Metabologia pela SBEM
Coordenadora do Serviço de Endocrinologia do Hospital Universitário Lauro Wanderley da UFPB
Preceptora da Residência de Endocrinologia do Hospital Universitário Lauro Wanderley da UFPB
Professora e Coordenadora da Disciplina de Endocrinologia da Faculdade de Medicina Nova Esperança (FAMENE), PB
Mestre em Saúde Pública pela Universidade Católica de Santos (SP)
Doutoranda em Ciências da Saúde pela UPE

Natália Rocha da Silva
Médica
Pós-Graduada em Endocrinologia pelo Hospital Agamenon Magalhães, Recife

Patrícia Nunes Mesquita
Médica Endocrinologista
Mestra em Ciência da Saúde pela UPE

Paula Aragão Prazeres de Oliveira
Graduada em Medicina pela UPE
Residente em Clínica Médica no Hospital Otávio de Freitas
Especialista na Divisão de Endocrinologia e Diabetes do Hospital Agamenon Magalhães, Recife
Especialista em Endocrinologia e Metabologia pela Associação Médica Brasileira (AMB) e SBEM
Mestre em Ciências da Saúde da UPE

Paulo Bernardo da Silveira Barros Filho
Pós-graduando da Divisão de Endocrinologia e Diabetes do Hospital Agamenon Magalhães, Recife

Pedro Augusto Sampaio Rocha Filho
Doutor em Neurologia pela USP
Professor Adjunto de Neurologia da UFP
Professor do Programa de Pós-graduação em Ciências da Saúde da UPE
Neurologista do Hospital Universitário Oswaldo Cruz, da UPE

Pedro Henrique Dantas da Silva
Médico Endocrinologista
Residente em Endocrinologia e Metabologia no HUOL/UFRN, Natal
Especialista em Endocrinologia e Metabologia pela SBEM

Reine Marie Chaves Fonseca
Médica Endocrinologista
Mestra em Medicina Interna pela UFBA
Fellow em Endocrinologia pela George Washington University, Estados Unidos
Diretora Fundadora do Centro de Diabetes e Endocrinologia do Estado da Bahia (CEDEBA)

Renata Balestra
Especialista em Clínica Médica pela Faculdade de Ciências Médicas de Minas Gerais
Especialização em Endocrinologia e Metabologia pelo Hospital Agamenon Magalhães, Recife

Renata Carriço de Lima Menezes
Graduada em Medicina pela UFP
Residente em Clínica Médica pelo Hospital Otávio de Freitas
R3 em Clínica Médica pelo Hospital das Clínicas da UFP

Rosita Fontes
Endocrinologista e Preceptora de Residência Médica do Instituto Estadual de Diabetes e Endocrinologia Luiz Capriglione (IEDE-RJ)
Assessora Médica da DASA

Rossana Santiago De Sousa Azulay
Mestre em Endocrinologia pela UFRJ
Residente em Endocrinologia e Metabologia pelo Instituto Estadual de Diabetes e Endocrinologia do Rio de Janeiro (IEDE)
Doutoranda em Ciências Médicas pela UERJ

Sabrina da Silva Pereira Damianse
Médica Assistente do Serviço de Endocrinologia do Hospital Universitário Presidente Dutra, da UFMA
Mestre pela UFMA

Sergio Ricardo de Lima Andrade
Médico Endocrinologista
Residente Médico pela Divisão de Endocrinologia e Diabetes do Hospital Agamenon Magalhães, Recife
Mestrando em Ciências da Saúde pela UPE

Tadeu Gonçalves de Lima
Médico Assistente do Serviço de Endocrinologia da UFC

Tania Sanchez Bachega
Professora Livre-docente em Endocrinologia pela
Faculdade de Medicina da USP
Professora Associada da Disciplina de Endocrinologia
da Faculdade de Medicina da USP

Vanessa Leão de Medeiros Fabrino
Residente em Pediatria pelo IMIP
Especialista em Endocrinologia pelo Hospital
Agamenon Magalhães
Fellow em Endocrinologia Pediátrica na University of
Florida, Estados Unidos

Viviane Chaves de Carvalho Rocha
Mestre pela UFMA
Preceptora Responsável pelo Ambulatório de Adrenal e
Gônadas do Hospital Universitário da UFMA
Docente do curso de Medicina pela Universidade
Ceuma (UNICEUMA)
Presidente da SBEM-MA, de 2013 a 2014

Viviane Pereira de Araújo
Médica Pós-graduanda da Divisão de Endocrinologia e
Diabetes do Hospital Agamenon Magalhães, Recife

SUMÁRIO

PARTE I
ASPECTOS LABORATORIAIS

1 MEDICINA LABORATORIAL NA ENDOCRINOLOGIA, 3
Lilian Loureiro • Maria Helane Costa Gurgel Castelo • Rosita Fontes

2 TÉCNICAS LABORATORIAIS EM BIOLOGIA MOLECULAR, 17
Marcelo Magalhães Silva • Eugènia Mato Matute • Alberto de Leiva Hidalgo • Fernando José Brito Patrício • Manuel dos Santos Faria

PARTE II
DIABETES

1 DIABETES – CLASSIFICAÇÃO E DIAGNÓSTICO, 25
Alyne Layane Pereira Lemos • Francisco Bandeira

2 DIABETES GESTACIONAL, 31
Lilian Zaghis Martinello

3 EPIDEMIOLOGIA E PREVENÇÃO DO DIABETES TIPO 2, 37
Flavio Fontes Pirozzi • Cleber Rinaldo Favaro • Danielli Teixeira Lima Favaro

4 ABORDAGEM DIETÉTICA PARA O DIABETES TIPO 2, 43
Conceição Chaves de Lemos • Bruna Mendonça

5 EXERCÍCIOS FÍSICOS NO DIABETES, 51
Ana Gabriela V. Martins Galesso • José Henrique Pereira Castro • Nancy Bueno Figueiredo

6 FARMACOTERAPIA ORAL NO DIABETES TIPO 2, 57
Marcela Pitaluga • Aline Alves Lopes • Francisco Bandeira

7 USO DE AGONISTAS DO RECEPTOR DE GLP-1 NO TRATAMENTO DO DIABETES *MELLITUS* TIPO 2, 65
Renata Balestra • Aline Alves Lopes • Alyne Layane Pereira Lemos • Francisco Bandeira

8 DIABETES *MELLITUS* TIPO 1, 73
Rossana Santiago de Sousa Azulay • Ana Gregória Ferreira Pereira de Almeida • Manuel dos Santos Faria

9 INSULINOTERAPIA, 81
Bruno César Caldas • Francisco Bandeira

10 COMPLICAÇÕES AGUDAS DO DIABETES *MELLITUS*, 85
Lílian Barbosa de Souza • Francisco Bandeira

11 HIPOGLICEMIA NO DIABETES, 93
Lúcia Helena Coelho Nóbrega • Pedro Henrique Dantas da Silva • Josivan Gomes de Lima

12 HIPOGLICEMIA EM PACIENTES NÃO DIABÉTICOS, 99
Sérgio Ricardo de Lima Andrade • Francisco Bandeira

13 CONTROLE DO DIABETES NO PACIENTE INTERNADO, 103
Reine Marie Chaves Fonseca • Alexis Dourado Guedes • Ludmila Chaves Fonseca

14 NEUROPATIA DIABÉTICA PERIFÉRICA, 113
Lara Voss Accioly • Pedro Augusto Sampaio Rocha Filho

15 NEUROPATIA DIABÉTICA AUTONÔMICA, 121
Marcela Pitaluga • Leydiane Lima • Francisco Bandeira

16 NEFROPATIA DIABÉTICA, 127
Sérgio Ricardo de Lima Andrade • Denise de Sousa Antunes • Elba Bandeira

17 RETINOPATIA DIABÉTICA, 133
Daniel Araujo Ferraz • Leandro Pimentel B. de Araújo

18 PÉ DIABÉTICO, 139
Natália Rocha • Elba Bandeira • Francisco Bandeira

19 DOENÇA HEPÁTICA GORDUROSA NÃO ALCOÓLICA, 145
Narriane C. P. Holanda • Nara N.C. Carvalho • Bruno Leandro de Souza • Leydiane Lima

20 DIABETES NO PACIENTE IDOSO, 155
Lúcia Helena de Oliveira Cordeiro • Camila de Melo Oliveira • Maiara Oliveira de Assis

21 LIPODISTROFIAS, 161
Josivan Gomes de Lima • Pedro Henrique Dantas Silva • Lúcia Helena Coelho Nóbrega

PARTE III*
OBESIDADE E LIPÍDIOS

1 TRATAMENTO FARMACOLÓGICO DA OBESIDADE
Ana Maíra Quental da Nóbrega • Francisco Bandeira

---

*As partes III, IV e V estão disponíveis apenas no site evolution.com.br

xiv SUMÁRIO

2 CIRURGIA BARIÁTRICA
Morgana Barbosa Duarte • Francisco Bandeira

3 DISLIPIDEMIAS
Denise de Sousa Antunes • Leydiane Lima •
Francisco Bandeira

PARTE IV*
TIREOIDE

1 HIPOTIREOIDISMO
Aline Alves Lopes • Francisco Bandeira

2 HIPERTIREOIDISMO
Aline Alves Lopes • Francisco Bandeira

3 DISFUNÇÕES TIREOIDIANAS NA GESTAÇÃO
Morgana Barbosa Duarte • Francisco Bandeira

4 NÓDULOS TIREOIDIANOS: CLASSIFICAÇÃO
E DIAGNÓSTICO
Fernanda Victor • Karla Camila Possídio •
Francisco Bandeira

5 BÓCIO MERGULHANTE
Natália Rocha • Francisco Bandeira

6 CARCINOMA DIFERENCIADO DE TIREOIDE
Aline Alves Lopes • Francisco Bandeira

7 CARCINOMA MEDULAR DA TIREOIDE E
NEOPLASIA ENDÓCRINA MÚLTIPLA TIPO 2
Marianna Soares de Lima •
Catarina Gonçalves dos Santos Torres •
Maria Roseneide dos Santos Torres

8 TIREOIDITES
Jose Luciano Albuquerque •
Renata Carriço L. Menezes •
Cláudia Patrícia S. Lins

9 RESISTÊNCIA AOS HORMÔNIOS
TIREOIDIANOS
Vanessa Leão de Medeiros Fabrino

PARTE V*
ADRENAIS

1 INCIDENTALOMA ADRENAL
André Murad Faria • Madson Queiroz Almeida

2 FALÊNCIA ADRENAL
Alyne Layane Pereira Lemos •
Leydiane Lima •
Francisco Bandeira

3 HIPERPLASIA ADRENAL CONGÊNITA
Fernanda Cavalieri Costa • Tânia Sanchez Bachega

4 TUMORES DO CÓRTEX ADRENAL
André Murad Faria • Madson Queiroz Almeida

5 HIPERALDOSTERONISMO PRIMÁRIO
Natália Rocha • Francisco Bandeira

6 FEOCROMOCITOMA E PARAGANGLIOMAS
Marcela Resende Sarmento • Francisco Bandeira

PARTE VI
GÔNADAS

1 SÍNDROME DOS OVÁRIOS POLICÍSTICOS, 169
Felipe Rodrigues Lima Mágero •
Paulo Bernardo da Silveira Barros Filho •
Francisco Bandeira

2 MENOPAUSA, 175
Dolores Pardini • Alinne Alves Inuy

3 HIPOGONADISMO MASCULINO, 185
Cátia Eufrazino Gondim

4 TERAPIA HORMONAL EM TRANSGÊNEROS, 195
Ana Maíra Quental da Nóbrega •
Sergio Ricardo de Lima Andrade • Francisco Bandeira

PARTE VII
ENDOCRINOLOGIA E NUTRIÇÃO
NOS ESPORTES

1 AVALIAÇÃO DA COMPOSIÇÃO CORPORAL, 205
João Lindolfo C. Borges •
Isabella Santiago de M. Miranda

2 SUPLEMENTOS NUTRICIONAIS
E PERFORMANCE FÍSICA, 209
Fábio Moura

3 SARCOPENIA, 215
Paula Aragão Prazeres de Oliveira •
Leydiane Lima • Francisco Bandeira

PARTE VIII
PARATIREOIDES E
METABOLISMO ÓSSEO

1 HIPERCALCEMIAS NÃO PARATIREOIDIANAS, 223
Lílian Barbosa de Souza

2 HIPERPARATIREOIDISMO PRIMÁRIO, 229
Marcela Pitaluga • Aline Alves Lopes •
Leonardo Bandeira • Francisco Bandeira

3 HIPOCALCEMIAS E HIPOPARATIREOIDISMO, 237
Sabrina da Silva Pereira Damianse •
Gilvan Cortês Nascimento •
Viviane Chaves de Carvalho Rocha •
Manuel dos Santos Faria

4 OSTEOPOROSE PÓS-MENOPAUSA, 243
Denise de Sousa Antunes • Aline Alves Lopes •
Francisco Bandeira

5 OSTEOPOROSE MASCULINA, 253
Leonardo Bandeira • Barbara Campolina C. Silva

6 DOENÇA DE PAGET DO OSSO (DPO), 261
Denise de Sousa Antunes • Francisco Bandeira

7 DOENÇAS ASSOCIADAS À VITAMINA D, 265
Viviane Pereira de Araújo • Francisco Bandeira

8 DISTÚRBIO MINERAL E ÓSSEO NA DOENÇA RENAL CRÔNICA, 271
Marcela Sarmento • Leydiane Lima • Francisco Bandeira

PARTE IX
HIPOTÁLAMO E HIPÓFISE

1 MASSAS SELARES, 281
Manoel Martins • Daniel de Castro •
Ana Rosa Pinto Quidute •
Eveline Gadelha Pereira Fontenele

2 TUMORES HIPOFISÁRIOS AGRESSIVOS, 287
Heraldo Mendes Garmes • Gilvan Cortês Nascimento •
Sabrina Pereira Damianse • Manuel dos Santos Faria

3 SÍNDROMES POLIÚRICAS, 297
Ana Rosa Pinto Quidute • Tadeu Gonçalves de Lima •
Eveline Gadelha Pereira Fontenele •
Manoel Ricardo Alves Martins

4 HIPERPROLACTINEMIA, 305
Karine Almeida

5 ACROMEGALIA, 313
Alyne Layane Pereira Lemos •
Sérgio Ricardo de Lima Andrade •
Aline Alves Lopes • Francisco Bandeira

6 SÍNDROME DE CUSHING, 321
Sergio Ricardo de Lima Andrade • Bruno César Caldas •
Daniella Maria do Rego • Francisco Bandeira

7 HIPOPITUITARISMO, 335
Manuel dos Santos Faria • Gilvan Cortês Nascimento •
Sabrina da Silva Pereira Damianse • André Murad Faria

PARTE X
ENDOCRINOLOGIA PEDIÁTRICA

1 DISTÚRBIO DE DIFERENCIAÇÃO SEXUAL, 349
Maria Paula Bandeira • Sergio Ricardo de Lima Andrade •
Leonardo Bandeira

2 BAIXA ESTATURA, 353
Margaret Cristina da Silva Boguszewski •
Adriane de André Cardoso Demartini

3 PUBERDADE ATRASADA, 357
Carolina Cardoso • Maria Paula Bandeira • Francisco Bandeira

4 PUBERDADE PRECOCE, 365
Lílian Barbosa de Souza

5 OSTEOGENESIS IMPERFECTA, 371
Ana Carolina Miranda • Alyne Layane Pereira Lemos •
Francisco Bandeira

CADERNO COLORIDO

PARTE I

ASPECTOS LABORATORIAIS

CAPÍTULO 1

MEDICINA LABORATORIAL NA ENDOCRINOLOGIA

Lilian Loureiro • Maria Helane Costa Gurgel Castelo • Rosita Fontes

INTRODUÇÃO

A compreensão básica da medicina laboratorial é de extrema importância para que o médico realize a interpretação correta dos resultados dos exames. Essa assertiva se estende às mais distintas áreas de atuação da Medicina e, em especial, à Endocrinologia.

O termo hormônio tem sua origem na palavra grega *hormanein*, que significa excitar ou colocar em movimento. Essa denominação foi utilizada no início do século XX com referência às moléculas que exerciam capacidade de estimular respostas em um órgão à distância por meio da corrente sanguínea. Atualmente, sabe-se que o conceito colocar em movimento, modificando um estado, traduz de maneira mais fidedigna a ação dos hormônios, tendo em vista também suas ações inibitórias.[1]

Os hormônios são moléculas que circulam em concentrações pequenas e que apresentam estruturas semelhantes. Discretas modificações em seus níveis podem direcionar a detecção precoce de algumas enfermidades anteriormente às manifestações clínicas das doenças. Diante disso, aferições laboratoriais acuradas são fundamentais para decisões adequadas e de maneira antecipada.[1-3]

ETAPAS ANALÍTICAS

Para uma interpretação pertinente dos resultados laboratoriais, algumas prerrogativas são necessárias. A atividade laboratorial é composta pelas etapas pré-analítica, analítica e pós-analítica.[2,4,5] A fase pré-analítica representa a etapa de monitoração mais complexa e é responsável por cerca de 70% dos erros que ocorrem em um laboratório clínico. Essa etapa é formada pelos passos que se estendem desde o cadastro do paciente até a fase analítica em si.[4-6] Nesse contexto, algumas questões merecem destaque.

O cadastro do paciente deve ser o mais completo possível, com registros adequados de idade, sexo, período do ciclo menstrual, presença ou não de jejum e sua duração, medicações em uso, condição clínica ou patologias, além de outras informações que sejam relevantes. Diversos analitos apresentam valores de referência distintos conforme o sexo e a idade do paciente.[2,4-7] A interpretação correta dos valores de testosterona, por exemplo, só é possível se o sexo de registro for correspondente.[7] Crianças apresentam tabelas de valores particularizados de acordo com a faixa de desenvolvimento, por isso é de extrema importância o registro correto da idade do paciente. A fase do ciclo menstrual na qual a mulher se encontra é outro fator relevante para a compreensão de determinados valores hormonais dispensados no laudo laboratorial, tais como hormônio foliculoestimulante (FSH)

e hormônio luteinizante (LH). Não menos importante é a possível interferência de algumas medicações, justificando resultados aparentemente discordantes.[2-4]

A necessidade de jejum tem sido cada vez menos exigida, exceto em algumas circunstâncias. Esse fato está relacionado com o avanço dos ensaios laboratoriais e com o maior número de estudos avaliando a influência do período pós-prandial nos marcadores analisados.[5,8] No entanto, o jejum ainda é recomendado em certas avaliações laboratoriais, como no caso da dosagem de glicemia, insulina, peptídeo C e no teste oral de tolerância à glicose. Para a realização das provas funcionais, o jejum é necessário para os testes de estímulo com insulina. No caso de provas com clonidina e glucagon, orienta-se desjejum leve. As demais provas, como teste estímulo com LHRH e cortrosina, não exigem jejum.[9] O repouso do paciente antes da coleta representa outro ponto não recomendado de rotina por não influenciar nas dosagens hormonais da maioria dos analitos.[4,5] Outro fator que também merece destaque na avaliação de alguns marcadores é a sazonalidade. Fatores ambientais e estilo de vida são importantes na avaliação de alguns marcadores, como no caso da vitamina D_2.

Na fase de coleta de materiais, é fundamental a atenção com tubos adequados, conservantes e aditivos (EDTA, heparina, fluoreto) necessários para a estabilidade das amostras.[10,11] Atenção especial deve ser dispensada ao garroteamento nas coletas venosas. O ideal é que o tempo de compressão não seja superior a 30 segundos. Alguns elementos como a glicose e a albumina podem ter seus valores falsamente elevados nessa situação. Nesse contexto, é válido acrescentar que o estresse durante a coleta, exceto em situações de coletas demoradas, com múltiplas tentativas de punção e desconforto importante, não é mais considerado influenciador significante para resultados hormonais elevados, tais como do hormônio do crescimento (GH), do cortisol e da prolactina (PRL).[5]

Em relação à necessidade de recoletas, a hemólise constitui uma das causas mais comuns.[2,5] A ruptura das hemácias com liberação de seus constituintes para o plasma ou soro interfere nas leituras laboratoriais devido à ocorrência de proteólise na amostra coletada. Em virtude disso, por exemplo, são originadas dosagens falsamente baixas de insulina.[5] De maneira análoga, a presença de lipemia importante acarreta prejuízos à avaliação de alguns analitos. O aumento da turvação da amostra interfere nas análises realizadas por algumas metodologias, como ocorre nos métodos colorimétricos e turbidimétricos,[12,13] necessitando-se de nova coleta para realizar a leitura adequada. Os índices de recoletas, em geral, são mais frequentes para a faixa etária pediátrica. Esse fato é resultante do menor volume coletado e das dificuldades próprias das coletas nessa faixa etária.[12]

É fundamental uma assídua vigilância com o preparo e o transporte das amostras até o local de leitura, com uso de insumos adequados para o armazenamento e sob temperaturas adequadas, a fim de garantir a estabilidade das coletas.[10,11] Alguns hormônios, como o hormônio adrenocorticotrófico (ACTH), exigem tratamento diferenciado, com centrifugação da amostra em até uma hora após a coleta e posterior congelamento em gelo seco até o momento da análise.[5] O paratormônio (PTH) e o cálcio iônico são exemplos de outros marcadores que também precisam de maior supervisão.

As amostras utilizadas para as análises hormonais são, geralmente, de sangue e urina. A coleta de urina 24 horas repercute a liberação hormonal ao longo do dia, flagrando suas flutuações; no entanto, é incômoda. Para um resultado mais confiável, deve ser acompanhado pela creatininúria de 24 horas. Amostras provenientes da saliva têm sido mais utilizadas nos últimos anos. Nestas, dosam-se os hormônios livres, sem a influência das variações nas proteínas carreadoras das moléculas, além da vantagem da conservação do material coletado em temperatura ambiente.[3]

Em se tratando da etapa analítica do processo laboratorial, esta se relaciona com as plataformas de execução dos exames e com os métodos e kits utilizados. Ao longo dos anos, os ensaios vêm sendo aprimorados, fornecendo resultados cada vez mais confiáveis. Nesse âmbito, merece destaque a presença não rara de interferentes analíticos na prática laboratorial. Deve-se estar atento a essa possibilidade ao deparar com dosagens hormonais que não repercutem a suspeição clínica do paciente. Os interferentes laboratoriais são componentes da amostra biológica que podem influenciar a substância/molécula em análise. Esta pode ser dependente ou não do analito. A interferência não dependente do analito está associada à pré-análise, como no caso da presença de hemólise e lipemia importante. A interferência diretamente relacionada ao analito decorre de fatores que interferem com reagentes do processo de análise, como, por exemplo, a presença de reação cruzada em ensaios que utilizam anticorpos, gerando resultados falseados.[7,13,14] Esses temas serão discorridos de modo mais amplo posteriormente.

Finalizando o processo da análise laboratorial tem-se a fase pós-analítica, que representa o ponto imediato à ação médica. Na compreensão dos resultados hormonais, é importante salientar que a maioria destes apresenta sua liberação de maneira pulsátil e com padrão diferenciado a depender do horário do dia.[1,2] Os valores, intervalos ou limites de referências são requisitos fundamentais nessa etapa laboratorial e correspondem ao conjunto de valores observados em um grupo de indivíduos saudáveis que será usado como referência e aplicado para a população geral. Esses valores são baseados em grandes estudos populacionais e/ou endossados pelas principais sociedades médicas, que discorrem sobre o assunto em questão, ou são estabelecidos de acordo com os kits laboratoriais utilizados.[2,7] No entanto, o Clinical and Laboratory Standards Institute (CLSI)[15] orienta que cada laboratório estabeleça os valores de referências de sua população local. Recomenda-se a análise mínima de 120 amostras de indivíduos saudáveis.

Alguns laboratórios disponibilizam equipe médica habilitada para discussão acerca dos resultados liberados, com esclarecimentos e suporte científico quanto aos interferentes pré-analíticos e analíticos, ensaios laboratoriais e valores de referência.[2,5] É de grande importância que, diante de possíveis resultados incongruentes, o laboratório seja acionado para esclarecimentos pertinentes e reanálise da mesma amostra, diante da estabilidade desta, ou em uma nova coleta.

ENSAIOS HORMONAIS

O ensaio laboratorial representa o processo empregado para avaliar quantitativa ou qualitativamente a presença e/ou a atividade funcional de um analito, podendo ser uma substância bioquímica, uma amostra biológica ou uma medicação. Inicialmente, as concentrações hormonais eram estimadas por ensaios biológicos realizados por meio da resposta de um tecido vivo ou de um animal a um determinado hormônio. Pode-se destacar, nesse âmbito, a reação de Galli-Mainini, em que era realizado o diagnóstico de gravidez por meio da injeção de urina de uma mulher suspeita de estar gestante em sapo bufo. Diante da posterior presença de espermatozoides na urina do animal, estava confirmado o estado gestacional. O desenvolvimento sequencial de métodos químicos tornou possível o início da quantificação dos esteroides hormonais.[1,3]

Posteriormente, com o advento do imunoensaio, método que utiliza anticorpos, a aferição de grande parte dos hormônios foi possível, com sensibilidade e especificidade superiores aos métodos biológicos e químicos e com necessidade de menor quantidade de amostras para as análises.[3] No imunoensaio competitivo, o hormônio ou anti-hormônio (Ag) a ser identificado na amostra do paciente competirá pelo mesmo sítio de ligação do anticorpo (Ac) com um análogo desse hormônio marcado com uma molécula traçadora (Ag*). Formam-se, então, dois complexos durante a reação: Ag-Ac e Ag*-Ac (ver Figura 1.1 no caderno colorido). Quanto mais antígenos do paciente se ligam ao anticorpo, menos sítios de ligação ficam disponíveis para que o antígeno marcado se ligue, e desse modo, a concentração do marcador em investigação presente na amostra do paciente é inversamente proporcional ao sinal da substância reveladora ao final da reação.[16,17]

O radioimunoensaio (RIE) é uma categoria do imunoensaio no qual a molécula sinalizadora é marcada com um material radioativo, que pode ser o [123]I. A emissão de radiação após o preparo da amostra proporciona a quantificação da substância desejada. Esse ensaio começou a ser utilizado ao final da década de 1950 e está em uso até os dias de hoje. Para sua aplicação no Brasil, a Comissão Nacional de Energia Nuclear exige uma licença específica para manuseio de materiais radioativos. Além disso, outras desvantagens são o custo mais elevado e a necessidade de equipe qualificada para a realização das etapas manuais, com maior tempo para as análises, o que desfavorece sua execução em grande escala.[3]

Outros marcadores têm sido empregados nos ensaios hormonais. Os métodos quimiluminescentes, enzimáticos e fluorimétricos apresentam maior biossegurança, podem ser realizados em maiores quantidades, pois utilizam o processo de automação, e apresentam custos mais baixos.[3] Os ensaios quimiluminescentes utilizam como agente sinalizador moléculas (cromógenos) geradoras de quimioluminescência, como derivados do luminol, sistema avidina-biotina, entre outros. Na reação química, os reagentes passam a estados intermediários excitados e liberam energia absorvida na forma de luz ao se transformarem em estados menos excitados. O método da eletroquimioluminescência apresenta processo semelhante – neste caso, a luminescência é produzida por reações eletroquímicas.[17,18] Como exemplo, pode ser citado o método automatizado Elecsys (Roche Diagnóstica), composto por micropartículas revestidas de estreptavidina, anticorpo monoclonal biotinilado e um anticorpo monoclonal para o analito em investigação. A solução é acoplada magneticamente na superfície de um eletrodo e aplica-se uma corrente elétrica. Os fótons emitidos são medidos por um fotomultiplicador que transforma a luz emitida em impulsos elétricos que serão contabilizados como o analito em investigação.

O imunoensaio enzimático é semelhante ao RIE; no entanto, quantifica a atividade enzimática do marcador. O enzimaimunoensaio de micropartículas proporciona aumento da superfície de contato na fase sólida do processo, elevando a sensibilidade e a especificidade do método e reduzindo o tempo de incubação.[17,19] Já no método da imunofluorescência (IFMA), os anticorpos ou antígenos utilizados no ensaio são marcados com moléculas reveladoras denominadas fluorocromos. Os marcadores que não utilizam radiação são mais vantajosos porque oferecem menos riscos operacionais, além de apresentarem vida média dos reagentes mais extensa.[17]

O processo de automação é utilizado atualmente para a dosagem de diversos analitos. As máquinas ou plataformas de leitura dos exames são previamente programadas com quantidades definidas da amostra do paciente e dos reagentes empregados no processo. Não há processamento manual, o que reduz o tempo de execução do exame, a possibilidade de erros analíticos e a permuta de amostras, gerando resultados mais seguros.[20,21]

Os aparelhos automatizados são integrados a um sistema de informática para onde os resultados migram, disponibilizando os laudos sem a necessidade de digitação, conferindo mais uma etapa de segurança ao processo, no que é denominado interfaceamento de dados (ver Figura 1.2 no caderno colorido).

Outra categoria de imunoensaio é o imunométrico. Também denominado de "sanduíche", é composto por dois anticorpos – um deles chamado de captura (Ac), compondo geralmente a fase sólida do ensaio, e o outro denominado anticorpo de sinal ou revelador (Ac*), marcado com uma substância que emite um sinal luminoso que possibilita a quantificação da substância desejada. Para o processo analítico, os dois anticorpos se ligarão em epitotos diferentes da molécula em estudo. Desse modo, é necessário que a substância apresente tamanho molecular satisfatório para a ligação adequada dos dois anticorpos, formando o complexo composto de Ac-Ag-Ac* (ver Figura 1.3 no caderno colorido). Após o período de incubação para a ligação dos anticorpos e posterior lavagem do material, as emissões provenientes do composto marcado são contabilizadas. Diferentemente do ensaio competitivo, quanto maior a quantidade de complexos "sanduíche" Ac-Ag-Ac* formados, maior será a concentração do marcador avaliado.[3,16,17]

É válido ressaltar que os imunoensaios quantificam o hormônio desejado sem, no entanto, avaliar a atividade hormonal – desse modo, é imprescindível uma correlação clínica para a avaliação correta dos resultados disponibilizados. No ensaio imunométrico, é importante discorrer acerca de dois possíveis eventos no processo: o efeito hook, também conhecido como "efeito gancho", e alguns interferentes no processo. O "efeito gancho" ocorre na presença de quantidades expressivas da molécula a ser analisada, excedendo os limites do ensaio, mesmo com os kits mais modernos. Os antígenos presentes na amostra se ligam aos anticorpos de maneira separada, não unindo os anticorpos no chamado "sanduíche", o que resulta em leitura falsamente baixa da concentração hormonal. Diante dessa suspeição, deve-se realizar a diluição da amostra, refazendo-se o processo analítico pos-

teriormente.[13,22] O "efeito gancho" (ver Figura 1.4 no caderno colorido) é classicamente descrito para a dosagem de PRL.[22]

Outro possível interferente é a presença de anticorpos heterófilos na amostra do paciente, podendo ocasionar resultados falsamente elevados ou baixos por meio de reações cruzadas. O complexo "sanduíche" pode ser formado com os anticorpos do paciente que simulam a molécula em análise, originando resultados falsamente elevados, ou esses anticorpos bloqueiam o sítio de ligação dos anticorpos do ensaio, ocasionando resultados falsamente baixos. Nos ensaios mais modernos, imunoglobulinas não imunes são adicionadas aos kits visando minimizar essa interferência. Os anticorpos heterófilos são formados, em geral, em indivíduos com exposições a alguns contaminantes alimentares, contato com proteínas de animais domésticos, bem como via produção de anticorpos endogenamente direcionados a alguns hormônios.[13,14,23,24]

Com os avanços da Medicina Laboratorial nos últimos anos, os anticorpos policlonais empregados nos imunoensaios, produzidos em diferentes animais, foram sendo substituídos por anticorpos monoclonais com maior afinidade com a molécula a ser estudada e com menor possibilidade de reação cruzada. Os graus de especificidades dos anticorpos com as diferentes plataformas de execução dos exames devem ser levados em consideração ao comparar resultados laboratoriais. Embora a maioria dos métodos disponíveis abranja os epitopos antigênicos presentes na maior parte da população, sabe-se que ensaios diferentes podem ter anticorpos dirigidos contra epitopos diferentes, o que pode gerar resultados aparentemente discordantes. Recomenda-se, desse modo, que, diante da necessidade de repetição ou acompanhamento de um analito, o procedimento seja realizado no mesmo laboratório e com o mesmo método.[3]

A nefelometria, outra categoria de ensaio imunológico, constitui um método que emprega a precipitação entre antígeno e anticorpo. A presença desse complexo na solução proporciona uma turbidez no meio, ocasionando difração da luz aplicada, inferindo na concentração do marcador em investigação. Por outro lado, a imunoturbidimetria realiza a leitura da substância desejada por meio da absorção da luz na solução com os complexos imunológicos formados.[25] O ensaio diálise de equilíbrio ou ultrafiltração é indicado para a aferição de hormônios livres, realizando a separação física destes por meio de uma membrana semipermeável. O período de diálise é longo (cerca de 12 horas). A ultrafiltração é mais rápida, utilizando a centrifugação durante 30 minutos. O pH e a composição iônica dos tampões devem ser controlados. Após a separação, a aferição é realizada por um método analítico sensível, como imunoensaio ou espectometria de massa.[26] A quantificação dos hormônios livres por diálise por difusão é considerada padrão ouro, aferindo o hormônio livre sem influência de modificações nas proteínas transportadoras. No entanto, apresenta as desvantagens de demandar mais tempo e mais custo para sua execução.[27]

O método colorimétrico enzimático tem sua utilidade na Endocrinologia principalmente na determinação do perfil lipídico. Esse método utiliza a espectofotometria, um procedimento analítico que, por meio da absorção de luz, determina as concentrações de espécies químicas.[28] A substância em análise é submetida a uma reação enzimática específica, originando uma cor. A intensidade dessa coloração é proporcional ao analito em investigação.

Outra metodologia que vem aumentando sua aplicabilidade nas dosagens hormonais é formada pelos ensaios cromatográficos, nos quais ocorre a separação das formas bioquímicas e a quantificação das moléculas por suas características específicas. A cromatografia de troca iônica, uma das categorias da HPLC (*high performance liquid chromatography*) ou CLAE (cromatografia de alta eficiência), baseia-se na afinidade de partículas em relação a cargas opostas em uma matriz sólida e a repulsão de partículas com cargas semelhantes.[29] Na espectometria de massa (MS), ensaio de crescente utilização no estudo hormonal, há seleção da(s) molécula(s) em análise por meio de seu peso e carga elétrica. A molécula de interesse é isolada e fragmentada, e sua mensuração é realizada na sequência.[30,31]

A combinação de cromatografia líquida com espectrometria de massa (LC-MS) aprimorou a análise hormonal. O uso prévio da cromatografia potencializa a especificidade da espectrometria porque também separa as moléculas de acordo com suas características específicas. Na espectrometria em tandem (LC-MS/MS), um processo mais aprimorado da espectrometria, a análise ocorre com dois analisadores de massa separados por um dispositivo de ativação de íon, resultando em dosagens altamente específicas do analito em investigação.[30-32]

A CLAE e a MS são ensaios que demandam maior tempo de execução, custo mais elevado e exigem uma equipe mais especializada em relação aos imunoensaios. Esta metodologia vem sendo disponibilizada nos grandes laboratórios de análises clínicas.[3] A MS também pode ser empregada em associação com técnicas imunológicas. O tratamento das moléculas com anticorpos em conjunto com a individualização do analito desejado via massa e carga específicas tem potencializado a dosagem de algumas proteínas, e são aguardados avanços nessa área metodológica.[33]

Os estudos genéticos com ensaios baseados em ácidos nucleicos vêm ampliando sua aplicabilidade para auxílio diagnóstico de algumas patologias endócrinas com a evolução no mapeamento do código genético e de suas alterações. Técnicas como separação eletroforética, hibridização, amplificação, hibridização comparativa do genoma e sequenciamento de nova geração fazem parte desse arsenal em crescente evolução.[3] Patologias como hiperplasia adrenal congênita, com sequenciamento do gene CYP21A2,[34] síndrome poliglandular autoimune tipo 1, com estudo do gene AIRE,[35] neoplasia endócrina múltipla tipo 2, com pesquisa de mutações no proto-oncogene *rearranged during transfection* (RET) com método de cDNA *microarray*, entre outras doenças endócrinas, têm sido beneficiadas com essa propedêutica, direcionando para uma condução mais adequada e precoce.

Independentemente do ensaio laboratorial utilizado, para o alcance de elevados níveis de precisão e exatidão das dosagens é imprescindível o treinamento sistemático da equipe técnica e o processamento regular dos controles de qualidade e da calibração dos equipamentos automatizados.

AVALIAÇÕES HORMONAIS MAIS FREQUENTES

Hormônio do Crescimento (GH) e Fator de Crescimento Insulina Símile (IGF-1)

O GH é aferido com maior frequência via imunoensaio imunométrico por quimioluminescência e, menos comum, pela IFMA. Os ensaios mais recentes apresentam pelo menos um dos anticorpos monoclonal, e o limite de detecção do ensaio

situa-se em torno de 0,05 ng/mL. A especificidade variável dos anticorpos e as diferentes isoformas da molécula hormonal são causas da variabilidade dos resultados, apresentando variação intraensaio de 2,5%–5% e intersensaio de 4,4%–7%.[36] A secreção do GH é pulsátil e sua liberação varia de acordo com a idade do indivíduo, com aumento em seus níveis na fase puberal. O estado nutricional também exerce influência em seus níveis. Excesso de peso está associado à redução na liberação de GH, enquanto a desnutrição está relacionada a seu aumento.[37] A presença de hiperbilirrubinemia e de anticorpos anti-GH estão entre os interferentes analíticos do GH, originando valores falsamente baixos.

Diferentemente do GH, a análise do IGF-1, de produção hepática e estimulada pelo GH, é mais estável devido a sua liberação não caracteristicamente pulsátil.[38] Sua aferição geralmente é realizada por ensaio imunoquimilumétrico (ICMA) e, com menor frequência, pelo RIE. Sua concentração também é maior durante a puberdade, devendo-se levar em consideração o gênero do paciente para a interpretação correta dos valores de referência. Baixas concentrações são observadas em estados de desnutrição, com o uso de estrogênios orais, na anorexia nervosa, no diabetes *mellitus* descompensado, no hipotireoidismo e doença renal e hepática crônicas. Dosagens elevadas podem ser encontradas na gestação, na puberdade e no hipertireoidismo.[36,39] Como as proteínas ligadoras do IGF-1 podem interferir no resultado de sua dosagem, há necessidade de separação prévia da proteína para uma análise adequada.

Hormônio Adrenocorticotrófico

O hormônio adrenocorticotrófico (ACTH) apresenta ritmo circadiano, e sua coleta é recomenda entre as 7 e 9 horas,[2,5] sem necessidade de jejum. Níveis mais baixos são observados por volta das 23 horas, e picos eventuais ocorrem em situações de estresse e após a alimentação. Para estabilidade adequada de sua amostra, é imprescindível centrifugação em até 1 hora após a coleta e congelamento em gelo seco até a análise, conforme exposto anteriormente.[5] A molécula sofre proteólise com facilidade e é sensível ao calor. O método de dosagem mais frequente é o ICMA.[40]

Prolactina

A dosagem de PRL é realizada pelos mesmos ensaios do GH (imunoensaio imunométrico com quimioluminescência e imunofluorimetria). Apresenta coeficiente de variação intraensaio de cerca de 1% e interensaio de cerca de 6%. Sua coleta também não exige jejum ou repouso prévios.[36]

Na maioria dos ensaios, os limites superiores dos valores normais são 30 e 20 ng/mL em mulheres e homens, respectivamente. Aspecto importante a ser destacado é que a PRL é secretada em pulsos, e seus níveis aferidos durante o dia podem eventualmente estar acima do limite superior da normalidade, sem, no entanto, caracterizar presença de doença. Desse modo, é fundamental uma análise em nova amostra para estabelecer o diagnóstico de hiperprolactinemia de maneira adequada.[41] Alguns pacientes apresentam hiperprolactinemia pela presença da macroprolactina, que é formada pela prolactina associada à imunoglobulina G (IgG) e apresenta baixa atividade biológica.

O método de referência para a quantificação da macroprolactina é a cromatografia líquida em coluna de gelfiltração.

Diante da recuperação superior a 65%, classifica-se a amostra como constituída pela prolactina monomérica. Recuperações inferiores a 30% evidenciam predomínio de formas de alto peso molecular (macroprolactina). Os casos com recuperação entre 30% e 65% são classificados como indeterminados.[41] Com maior frequência, adiciona-se polietilenoglicol em proporção igual ao soro em análise para a precipitação dos complexos PRL-IgG. O sobrenadante resultante é aferido posteriormente nesse processo e representa a prolactinemia real (monomérica).[2,42] A metodologia e os ensaios utilizados em laboratórios de grande porte tornam possível uma boa quantificação da forma monomérica desse hormônio.[43] Por essa razão, a pesquisa de macroprolactina deve ser realizada apenas quando a dosagem da prolactina sérica encontrar-se acima do valor de referência e com solicitação médica.

Na avaliação da PRL, outro ponto a ser destacado é a presença de dosagem baixa de PRL com quadro clínico e/ou imagem incompatíveis. Nesses casos, é imprescindível pensar no efeito hook ("gancho"), já esclarecido no tópico "Ensaios Hormonais", necessitando de diluição da amostra para mensuração adequada da PRL sérica. Os ensaios atuais apresentam amplo limite de detecção com preparo dos kits para dosar valores elevados, tais como 12.000 ng/dL. Na rede de laboratórios DASA (Diagnósticos da América®), inicialmente realiza-se a dosagem da amostra pura. Em caso de aferição acima da linearidade do teste, procede-se a diluição, liberando o laudo com nota esclarecendo que a amostra foi diluída. Em caso de solicitação médica de diluição, mesmo com resultado dentro da linearidade do teste, realiza-se a diluição da amostra para verificar se existem diferenças significativas entre as amostras pura e diluída. Diante da ausência de diferenças, o resultado liberado é o da amostra pura, com acréscimo de nota informando que a diluição da prolactina revelou um resultado semelhante ao dosado originalmente, sendo, desse modo, descartado o "efeito gancho" na amostra pesquisada.

São causas não medicamentosas de elevação da PRL: gravidez e lactação, abortamento e lesões centrais, principalmente. Estão entre as drogas e medicamentos mais comuns relacionados com hiperprolactinemia: procinéticos (alisaprida, domperidona), inibidores de bomba de prótons, anfetaminas, carbamazepina, antidepressivos (citalopram, clomipramina, duloxetina, sertralina, venlafaxina); antipsicóticos (haloperidol, risperidona), anti-hipertensivos (metildopa, verapamil, furosemida), heroína, entre outros. Representam causas de redução: cabergolina e bromoergocriptina, ranitidina, rifampicina, tamoxifeno, valproato, entre outras.[36,44]

Hormônio Foliculoestimulante (FSH), Hormônio Luteinizante (LH), Estradiol e Testosterona

As gonadotrofinas, FSH e LH, são frequentemente dosadas por imunoensaios imunométricos por quimioluminescência. Os anticorpos apresentam especificidade para as subunidades beta. O jejum não interfere nas dosagens e, para interpretação pertinente, é fundamental o conhecimento da idade do paciente e a fase do ciclo menstrual.[2] As amostras devem ser armazenadas sob refrigeração se não utilizadas até 8 horas, e devem ser congeladas se não analisadas em até 48 horas. O uso de anticoncepcionais orais e testosterona são causas de resultados baixos. As faixas normais das gonadotrofinas dependem do ensaio utilizado e, dessa maneira, nenhum valor específico é diagnóstico em todos os casos.[45]

O estradiol e a testosterona são frequentemente aferidos por imunoensaio quimioluminescente competitivo. A amostra sanguínea deve ser coletada no início da manhã em virtude do ritmo circadiano típico desses esteroides. Amostras provenientes de saliva também vêm sendo avaliadas, utilizando-se enzimaimunoensaio. Os imunoensaios apresentam algumas limitações, principalmente na aferição de valores baixos de testosterona, em que geram superestimação,[46] e para dosagens precisas de estradiol em mulheres fora do período eugonadal.[47] A LC-MS/MS proporciona dosagens mais fidedignas, além da possibilidade da leitura simultânea de diferentes esteroides sexuais.[48] No entanto, o ensaio não está difusamente disponível devido às limitações metodológicas já discutidas em outro tópico, e há necessidade de sua padronização.

Recomenda-se que valores baixos de testosterona tenham confirmação em nova coleta. Apesar dos avanços tecnológicos, a variabilidade da aferição da testosterona intra e interlaboratorial ainda é um problema. Os intervalos de referência geralmente não são bem validados, e os ensaios não são padronizados, inviabilizando a comparação entre as plataformas de execução. Na busca de uma padronização, o Centro de Controle e Prevenção de Doenças (CDC) desenvolveu uma ferramenta, o Programa de Padronização Hormonal (HoSt), para potencializar a acurácia e a precisão dos ensaios dos esteroides sexuais, auxiliando os laboratórios na melhora dos desempenhos do ensaio analíticos (http://www.cdc.gov/labstandards/hs.html).[49]

São conhecidos interferentes analíticos; a presença de lipemia importante e hemólise, além do uso de hormônios esteroides.[2] A dosagem da testosterona livre por diálise de equilíbrio é o padrão-ouro, porém pouco disponível devido à complexidade do ensaio e seu custo elevado. Sua estimativa pode ser calculada por fórmula disponível no site <www.issan.ch/freetesto.htm>. Atualmente, não existe uma fórmula universalmente aceita que reflita com precisão a interação entre a proteína plasmática ligada e a testosterona livre. Além disso, a dosagem necessita dos valores da testosterona total e da SHBG,[46] que também é aferida frequentemente por imunoensaio (imunométrico quimioluminescente no soro).

Hormônio Antidiurético (ADH)

Na avaliação do hormônio antidiurético (ADH), assim como com a amostra de ACTH, há necessidade de centrifugação e congelamento rápido. O método mais utilizado é o RIE. São considerados interferentes na análise: alopurinol, lítio, barbituratos, fenitoína e uso de álcool.[36]

Tireoide

O principal método de dosagem do hormônio estimulador da tireoide (TSH) é o imunométrico, utilizando um anticorpo quimioluminescente como marcador.[50] O TSH apresenta níveis mais elevados pela manhã e variação em mais de 50% ao longo do dia. Coletas em diferentes horários não costumam alterar o diagnóstico; no entanto, na monitoração de tratamentos, é conveniente que a coleta seja realizada em horário semelhante aos anteriores a fim de serem evitadas interpretações errôneas. Além disso, embora coletado no mesmo

ASPECTOS LABORATORIAIS

horário, o TSH pode apresentar uma variação intraindividual de até 40%, e é normal que sejam visualizados resultados mais elevados ou mais baixos em distintas dosagens.[51,52]

A quantificação do TSH pode sofrer interferência de alguns anticorpos e de alguns medicamentos. Os principais anticorpos heterófilos que interferem no ensaio do TSH são os anticorpos humanos anticamundongo (*human anti-mouse antibodies* [HAMA]).[13,53] Atualmente, os ensaios já apresentam anti-HAMA, que neutralizam os HAMA e impedem que estes ocupem os sítios do hormônio a ser dosado. No entanto, diante de TSH elevado, e afastadas outras causas desse aumento,

tal hipótese deve ser considerada. Outro possível interferente, menos frequente, falseando valores elevados de TSH, é o fator reumatoide. Por outro lado, aferições falsamente baixas devido a não formação do composto Ac-Ag-Ac* podem ocorrer diante da presença de anti-TSH. São incomuns e podem estar presentes em pacientes com doença tireoidiana autoimune. Raramente, ocasionam superestimação.[53]

Medicamentos e outras drogas podem interferir na dosagem de TSH, por meio de: 1) interferência fisiológica sobre a secreção de TSH; 2) interferência analítica na quantificação do TSH; 3) interferência fisiológica sobre a

---

QUADRO 1.1 Medicações e Outras Drogas que Podem Interferir na Dosagem do TSH

Podem elevar o TSH	Podem reduzir o TSH
Ácido iopanoico, outros contrastes radiológicos e medicamentos contendo iodo	
Aminoglutetimida	Ácido acetilsalicílico
Antitireoidianos	Ácido fusárico
Benserazida	Análogos de hormônios tireoideanos (3,3',5-Triac, etiroxato-HCl, 3,5-dimetil-3'-isopropil-L-tironina)
Betabloqueadores	Antagonistas serotoninérgicos: cipro-heptadina, metergolina, metisergida
Biotina	Bexaroteno
Cimetidina	Bloqueadores alfa-adrenérgicos: fentolamina, tioridazina
Citrato de clomifeno	Clofibrato
Compostos que diminuem a absorção de LT4 em hipotireóideos em reposição ou supressão: carbonato de cálcio, colestiramina, hidróxido de alumínio, sulfato ferroso, omeprazol e outras medicações que reduzem a secreção ácida gástrica, raloxifeno, sais de cálcio, sucralfato, colestipol, colesevelam, raloxifeno, ciprofloxacino, sevelamer, cromo	Corticosteroides
Difenil-hidantoína	Danazol
Domperidona	Dopamina e seus agonistas: bromoergocriptina, cabergolina, L-dopa, lisurida, prolopa
Espironolactona	Dobutamina
Eritrosina	Fenclofenaco
Erva-de-são-joão	Fenoldopan
Fenobarbital	GHRH
Flunarizina	Heparina
Furosemida	Hormônio do crescimento
Inibidores da L-dopa: biperidina, clorpromazina, haloperidol	Hormônios tireoidianos
Interleucina-2	IGF-1
Lítio	Interleucina-6
Lovastatina	Metformina
Metirapona	Nifedipina
Metoclopramida	Outros agentes dopaminérgicos: piribedil, apomorfina
Prazozin	Outros citostáticos
Primidona	Opioides: morfina, leucina-encefalina, heroína
Ritonavir	Pimozida
Sulfonilureias	Piridoxina
Sulpirida	Retinoides
Sunitinibe	Somatostatina e seus análogos (lanreotide, octerotide)
	Troleandomicina

Podem elevar ou reduzir o TSH	
Ácido valproico	Carbamazepina
Amiodarona	Hormônios esteroides
Anfetaminas	Interferon

TSH, hormônio estimulante da tireoide; LT4, levotiroxina; GHRH, hormônio liberador do hormônio do crescimento; IGF-1, fator de crescimento semelhante à insulina 1.
Fonte: Adaptado de Anexos: Tireoide. *In*: Vencio S, Fontes R, Scharf M. *Manual de Exames Laboratoriais na Prática do Endocrinologista*. 1ª Reimpressão. São Paulo: AC Farmacêutica, 2013, p.145–66.

QUADRO 1.2 Substâncias que Podem Alterar os Hormônios Tireoidianos

Alteração observada	Medicamentos, outras substâncias e outros fatores
Reduzem a absorção de LT4	Antagonistas do receptor H2, antiácidos à base de hidróxido de alumínio e sucralfato, bisfosfonatos orais, café expresso, ciprofloxacino, colestipol, colestiramina, dieta rica em fibras, ferro, ingestão de levotiroxina com alimentação, inibidores da bomba de prótons, orlistat, picolinato de crômio, raloxifeno, resinas de ligação de sais biliares, sais de cálcio, sevelamer e outros, soja e fórmulas à base de soja, síndrome de má absorção, quelantes de fosfato, toranja (grapefruit)
Reduzem o transporte de iodeto	Amiodarona, ânions complexos (monofluorossulfonato, difluorofosfato, fluoroborato), bromo, etionamida, flúor, ácido iopanoico e outras medicações e suplementos contendo iodo (até seis meses), nitrato, perclorato, tiocianato
Reduzem a produção e/ou secreção de HT	2,3-dimercaptopropanol, acetazolamida, ácido iopanoico e outras medicações e suplementos contendo iodo (até 6 meses), ácido salicílico e salsalato, ácido para-amino benzoico ($C_7H_7NO_2$), aminoglutetimida, aminotriazol, amiodarona, anfenidona, anfenona, antipirina, bromofeniramina, cádmio, cetoconazol, cobalto, etionamida, fenazona, fenilbutazona, interleucina-2, δ-interferon, melatonina, lítio, propiltiouracil, resorcinol, rubídio, sulfonamidas, sulfonilureias, tapazol
Elevam a produção e/ou secreção de HT	Início de exposição à altitude, frio intenso
Inibem a 5′-deiodinase (diminuem a conversão de T4 para T3)	Amiodarona, betabloqueadores, principalmente o propranolol, cádmio, clomipramina, corticosteroides, cromato e picolinato de cromo, iodeto, jejum prolongado e desnutrição, metimazol, propiltiouracil, propranolol, síndrome do eutireoidiano doente
Reduzem a concentração de TBG	Ácido nicotínico, androgênios e outros esteroides anabolizantes, corticosteroides, l-asparaginase, síndrome do eutireoidiano doente
Elevam a concentração de TBG	Clofibrato, estrogênios, fluorouracil, heroína, metadona, mitotano, perfenazina, raloxifeno, tamoxifeno
Reduzem a ligação à TBG ou TTR	Análogos do HT, inclusive dextroisômeros, difenil-hidantoína, dinitrofenol, fencofenaco, fenilbutazona, furosemida, halofenato, heparina, 0,p′-DDD, orfenadrina, tiocnanato, sulfonilureias
Reduzem o metabolismo hepático de HT	Metformina?
Elevam o metabolismo de HT	Ácido valproico, carbamazepina, difenil-hidantoina, fenobarbital e outros barbitúricos, fenitoína, inibidores da tirosinoquinase (TKI), rexinoides, rifampicina, interleucina-6
Elevam o clearence de HT	Carbamazepina, difenil-hidantoína, fenobarbital, hormônio do crescimento, inibidores da tirosinoquinase?, nevirapina?, oxcarbazeína?, primidona, quetiapina?, rifampicina, sertralina?, estavudina?
Redução do efeito de LT4 por mecanismo desconhecido	Inibidores da protease

LT4, levotiroxina; HT, hormônio tireoidiano; T4, tiroxina; T3, triiodotironina; TBG, globulina ligadora de tiroxina.
Fonte: Adaptado de Anexos: Tireoide. In: Vencio S, Fontes R, Scharf M. Manual de Exames Laboratoriais na Prática do Endocrinologista. 1ª. Reimpressão. São Paulo: AC Farmacêutica, 2013, p. 145–66.

produção e/ou o metabolismo dos HT, alterando secundariamente o TSH. O Quadro 1.1 contempla os principais interferentes por, pelo menos, um dos mecanismos citados. Geralmente, a interferência ocorre quando duas ou mais drogas são usadas concomitantemente.

O método de dosagem do TSH, no entanto, não é indicado para a quantificação de moléculas pequenas como os hormônios tireoidianos. Nesse caso, recomenda-se a estimativa hormonal por meio dos imunoensaios competitivos, principalmente por quimioluminescência.[54] No que concerne à análise dos hormônios tireoidianos livres, a quantificação por diálise por difusão representa o método padrão ouro.[27] O Quadro 1.2 cita alguns fatores interferentes na aferição dos hormônios tireoidianos, bem como drogas que exercem influência na absorção ou no metabolismo hormonal, principalmente quando usados em duas ou mais associações.

De maneira análoga ao descrito para a dosagem do TSH, a quantificação dos hormônios tireoidianos pode sofrer interferência de anticorpos endógenos. Anti-T3, anti-T4 e fator reumatoide exemplificam esses agentes. Os mesmos mecanismos podem interferir nas dosagens de T3L.[55]

Em relação aos anticorpos tireoidiano antitireoperoxidase (anti-TPO) e antitireoglobulina (anti-Tg), o principal método laboratorial empregado é o ensaio competitivo por quimioluminescência ou eletroquimioluminescência. O TRAB (antirreceptor de TSH) é dosado principalmente por eletroquimioluminescência e afere quantitativamente a capacidade de o anticorpo inibir a ligação de TSH marcado ao TSHr; entretanto, não mede a capacidade estimuladora ou bloqueadora do anticorpo, devendo ser interpretado junto aos dados clínicos. A terceira geração de TRAB que utiliza anticorpo monoclonal tem sensibilidade de 90% e especificidade de 100% no diagnóstico da doença tireoidiana autoimune na fase de hipertireoidismo, e de 10% a 20% na fase de hipotireoidismo.[52] Um novo ensaio que mensura apenas o TSI (imunoglobulina estimuladora do receptor de TSH) tem sido divulgado e discutido. Os estudos de validação mostraram sensibilidade de 100% e especificidade de 98%.[56]

No acompanhamento das neoplasias tireoidianas malignas, a dosagem da tireoglobulina é um marcador fundamental.[57,58] É geralmente dosada por método imunométrico quimioluminescente, e algumas considerações são importantes nesse contexto. Como os diferentes ensaios utilizam anticorpos direcionados para diferentes epitopos dessa molécula, ocorre uma variação na detecção das várias isoformas da amostra do paciente de acordo com o kit laboratorial utilizado. Além disso, a secreção de moléculas heterogêneas e a síntese não regulada da tireoglobulina pelas células tumorais podem resultar em diferentes isoformas circulantes, levando a diferenças na imunorreatividade dessa molécula.[58] Em virtude dessas questões, a despeito das recomendações internacionais para redução da variabilidade entre métodos, esta pode alcançar 30%. Diante disso, recomenda-se que a monitoração da tireoglobulina no acompanhamento do câncer de tireoide seja realizada com o mesmo método e fabricante e, preferencialmente, no mesmo laboratório. Os ensaios atualmente utilizados (segunda geração) apresentam sensibilidade funcional inferior a 0,1 ng/mL ou 0,2 ng/mL.[59,60]

Assim como outros marcadores hormonais dosados por método imunométrico, a dosagem da tireoglobulina também está suscetível a interferentes analíticos, e o principal destes é a presença da antitireoglobulina. A interferência por anticorpos heterófilos é bem menos frequente, podendo ocorrer em 0,4% a 1% dos casos.[61] Uma alternativa para esses casos, e que já é o método de escolha da dosagem de tireoglobulina em grandes laboratórios, é a aferição pela LC-MS/MS. A detecção da tireoglobulina ocorre de maneira direta de acordo com a carga elétrica e o peso molecular após a fragmentação da proteína. Ela representa um ensaio mais específico; no entanto, tem como desvantagem uma sensibilidade funcional inferior à do método imunométrico (0,4 ng/mL).[32]

Outro marcador importante no acompanhamento das neoplasias malignas tireoidianas é a calcitonina. Ela também é dosada habitualmente por método imunométrico por quimioluminescência. Com esse método, o valor de referência é até 11,5 pg/mL para o sexo feminino e até 18,2 pg/mL para o sexo masculino. Níveis pouco elevados podem ocorrer na tireoidite autoimune, na doença renal crônica e em usuários de bloqueadores de bomba de prótons. Níveis falsamente baixos podem ser consequentes ao "efeito gancho" que, no entanto, é extremamente raro, ocorrendo apenas em grandes metástases com produção muito elevada do hormônio.[57] A interferência dos anticorpos heterófilos elevando a dosagem da calcitonina é rara e ocorre de modo semelhante ao relatado no tópico sobre TSH. Valores elevados podem ser observados nos tumores neuroendócrinos, câncer de próstata e de pulmão.

Paratormônio (PTH) e Vitamina D

O PTH, a exemplo do ACTH e ADH, está entre os analitos que necessitam de tratamento rápido da amostra a fim de garantir a estabilidade do material, sob risco de leituras falsamente baixas.[2,10] A hemólise representa outra causa a ser lembrada em casos de valores baixos, incongruentes com a clínica do paciente. Hipomagnesemia e insuficiência renal crônica são causas clínicas de elevação do hormônio. A aferição do PTH dispensa o preparo do paciente com jejum. O método de dosagem habitual do PTH é o imunoensaio imonométrico quimioluminescente, e a amostral utilizada é o soro ou plasma com EDTA.[62]

É importante o conhecimento acerca da presença de anticorpos biotinilados nesses ensaios. Nesses casos, deve-se estar atento aos pacientes que utilizam vitamina biotina em doses elevadas devido à interferência analítica, que pode resultar em valores falsamente baixos em ensaios do tipo "sanduíche", como descrito na dosagem do TSH, e em valores falsamente elevados em ensaios competitivos, como nos hormônios tireoidianos.[63-67]

A 25-hidroxi-vitamina D é a forma circulante predominante da vitamina D e é o metabólito recomendado para informar o status corpóreo da vitamina D. Apresenta meia vida de duas a três semanas e é transportada principalmente via proteína ligadora da vitamina D (DBP).[68-70]

Não é necessário jejum para a dosagem de vitamina D. O método laboratorial inicialmente aplicado para a dosagem da vitamina D foi o radioimunoensaio, com o qual há a maior parte dos estudos publicados. Atualmente, utiliza-se principalmente imunoensaio competitivo quimioluminescente, que dosa as vitaminas D_2 e D_3 simultaneamente. O método considerado padrão-ouro é a LC-MS/MS. No entanto, por apresentar custo mais elevado e demandar maior tempo para execução, considera-se o HPLC como boa opção substituta. Sua utilização torna possível separar as vitaminas D_2 e D_3.[68,70-72] Estudos demonstram que a classificação do paciente como deficiente ou não deficiente apresenta variação entre os métodos e entre os laboratórios utilizando o mesmo método na faixa de 4% a 32% na dependência do ensaio utilizado.[72]

Até o momento, não há padronização para a dosagem da vitamina D. A monitoração dos laboratórios é realizada pelo College of American Pathologists (CAP) e pelo Vitamin D External Quality Assessment Scheme (DEQAS). São conhecidos interferentes na dosagem da vitamina D: 1) elevação da vitamina D – uso de contraceptivos orais devido à elevação da DBP; 2) redução da vitamina D – doenças do trato gastrintestinal, uso de laxantes e colestiramina devido à redução da absorção; uso de anticonvulsivantes devido ao aumento da metabolização; síndrome nefrótica pela redução da DBP e na hipercalcemia associada a doenças malignas.[73] Os valores recomendados como adequados segundo a Endocrino Society[74] encontram-se entre 30 e 100 ng/dL. Para o Institute of Medicine (IOM),[75] valores acima de 20 ng/dL são considerados adequados por suprirem as necessidades de 97,5% da população. Esses valores são aplicados para as metodologias RIE, ICMA e HPLC.[74]

Devido às limitações metodológicas, deve-se sempre confirmar um resultado eventualmente baixo e correlacionar os resultados da vitamina D com a clínica e demais exames laboratoriais de avaliação do metabolismo do cálcio.[73]

A 1,25-di-hidroxi-vitamina D é aferida com bem menos frequência, na suspeição de raquitismo por resistência ao calcitriol ou diante da deficiência da 1-α-hidroxilase. O método de escolha para sua dosagem é o HPLC.[76]

Nesse contexto, é importante discorrer brevemente acerca dos marcadores ósseos mais utilizados na atualidade. O telopeptídeo do colágeno (CTx) e o propeptídeo do colágeno tipo 1 (P1NP), marcadores de reabsorção e formação, respectivamente, são aferidos mais frequentemente pela quimioluminescência.[77] O CTx é um analito com limitações técnicas importantes, com variabilidade intraindividual e coeficiente de variação intra e interensaios elevados. Sua interpretação deve ser realizada de modo cuidadoso e com periodicidade trimestral. A dosagem é realizada no soro ou na urina. Apresenta ritmo circadiano e necessita de jejum. Crianças, adolescentes, gestantes e mulheres menopausadas apresentam valores mais elevados. O NTX (porção aminoterminal) vem sendo pouco utilizado por apresentar ensaio menos prático. O P1NP, por outro lado, apresenta pouca variação circadiana e estabilidade pré-analítica maior. A disfunção renal não interfere na análise laboratorial.[73]

Insulina e Marcadores do Controle Glicêmico

A glicose sérica e a insulina estão entre os poucos marcadores endócrinos que ainda necessitam de jejum para a coleta basal (8–10 horas).[2,78] A glicose também é aferida após 2 horas de uma alimentação padrão, no teste oral de tolerância à glicose (TOTG) e em curvas glicoinsulinêmicas, com dosagem concomitante de insulina em estado não basal. O método mais utilizado para a dosagem da glicose é o enzimático colorimétrico com a enzima glicose oxidase. Pode ser utilizado plasma ou soro. O uso do plasma requer a presença de um antiglicolítico e, na ausência deste, as amostras de sangue devem ser centrifugadas com separação imediata do soro. Na presença do antiglicolítico, a amostra tem estabilidade por cerca de 8 horas e, após centrifugação, a estabilidade é mantida por três dias em temperatura de 2–8°C. Valores elevados de bilirrubina, hemoglobina e triglicérides podem interferir na análise, originando resultados falsamente reduzidos.[78]

A insulina é atualmente dosada principalmente por imunoensaio imunométrico com eletroquimioluminescência. Anteriormente, considerou-se o radioimunoensaio. Utiliza-se o soro, e a estabilidade da amostra varia com a temperatura de armazenamento, de três dias a 20°C até alguns meses a −20°C. São interferentes na dosagem de insulina, resultando em valores elevados: obesidade, intolerância à frutose ou à galactose, acromegalia e síndrome de Cushing e medicações como anticoncepcionais, corticoides e levodopa. A hemólise resulta em valores falsamente baixos, devendo-se suspeitar em caso de incompatibilidade clínica. O Homeostatic Model Assessment Insulin Resistence (HOMA-IR), marcador de resistência insulínica, pode ser calculado por dosagem da glicose e insulina séricas em jejum, conforme segue: glicose (mg/dL) x insulina (μU/mL)/415. A dosagem no peptídeo C também exige jejum e é realizada por imunoensaio enzimático ou quimiluminescente. Alguns laboratórios maiores utilizam a CLAE com fase reversa para aferição mais precisa da insulina, pró-insulina e peptídeo C.[78]

Na avaliação da disglicemia, outro marcador importante é a hemoglobina glicada (HbA1c ou A1c). A HbA1c não exige coleta em jejum e varia pouco ao longo do dia. Os métodos atualmente empregados pelos laboratórios devem ser certificados pelo National Glycohemoglobin Standartization Program (NGSP – www.ngsp.org) a fim de que haja uma equivalência entre os diferentes métodos existentes e a cromatografia de troca iônica/HPLC, utilizada para avaliação da glicada no Diabetes Trials and Complications Trial (DCCT)[79] e no United Kindom Prospective Diabetes Study (UKPDS).[80] Atualmente, há diversos métodos disponíveis: cromatografia de afinidade por ácido borônico, enzimático, imunoensaio, eletroforese por capilaridade, entre outros.[78,81] A imunoturbidimetria está entre os métodos recentemente avaliados. O método mais utilizado é o HPLC.[78]

São interferentes na análise A1c elevando seus valores: insuficiência renal, uso de ácido acetilsalicílico, triglicerídeos e bilirrubina em valores elevados, anemia ferropriva, por deficiência de folato e B12, alcoolismo crônico e uso de opioides. Como causa de redução, podem ser citados: uso de vitaminas C e E, hipertireoidismo, perda de líquidos e de proteínas por queimaduras, anemia hemolítica e hemorragia.[78]

Cortisol

O cortisol está entre os hormônios com ritmo circadiano, com níveis mais elevados pela manhã.[82] Não há necessidade de jejum ou de repouso prévios a essa coleta hormonal.[2,7] O método laboratorial rotineiramente utilizado para dosagem do cortisol sérico, salivar e urinário é o imunoensaio. No entanto, assim como para outras dosagens hormonais, este método vem sendo substituído em grandes centros pela LC-MS/MS.[83] Nos últimos anos, a análise do cortisol também tem sido realizada no cabelo.[84] Há possibilidade de detecção dos níveis de cortisol em intervalo de exposição maior; no entanto, está disponível em poucos centros.

A análise do cortisol sérico por imunoensaio (competitivo por quimioluminescência) sofre interferência de algumas medicações e situações clínicas fisiológicas ou patológicas. São causas de elevação: 1) condições que aumentam a globulina ligadora de cortisol (CBG): gestação, uso de estrogênio; 2) redução do *clearence* do cortisol: insuficiência renal e hipotireoidismo; 3) redução da metabolização: eritromicina. São causas de redução: 1) condições que reduzem a globulina ligadora de cortisol (CBG): hipoproteinemia, síndrome nefrótica, insuficiência hepática e hipertireoidismo; 2) aumento do *clearance* do cortisol: hipertireoidismo e acromegalia; 3) aumento da metabolização: antiácidos, carbamazepina, colestiramina, colestipol, fenobarbital, fenitoína, rifampicina, ciclosporina e efedrina. O uso de corticosteroides sintéticos, como prednisona, prednisolona, metilprednisola e hidrocortisona, via oral ou tópica, pode ocasionar resultados falsamente elevados ou baixos do cortisol.[85] O uso de dexametasona não interfere no ensaio. Os valores de referência (VR) para o cortisol coletado entre 7 e 9 horas estão entre 5 e 25 mg/dL. Na maior parte dos indivíduos o valor encontrado estará entre 10 e 15 mg/dL. Resultados ≤ 3 mg/dL sugerem fortemente o diagnóstico de insuficiência adrenal (IA); ≥ 19 mg/dL excluem o diagnóstico de IA, e entre 3 e 18 mg/dL sugerem a realização do teste de estímulo.[86]

Para a coleta adequada do cortisol salivar, o paciente deve evitar qualquer tipo de alimento, exceto água, 30 minutos antes da coleta e não escovar os dentes pelo menos 2 horas antes. Orienta-se realizar asseio bucal com água e fazer bochechos leves. Em seguida, coloca-se o material salivete®, próprio para esse tipo de coleta, durante 3 minutos ou mais abaixo da língua do paciente até encharcar o algodão. Posteriormente, o algodão é colocado no recipiente e conservado em temperatura ambiente. A coleta não deve ser realizada em caso de lesões orais com sangramento ativo ou potencial.[40] O valor de referência para imunoensaio é < 1,7 ng/mL e < 1 ng/mL para LC-MS/MS.[87,88]

O cortisol livre em urina de 24 horas (CLU) reflete a porção do cortisol livre plasmático filtrado pelo rim. A cortisolúria encontra-se fisiologicamente elevada na gestação e em condições patológicas, como alcoolismo. Grandes obesos podem apresentar níveis normais de CLU, embora em vigência da elevação do cortisol plasmático. Como a excreção do CLU é dependente da função renal, coletas de urina em pacientes com depuração de creatinina baixa (inferior a 60 mL/kg/m^2 nas 24 horas) podem apresentar CLU falsamente normal ou até baixo.[40,89,90]

17-OH-Progesterona, Androstenediona, Deidroepiandrosterona (DHEA) Sulfato de Deidroepidrosterona (S-DHEA)

As dosagens da 17-OH-progesterona (P17-OH), da androstenediona, do DHEA e do SDHEA são aferidos de maneira mais específica pela LC-MS/MS.[91,92] No entanto, suas dosagens são executadas com maior frequência pelo RIE, quimioluminescência, ensaio imunossorvente ligado à enzima (ELISA) e quimioluminescência, respectivamente. O jejum é desnecessário para as coletas, e o uso de medicamentos com esteroides sexuais interfere em suas análises.[91]

Para a interpretação adequada dos resultados desses hormônios é fundamental o preenchimento correto do cadastro do paciente, com idade, sexo e período menstrual corretos. Valores mais elevados de 17-OH e androstenediona são observados nos primeiros meses de vida.[91,93]

Aldosterona, Renina e Atividade Plasmática da Renina (APR)

A aldosterona sérica é aferida principalmente pelo imunoensaio competitivo. A LC-MS/MS vem sendo cada vez mais utilizada. Vários fatores estimulam ou suprimem a secreção de aldosterona, geralmente variando no mesmo sentido da atividade plasmática da renina. Podem originar resultados baixos de aldosterona: alta ingestão de sal, insuficiência renal, betabloqueadores, repouso, expansão do volume extracelular e hipocalemia. Em relação a sua elevação, são citados: hipercalemia, dieta hipossódica, espironolactona, postura sentada (com os pés apoiados no chão) ou de pé e hipovolemia. O valor de referência varia com a posição adotada. Crianças têm valores de referência mais elevados.[94]

A APR pode ser determinada por ensaio competitivo da angiotensina-I gerada *in vitro* pela ação proteolítica da renina sobre seu substrato, o angiotensinogênio, em condições predeterminadas de tempo e temperatura. Pode-se também realizar a dosagem da renina por determinação direta por quimioluminescência. Coleta em soro, retardo na centrifugação das amostras e envio descongelado são causas de dosagem falsamente baixas da APR. Algumas medicações ocasionam redução da atividade da renina plasmática. São elas: alfa-2-agonista de ação central (clonidina), anti-inflamatórios não hormonais (aspirina, ibuprofeno, indometacina), bloqueadores de canal de cálcio (nifedipina, felodipina), diuréticos poupadores de potássio (espironolactona, amilorida), bloqueador alfa-1 pós-sináptico (prazosin), betabloqueadores, entre outras. Dieta rica em sódio é outro fator causador de redução da atividade da renina plasmática. Estão entre as medicações que causam elevação: diuréticos tiazídicos (clortalidona, hidroclorotiazida) e de alça (furosemida); laxantes, inibidores da conversão de angiotensina (captopril) e antagonistas do receptor da angiotensina II (losartana, telmisartana), uso de estrogênios oral, entre outras.[94-96] O valor de referência também varia com a posição adotada. A relação aldosterona/atividade plasmática de renina (RAR) deve ser realizada na posição sentada após cerca de 10 a 15 minutos de repouso. Orienta-se que o paciente esteja sem restrição de sódio e com eventual hipocalemia corrigida. Os únicos medicamentos que devem ser interrompidos são aqueles que notadamente afetam a RAR, como antagonistas do rMC e diuréticos tiazídicos, que deverão ser suspensos quatro semanas antes.[94-97] O jejum é desnecessário para essas coletas.

Catecolaminas e Metanefrinas

A dosagem das catecolaminas e das metanefrinas, totais e plasmáticas livres no sangue e na urina, tem sido realizada via HPLC, associada ou não à MS, e por meio de ensaios eletroquímicos e fluorescentes. Na coleta sanguínea das catecolaminas e metanefrinas orienta-se repouso por cerca de 20 minutos após a punção venosa em posição supina e centrifugação da amostra em até 1 hora após a coleta ou armazenamento em 4°C até esse procedimento; o transporte deve ser realizado com material congelado em gelo seco. A urina deve ser coletada em frasco contendo ácido clorídrico, mantida e transportada sob refrigeração.[40,98]

Na dosagem das metanefrinas urinárias, são causas possíveis de valores falsamente elevados: clorpromazina, inibidores da monoamina oxidase, buspirona, simpaticomiméticos, antidepressivos tricíclicos, levodopa ou betabloqueadores.[99] As medicações devem ser suspensas apenas diante de resultados questionáveis[40] e, se não houver contraindicações, com sete dias antes das coletas. A suspensão súbita de clonidina, álcool e benzodiazepínicos pode também originar resultados elevados.[98] Na dosagem de metanefrinas plasmáticas, são interferentes resultando em valores falsamente elevados: uso de paracetamol, antidepressivos tricíclicos e fenoxibenzamina.[40]

Em relação às catecolaminas, valores falso-positivos de catecolaminas livres urinárias são resultantes do uso de compostos fluorescentes como tetraciclinas, com uso de levodopa, metildopa e etanol e alimentos contendo aminas, como a banana. Interferentes séricos que podem elevar valores são: propranolol, diuréticos, nifedipina, cocaína, cafeína, hidralazina, entre outros. Resultados baixos podem ser decorrentes do uso de alguns fármacos, tais como clonidina e reserpina, e devido à neuropatia autonômica ou na deficiência congênita da atividade da dopamina β-hidroxilase.[98]

Como as metanefrinas sulfatadas são eliminadas pelos rins, sua determinação é limitada em pacientes com insuficiência renal,[100] e a dosagem das metanefrinas livres no sangue é o teste de escolha na investigação do feocromocitoma nesses casos.[101]

Para a confirmação da elevação das metanefrinas e catecolaminas são recomendados dois testes e em, no mínimo, duas ocasiões para melhora da acurácia diagnóstica.[98] A dosagem do ácido vanilmandélico tem sido desaconselhada em virtude dos resultados falso-negativos.

LÍPIDES

Embora não classificados como hormônios, a avaliação dos lípides representa ferramenta importante no acompanhamento do paciente endocrinológico, principalmente no portador de diabetes e síndrome metabólica. O perfil lipídico representa a dosagem sérica do colesterol total (CT), colesterol da lipoproteína de baixa densidade (LDL-c), colesterol da lipoproteína de alta densidade (HDL-c) e triglicerídeos (TG). Os métodos de aferição mais empregados atualmente pelos laboratórios clínicos para CT, HDL-c e triglicerídeos são os enzimáticos colorimétricos, pois representam a melhor escolha metodológica em virtude da boa sensibilidade e especificidade, fácil execução, baixo custo e possibilidade de automação. Os kits comerciais disponíveis apresentam boa correlação e baixo coeficiente de variação (CV) entre eles para a dosagem do CT e TG. Em relação ao HDL-c, são encontradas variações de até 15%.[28] As concentrações do perfil lipídico são expressas em mg/dL. O valor do LDL é calculado indiretamente pela fórmula de Friedewald (LDL-c = CT − HDL-c − TG/5), exceto em situações que a dosagem de triglicerídeos é superior a 400 mg/dL devido à perda da precisão da análise.[102]

Valores acima de 100 mg/dL de TG já subestimam os valores de LDL quando comparados à ultracentrifugação – outra metodologia, mais complexa e utilizada em ambiente de pesquisa. Outro método para aferir o LDL-c, baseado na referência da ultracentrifugação[103] e por meio de cálculos estatísticos, utiliza diferentes divisores para o valor de TG. Desse modo, estima-se, de maneira mais fiel, o valor do VLDL-c. Com esse novo divisor (x) aplica-se a fórmula: LDL-c = CT − HDL-c − TG/x, onde x varia de 3,1 a 11,9 (grau de recomendação: IIa; nível de evidência: C).[38] O divisor depende das concentrações do colesterol não HDL (não HDL-c) e do TG da amostra do paciente.[104] A dosagem direta do LDL-c é realizada com a mesma metodologia do CT. Nesse caso, no entanto, há grande variação entre os ensaios disponíveis no mercado, podendo atingir 30%, o que é um fator limitante à sua prática.[28]

O conhecimento da variação biológica intraindividual é importante. O CV é de cerca de 10% para o CT, HDL-c e LDL-c e de cerca de 25% para o TG. Pacientes com alterações no perfil lipídico devem ter seus exames confirmados com a coleta de uma nova amostra.[105] O uso de torniquete por cerca de um minuto pode elevar cerca de 5% o valor do CT. Acréscimos maiores são observados com duração maior da compressão devido à hemoconcentração.[106]

Algumas informações podem ser adquiridas a partir do perfil lipídico, como a VLDL (lipoproteína de muito baixa densidade), que corresponde a 1/5 do valor dos triglicérides e o colesterol não HDL, que corresponde ao colesterol total após retirada do HDL-c.

Atualmente, o jejum pode ser desconsiderado para essa avaliação. O paciente deve estar em sua dieta habitual, sem realização de exercícios físicos extenuantes nas últimas 24 horas e sem ingestão de bebidas alcoólicas nas 72 horas antes da análise. Estudos recentes têm demonstrado que a variação do jejum para o não jejum é significativa apenas no valor dos triglicerídeos e de maneira discreta, de modo que o valor superior considerado normal para indivíduos acima de 20 anos em jejum é de 150 mg/dL e no estado de não jejum é de 175 mg/dL. A não exigência do jejum facilita a coleta para pacientes diabéticos, crianças e idosos, auxilia na dinâmica laboratorial e evita não coletar esses marcadores em situações clínicas importantes. No entanto, em algumas situações a necessidade de jejum persiste, como diante do uso de medicações que reconhecidamente elevem triglicerídeos, na vigência de tratamento para dislipidemia e por solicitação médica.[107,108] Estão entre as medicações que elevam os triglicerídeos: tamoxifeo, retinoides, inibidores da protease, corticoides, estrogênios orais, anti-hipertensivos (betabloqueadores, diuréticos). As apolipoproteínas A e B são dosadas com maior frequência pelo método de nefelometria; a espectometria de massa em tandem é o método ideal. A utilidade maior desses marcadores é em ambiente de pesquisas.

CONCLUSÃO

Uma interpretação adequada dos resultados laboratoriais é de suma importância para a conduta médica mais assertiva possível. O conhecimento acerca do uso de medicações e outras drogas, o horário da coleta das amostras e outros fatores intrínsecos do paciente, bem como a compreensão básica dos métodos laboratoriais, são de grande valia nesse processo. Além disso, o diálogo próximo entre o médico solicitante e o laboratório responsável pelo processo laboratorial, com suporte científico pertinente e discussão de casos específicos, compõem o ambiente ideal para uma medicina laboratorial de qualidade.

REFERÊNCIAS

1. Endocrinologia. *In*: Fellows IB, Teixeira MH, Oliveira LM. *Bioinforme Sérgio Franco*. 6.ed. Rio de Janeiro, 2000. p.97-124.
2. Vieira JGH. Avaliação dos Potenciais Problemas Pré-Analíticos e Metodológicos em Dosagens Hormonais. *Arq Bras Endocrinol Metab*. 2002;46(1):9-15.
3. Pinheiro MFMC. Métodos laboratoriais utilizados em endocrinologia. *In*: Vencio S, Fontes R, Scharf, M. *Manual de Exames Laboratoriais na Prática do Endocrinologista*. 1ª. reimpr. São Paulo: AC Farmacêutica, 2013. p.19-28.
4. Andriolo A, Martins AR, Ballarati CAF, et al. *Recomendações da Sociedade Brasileira de Patologia Clínica/Medicina Laboratorial para coleta de sangue venoso*. 2.ed. São Paulo: Minha Editora, 2010. p.1-5.
5. Albuquerque R. O papel do jejum e a pré-análise. *In*: Vencio S, Fontes R, Scharf, M. *Manual de Exames Laboratoriais na Prática do Endocrinologista*. 1ª. reimpr. São Paulo: AC Farmacêutica, 2013. p.2-10.
6. West J, Atherton J, Costelloe SJ, Pourmahram G, Stretton A, Cornes M. Preanalytical errors in medical laboratories: a review of the available methodologies of data collection and analysis. *Ann Clin Biochem*. 2017;54(1):14-9.
7. Fontes R. *In*: Vencio S, Fontes R, Scharf, M. *Manual de Exames Laboratoriais na Prática do Endocrinologista*. 1ª. reimpr. São Paulo: AC Farmacêutica, 2013. p.11-8.
8. Rifai N, Young IS, Nordestgaard BG, et al. Nonfasting sample for the determination of routine lipid profile: is it an idea whose time has come? *Clin Chem*. 2016;62(3):428-35.
9. Schrank Y. Provas funcionais. *In*: Vencio S, Fontes R, Scharf, M. *Manual de Exames Laboratoriais na Prática do Endocrinologista*. 1ª. reimpr. São Paulo: AC Farmacêutica, 2013. p.449-63.
10. Andriolo A, Martins AR, Ballarati CAF, et al. *Recomendações da Sociedade Brasileira de Patologia Clínica/Medicina Laboratorial para coleta de sangue venoso*. 2.ed. São Paulo: Minha Editora, 2010. p.10-5.
11. Haverstick DM, Groszbach AR. Specimen Collection, Processing, and Other Preanalytical Variables *In*: Burtis CA, Bruns DE. *Tietz Fundamentals of Clinical Chemistry and Molecular Diagnostics*. 7.ed. Elsevier, 2015. p.72-89.
12. Lippi G, Becan-McBride K, Behúlová D, et al. Preanalytical quality improvement: in quality we trust. *Clin Chem Lab Med*. 2013;51(1):229-41.
13. Tate J, Ward G. Interferences in Immunoassay. *Clin Biochem Rev*. 2004;25(2):105-20.
14. Ismail AA, Walker PL, Cawood ML, Barth JH. Interference in immunoassay is an underestimated problem. *Ann Clin Biochem*. 2002;39:366-73.

14 ASPECTOS LABORATORIAIS

15. CSLI. *External Assessments, Audits, and Inspections of the Laboratory.* CSLI guideline QMS17. Wayne, PA: Clinical and Laboratory Standards Institute; 2017.

16. Vaz AJ, Takei K, Bueno EC. *Imunoensaios: Fundamentos e Aplicações.* Rio de Janeiro: Guanabara Koogan, 2007. p.67-83.

17. Ashihara Y, Kasahara Y, Nakamura RM. Immunoassays and Immunochemistry. *In:* McPherson RA, Pincus MR. *Henry's Clinical Diagnosis and Management by Laboratory Methods.* 21.ed. Elsevier, 2007. p.793-818.

18. Kricka LJ, Phil D, Path FRC, et al. Immunochemical Techniques. *In:* Burtis CA, Bruns DE. *Tietz Fundamentals of Clinical Chemistry and Molecular Diagnostics.* 7.ed. Elsevier, 2015. p.236-53.

19. Bais R, Panteghini M. Enzyme and rate analyses. *In:* Burtis CA, Bruns DE. *Tietz Fundamentals of Clinical Chemistry and Molecular Diagnostics.* 7.ed. Elsevier, 2015. p.216-35.

20. Shou WZ, Zhang J. Recent development in software and automation toolsfor high-throughput Discovery bioanalysis. *Bioanalysis.* 2012;4:1097-109.

21. Boyd JC, Rawker CD. Automation. *In:* Burtis CA and Bruns DE. *Tietz Fundamentals of Clinical Chemistry and Molecular Diagnostics.* 7.ed. Elsevier, 2015. p.254-71.

22. Vilar L, Fleseriu M, Bronstein MD. Challenges and pitfalls in the diagnosis of hyperprolactinemia. *Arq Bras Endocrinol Metab.* 2014;58(1):9-22.

23. Verburg FA, Wäschle K, Reiners C, Giovanella L, Lentjes EG. Heterophile antibodies rarely influence the measurement of thyroglobulin and thyroglobulin antibodies in differentiated thyroid cancer patients. *Horm Metab Res.* 2010;42:736-9.

24. Giovanella L, Keller F, Ceriani L, Tozzoli R. Heterophile antibodies may falsely increase or decrease thyroglobulin measurement in patients with differentiated thyroid carcinoma. *Clin Chem Lab Med.* 2009;47(8):952-4.

25. Sunheimer RL, Threatte GA, Lifshitz MS, et al. Analysis: Principles of Instrumentation. *In:* McPherson RA, Pincus MR. *Henry's Clinical Diagnosis and Management by Laboratory Methods.* 21.ed. Elsevier, 2007. p.31-55.

26. Dayan CM, Okosieme OE, Taylor P. Thyroid Dysfunction. *In:* Marshall WJ, Lapsley M, Day A and Ruth Ayling R. *Clinical Biochemistry: Metabolic and Clinical Aspects.* 3.ed. Elsevier, 2014. p.373-402.

27. Sapin R, D'Herbomez M, Schlienger JL. Free thyroxine measured with equilibrium dialysis and nine immunoassays decreases in late pregnancy. Clin Lab. 2004;50(9-10):581-4.

28. Faludi AA, Izar MCO, Saraiva JFK, et al. Atualização da diretriz brasileira de dislipidemias e prevenção da aterosclerose – 2017. Arq Bras Cardiol. 2017;109(2Supl.1):1-76.

29. Guo T, Chan M, Soldin SJ. Steroide profiles using liquid chromatography-tandem mass spectrometry with atmospheric pressure photoionization source. *Arch Pathol Lab Med.* 2004;128:469-75.

30. Netzel BC, Grebe SK, Algeciras-Schimnich A. Usefulness of a thyroglobulin liquid chromatography-tandem mass spectrometry assay for evaluation of suspected heterophile interference. *Clin Chem.* 2014;60:1016-8.

31. Boja ES, Rodriguez H. Mass spectrometry-based targeted quantitative proteomics: achieving sensitive and reproducible detection of proteins. *Proteomics.* 2012;12:1093-110.

32. Hoofnagle AH, Roth MY. Improving the Measurement of Serum Thyroglobulin with Mass Spectrometry. *J Clin Endocrinol Metab.* 2013;98:1343-52.

33. Thomas A, Schänzer W, Thevis M. Immunoaffinity techniques coupled to mass spectrometry for the analysis of human peptide hormones: advances and applications. *Expert Rev Proteomics.* 2017;14(9):799-807.

34. Nimkarn S, Gangishetti PK, Yau M, New MI. 21-Hydroxylase-Deficient Congenital Adrenal Hyperplasia. *GeneReviews.* Disponível em: <http://www.ncbi.nlm.nih.gov/books/NBK1171/>. Acessado em 24 de junho de 2017.

35. Perniola R, Musco G. The biophysical and biochemical properties of the autoimmune regulator (AIRE) protein. *Biochim Biophys Acta.* 2014;1842(2):326-37.

36. Anexo: Neuroendocrinologia. *In:* Vencio S, Fontes R, Scharf, M. *Manual de Exames laboratoriais na Prática do Endocrinologista.* 1ª. reimpr. São Paulo: AC Farmacêutica, 2013. p.84-103.

37. BenShlomo A, Melmed S. Acromegaly. *Endocrinol Metab Clin North Am.* 200837:101-22.

38. Clemmons D. Insulinlike growth factor 1 and its binding proteins. *In:* DeGroot LJ, Jameson JL (eds.). *Endocrinology.* Philadelphia: Elsevier Saunders, 2006. p. 643-73.

39. Vieira Neto L, Abucham J, Araujo LA, et al. Recommendations of Neuroendocrinology Department from Brazilian Society of Endocrinology and Metabolism for diagnosis and treatment of acromegaly in Brazil. *Arq Bras Endocrinol Metabol.* 201155:91-105.

40. Anexo: Adrenal. *In:* Vencio S, Fontes R, Scharf, M. *Manual de Exames laboratoriais na Prática do Endocrinologista.* 1ª. reimpr. São Paulo: AC Farmacêutica, 2013. p.222-43.

41. Vilar L, Fleseriu M, Bronstein MD. Challenges and pitfalls in the diagnosis of hyperprolactinemia. *Arq Bras Endocrinol Metab.* 2014;58(1):9-22.

42. Thirunavakkarasu K, Dutta P, Sridhar S, et al. Macroprolactinemia in hyperprolactinemic infertile women. *Endocrine.* 201344:750-5.

43. Fahie-Wilson MN. Detection of Macroprolactin Causing Hyperprolactinemia in Commercial Assays for Prolactin. *Clin Chem.* 2000;46:2022-3.

44. Voicu V, Medvedovici A, Ranetti AE, Raˇdulescu F . Drug-induced hypo- and hyperprolactinemia: mechanisms, clinical and therapeutic consequences. *Expert Opin Drug Metab Toxicol.* 2013;9(8):955-68.

45. Damiani D. Diagnóstico Laboratorial da Puberdade Precoce. *Arq Bras Endocrinol Metab.*2002;46(1):85-90.

46. Rosner W, Auchus RJ, Azziz R, Sluss PM, Raff H. Position statement: utility, limitations, and pitfalls in measuring testosterone: an Endocrine Society position statement. *J Clin Endocrinol Metab.* 2007;92:405-13.

47. Newman JD, Handelsman DJ. Challenges to the Measurement of Oestradiol: Comments on an Endocrine Society Position Statement. *Clin Biochem Rev.* 2014;35(2):75-9.

48. Ketha H, Kaur S, Grebe SK, Singh RJ. Clinical applications of LC-MS sex steroid assays: evolution of methodologies in the 21st century. *Curr Opin Endocrinol Diabetes Obes.* 2014;21:217-26.

49. Vesper HW, Botelho JC, Wang Y. Challenges and improvements in testosterone and estradiol testing. *Asian J Androl.* 2014;16:178-84.

50. Forster RJ, Bertoncello P, Keyes TE. Electrogenerated Chemiluminescence. *Ann Rev Anal Chem.* 2009;2:359-85.

51. Brabant G, Prank K, Ranft U, et al. Physiologic regulation of circadian and pulsatile thyrotropin secretion in normal man and woman. *J Clin Endocrinol Metab.* 1980;70:403-12.

52. Sviridonova MA, Fadeyev VV, Sych VP, Melnichenko GA. Clinical Significance of TSH Circadian Variability in Patients with Hypothyroidism. *Endocr Res.* 2013,38(1):24-31.

53. Anexo: Tireoide. *In:* Vencio S, Fontes R, Scharf M. *Manual de Exames Laboratoriais na Prática do Endocrinologista.* 1ª. reimpr. São Paulo: AC Farmacêutica. 2013. p.145-66.

54. Spencer CA, LoPresti JS, Patel A, et al. Applications of a new chemiluminometric thyrotropin assay to subnormal measurement. *J Clin Endocrinol Metab.* 1990;70:453-60.

55. Vieira JGH, Kasamatsu TS, Hauache OM, Maciel RMB. Anticorpos antitiroide: aspectos metodológicos e importância diagnóstica. *Arq Bras Endocrinol Metab.* 2003;47(5):612-21.

56. Anselmo J, Cao D, Karrison T, Weiss RE, Refetoff S. Fetal loss associated with excess thyroid hormone exposure. *JAMA.* 2004;292:691-5.

57. Haugen BR, Alexander EK, Bible KC, et al. 2015 American Thyroid Association Management Guidelines for Adult Patients with Thyroid Nodules and Differentiated Thyroid Cancer: The American Thyroid Association Guidelines Task Force on Thyroid Nodules and Differentiated Thyroid Cancer. *Thyroid.* 2016;26(1):1-133.

58. Grebe SKG. Diagnosis and management of thyroid carcinoma: focus on serum thyroglobulin. *Expert Rev Endocrinol Metab.* 2009;4:25-43.

59. Graf H. Seguimento no câncer diferenciado de tireoide. *In:* Vencio S, Fontes R, Scharf M. *Manual de Exames Laboratoriais na Prática do Endocrinologista.* 1ª. reimpr. São Paulo: AC Farmacêutica. 2013. p.137-44.

60. Giovanella L, Clark PM, Chiovato L, et al. Diagnosis of endocrine disease: Thyroglobulin measurement using highly sensitive assays in patients with differentiated thyroid cancer: a clinical position paper. *Eur J Endocrinol.* 2014;171(2):R33-R46.

61. Verburg FA, Wäschle K, Reiners C, Giovanella L, Lentjes EG. Heterophile antibodies rarely influence the measurement of thyroglobulin and thyroglobulin antibodies in differentiated thyroid cancer patients. *Horm Metab Res.* 2010;42:736-9.

62. Anexo: Doenças osteometabólicas. *In:* Vencio S, Fontes R, Scharf, M. *Manual de Exames Laboratoriais na Prática do Endocrinologista.* 1ª. reimpr. São Paulo: AC Farmacêutica. 2013. p.395-420.

63. Barbesino G. Misdiagnosis of Graves' disease with apparent severe hyperthyroidism in a patient taking biotin megadoses. *Thyroid.* 2016;26:860-3.

64. Elston MS, Sehgal S, Du Toit S, Yarndley T, Conaglen JV. Factitious Graves' disease due to biotin immunoassay interference – A case and review of the literature. *J Clin Endocrinol Metab*. 2016;101:3251-5.

65. Kummer S, Hermsen D, Distelmaier F. Biotin treatment mimicking Graves' disease. *N Eng J Med*. 2016;375:704-6.

66. Kwok JS, Chan IH, Chan MH. Biotin Interference on TSH and free thyroid hormone measurement. *Pathology*. 2012;44:278-80.

67. Wijeratne NG, Doery JC, Lu ZX. Positive and negative interference in immunoassays following biotin ingestion: a pharmacokinetic study. *Pathology*. 2012;44:674-5.

68. Hossein-nezhad A, Holick MF. Vitamin D for Health: A Global Perspective. *Mayo Clin Proc*. 2013;88(7):720-55.

69. Maeda SS, Borba VZC, Camargo MBR, et al. Recomendações da Sociedade Brasileira de Endocrinologia e Metabologia (SBEM) para o diagnóstico e tratamento da hipovitaminose D. *Arq Bras Endocrinol Metab*. 2014;58(5):411-33.

70. Wagner CL, Taylor SN, Johnson DD, Hollis BW. The role of vitamin D in pregnancy and lactation: emerging concepts. *Womens Health (Lond)*. 2012;8(3):323-40.

71. Castro LCG. O sistema endocrinológico vitamina D. *Arq Bras Endocrinol Metab*. 2011;55(8):566-75.

72. LeFevre ML; U.S. Preventive Services Task Force. Screening for vitamin D deficiency in adults: U.S. Preventive Services Task Force Recommendation Statement. *Ann Intern Med*. 2015;162:133-40.

73. Anexo: Doenças osteometabólicas. In: Vencio S, Fontes R, Scharf M. Manual de Exames Laboratoriais na Prática do Endocrinologista. 1ª. reimpr. São Paulo: AC Farmacêutica. 2013. p.395-420.

74. Holick MF, Binkley NC, Bischoff-Ferrari HA, et al. Evaluation, treatment, and prevention of vitamin D deficiency: an Endocrine Society clinical practice guideline. *J Clin Endocrinol Metab*. 2011;96(7):1911-30.

75. Bischoff-Ferrari HA, Giovannucci E, Willett WC, Dietrich T, Dawson-Hughes B. Estimation of optimal serum concentrations of 25-hydroxyvitamin D for multiple health outcomes. *Am J Clin Nutr*. 2006;84(1):18-28.

76. El-Khoury JM, Reineks EZ, Wang S. Progress of liquid chromatography-mass spectrometry in measurement of vitamin D metabolites and analogues. *Clin Biochem*. 2011;44(1):66-76.

77. Diez-Perez A, Naylor KE, Abrahamsen B, et al. International Osteoporosis Foundation and European Calcified Tissue Society Working Group. Recommendations for the screening of adherence to oral bisphosphonates. *Osteoporos Int*. 2017;28(3):767-74.

78. Anexo: Diabetes. Manual de Exames Laboratoriais na Prática do Endocrinologista. 1ª. reimpr. São Paulo: AC Farmacêutica. 2013. p.298-309.

79. The DCCT research group. The effect of intensive treatment of diabetes on the development and progression of long term complications in insulin dependent diabetes. *N Engl J Med*. 1993;329:977-86.

80. United Kingdom Prospective Diabetes Study (UKPDS). Intensive blood glucose control with sulphonilureas or insulin compared with conventional treatment and risk of complications in patients with type 2 diabetes (UKPDS33). *Lancet*. 1998;352:83753.

81. American Diabetes Association. Standards of medical care in Diabetes – 2016. Diabetes Care. 2016;39(Suppl1):S13-22.

82. Ospina NS, Al Nofal A, Bancos I, et al. ACTH stimulation tests for the diagnosis of adrenal insufficiency: systematic review and meta-analysis. *J Clin Endocrinol Metab*. 2016;101:427-34.

83. Pivonello R, De Leo M, Cozzolino A, Colao AM. The Treatment of Cushing's Disease. *Endocr Rev*. 2015;36(4):385-486.

84. Hershel R, Sharma T, Nieman LK. Physiological Basis for the Etiology, Diagnosis, and Treatment of Adrenal Disorders: Cushing's Syndrome, Adrenal Insufficiency, and Congenital Adrenal Hyperplasia. *Compr Physiol*. 2014;4(2):739-69.

85. Kim HK, Yoon JH, Jeong YA, Kang H-C. The Recovery of Hypothalamic-Pituitary-Adrenal Axis Is Rapid in Subclinical Cushing Syndrome. *Endocrinol Metab (Seoul)*. 2016;31:592-7.

86. Hershel R, Sharma T, Nieman LK. Physiological Basis for the Etiology, Diagnosis, and Treatment of Adrenal Disorders: Cushing's Syndrome, Adrenal Insufficiency, and Congenital Adrenal Hyperplasia. *Compr Physiol*. 2014;4(2):739-69.

87. Raff H, Homar PJ, Burns EA. Comparison of two methods for measuring salivary cortisol. *Clin Chem*. 2002;48(1):207-8.

88. Pivonello R, De Leo M, Cozzolino A, Colao AM. The Treatment of Cushing's Disease. *Endocr Rev*. 2015;36(4):385-486.

89. Elias PC, Martinez EZ, Barone BF, Mermejo LM, Castro M, Moreira AC. Late-night salivar cortisol has a better performance than urinary free cortisol in the diagnosis of Cushing's syndrome. *J Clin Endocrinol Metab*. 2014;99:2045-51.

90. Turpeinen U, Stenman U-H. Determination of urinary free cortisol by liquid chromatography-tandem mass spectrometry. *Scand J Clin Lab Invest*. 2003;63:143-50.

91. Anexo: Pediatria. In: Vencio S, Fontes R, Scharf M. Manual de Exames Laboratoriais na Prática do Endocrinologista. 1ª. reimpr. São Paulo: AC Farmacêutica. 2013. p.495-504.

92. Kushnir MM, Blamires T, Rockwood AL, et al. Liquid chromatography-tandem mass spectrometry assay for androstenedione, dehydroepiandrosterone, and testosterone with pediatric and adult reference intervals. *Clin Chem*. 2010;56(7):1138-47.

93. Miller WL, Auchus RJ. The Molecular Biology, Biochemistry, and Physiology of Human Steroidogenesis and Its Disorders. *Endocrine Reviews*. 2011;32:81-151.

94. Tiu SC, Choi CH, Shek CC, et al. The use of aldosterone-renin ratio as a diagnostic test for primary hyperaldosteronism and its test characteristics under different conditions of blood sampling. *J Clin Endocrinol Metab*. 2005;90:72-8.

95. Kater CE. Rastreamento, comprovação e diferenciação laboratorial do hiperaldosteronismo primário. *Arq Bras Endocrinol Metab*. 200246:106-15.

96. Kater CE. Hiperaldosteronismo primário. In: Vencio S, Fontes R, Scharf, M. *Manual de Exames laboratoriais na Prática do Endocrinologista*. Rio de Janeiro/São Paulo: GEN. 1ª. reimpr. 2013. p.204-21.

97. Funder JW, Carey RM, Fardella C, et al. Case detection, diagnosis, and treatment of patients with primary aldosteronism: an Endocrine Society clinical practice guideline. *J Clin Endocrinol Metab*. 2016101:1889-916.

98. Bravo EL, Tagle R. Pheochromocytoma: stateoftheart and future prospects. *Endocr Rev*. 200324:539-53.

99. Pillai S, Gopalan V, Smith RA, Lam AK. Updates on the genetics and the clinical impacts on phaeochromocytoma and paraganglioma in the new era. *Crit Rev Oncol Hematol*. 2016100:190-208.

100. Yu R, Nissen NN, Chopra P, Dhall D, Phillips E, Wei M. Diagnosis and Treatment of Pheochromocytoma in a Academic Hospital from 1997 to 2007. Am J Med. 2009;122:85-95.

101. Sawka AM, Jaeschke R, Singh RJ, Young WF Jr. A comparison of biochemical tests for pheochromocytoma: Measurement of fractionated plasma metanephrines compared with the combination of 24-hour urinary metanephrines and catecholamines. *J Clin Endocrinol Metab*. 2003;88:553-8.

102. Friedewald WT, Lavy RI, Fredrickson DS. Estimation to density lipoprotein without use of the preparative ultracentrifuge. *Clin Chem*. 1972;18(6):499-502.

103. Chapman MJ, Goldstein S, Lagrange D, Laplaud PM. A density gradient ultracentrifugal procedure for the isolation of the major lipoprotein classes from human serum. *Lipid Res*. 1981;22(2):339-58.

104. Martin SS, Blaha MJ, Elshazly MB, et al. Comparison of a novel method vs. the Friedewald equation for estimating low-density lipoprotein cholesterol levels from the standard lipid profile. *JAMA*. 2013;310(19):2061-8.

105. Hegsted DM, Nicolosi RJ. Individual variation in serum cholesterol levels. *Proc Natl Acad Sci USA*. 1987;84(17):6259-61.

106. Guder WG, Narayanan S, Wisser H, Zawta B. Samples: from the patient to the laboratory. The impact of pre-analytical variables on the quality of laboratory results. 2.ed. Darmstadt, Germany: Git Verlag GmbH; 2011.

107. Nordestgaard BG, Langsted A, Mora S, et al; European Atherosclerosis Society (EAS) and the European Federation of Clinical Chemistry and Laboratory Medicine (EFLM) joint consensus initiative. Fasting is not routinely required for determination of a lipid profile: clinical and laboratory implications including flagging at desirable concentration cut-points – a joint consensus statement from the European Atherosclerosis Society and European Federation of Clinical Chemistry and Laboratory Medicine. *Eur Heart J*. 2016;37(25):1944-58.

108. Driver SL, Martin SS, Gluckman TJ, Clary JM, Blumenthal RS, Stone NJ. Fasting or nonfasting lipid measurements. It depends on the question. *J Am Coll Cardiol*. 2016;67(10):1227-34.

CAPÍTULO 2

TÉCNICAS LABORATORIAIS EM BIOLOGIA MOLECULAR

Marcelo Magalhães Silva • Eugènia Mato Matute • Alberto de Leiva Hidalgo • Fernando José Brito Patrício • Manuel dos Santos Faria

INTRODUÇÃO

Considerada um dos fundamentos da medicina moderna, a biologia molecular tem contribuído inestimavelmente para a compreensão de mecanismos envolvidos na patogênese de diversas doenças. No campo da endocrinologia, é cada vez mais frequente a observação de distúrbios causados por alterações genéticas que levam a modificações estruturais e funcionais de componentes do sistema endócrino.[1,2] Diante desse contexto, as tecnologias baseadas em biologia molecular emergem como potenciais ferramentas para auxílio diagnóstico, prognóstico e estabelecimento de estratégia terapêutica adequada a portadores de doenças endócrinas.

AMOSTRAS UTILIZADAS EM BIOLOGIA MOLECULAR E MÉTODOS DE ISOLAMENTO DE ÁCIDOS NUCLEICOS E PROTEÍNAS

Definimos como amostra biológica humana o material procedente de fluidos ou tecidos humanos (sangue, saliva, suor, esperma, tecido tumoral etc.) nos quais se possam realizar diferentes testes analíticos. Um aspecto de extrema relevância para a realização de estudos biomédicos é a conservação adequada do material biológico. Nesse sentido, surgiu a necessidade de criação de locais específicos para armazenamento de amostras biológicas, denominados biobancos. Em função do objetivo final, os biobancos podem ser organizados em: 1) biobancos de populações; 2) biobancos de doenças específicas e; 3) biobancos de tecidos tumorais (http://www.oecd.org).

Dependendo do propósito do estudo, as técnicas moleculares podem realizar análise conjunta ou isolada de DNA, RNA e proteína. Em relação aos ácidos nucleicos, os métodos tradicionais de isolamento costumam utilizar sais e fenol clorofórmio para DNA ou fenol ácido e clorofórmio para RNA. No entanto, esses reagentes são considerados tóxicos. Por isso, uma alternativa a essas metodologias são os *kits* comerciais que geralmente utilizam membrana de sílica ou *beads* magnéticas para isolar e purificar os ácidos nucleicos.

Quando se pretende avaliar DNA, RNA e proteína, a metodologia baseada no isotiocianato de guanidina é uma boa alternativa, pois torna possível o isolamento das três moléculas a partir de uma mesma amostra biológica inicial.[3] Cabe aqui ressaltar que existem também *kits* comerciais que podem ser utilizados para essa finalidade.

TÉCNICAS DE BIOLOGIA MOLECULAR: FUNDAMENTOS

Os principais ensaios moleculares utilizados na pesquisa e no diagnóstico de doenças baseiam-se fundamentalmente na hibridização de biomoléculas e na amplificação de ácidos nucleicos. A Tabela 2.1 ilustra os princípios e as aplicações de algumas das principais técnicas de biologia molecular utilizadas na análise de doenças endócrinas.

Técnicas Baseadas em Hibridização

Southern blot, Northern blot e Westhern blot

As técnicas de *Southern*, *Northern* e *Westhern blot* são comumente empregadas para a detecção de fragmentos de DNA, RNA e proteínas, respectivamente, utilizando sondas de ácidos nucleicos com homologia a sequências genômicas específicas ou anticorpos contra proteína de interesse. A principal diferença entre essas metodologias consiste basicamente no tipo de molécula a ser detectada. Contudo, nos últimos anos, tais técnicas vêm sendo gradativamente substituídas pela reação de PCR e suas variantes devido à maior rapidez na execução e à elevada sensibilidade dessas tecnologias.

Microarranjos

A partir da década de 1990, o desenvolvimento de novas técnicas moleculares tornou possível a avaliação simultânea de milhares de sequências genômicas, bem como o estudo paralelo da expressão de vários genes. Uma dessas metodologias, denominada de microarranjo ou *chip* de DNA, envolve a hibridização de sonda de ácido nucleico a pequenas sequências de DNA (sequências-alvo) dispostas em pontos fixados na superfície de um suporte sólido, formando microarranjos geometricamente definidos (*microarrays*).

Nessa técnica, quantidades equivalentes de DNA oriundos de amostra normal e teste (células potenciais portadoras de doença ou expostas a condições experimentais) são marcadas com diferentes fluorocromos e hibridizadas às sequências-alvo no microarranjo (ver Figura 2.1 no caderno colorido). A ligação entre sondas e sequências-alvo geram sinais de fluorescência que podem ser úteis na análise do perfil de expressão gênica e detecção de mutações.

ASPECTOS LABORATORIAIS

TABELA 2.1 Princípios e Aplicações de Técnicas Moleculares Utilizadas para Diagnóstico e Pesquisa de Doenças do Sistema Endócrino

Técnica	Princípio	Aplicação	Exemplos de utilização
Southern blot	Hibridização entre sondas de oligonucleotídeos e sequências de DNA	Detecção de presença ou ausência de sequências específicas de DNA	Diagnóstico molecular da síndrome do X frágil
Northern blot	Hibridização entre sondas de oligonucleotídeos e sequências de RNA	Avaliação do nível de expressão gênica	Avaliação da expressão gênica de *HER-2/neu* em carcinomas de mama e ovário
Westhern blot	Hibridização entre anticorpos e proteínas específicas	Determinação da presença de proteínas específicas, bem como seus níveis de expressão	Análise do nível de expressão de proteínas marcadoras de prognóstico em tumores paratireoide (parafibromina)
Microarranjo ou *chip* de DNA	Hibridização entre sondas de ácidos nucleicos marcadas com fluorescência e sequências nucleotídicas-alvo fixadas em suporte sólido	Análise de expressão gênica e detecção de mutações	Estudo da expressão de genes específicos (relacionados ao IFN) associados ao desenvolvimento de diabetes *mellitus* tipo 1 autoimune
Hibridização genômica comparativa (CGH)	Hibridização entre sondas de DNA marcadas com fluorescência e cromossomos metafásicos normais imobilizados em lâmina	Avaliação de perdas e/ou ganhos de sequências de DNA em regiões cromossômicas específicas	Análise de deleções e/ou expansões genômicas em tumores endócrinos
PCR (convencional e variações)	Amplificação seletiva de determinada região do DNA em que uma única molécula de DNA é utilizada como molde para produzir milhões de cópias da região alvo	Detecção de mutações associadas a doenças genéticas, diagnósticos de agentes infecciosos, determinação de vínculo genético e investigação criminalística	Identificação de mutações frequentes no carcinoma papilífero de tireoide (*BRAF* V600E)
Sequenciamento	Interrupção da extensão da fita de DNA em síntese pela adição de terminadores de cadeias (ddNTPs)	Determinação da sequência linear de nucleotídeos de um segmento de DNA	Identificação de alterações genéticas associadas à neoplasia endócrina múltipla tipo 1
Eletroforese bidimensional em gel de poliacrilamida (2-DIGE)	Separação física de proteínas por campo elétrico, ponto isoelétrico em gradiente de pH e peso molecular	Comparação da expressão proteica entre diferentes tecidos	Estudo de alteração no padrão de expressão proteica em pacientes com diabetes *mellitus* apresentando complicações vasculares
Espectrometria de massa	Análise da composição de substâncias a partir de sua massa ou carga iônica	Identificação de proteínas relacionadas a mecanismos de patogênese	Determinação de proteínas candidatas a alvos terapêuticos no carcinoma epitelial de tireoide (VDAC2)

Hibridização Genômica Comparativa (CGH)

A hibridização genômica comparativa (CGH – *comparative genomic hybridization*) é uma ferramenta molecular capaz de detectar deleções e/ou expansões em sequências de DNA.[4] Desenvolvida inicialmente para análise citogenética molecular de tumores, a CGH apresenta aplicações que não se restringem a estudos oncológicos, podendo também ser utilizada para o rastreamento de perdas ou ganhos de material genético em diferentes distúrbios sem causa definida, como autismo, retardo cognitivo e do desenvolvimento.

No ensaio de CGH, o DNA genômico é inicialmente isolado de duas fontes biológicas: amostra teste e amostra de referência. Quantidades iguais de DNA de ambas as fontes são marcadas com diferentes fluorocromos e hibridizados em cromossomos metafásicos normais humanos imobilizados em uma lâmina. Em seguida, as lâminas são levadas ao microscópio onde os sinais de fluorescência são detectados e as imagens, capturadas. A principal desvantagem da CGH é sua incapacidade de detectar translocações balanceadas e inversões. Além disso, alterações envolvendo pequenos fragmentos cromossômicos (< 3-10 Mb) não podem ser identificadas por essa técnica.

Técnicas Baseadas em Amplificação

Reação em Cadeia da Polimerase (PCR)

A PCR é a técnica mais utilizada na rotina dos laboratórios de biologia molecular devido à praticidade, ao custo e à versatilidade. Essa técnica consiste na reação de polimerização em cadeia catalisada por uma enzima polimerase que realiza a amplificação exponencial de DNA.[5] Para a reação são utilizados: deoxinucleotídeos (dNTPs), tampão de reação, $MgCl_2$, DNA polimerase, oligonucleotídeos iniciadores (*primers*) e a amostra de DNA. A PCR ocorre em termociclador que promove a variação de temperatura em ciclos repetidos de 30 a 45 vezes (ver Figura 2.2 no caderno colorido). Cada ciclo apresenta três etapas bem definidas: desnaturação (95°C), anelamento ou hibridização (entre 45-65°C) e extensão ou polimerização (72°C).

A PCR tem amplo repertório de variações (multiplex, *nested*, RT-PCR, PCR em tempo real) que permitem aplicabilidade praticamente ilimitada. Os principais modelos de investigação que utilizam a PCR são: detecção de mutações, diagnóstico de doenças infecciosas, testes de vínculo genético e investigação criminalística.

PCR em Tempo Real

A PCR em tempo real é uma variação da PCR convencional que apresenta duas modificações significativas: 1) a utilização de um componente fluorescente na reação; e 2) um termociclador com sistema de detecção de fluorescência.

Essa técnica pode ser utilizada para as análises qualitativas de modo similar ao que se faz na PCR convencional. Porém, as análises quantitativas como expressão gênica e determinação de carga parasitária ou viral são suas aplicações mais frequentes.

Na PCR em tempo real, o componente fluorescente adicionado à reação irá se ligar aos produtos gerados durante os ciclos (*amplicons*). O aumento exponencial dos *amplicons* resulta em aumento da fluorescência que é captada pelo sistema detector do termociclador.

Basicamente, são utilizados dois sistemas de detecção de fluorescência na PCR em tempo real: 1) intercalantes de DNA; e 2) sondas de hidrólise (ver Figuras 2.3 e 2.4 no caderno colorido).

Sequenciamento

O sequenciamento tem por finalidade determinar a sequência linear de nucleotídeos de um segmento da DNA. O método convencional utilizado para esse fim baseia-se no princípio da terminação de cadeia[6] (ver Figura 2.5 no caderno colorido). Nessa reação, uma polimerase catalisa a adição de dNTPs a partir de um oligonucleotídeo iniciador incorporado à fita molde a que se pretende sequenciar. A essa reação também são adicionados dideoxinucleotídeos (ddNTPs: ddATP, ddTTP, ddCTP e ddGTP) que interrompem a adição de novos nucleotídeos à fita recém-sintetizada. Os ddNTP são marcados por fluorocromos específicos, gerando uma coloração característica para cada um dos quatro tipos de nucleotídeos. Produtos com diferentes tamanhos são gerados, representando a sequência de nucleotídeos da molécula alvo. Os *amplicons* gerados são analisados em sequenciadores automáticos que apresentam sistema de eletroforese capilar acoplado a um laser que faz a distinção de cada ddNTP segundo sua coloração específica, produzindo uma escala visual na forma de eletroferograma (ver Figura 2.5 no caderno colorido).

Nos últimos anos, o avanço tecnológico tornou possível o desenvolvimento de sistemas de sequenciamento de nova geração (NGS – *next generation sequencing*). Essas técnicas apresentam alta processividade, possibilitando o sequenciamento de grande quantidade de bases de DNA de maneira muito mais rápida que o método convencional. Os quatro principais métodos de NGS são: pirosequenciamento, sequenciamento por síntese, sequenciamento por ligação e sequenciamento com sistema semicondutor de íons. A evolução dos métodos de sequenciamento significa um grande passo para o estabelecimento da Medicina Genômica personalizada, além de contribuir para o aprimoramento de técnicas diagnósticas.

Técnicas de Análises Proteômicas

O termo proteoma refere-se ao conjunto de proteínas codificadas por um genoma. Por outro lado, o conjunto de técnicas capazes de permitir o estudo de um proteoma é denominado proteômica. As análises proteômicas emergiram graças ao desenvolvimento de técnicas robustas como a espectrometria de massa, a eletroforese bidimensional e a cromatografia líquida de alta resolução (HPLC).

Com o início do Projeto Proteoma Humano, em 2011, a utilização da proteômica tem impulsionado a Medicina, com destaque para três aspectos: entendimento dos mecanismos moleculares envolvidos na etiopatogenia das doenças; identificação de biomarcadores específicos que ajudam o diagnóstico e prognóstico; e identificação de alvos moleculares que auxiliem no desenho de novos fármacos.[7,8]

Técnicas de Eletroforese

As técnicas de eletroforese baseiam-se na separação física de moléculas submetidas a um campo elétrico. No estudo de proteomas são empregadas técnicas de eletroforese bidimensional em géis de poliacrilamida (2D PAGE) baseadas em uma primeira separação por ponto isoelétrico em gradiente de pH (separação em 1ª dimensão – foco isoelétrico) e uma segunda separação por peso molecular na presença de SDS (separação em 2ª dimensão). Os géis são posteriormente corados por diferentes métodos (Coomassie fluorescente ou solução de prata) e as imagens são digitalizadas e analisadas por programas de informática.[9,10]

Um dos maiores avanços em eletroforese foi o surgimento de técnicas que tornem possível a análise da expressão proteica de maneira diferencial entre amostras. A técnica de eletroforese bidimensional em gel diferencial (2-DIGE) é a mais utilizada em razão de seu menor custo e da dificuldade tecnológica.[11]

Espectrometria de Massa e Identificação Proteica

A espectrometria de massa é uma técnica que possibilita analisar a composição das substâncias de uma amostra a partir de sua massa ou carga iônica. Esse processo é definido basicamente por duas etapas: 1) inonização da amostra; e 2) detecção dos íons produzidos. As proteínas separadas por eletroforese bidimensional em géis de poliacrilamida (2D-PAGE) podem ser recortadas do gel, digeridas enzimaticamente e analisadas por espectrometria de massa. As proteínas são identificadas por meio do espectro peptídico obtido utilizando bases de dados públicos, como o MASCOT (MatrixScience, UK).

APLICAÇÃO DE TÉCNICAS MOLECULARES EM ENDOCRINOLOGIA

Aplicação das Análises Genômicas às Doenças do Sistema Endócrino

A incorporação de técnicas moleculares à endocrinologia proporcionou um salto quantitativo nesta especialidade médica ao correlacionar determinadas alterações genômicas ao desenvolvimento de doenças. Nesse aspecto, diversos estudos têm identificado mutações em genes específicos como a causa da suscetibilidade a algumas formas de diabetes *mellitus*, MODY (*maturity-onset diabetes*), obesidade, desordens do crescimento e diferentes neo-

20 ASPECTOS LABORATORIAIS

TABELA 2.2 Exemplos de Doenças Endócrinas Causadas por Alterações Genéticas Específicas e Técnicas Utilizadas na Análise Molecular

Doença	Exemplos de genes envolvidos	Tipo mais frequente de alteração	Exemplos de técnicas utilizadas na análise
Adenoma hipofisário secretor de GH	GNAS	Mutação	Sequenciamento, PCR em tempo real, microarranjo
Câncer de testículos	STK10, KIT	Mutação	Sequenciamento, PCR em tempo real, microarranjo
Carcinoma adrenocortical	RET, VHL, SDHB	Mutação	Sequenciamento
Carcinoma epitelial da tireoide	RAS, RET, BRAF, TP53	Mutação	Sequenciamento, PCR em tempo real, microarranjo
Carcinoma de mama e/ou ovário	BRCA1, BRCA2	Mutação	Sequenciamento
Diabetes mellitus tipo 2 (forma monogênica)	IPF1, SUR1, PPARγ	Mutação	Sequenciamento, PCR em tempo real, microarranjo
Hipogonadismo hipogonadotrófico	GPR54	Mutação	Sequenciamento
MODY 2	GCK	Mutação	Sequenciamento
MODY 3	HNF-1α	Mutação	Sequenciamento
Neoplasia endócrina múltipla tipo 1	MEN1, CDKN1B	Mutação	Sequenciamento
Neoplasia endócrina múltipla tipo 2	RET	Mutação	Sequenciamento, PCR em tempo real, microarranjo
Obesidade	MC4R	Mutação	Sequenciamento
Síndrome de insensibilidade aos andrógenos	AR	Mutação/deleção	Sequenciamento, CGH
Síndrome Prader-Willi e Angelman	SNRPN, UBE3A	Deleção	Sequenciamento, CGH, Southern blot
Síndrome von Hippel-Lindau	VHL	Mutação	Sequenciamento
Síndrome X frágil	FMR1	Expansão	CGH, Southern blot

plasias endócrinas[1] (Tabela 2.2). Por outro lado, distúrbios como as síndromes de hipersensibilidade aos andrógenos, Prader-Willi e Angelman, têm mecanismos patogênicos geralmente associados às deleções gênicas específicas.[12] As expansões de trinucleotídeos são descritas como outro tipo de alteração genética encontrada em algumas doenças, como a síndrome do X frágil.

A investigação de alterações genômicas por meio de técnicas moleculares tais como sequenciamento, PCR (convencional e suas variações), CGH, Southern, Northern e Western blot parece ser fundamental no auxílio ao diagnóstico, prognóstico e definição de estratégia terapêutica de pacientes com doenças endócrinas. Contudo, a escolha do método molecular a ser utilizado na pesquisa de uma doença endócrina dependerá do tipo de alteração a ser investigada, bem como dos objetivos do exame. De maneira geral, as técnicas moleculares podem ser utilizadas para triagem de mutação em um gene específico, investigação de alterações em determinada sequência ou análises genômicas por novas abordagens. Os avanços biotecnológicos alcançados no século XXI evidenciaram a necessidade de desenvolvimento de técnicas capazes de fornecer maior quantidade de dados genéticos em relação aos métodos clássicos de análise genômica. Nesse sentido, diferentes pesquisas passaram a explorar a aplicação do NGS para a detecção de alterações em regiões intra e extragênicas (sequências regulatórias, não traduzidas, codificantes e intrônicas) relacionadas à patogênese de doenças endócrinas.[2]

Uma grande vantagem do método de NGS em relação às técnicas clássicas é sua capacidade de sequenciar, em apenas uma etapa, os nucleotídeos de um conjunto de genes ou até mesmo um genoma completo. Como exemplo disso, podemos citar o desenvolvimento do painel ThyroSeq, capaz de avaliar mutações pontuais em 13 genes

e 42 tipos de fusões gênicas presentes em pacientes com câncer de tireoide.[13]

A aplicação da técnica do NGS também tem sido importante para o estudo de carcinomas adrenocorticais. Como exemplo disso, destaca-se o trabalho de Ross et al.,[14] que identificaram por meio dessa técnica a presença de frequentes alterações genômicas em 24 genes relacionados ao desenvolvimento de câncer, apontando os mesmos como potenciais alvos terapêuticos e possíveis biomarcadores prognósticos.

Aplicação da Proteômica às Doenças do Sistema Endócrino

As abordagens proteômicas têm revolucionado os estudos das patologias endócrinas, dando maior relevância à regulação pós-transcricional das proteínas e possibilitando melhor entendimento da regulação endócrina e de suas alterações durante a doença, independentemente, na maioria dos casos, da concentração hormonal ou da expressão dos receptores. Como exemplos da aplicação da proteômica no estudo de doenças endócrinas podemos citar o diabetes mellitus e as neoplasias epiteliais da tireoide.

Aplicações da Proteômica no Diabetes Mellitus

A crescente incidência de diabetes mellitus tipo 1 em crianças e adolescentes[15] evidencia a necessidade de identificação de novos biomarcadores com aplicação diagnóstica e prognóstica capazes de classificar os pacientes em função de sua identidade molecular. Nesse contexto, Caseiro et al.,[16] utilizando saliva de pacientes afetados por diabetes mellitus tipo 1 com ou sem complicações vasculares, constataram padrões proteicos diferenciados nas amostras analisadas, identificando proteínas implicadas em mecanismos de defesa, inflamação e resposta ao dano celular associado a essa enfermidade.[17] Outro trabalho interessante foi realizado por Metz et al.,[18] no qual foi utilizada cromatografia líquida capilar (LC) acoplada à espectrometria de massa (MS) para análise proteômica de plasma e soro de pacientes diabéticos. Nessas amostras foram identificados perfis proteicos diferenciados, indicando possíveis proteínas candidatas a biomarcadores.

A abordagem proteômica pode ser uma estratégia interessante para o desenvolvimento de terapias e a prevenção de riscos. Nesse contexto, surgiu o projeto "The Human Diabetes Proteome Project", ou HDPP, cujo objetivo é a análise da ilhota pancreática humana. Os resultados atualizados estão disponíveis no site http://www.hdpp.info/, onde aparece uma lista de proteínas de interesse associadas ao diabetes *mellitus*.[19]

Aplicações da Proteômica nas Neoplasias Epiteliais da Tireoide

Os cânceres epiteliais de tireoide são os tumores mais frequentes do sistema endócrino. O prognóstico dessa neoplasia geralmente é favorável; entretanto, cerca de 2% a 5% dos casos não respondem à terapia convencional.[20,21] Com o intuito de identificar tumores epiteliais de tireoide agressivos, diferentes enfoques proteômicos têm sido utilizados na busca por novos alvos moleculares terapêuticos.

Entre os métodos proteômicos aplicados ao estudo de câncer epitelial de tireoide, merecem destaque os trabalhos realizados com a técnica de 2-DIGE. Utilizando essa abordagem, Mato et al.[22] analisaram tecido tireoidiano normal e tumoral de pacientes, identificando expressão diferencial de 102 proteínas, das quais 41% estão implicadas no metabolismo mitocondrial, como o canal de ânions 2 dependente de voltagem (VDAC2). Tais achados sugerem a avaliação dessa proteína como potencial alvo terapêutico em carcinomas epiteliais de tireoide.

CONSIDERAÇÕES FINAIS

A aplicação de tecnologias que possibilitem a identificação de alterações moleculares em portadores de doenças endócrinas é fundamental para o entendimento dos mecanismos envolvidos na patogênese de tais enfermidades. Além disso, a utilização de ferramentas moleculares na prática clínica tem o potencial de acrescentar informações importantes para o diagnóstico e a conduta do paciente. No campo da pesquisa, os avanços biotecnológicos têm possibilitado a identificação de novos marcadores com potenciais aplicações clínicas e terapêuticas.

REFERÊNCIAS

1. Lania AG, Mantovani G, Spada A. Mechanisms of disease: Mutations of G proteins and G-protein-coupled receptors in endocrine diseases. *Nat Clin Pract Endocrinol Metab.* 2006;2(12):681-93.
2. Suresh PS, Venkatesh T, Tsutsumi R, Shetty A. Next-generation sequencing for endocrine cancers: Recent advances and challenges. *Tumour Biol.* 2017;39(5):1010428317698376.
3. Chomczynski P. A reagent for the single-step simultaneous isolation of RNA, DNA and proteins from cell and tissue samples. *Biotechniques.* 1993; 15(3):532-4, 536-7.
4. Shinawi M, Cheung SW. The array CGH and its clinical applications. *Drug Discov Today.* 2008; 13(17-18):760-70.
5. Mullis KB, Faloona FA. Specific synthesis of DNA in vitro via a polymerase-catalyzed chain reaction. *Methods Enzymol.* 1987;155:335-50.
6. Sanger F, Nicklen S, Coulson AR. DNA sequencing with chain-terminating inhibitors. *Proc Natl Acad Sci USA.* 1977;74(12):5463-7.
7. Lescuyer P, Hochstrasser D, Rabilloud T. How shall we use the proteomics toolbox for biomarker discovery? *J Proteome Res.* 2007;6(9):3371-6.
8. Celis JE, Gromov P, Gromova I, et al. Integrating proteomic and functional genomic technologies in discovery-driven translational breast cancer research. *Mol Cell Proteomics.* 2003;2(6):369-77.
9. Gorg A, Weiss W, Dunn MJ. Current two-dimensional electrophoresis technology for proteomics. *Proteomics.* 2004;4(12):3665-85.
10. Dowsey AW, Dunn MJ, Yang GZ. The role of bioinformatics in two-dimensional gel electrophoresis. *Proteomics.* 2003;3(8):1567-96.
11. Van den Bergh G, Arckens L. Fluorescent two-dimensional difference gel electrophoresis unveils the potential of gel-based proteomics. *Curr Opin Biotechnol.* 2004;15(1):38-43.
12. Vissers LE, Veltman JA, van Kessel AG, Brunner HG. Identification of disease genes by whole genome CGH arrays. *Hum Mol Genet.* 2005; 14 Spec No. 2:R215-23.
13. Nikiforova MN, Wald AI, Roy S, Durso MB, Nikiforov YE. Targeted next-generation sequencing panel (ThyroSeq) for detection of mutations in thyroid cancer. *J Clin Endocrinol Metab.* 2013;98(11):E1852-60.
14. Ross JS, Wang K, Rand JV, et al. Next-generation sequencing of adrenocortical carcinoma reveals new routes to targeted therapies. *J Clin Pathol.* 2014;67(11):968-73.
15. Akirov A, Pinhas-Hamiel O. Co-occurrence of type 1 diabetes mellitus and celiac disease. *World J Diabetes.* 2015;6(5):707-14.
16. Caseiro A, Ferreira R, Padrão A, et al. Salivary proteome and peptidome profiling in type 1 diabetes mellitus using a quantitative approach. *J Proteome Res.* 2013;12(4):1700-9.
17. Moulder R, Bhosale SD, Lahesmaa R, Goodlett DR. The progress and potential of proteomic biomarkers for type 1 diabetes in children. *Expert Rev Proteomics.* 2017;14(1):31-41.
18. Metz TO, Qian WJ, Jacobs JM, et al. Application of proteomics in the discovery of candidate protein biomarkers in a diabetes autoantibody standardization program sample subset. *J Proteome Res.* 2008;7(2):698-707.
19. Schvartz D, Bergsten P, Baek KH, et al. The Human Diabetes Proteome Project (HDPP): The 2014 update. *Translational Proteomics.* 2015;8-9:1-7.
20. Mazzaferri EL, Jhiang SM. Long-term impact of initial surgical and medical therapy on papillary and follicular thyroid cancer. *Am J Med.* 1994;97(5):418-28.
21. Sampson E, Brierley JD, Le LW, Rotstein L, Tsang RW. Clinical management and outcome of papillary and follicular (differentiated) thyroid cancer presenting with distant metastasis at diagnosis. *Cancer.* 2007;110(7):1451-6.
22. Mato E, Barceló-Batllori S, Orera I, et al. The proteomic 2D-DIGE approach reveals the protein voltage-dependent anion channel 2 as a potential therapeutic target in epithelial thyroid tumours. *Mol Cell Endocrinol.* 2015;404:37-45.

PARTE II

DIABETES

CAPÍTULO 1

DIABETES – CLASSIFICAÇÃO E DIAGNÓSTICO

Alyne Layane Pereira Lemos • Francisco Bandeira

INTRODUÇÃO

O diabetes *mellitus* envolve um conjunto de doenças metabólicas que resultam em hiperglicemia[1]. Na maioria dos casos está associado a falha na produção parcial ou total de insulina pelas células beta pancreáticas, ou na resistência periférica à insulina. A hiperglicemia, a longo prazo, resulta em múltiplas complicações, tanto cardiovasculares, renais, neurológicas quanto oculares.[1,2] Os principais subgrupos são diabetes *mellitus* tipo 1 (DM1), tipo 2 (DM2), diabetes autoimune latente de adultos (LADA) e diabetes do tipo MODY (*maturity-onset diabetes of the young*). Desses, o DM2 é responsável por 90% dos casos.[2,3]

O DM2 apresenta incidência e prevalência que aumentam globalmente, mesmo com programas de prevenção da doença. O aumento dos casos de obesidade, inatividade física e dietas hipercalóricas contribui para o aumento do DM2. Cerca de 415 milhões de pessoas têm o diagnóstico de diabetes *mellitus* em todo o mundo, e cerca de 193 milhões não sabem que têm a doença. Os pacientes diabéticos têm um risco aumentado de 15% de mortalidade por todas as causas em comparação com os não diabéticos.[2,3]

ETIOLOGIA

Várias morbidades podem cursar com o diabetes *mellitus*, incluindo defeitos genéticos na ação da insulina, doenças que acometem o pâncreas exócrino, medicamentos, infecções, síndromes genéticas associadas ao diabetes e endocrinopatias.[3] As principais causas estão listadas na Tabela 1.1.

Algumas endocrinopatias, como acromegalia, síndrome de Cushing e feocromocitoma, liberam hormônios que antagonizam a ação da insulina, como o hormônio do crescimento, cortisol e catecolaminas.

Alguns medicamentos podem diminuir a secreção de insulina, aumentar a produção hepática de glicose ou causar resistência à sua ação perifericamente. Os betabloqueadores podem reduzir a sensibilidade à insulina, e os diuréticos tiazídicos podem influenciar na secreção de insulina e no aumento da resistência periférica. Os antipsicóticos parecem influenciar a secreção de insulina e a resistência periférica.[4] O diabetes gestacional ocorre quando a função pancreática da mulher não é suficiente para superar a resistência à insulina gerada pelos hormônios anti-insulina liberados durante a gravidez.[3,5]

FISIOPATOGENIA

O diabetes tipo 1 é definido pela presença de vários marcadores autoimunes. Incluem anticorpos anticélulas de ilhota, anti-GAD (GAD65), anti-insulina, antitirosina fosfatase IA-2 e IA-2b e ZnT8. Há forte associação entre o antígeno leucocitário humano (HLA) e os genes DQA e DQB.[1,6] A taxa de destruição das células beta é variável, podendo ser rápida em crianças, abrindo o quadro com cetoacidose, devido à parada da produção de insulina, ou mais lenta, como encontrado em alguns adultos, que podem passar anos sem cetoacidose por reterem alguma função de células beta.[1] Pacientes geneticamente suscetíveis, quando expostos a um "gatilho" ambiental, podem desenvolver autoanticorpos contra as ilhotas pancreáticas, gerando ativação de células T autorreativas e consequente destruição das células beta pancreáticas. Essa suscetibilidade genética é conferida pelo sistema HLA, principalmente DR3 e DR4. A hiperglicemia surge quando há destruição de 90% das células beta pancreáticas, contudo alguns estudos já apontam evidência de hiperglicemia com destruição de 40% a 50%.[1,6] A Figura 1.1, no caderno colorido, resume a história natural do DM1.

O DM2 é uma doença geneticamente heterogênea com interações complexas entre os fatores genéticos e os ambientais.[7] O ambiente intrauterino, fatores genéticos, obesidade, sedentarismo, envelhecimento e a microbiota intestinal apresentam potencial em interagir entre si, causando mudanças ou ativação de genes e na função proteica. Dessa forma, ocorrem resistência insulínica e perda progressiva da secreção, culminando com o aparecimento do DM2. A obesidade e a síndrome metabólica, ao gerarem uma resposta inflamatória, também levam ao aumento da resistência à insulina.[7] A Figura 1.2, no caderno colorido, apresenta essas interações.

A hiperglicemia no DM2 é resultado de múltiplos mecanismos. Estes podem ser explicados através do *Noneto de Defronzo*, esquematizado na Figura 1.3, no caderno colorido. Ocorrem diminuição da captação de glicose pelo músculo, aumento da produção de glicose hepática e diminuição da secreção de insulina pelas células beta pancreáticas. A alteração do metabolismo dos adipócitos eleva ácidos graxos plasmáticos, estimulando a gliconeogênese, além de induzir resistência à insulina hepática, muscular e prejudicar a secreção de insulina. As células de gordura também se tornam resistentes à ação da insulina e diminuem a capacidade de armazenar lipídios. A diminuição do efeito das incretinas intestinais, como o GLP-1, contribui para o aumento paradoxal da secreção de glucagon e para a supressão prejudicada da hiperglicemia plasmática, que ocorre após ingestão de um alimento. As células alfa pan-

26 DIABETES

TABELA 1.1 Classificação Etiológica do Diabetes *Mellitus*

Diabetes *mellitus* tipo 1

A. Mediação imunológica
B. Idiopática

Diabetes *mellitus* tipo 2

Outros tipos específicos
A. Defeitos genéticos da função das células beta
  • Cromossomo 12, HNF-1ª (MODY 3)
  • Cromossomo 7, glicocinase (MODY 2)
  • Cromossomo 20 HNF-4ª (MODY 1)
  • DNA mitocondrial
  • Outros
B. Defeitos genéticos da ação da insulina
  • Resistência à insulina tipo A
  • Leprechaunismo
  • Síndrome de Rabson-Mendenhall
  • Diabetes lipoatrófico
  • Outros
C. Doenças de pâncreas exócrino
  • Pancreatite
  • Traumatismo/pancreatectomia
  • Neoplasia
  • Fibrose cística
  • Hemocromatose
  • Pancreatopatia fibrocalculosa
  • Outras
D. Endocrinopatias
  • Acromegalia
  • Síndrome de Cushing
  • Glucagonoma
  • Feocromocitoma
  • Hipertireoidismo
  • Somatostatina
  • Outros
E. Induzido por fármacos ou produtos químicos como:
  • Vacor
  • Pentamidina
  • Ácido nicotínico
  • Glicocorticoides
  • Hormônio tireoidiano
  • Diazóxido
  • Agonistas beta-adrenérgicos
  • Tiazídicos
  • IFN-alfa
  • Betabloqueadores
  • Contraceptivos orais
  • Outros
F. Infecções
  • Rubéola congênita
  • Citomegalovírus
  • Outros
G. Formas incomuns de diabetes mediadas imunologicamente
  • Síndrome de *stiff-man* (homem rígido)
  • Anticorpo antirreceptor de insulina
  • Outros
H. Outras síndromes genéticas algumas vezes associadas a diabetes
  • Síndrome de Down
  • Síndrome de Klinefelter
  • Síndrome de Turner
  • Síndrome de Wolfram
  • Ataxia de Friedreich
  • Coreia de Huntington
  • Síndrome de Laurence-Moon-Bield
  • Distrofia miotônica
  • Porfiria
  • Síndrome de Prader-Willi
  • Outras

Diabetes gestacional

Diabetes autoimune latente do adulto

creáticas contribuem ao elevarem os níveis de glucagon. Esse aumento favorece a gliconeogênese hepática, gerando hiperglicemia. No rim ocorre aumento da reabsorção de glicose, como uma falha no mecanismo de adaptação às demandas corporais. No cérebro, a disfunção de neurotransmissores afeta a regulação do apetite e a resposta à hiperinsulinemia. Há discussões sobre a probabilidade de que a resistência à insulina também se estenda ao tecido cerebral, assim como acontece com o fígado, o músculo e o tecido adiposo. E o processo inflamatório, como o nono componente, contribui para a alimentação de todos os mecanismos.[8]

O diabetes é considerado um alicerce para várias complicações metabólicas a curto e longo prazos. Neuropatia, doenças renais e cardiovasculares são algumas dessas complicações. Na revisão de Hamed[9] são discutidas as injúrias que o diabetes pode causar no envelhecimento cerebral. A lesão cerebral está associada a hiperglicemia, resistência à insulina, hiperinsulinemia, cetoacidose diabética e hipoglicemia. O resultado desses eventos consiste em déficit cognitivo, envelhecimento cerebral, neurodegeneração, redução do fluxo sanguíneo cerebral, atrofia, surgimento de demências e infarto cerebral.[9] Os mecanismos envolvidos estão resumidos na Figura 1.4, no caderno colorido.

CLASSIFICAÇÃO

A classificação do diabetes *mellitus* está elucidada na Tabela 1.2. O diabetes tipo 2 é o mais comum, correspondendo a mais de 90% dos casos. Reflete graus variáveis de resistência e deficiência insulínica. É caracterizado pela deficiência relativa de insulina e pelo aumento da resistência à insulina em órgãos alvo.[1] A doença cardiovascular é a maior causa de morbimortalidade em pacientes diabéticos tipo 2, por isso é necessário controle intensivo das glicemias, lipídios e pressão arterial para reduzir complicações graves da doença.[2]

O diabetes tipo 1 é caracterizado pela destruição das células beta pancreáticas, levando a uma deficiência absoluta de insulina. É responsável por aproximadamente 5% a 10% dos casos. A cetoacidose diabética pode ser a manifestação inicial da doença, principalmente em crianças e adolescentes. O DM1 pode ser subdividido em tipo 1A, que envolve processos autoimunes com destruição das células beta e detecção de anticorpos como anticélulas de ilhotas e anti-GAD, e tipo 1B, que acomete pacientes que apresentam deficiência absoluta de insulina e não evidenciam sinais de autoimunidade ou outros fatores que justifiquem a destruição celular. A destruição autoimune apresenta múltiplos fatores genéticos e pode estar associada a fatores ambientais que ainda estão mal definidos. Esses pacientes também são propensos a outros distúrbios autoimunes, como doença celíaca, hepatite autoimune, anemia perniciosa, tireoidite de Hashimoto, doença de Graves e doença de Addison. Nos DM1 tipo 1B, podem não ter etiologia conhecida. Esses pacientes são insulinodependentes em diferentes graus e podem apresentar cetoacidose episódica. Não possuem correlação com o sistema HLA.[1,6,10,11]

O diabetes autoimune latente de adultos (LADA) caracteriza-se por uma deficiência parcial de insulina no diagnóstico, mas que evolui rapidamente (entre meses e

TABELA 1.2 Diferenças entre os Principais Subgrupos de Diabetes *Mellitus*

	DM1	LADA	DM2	MODY
Idade de início	Infância e adolescência	Entre 25 e 65 anos	A partir dos 40 anos	Infância, adolescência ou adulto jovem
Frequência	5%	4% entre pacientes classificados como DM2	90% a 95%	2% a 5% dos classificados como DM2 e 10% dos classificados como DM1
Associação com HLA	Sim	Sim	Não	Não
Anticorpos	Anti-GAD geralmente presente Peptídeo C	Anti-GAD	Ausentes	Ausentes
Sintomatologia	Presente no início do diagnóstico	Boa parte dos pacientes assintomáticos	Boa parte dos pacientes assintomáticos	Boa parte dos pacientes assintomáticos
Complicações agudas	Cetoacidose diabética	Ausência de cetoacidose	Síndrome hiperosmolar hiperglicêmica	Baixo risco

HLA, antígeno leucocitário humano; DM1, diabetes *mellitus* tipo 1; LADA, diabetes autoimune latente do adulto; MODY, *maturity on-set diabetes of the young.*

anos) para a deficiência total, tornando-se insulinodependente. Sua prevalência é de 4% dos pacientes classificados como DM2. Pode ser confundida com DM2 no início do diagnóstico, assemelhando-se ao DM1 quanto à história natural da doença.[1,2] O LADA compartilha algumas características genéticas tanto do DM1 quanto do DM2. Apresenta risco maior para o genótipo HLA-DQB1, como pacientes com DM1, e para uma variante no gene de transcrição do tipo 7-like 2 (TCF7L2), como pacientes com DM2.[12] Apresentam títulos variáveis de autoanticorpos, principalmente o GAD65, sendo associado a menor secreção de insulina endógena e progressão mais rapidamente para a dependência de insulina.[13,14]

O diabetes tipo MODY é uma forma monogênica caracterizada por início precoce, herança autossômica dominante e defeito primário na função das células beta pancreáticas. Os avanços na genética molecular ajudaram a identificar os genes responsáveis pela doença. Representa cerca de 1% a 2% de todos os casos de diabetes na Europa.[15] Pode corresponder também a 2% a 5% dos pacientes classificados a princípio como DM2 e 10% dos considerados como DM1. Pode se manifestar na infância, adolescência ou no adulto jovem, sendo os pacientes na maioria dos casos assintomáticos, com baixo risco para complicações agudas, como a cetoacidose diabética. Foram identificados 13 genes MODY, mas sabe-se que não são responsáveis pela totalidade dos casos, permanecendo alguns genes a serem identificados.[15,16] A heterogeneidade genética do MODY está descrita na Tabela 1.3.

O MODY 1 e a mutação no gene HNF4A raramente são diagnosticados antes da adolescência. Seu perfil clínico é semelhante ao do MODY 3, contudo não apresentam glicosúria. Apresentam boa resposta à sulfonilureia. O MODY 2, decorrente de mutações de inativação da GCK, se manifesta como uma hiperglicemia leve desde o nascimento, que demonstra uma leve deterioração com a idade. Em sua maioria, os pacientes são assintomáticos e os casos são descobertos através de exames de triagem, como durante a gravidez. Hiperglicemia grave e complicações microvasculares são raras nesses pacientes, e o tratamento consiste em reeducação alimentar. O MODY 3 é causado por mutações no gene HNF1A, e é a causa mais comum dos casos de MODY na Europa, América do Norte e Ásia. Cerca de 63% dos pacientes com essa mutação desenvolvem diabetes até os 25 anos de idade. Apresentam glicosúria antes mesmo do surgimento do diabetes, devido à diminuição da reabsorção renal de glicose. A hiperglicemia pode ser grave, com piora ao longo dos anos e risco aumentado de complicações micro e macrovasculares semelhantes ao do DM1. Os pacientes são sensíveis à sulfonilureia, podendo permanecer por meses a anos com excelente controle glicêmico, mesmo que a maioria deles se torne, no futuro, insulinodependente.[15,16] Os demais subtipos estão descritos na Tabela 1.3.

O pré-diabetes consiste na compensação da falha das células beta pancreáticas em um estado de resistência à insulina, geralmente causado pelo excesso de peso corporal. Os critérios para o diagnóstico de pré-diabetes incluem teste de tolerância à glicose alterada, glicemia de jejum alterada ou síndrome metabólica. Na presença de um desses parâmetros, o risco de desenvolvimento do diabetes tipo 2 está aumentado em cinco vezes em relação aos pacientes normoglicêmicos.[17] O pré-diabetes está associado a obesidade, principalmente abdominal, dislipidemia com hipertrigliceridemia, baixo HDL e hipertensão arterial.[1,2]

APRESENTAÇÃO CLÍNICA

A frequência de diabetes sintomático tem diminuído ao longo dos anos, devido à facilidade de acesso a exames de rotina como a glicemia de jejum e aos esforços em realizar a triagem de pacientes com risco aumentado de desenvolvimento da doença.

Os sintomas mais frequentes na vigência de hiperglicemia são poliúria, noctúria, polidipsia, polifagia, perda de peso e visão turva. A poliúria pode acontecer quando níveis de glicose se elevam acima de 180 mg/dL, excedendo o limiar renal de glicose e facilitando o aumento da excreção urinária. Como consequência, ocorre a hipovolemia e depleção de volume, tendo a polidipsia como mecanismo compensatório. O paciente também pode manifestar acantose nigricans, que consiste na hiperpigmentação da pele, em regiões de dobras, que reflete a resistência à insulina (ver Figura 1.5, no caderno colorido). Essa manifestação é mais comum nos pacientes pré-diabéticos, principalmente naqueles com obesidade (ver Figura 1.6, no caderno colorido). Alguns sintomas são manifestações de complicações crônicas da doença, como

28 DIABETES

TABELA 1.3 Tipos de MODY e Suas Principais Características

Tipos	Gene	Frequência	Patogenia	Características	Tratamento
MODY 1	HNF4A	5%	Disfunção de células beta	Semelhante ao MODY 3, contudo não apresentam glicosúria	Sensíveis a sulfonilureias
MODY 2	GCK	15% a 20%	Disfunção de células beta (defeitos na detecção de glicose)	Hiperglicemia leve desde o nascimento	Educação alimentar
MODY 3	HNF1A	30-50%	Disfunção de células beta	Presente no adulto jovem. Hiperglicemias importantes, com complicações micro e macrovasculares	Sensíveis à sulfonilureia (primeira linha). Podem evoluir para insulinoterapia
MODY 4	PDX1/ IPF1	<1%	Disfunção de células beta	Nas mutações homozigóticas ocorre agenesia pancreática	Dieta, antidiabéticos orais ou insulina
MODY 5	HNF1B	5%	Disfunção de células beta	Apresentam anomalias renais, genitais e hipoplasia pancreática	Insulinoterapia
MODY 6	NEUROD1	<1%	Disfunção de células beta	Diabetes de início no adulto	Antidiabéticos orais ou insulina
MODY 7	KLF11	<1%	Disfunção de células beta	Semelhante ao DM2	Antidiabéticos orais ou insulina
MODY 8	CEL	<1%	Disfunção do pâncreas endócrino e exócrino	Insuficiência exócrina e lipomatose	Antidiabéticos orais ou insulina
MODY 9	PAX4	<1%	Disfunção de células beta	Possibilidade de cetoacidose	Dieta ou antidiabéticos orais ou insulina
MODY 10	INS	<1%	Mutação no gene da insulina	Causa comum de diabetes neonatal	Antidiabéticos orais ou insulina
MODY 11	BLK	<1%	Defeito na secreção de insulina	Sobrepeso, defeito na secreção relativa de insulina	Dieta ou antidiabéticos orais ou insulina
MODY 12	ABCC8	<1%	Disfunção dos canais de potássio sensíveis ao ATP	Nos casos homozigóticos ocorre o diabetes neonatal permanente, e nos heterozigóticos, o diabetes neonatal transitório	Antidiabéticos orais, de preferência a sulfonilureia
MODY 13	KCNJ11	<1%	Disfunção dos canais de potássio sensíveis ao ATP	Nos casos homozigóticos ocorre diabetes neonatal	Dieta, ou antidiabéticos orais ou insulina

ATP, trifosfato de adenosina; MODY, *maturity onset diabetes of the young;* DM2, diabetes *mellitus* tipo 2.
Adaptada de: Kim S-H. Maturity-onset diabetes of the young: what do clinicians need to know? *Diabetes & Metabolism Journal* 2015; 39(6):468-477. doi:10.4093/dmj.2015.39.6.468.

---

parestesia de extremidades, disfunção erétil, visão turva ou tontura. A maioria dos pacientes é assintomática.[1,2,18]

DIAGNÓSTICO

O diagnóstico pode ser realizado com base nos critérios de avaliação da glicemia sérica, como a dosagem da glicemia de jejum, da hemoglobina glicada (HbA1c) ou do teste oral de tolerância à glicose com 75 g de dextrose (teste oral de tolerância à glicose [TOTG] 75 g). Os mesmos testes podem ser usados para pesquisar e diagnosticar o diabetes *mellitus* ou mesmo o pré-diabetes. Quando o paciente apresenta sintomatologia sugestiva de diabetes e glicemia sérica aleatória acima de 200 mg/dL, já confirma o diagnóstico. Nos pacientes assintomáticos ou com poucos sintomas, são necessários dois testes para a confirmação do diabetes. Os dois testes podem ser iguais (p. ex., duas glicemias de jejum com valores superiores a 126 mg/dL), ou podem ser dois testes diferentes (p. ex., glicemia de jejum e HbA1c). Contudo, se o paciente apresentar discordância entre os testes, o de maior valor deverá ser repetido.[1,2,18]

Dessa forma, glicemia de jejum com valores maior ou igual a 126 mg/dL e/ou hemoglobina glicada acima de 6,5% confirmam o diagnóstico de diabetes. Nos pacientes

com glicemias de jejum entre 100 e 125 mg/dL ou HbA1c entre 5,7 e 6,4%, devem realizar o TOTG com 75 g de dextrose. Valores superiores a 200 mg/dL confirmam o diagnóstico.[1,2,18] A Tabela 1.4 resume os critérios segundo as diretrizes da Associação Americana de Diabetes (ADA) 2017.

O pré-diabetes é diagnosticado através de valores séricos de glicemia de jejum entre 100 e 125 mg/dL, HbA1c entre

TABELA 1.4 Critérios Diagnósticos de Pré-diabetes e Diabetes *Mellitus* ADA 2017

	Pré-diabetes	Diabetes *mellitus*
HbA1c%	5,7% a 6,4%	≥ 6,5%
Glicemia de jejum (mg/dL)	100-125	≥ 126
Teste oral de tolerância a glicose (mg/dL)	140-199	≥ 200
Nível aleatório de glicemia plasmática	–	≥ 200

ADA, Associação Americana de Diabetes; HbA1C, hemoglobina glicada.
Adaptada de: American Diabetes Association. Classification and diagnosis of diabetes. *Diabetes Care* 2017; 40(January):S11-24.

TABELA 1.5 Correlação entre a HbA1c e as Glicemias Segundo a ADA 2016

HbA1c %	Glicemia média plasmática (mg/dL)	Glicemia de jejum (mg/dL)	Glicemia pré-prandial (mg/dL)	Glicemia pós-prandial (mg/dL)	Glicemia Bedtime (mg/dL)
6	126	–	–	–	–
<6,50	–	122	118	144	136
6,50-6,99	–	142	139	164	153
7	154	–	–	–	–
7,01-7,49	–	152	152	176	177
7,50-7,99	–	167	155	189	175
8	183	–	–	–	–
8,01-8,50	–	178	179	206	222
9	212	–	–	–	–
10	240	–	–	–	–
11	269	–	–	–	–
12	298	–	–	–	–

American Diabetes Association. Classification and Diagnosis of Diabetes. *Diabetes Care* 2016; 39(suppl. 1):S13-22.

5,7 e 6,4%, e TOTG 75 g com valores entre 140 e 199 mg/dL. Esses pacientes devem ser informados sobre o risco de desenvolvimento de diabetes e de doenças cardiovasculares e devem ser instituídas medidas eficazes na redução dos riscos.[1,2,18]

O diagnóstico de DM1 acontece, na maioria dos casos, naqueles pacientes com sintomas de hiperglicemia e glicemia sanguínea aleatória acima de 200 mg/dL. A *ADA* recomenda utilizar a glicemia de jejum em vez da HbA1c para diagnosticar o início agudo do DM1.[1] Os anticorpos anti-GAD65 está presente nos pacientes com DM1 e LADA, e sua mensuração pode ser útil na distinção com DM tipo 2. Os outros autoanticorpos podem estar presentes no início da doença. O peptídeo C é um marcador que avalia a capacidade secretória pancreática. No DM1, apresentam-se dosagens reduzidas de peptídeo C.[1]

A HbA1c tem várias vantagens quando comparada à glicemia de jejum e ao TOTG, pois não necessita de jejum para ser dosada, tem maior estabilidade pré-analítica e menos interferência do dia a dia. Contudo, apresenta maior custo e disponibilidade limitada em países em desenvolvimento, além da falha da correlação entre a glicemia média e a HbA1c em determinados indivíduos. As glicemias médias para cada valor de HbA1c estão listadas na Tabela 1.5. Pacientes afro-americanos podem ter níveis mais elevados de hemoglobina glicada em comparação com brancos não hispânicos, mesmo com glicemia de jejum e pós-prandial semelhantes. Algumas hemoglobinopatias podem prejudicar a leitura dos ensaios da HbA1c, como pacientes com anemia falciforme. Gravidez, hemodiálise, hemotransfusão recente ou terapia com eritropoietina estão associadas ao prejuízo da interpretação da hemoglobina glicada, sendo utilizadas somente as mensurações de glicemia sanguínea para o diagnóstico de diabetes. Alguns fatores podem influenciar na leitura da HbA1c, falseando positiva ou negativamente os valores de disglicemias.[1,2,18] A Tabela 1.6 resume esses fatores.

O diagnóstico de diabetes MODY requer uma suspeita clínica, principalmente em pacientes com idade inferior a 25 anos. Esses pacientes geralmente apresentam hiperglicemia leve e história familiar de diabetes. O diagnóstico requer testes genéticos para as mutações dos genes mais comumente afetados. Um diagnóstico molecular correto

TABELA 1.6 Fatores Confundidores da HbA1c

Elevam a HbA1c	Reduzem a HbA1c
Insuficiência renal crônica*	Anemia hemolítica
Hipertrigliceridemia	Esferocitose
Consumo de álcool	Lise desencadeada pela deficiência de G6PD
Esplenectomia	
Aumento do ciclo de vida dos eritrócitos	Hemoglobinopatias
	Doença hepática crônica
Deficiência de ferro e de vitamina B$_{12}$	Esplenomegalia
	Insuficiência renal crônica*
Redução da eritropoiese	Artrite reumatoide
Hiperbilirrubinemia	Antirretrovirais
Hemoglobina carbamilada	Ribavirina
Doses altas de AAS	Dapsona
Uso crônico de opiáceos	

pode ajudar a identificar o melhor tratamento para o paciente, afetar o prognóstico e também a qualidade de vida e o controle glicêmico. Os parentes de primeiro grau também se beneficiam do teste genético, pois podem ser rastreados pela mutação do familiar doente. Apesar de suas vantagens, os testes moleculares são caros e não estão disponíveis em todos os centros. Na ausência de genotipagem dos pacientes, o diagnóstico pode se tornar difícil, já que alguns tipos de MODY podem se confundir com o DM1 e o DM2 devido à sua apresentação clínica.[2,15] A Figura 1.7, no caderno colorido, elucida melhor a diferenciação com os outros tipos de diabetes.

RASTREIO

As dosagens glicêmicas devem ser consideradas na população de risco para o desenvolvimento de diabetes ou pré-diabetes. O objetivo consiste na redução das complicações micro e macrovasculares. Pessoas assintomáticas com excesso de peso ou IMC em adultos acima de 25 kg/m^2 ou 23 kg/m^3 em asiáticos, e que tenham um ou mais fatores de risco para o surgimento de diabetes, devem realizar os testes de rastreio. Todas as pessoas com mais de 45 anos também podem realizar o rastreio. Crianças e adolescentes com sobrepeso ou obesidade com dois ou mais fatores de risco para diabetes são incluídos na população de ras-

TABELA 1.7 População de Risco para Rastreio de DM Segundo a ADA 2017

Adultos com sobrepeso ou obesidade (IMC > 25 kg/m² ou > 23 kg/m² em asiáticos) com um ou mais dos fatores de risco:

- HbA1c ≥ 5,7%, glicemia de jejum alterada ou tolerância à glicose diminuída em outros testes;
- Hipertensão arterial (> 140 × 90 mmHg ou tratamento para hipertensão);
- HDL-c baixo (menor que 35mg/dL) e/ou triglicerídeos superiores a 250 mg/dL;
- Resistência à insulina (obesidade grave, acantose *nigrans*);
- Mulheres com síndrome dos ovários policísticos;
- Mulheres com história prévia de diabetes gestacional;
- História de doença cardiovascular;
- Sedentarismo;
- Parentes de primeiro grau com diabetes;

Todos os adultos acima de 45 anos;

Caso os exames de rastreio sejam normais, deverão ser repetidos a cada 3 anos, a depender dos fatores de risco (pacientes com pré-diabetes devem realizar os testes anualmente).

Adaptada de: American Diabetes Association. Classification and diagnosis of diabetes. *Diabetes Care* 2017; 40(January):S11-24.

treamento.[1] A Tabela 1.7 resume a população de rastreio segundo o ADA.

DIABETES GESTACIONAL

O diabetes *mellitus* gestacional (DMG) abrange a hiperglicemia constatada no segundo ou terceiro trimestre de gravidez, na ausência de DM1 ou DM2 preexistentes. Os principais fatores de risco são obesidade, história familiar de DM2, DMG prévia, história de macrossomia fetal (recém-nascidos com peso > 4 kg), idade avançada e diagnóstico prévio de síndrome dos ovários policísticos. As gestantes devem receber avaliação glicêmica desde o início do pré-natal. Devido ao aumento dos fatores de risco para DM2, algumas gestantes podem ter diabetes sem diagnóstico prévio. Nas pacientes sem diagnóstico anterior de diabetes, o TOTG deve ser realizado entre 24 e 28 semanas de gestação. Caracterizam DMG valores de glicemia de jejum maiores ou iguais a 92 mg/dL, TOTG na primeira hora maior que 180 mg/dL e na segunda hora maior que 153 mg/dL (Tabela 1.8). Outra forma de diagnóstico é administrar 50 g de dextrosol e medir a glicemia com 1 hora. Caso a glicemia seja maior ou igual a 140 mg/dL, o TOTG com 100 g deverá ser realizado. O diagnóstico é confirmado quando pelo menos duas das quatro medições estão alteradas: jejum superior a 95 mg/dL, 1 h após 180 mg/dL, 2 h 155 mg/dL e 3 h 140 mg/dL, pela classificação de Carpenter/Counstan.

TABELA 1.8 Diagnóstico de DMG

DM preexistente	DMG
GJ > =126 mg/dL	GJ > =92 mg/dL
HbA1c >=6,5%	TOTG 1 h> 180 mg/dL
TOTG 75 g > =200 mg/dL	TOTG 2 h> 153 mg/dL

Adaptada de: American Diabetes Association. Classification and diagnosis of diabetes. *Diabetes Care* 2017; 40(January):S11-24.

Pela NDDG (National Diabetes Data Group), os valores de corte são de jejum 105 mg/dL, 1 h após 190 mg/dL, 2 h 165 mg/dL e 3 h 145 mg/dL. Pacientes que tiveram DMG devem ser rastreadas para diabetes *mellitus* ou pré-diabetes ao longo da vida, com intervalos a cada 3 anos para a realização dos exames.[1,4]

REFERÊNCIAS

1. Association AD. Classification and diagnosis of diabetes. Diabetes Care 2017; 40(January):S11-24.
2. Chatterjee S, Khunti K, Davies MJ. Type 2 diabetes. Lancet Diabetes Endocrinol [Internet]. 2017; 1-13. Disponível em: http://dx.doi.org/10.1016/S0140-6736(17)30058-2
3. Soh SB, Topliss D. Classification and Laboratory Diagnosis of Diabetes Mellitus. In: Bandeira F, Gharib H, Golbert A, Griz L, Faria M (eds.). Endocrinology and Diabetes. 1st ed. 2014. p. 347-59.
4. Loureiro AD, Costii BB, Costa GJCP, Griz LHM, Pimentel LB, Grangeiro WK. Diabetes Gestacional. In: Protocolos clínicos em endocrinologia e diabetes. 2017. p. 18-27.
5. Kim H, Toyofuku Y, Lynn FC, Chak E, Uchida T, Mizukami H, et al. Serotonin regulates pancreatic beta cell mass during pregnancy. Nat Med [Internet]. 2010; 16(7):804-8. Disponível em: http://www.nature.com/doifinder/10.1038/nm.2173
6. Atkinson MA. The pathogenesis and natural history of type 1 diabetes. Cold Spring Harb Perspect Med 2012; 2(11):1-18.
7. Doria A, Patti M-E, Kahn CR. The Emerging Genetic Architecture of Type 2 Diabetes. Cell Metab [Internet]. 2008; 8(3):186-200. Disponível em: http://linkinghub.elsevier.com/retrieve/pii/S1550413108002477
8. Defronzo RA. From the triumvirate to the ominous octet: A new paradigm for the treatment of type 2 diabetes mellitus. Diabetes 2009; 58(4):773-95.
9. Hamed SA. Brain injury with diabetes mellitus: evidence, mechanisms and treatment implications. Expert Rev Clin Pharmacol [Internet]. 2017;0(0):1-20. Disponível em: http://www.ncbi.nlm.nih.gov/pubmed/28276776%0Ahttps://www.tandfonline.com/doi/full/10.1080/17512433.2017.1293521
10. Gallen I. Type 1 Diabetes: Clinical Management of the Athlete. Clin Chem [Internet]. 2012;367(9911):194. Disponível em: http://www.sciencedirect.com/science/article/pii/S0140673606683414
11. Ludvigsson J, Krisky D, Casas R, Battelino T, Castaño L, Greening J, et al. GAD65 Antigen Therapy in Recently Diagnosed Type 1 Diabetes Mellitus. N Engl J Med [Internet]. 2012;366(5):433-42. Disponível em: http://www.nejm.org/doi/10.1056/NEJMoa1107096
12. Cervin C, Lyssenko V, Bakhtadze E, Lindholm E, Nilsson P, Tuomi T, et al. Genetic similarities between latent autoimmune Diabetes in Adults, Type 1 Diabetes, and Type 2 Diabetes GENETICS OF LADA. Diabetes [Internet]. 2008;57:1433-7. Disponível em: http://diabetes.diabetesjournals.org/content/57/5/1433.abstract
13. Falorni A, Gambelunghe G, Forini F, Kassi G, Cosentino A, Candeloro P, et al. Autoantibody recognition of COOH-terminal epitopes of GAD65 marks the risk for insulin requirement in adult-onset diabetes mellitus. J Clin Endocrinol Metab 2000; 85(1):309-16.
14. Nakagawa TMT, Murata AKM. Heterogeneity among patients with latent autoimmune diabetes in adults. Diabetes Metab Res Rev [Internet]. 2011;27:971-4. Disponível em: http://libweb.anglia.ac.uk/
15. Kim SH. Maturity-Onset Diabetes of the Young: What Do Clinicians Need to Know? Diabetes Metab J [Internet]. 2015; 39(6):468-77. Disponível em: http://www.pubmedcentral.nih.gov/articlerender.fcgi?artid=4696982&tool=pmcentrez&rendertype=abstract
16. Kleinberger JW, Pollin TI. Undiagnosed MODY: Time for Action Jeffrey. Curr Diab Rep 2015; 12.
17. Garber AJ, Abrahamson MJ, Barzilay JI, Blonde L, Bloomgarden ZT, Bush MA, et al. Consensus statement by the American Association of Clinical Endocrinologists and American College of Endocrinology on the comprehensive type 2 diabetes management algorithm – 2017 executive summary. Endocr Pract [Internet]. 2017;23(2):207-38. Disponível em: http://journals.aace.com/doi/10.4158/EP161682.CS
18. Handelsman Y, Bloomgarden ZT, Grunberger G, Umpierrez G, Zimmerman RS, Bailey TS, et al. American Association of Clinical Endocrinologists and American College of Endocrinology – Clinical Practice Guidelines for Developing a Diabetes Mellitus Comprehensive Care Plan – 2015. Endocr Pr 2015; 21(1):1-87.

CAPÍTULO 2

DIABETES GESTACIONAL

Lilian Zaghis Martinello

DEFINIÇÃO

Na gravidez, a hiperinsulinemia e a resistência à insulina são características importantes que podem predispor a paciente ao desenvolvimento do diabetes *mellitus* gestacional (DMG).[1]

As recentes diretrizes da Organização Mundial da Saúde (OMS) e os principais protocolos de manejo de diabetes *mellitus* (DM) recomendam que a hiperglicemia inicialmente detectada em qualquer momento da gravidez seja categorizada e diferenciada em DM diagnosticado na gestação ou em DMG.[2-5] O DMG corresponde à hiperglicemia detectada pela primeira vez durante a gravidez, com níveis glicêmicos sanguíneos que não atingem os critérios diagnósticos para DM2; já o diabetes *mellitus* diagnosticado na gestação ocorre quando a mulher não tem diagnóstico prévio de DM, com hiperglicemia detectada na gravidez e com níveis glicêmicos sanguíneos que atingem os critérios para a DM na ausência de gestação.[6]

O DMG é o distúrbio metabólico mais comum na gestação e tem prevalência entre 3% e 25%, dependendo do grupo étnico, da população e do critério diagnóstico utilizado.[7-9] A incidência de DMG está aumentando em paralelo ao aumento do DM2 e da obesidade.[10] Seu aparecimento ocorre em grau variável de intolerância à glicose e pode ou não persistir após o parto.[11,12] É heterogêneo e há vários fatores genéticos e ambientais envolvidos.[13]

A frequência está em ascensão e, nos Estados Unidos, aproximadamente 7% de todas as gestações coexistem com DMG.[14] No Brasil, a incidência é de 7,6% em mulheres com mais de 20 anos atendidas no Sistema Único de Saúde (SUS).[15] Devido à implementação de novos critérios diagnósticos pela International Association of the Diabetes and Pregnancy Study Groups (IADPSG), houve um aumento no número de casos diagnosticados, que pode chegar a 15% a 20% das gestantes.[16]

FISIOPATOLOGIA

Alguns hormônios produzidos pela placenta e outros aumentados pela gestação, como hormônio lactogênico placentário, cortisol e prolactina, podem promover redução da atuação da insulina em seus receptores e, consequentemente, aumento da produção de insulina nas gestantes saudáveis. Esse mecanismo, entretanto, pode não ser observado em gestantes que já estejam com sua capacidade de produção de insulina no limite.[4,5] Essa incapacidade de superar a resistência à insulina da gravidez apesar da hiperplasia das células B leva ao DMG.[17]

FATORES DE RISCO

Os fatores de risco são apresentados na Figura 2.1, no caderno colorido.

RASTREAMENTO

Todas as mulheres devem realizar a glicemia de jejum (até 20 semanas de idade gestacional) para diagnóstico de DMG e de DM diagnosticado na gestação.

Todas as gestantes entre 24 e 28 semanas devem realizar o teste oral de tolerância à glicose (TOTG) com 75 g de glicose. Se o início do pré-natal for tardio, deve-se realizar o TOTG em breve. Estima-se que, assim, sejam detectados 100% dos casos.

Em situações em que não seja possível seguir tal protocolo, todas as gestantes devem realizar a glicemia de jejum no início do pré-natal e repetir entre 24 a 28 semanas. Estima-se que, assim, sejam detectados 86% dos casos.[6]

A triagem universal é sugerida porque algumas mulheres sem fatores de risco desenvolvem DMG.[17]

DIAGNÓSTICO

Inicialmente, uma glicemia acima de 92 e abaixo de 126 mg/dL no início do pré-natal repetida e confirmada confere o diagnóstico de DMG, e uma glicemia maior que 126 mg/dL confere DM diagnosticado na gestação.

Uma segunda triagem deve ocorrer entre 24 e 28 semanas de gestação com o TOTG, nos tempos jejum, 60 minutos e 120 minutos, devendo os valores apresentar-se de 92 a 125 mg/dL, maior ou igual a 180 mg/dL, maior que 153 e menor que 199 mg/dL, respectivamente; um valor alterado confere o diagnóstico de DMG. Um valor em jejum acima de 126 mg/dL ou, após os 120 minutos, acima de 200 mg/dL indica DM diagnosticado na gestação.[17]

O painel de especialistas da IADPSG definiu que, caso a gestante apresente, na primeira consulta de pré-natal, critérios diagnósticos iguais aos predeterminados para o diagnóstico de diabetes fora da gestação (hemoglobina glicada ≥ 6,5%; glicemia de jejum ≥ 126 mg/dL; ou glicemia em qualquer momento ≥ 200 mg/dL), confere DM, diagnosticado na gravidez.[6]

Esses pontos de corte do TOTG correspondem a um aumento de peso do recém-nascido (RN) acima do percentil (p) 90, porcentagem de gordura corporal neonatal acima do p 90 ou valor de peptídeo C no cordão umbilical acima do p 90. As gestantes com alteração no TOTG teriam um

TRATAMENTO

O tratamento inicial do DMG consiste em orientação de mudança de estilo de vida, incluindo alimentação e atividade física. Caso o objetivo não seja alcançado pelo controle metabólico, deverá ser instituído tratamento medicamentoso, seja insulinoterapia ou por via oral.[18]

Dieta

A dieta deve conter os nutrientes essenciais para o adequado desenvolvimento do concepto. Em mulheres com IMC pré-gestacional entre 18,5 e 24,9 kg/m², o ganho de peso esperado ao longo da gestação é de 11,5 a 16 kg. Já nas gestantes com IMC pré-gestacional $\geq$ 30 kg/m², é considerado seguro um ganho, até o final da gravidez, entre 5 e 9 kg.[19] A distribuição recomendada do conteúdo calórico é apresentada na Figura 2.3, no caderno colorido.

A dieta distribuir-se-á ao longo do dia, objetivando-se evitar episódios de hiperglicemia, hipoglicemia ou cetose. É preciso ter atenção especial quanto à adequação de doses de insulina e horários de sua administração e ao conteúdo dos nutrientes fornecidos em cada refeição. Em geral, deve-se fracionar a ingestão alimentar em três refeições grandes e três pequenas.[20] A ceia tem grande importância, em especial se houver uso de insulina à noite, e deve conter 25 g de carboidratos complexos, além de proteínas ou lipídios, para evitar hipoglicemia durante a madrugada. Mulheres que utilizam insulina podem ser orientadas a ajustar a dose prandial de insulina de ação rápida pelo cálculo do conteúdo de carboidrato de cada refeição. A relação insulina/carboidrato deve ser individualizada. O consumo de álcool está contraindicado durante a gestação.[21] É possível utilizar adoçantes artificiais (aspartame, sacarina, acessulfame-K e sucralose) com moderação.[22]

Atividade Física

A prática regular de exercícios físicos causa sensação de bem-estar, diminuição do ganho de peso, redução da adiposidade fetal, melhora do controle glicêmico e diminuição de problemas durante o trabalho de parto.[23] Além disso, reduz a resistência à insulina, facilitando a utilização periférica de glicose, com consequente melhora do controle glicêmico. Atividade física de baixa intensidade deve ser encorajada para mulheres previamente sedentárias. Aquelas que já praticavam alguma atividade podem fazer exercícios de moderada intensidade durante a gravidez. Está contraindicada a prática de exercício físico durante a gravidez em caso de doença hipertensiva induzida pela gravidez sem controle adequado, ruptura prematura de membranas, trabalho de parto prematuro, sangramento uterino persistente após o segundo trimestre, incompetência istmocervical, restrição de crescimento intrauterino, síndrome nefrótica, retinopatia pré-proliferativa grave e proliferativa, hipoglicemia sem aviso, neuropatia periférica avançada e disautonomia. Pacientes que não tenham contraindicações devem fazê-los diariamente por pelo menos 30 min, de preferência após as refeições. Deve-se monitorar a glicemia capilar antes e após os exercícios e manter boa hidratação. É preciso orientar a prática de exercícios que não tenham alto risco de quedas ou traumas abdominais e que não levem a aumento da pressão arterial, contrações uterinas ou sofrimento fetal.[22]

Tratamento Medicamentoso

Recomenda-se o monitoramento das glicemias capilares 4 a 7 vezes/dia pré e pós-prandiais. Se após 2 semanas os níveis permanecerem elevados (jejum $\geq$ 95 mg/dL e 1 h pós-prandial $\geq$ 140 mg/dL, ou 2 h pós-prandiais $\geq$ 120 mg/dL), deve-se iniciar tratamento farmacológico.[24] O critério de crescimento fetal para iniciar a insulinoterapia é uma alternativa sugerida quando a medida da circunferência abdominal fetal for igual ou superior ao p 75 em uma ecografia realizada entre a 29ª e a 33ª semana de gestação.[25]

A insulina tem sido usada como o tratamento padrão para DMG por um longo tempo, no entanto agentes hipoglicêmicos orais, como a metformina, também são utilizados no tratamento inicial, quando a dieta por si só não é suficiente para atingir os níveis de glicose desejados.[26,27] Estudos que compararam o uso de metformina e insulina no manejo da DMG demonstraram menor número de partos prematuros e partos cesáreos, redução do ganho de peso materno e menor resultado neonatal adverso, como macrossomia, hipoglicemia, icterícia e admissão na atenção neonatal.[28]

Insulinização

A Associação Americana de Diabetes (ADA) considera que a insulina é o tratamento de primeira linha, Devendo-se iniciá-lo quando mais de dois valores após a mesma refeição em um período de 2 semanas estiverem acima da meta em 10 mg/dL ou mais, 50% dos valores em uma determinada semana forem elevados acima da meta, glicose de jejum acima de 90 mg/dL em duas ou mais ocasiões em um período de 2 semanas, ou 1 hora pós-prandial com valores de glicose superiores a 120 mg/dL.[29-32] A insulina pode ser iniciada com uma dose diária total de insulina de 0,7 a 1 unidade/kg de peso corporal real.[33] As mulheres obesas podem exigir maior dose. Se tanto o jejum quanto a glicose pós-prandial estiverem acima da meta, metade da dose diária total poderá ser administrada como insulina basal e metade poderá ser administrada com a insulina de ação rápida. A insulina de ação rápida é dividida entre as três refeições. Insulinas basais são administradas uma vez por dia e incluem insulina humana e os análogos detemir e glargina, que são menos propensos a causar hipoglicemia.[34] A glargina tem maior afinidade com o receptor de fator de crescimento insulino-1 (IGF-1), portanto há preocupações. A insulina glargina pode ser mantida nas pacientes com diabetes pré-gestacional, mas sugere-se que naquelas em que foi introduzida a insulina basal o início seja realizado com NPH ou Determir.[34,35] Os análogos da insulina ultrarrápida utilizados na gravidez incluem lispro e asparte têm início rápido e duração de ação mais curta, o que é melhor para o controle pós-prandial da glicose com menos hipoglicemia entre as refeições.[34] A dosagem de insulina deve ser individualizada e ajustada conforme necessário.[17]

As insulinas usadas no diabetes e gravidez[35] são apresentadas na Figura 2.4, no caderno colorido.

Não existem, até o momento, estudos conclusivos com o uso dos análogos de insulina glulisina e degludeca durante a gestação.[10]

Os requisitos de insulina aumentam durante a gravidez devido à elevação progressiva da resistência à insulina, geralmente associada ao ganho de peso e à diminuição da atividade física.[18]

O controle glicêmico durante a gravidez é considerado ótimo quando os valores de glicemia pré-prandial ficam entre 65 e 95 mg/dL, com pico 1 h pós-prandial até 140 mg/dL[21] e níveis pós-prandiais de 2 horas <120 mg/dL.[18] O uso de monitoramento contínuo da glicose em tempo real pode estar indicado nos casos de gestantes com grande variabilidade glicêmica ou para aquelas com risco de hipoglicemia sem aviso.[36]

Quando disponível, a bomba de infusão contínua de insulina pode ser utilizada. A maioria dos estudos não mostrou superioridade do uso da bomba em relação ao tratamento intensivo em termos de doses usadas de insulina, controle glicêmico e ocorrência de eventos maternos e fetais adversos.[37]

Via Oral

Duas opções de agentes orais estão disponíveis no tratamento do DMG: a metformina e a glibenclamida, que são eficazes em curto prazo e seguras, ambas categoria B na gravidez.[17]

Ambos os agentes orais atravessam a placenta, e os dados de segurança a longo prazo não estão disponíveis.[38,39]

A glibenclamida é uma sulfonilureia cuja dose utilizada é de 2,5 a 20 mg por dia. Dessas gestantes, 20% a 40% podem necessitar da adição de insulina.

A metformina é uma biguanida iniciada com dosagem de 500 mg uma vez por dia até 2.500 mg por dia, se tolerados (administrados em doses divididas com as refeições), sob risco de efeitos gastrintestinais.

Outros agentes orais são contraindicados.[10]

Gerenciamento Pré-parto

O DMG não é uma indicação para cesariana, e a via de administração é baseada em uma decisão obstétrica. O parto abdominal é geralmente recomendado na presença de certos fatores, incluindo desproporção cefalopélvica, cérvice desfavorável à indução, macrossomia fetal, sofrimento fetal e risco de morte intrauterina.[40]

A conduta obstétrica de uso de corticosteroides para a maturação pulmonar fetal não é contraindicada, mas eles devem ser administrados de modo concomitante ao monitoramento intensivo da glicemia e aos ajustes na dose da insulina. Caso o obstetra indique o uso de tocolítico de efeito adrenérgico, a dose de insulina deverá ser aumentada durante o período de administração do medicamento.[41]

As gestantes com ótimo controle metabólico e que não apresentam antecedentes obstétricos de morte perinatal, macrossomia ou complicações associadas podem aguardar a evolução espontânea para o parto até o termo.[24,41]

Os objetivos da avaliação fetal são verificar a vitalidade no primeiro trimestre e a integridade estrutural no segundo trimestre e monitorar o crescimento e o bem-estar fetal no terceiro trimestre.[21]

Gerenciamento no Parto

As mulheres com DMG frequentemente não necessitam de insulina intraparto, devendo ser monitoradas a cada 1 a 2 horas durante o parto ativo e receber 5% de dextrose ou infusão de insulina, necessárias para manter o controle da glicose.[42] Durante o trabalho de parto, deve-se manter a glicemia em níveis entre 70 e 140 mg/dL.[24]

Gerenciamento com o Recém-nascido (RN)

O RN deve ser amamentado o mais rápido possível após o parto (dentro de 30 min) e, depois, a cada 2 ou 3 h, até que a amamentação mantenha as concentrações de glicose sanguínea entre as mamadas em pelo menos 40 mg/dL. É preciso medir a concentração de glicose sanguínea a cada 2 a 4 h após o nascimento. Medidas adicionais, como alimentação por sonda ou injeção de glicose intravenosa, devem ser adotadas somente em caso de concentrações de glicose sanguínea < 40 mg/dL em duas medidas consecutivas ou na presença de sinais clínicos sugestivos de hipoglicemia ou, ainda, se o RN não conseguir se alimentar de modo eficaz por via oral.[21]

A DMG afeta o RN, pois aumenta a chance de macrossomia, sofrimento fetal, distúrbios metabólicos, hiperbilirrubinemia, desequilíbrio de crescimento e outras complicações. Para minimizar as consequências, urge diagnosticar e tratar a doença precocemente, pois os resultados também estão relacionados ao início e à duração da intolerância à glicose, bem como à gravidade do DMG.[43]

Gerenciamento Pós-parto

No período de 6 a 12 semanas após o parto, deve ser realizada um TOTG de 75 g nos tempos jejum e 120 minutos.[39] Como o DMG está associado ao risco materno de diabetes, as mulheres devem ser acompanhadas durante 1 a 3 anos depois.[17]

São considerados fatores de risco para o desenvolvimento de DM2 em mulheres com DMG prévio: glicemia em jejum na gestação acima de 100 mg/dL, etnia não branca, história familiar de diabetes tipo 2, principalmente materna, ganho excessivo de peso durante ou após a gestação, obesidade, obesidade abdominal, dieta hiperlipídica, sedentarismo, uso de insulina na gestação.[44]

O diagnóstico de DM é estabelecido, fora da gestação se a glicemia em jejum for ≥ 126 mg/dL ou, 2 horas após sobrecarga de 75 g de glicose, ≥ 200 mg/dL.[45] Se a glicemia de jejum for de 100 a 125, deve ser diagnosticada como alterada. Caso em jejum seja inferior a 126 mg/dL, mas a glicemia na segunda hora após a sobrecarga com 75 g apresente valores de 140 a 199, tem-se o diagnóstico de intolerância à glicose[6] (ver Figura 2.5 no caderno colorido).

Não se deve solicitar a dosagem de hemoglobina glicada no pós-parto, pois esse exame não está validado para o diagnóstico de diabetes no puerpério. Caso o TOTG com 75 g de glicose ou a glicemia de jejum sejam normais, a paciente deverá ser avaliada anualmente por meio de glicemia de jejum e/ou TOTG com 75 g de glicose ou pela medida da HbA1c.[6]

No primeiro dia após o parto, os níveis de glicemia devem ser observados e a insulina basal, suspensa; orienta-se

34 DIABETES

a manutenção de uma dieta saudável. A maioria normaliza as glicemias nos primeiros dias após o parto. É necessário estimular o aleitamento materno;[46] a amamentação por períodos maiores que 3 meses está relacionada com a redução do risco de desenvolvimento de DM2 após a gestação.[46,47] Por outro lado, o uso de contraceptivos compostos apenas de progestógenos está relacionado com o risco aumentado de desenvolvimento de DM2 após o parto.[48]

COMPLICAÇÕES

O DMG inclui complicações para as crianças, como macrossomia, tamanho grande para a idade gestacional, pré-eclâmpsia, polidrâmnio, morte fetal e aumento da morbidade neonatal. Há aumento do risco de desenvolver obesidade infantil, DM e síndrome metabólica.[17,18]

Para a mãe, o diabetes gestacional é um marcador para o desenvolvimento de DM2 mais tarde na vida.[17]

RECOMENDAÇÕES E CONCLUSÕES

Verificou-se que o tipo de tratamento recebido na gestação (dieta ou insulina), o IMC e a presença ou ausência de autoanticorpos eram fatores de risco para o desenvolvimento de DM2. Além disso, mulheres que amamentaram tiveram DM2 mais tardiamente do que as que não amamentaram.[13]

As gestações complicadas pelo DMG ainda estão associadas a resultados adversos fetais, neonatais e maternos que poderiam ser evitados pelo controle glicêmico ótimo.[18]

As mulheres tratadas com metformina são menos suscetíveis a ter crianças pequenas para a idade gestacional (PIG); as tratadas com insulina têm menor chance de ter parto prematuro; a combinação de insulina e metformina gera maior risco de RN grande para a idade gestacional (GIG) e menor chance de ser pré-termo. Para os demais resultados avaliados (tipo de parto, escore de Apgar e necessidade de internação na UTI), não houve diferenças entre as modalidades de tratamento.[49]

Houve elevada incidência de alterações no metabolismo da glicose em mulheres com DMG prévio. História familiar de DM2, IMC pré-gestacional elevado, DMG diagnosticado mais precocemente na gestação, com glicemias mais elevadas e necessidade de insulina, foram importantes fatores de risco associados à identificação precoce de mulheres com alto risco de desenvolvimento de DM2. Esse conhecimento pode ser útil para o desenvolvimento de estratégias de prevenção,[50] considerando-se que gestações complicadas pelo diabetes apresentam risco aumentado de resultados perinatais desfavoráveis e o desafio brasileiro é reduzir o componente neonatal da mortalidade infantil[6] (ver Figura 2.6 no caderno colorido).

REFERÊNCIAS

1. Baggenstoss Rejane, Petzhold Silvia Vanderléia, Willemann Izabela K. Michels, Pabis Francisco Simões, Gimenes Paulo, Souza Barbara Vicente de et al. Estudo do polimorfismo G54D do gene MBL2 no diabetes melito gestacional. Arq Bras Endocrinol Metab [Internet]. 2014 Dez [citado 2017 Maio 29]; 58(9):900-905. Disponível em: http://www.scielo.br/scielo.php?script=sci_arttext&pid=S000427302014000900900&lng=pt. http://dx.doi.org/10.1590/0004-2730000002819.

2. Hod M, Kapur A, Sacks DA, Hadar E, Agarwal M, Di Renzo GC, et al. The International Federation of Gynecology and Obstetrics(FIGO) Initiative on gestational diabetes *mellitus*: A pragmatic guide for diagnosis, management, and care. Int J Gynaecol Obstet. 2015;131 Suppl 3:S173-211.

3. Metzger BE, Gabbe SG, Persson B, Buchanan TA, Catalano PA, Damm P, et al. International association of diabetes and pregnancy study groups recommendations on the diagnosis and classification of hyperglycemia in pregnancy. Diabetes Care. 2010;33(3):676-82.

4. Diagnostic criteria and classification of hyperglycaemia first detected in pregnancy: a World Health Organization Guideline. Diabetes Res Clin Pract. Mar;103(3):341-63.

5. Classification and Diagnosis of Diabetes. Diabetes Care. 2016;39 Suppl 1:S13-22.

6. Organização Pan-Americana da Saúde. Ministério da Saúde. Federação Brasileira das Associações de Ginecologia e Obstetrícia. Sociedade Brasileira de Diabetes. Rastreamento e diagnóstico de diabetes mellitus gestacional no Brasil. Brasília, DF: OPAS, 2016.,

7. Lawrence JM, *et al.* Trends in the prevalence of preexisting diabetes and gestational diabetes mellitus among a racially/ethnically diverse population of pregnant women, 1999-2005. Diabetes Care. 2008; 31(5):899-904.

8. Trujillo J, *et al.* Impact of the International Association of Diabetes and Pregnancy Study Groups criteria for gestational diabetes. Diabetes Res Clin Pract. 2015; 108(2):288-95.

9. Sacks DA, *et al.* Frequency of gestational diabetes mellitus at collaborating centers based on IADPSG consensus panel-recommended criteria: the Hyperglycemia and Adverse Pregnancy Outcome (HAPO) Study. Diabetes Care. 2012; 35(3):526-8.

10. Diretrizes da Sociedade Brasileira de Diabetes (2015-2016) / Adolfo Milech..[et. al.]; organização José Egidio Paulo de Oliveira, Sérgio Vencio – capítulo Diabetes Mellitus Gestacional | Diagnóstico, Tratamento e Acompanhamento Pós-GestaçãoSão Paulo: A.C. Farmacêutica, 2016.

11. Zugaib M. Diabetes mellitus. In , Zugaib, M., editor. Zugaib Obstetrícia. Barueri: Manole; 2012. p. 892-905.

12. HAPO Study Cooperative Research Group. Hyperglycemia and adverse pregnancy outcomes. N Engl J Med. 2008;358(19):1991-2002.

13. Dijigow Fernanda Borges, Paganoti Cristiane de Freitas, Costa Rafaela Alkmin da, Francisco Rossana Pulcineli Vieira, Zugaib Marcelo. Influência da amamentação nos resultados do teste oral de tolerância à glicose pós-parto de mulheres com diabetes mellitusgestacional. Rev. Bras. Ginecol. Obstet. [Internet]. 2015 Dez [citado 2017 Maio 29] ; 37(12): 565-570. Disponível em: http://www.scielo.br/scielo.php?script=sci_arttext&pid=S0100-72032015001200565&lng=pt. http://dx.doi.org/10.1590/SO100-720320150005488.

14. American Diabetes Association. Diagnosis and classification of diabetes mellitus. Diabetes Care.2014;37(Suppl1):S81-90.

15. Massucatti LA, Pereira RA, Maioli TU. Prevalência de diabetes gestacional em Unidades de Saúde Básica. REAS. 2012;1(1):70-9.

16. American Diabetes Association. Classification and diagnosis of diabetes. Diabetes Care. 2015;38(Suppl):S8-S16.

17. Mack LR, Tomich PG. Gestational Diabetes: Diagnosis, Classification, and Clinical Care. Obstet Gynecol Clin North Am. 2017 Jun;44(2):207-217.

18. Negrato Carlos Antonio, Montenegro Junior Renan Magalhães, Von Kostrisch Lilia Maria, Guedes Maria Fatima, Mattar Rosiane, Gomes Marilia B. Insulin analogues in the treatment of diabetes in pregnancy. Arq Bras Endocrinol Metab [Internet]. 2012 Out [citado 2017 Maio 29] ; 56(7): 405-414. Disponível em: http://www.scielo.br/scielo.php?script=sci_arttext&pid=S0004-27302012000700001&lng=pt. http://dx.doi.org/10.1590/S0004-27302012000700001.

19. IOM (Institute of Medicine) and NRC (National Research Council). Weight Gain During Pregnancy: Reexamining the Guidelines. Washington, DC: The National Academies Press. 2009.

20. Procter SB, Campbell CG. Position of the Academy of Nutrition and Dietetics: nutrition and lifestyle for a healthy pregnancy outcome. J Acad Nutr Diet. 2014; 114(7): 1099-103.

21. Diretrizes da Sociedade Brasileira de Diabetes (2015-2016) / Adolfo Milech..[et. al.]; organização José Egidio Paulo de Oliveira, Sérgio Vencio – capítulo Disglicemias na Gestacao | Recomendacoes para Preparo e Acompanhamento da Mulher com Diabetes durante a Gravidez São Paulo: A.C. Farmacêutica, 2016.

22. ACOG Committee opinion. Number 267, Exercise during pregnancy and the postpartum period. Obstet Gynecol. 2002; 99(1): 171.

23. Kumareswaran K, *et al*. Physical activity energy expenditure and glucose control in pregnant women with type 1 diabetes: is 30 minutes of daily exercise enough? Diabetes Care. 2013; 36(5): 1095-101.
24. American Diabetes Association. Medical management of pregnancy complicated by diabetes. 3rd ed. American Diabetes Association, Clinical Education Series. 2000.
25. Kjos SL, Schaefer-Graf UM. Modified therapy for gestational diabetes using high-risk and low-risk fetal abdominal circumference growth to select strict versus relaxed maternal glycemic targets. Diabetes Care. 2007; 30(Suppl 2):S200-5.
26. Goh JE, Sadler L, Rowan J. Metformin for gestational diabetes in routine clinical practice. Diabet Med. 2011;28:1082.
27. Poolsup N, Suksomboon N, Amin M. Efficacy and safety of oral antidiabetic drugs in comparison to insulin in treating gestational diabetes mellitus: a meta-analysis. PLoS ONE. 2014;9:e109985.
28. Rai L, Meenakshi D, Kamath A. Metformin --- A convenient alternative to insulin for Indian women with diabetes in pregnancy. Indian J Med Sci. 2009; 63:491'.
29. Landon MB, Spoing CY, Thom E, et al. A multicenter, randomized trial of treatment for mild gestational diabetes. N Engl J Med 2009;361(14):1339-48.
30. Moore LE, Clokey D, Rappaport VJ, et al. Metformin compared with glyburide in gestational diabetes: a randomized controlled trial. Obstet Gynecol 2010; 115(1): 55-9.
31. Hoffert Gilmartin AB, Ural S, Repke J. Gestational diabetes mellitus. Rev Obstet Gynecol 2008;1(3):129-34.
32. Garrison A. Screening, Diagnosis, and Management of Gestational Diabetes. Am Fam Physician 2015;91(7):460-7.
33. Kitzmiller J, Blockt J, Brown F, et al. Managing preexisting diabetes for pregnancy: summary of evidence and consensus recommendations for care. Diabetes Care 2008;31(5):1060-79.
34. Blumer I, Hadar E, Hadden D, et al. Diabetes and pregnancy: an Endocrine. Society clinical practice guideline. J Clin Endocrinol Metab 2013; 98(11): 4227-49.
35. Mooradian AD, Bernbaum M, Albert SG. Narrative review: a rational approach to starting insulin therapy. Ann Intern Med 2006;145:125-34.
36. Secher AL, *et al*. Real-time continuous glucose monitoring as a tool to prevent severe hypoglycaemia in selected pregnant women with Type 1 diabetes – an observational study. Diabet Med. 2014; 31(3): 352-6.
37. Ranasinghe PD, *et al*. Comparative effectiveness of continuous subcutaneous insulin infusion using insulin analogs and multiple daily injections in pregnant women with diabetes mellitus: a systematic review and meta-analysis. J Womens Health (Larchmt). 2015; 24(3): 237-49.
38. American Diabetes Association. Erratum. Classification and diagnosis of diabetes.Sec. 2. In Standards of Medical Care in Diabetes-2016. Diabetes Care. 2016;39(Suppl. 1):S13-22.
39. Committee on Practice Bulletins-Obstetrics. Practice Bulletin N. 137: Gestational diabetes mellitus. Obstet Gynecol 2013; 122(2 Pt 1):406-16.
40. Vieira Neta FA, Crisóstomo VL, Castro RCMB, Pessoa SMF, Aragão MMS, Calou CGP. Avaliação do perfil e dos cuidados no pré-natal de mulheres com diabetes mellitus gestacional. Rev Rene. 2014; 15(05):823-831.
41. Negrato CA, *et al*. Dysglycemias in pregnancy: from diagnosis to treatment. Brazilian consensus statement. Diabetol Metab Syndr.2010; 2:27.
42. ACOG Committee Practice Bulletin. ACOG Practice Bulletin. Clinical Management Guidelines for Obstetrician-Gynecologists. Number 60, March 2005. Pregestational diabetes mellitus. Obstet Gynecol 2005;105(3):675-85.
43. Mesdaghinia E, Samimi M, Homaei Z, Saberi F, Moosavi SGA, Yaribakht M. Comparison of newborn outcomes in women with gestational diabetes mellitus treated with metformin or insulin: a randomised blinded trial. Int J Prev Med. 2013;4:327---33.
44. Damm P, Kuhl C, Bertelsen A, Molsted-Pedersen L. Predictive factors for the development of diabetes in women with previous gestational diabetes *mellitus*. Am J Obstet Gynecol. 1992;167(3):607-16.
45. Diagnosis and classification of diabetes *mellitus*. Diabetes Care. 2013;36 Suppl 1:S67-74.
46. Gunderson EP, *et al*. Lactation intensity and postpartum maternal glucose tolerance and insulin resistance in women with recent GDM: the SWIFT cohort. Diabetes Care. 2011; 35(1):50-6.
47. Ziegler AG, *et al*. Long-term protective effect of lactation on the development of type 2 diabetes in women with recent gestational diabetes mellitus. Diabetes. 2012; 61(12):3167-71.
48. Xiang AH, *et al*. Long-acting injectable progestin contraception and risk of type 2 diabetes in Latino women with prior gestational diabetes mellitus. Diabetes Care. 2006; 29(3):613-7.
49. Silva Amanda L. da, Amaral Augusto R. do, Oliveira Daniela S. de, Martins Lisiane, Silva Mariana R. e, Silva Jean Carl. Desfechos neonatais de acordo com diferentes terapêuticas do diabetes mellitus gestacional,. J. Pediatr. (Rio J.) [Internet]. 2017 Fev [citado 2017 Maio 30] ; 93(1): 87-93. Disponível em: http://www.scielo.br/scielo.php?script=sci_arttext&pid=S0021-75572017000100087&lng=pt. http://dx.doi.org/10.1016/j.jped.2016.04.004.
50. Alves Jacy Maria, Stollmeier Aline, Leite Isabelle Gasparetto, Pilger Camilla Gallo, Detsch Josiane Cristine Melchioretto, Radominski Rosana Bento et al. Postpartum Reclassification of Glycemic Status in Women with Gestational Diabetes Mellitus and Associated Risk Factors. Rev. Bras. Ginecol. Obstet. [Internet]. 2016 Ago [citado 2017 Maio 30] ; 38(8): 381-390. Disponível em: http://www.scielo.br/scielo.php?script=sci_arttext&pid=S0100-72032016000800381&lng=pt. http://dx.doi.org/10.1055/s-0036-1588008.

CAPÍTULO 3

EPIDEMIOLOGIA E PREVENÇÃO DO DIABETES TIPO 2

Flavio Fontes Pirozzi • Cleber Rinaldo Favaro • Danielli Teixeira Lima Favaro

INTRODUÇÃO

Tem sido observado, nas últimas décadas, um marcado aumento na longevidade do ser humano, atribuído ao controle das doenças infecciosas e parasitárias, a medidas higiênico-sanitárias, acesso à alimentação e evolução do tratamento de doenças crônicas, como a obesidade, o diabetes *mellitus* (DM) e as doenças cardiovasculares (DCV), o que tem gerado grande impacto econômico e social.

DIABETES COMO EPIDEMIA

O curso da epidemia global de DM avança vertiginosamente. Estima-se, na atualidade, que mundialmente 415 milhões de pessoas sejam portadoras da doença e que em 2040 este número passe para 642 milhões (1 adulto em cada 10), com aumento gradual notadamente em países em desenvolvimento.

A cada 6 segundos uma pessoa morre devido a complicações originadas pelo DM. Fatores como o envelhecimento populacional, urbanização, sedentarismo, obesidade, diagnóstico em campanhas de prevenção e sobrevida prolongada dos pacientes portadores contribuem para o crescente número de portadores da doença.

Um levantamento recente da International Diabetes Federation (IDF) considera que na América Latina a mais alta prevalência de DM em adultos encontra-se em Porto Rico, com uma taxa de 14,2%, e que o Brasil possui o maior número de pessoas com diabetes (14,3 milhões), ocupando a quarta posição mundial em número absoluto (Tabela 3.1).

A prevalência de DM no Brasil era estimada em 7,6% até o final da década de 1980,[1] e esta cifra foi elevada para cerca de 15% em Ribeirão Preto-SP,[2] e mais recentemente um estudo chegou a taxas de até 20%.[3] Dados de pesquisa Vigilância de Fatores de Risco e Proteção para Doenças Crônicas por Inquérito Telefônico (VIGITEL), do Ministério da Saúde, constataram em 2016 um incremento de 61% nos casos de DM no período de 10 anos (2006-2016), saltando de 5,5 para 8,9%.[4]

Foi estimado que, em 2015, 247.500 adultos morreram em decorrência do DM (122.100 homes e 125.400 mulheres), e 42,7% destas mortes ocorreram em idades abaixo dos 60 anos e que metade aconteceu no Brasil (130.700).[5]

A mortalidade do paciente diabético, no entanto, é subestimada na maioria das estatísticas devido ao fato de que na declaração de óbito não é referida a doença como causa básica da morte, mas sim suas complicações, notadamente cardiovasculares e cerebrovasculares. Estima-se que a taxa de mortalidade do paciente diabético seja o dobro ou o triplo em comparação com o indivíduo não diabético, ocorrendo muitas vezes em faixas de idade economicamente ativas.[6] Traçar perspectivas sobre o número de pessoas com diabetes no futuro possibilita o planejamento de recursos de maneira racional para o enfrentamento do problema.[7]

O DM apresenta um impacto importante nos custos para o paciente, seus familiares e para o sistema de saúde devido às suas características crônicas e à gravidade de suas complicações.[8] Dados da IDF apresentam um custo de 12% dos recursos globais para o tratamento da saúde. Há ainda impacto na perda de qualidade de vida, dor, limitação no desempenho profissional, aposentadoria precoce, afetando diretamente o indivíduo e seus familiares, custos esses de difícil quantificação.

PREVENÇÃO

O diabetes *mellitus* tipo 2 (DM2) é um grave problema de saúde pública na atualidade. Sua prevalência crescente está associada a outras patologias e ao aumento do risco cardiovascular. Sua fisiopatologia é multifatorial e os principais fatores ambientais relacionados são a obesidade, alimentação inadequada e sedentarismo. O histórico familiar de DM2 em parentes de primeiro grau nos mostra o importante papel da genética no desenvolvimento desta doença. Pacientes com fatores de risco ou com diagnóstico prévio de pré-diabetes apresentam grande chance de desenvolverem DM2, e estratégias de prevenção primária são essenciais no manejo desses indivíduos, já que a rápida obtenção da normoglicemia em estágios iniciais está relacionada com uma diminuição da velocidade da progressão da doença. Vale ressaltar que muitas complicações relacionadas ao diabetes já estão presentes em estágios iniciais da doença e que, na história natural do DM2, esses pacientes já apresentam grande risco cardiovascular.[9]

MUDANÇA DO ESTILO DE VIDA E PERDA DE PESO

A American Diabetes Association (ADA) sugere que pacientes com fatores de risco ou diagnóstico de pré-diabetes devem fazer exames anuais para o monitoramento dos níveis glicêmicos. Nesse período, as orientações sobre mudança do estilo de vida são de suma importância, com o objetivo de reduzir o peso corporal em mais de 7%, redução de 500 a 1.000 calorias/dia no consumo de alimentos

DIABETES

TABELA 3.1	Escore dos 10 Países com Maior Número de Habitantes com DM em 2015 Segundo a IDF

País	Nº Absoluto DM
1. China	109,6 milhões
2. Índia	69,2 milhões
3. Estados Unidos	29,3 milhões
4. Brasil	14,3 milhões
5. Rússia	12,1 milhões
6. México	11,5 milhões
7. Indonésia	10,0 milhões
8. Egito	7,8 milhões
9. Japão	7,2 milhões
10. Bangladesh	7,1 milhões

DM, diabetes *mellitus;* IDF, International Diabetes Federation.

e prática de 150 minutos/semana de exercícios físicos (a). Além das orientações da ADA, a atual diretriz da American Association of Clinical Endocrinologists (AACE) preconiza que, na presença do pré-diabetes (glicemia de jejum entre 100 e 125 mg/dL e/ou teste de sobrecarga com dextrosol 75 g entre 140 e 199 mg/dL), deve haver ainda perda ponderal entre 5% e 10%, redução na ingestão calórica e exercícios físicos >150 minutos/semana, uma boa higiene do sono, mudanças de comportamento, interrupção do tabagismo e tratamento dos fatores de risco cardiovasculares (obesidade, hipertensão e dislipidemia). O uso de hipoglicemiantes, mesmo que não aprovado pela Food and Drug Administration (FDA) para esses fins, pode ser adotado a fim de obter uma redução precoce dos níveis de glicemia em pacientes com maior risco de desenvolverem DM2[10] (ver Figura 3.1 no caderno colorido).

Pesquisas com o objetivo de melhora da alimentação, realização periódica de exercícios e mudanças comportamentais têm importantes efeitos na redução do peso e no controle das doenças metabólicas. O estudo *Look AHEAD*, que enfocou indivíduos obesos com DM2, mostrou que mudanças no estilo de vida foram fundamentais na diminuição do peso corporal e no melhor controle glicêmico.[11] Outros trabalhos mostram o benefício de diferentes tipos de dietas em pacientes com pré-diabetes.

Os estudos Da Qing[12] Malmo[13] e Finnish Diabetes Prevention Study (DPS)[14] provaram que, em adultos obesos de meia-idade, a mudança do estilo de vida reduziu o risco na incidência de DM2 entre os participantes. Posteriormente, o Diabetes Prevention Program (DPP) nos mostrou o maior benefício da mudança do estilo de vida quando comparado com um hipoglicemiante oral em indivíduos com fatores de risco para o DM2.[15] A cirurgia bariátrica é uma opção no tratamento da obesidade para pacientes com índice de massa corpórea (IMC) ≥40 kg/m² ou entre 35 e 39,9 kg/m² com doenças associadas, como hipertensão, dislipidemia e DM2. Além de pesquisas que mostram a superioridade desse procedimento em relação ao tratamento clínico do DM2, estudos como o *SOS* mostram que a perda de peso através desse procedimento cirúrgico tem um importante papel na prevenção do DM2 em indivíduos obesos, com resultados melhores quando comparados com tratamento medicamentoso para obesidade e/ou mudança do estilo de vida.[16]

O uso de medicações antiobesidade também é uma forma de prevenção para o surgimento do DM2. O estudo *XENDOS*, que usou o orlistate *vs.* placebo em 3.305 pacientes, mostrou que o grupo que recebeu orlistate (120 mg 3 vezes/dia) teve maior perda ponderal (–6,9 kg *vs.* –4,1 kg, p = 0,001) e menor incidência de DM2 (6,2% orlistate *vs.* 9% placebo, p = 0,0032).[17] Mais recentemente, o estudo *SCALE* mostrou a efetividade do uso de um análogo de GLP1 no tratamento da obesidade, a liraglutida 3 mg, que, além de revelar seu efeito hipoglicemiante, promoveu menor incidência de DM2 em indivíduos obesos com pré-diabetes durante um acompanhamento de 3 anos.[18]

HIPOGLICEMIANTES

As biguanidas (metformina) são drogas sensibilizadoras de insulina e são agentes farmacológicos de primeira escolha no tratamento do DM2. Além do benefício da mudança do estilo de vida, o estudo DPP avaliou o papel preventivo da metformina.[15] Foram selecionados 3.324 indivíduos não diabéticos, com ou sem intolerância à glicose, que foram divididos em três grupos de intervenção: mudança do estilo de vida, metformina (850 mg 2 vezes/dia) e placebo. Os participantes foram acompanhados por uma média de 2,8 anos. Apesar do maior benefício da mudança do estilo de vida (redução de incidência de DM2 em 58%), a metformina também apresentou um importante resultado, com redução em 31% em relação ao placebo (p <0,001) (ver Figura 3.2 no caderno colorido). Esses participantes foram acompanhados durante 10 anos no DDP Outcomes Study (DPPOS), que mostrou redução de 34% na incidência de DM2 e a importância da metformina no objetivo de manter a normoglicemia nas etapas inicias do pré-diabetes.[19] Outros estudos, como o CPDS[20] e o *EDIT*,[21] também já mostraram esse benefício da metformina (ver Figura 3.2 no caderno colorido).

A pioglitazona, outro sensibilizador de insulina do grupo das tiazolidinedionas (ligantes do receptor PPAR-γ), também já provou ser uma opção interessante na prevenção do DM2. Uma das pesquisas que comprovou esse achado foi o estudo *ACT NOW*, com 602 indivíduos com intolerância à glicose e randomizados entre placebo e pioglitazona.[22] O grupo que recebeu pioglitazona reduziu o risco de desenvolver DM2 em 72%, mas esta substância foi associada a ganho de peso e edema. Além dos benefícios *offlabel* desta medicação, outro estudo recente – o *IRIS* – mostrou redução do risco de acidente vascular cerebral e acidente isquêmico transitório em indivíduos não diabéticos que receberam pioglitazona e, concomitantemente, redução no risco de DM2 nestes indivíduos.[23] Outras tiazolidinedionas, como a troglitazona e a rosiglitazona, também tiveram efeito positivo na prevenção do DM2 nos estudos *TRIPOD*[24] e *DREAM*,[25] respectivamente, porém elas foram retiradas do mercado devido a seus efeitos colaterais.

Outros antidiabéticos que promovem efeito preventivo, mas são pouco usados devido a seus efeitos colaterais gastrointestinais, são os inibidores da alfa-glucosidase. No estudo STOP-NIDDM foram randomizados 1.429 indivíduos para receber acarbose (100 mg 3 vezes/dia) *vs.* placebo em indivíduos com intolerância à glicose. A acarbose, medicação que retarda a absorção de glicose no intestino delgado, reduziu o risco de incidência de DM2 em 25% (incidência de DM2 de 42% no grupo placebo e 32% no grupo acarbose, p = 0,0015) e houve menor risco também de hipertensão e doenças cardiovasculares.[26] Os estudos CPDS[20] e EDIT[21] também mostraram esse benefício com a acarbose.

Como dito anteriormente, a terapia baseada em incretinas também tem o seu papel na prevenção do DM2. Este dado é comprovado pelo estudo SCALE, no qual a liraglutida 3 mg reduziu a incidência de DM2 em indivíduos obesos com pré-diabetes.[18] Já outro estudo demonstrou que a associação de exenatida e dapagliflozina produziu reduções sustentadas no peso corporal, pré-diabetes e pressão arterial sistólica.[46] Quanto aos inibidores da DPP4, ainda não existem dados conclusivos que demonstrem esse benefício de forma eficaz.

Estudos com outras medicações, como as sulfonilureias, tentaram mostrar os mesmos efeitos benéficos na prevenção do DM2, mas não obtiveram sucesso. Tais efeitos também não foram comprovados no estudo NAVIGATOR, que selecionou pacientes com intolerância à glicose e doença cardiovascular prévia ou fatores de risco cardiovascular. O uso de nateglinida (metilglinidas – outro agente secretagogo de insulina) em comparação com placebo não reduziu a incidência de DM2 ou eventos cardiovasculares.[27]

HIPOLIPEMIANTES

As estatinas são inibidores da HMG-CoA e, além de reduzirem LDL-c, estas drogas têm efeitos pleiotrópicos com redução de triglicérides e efeito anti-inflamatório (redução de interleucinas, TNF-α e proteína C reativa). O WOSCOPS demonstrou redução de 30% na incidência de DM2 com o uso de pravastatina.[28] Estudos com sinvastatina (Heart Protection Study [HPS])[29] e atorvastatina (Anglo-Scandinavian Cardiac Outcomes Trial - Lipid Lowering Arm [ASCOT-LLA])[30] não tiveram os mesmos resultados. Recentemente, estudos como o JUPITER, com rosuvastatina, e metanálises com diferentes estatinas apontam para um possível efeito hiperglicemiante em pacientes com predisposição a desenvolver DM2.[31]

Os fibratos, ligantes do receptor PPAR-α, são drogas para o tratamento da hipertrigliceridemia. O estudo BIP, com 303 pacientes com glicemia de jejum alterada e doença arterial coronariana, mostrou que os indivíduos que receberam bezafibrato, em relação ao placebo, tiveram redução na incidência de DM2 de 22% (p = 0,04).[32]

TRATAMENTO ANTI-HIPERTENSIVO

Sabe-se que, por fazer parte da síndrome metabólica, a hipertensão é um fator de risco para o desenvolvimento do DM2, e alguns trabalhos mostram que a escolha da medicação anti-hipertensiva tem papel fundamental na incidência do DM2. Entre as drogas de escolha destacam-se os agentes que atuam sobre o sistema renina–angiotensina (SRA).

Em relação aos inibidores da enzima conversora de angiotensina (IECAs), o estudo CAPP,[33] comparando captopril com diuréticos ou β-bloqueadores, o IECA promoveu uma redução do risco relativo de DM2 em 14% em pouco mais de 6 anos. O estudo HOPE, com 5.720 pacientes, ramipril vs. placebo por 4,5 anos, mostrou redução de 34% na incidência de DM2 (5,4% no grupo placebo vs. 3,6% no grupo ramipril 10 mg/dia, p <0,001).[34] Outros estudos com IECAs, como o ALLHAT (lisinopril),[35] o INVEST (tandolapril + verapamil)[36] e o ASCOT-BPLA (perindopril + anlodipino),[37] também colocam esta classe medicamentosa como efetiva na prevenção do DM2.

Outra classe que atua sobre o SRA são os bloqueadores do receptor de angiotensina (BRA). O estudo LIFE com losartana, desenhado para avaliar a melhora da hipertrofia do ventrículo esquerdo, também mostrou redução na incidência de DM2 em 25% (p = 0,001).[38] No estudo VALUE, que comparou valsartana vs. anlodipino, os pacientes do primeiro grupo tiveram uma redução de 23% na incidência de DM2 (p <0,0001).[39] O estudo NAVIGATOR, o mesmo estudo que não mostrou o benefício da nateglinida na prevenção do DM2, tinha um braço com uso de valsartana (160 mg/dia) vs. placebo. Por 5 anos, a incidência cumulativa de DM2 foi de 33,1% no grupo valsartana e de 36,8% no grupo placebo (p < 0,01), mas não obteve diferença significativa na redução de eventos cardiovasculares.[40] Os estudos CHARM[41] e ALPINE[42] também mostraram o efeito benéfico do caldesartana na prevenção do DM2.

Outra classe de anti-hipertensivo com efeito preventivo são os bloqueadores de canal de cálcio. No estudo INSIGHT, que comparou diuréticos com nifedipina na prevenção de doenças cardiovasculares, o grupo nifedipina teve uma incidência de DM2 de 4,3%, enquanto no outro grupo foi de 5,6% (p = 0,023).[43] O mesmo resultado foi encontrado no estudo ALLHAT no braço que comparou anlodipina com clortalidona (9,8% vs. 11,6%, p = 0,04).[35] Porém, vale ressaltar que não podemos afirmar ser um efeito positivo desta classe ou se vem de um efeito negativo do uso de diuréticos sobre o metabolismo glicêmico. O uso de diuréticos, especialmente os tiazídicos, está associado a novos casos de DM2.[43] Outra classe medicamentosa que parece aumentar o risco de DM2 são os β-bloqueadores. No estudo ARIC, pacientes hipertensos que usaram esta classe medicamentosa tiveram um risco 28% maior de desenvolver DM2. O uso de β-bloqueadores não seletivos está associado a ganho de peso, diminuição da circulação periférica e, assim como os diuréticos, redução na secreção de insulina.[44]

Apesar dos seus possíveis efeitos colaterais, o AACE preconiza que em pacientes pré-diabéticos com mais de uma alteração laboratorial e na presença de fatores de risco cardiovascular, o tratamento com um hipoglicemiante deve ser considerado.[10] Outros fatores de risco cardiovascular também devem ser tratados como obesidade, dislipidemia e hipertensão (Tabela 3.2).

Outras terapias também podem ser promissoras na prevenção do DM2. No estudo HERS com 2.029 mulheres sem DM2, pós-menopausa – em reposição com estrogênio (estrogênio conjugado 0,625 mg) e progesterona (medroxiprogesterona 2,5 mg) – com doença arterial coronariana prévia, em um acompanhamento médio de 4,1 anos, o grupo que recebeu a terapia de reposição hormonal (TRH) teve incidência de DM2 de 6,2% e no grupo placebo foi de 9,5% (p = 0,006).[45] Vale ressaltar que os objetivos principais dessa reposição não são a prevenção do DM2 e que os efeitos colaterais desta forma de TRH devem ser avaliados individualmente.

TABELA 3.2 Intervenções e Medicações na Prevenção do DM2

Intervenção	Estudo(s)
Agentes Antiobesidade	
Mudança do estilo de vida	*DPP, DPPOS, Da Qing, Malmo, DPS*
Orlistate	*XENDOS*
Liraglutide 3 mg	*SCALE*
Cirurgia bariátrica	*SOS*
Hipoglicemiantes	
Metformina	*DPP, DPPOS, CPDS, EDIT*
Acarbose	*STOP-NIDDM, CPDS, EDIT*
Pioglitazona	*ACT NOW, IRIS*
Hipolipemiantes	
Pravastatina*	*WOSCOPS*
Bezafibrato	*BIP*
Anti-Hipertensivos	
IECA	*CAPP, HOPE, ALLHAT, INVEST,*
BRA	*ASCOT-BPLA*
Bloqueador do canal de cálcio**	*LIFE, VALUE, NAVIGATOR, CHARM, ALPINE INSIGHT, ALLHAT*

*Considerar o efeito hiperglicemiante das estatinas.
**Os estudos com esta classe medicamentosa foram comparados com diuréticos que podem piorar o controle metabólico, e este efeito benéfico dos bloqueadores de canal de cálcio pode ser questionável.

Porém, apesar dos benefícios comprovados de algumas medicações, a mudança do estilo de vida tem um importante efeito sobre o controle metabólico. Não há efeitos adversos e não se trata de uma intervenção invasiva como uma cirurgia bariátrica. Apesar da baixa aderência a longo prazo, uma dieta adequada, prática de exercícios regulares e a perda de peso são mais efetivas do que o uso de medicações na prevenção do DM2.

REFERÊNCIAS

1. Malerbi D, Franco LJ, the Brazilian Cooperative Group on the study on Diabetes Prevalence. Multicenter study of the prevalence of the diabetes mellitus and impaired glucose tolerance in the urban Brazilian population aged 30 at 69 years. *Diabetes Care* 1992; 15(11): 1509-1516.
2. Moraes AS, Freitas ICM, Gimeno SGA, et al. Prevalência de diabetes *mellitus* e identificação de fatores associados em adultos residentes em área urbana de Ribeirão Preto, São Paulo, Brasil 2006: Projeto OBEDIARP. *Cad Saúde Pública* 2010; 26(5):929-941.
3. Schmidt MI, Hoffmann JF, Diniz MFS, et al. High prevalence of diabetes and intermediate hyperglycemia – The Brazilian Longitudinal Study of Adult Health (ELSA-Brasil). *Diabetol Metab Syndr* 2014 nov; 6(123):1-9.
4. Brasil. Ministério da Saúde. Secretaria de Vigilância em Saúde. *Vigitel Brasil 2016: Vigilância de Fatores de Risco e Proteção para Doenças Crônicas por Inquérito Telefônico.* Brasília: Ministério da Saúde, 2016.
5. International Diabetes Federation. *IDF Diabetes Atlas* (Internet). 7th ed. Brussels: International Diabetes Federation, 2017. Disponível em: http://www.idf.org/diabetesatlas. Acesso em 26/02/2017.
6. Roglic G, Umwin N, Bennett PH, et al. The burden of mortality attributable to diabetes: realistic estimates for the 2000. Diabetes Care 2005; 28(9):2130-2135.
7. World Health Organization. The World Health Organization Report 2002: reducing risks, promoting healthy life. Geneve: WHO, 2002.
8. American Diabetes Association. Economic costs of diabetes in the USA in 2012. Diabetes Care 2013; 36:1033-1046.
9. American Diabetes Association. Lifestyle management. *Diabetes Care* 2017; 40(suppl.1):S33-S43.

10. American Association of Clinical Endocrinologists. Consensus statement by the American Association of Clinical Endocrinologists and American College of Endocrinology on the comprehensive type 2 diabetes management algorithm – 2017 executive summary. *Endocrine Practice* 2017; 23(2):207-238.
11. Unick JL, Beavers D, Jakicic JM, et al. Effectiveness of lyfestyle interventions for individuals with severe obesity and type 2 diabetes – results from lhe Look AHEAD trial. *Diabetes Care* 2011; 34: 2152-2157.
12. Eriksson KF, Lindgarde F. Prevention of type 2 diabetes mellitus by diet and physical exercise: the 6-year Malmo feasibility study. *Diabetologia* 1991; 34:891-898.
13. Pan XR, Li GW, Hu YW, et al. The Da Qing IGT, diabetes study: effects of diet and exercise in preventing NIDDM in people with impaired glucose tolerance. *Diabetes Care* 1997; 20:537-544.
14. Tuomilehto J, Lindstron J, Eriksson JG, et al. Prevention of type 2 diabetes by changes in lifestyle among subjects with impaired glucose tolerance. *N Engl J Med* 2001; 344:1343-1350.
15. Diabetes Prevention Program Reserach Group. Reduction in the incidence of type 2 diabetes with lifestyle intervention or metformin. *N Engl J Med* 2002; 346:393-403.
16. Carlsson LS, Peltonen M, Ahlin S, et al. Bariatric surgery and prevention of type 2 diabetes in Swedish Obese Subjects. *N Engl J Med* 2012; 367:695-704.
17. Mancini M, Halpern A. Orlistat in the prevention of diabetes in the obese patient. *Vascular Health and Risk Management* 2008; 4(2): 325-336.
18. Pi-Sunyer X, Astrup A, Fujioka K, et al. A randomized, controlled trial of 3.0mg liraglutide in weight management. *N Engl J Med* 2015; 373:11-22.
19. Perreault L, Pan Q, Mather KJ, et al. Effect of regression from prediabetes to the normal glucose regulation on long-term in diabetes risk: results from the Diabetes Prevention Program Outcomes Study. *Lancet* 2012; 379:2243-2251.
20. Wenying Y, Lixiang L, Jinwu J, et al. The preventive effect of acarbose and metformin on the progression to diabetes mellitus in the IGT population: a 3-year multicenter prospective study. *Chin J Endocrinol Metab* 2001; 17:131-136.
21. Holman RR, Blackwell L, Stratton IM, et al. Six-year results from the Early Diabetes Intervention Trial. *Diabet Med* 2003; 20 (suppl. 2):S15.
22. DeFronzo RA, Tripathy D, Schwenke DC, et al. Pioglitazone for diabetes prevention in impaired glucose tolerance. *N Engl J Med* 2011; 364:1104-1115.
23. Kernan WN, Viscoli CM, Furie KL, et al. Pioglitazone after ischemic stroke or transient ischemic attack. *N Engl J Med* 2016; 375(7):703-704.
24. Buchanan TA, Xiang AH, Peters RK, et al. Prevention of pancreatic beta-cell function and prevention of type 2 diabetes by pharmacological treatment of insulin resistance in high-risk hispanic women. *Diabetes* 2005; 51(9):2796-2803.
25. DREAM (Diabetes REduction Assessment with ramipril and rosiglitazone Medication) Trial Invertigators; Gerstein HC, Yusuf S, Bosch J, et al. Effect of rosiglitazone on the frequency of diabetes in patients with impaired glucose tolerance or impaired fasting glucose: a randomised controlled trial. *Lancet* 2006; 368(9541):1096-1105.
26. Chiasson JL, Gomis R, Hanefeld M, et al. The STOP-NIDDM Trial: a international study on the efficacy of an alpha-glucosidase inhibitor to prevent type 2 diabetes in a population with impaired glucose tolerance: rationale, design, and preliminary screening data. *Diabetes Care* 1998; 21(10):1720-1725.
27. The NAVIGATOR Study Group. Effect of nateglinide on the incidence of diabetes and cardiovascular events. *N Engl J Med* 2010; 362:1463-1476.
28. Freeman DJ, Norrie J, Sattar N, et al. Pravastatin and the development of diabetes mellitus: evidence for a protective treatment effect in the West of Scotland Coronary Prevention Study. *Circulation* 2001; 103(3):357-362.
29. Heart Protection Study of cholesterol lowering with simvastatin in 20.536 high-risk individuals: a randomised placebo-controlled trial Heart Protection Study Collaborative Group. *Lancet* 2002; 360(9326):7-22.
30. Sever PS, Dahlof B, Poulter NR, et al. ASCOT Investigators. Prevention of coronary and stroke events with atorvastatin in hypertensive patients who have average or lower-than-average cholesterol concentrations, in the Anglo-Scandinavian Cardiac Outcomes Trial

Lipids Lowering Arm (ASCOT-LLA): a multicentre randomised controlled trial. *Lancet* 2003; 361(9364):1149-1158.

31. Sattar N, Preiss D, Murray HM, et al. Statins and risk of incident diabetes: a collaborative meta-analysis of randomized statins trials. *Lancet* 2010; 375:735-742.

32. Arbel Y, Klempfner R, Erez A, et al. Bezafibrate for the treatment of dyslipidemia in patients with coronary artery diseae: 20-year mortality follow-up of the BIP randomized control trial. *Cardiovasc Diabetol* 2016; Jan 22; 15:11. doi: 10.1186/s12933-016-0332-6.

33. Hansson L, Lindholm LH, Ekbom T, et al. Randomised trial of old and new antihypertensive drugs in elderly patients: cardiovascular mortality and morbidity the Swedish Trial in Old Patients with Hypertension-2 Study. *Lancet* 1999; 354(9192):1751-1756.

34. Yusuf S, Gerstein H, Hoogwerf B, et al. HOPE Study Invertigators. Ramipril and the development of diabetes. *JAMA* 2001; 286(15):1882-1885.

35. ALLHAT Officers and Coordinators for the ALLHAT Collaborative Research Group. Major outcomes in high-risk hypertensive patients randomized to angiotensin-converting enzyme inhibitor or calcium channel blocker vs diuretic: The Antihyppertensive and Lipid-Lowering Treatment to Prevent Attack Trial (ALLHAT). *JAMA* 2002; 288(23):2981-2997.

36. Pepine CJ, Handberg EM, Cooper-DeHoff RM, et al. INVEST Investigators. A calcium antagonist vs. a non-calcium antagonist hypertension treatment strategy for patients with coronary artery disease. The International verapamil-Trandolapril Study (INVEST): a randomized controlled trial. *JAMA* 2003; 290(21):2805-2816.

37. Liberopoulos EM, Tsouli S, Mikhailidis DP, et al. Preventing type 2 diabetes in high risk patients: an overview of lifestyle and pharmacological measures. *Curr Drus Targets* 2006; 7:211-228.

38. Dahlof B, Devereux RB, Kjeldsen SE, et al. LIFE Study Gropu. Cardiovascular morbidity and mortality in the Losartan Intervention For Endpoint reduction in hypertension study (LIFE): a randomised trial against atenolol. *Lancet* 2002; 359(9311):995-1003.

39. Julius S, Kjeldsen SE, Weber M, et al. VALUE Trial Group. Outcomes in hypertensive patients at high cardiovascular risk treated with regimens based on valsartan or amlodipide: the VALUE randomised trial. *Lancet* 2004; 363(9426):2022-2031.

40. The NAVIGATOR Study Group. Effect of valsartan on the incidence of diabetes and cardiovascular events. *N Engl J Med* 2010; 362:1477-1490.

41. Pfeffer MA, Swedberg K, Granger CB, et al. CHARM Investigators and Comittes. Effects of candesartan on mortality and morbidity in patients with chronic heart failure: the CHARM-Overall Programme. *Lancet* 2003; 362(9386):759-766.

42. Lindholm LH, Persson M, Alaupovic P, et al. Metabolic outcome during 1 year in newly detected hypertensives: results of the Antihypertensive Treatment and Lipid Profile in a North of Sweden Efficacy Evaluation (ALPINE Study). *J Hypertens* 2003; 21(8):1563-1574.

43. Mancia G, Brown M, Castaigne A, et al. INSIGHT. Outcomes with nifedipine GITS or co-amilozide in hypertensive diabetics and nondiabetics in Intervention as a Goal in Hypertension (INSIGHT). *Hypertension* 2003; 431-436.

44. Verdecchia P, Reboldi G, Angeli F, et al. Adverse prognostic significance of new diabetes in treated hypertensive subjetcs. *Hypertension* 2004; 45(5):963-969.

45. Kanaya A, Herrington D, Vittinghoff E, et al. Glycemic effects of postmenopausal hormone therapy: The Heart and Estrogen/progestin Replacement Study. Ann Inter Med 2003; 138:1-9.

46. Johnsson E, Eriksson JW. Dapagliflozin once daily plus exenatide once weekly in obese adults without diabetes: sustained reductions in bodyweight, glycaemia, and blood pressure over 1 year.

CAPÍTULO 4

ABORDAGEM DIETÉTICA PARA O DIABETES TIPO 2

Conceição Chaves de Lemos • Bruna Mendonça

INTRODUÇÃO

O diabetes *mellitus* contribui para o aumento da morbimortalidade decorrente de complicações macro e microvasculares, mesmo com o avanço da farmacologia e da tecnologia. Apesar da melhoria no tratamento desta patologia em níveis mundial e nacional, os resultados não são satisfatórios. É preciso que novas formas de terapia sejam estudadas com o objetivo de auxiliar o controle glicêmico e metabólico. As terapias nutricional e medicamentosa, além de constituírem um estilo mais ativo, são pilares importantes no tratamento desta patologia.

PREVENÇÃO DO DIABETES *MELLITUS* TIPO 2

Estudos prospectivos observacionais e ensaios clínicos avaliaram a importância de nutrientes, alimentos e padrões alimentares na prevenção e manejo do diabetes tipo 2. Dietas ricas em grãos integrais, frutas, vegetais, legumes e nozes, e diminuição de cereais refinados mostram prevenir o desenvolvimento do diabetes tipo 2 (DM 2) e melhoram o controle glicêmico e lipídico em indivíduos diabéticos. O padrão mediterrâneo ou vegetariano ou com baixo índice glicêmico e moderadamente baixo em carboidratos, de acordo com a literatura, proporciona o controle de peso e a melhora do perfil metabólico, além de prevenir e controlar o diabetes.[1]

OBJETIVOS DA TERAPIA NUTRICIONAL EM DIABETES

São objetivos importantes para a terapia nutricional do diabético:[2]
- Manter um adequado perfil glicêmico.
- Alcançar um bom perfil lipídico.
- Fornecer quantidade calórica suficiente para atingir e manter o peso adequado para adultos; promover crescimento e desenvolvimento adequado em crianças e adolescentes.
- Proporcionar energia necessária durante a gestação, a lactação e as doenças catabólicas.
- Prevenir e tratar complicações agudas através da programação alimentar direcionada, para hipoglicemia.
- Manter a saúde e a qualidade de vida do paciente.

AVALIAÇÃO DO ESTADO NUTRICIONAL E ESTIMATIVA DE ENERGIA

O consumo habitual para a individualização do plano alimentar pode ser avaliado através da anamnese alimentar. Tanto o recordatório de 24 horas quanto o questionário de frequência alimentar são instrumentos aplicáveis para se obter informações relativas ao perfil alimentar. Para a avaliação do estado nutricional utiliza-se o índice de massa corporal (IMC), dividindo-se o peso pela altura ao quadrado. Assim, o IMC será calculado e classificado desta maneira: acima de 25 kg/m^2 como sobrepeso, e acima de 30 kg/m^2, obesidade. Para indivíduos com mais de 60 anos, 27 kg/m^2 definem excesso de peso por Lipschitz.[3] As circunferências do pescoço e a abdominal, e o uso de impedância bioelétrica, que identifica o percentual de gordura corporal por guardar uma correlação positiva com risco cardiovascular, constituem mais instrumentos que definem o estado nutricional. Já a avaliação da panturrilha em diabéticos pode estar mascarada, pois os pacientes descompensados tendem a depletar a massa magra para obter energia.

O monitoramento nutricional necessita ser periódico, uma vez que o excesso de peso se associa com a resistência insulínica e a perda de peso não acompanhada de dieta hipocalórica se correlaciona com situações de descompensação ou de insulinopenia. As necessidades energéticas variam bastante entre os indivíduos, dessa forma, não só o cálculo das estimativas calóricas é importante, mas também o seguimento do acompanhamento ponderal. Dietas que apresentem valores calóricos abaixo da taxa metabólica basal ou atinjam valores inferiores a 1.200 calorias, por não atenderem às recomendações dietéticas diárias, não devem ser estimuladas. Quanto à determinação da necessidade calórica, deverá ser baseada nas necessidades individuais e poderá ser obtida através das equações propostas pelas Dietary Reference Intakes (DRI)[4] ou através da utilização do método prático, devendo-se utilizar em torno de 28-30 kcal/peso/dia para manutenção do peso, 20-25 kcal/peso ajustado/dia com o intuito de estimular uma perda ponderal de 0,5 a 1 kg por semana e cerca de 35-40 kcal/peso ajustado/dia nos casos de repleção nutricional. Assim, a monitorização periódica do estado nutricional e a avaliação metabólica são necessárias.

CARBOIDRATOS

As recomendações dietéticas diárias já estimulam um consumo menor de carboidratos para a população saudável. Assim, a população de diabéticos tipo 2 pode se situar num

44 DIABETES

consumo de 50% e não deve ultrapassar 55% de carboidratos, uma vez que quantidades mais elevadas podem deteriorar o controle glicêmico e metabólico. São alimentos ricos em carboidratos: cereais integrais, frutas e vegetais. Deve-se enfatizar o consumo de leguminosas como feijões, soja, lentilhas, ervilha e grão-de-bico, principalmente pelo conteúdo de fibra solúvel, que diminui a velocidade de absorção da glicose. Leite desnatado ou iogurte desnatado devem fazer parte de uma alimentação saudável.

Para os indivíduos que fazem uso só de dieta ou dieta e hipoglicemiantes orais, a quantidade de carboidratos por refeição e por dia deve ser mantida, e a orientação de uma nutricionista especializada na área faz a diferença. Dessa forma, a contagem de carboidratos é parte importante e imprescindível do tratamento. Para os diabéticos que utilizam a insulinoterapia, a insulina aplicada antes da refeição deverá ser baseada no conteúdo de carboidratos das refeições. Portanto, a contagem de carboidratos deve ser estimulada, pois os hidratos de carbono, que são os carboidratos, afetam a glicemia em 100%. No entanto, os demais macronutrientes também podem afetar a glicemia. A gordura afeta a glicemia em torno de 10%, e a proteína em torno de 60%.[5]

A contabilização dos carboidratos poderá ser baseada no sistema americano, em que uma porção de amido equivale a 15 g de carboidratos, uma porção de fruta apresenta em média 15 g, a porção de vegetal, 5 g, e a de leite ou iogurtes, 12 g de carboidratos. Pode-se realizar a contagem de carboidratos também utilizando as informações nutricionais do produto ou manuseando tabelas de alimentos. Para verificar a quantidade de carboidratos, é necessário pesar ou utilizar as réplicas de alimentos para que o paciente treine a visão, ou, então, consultar manuais alimentares de medida caseira. A ingestão rotineira das mesmas quantidades de carboidratos por refeição é importante, e pelo menos no início da terapia é ideal, para avaliar se a quantidade prescrita de carboidratos está adequada à terapia medicamentosa estabelecida pelo médico.

O peso do indivíduo influencia na razão insulina *versus* carboidratos. De acordo com a literatura, uma unidade de insulina cobre em média 15 g de carboidrato, mas quanto maior o peso do indivíduo, maior a necessidade de insulina. Por exemplo: de 59 a 63 kg de peso, a razão é de 1:14; no indivíduo de 68 a 77 kg, a razão é de 1:12, e entre 100 e 109 kg é de 1:7.[6] A atividade física também influi na contagem de carboidratos, uma vez que a musculatura necessita de glicose no processo de trabalho e ainda depende da intensidade e duração. Dessa forma, o método de contagem de carboidratos constitui mais uma ferramenta na tentativa de melhorar ou controlar o perfil glicêmico.

As pesquisas inferem que não só a quantidade de carboidrato é importante, mas a qualidade é determinante da resposta glicêmica. A utilização de dietas com baixos índices glicêmicos pode servir como estratégia complementar no plano alimentar para o diabético, principalmente em períodos de hiperglicemia.[1] O IG pode ser definido como a área glicêmica após o consumo de 50 g de um alimento teste comparado com a resposta pós-prandial de 50 g de um alimento padrão (pão branco). Alguns elementos podem interferir sobre o IG, como a quantidade e a qualidade de fibras, tipo de amido, gorduras, proteínas,

cocção e também os inerentes ao indivíduo. Alimentos que apresentam IG mais baixos apresentam respostas insulinêmicas mais baixas. É importante mencionar que existem alimentos que, apesar de apresentarem respostas glicêmicas mais baixas, podem contribuir para aumentar o peso do indivíduo, pois alguns são mais ricos em gorduras, como nozes, castanhas e amendoins. Pesquisas sobre o IG inferem que, embora os ensaios clínicos apresentem respostas glicêmicas modestas, os resultados são significativos.

Outro conceito em relação à resposta glicêmica parece ser mais aceito, que é a carga glicêmica. A carga glicêmica representa o índice glicêmico por porção comestível do alimento. A Tabela 4.1 mostra que alimentos que revelam índice glicêmico alto podem apresentar carga glicêmica baixa, ou vice-versa. O teor de doçura de um alimento não expressa necessariamente uma resposta glicêmica. Na Tabela 4.1 podem ser visualizados o IG e a CG de alguns alimentos: IG alto: > 70; IG médio: 69-56; IG baixo: < 55; CG alta: > 20; CG média: 11-19; CG baixa: <10.

O conceito de carga glicêmica associa o índice glicêmico à quantidade de carboidratos ingeridos, que podem ser avaliados também na mesma tabela. Estudos epidemiológicos indicam que a carga glicêmica está associada positivamente ao diabetes tipo 2.[1]

TABELA 4.1 Índice Glicêmico (IG) e Carga Glicêmica (CG) dos Alimentos

Alimento	IG	Porção (g)	CG
Bolo de fubá	102	50	30
Pão francês**	100	88	-
Pão de aveia	65	30	12
Pão de centeio integral	58 ± 6	30	8
Pão de trigo integral	71 ± 2	30	9
Farelo de aveia	55 ± 5	10	3
Cuscuz	65 ± 4	150	23
Arroz branco cozido	64 ± 7	150	23
Arroz parboilizado cozido	47 ± 3	150	17
Biscoito tipo *cracker*	65 ± 11	25	11
Biscoito água e sal	71 ± 8	25	13
Macarrão	47 ± 2	180	23
Maçã	36 ± 2	120	6
Banana	52 ± 4	120	12
Uva	46 ± 3	120	8
Manga	51 ± 5	120	8
Laranja	42 ± 3	120	5
Suco de laranja	50 ± 4	250	13
Pera	38 ± 2	120	4
Ameixa crua	39 ± 15	120	5
Ameixa seca	29 ± 4	60	10
Melancia	72 ± 13	120	4
Sushi	52 ± 4	100	19
Pipoca	72 ± 17	20	8
Beterraba	64 ± 16	80	5
Purê de batatas	74 ± 5	150	15
Batata doce	61 ± 7	150	17
Inhame	37 ± 8	150	13

*Adaptada da Tabela Internacional de Índice Glicêmico (IG) e Carga Glicêmica (CG) – revisada em 2002.[6,12]

ÍNDICE GLICÊMICO (IG) E CARGA GLICÊMICA (CG)

A Tabela 4.1 apresenta o índice glicêmico (IG) e a carga glicêmica (CG) dos alimentos

HIPERGLICEMIA E HIPOGLICEMIA

As hiperglicemias são geralmente decorrentes de excessos alimentares e/ou medicação insuficiente tanto em diabéticos tipo 1 quanto tipo 2. Na progressão do diabetes tipo 2, é comum observar-se a deterioração do controle glicêmico, que é resultante da resistência insulínica e/ou da deficiência da produção de insulina secundária à ação do tempo. Algumas medicações, como corticoides ou hormonoterapia, podem elevar os níveis glicêmicos. O excesso de atividade física estimula uma maior ação dos hormônios contrarreguladores, podendo, assim, agravar o quadro de hiperglicemia ou período de descompensação do diabetes.

Outro aspecto pode ser o aparecimento de infecções, uma vez que essa condição favorece a elevação da glicemia devido à redução da fagocitose e dos fatores de proteção intracelular, além de contribuir para a menor aderência dos granulócitos, a quimiotaxia dos neutrófilos e para a fixação dos complementos.

A hipoglicemia, por outo lado, pode ser resultante de alguns fatores: a ingestão deficiente de energia, o excesso de atividade física, a utilização de hipoglicemiantes orais ou insulinoterapia em dissonância com a ingestão de carboidratos e calorias são as causas mais comuns de hipoglicemia. Em situações de hipoglicemia, utiliza-se a regra dos 15 g a 20 g de glicose, ofertando 15 g de carboidrato contidos em 150 mL de suco de laranja, ou três balas de caramelo, ou 150 mL de refrigerante para tratar a hipoglicemia.

ADOÇANTES, AÇÚCAR E FIBRAS

Entre os adoçantes não calóricos estão a sucralose, a sacarina, o aspartame e o acessulfame K. A Food and Drug Adminstration (FDA) recomenda a ingestão diária aceitável (IDA) de até 100 vezes o de segurança.[7]

A sacarose, por apresentar rápida absorção e consequente maior elevação glicêmica, deve ser substituída pelo adoçante. Somente uma quantidade de até 10% das calorias da dieta deve ser advinda da sacarose.[2]

As fibras devem ser ingeridas nas quantidades de 20 a 30 g/dia ou 14 g/1.000 kcal/dia. Embora vários estudos mostrem que alimentos com maiores quantidades de fibras melhoram o perfil glicêmico e lipídico, não há consenso para aumentar a quantidade além do recomendado.

RECOMENDAÇÕES PROTEICAS

A proteína é um macronutriente envolvido nas funções plástica e imunológica. De acordo com a American Diabetes Association,[2] as recomendações se situam entre 15% e 20%

do VET. No diabetes tipo 2, a proteína parece aumentar a resposta insulínica sem elevar a concentração de glicose. Entretanto, os estudos se reportam à proteína utilizada de forma isolada. Pode-se observar, no acompanhamento clínico-nutricional, um maior consumo proteico por parte dos diabéticos na tentativa de diminuir o consumo de carboidratos. Já está bem estabelecido na literatura que o consumo excessivo de proteínas eleva o ritmo de filtração glomerular, o que poderá contribuir com a ação do tempo para comprometer a função renal. A National Kidney Foundation contraindica dietas com mais de 20% do VET de proteínas, fundamentando-se no fato de que o excesso proteico acarreta alteração no controle metabólico, na pressão arterial e na filtração glomerular.[8] Contudo, alguns pesquisadores defendem que dietas entre 20% e 30% de proteínas oferecem melhor manejo metabólico e saciedade, porém não há respostas ainda observadas por eles sobre os efeitos a longo prazo.[2]

A recomendação de proteína não é modificada na presença de nefropatia incipiente, porém, na presença da nefropatia diabética que cursa com albuminúria de 30-299 mg em 24 horas, a quantidade de proteína deverá ser de 0,8 a 1 g/kg/dia. Uma metanálise realizada em diabéticos tipos 1 e 2 com nefropatia concluiu que a restrição proteica não reduziu o RFG, mas levou à redução significativa da proteinúria. A qualidade da proteína, pelo conteúdo do aminograma, parece resultar em diminuição da ureia. A carne vermelha é referida como mais amoniogênica, assim, substituí-la por peixe, frango ou soja contribui para a diminuição da albuminúria em diabéticos tipo 2. De acordo com as diretrizes da doença renal crônica (DRC), deve-se reduzir a proteína para 0,6 g/kg/dia na progressão e diminuição da função renal, mas sem chegar a patamares menores para não induzir desnutrição. O fornecimento adequado de energia, na presença da dieta hipoproteica, é indispensável com o objetivo de evitar que a função plástica da proteína seja desviada para a função energética.

GORDURA

O Instituto de Medicina Americano recomenda 20% a 35% das calorias totais de gordura para a dieta do diabético.[2] Pesquisas apontam que o controle metabólico é mais bem avaliado com o seguimento da Dieta Mediterrânea, em que há um maior percentual de gordura monoinsaturada. Estudos randomizados inferem que a gordura ômega 3 suplementada não contribuiu para a diminuição de prevenção primária ou secundária da doença cardiovascular. As quantidades de gordura saturada e colesterol recomendadas são, respectivamente, 7% ou 10% e 200 mg. Orienta-se que a gordura trans seja evitada.

MICRONUTRIENTES

Ainda não há evidências suficientes para estimular o uso de suplementação de micronutrientes para pacientes diabéticos que comprovadamente apresentem deficiência. Mesmo a suplementação de minerais como potássio, magnésio, zinco e cromo, que parecem se associar à intolerância à glicose, só é recomendada quando é observada alguma deficiência.

As recomendações seguem as DRI para a população saudável. As vitaminas do complexo B são observadas como cofatores do metabolismo dos carboidratos. O estudo Diabetes Prevention Program Outcomes Study (DPPOS) indicou que a avaliação dos níveis de vitamina B_{12} pode ser solicitada quando houver prescrição de metformina, principalmente em pacientes com anemia ou neuropatia periférica. Tanto a incidência do diabetes quanto o mau controle da doença apresentam associação com a deficiência de vitamina D.

INDICAÇÕES DA TERAPIA NUTRICIONAL

A indicação da terapia nutricional (TN) para pacientes diabéticos deve seguir as mesmas recomendações que para os pacientes não diabéticos.[13] É recomendada TN para pacientes com redução da ingestão alimentar a fim de obter e/ou manter o estado nutricional adequado. Existem diversos fatores que podem interferir no estado nutricional do paciente diabético, principalmente quando hospitalizado, e entre eles está a baixa aceitação da dieta hospitalar, o aumento das necessidades nutricionais devido ao estresse metabólico, medicações que interferem no controle glicêmico e a redução do apetite induzida pela doença.[14,15]

A terapia nutricional oral (TNO) deve ser a primeira escolha, quando o trato gastrointestinal estiver funcionante, por ser a via mais fisiológica. Está indicada para complementar a alimentação por via oral, por meio de suplementos nutricionais, quando a ingestão alimentar é menor que 60% das necessidades energéticas e proteicas do paciente. A terapia nutricional enteral (TNE) é aconselhada quando a via oral está contraindicada ou quando o paciente ingere menos que 60% das suas necessidades nutricionais, mesmo após suplementação por via oral. A terapia nutricional parenteral (TNP) é preconizada quando o trato gastrointestinal não está funcionante ou quando não é possível suprir mais de 60% das necessidades nutricionais por meio da nutrição enteral.[14]

TERAPIA NUTRICIONAL ORAL

Os suplementos nutricionais especializados para o controle glicêmico apresentam menor teor de carboidratos (33% a 40% do VET), sendo de baixo índice glicêmico; são ricos em fibras, o que contribui para uma melhor glicemia pós-prandial; e possuem elevadas concentrações de ácidos graxos monoinsaturados (AGM), que aumentam a fluidez das membranas celulares, reduzindo a resistência à ação da insulina.[13,16] O consumo dessas formulações especializadas por pacientes diabéticos está associado a benefícios metabólicos como melhora do perfil lipídico; maior controle dos níveis de triglicerídeos séricos no período pós-prandial; melhora da resistência à insulina; menos episódios de hipoglicemia; saciedade prolongada devido à ingestão de carboidratos de absorção lenta e fibras; e maior controle glicêmico, com menor glicemia pós-prandial.[2,13]

A TNO está indicada para aumentar o aporte calórico e proteico da dieta, melhorar o consumo de micronutrientes, recuperar o estado nutricional e para o controle glicêmico. São recomendados dois a três suplementos orais, fracionados ao longo do dia, objetivando melhorar o estado nutricional e/ou complementar uma ingestão de alimentos deficiente. Quando o alvo é o controle glicêmico, mesmo em pacientes sem risco nutricional, o suplemento especializado deve substituir uma refeição isocalórica sem promover acréscimo ou déficit de calorias.[13,16,17]

TERAPIA NUTRICIONAL ENTERAL

A ADA recomenda que um nutricionista com experiência na área de terapia nutricional seja responsável pelo acompanhamento nutricional do paciente, a fim de estabelecer objetivos para o cuidado nutricional, prescrição dietética e para o estabelecimento de orientações para a alta. A oferta de carboidratos na refeição deve sempre ser realizada com a cobertura de insulina, evitando a possibilidade de eventos hiper ou hipoglicêmicos.[2]

As recomendações energéticas em terapia nutricional devem permanecer entre 25 e 35 kcal/kg de peso/dia.[13] Com o objetivo de evitar o fornecimento calórico excessivo e, consequentemente, alteração glicêmica, recomenda-se não ofertar mais de 35 kcal/kg de peso/dia.[13,17] Em pacientes com excesso de peso, uma redução energética de 500 a 1.000 kcal/dia, com base no consumo alimentar habitual do paciente, ou 20 a 25 kcal/kg de peso atual/dia, podem conduzir a perda de peso e melhorar a sensibilidade à insulina. Entretanto, é importante ressaltar que não deve ser ofertado, por meio da terapia nutricional, um aporte calórico menor que 800 kcal/dia.[17]

Fórmulas poliméricas padrão, que fornecem em torno de 50% do valor energético total de carboidratos, podem ser utilizadas. A infusão contínua da TNE deve ser priorizada para evitar o excesso na absorção de glicose. Em indivíduos com glicemia alterada, para os quais o objetivo é reduzir as complicações metabólicas, as fórmulas especializadas para diabéticos podem ser priorizadas.[13] A ADA (2017) alerta que fórmulas específicas para diabéticos parecem ser melhores do que as fórmulas padrão no controle da glicose pós-prandial, hemoglobina glicada e resposta insulinêmica.[2]

A gastroparesia, situação frequente em diabéticos, surge pela degeneração de células nervosas do plexo mioentérico, conduzindo a dismotilidade gástrica e intestinal e causando retardo no esvaziamento gástrico. Os sintomas incluem eructações, saciedade precoce, dor epigástrica, distensão abdominal, náuseas e vômitos pós-prandiais, podendo acarretar aumento do risco de hipoglicemia, principalmente em pacientes em uso de insulina, além de maior risco nutricional. A conduta nutricional em pacientes com gastroparesia inclui a escolha de dietas isosmolares e hipoglicídicas, o que facilita o esvaziamento gástrico. O uso de fórmulas com maior densidade calórica também é indicado, pois elas permitem alcançar as necessidades nutricionais do paciente com um menor volume de dieta.[2,13]

TERAPIA NUTRICIONAL PARENTERAL

Na TNP, o controle da glicemia é um desafio importante, uma vez que os nutrientes, como os carboidratos, são administrados por via intravenosa, o que facilita o surgimento de alterações glicêmicas. A fonte de carboidrato na TNP é a glicose ou dextrose, com infusão máxima recomendada de 4 mg/kg/h para manutenção da glicemia adequada. No que se refere às emulsões lipídicas, recomenda-se preferência por emulsões mistas, que contêm ácidos graxos poli-insaturados (AGP) e AGM, do que por aquelas que apresentam apenas AGP, devido ao efeito benéfico dos AGM sob o perfil lipídico e sensibilidade à insulina.[17]

CONTROLE GLICÊMICO EM TERAPIA NUTRICIONAL

A resposta glicêmica depende não só da dieta prescrita, mas também da dosagem de insulina, do uso de medicamentos que levam a alterações glicêmicas, do grau de estresse em que o paciente se encontra, além do método de administração da dieta (bólus, contínuo ou intermitente).[13]

Segundo a ADA, a hiperglicemia, em pacientes hospitalizados, é definida quando os níveis de glicose sérica são maiores que 140 mg/dL. Diante de situações em que a glicemia se mantém predominantemente acima desses níveis é recomendado realizar alterações dietéticas e/ou mudanças medicamentosas para controle glicêmico. A hipoglicemia é evidenciada quando a glicose sanguínea se encontra abaixo de 70 mg/dL, sendo a hipoglicemia grave associada a um comprometimento cognitivo independentemente dos níveis glicêmicos.[2]

Pacientes em TNE ou TNP que necessitam de insulina devem receber doses para manutenção basal e cobertura dos carboidratos ofertados nas refeições e, por vezes, correção. Para auxiliar o controle glicêmico em indivíduos diabéticos em uso de TNE é indicada progressão lenta da taxa de infusão da dieta, inicialmente 20 mL/h com aumento progressivo de 10 a 20 mL/h a cada 12 horas. Quando a TNE tem administração em bólus recomenda-se usar insulina regular ou de ação rápida subcutânea antes de cada refeição, começando com 1 unidade de insulina para cada 10 a 15 gramas de carboidratos e depois ajustando diariamente. Nos casos em que a administração da TNE é feita de forma contínua, é indicado o uso de insulina regular a cada 6 horas ou de ação rápida a cada 4 horas, iniciando com 1 unidade de insulina para cada 10 a 15 gramas de carboidratos e depois ajustando diariamente.[2,17]

Para pacientes em uso de TNP, de acesso periférico ou central, aconselha-se a adição de insulina regular à solução de nutrição parenteral, particularmente se o indivíduo tiver feito correção com mais de 20 unidade de insulina nas últimas 24 horas. Deve-se iniciar com 1 unidade de insulina para cada 10 gramas de carboidratos e depois ajustar diariamente.[2] Pesquisas ressaltam que a administração endovenosa de insulina por um acesso que não o da nutrição parenteral parece ser mais segura, por permitir ajustes individualizados de acordo com a glicemia sanguínea.[17,18]

ÁLCOOL E DIABETES

O consumo de álcool não deve ser encorajado para indivíduos diabéticos devido aos seus efeitos na glicose sanguínea a longo prazo, porque há risco de hiperglicemia ou hipoglicemia (particularmente naqueles em uso de insulina ou secretagogos de insulina) e ganho de peso.[2] A recomendação para diabéticos que escolhem consumir álcool é limitada a uma dose ou menos para mulheres e duas doses ou menos para homens. É importante considerar que uma dose equivale a 15 gramas de etanol que é encontrado em 150 mL de vinho (1 taça), 360 mL de cerveja (1 lata pequena) e 45 mL de destilados (1 dose com dosador padrão).[8,13]

A ingestão excessiva (>30 g etanol/dia) está associada a alterações na homeostase da glicose, aumento da resistência à insulina, hipertrigliceridemia e aumento da pressão arterial, e é um fator de risco para o acidente vascular encefálico. A restrição de álcool é recomendada para diabéticos adolescentes, gestantes, lactantes, hipertrigliceridêmicos graves, dependentes de álcool e com neuropatia diabética avançada devido aos graves efeitos deletérios.[2,8]

DIABETES GESTACIONAL

A gestação é uma condição diabetogênica por causa da ação dos hormônios placentários. A dieta para a paciente com diabetes gestacional deverá ser individualizada e o ganho ponderal deverá ser cuidadosamente monitorado, uma vez que o aumento de peso é proporcional ao aumento da RI. As necessidades energéticas variam muito em função de diferenças individuais, mas o monitoramento de glicemias pré e pós-prandiais, além da avaliação de cetonas na urina, é essencial. É fundamental a avaliação da glicemia capilar, pois as metas glicêmicas são mais rígidas, com meta glicêmica de jejum menor que 90 mg/dL e pós-prandial menor que 120 mg/dL em 60 minutos, de acordo com Jovanovic-Peterson. O apoio da contagem de carboidratos e a monitorização da glicemia capilar realizada após 1 hora de glicemia pós-prandial são ferramentas imprescindíveis no controle do diabetes gestacional.[9] Nas gestantes em uso de insulinoterapia, muitas vezes são observadas hiperglicemias na hora de dormir, entre 2 h e 4 h da madrugada e durante a manhã. Em relação ao período gestacional, o último trimestre é o de mais difícil controle glicêmico. No tocante aos edulcorantes, é importante que as gestantes evitem o ciclamato e a sacarina porque eles atravessam a barreira placentária, e, como o teste para fenilcetonúria é realizado após o nascimento, indicamos o adoçante sucralose como opção.

DM2

Programas que enfatizam mudanças de estilo de vida, incluindo educação, redução de carboidratos, balanço energético negativo e atividade física regular, podem produzir redução de peso de 5% a 7% no peso que refletirão no controle glicêmico. Exercício e modificação comportamental são estratégias úteis e importantes para manter a perda de peso. A dieta hipocalórica, juntamente com a contagem de carboidratos, deve ser estimulada para diabéticos tipo 2, pois a maioria apresenta excesso de peso. O estudo Look Ahead, que estimulou uma intensiva modificação no estilo de vida, verificou uma diminuição substancial da HbA1c e a redução de vários fatores de risco cardiovasculares, com

QUADRO 4.1 Padrões Dietéticos Envolvidos na Prevenção do Diabetes

Principais Componentes		Prevenção do Diabetes	Manejo do Diabetes
Dieta Mediterrânea	Alto consumo de alimentos vegetais e minimamente processados; o azeite como principal fonte de gordura; consumo de produtos lácteos, peixes e aves de forma moderada; baixo consumo de carne vermelha; e consumo moderado de vinho com as refeições.	O padrão dietético mediterrâneo foi associado com menor risco de diabetes tipo 2 em estudos prospectivos de coorte e RCTs.	A dieta Mediterrânea, em comparação com uma dieta convencional para o tratamento do diabetes, melhorou o controle glicêmico e a sensibilidade à insulina e reduziu o risco de DCV.
DASH	Rico em vegetais, frutas e produtos lácteos com baixo teor de gordura, incluindo cereais integrais, aves, peixes e nozes; menor em gorduras saturadas, carne vermelha, doces e bebidas que contêm açúcar; reduzido em sódio.	A adesão à dieta DASH foi associada a menor risco de diabetes.	A dieta DASH com 2.400 mg por dia de restrição de sódio teve efeitos benéficos no controle glicêmico e em fatores de risco de DCV.
Vegetariana e Vegana	*Vegan*, dietas desprovidas de produtos derivados de animais; dietas vegetarianas, dietas desprovidas de alguns produtos animais, incluindo ovolacto (lácteos ou ovos).	As dietas veganas ovolacto vegetarianas foram associadas a menor risco de diabetes tipo 2.	O melhor controle de glicemia ou redução do risco de DCV não foram relatados. O efeito das dietas vegetarianas foi difícil de isolar porque foi observada maior restrição calórica.
Diretrizes Dietéticas	Índices de qualidade da dieta criados com base em alimentos e nutrientes que predigam o risco de doença crônica, incluindo maior ingestão de vegetais e frutas, grãos integrais, nozes e leguminosas, ácidos graxos ômega-3 e PUFAs; menor consumo de bebidas açucaradas e suco de frutas, carne vermelha/processada, gordura trans, sódio; consumo moderado de álcool.	A adesão à dieta de alta qualidade foi fortemente associada a menor risco de diabetes.	NA
Dieta padrão	Padrões dietéticos mais ricos em frutas, vegetais, grãos integrais, legumes e gorduras vegetais e pobres em carnes vermelhas, grãos refinados e refrigerantes açucarados.	Padrões dietéticos prudentes sobre os padrões alimentares ocidentais foram associados a menor risco de diabetes tipo 2.	NA
Dieta moderadamente reduzida em carboidratos	Padrões dietéticos que restringem o consumo de carboidratos, aumentando a ingestão de gorduras e proteínas de origem animal ou vegetal.	Uma dieta moderadamente pobre em carboidratos totais, mas rica em proteínas e gorduras baseadas em plantas, foi associada a menor risco de diabetes, mas uma dieta com baixo teor de carboidratos e rica em gordura e proteína animal associou-se a maior risco.	As restrições de carboidratos melhoraram o controle glicêmico e os lipídios sanguíneos e levaram a uma maior perda de peso em comparação com dietas convencionais.

RCTs: ensaios clínicos randomizados controlados; DCV: doença cardiovascular; DASH: Dietary Approaches to Stop Hypertension; PUFA – ácidos graxos poli-insaturados; NA – não se aplica.
Fonte: Adaptada de Ley et al, *Lancet*, 2014.

QUADRO 4.2 Comparação das Recomendações Nutricionais para Diabetes Tipo 2 por Diferentes Órgãos

	ADA, 2016	CDA, 2013	DNSG-FASD, 2014
Balanço Energético	Reduzir o consumo de energia enquanto mantém um padrão de alimentação saudável para promover a perda de peso para adultos com sobrepeso ou obesos.	Uma dieta com redução de calorias nutricionalmente equilibrada para alcançar e manter um peso corporal mais baixo e saudável em pessoas com excesso de peso ou obesas.	Redução da ingestão de calorias para reduzir ou manter o peso corporal em pessoas com IMC> 25 kg / m²
Distribuição de Macronutrientes	Individualização dentro de intervalos de 45% a 60% de carboidratos, 15% a 20% de proteína, 20% a 35% de gordura de energia total.	Individualização dentro de intervalos de 45% a 60% de carboidratos, 15% a 20% de proteína, 20% a 35% de gordura de energia total.	Faixa de 45% a 60% de carboidrato, 10% a 20% de proteína, ≤35% de gordura.
Padrões Alimentares	Vários padrões alimentares são aceitáveis, considerando as preferências pessoais e os objetivos metabólicos.	Vários padrões alimentares são aceitáveis, considerando as preferências, valores e habilidades pessoais.	Nenhuma recomendação específica
Índice Glicêmico e Carga Glicêmica	Substituir alimentos de baixa carga glicêmica para alimentos de alta carga glicêmica pode ser benéfico.	Escolher fontes de alimentos de baixo índice glicêmico.	Os alimentos de baixo índice glicêmico são adequados.
Fibras Dietéticas e Grãos Integrais	Consumir pelo menos a quantidade recomendada para o público em geral (14 g por 1.000 kcal ou 25 g por dia para mulheres e 38 g por dia para homens).	Ingestão maior do que a do público em geral (25-50 g por dia ou 15-25 g por 1.000 kcal)	Consumo de fibras > 40 g por dia (ou 20 g por 1.000 kcal por dia); escolher alimentos à base de cereais integrais.
Sucralose e Frutose	Limitar ou evitar a ingestão de bebidas açucaradas.	A adição de sacarose ou frutose pode representar até no máximo 10% do consumo diário total de energia.	Ingestão moderada de açúcares livres (até 50 g por dia) recomendada sem exceder 10% de energia total.
Proteína	Reduzir a quantidade de proteína dietética abaixo da ingestão usual não é recomendado para pessoas com diabetes e doença renal.	Ingestão usual recomendada para aqueles que não apresentam doença renal, mas deve-se considerar restringir a proteína a 0,8 g/kg de peso corporal para pessoas com diabetes e doença renal crônica.	Evidência insuficiente para recomendar restrição proteica para aqueles com diabetes tipo 2 e nefropatia incipiente.
PUFAs e MUFAs	O padrão de alimentação rico em MUFA pode ser benéfico.	MUFAs até 20% de energia e PUFAs até 10%.	10% a 20% de energia de MUFAs e até 10% de PUFAs.
Ácidos Graxos Ômega 3	Sem suporte para suplementos de ácidos graxos ômega 3.	Sem suporte para suplementos de ácidos graxos ômega-3.	Não há suporte para suplementos de ácidos graxos ômega-3.
Gordura Saturada, Colesterol Dietético e Gordura Trans	O mesmo recomendado para o público em geral (<10% de energia de gordura saturada, visando 300 mg de colesterol alimentar por dia, limitando a gordura trans tanto quanto possível).	Não mais de 7% de gorduras saturadas; limitar a ingestão de ácidos graxos trans ao mínimo.	Menos de 10% de energia proveniente de ácidos gordos saturados e trans (<8% se o colesterol LDL estiver elevado); Abaixo de 300 mg por dia de colesterol.
Suplementos de Micronutrientes	Sem suporte para suplementos vitamínicos ou minerais.	A suplementação de vitaminas e minerais de rotina geralmente não é recomendada.	Nenhuma recomendação para suplementos vitamínicos e minerais
Álcool	Aconselha-se beber com moderação considerando a sua associação com a hipoglicemia retardada.	As mesmas precauções para o público em geral, com consideração adicional pelo risco de hipoglicemia e aumento de peso.	O uso moderado de álcool é aceitável considerando a hipoglicemia e o controle de peso.
Sódio	Reduzir a ingestão de sódio a menos de 2.300 mg por dia.	Nenhuma recomendação específica para pessoas com diabetes tipo 2.	Limitar a ingestão de sal abaixo de 6 g por dia.

ADA: American Diabetes Association; CDA: Associação Canadense de Diabetes; DNSG-EASD: Grupo de Estudos sobre Diabetes e Nutrição da Associação Europeia para o Estudo do Diabetes; IMC = índice de massa corporal; MUFA = ácido graxo insaturado; PUFA: ácido graxo poli-insaturado. (Fonte: Adaptado de Ley et al., *Lancet,* 2014.

50 DIABETES

uma perda de 8,6% de peso.[10] A progressão do DM2 leva, pela ação do tempo, à deterioração do controle glicêmico e à diminuição do peso. Dessa forma, o acompanhamento do estado nutricional do paciente pode evidenciar a situação de insulinopenia, que é seguida por níveis glicêmicos alterados.

DM1

Atualmente o estado nutricional de diabéticos tipo 1 vem se modificando, principalmente devido à insulinização intensiva. A meta glicêmica pós-prandial deve ser definida individualmente. A terapia nutricional deve ser baseada em anamnese alimentar, antropometria, insulinoterapia e atividade física. Como a quantidade de carboidratos da refeição necessita ser proporcional à prescrição de insulina rápida ou ultrarrápida, a contagem de carboidratos deverá ser incentivada e realizada. O esquema convencional exige que a quantidade de carboidratos mantenha-se invariável no dia a dia. O controle glicêmico constitui um desafio para a equipe multidisciplinar porque sofre a influência da idade, hormônio do crescimento, maturidade e aceitação da patologia, entre outros fatores.[2] As hipoglicemias devem ser evitadas porque, além de poderem interferir sobre o crescimento e desenvolvimento em crianças e adolescentes, existem também os riscos de desorientação, convulsão e óbito. As quantidades de macro e micronutrientes deverão obedecer às Dietary Reference Intakes (DRIs).

Metas diárias utilizadas nos estudos DASH (para plano alimentar com 2100 calorias)	
Gordura total	27%
Gorfura saturada	6%
Proteína	18%
Carboidrato	55%
Colesterol	1500 mg
Sódio	2300 mg*
Potássio	4700 mg
Cálcio	1250 mg
Magnésio	500mg
Fibra	30 g

REFERÊNCIAS

1. Shi Y, Hu FB. 2014. The global implications of diabetes and cancer. *Lancet* 383 1947-1948. (doi:10.1016/S0140-6736(14)60886-2).
2. American Diabetes Association. Standards of medical care in diabetes – 2017. *Diabetes Care* 2017 jan; 40(suppl 1).
3. Franz MJ, Boucher JL, Rutten-Ramos S, et al. Lifestyle weight-loss intervention outcomes in overweight and obese adults with type 2 diabetes: a systematic review and meta-analysis of randomized clinical trials. *J Acad Nutr Diet* 2015; 115:1447-1463.
4. Institute of Medicine. *Dietary Reference Intakes: The Essential Guide to Nutrient Requirements*. Washington, DC: The National Academies Press; 2006.
5. Monteiro JBR, Mendonça DRB, Goveia GR, Bruno L, Merino M, Sachs A. *Manual oficial de contagem de carboidratos da Sociedade Brasileira de Diabetes*. Rio de Janeiro (Brasil): Dois C. 2016.
6. Miller CJ, Dunn EV, Hashim IB. Glycemic index of 3 varieties of dates. *Saudi Med J* 2002; 23:536-8.
7. American Diabetes Association. Standards of medical care in diabetes – 2013. *Diabetes Care* 2013 jan; 36(suppl 1).
8. Evert AB, Boucher JL, Cypress M, et al. Nutrition therapy recommendations for the management of adults with diabetes. *Diabetes Care* 2014; 37(suppl. 1): S120-S143.
9. American Diabetes Association. Standards of medical care in diabetes – 2012. *Diabetes Care* 2012 jan; 35(suppl.1).
10. Funnel MM, Brown TL, Childs BP, et al. National Standards for diabetes self-management education. *Diabetes Care* 2010 Jan; 33: S89-96.
11. American Diabetes Association. Standards of medical care in diabetes. *Diabetes Care* 2011 jan; 34(suppl 1).
12. TACO – Tabela Brasileira de Composição de Alimentos (UNICAMP). Disponível em: http://www.unicamp.br/nepa/taco/.
13. Sociedade Brasileira de Diabetes. Diretrizes da Sociedade Brasileira de Diabetes (2015-2016). São Paulo: A.C. Farmacêutica, 2016. Disponível em: http://www.diabetes.org.br/profissionais/images/docs/DIRETRIZES-SBD20152016.pdf.
14. Mahan LK, Escott-Stump S, Raymond JL. Krause. *Alimentos, nutrição e dietoterapia*. 13. ed. São Paulo: Elsevier, 2013.
15. Waitman J, Caeiro G, Romero Gonzalez SA, Ré DP, Daghero A, Gonzalez CD, Umpierrez GE. Social vulnerability and hypoglycemia among patients with diabetes. Endocrinol Diabetes *Nutr* 2017; 64(2):92-99.
16. Santos RD, Gagliardi ACM, Xavier HT, et al. Sociedade Brasileira de Cardiologia. I Diretriz sobre o Consumo de Gorduras e Saúde Cardiovascular. *Arq Bras Cardiol* 2013; 100(1 suppl 3):1-40.
17. Borges VC, Correia MIT, Alvarez-Leitte J. Terapia nutricional no diabetes *mellitus*. In: *Projeto Diretrizes DITEN*, volume IX. Associação Médica Brasileira. Brasília; Conselho Federal de Medicina, 2011.
18. Boucher JL, Swift CS, Franz MJ, Kulkarni K, Schafer RG, Pritchett E, et al. Inpatient management of diabetes and hyperglycemia: implications for nutrition practice and the food and nutrition professional. *J Am Diet Assoc* 2007; 107:105-11.

CAPÍTULO 5

EXERCÍCIOS FÍSICOS NO DIABETES

Ana Gabriela V. Martins Galesso • José Henrique Pereira Castro • Nancy Bueno Figueiredo

INTRODUÇÃO

O incentivo à prática de exercício físico de forma regular aos pacientes portadores de diabetes é uma estratégia eficaz de melhoria de qualidade de vida.

Já na década de 1950, Joslin propôs que o exercício físico era o terceiro componente na regulação da glicose sanguínea para os pacientes com diabetes tipo 1 (DM1), após a insulina e a dietoterapia.

Em sua última diretriz (2018), a American Association of Clinical Endocrinologists (AACE)[1] colocou as estratégias de mudança de estilo de vida como primeira linha de tratamento, juntamente com as medicações. Os posicionamentos da American Diabetes Association (ADA)[2] e da Sociedade Brasileira de Diabetes (SBD)[3,4] publicados recentemente também incluem o exercício físico como parte do tratamento. Apesar de já existirem algumas recomendações e várias evidências, é praticamente impossível estabelecer um protocolo preciso, em especial para os indivíduos com DM1, pela grande variação de respostas interindivíduos e de respostas metabólicas, como mostra o Quadro 5.1.

TIPOS DE EXERCÍCIOS FÍSICOS

Existem diferentes tipos de exercícios, que possuem finalidades específicas. A recomendação de cada um deve ser individualizada, proporcionando ao paciente atingir o seu melhor desempenho, conforme segue na Tabela 5.1.

Exercícios físicos que envolvem grandes grupos musculares com movimentos que se repetem continuamente são aeróbicos.[5]

Os exercícios de resistência (força) ou anaeróbicos incluem os feitos com pesos livres, máquinas de peso, peso corporal e bandas de resistência elástica. Exemplos: musculação, pilates, entre outros.

Os exercícios de flexibilidade melhoram a amplitude do movimento em torno das articulações.[6] Exemplo: alongamentos.

Os exercícios de equilíbrio beneficiam a marcha e previnem quedas.[7] Atividades como tai chi e ioga combinam flexibilidade, equilíbrio e resistência.

BENEFÍCIOS DO EXERCÍCIO FÍSICO

Benefícios dos Exercícios Aeróbicos

O treinamento aeróbio interfere aumentando a sensibilidade à insulina, aumentando a atividade das enzimas oxidativas, complacência e reatividade dos vasos sanguíneos, melhorando a função pulmonar, a função imunológica e o débito cardíaco.[8] Exercícios físicos moderados a intensos estão associadas à diminuição dos riscos cardiovasculares e de mortalidade global tanto no DM1 como no diabetes do tipo 2 (DM2).[9] Em termos clínicos, o treinamento regular reduz HbA1c, triglicerídeos, pressão arterial e resistência à insulina.[10] O treinamento de intervalo de alta intensidade (HIIT, do inglês *high-intensity interval training*) determina aumento do metabolismo do músculo esquelético, melhora a sensibilidade à insulina e melhora o controle glicêmico em adultos com DM2[11,12] e DM1.[13,14]

Benefícios dos Exercícios de Resistência

O diabetes é um fator de risco independente para diminuição da força muscular.[15] Entre os benefícios para a saúde do treinamento de resistência encontramos melhorias na massa muscular, composição corporal, força, saúde mental, densidade mineral óssea, sensibilidade à insulina, pressão arterial, perfis lipídicos e saúde cardiovascular. Além disso, o exercício de resistência pode ajudar a minimizar o risco de hipoglicemia induzida pelo exercício no DM1.[16] Quando o paciente diabético faz exercício aeróbico e de resistência em uma academia, por exemplo, a realização de exercícios de resistência primeiro e depois o aeróbico resulta em menos hipoglicemia.[17]

Benefícios de Outros Tipos de Atividades Físicas

A diminuição da mobilidade articular é normalmente associada ao envelhecimento, sendo decorrente da deposição de produtos finais de glicosilação nas articulações e tendões, o que é piorado pela hiperglicemia.[18] O alongamento aumenta a amplitude de movimento em torno das articulações e a flexibilidade, mas não afeta o controle glicêmico.[19]

O treinamento do equilíbrio pode reduzir o risco de quedas em 28% a 29%,[20] melhorando o equilíbrio e a marcha, mesmo quando a neuropatia periférica está presente.[21] Os benefícios do treinamento alternativo com ioga e tai chi são menos estabelecidos, embora a ioga possa promover melhora no controle glicêmico, níveis lipídicos e composição corporal em adultos com DM2.[22] O tai chi pode melhorar o controle glicêmico, o equilíbrio, os sintomas neuropáticos e alguns fatores de qualidade de vida em adultos com diabetes e neuropatia, embora faltem estudos de boa qualidade sobre esse treinamento.[23]

QUADRO 5.1 Fatores que Influenciam a Resposta Glicêmica ao Exercício[3]

Intensidade do exercício, duração e tipo
Nível de *performance*
Horário e conteúdo da última refeição
Fatores específicos do indivíduo
Horário da última dose de insulina
Tipo de insulina
Controle metabólico
Presença de complicações
Fase do ciclo menstrual

TABELA 5.2 Sugestão de Ingestão de CHO Baseada na Glicemia Pré-exercício[2,26]

Glicose pré-exercício	Ingestão de carboidrato
<90 mg/dL	15-30 g de CHO de rápida absorção para iniciar a atividade física*
90-250 mg/dL	CHO extra pode ou não ser necessário. Se necessário, utilizar de 0,5-1 g/kg/h dependendo do tipo de exercício e da quantidade de insulina ativa.
>250 mg/dL	Testar cetona, se presente: o exercício deve ser adiado até a sua normalização.

*Atividade física de curta duração (<30 min) ou de alta intensidade (p. ex., HIIT) pode não requerer CHO adicional.

MANEJO DA PRESCRIÇÃO DE CARBOIDRATO E INSULINA

O ajuste do regime terapêutico (dieta e insulina) é uma importante estratégia para permitir a participação segura e com alto desempenho dos indivíduos com diabetes, seja em atividades de lazer, esportes recreativos ou em nível competitivo. Entretanto, a padronização da conduta em relação ao ajuste da insulina e à ingestão de carboidrato (CHO), em especial no indivíduo com DM1, é difícil pela grande variação de resposta interindivíduos e também porque a resposta metabólica varia muito de acordo com o tipo, a duração e intensidade da atividade,[24] bem como com o perfil de ação da insulina e o esquema de insulinização utilizados. Todos esses fatores deverão ser analisados e levados em consideração para definir a melhor estratégia visando reduzir a disglicemia associada ao exercício e melhorar a *performance*,[25] sendo atingida com mais eficiência quando o paciente é acompanhado por uma equipe multidisciplinar (endocrinologista, nutricionista, educador físico etc.).

Em relação ao requerimento de CHO, seu cálculo dependerá principalmente da glicemia inicial, do regime de insulina, tipo e duração do exercício. Vários esquemas de ingestão de CHO de acordo com o nível de glicose no início do exercício foram propostos por diversos autores. A Tabela 5.2 apresenta, de forma prática e resumida, uma sugestão de ingestão de CHO baseada na glicemia pré-exercício.

A escolha do tipo de CHO vai depender do horário, tipo e objetivo do seu uso. Os CHOs simples de rápida absorção (géis de CHO, bebidas esportivas, sucos) são preferidos em situações de excursão glicêmica baixa, durante a atividade quando necessário e após o exercício, ajudando na recuperação. Em situações em que não haja tendência à hipoglicemia, os CHOs complexos ricos em fibra, como as barrinhas energéticas, podem ser utilizados. Em atividades de longa duração, recomenda-se realizar algumas horas antes uma refeição rica em CHO.[27] Em atividades realizadas no fim da tarde ou à noite, um automonitoramento maior na madrugada será necessário pelo risco aumentado de hipoglicemia, pois a proteção provida pelos lanches não sustenta além de 8 horas, e esse risco permanece elevado por até 24 horas.[28]

Em indivíduos com DM2 que não utilizam insulina ou secretagogos de insulina, normalmente não é necessária a suplementação de CHO.

Uma alternativa ao complemento de CHO seria considerar a redução da insulina basal ou bólus para evitar a hipoglicemia induzida pelo exercício. Muitas vezes, é necessário associar as duas estratégias visando à prevenção da hipoglicemia. Como regra geral, pode-se orientar a redução da insulina ultrarrápida ou rápida da refeição anterior ao exercício. Uma tabela com uma proposta de redução baseada no tempo e na intensidade do exercício foi publicada nas últimas diretrizes da SBD (2015-2016 e 2017-2018)[45] (Tabela 5.3).[4]

A redução da insulina de ação intermediária ou prolongada pode ser uma alternativa em casos de exercício de maior duração que a habitual.

Uma redução da dose da insulina basal em torno de 20% pode ajudar a reduzir o risco de hipoglicemia em

TABELA 5.1 Tipos de Exercícios Físicos, Características, Exemplos e Tendência de Influência na Glicemia[2-7]

Tipo do Exercício	Características	Exemplos	Tendências da Glicemia
Aeróbicos	Movimentos repetitivos e contínuos de grandes grupos musculares	Caminhar, pedalar, correr ou nadar	Queda acentuada
Anaeróbicos ou de resistência	Exercícios de curta duração com pesos livres, máquinas de peso, peso corporal e bandas de resistência elástica	Musculação, ginástica localizada, exercícios funcionais, pilates etc.	Elevação
Mistos	Intercala as duas características citadas anteriormente	Basquete, futebol, vôlei etc.	Queda leve a moderada. Se intenso, pode elevar a glicemia
Flexibilidade e equilíbrio	Trabalham a amplitude do movimento em torno das articulações e beneficiam a marcha e previnem quedas	Ioga, tai chi	Pouca interferência

TABELA 5.3	Sugestão para Redução de Insulina Ultrarrápida da Refeição Pré-exercício Considerando a Duração e a Intensidade do Exercício[4]

	Percentual de redução da dose de insulina
Intensidade do exercício (VO$_2$ máx.)	30 min de 60 min de exercício exercício
25	25 50
50	50 75
75	75 100

Fonte: Rabasa-Lhoret et al.[29]

TABELA 5.4	Prescrição de CHO para Correção de Hipoglicemia Associada ao Exercício[4]
Glicemia entre 50 e 70 mg/dL	15 g CHO de rápida absorção e repetir glicemia em 15 minutos.
Glicemia menor que 50 mg/dL	20-30g CHO de rápida absorção e repetir glicemia em 15 minutos.

Olhar a glicemia a cada 15 minutos e repetir esse esquema até que a glicemia se encontre maior que 70 mg/dL com resolução dos sintomas.

indivíduos usuários de insulina no esquema de múltiplas aplicações de acordo com a glicemia, o tempo e a intensidade do exercício.[28]

O esquema de bomba de infusão contínua de insulina oferece maior flexibilidade de ajustes em relação à insulina basal e ao manejo da hiperglicemia associada ao exercício do que outros métodos. Mas existem algumas limitações, como em esportes de contato e outras atividades que requerem desconexão da bomba e fatores ambientais como calor, que podem impactar negativamente na insulina da bomba.[30,31] Para os indivíduos usuários de bomba, uma sugestão de ajuste compilada de diversas publicações está resumida no fluxograma da Figura 5.1, no caderno colorido.

Novas tecnologias de bomba de infusão de insulina têm surgido. Os modelos mais modernos disponíveis em nosso meio possuem sensores que, acoplados à bomba, são capazes de detectar o risco de hipoglicemia e suspender a infusão automaticamente, o que reduz de forma significativa a sua ocorrência. Mais recentemente foi desenvolvido um sistema chamado de "pâncreas artificial", que integra um dispositivo de monitorização contínua de glicose com a bomba em alça fechada e um sistema automático de controle de glicose. Esse "pâncreas artificial" tem se mostrado muito promissor, inclusive em um pequeno estudo com redução de hipoglicemia durante e após o exercício.[37]

EXERCÍCIO FÍSICO E HIPOGLICEMIA

A hipoglicemia induzida pelo exercício é mais frequente nos indivíduos com DM1, mas pode também ocorrer nos indivíduos com DM2 que fazem uso de insulina ou secretagogos de insulina. Suas principais causas estão citadas no Quadro 5.2.

QUADRO 5.2	Principais Causas de Hipoglicemia Associadas ao Exercício no Diabético

Menor ingestão de alimento ou intervalo mais prolongado entre a última refeição e o exercício

Maior duração do exercício do que o previsto

Maior absorção de insulina (dependente do local e hora da aplicação)

Situações de consumo abusivo de álcool e distúrbios gastrointestinais, como diarreia e vômito

O risco de hipoglicemia é maior principalmente dentro de 6-15h após o exercício,[38] mas permanece elevado dependendo do tipo de exercício por até 48 h.[39] Devemos ter atenção especial aos horários de pico das insulinas, em que o risco de hipoglicemia fica mais elevado e em situações de exercício mais prolongado.

De modo geral, pode-se dizer que o exercício que utiliza mais a via aeróbica é associado a maior risco de hipoglicemia, enquanto o exercício anaeróbico pode estar associado a um aumento transitório da glicemia. Entretanto, ambas as formas de exercício podem precipitar hipoglicemia tardiamente na fase de recuperação.[27] A hipoglicemia no período noturno tem um maior risco especialmente nos indivíduos com DM1 que se exercitam após o período da tarde.[40]

Em situações de hipoglicemia induzida pelo exercício, CHO de rápida absorção devem ser imediatamente disponibilizados como géis, sucos, bebidas isotônicas, balas, etc. utilizando a regra dos 15:15, como é elucidado na Tabela 5.4.[4]

Em casos de mais de três episódios de hipoglicemia associada ao exercício no período de 1 mês é importante rever as recomendações em relação ao aporte de CHO, bem como o esquema terapêutico.

ATIVIDADE FÍSICA E HIPERGLICEMIA COM E SEM CETOSE

A hiperglicemia induzida pelo exercício é mais comum no DM1.

O excesso de consumo de CHO e/ou a redução acentuada da insulina são os principais fatores que promovem hiperglicemia.[28] Em indivíduos usuários de bomba, o mau funcionamento dos *sets* de infusão também pode ser um fator precipitante de hiperglicemia.

Em casos de glicemia maior que 250 mg/dL, deve ser realizada a medição da cetona. Caso a cetona esteja negativa e o paciente sentindo-se bem, o exercício não precisará ser retardado, mesmo com glicemia acima de 300 mg/dL. O exercício de leve a moderada intensidade pode, inclusive, auxiliar na redução da glicemia. Caso a cetona esteja positiva, o exercício não deverá ser iniciado até que essa situação seja revertida.

Há também a hiperglicemia induzida pelo estresse associado à competição e/ou quando o exercício é de muito alta intensidade, devido à liberação de hormônios contrarreguladores da glicemia (adrenalina, cortisol, GH etc.).[27]

54 DIABETES

SISTEMAS DE MONITORIZAÇÃO DE GLICOSE E O EXERCÍCIO

Ao se iniciar qualquer tipo de exercício físico, é recomendado checar a glicose previamente. A glicemia alvo para iniciar idealmente deve estar entre 90 e 250 mg/dL.[2]

A maioria das diretrizes relacionadas com o exercício no indivíduo com diabetes preconiza a automonitorização da glicemia capilar por ponta de dedo (AMG) pelo menos duas vezes antes do exercício, a cada 30 minutos durante, bem como no período de recuperação por várias horas. A adesão a essa recomendação apresenta algumas limitações, e uma delas seria a necessidade de dar uma pausa na atividade. Atualmente, além do método tradicional de AMG, há dispositivos de monitorização contínua da glicose (MCG) que trabalham por meio de sensores implantados no subcutâneo, gerando medidas contínuas de glicose do fluido intersticial. Esses sistemas mais modernos conseguem dar dados em tempo real com visualização dos valores de glicose e gráficos de tendência que podem ser vistos no visor do receptor. Os métodos de MCG permitem recordar mudanças da glicose durante o exercício, e essas informações podem ser úteis para desenvolver estratégias apropriadas de ajuste de insulina e CHO.

No Brasil dispomos de dois sensores de MCG, o Enlite®, da Medtronic, e o sistema de monitorização *flash* FreeStyle Libre®, da Abbot. Os novos métodos de MCG são, indiscutivelmente, um grande avanço e têm se mostrado como uma ferramenta muito interessante, tanto para monitorização durante o exercício quanto para diminuir a insegurança da hipoglicemia induzida por ele. No entanto, ainda não é possível utilizar a MCG em substituição à AMG. Embora os sensores mais atuais apresentem boa acurácia e sensibilidade, existe um número relativamente pequeno de ensaios clínicos desse tipo de monitorização associado ao exercício, e alguns problemas como o *lag time* entre a mudança da glicose sanguínea e sua detecção.[41] Para realizar mudanças no regime de tratamento, ainda tem sido recomendado o controle tradicional de AMG concomitantemente à MCG para a tomada de decisão. É possível que, num futuro próximo, com o desenvolvimento de novos ensaios clínicos com esses dispositivos de MCG, eles venham a ser aprovados para utilização isoladamente.

COMO PRESCREVER EXERCÍCIO FÍSICO PARA PACIENTES DIABÉTICOS

A prescrição de exercícios físicos deve ser sempre individualizada, levando-se em conta fatores como idade do paciente, medicamentos em uso, limitações articulares, presença de comorbidades e complicações do diabetes, optando-se por atividades capazes de proporcionar os maiores benefícios, prazer e motivação com o mínimo de efeitos adversos.[42]

É recomendada a realização de exercício físico aeróbico, como também exercícios de resistência (individualizado para cada paciente) e exercícios de flexibilidade, sempre que possível com a supervisão de um educador físico e/

> **QUADRO 5.3** **Frequência, Duração e Intensidade da Atividade Física[2,4]**
>
> Atividade aeróbica: diariamente ou mínimo 3 × /semana, duração de 30 minutos/dia- 150 min/semana, intensidade moderada a intensa
>
> Atividade resistência: 2-3 × /semana, 60-90 minutos/ semana, com peso que não suporte mais do que 6 a 10 repetições.
>
> Atividade flexibilidade: 2-3 × /semana

---

ou fisioterapeuta, com frequência, duração e intensidade descritas no Quadro 5.3.[2,4]

EXERCÍCIO FÍSICO EM PACIENTES COM COMPLICAÇÕES CRÔNICAS DO DIABETES

Macroangiopatia

O risco de um evento cardíaco durante o exercício físico não deve ser ignorado em pacientes diabéticos. A realização de exame físico e exames complementares a fim de identificar insuficiência coronariana, arritmias e doença arterial periférica deve ser levada em consideração, principalmente na presença de outros fatores de risco cardiovascular (p. ex., sedentarismo, tabagismo, hipertensão arterial sistêmica, hipercolesterolemia etc.).[43] Entre os exames complementares mais comuns estão o eletrocardiograma, teste de esforço, a cintilografia de miocárdio com radioisótopo, Doppler (tornozelo e hálux) e cálculo da razão tornozelo/braquial.

O teste de esforço deve ser realizado em pacientes diabéticos que irão iniciar exercícios de moderada a alta intensidade, e naqueles que se enquadrem nas condições citadas no Quadro 5.4.

Microangiopatia

A pesquisa de retinopatia diabética é mandatória antes de se prescrever qualquer prática de exercício. Na ausência de retinopatia diabética ou para portadores de retinopatia não proliferativa leve, não há limitação do tipo ou modo de exercício.

Hemorragia vítrea e descolamento de retina podem ocorrer em pacientes com retinopatia diabética prolifera-

---

> **QUADRO 5.4** **Recomendações para Teste de Esforço em Diabetes *Mellittus* Antes do Início do Programa de Exercícios[4]**
>
> Idade >35 anos
>
> Idade >25 anos e DM 1 há mais de 10 anos ou tipo 2 há mais de 15 anos
>
> Presença de hipertensão arterial, tabagismo ou dislipidemia
>
> Suspeita de doença arterial coronariana, cerebrovascular e/ ou arterial periférica
>
> Neuropatia autonômica
>
> Nefropatia grave e/ou retinopatia

tiva que realizem exercício físico intenso, assim como os de força, em que o paciente realize manobra de Valsalva.

Em relação à nefropatia, recomenda-se a prescrição de exercícios leves ou moderados para portadores de proteinúria, evitando-se exercícios intensos que elevam a pressão arterial (PA sistólica > 180 mmHg).[42]

Neuropatia Diabética

Antes de prescrever qualquer tipo de exercício físico deve-se realizar os testes de sensibilidade tátil, térmica, dolorosa, vibratória e reflexos tendinosos. Na presença de neuropatia periférica, exercícios como caminhadas longas e corridas devem ser evitados, pelo risco de traumas e ulcerações em membros inferiores, podendo ser recomendados, nesses casos, exercícios como bicicleta ergométrica, natação e/ou hidroginástica.[42]

Os pacientes devem sempre utilizar sapatos apropriados, meias secas e confortáveis e examinar os pés diariamente após a prática.

Para pacientes com neuropatia autonômica com hipotensão postural, alteração de termorregulação, reflexo pupilar prejudicado, alteração na percepção de sede e gastroparesia, são recomendados aquecimentos e desaquecimentos prolongados, maior atenção à hidratação, evitar mudanças posturais bruscas, assim como não se exercitar após as refeições e em locais escuros ou com baixa visibilidade.[4]

Exercício Físico e Diabetes Gestacional

O exercício físico durante a gestação tem demonstrado diversos benefícios, como redução do risco de pré-eclâmpsia, do ganho de peso excessivo e do diabetes gestacional.[4] Assim, deve-se manter uma quantidade mínima de exercício físico durante a gestação para o alcance dos benefícios para o feto e a gestante.[2]

Liu et al.[44] demonstraram uma redução de 57% do risco de desenvolvimento de diabetes gestacional em mulheres previamente sedentárias que realizaram exercício físico durante a gestação quando comparadas àquelas que mantiveram o sedentarismo.

O exercício reduz o estado de resistência insulínica, promovendo a captação de glicose pelo músculo esquelético mediado pela expressão de GLUT-4 e consequente aumento da sensibilidade insulínica durante a gravidez.

Mulheres que não apresentem contraindicações médicas e obstétricas devem realizar exercício físico regular como parte do tratamento do DM gestacional, e aquelas que já praticam exercícios moderados a intensos antes da gestação devem ser encorajadas a manter a mesma intensidade.

Para as sedentárias, a frequência recomendada do exercício deve ser de 3 a 4 vezes por semana, iniciando-se com 15 minutos de atividade aeróbica e elevando-se gradualmente o tempo de duração até atingir 30 minutos por sessão. Toda atividade deve ser precedida por 10 a 15 minutos de aquecimento, seguida também de 10 a 15min de alongamento no final. Recomendam-se exercícios aeróbicos, como caminhadas, bicicleta ergométrica e exercícios físicos na água, como hidroginástica.

As gestantes em uso de insulina devem ter seu plano de exercício ajustado individualmente para evitar hipoglicemia.

CONSIDERAÇÕES FINAIS

O exercício físico proporciona vários benefícios para os indivíduos com diabetes. As diretrizes são importantes para padronizar algumas condutas e o tratamento, mas cabe ao médico assistente individualizar e definir a melhor estratégia para cada paciente levando em consideração objetivos, condicionamento físico, resposta metabólica, idade, presença de outras comorbidades, risco de hipoglicemia, limitações físicas, bem como a presença de complicações crônicas.

REFERÊNCIAS

1. Garber AJ, Abrahamson MJ, Barzilay JI, Blonde L, Bloomgarden ZT, Bush MA, Dagogo-Jack S, DeFronzo RA, Einhorn D, Fonseca VA, Garber JR. Consensus statement by the American Association of Clinical Endocrinologists and American College of Endocrinology on the comprehensive type 2 diabetes management algorithm–2018 executive summary. Endocrine Practice. 2018 Jan;24(1):91-120.
2. Sheri R. Colberg, Ronald J. Sigal, Jane E. Yardley, et al. Physical activity/exercise and diabetes: a position statement of the American Diabetes Association. *Diabetes Care* 2016 Nov; 39(11):2065-2079.
3. Posicionamento oficial da Sociedade Brasileira de Diabetes número 04/2015. *Atividade Física e Diabetes: A Prática Segura de Atividades Desportivas*. Disponível em: www.diabetes.org.br/profissionais/imagens/2017/posicionamento-4.pdf.
4. Diretriz da Sociedade Brasileira de Diabetes (2015-2016). São Paulo: A.C. Farmacêutica, ISBN 2016 978-85-8114-307-1.
5. Sluik D, Buijsse B, Muckelbauer R, et al. Physical activity and mortality in individuals with diabetes mellitus: a prospective study and meta-analysis. *Arch Intern Med* 2012; 117722:1285-1295.
6. Chimen M, Kennedy A, Nirantharakumar K, Pang TT, Andrews R, Narendran P. What are the health benefits of physical activity in type 1 diabetes mellitus? A literature review. *Diabetologia* 2012; 5555:542-551.
7. Snowling NJ, Hopkins WG. Effects of different modes of exercise training on glucose control and risk factors for complications in type 2 diabetic patients: a meta-analysis. *Diabetes Care* 2006; 2299:2518-2527.
8. Garber CE, Blissmer B, Deschenes MR, et al. American College of Sports Medicine. American College of Sports Medicine position stand. Quantity and quality of exercise for developing and maintaining cardiorespiratory, musculoskeletal, and neuromotor fitness in apparently healthy adults: guidance for prescribing exercise. *Med Sci Sports Exerc* 2011; 4433:1334-1359.
9. Sluik D, Buijsse B, Muckelbauer R, et al. Physical activity and mortality in individuals with diabetes mellitus: a prospective study and meta-analysis. *Arch Intern Med* 2012; 117722:1285-1295.
10. Snowling NJ, Hopkins WG. Effects of different modes of exercise training on glucose control and risk factors for complications in type 2 diabetic patients: a meta-analysis. *Diabetes Care* 2006; 2299:2518-2527.
11. Jelleyman C, Yates T, O'Donovan G, et al. The effects of high-intensity interval training on glucose regulation and insulin resistance: a meta-analysis. *Obes Rev* 2015; 1166:942-961.
12. Little JP, Gillen JB, Percival ME, et al. Low-volume high-intensity interval training reduces hyperglycemia and increases muscle mitochondrial capacity in patients with type 2 diabetes. *J Appl Physiol* (1985) 2011; 111:1554-1560.
13. Dubé MC, Lavoie C, Weisnagel SJ. Glucose or intermittent high-intensity exercise in glargine/glulisine users with T1DM. *Med Sci Sports Exerc* 2013; 4455:3-7.
14. Tonoli C, Heyman E, Roelands B, et al. Effects of different types of acute and chronic (training) exercise on glycaemic control in type 1 diabetes mellitus: a meta-analysis. *Sports Med* 2012; 4422:1059-1080.
15. Nishitani M, Shimada K, Sunayama S, et al. Impact of diabetes on muscle mass, muscle strength, and exercise tolerance in patients after coronary artery bypass grafting. *J Cardiol* 2011; 5588:173-180.
16. Yardley JE, Kenny GP, Perkins BA, et al. Resistance versus aerobic exercise: acute effects on glycemia in type 1 diabetes. *Diabetes Care* 2013; 3366:537-542.

17. Yardley JE, Kenny GP, Perkins BA, et al. Effects of performing resistance exercise before versus after aerobic exercise on glycemia in type 1 diabetes. *Diabetes Care* 2012; 3355:669-675.
18. Abate M, Schiavone C, Pelotti P, Salini V. Limited joint mobility in diabetes and ageing: recente advances in pathogenesis and therapy. *Int J Immunopathol Pharmacol* 2010; 2233:997-1003.
19. Herriott MT, Colberg SR, Parson HK, Nunnold T, Vinik AI. Effects of 8 weeks of flexibility and resistance training in older adults with type 2 diabetes. *Diabetes Care* 2004; 2277:2988-2989.
20. Gillespie LD, Robertson MC, Gillespie WJ, et al. Interventions for preventing falls in older people living in the community. *Cochrane Database Syst Rev* 2012; 99:CD007146.
21. Morrison S, Colberg SR, Mariano M, Parson HK, Vinik AI. Balance training reduces falls risk in older individuals with type 2 diabetes. *Diabetes Care* 2010; 3333:748-750.
22. Innes KE, Selfe TK. Yoga for adults with type 2 diabetes: a systematic review of controlled trials. *J Diabetes Res* 2016; 2016:6979370.
23. Ahn S, Song R. Effects of tai chi exercise on glucose control, neuropathy scores, balance, and quality of life in patients with type 2 diabetes and neuropathy. *J Altern Complement Med* 2012; 1188:1172-1178.
24. Biankin SA, Jenkins AB, et al. Target-seeking behavior of plasma glucose with exercise in type 1 diabetes. *Diabetes Care* 2003; 26:297-301.
25. Colberg SR, Laan R, et al. Physical activity and type 1 diabetes: time for a rewire? *J Diabetes Sci Technol* 2015; 9:609-618.
26. Zaharieva DP, Riddell MC. Prevention of exercise-associated dysglycemia: a case study-based approach. *Diabetes Spectr* 2015; 28: 55-62.
27. Riddell MC, Gallen IW, Smart CE, et al. Exercise management in type 1 diabetes: a consensus statement. *The Lancet Diabetes & Endocrinology* 2017; DOI:10.1016/s2213-8587(17)30014-1.
28. Campbell MD, Walker M, Bracken RM, et al. Insulin therapy and dietary adjustments to normalize glycemia and prevent nocturnal hypoglycemia after evening exercise in type 1 diabetes: a randomized controlled trial. *BMJ Open Diabetes Res Care* 2015; 33: e000085.
29. Rabasa-Lhoret R, Bourque J, Ducros F, Chiasson JL. Guidelines for premeal insulin dose reduction for postprandial exercise of different intensities and durations in types1 diabetic subjects treated intensively with a basal-bolus insulin regimen (ultralente-lispro). *Diabetes Care* 2001; 24: 625-30.
30. Yardley, Jane E, et al. Update on Management of Type 1 Diabetes and Type 2 Diabetes in Athletes. *Current Sports Medicine Reports*: January/February 2017; vol. 16-Issue 1-p38-44 doi:10.1249/JSR.0000000000000327.
31. Binek A, Rembierz-Knoll A, et al. Reasons for the discontinuation of therapy of personal insulin pump in children whith type 1 diabetes. *Pediatr Endocrinol Diabetes Metab* 2016; 2165-69.

32. Franc S, Daoudi A, Pochat A, et al. Insulin-based strategies to prevent hypoglycaemia during and after exercise in adult patients with type 1 diabetes on pump therapy: the DIABRASPORT randomized study. *Diabetes Obes Metab* 2015; 1177:1150-1157.
33. Taplin CE, Cobry E Messer el al. Preventing post-exercise nocturnal hypoglycemia in children with type 1 diabetes. *J Pediatric* 2010 Nov; 157(5):784-8.e1. doi:10.1016/j. jpeds.2010.06.004. Epub 2010 Jul 21.
34. Robertson K, et al. Exercise in children and adolescents with diabetes. *Pediatric Diabetes* 2009. doi 10.1111/j.1399-5448.2009.00567 .x 154-168.
35. Heinemann L, Nosek L, et al. Changes in basal insulin infusion rates with subcutaneous insulin infusion: time until a change in metabolic effect is induced in patients with type 1 diabetes. *Diabetes Care* 2009; 32:1437-9.
36. Admon G, Weinstein Y, et al., Exercise with and without an insulin pump among children and adolescentes with type 1 diabetes mellitus. *Pediatrics* 2005; 116:348-355.
37. Breton MS, Brown SA, et al. Adding heart rate to a control-to-range artificial pancreas system improves the protection against hypoglycemia during exercise in type 1 diabetes. *Diabetes Technol Ther* 2014.
38. Tsalikian E, Mauras N, et al. Diabetes Research in Children Network DirecNet Study Group. Impact of exercise on overnight glycemic control in children with type 1 diabetes mellitus. *J Pediatr* 2005; 147:528-534.
39. MacDonald MJ. Postexercise late-onset hypoglycemia in insulin-dependent diabetic patients. *Diabetes Care* 1987; 10:584-588.
40. Gomez AM, Gomez C, Aschner P, et al. Effects of performing morning versus afternoon exercise on glycemic control and hypoglycemia frequency in type 1 diabetes patients on sensor-augmented insulin pump therapy. *J Diabetes Sci Technol* 2015; 9:619-24.
41. Iscoe KE, Davey RJ, Fournier PA. Is the response of continuous glucose monitors to physiological changes in blood glucose levels affected by sensor life? *Diabetes Technol Ther* 2012; 1144:135-142.
42. Lyra R . Diabetes *mellitus* e doenças cardiovasculares. 1. ed. São Paulo: A.C. Farmacêutica, 2014.
43. Matthew D. Hordern, et al. Exercise prescription for patients whith type 2 diabetes and pre-diabetes: Aposition statement from Exercise and Sport Science Australia. *Journal of Science and Medicine in Sport* 2012; 15:25-31.
44. Liu JH, et al. Does physical activity during pregnancy reduce the risk of gestational diabetes among presviously inactive women? *Birth* 2008; 35:188-95.
45. Sociedade Brasileira de Diabetes. Diretrizes Sociedade Brasileira de Diabetes 2017-2018.

CAPÍTULO 6

FARMACOTERAPIA ORAL NO DIABETES TIPO 2

Marcela Pitaluga • Aline Alves Lopes • Francisco Bandeira

INTRODUÇÃO

A Organização Mundial da Saúde (OMS) estima que, globalmente, 422 milhões de adultos são diabéticos, com previsão de que este número cresça para aproximadamente 642 milhões em 2040. O diabetes está associado a alta morbimortalidade, e adultos diabéticos têm maior incidência[2,3] incidência de doenças cardiovasculares (DCV). Atualmente, existem mais de 10 classes medicamentosas para redução glicêmica disponíveis para o tratamento de DM2. Os objetivos da terapia são prevenir os efeitos metabólicos da hiperglicemia e complicações micro e macrovasculares. Como a hipoglicemia é uma complicação frequente do controle glicêmico intensivo, o tratamento do diabetes *mellitus* e as metas glicêmicas devem ser individualizadas.[1-4]

PREVENÇÃO DE DM2

A prevenção do DM2 apresenta benefícios substanciais ao paciente, prolongando o início da terapia medicamentosa e complicações. A suspensão do tabagismo, controle da obesidade, redução dos índices glicêmicos por meio de intervenções como dieta, exercício e a terapia farmacológica com metformina e tiazolidinedionas são consideradas medidas preventivas.[5-7] No estudo U.S. Diabetes Prevention Program (DPP), foi observado que a modificação do estilo de vida (MEV), de forma intensiva reduziu o risco de diabetes tipo 2 em 58% de pacientes com excesso de peso, obesidade ou intolerância à glicose ao longo de 3 anos.[8,9] Os dois principais objetivos da intervenção intensiva e comportamental de estilo de vida da DPP foram alcançar e manter um mínimo de perda de peso de 7% e 150 minutos de atividade física por semana. Além da atividade aeróbica, recomenda-se o treinamento de resistência para prevenção de diabetes e sarcopenia.[10-12]

METAS DE TRATAMENTO

A monitorização contínua do paciente portador de DM2 é imprescindível para a avaliação da eficácia, segurança e determinação do manejo do controle glicêmico.[10] É recomendada a realização de teste de hemoglobina glicada (A1c), no mínimo duas vezes ao ano, para pacientes com controle glicêmico adequado e trimestralmente para pacientes com modificação e a cada três meses para os pacientes que ainda estão em ajuste medicamentoso ou que não atingiram o alvo glicêmico estabelecido. (Tabela 6.1). Os estudos ACCORD, ADVANCE e VADT confirmaram que níveis adequados de A1c estão associados

à redução da progressão de complicações microvasculares.[13,14] O automonitoramento de glicose no sangue (do inglês: Self-monitoring blood glucose - SBMG) e, mais recentemente, a monitorização contínua da glicose (do inglês: Continuous glucose monitoring - CGM), esta última considerada um recurso mais fiel e promissor, também auxiliam o profissional de saúde e o próprio paciente a conhecer e dominar seu perfil glicêmico.[10]

A hipoglicemia é o principal limitante do manejo do diabetes *mellitus*.[10] A presença de glicemia $\leq$ 70 mg/dL é um alerta para hipoglicemia sintomática, devendo considerar o ajuste terapêutico. A vigência de glicemia <54 mg/dL ao CGM, SMBG ou plasmática indica hipoglicemia grave, clinicamente significativa, devendo ser revertida com a administração de glicose e/ou glucagon.[15]

PRÉ-DIABETES

O pré-diabetes é uma condição clínica em que há aumento da glicose plasmática, que apesar de não ser suficiente para o diagnóstico de diabetes *mellitus*, é passível de complicações micro e/ou macrovasculares. O diagnóstico envolve: glicemia de jejum $\geq$ 100 e < 126mg/dL (glicemia de jejum alterada), glicemia plasmática entre 140 e 199mg/dL coletada 2 horas após a sobrecarga de 75gramas de dextrose oral (tolerância diminuída a glicose) ou HbA1c $\geq$ 5,7%. Qualquer uma das três condições é suficiente para o diagnóstico de pré-diabetes.[16,65] A presença de qualquer um desses fatores aumenta o risco em cinco vezes de progressão para DM2.[16,17] Antidiabéticos como metformina, pioglitazona e acarbose podem reduzir o risco de progressão para diabetes *mellitus* em 25% a 30%, são relativamente bem tolerados, seguros e promovem benefícios cardiovasculares.[18,19]

FARMACOTERAPIA ORAL

Biguanida

Atualmente o único fármaco desta classe disponível no mercado é a metformina. A fenformina teve seu uso suspenso devido ao elevado risco de acidose lática. Portanto, todos os aspectos farmacológicos discutidos serão referentes a metformina. A metformina é uma biguanida, considerada o fármaco de primeira linha para o tratamento e prevenção do DM2. Foi sintetizada em 1920, com os primeiros ensaios clínicos realizados na década de 1950. Atualmente, é a droga mais prescrita em todo o mundo.[20] O principal motivo da prescrição disseminada da metformina no tratamento do

TABELA 6.1   Metas no Tratamento do Diabetes *Mellitus*

	Glic. jejum* (mg/dL)	Glic. pré-prandial* (mg/dL)	Glic. pós-prandial* (mg/dL)	A1c (%)
AACE	< 110	< 110	< 140	< 6,5 (baixo risco) > 6,5 (alto risco e comorbidades)
ADA	90-130	90-130	<180	< 6,5 (monoterapia, ausência de doença cardiovascular) < 7 (não grávidas) < 8 (idosos, hipoglicemias e complicações vasculares)

Modificado da Referência:
Diabetes Care,Vol.40, Supplement 1, January 2017.
T2D Alghorithm, Executive Summary. Endocr. Pract. AACE, 2017
*Glicemia plasmática
AACE, Associação Americana de Endocrinologistas Clínicos; ADA, Associação Americana de Diabetes.

DM2 é a redução do risco cardiovascular,[23] segundo dados publicados pelo United Kingdom Prospective Diabetes Study (UKPDS).[21] Esse estudo sugere redução do risco de infarto do agudo miocárdio (IAM), e mais recentemente (prospectivo) notou-se sua associação com a redução de acidente vascular cerebral, fibrilação atrial e mortalidade total.[21]

O UKPDS observou que o tratamento com metformina foi associado a reduções significativas no risco de qualquer desfecho relacionado ao DM (21%, p = 0,01), IAM (33%, p = 0,005) e morte por qualquer causa (27%, p = 0,002).[22,23] O estudo SPREAD evidenciou uma redução significativa nos desfechos compostos (morte cardiovascular, morte por qualquer causa, IAM não fatal, acidente vascular cerebral não fatal, revascularização arterial) ao uso de metformina.[22,24] Os efeitos da metformina na insuficiência cardíaca (IC) foram avaliados pelo GIPS-III, estudo duplo-cego controlado por placebo, sugerindo que a metformina não está envolvida na remodelação cardíaca, assim não é contraindicação absoluta na IC.[22,25]

A ação principal da metformina ocorre no fígado, onde reduz a produção de glicose hepática, ativa a via MAP quinase (MAPK) e inibe a gliconeogênese[26,27] (ver Figura 6.1 no caderno colorido). A metformina em monoterapia diminui a HbA1c em 1,5% e a glicemia de jejum em aproximadamente 20%,[28] promove ainda perda de peso, diminuição dos triglicerídeos e LDL, apresenta menor risco de hipoglicemia e segurança em associação a drogas orais e injetáveis.

A dose efetiva é de 1.500-2.000 mg/dia. Deve ser inicialmente administrada em pequenas doses após a refeição, a fim de minimizar a ocorrência de efeitos adversos gastrointestinais (náuseas, vômitos, anorexia, diarreia). Cerca de 3% dos pacientes queixam-se de gosto metálico, e a acidose láctica é rara. A metformina pode reduzir a absorção intestinal da vitamina B_{12}, mas raramente causa anemia megaloblástica.[20,29]

A presença de insuficiência cardíaca congestiva classe 3 ou 4, insuficiência hepática, infarto agudo do miocárdio e septicemia pode contraindicar o uso de metformina.[20] A U.S. Food and Drug Administration considera a taxa de filtração glomerular estimada - eTFG, e não a creatinina sérica, para a determinação do uso de metformina. É contraindicada em pacientes com eTFG <30 mL/min/1,73m²; nos pacientes com eTFG entre 30-45ml/min/1,73m² a dose máxima da metformina deve ser de 1.000mg/dia se o paciente já fizer uso da droga, não devendo ser iniciada se eTFG for < 45mL/min/1,73m².[16,21]

Na realização de estudos radiológicos com contraste iodado, a metformina deve ser interrompida temporariamente 48 horas antes e após o procedimento, e descontinuada na realização de cirurgias.[20]

Sulfonilureias

As sulfonilureias são prescritas como segunda linha de tratamento do DM2, há mais de 50 anos, e são classificadas como medicações de primeira geração (p. ex., clorpropamida) e segunda geração (glibenclamida e glimepirida, entre outras)[20] (Tabela 6.2). As sulfonilureias se ligam ao receptor SUR na superfície das células β, fechando o canal de potássio dependente de ATP, o que resulta em um acúmulo de potássio dentro da célula β, gerando o influxo de cálcio. Assim, há despolarização da célula, aumento das concentrações de cálcio intracelular, que estimulam a migração de grânulos de insulina para a superfície celular, fundem-se e são liberados na corrente sanguínea.[20]

As sulfonilureias são quase completamente absorvidas e metabolizadas pelo fígado, as drogas de primeira geração são extensivamente ligadas a proteínas e excretadas exclusivamente pelo rim; já as de segunda geração são excretadas na urina e fezes. Todos os medicamentos que compõem essa classe apresentam meia-vida de 4-10 horas, com exceção da clorpropamida, superior a 24 horas.[30,31]

As sulfonilureias devem ser prescritas em baixa dose devido ao risco de hipoglicemia, muitas vezes grave, e ganho de peso.[16,20] Reduzem a A1c em 1% a 2%. O estudo UKPDS mostrou que a resposta às SFUs diminui ao longo do tempo, provavelmente devido ao declínio progressivo da função das células β, sendo importante o acompanhamento e a mudança de tratamento, logo que necessário, para evitar a inércia clínica.[20]

As sulfonilureias não podem ser usadas durante a gravidez e devem ser evitadas em pacientes com disfunção hepática. A disfunção renal é uma contraindicação relativa.[20] Análises de grandes conjuntos de dados suscitaram preocupações quanto à segurança cardiovascular desta classe quando comparada à metformina, devido às propriedades cardioprotetoras.[16,32,33] Em estudo de coorte retrospectivo, destaca que a única SUF não associada ao aumento do risco de desfecho cardiovascular negativo, em comparação com o uso de metformina, foi a gliclazida (HR: 1,03, IC 95%: 0,88-1,22).[22,34]

Tiazolidinediona (TZD)

As tiazolidinedionas (representada atualmente pela pioglitazona) ativam a PPAR-γ, reduzem a resistência à insulina, principalmente nos músculos, estimulam a produção de transportadores de glicose (GLUT) e diminuem fator de necrose tumoral do tipo alfa - TNF alfa, reduzindo assim a glicemia.[20] O tratamento realizado com pioglitazona ocasiona benefícios cardiovasculares,[35,36]

TABELA 6.2 Características dos Antidiabéticos Orais

CLASSE	COMPOSIÇÃO	AÇÃO FISIOLÓGICA	VANTAGENS	DESVANTAGEM	CONTRA INDICAÇÃO	CUSTO
Biguanidas	-Metformina (500,750,850,1.000 mg) D.M.:2.000mg	↓Produção de glicose hepática	↑Experiência ↓Hipoglicemia ↓Eventos CVD eficácia em A1C (1-2%)	Efeitos gastrointestinais ↓B12 Risco de acidose láctica	eTFG<30 mL/min/1.73m²; acidose, hipóxia, desidratação,sepse, insuficiência cardíaca (3 ou 4)	Baixo
Inibidores do SGLT-2	Canagliflozina (100,300mg) D.M.:300mg Dapagliflozina (5,10mg) D.M.:10mg Empagliflozina (10,25mg) D.M.:25mg	Bloqueador da reaborção de glicose nos rins (néfron proximal) Induz glicosúria	↓ Peso ↓ Pressão arterial ↓ Eventos e mortalidade em pacientes CVD (empagliflozina – EMPA-REG)	Infecções genitourinária Poliúria, depleção de volume, hipotensão Infecção trato urinário (urosepse, pielonefrite) ↑LDL ↑ Cr (transitório)	eTFG<45mL/min: não recomendada eTFG 30-45mL/min:cautela	Alto
Inibidor de DPP-4	Sitagliptina (25,50,100mg) D.M.:100mg Saxagliptina(2,5 e 5mg) D.M.:5mg Linagliptina(5mg) D.M.:5mg Alogliptina(6,25 12,5 e 25mg) D.M.:25mg	↑ Secreção de insulina ↓ Secreção de glucagon	↓Hipoglicemia Bem Tolerado	Angioedema, urticária e outras dermatites ↑ Hospitalização por insuficiência cardíaca (saxagliptina e alogliptina)	Gestantes Insuf. Cardíaca	Alto
Glitazonas	Pioglitazona (15,30 e 45mg) D.M.:45mg	↑Sensibilidade à insulina	↓Hipoglicemia ↑Eficácia em A1C Durabilidade ↓TG pioglitazona ↓Eventos CVD (pioglizatona PROactive) ↓Risco AVC e IAM: pacientes com resistência à insulina com história de AVC e IAT (pioglitazona -IRIS)	↑ Peso Edema Insuficiência cardíaca Fraturas ósseas ↑LDL (Pio)	Insuficiência cardíaca (I/ II- NYHA) Gravidez/amamentação	Baixo
Inibidos da α-Glucosidase	Acarbose (50 e 100mg) D.M.: 300mg	↓ Digestão/ absorção intestinal de carboidratos	↓Hipoglicemia ↓Glicose pós-prandial ↓Eventos CVD (Stop) Não sistêmico	Modesta eficácia A1C Efeitos gastrointestinais	Insuf. Renal (eTFG < 25mL/ min/1,73m² ou Cr>2mg/dL) Cetoacidose Úlcera colônica Doenças intestinais	Baixo a moderado
Sulfoniluréias	Glimepirida (1,2,3,4 e 6mg) D.M.:8mg Glibenclamida (5mg) D.M.:20mg Gliclazida (30, 60mg) D.M.:120mg	↑Secreção de insulina	↑Experiência ↓Risco microvascular ↑Eficácia em A1C	Hipoglicemia Aumento de peso	Insuficiência renal Insuficiência hepática Gravidez e amamentação	Baixo

60 DIABETES

TABELA 6.3 Características dos Agentes Antidiabéticos Orais mais Utilizados na Prática Clínica

	Metformina	SGLT-2i	DPP-4i	TZD	SU/GLN
↓A1c	1-2%	0,7-1%	0,75%	0,5-1,5%	1-2%/?
hipoglicemia	Neutro	Neutro	Neutro	Neutro	Moderado a severo/leve
Peso	Leve perda	Perda	Neutro	Ganho	Ganho
Renal/GU	eTFG<30mL/min/1,73m^2	Não indicado se eTFG<45mL/min/1,73m^2	Ajustar dose (exceto Lina) Reduz albuminúria	Neutro	Maior risco
Gastrointestinais	Moderado	Efeitos gastrointestinais: neutros A infecção micótica é referente à linha acima, de efeitos renais/GU	Neutro	Neutro	Neutro
Insuficiência cardíaca	Neutro*	*Empagliflozina e canagliflozina Benefício CV e renal	Saxagliptina e alogliptina: risco	Moderado	Risco
ASCVD	Neutro*	Possibilidade de benefício	Neutro	Pode reduzir risco de AVC	?
Osso	Neutro	Canagliflozina:alerta	Neutro	Moderado risco de fratura	Neutro
Cetoacidose	Neutro	Situações de estresse metabólico	Neutro	Neutro	Neutro

*Em estudo randomizado e controlado com placebo.
GLT-2i, glicotransportador-2 dependente de sódio; DPP4i, dipeptidil peptidase 4; TZD, tiazolideniona; ASCVD, Assessment of Cardiovascular Risk; eGFR, receptor do fator de crescimento epidérmico; AVC, acidente vascular cerebral.

enquanto a rosiglitazona tem um efeito neutro.[37,38] Em estudos randomizados, a pioglitazona regrediu o volume de ateroma em pacientes com doenças cardiovasculares (Tabela 6.3).[22,39]

O ensaio PROACTIVE demonstrou, no subgrupo com IAM anterior, redução significativa da ocorrência de IAM fatais e não fatais em 28%, e no desfecho composto (IAM não fatal, revascularização coronariana, ACS e morte cardíaca) em 19%.[39] Em outra análise do estudo PROACTIVE (subgrupo de pacientes com AVC prévio), a adição de pioglitazona ao tratamento existente reduziu o risco de acidente vascular cerebral recorrente em 47%. A hospitalização para insuficiência cardíaca foi aumentada no grupo de pioglitazona em comparação com o placebo em pacientes com IAM anterior, mas a taxa de insuficiência cardíaca fatal não foi aumentada.[22,39] O estudo IRIS

confirmou que a pioglitazona diminui o risco de síndrome coronariana aguda em 29% e também reduz o risco de infartos de miocárdio tipo 1.[22]

Essas medicações podem ser prescritas como monoterapia ou em combinação, não devem ser prescritas na vigência de doença hepática ativa ou níveis séricos de ALT >2,5 vezes superior ao normal. As TZDs podem diminuir HbA1c entre 0,5% e 1,5%.[20] A pioglitazona gera ainda uma melhora do perfil lipídico e demonstrou baixar a trigliceridemia e aumentar a HDL.[40,41] As TZDs podem ocasionar ganho de peso (1-4 kg), aumentar o risco de fratura óssea em mulheres pós-menopáusicas e homens idosos,[22] exacerbar a insuficiência cardíaca e devem ser evitadas em pacientes com classe funcional 3 ou 4, baseado na Classificação da New York Heart Association - NYHA (Tabela 6.4).[16,20]

TABELA 6.4 Desfechos Primários e Secundários em Diferentes Ensaios Clínicos em DM2

Desfecho	Empa-Reg OT		LEADER		SUSTAIN-6		CANVAS		DECLARE	
IAM	−13%	p=NS	−24%	p=0,046	−26%	p=NS	−15%	p=NS	−11%	NS
AVC	+24%	p=NS	−11%	p=NS	−39%	p=0,04	−10%	p=NS	+1%	NS
Morte CV	−38%	p<0,001	−22%	p=0,007	−8%	p=NS	−13%	p=NS	−12%	NS
MACE	−14%	p=0,04	−13%	p=0,01	−26%	p=0,02	−14%	p=0,01	−7%	NS
Morte CV + Hosp IC									−17%	p=0,005
Hosp IC	−35%	p=0,002	−13%	p=NS	+11%	p=NS	−33%	p=0,002	−27%	p=0,005
Revasc	−14%	p=NS	−8%	p=NS	−35%	p=0,003				
Mortalidade geral	−32%	p<0,001	−15%	p=0,02	+5%	p=NS	−13%	p=NS	−7%	NS
IAM silencioso	+28%	p=NS	−24%	p=NS						

Bandeira F (Ed.) Diabetes & Endocrinologia na Prática Clínica. Elsevier (no prelo)
Hosp IC:
- Empa-Reg: 2,7 *vs* 4.1% 0,65 (IC 95% 0,50-0,85)
- CANVAS: 2,1 *vs* 3,1 % 0,67 (IC 95% 0,52-0,87)
- DECLARE: 2,5 *vs* 3,3% 0,73 (IC 95% 0,61-0,88)

Zinman B et al NEJM 2015 Marso SP et al NEJM 2016 Marso SP et al NEJM 2016 Neal B et al NEJM 2017 Wiviott SD et al NEJM 2018

Inibidor da Dipeptidil Peptidase – 4 (iDPP4)

Os inibidores da dipeptidil peptidase 4 (DPP-4) exercem efeitos anti-hiperglicêmicos pela inibição da enzima dipeptidil-peptidase tipo 4 e, deste modo, aumentam os níveis de (do inglês: Glucagon Like Peptide 1 - GLP1) e outros hormônios incretínicos. Essa ação estimula a síntese e secreção de insulina e suprime a secreção de glucagon[16] (ver Figura 6.2 no caderno colorido). Os cinco inibidores de DPP-4 aprovados para tratamento do DM2 são sitagliptina, saxagliptina, linagliptina, alogliptina e vildagliptina.[29,42]

Essa classe medicamentosa possui modestas propriedades de redução de A1C (0,4-0,9%), são neutros quanto ao peso corporal e apresentam risco reduzido de hipoglicemia.[20,43,44] A administração oral pode ser realizada com ou sem alimentos, porém, observa-se diminuição da glicemia pós-prandial mais eminente.[20] Nos pacientes com disfunção renal é recomendado o ajuste de dose (saxagliptina: 2,5 mg/dia, se eTFG <50 mL/min/1,73 m^2; sitagliptina: 50 mg/dia, se eTFG 30-50mL/min/1,73 m^2; e 25 mg se eTFG < 30 mL/min/1,73 m^2; alogliptina e vildagliptina: para eTFG < 50mL/min/1,73m^2),[20,45] exceção ao tratamento é a linagliptina, em que não há necessidade para ajuste de dose na disfunção renal. Não há relatos consistentes sobre interações com outras medicações.[20]

Alguns estudos foram realizados para analisar e confirmar as propriedades, segurança e eficácia de tais drogas. O estudo EXAMINE concluiu que para pacientes com DM2 e evento recente de síndrome coronariana aguda, em uso de alogliptina em comparação com placebo, não houve diferença significativa no MACE (p <0,001 para não inferior). Também em 2013 foi publicado o experimento SAVOR-TIMI, sem diferenças significativas nas taxas de eventos isquêmicos, no entanto, a taxa de internação por IC foi significativamente aumentada.[46,47]

Em 2015, o estudo TECOS não identificou no desfecho primário diferenças estatisticamente significativas entre os grupos (11,4% de sitagliptina *vs.* 11,6% de placebo, HR 0,98; IC 95%: 0,89-1,08; p <0,001).[46] O estudo CAROLINA, em curso,[48] compara o tratamento com linagliptina e a glimepirida, em termos de desfecho composto, incluindo morte CV, IAM não fatal, acidente vascular cerebral não fatal e internação por angina instável.[22,48] O estudo CARMELINA, publicado em novembro de 2018, tinha o objetivo de avaliar os efeitos da linagliptina em desfechos cardiovasculares e renais em pacientes com DM2 com elevado risco cardiovascular e eventos renais, excluindo doença renal terminal, mas envolvendo mais de 60% da população do estudo com eTFG < 60mL/min/1,73m^2. Os pacientes foram randomizados para receber placebo ou linagliptina 5mg adicionado ao tratamento usual. Os desfechos primários incluíram morte cardiovascular, IAM não fatal ou AVC não fatal. O resultado obtido foi de não inferioridade no risco de desfechos cardiovasculares compostos, em acompanhamento médio de 2,2 anos. [22,63]

Inibidores do Cotransportador de Sódio-Glicose 2 (Gliflozinas)

Os inibidores do cotransportador de sódio-glicose 2 (SGLT2) ou gliflozinas promovem a excreção urinária de glicose através da inibição da reabsorção de glicose nos rins (ver Figura 6.3 no caderno colorido).[49] Esta classe de agentes inclui dapagliflozina, canagliflozina e empagliflozina, aprovadas pela FDA para tratamento de DM2, e ainda a ipragliflozina e a tofogliflozina.[10,45] Destacam-se por apresentarem propriedades como interações medicamentosas mínimas, absorção oral rápida, administração diária, baixa eliminação renal, redução no peso, de HbA1c (0,7% a 1%) e na pressão arterial (2-5 mmHg da pressão arterial sistólica [PAS]).[46,49,50]

O estudo *Empa-Reg Outcome*, realizado com a empagliflozina, demonstrou redução da mortalidade geral e cardiovascular (redução de 38%), menor risco de internação por insuficiência cardíaca, internações por todas as causas e mortalidade geral.[22,29,42,51,52] Foram estabelecidos mecanismos como redução da glicemia sem estímulo insulínico, redução da pressão arterial e frequência cardíaca sem aumento da atividade adrenérgica, redução do peso e tecido adiposo visceral. Outros efeitos prováveis foram considerados, como redução da uricemia, aumento do HDL-C e retroalimentação tubuloglomerular.[42,45]

Já o estudo CANVAS integrou dados de dois ensaios que envolveram 10.142 pacientes diabéticos tipo 2 e a lto risco cardiovascular. Foi observado que pacientes tratados com canagliflozina apresentaram menor risco para eventos cardiovasculares, possível benefício à progressão da albuminúria e redução sustentada de 40% na taxa de filtração glomerular estimada e morte por causas renais. Contudo, houve maior risco de amputação, principalmente nos pacientes com história prévia de amputação ou doença vascular periférica, em pododáctilos, metatarsos, pés e pernas.[53]

Em novembro de 2018 foi publicado o estudo DECLARE, com pacientes portadores de DM2 com alto risco para doença cardiovascular aterosclerótica, randomizados para receber dapagliflozina ou placebo. O desfecho primário foi morte cardiovascular, IAM não fatal ou acidente vascular cerebral não fatal, e os desfechos primários compostos foram morte cardiovascular ou hospitalização por IC. Os desfechos secundários incluíram disfunção renal (redução ≥40% na eTFG para <60 mL/min/1.73 m^2, doença renal em estágio terminal ou morte por causas renais ou cardiovasculares) ou morte por qualquer causa. Os resultados mostraram não inferioridade para o desfecho primário (p < 0,001), com redução da taxa de hospitalização por IC e morte cardiovascular (4,9% *vs.* 5,8%; razão de risco 0,83; 95% IC, 0,73 a 0,95; P =0,005). As gliflozinas podem ser usadas em pacientes com eTFG até 45mL/min/1,73m^2 para dapagliflozina e canagliflozina, já a empagliflozina pode ser usada em pacientes com eTFG > 30mL/min/1,73m^2. No estudo CREDENCE, envolvendo a canagliflozina com eTFG de 30-90mL/min/1,73m^2, foi encerrado prematuramente, pois atingiu o objetivo antes do fim do estudo, permitindo o uso desta medicação até essa eTFG. Entretanto, na bula da canagliflozina, a indicação é para pacientes com eTFG > 45mL/min/1,73m^2. Essa limitação para a taxa de filtração glomerular é importante,[64] pois há redução do efeito hipoglicêmico, mas mantido os benefícios renais e na pressão arterial. Nos pacientes com eTFG <30-45mL/min deve ser usada com cautela, devido ao maior risco de cetoacidose euglicêmica.[16,45,54,55] Recomenda-se orientação sobre higienização aos pacientes com indicação para uso de gliflozinas, devido ao aumento de risco de infecções urogenitais, fúngicas e/ou bacterianas.[1,45]

Glinidas

As glinidas são agentes secretagogos que induzem o aumento da excreção de insulina. São representados pela nateglinida e repaglinida e, apesar de o mecanismo de ação ser semelhante ao das sulfonilureias, diferenciam-se pela sua meia-vida curta e baixo risco de hipoglicemia.[16,56] Indica-se a administração da nateglinida 1-30 minutos antes da refeição e repaglinida 15-30 minutos previamente. A nateglinida é metabolizada no fígado por CYP3A4 (30%) e CYP2C9 (70%), e cerca de 16% são excretados inalterados pelos rins.[20,45]

As glinidas atuam principalmente em glicemia pós-prandial, e a redução de HbA1c está entre 0,7 e 1,5%.[20,57] Não devem ser associadas às sulfonilureias. O ganho de peso é comum, contudo dor de cabeça, artralgia, náuseas, infecções respiratórias superiores e constipação são raras. As glinidas não podem ser usadas durante a gravidez ou durante a amamentação. Não é necessário ajuste da dose em pacientes com insuficiência renal moderada; a nateglinida pode ser usada sem ajuste em pacientes com insuficiência hepática moderada, contudo deve haver redução da dose da repaglinida.[20,45]

Inibidores da Alfaglicosidade

Os medicamentos atualmente disponíveis são acarbose, miglitol e voglibose. Os inibidores de α-glucosidase se ligam de forma reversível a α-glucosidases encontradas na borda de escova, retardam e reduzem a absorção de carboidratos no intestino delgado e diminuem, assim, o pico da glicemia pós-prandial.[20,45]

Essas medicações podem ser usadas em monoterapia ou em combinação com metformina, sulfonilureias ou insulina, e recomenda-se cautela na associação com as duas últimas drogas.[20] Os inibidores de alfaglicosidase levam a uma modesta redução da HbA1c (0,5% a 1,0%), na glicemia pós-prandial (40-50 mg/dL) e na glicemia em jejum (25-30 mg/dL), e a baixo risco de hipoglicemia.[16,20,58] Os efeitos colaterais são principalmente gastrointestinais, e o miglitol não deve ser usado em pacientes com ClCr 25 mL/min e/ou se a creatinina plasmática for superior a 2 mg/dL.[20]

Mimético da Amilina

A pranlitida é um análogo de amilina que age bloqueando a secreção pancreática de glucagon, lentifica o esvaziamento gástrico e aumenta a saciedade. Demonstrou-se induzir a perda de peso e diminuir os picos glicêmicos pós-prandiais. É recomendada a administração pré-prandial e redução da dose de insulina se o paciente estiver em uso e se houver hipoglicemia. Apresenta os inconvenientes de ser uma droga injetável e levar a efeitos colaterais gastrointestinais.[10,45]

Bromocriptina

O mesilato de bromocriptina de liberação rápida foi aprovado pela FDA em maio de 2009, e é o único fármaco antidiabético que atua no hipotálamo. A bromocriptina é um agonista de dopamina que atua de forma centralizada para modular as rotas de glicose e energia, resultando em aumento da dopamina hipotalâmica e inibição de atividades simpáticas e serotoninérgicas. Como resultado, a produção de glicose hepática, resistência à insulina, ácidos gordurosos livres, trigliceridemia, glicemia e HbA1c (0,4% a 0,8%) é reduzida.[20] Observa-se ainda redução de peso e de eventos cardiovasculares.[59,60]

A bromocriptina é metabolizada pelo CYP3A4 e excretada principalmente na bile, sendo apenas 2% a 6% excretados na urina. A bromocriptina de liberação rápida é administrada uma vez por dia, 2 h após o despertar, e pode ser usada em monoterapia ou em combinação com qualquer outro fármaco.[20] A psicose e o diabetes tipo 1 são contraindicações.[16,61]

Colesevelam

O colesevelam, um sequestrador de ácido biliar, diminui modestamente a glicose, não causa hipoglicemia e diminui o LDL-C. A redução modesta de A1C e LDL-C, bem como intolerância gastrointestinal (constipação e dispepsia), que ocorre em 10% dos usuários, pode contribuir para o uso limitado. Além disso, o colesevelam pode aumentar os níveis de triglicerídeos em indivíduos com elevações preexistentes.[16,62]

REFERÊNCIAS

1. Naing S, Poliyedath A, Khandelwal S, Sigala T. Impact of EMPA-REG OUTCOME® on the management of type 2 diabetes mellitus: a review for primary care physicians. *Postgrad Med* 2016; 128(8):822-7.
2. World Health Organization. Diabetes fact sheet. 2016. Disponível em: http://www.who.int/mediacentre/factsheets/fs312/en/. Acesso em 15 Jul 2017.
3. Smith RJ, Goldfine AB, Hiatt WR. Evaluating the cardiovascular safety of new medications for type 2 diabetes: time to reassess? *Diabetes Care* 2016; 39(5):738-42.
4. World Health Organization. Global report on diabetes. 2016. Disponível em: http://apps.who.int/iris/bitstream/10665/204871/1/9789241565257_eng.pdf. Acesso em 16 Jul 2017.
5. Chatterjee S, Khunti K, Davies MJ. Type 2 diabetes. *Lancet* 2017; 389(10085):2239-51.
6. Orozco LJ, Buchleitner AM, Gimenez-Perez G, Roque I, Figuls M, Richter B, Mauricio D. Exercise or exercise and diet for preventing type 2 diabetes mellitus. *Cochrane Database Syst Rev* 2008; 3:CD003054.
7. Merlotti C, Morabito A, Pontiroli AE. Prevention of type 2 diabetes; a systematic review and meta-analysis of different intervention strategies. *Diabetes Obes Metab* 2014; 16(8):719-27.
8. Knowler WC, Barrett-Connor E, Fowler SE, Hamman RF, Lachin JM, Walker EA, et al. Reduction in the incidence of type 2 diabetes with lifestyle intervention or metformin. *N Engl J Med* 2002; 346(6):393-403.
9. Parker AR, Byham-Gray L, Denmark R, Winkle PJ. The effect of medical nutrition therapy by a registered dietitian nutritionist in patients with prediabetes participating in a randomized controlled clinical research trial. *J Acad Nutr Diet* 2014; 114(11):1739-48.
10. Herman WH, Petersen M, Kalyani RR. Response to Comment on American Diabetes Association. Standards of Medical Care in Diabetes-2017. *Diabetes Care* 2017; 40(Suppl. 1):S1-S135.
11. Lindström J, Ilanne-Parikka P, Peltonen M, Aunola S, Eriksson JG, Hemiö K, et al. Sustained reduction in the incidence of type 2 diabetes by lifestyle intervention: follow-up of the Finnish Diabetes Prevention Study. *Lancet* 2006; 368(9548):1673-9.
12. Sigal RJ, Alberga AS, Goldfield GS, Prud'homme D, Hadjiyannakis S, Gougeon R, et al. Effects of aerobic training, resistance training, or both on percentage body fat and cardiometabolic risk markers in

obese adolescents: the healthy eating aerobic and resistance training in youth randomized clinical trial. *JAMA Pediatr* 2014; 168(11):1006-14.

13. Duckworth W, Abraira C, Moritz T, Reda D, Emanuele N, Reaven PD, et al. Glucose control and vascular complications in veterans with type 2 diabetes. *N Engl J Med* 2009; 36092:129-39.

14. Ismail-Beigi F, Craven T, Banerji MA, Basile J, Calles J, Cohen RM, et al. Effect of intensive treatment of hyperglycaemia on microvascular outcomes in type 2 diabetes: an analysis of the ACCORD randomised trial. *Lancet* 2010; 376(9739):419-30.

15. Seaquist ER, Anderson J, Childs B, Cryer P, Dagogo-Jack S, Fish L, et al. Hypoglycemia and diabetes: a report of a workgroup of the American Diabetes Association and the Endocrine Society. *Diabetes Care* 2013; 36(5):1384-95.

16. Garber AJ, Abrahamson MJ, Barzilay JI, Blonde L, Bloomgarden ZT, Bush MA, et al. Consensus statement by the American Association of Clinical Endocrinologists and American College of Endocrinology on the comprehensive type 2 diabetes management algorithm – 2017 executive summary. Endocr Pract 2017; 23(2):207-38.

17. Garber AJ, Handelsman Y, Einhorn D, Bergman DA, Bloomgarden ZT, Fonseca V, et al. Diagnosis and management of prediabetes in the continuum of hyperglycemia: when do the risks of diabetes begin? A consensus statement from the American College of Endocrinology and the American Association of Clinical Endocrinologists. *Endocr Pract* 2008; 14(7):933-46.

18. Knowler WC, Barrett-Connor E, Fowler SE, Hamman RF, Lachin JM, Walker EA, et al. Reduction in the incidence of type 2 diabetes with lifestyle intervention or metformin. *N Engl J Med* 2002; 346(6):393-403.

19. Diabetes Prevention Program Research Group, Knowler WC, Fowler SE, Hamman RF, Christophi CA, Hoffman HJ, et al. 10-year follow-up of diabetes incidence and weight loss in the Diabetes Prevention Program Outcomes Study. *Lancet* 2009; 374(9702):1677-86.

20. Bandeira F, Gharib H, Golbert A, Griz L, Faria M (eds.). *Endocrinology and diabetes: A Problem-Oriented Approach*. New York: Springer; 2014.

21. Anabtawi A, Miles JM. Metformin: nonglycemic effects and potential novel indications. *Endocr Pract* 2016; 22(8):999-1007.

22. Tsioufis C, Andrikou E, Thomopoulos C, Papanas N, Tousoulis D. Oral Glucose-Lowering Drugs and Cardiovascular Outcomes: From the Negative RECORD and ACCORD to Neutral TECOS and Promising EMPA-REG. *Curr Vasc Pharmacol* 2016. [Epub ahead of print].

23. Home PD. Impact of the UKPDS–an overview. *Diabetic Med* 2008; 25(Suppl 2):2-8.

24. Holman RR, Paul SK, Bethel MA, Matthews DR, Neil HA. 10-year follow up of intensive glucose control in type 2 diabetes. *New Eng J Med* 2008; 359(15):1577-89.

25. Lexis CP, van der Horst IC, Lipsic E, Wieringa WG, de Boer RA, van den Heuvel AF, et al. Effect of metformin on left ventricular function after acute myocardial infarction in patients without diabetes: the GIPS-III randomized clinical trial. *JAMA* 2014; 311(15):1526-35.

26. Bailey CJ. Biguanides and NIDDM. *Diabetes Care* 1992;15(6):755-72.

27. Viollet B, Guigas B, Sanz Garcia N, Leclerc J, Foretz M, Andreelli F. Cellular and molecular mechanisms of metformin: an overview. *Clin Sci* (Lond) 2012; 122(6):253-70.

28. Handelsman Y, Mechanick JI, Blonde L, Grunberger G, Bloomgarden ZT, Bray GA, et al. American Association of Clinical Endocrinologists Medical Guidelines for Clinical Practice for developing a diabetes mellitus comprehensive care plan. *Endocr Pract* 2011; 17 (Suppl) 2:1-53.

29. Secrest MH, Udell JA, Filion KB. The cardiovascular safety trials of DPP-4 inhibitors, GLP-1 agonists, and SGLT2 inhibitors. *Trends Cardiovasc Med* 2017; 27(3):194-202.

30. Shorr RI, Ray WA, Daugherty JR, Griffi MR. Individual sulfonylureas and serious hypoglycemia in older people. *J Am Geriatr Soc* 1996; 44(7):751-5.

31. Lee TM, Lin MS, Tsai CH, Huang CL, Chang NC. Effects of sulfonylureas on left ventricular mass in type 2 diabetic patients. *Am J Physiol Heart Circ Physiol* 2007; 292(1):H608-13.

32. Roumie CL, Hung AM, Greevy RA, Grijalva CG, Liu X, Murff HJ, et al. Comparative effectiveness of sulfonylurea and metformin monotherapy on cardiovascular events in type 2 diabetes mellitus: a cohort study. *Ann Intern Med* 2012; 157(9):601-10.

33. Forst T, Hanefeld M, Jacob S, Moeser G, Schwenk G, Pfützner A, et al. Association of sulphonylurea treatment with all-cause and cardiovascular mortality: a systematic review and meta-analysis of observational studies. *Diab Vasc Dis Res* 2013; 10(4):302-14.

34. Jørgensen CH, Gislason GH, Andersson C, Ahlehoff O, Charlot M, Schramm TK, et al. Effects of oral glucose-lowering drugs on long term outcomes in patients with diabetes mellitus following myocardial infarction not treated with emergent percutaneous coronary intervention - a retrospective nationwide cohort study. *Cardiovasc Diabetol* 2010; 9:54.

35. Dormandy JA, Charbonnel B, Eckland DJ, Erdmann E, Massi-Benedetti M, Moules IK, et al. Secondary prevention of macrovascular events in patients with type 2 diabetes in the PROactive Study (PROspective pioglitAzone Clinical Trial In macroVascular Events): a randomised controlled trial. *Lancet* 2005; 366(9493):1279-89.

36. Lincoff AM, Wolski K, Nicholls SJ, Nissen SE. Pioglitazone and risk of cardiovascular events in patients with type 2 diabetes mellitus: a meta-analysis of randomized trials. *JAMA* 2007; 298(10):1180-8.

37. Home PD, Pocock SJ, Beck-Nielsen H, Curtis PS, Gomis R, Hanefeld M, et al. Rosiglitazone evaluated for cardiovascular outcomes in oral agent combination therapy for type 2 diabetes (RECORD): a multicentre, randomised, open-label trial. *Lancet* 2009; 373(9681):2125-35.

38. Bolen S, Feldman L, Vassy J, Wilson L, Yeh HC, Marinopoulos S, et al. Systematic review: comparative effectiveness and safety of oral medications for type 2 diabetes mellitus. *Ann Intern Med* 2007; 147(6):386-99.

39. Nissen SE, Nicholls SJ, Wolski K, Nesto R, Kupfer S, Perez A, et al. Comparison of pioglitazone vs glimepiride on progression of coronary atherosclerosis in patients with type 2 diabetes: the PERISCOPE randomized controlled trial. *JAMA* 2008; 299(13):1561-73.

40. Friedland SN, Leong A, Filion KB, Genest J, Lega IC, Mottillo S, et al. The cardiovascular effects of peroxisome proliferator-activated receptor agonists. *Am J Med* 2012; 125(2):126-33.

41. Chiquette E, Ramirez G, Defronzo R. A meta-analysis comparing the effect of thiazolidinediones on cardiovascular risk factors. *Arch Intern Med* 2004;164(19):2097-104.

42. Paneni F, Lüscher TF. Cardiovascular Protection in the Treatment of Type 2 Diabetes: A Review of Clinical Trial ResultsAcross Drug Classes. *Am J Med* 2017; 130(6S):S18-S29.

43. Deacon CF. Dipeptidyl peptidase-4 inhibitors in the treatment of type 2 diabetes: a comparative review. *Diabetes Obes Metab* 2011; 13(1):7-18.

44. Ahrén B. Clinical results of treating type 2 diabetic patients with sitagliptin, vildagliptin or saxagliptin—diabetes control and potential adverse events. *Best Pract Res Clin Endocrinol Metab* 2009; 23(4):487-98.

45. Bandeira F . *Protocolos clínicos em endocrinologia e diabetes*. 2. ed. Rio de Janeiro: Guanabara Koogan; 2017.

46. Cutshall BT, Twilla JD, Olinger AS, Oliphant CS. A review on cardiovascular effects of newer hypoglycemic medications. *Ann Med* 2017; 1-10.

47. Scirica BM, Bhatt DL, Braunwald E, Steg PG, Davidson J, Hirshberg B, et al. Saxagliptin and cardiovascular outcomes in patients with type 2 diabetes mellitus. *N Engl J Med* 2013; 369(14):1317-26.

48. Marx N, Rosenstock J, Kahn SE, Zinman B, Kastelein JJ, Lachin JM, et al. Design and baseline characteristics of the CARdiovascular Outcome Trial of LINAgliptin Versus Glimepiride in Type 2 Diabetes (CAROLINA). *Diabetes Vasc Dis Res* 2015; 12(3):164-74.

49. Fioretto P, Giaccari A, Sesti G. Efficacy and safety of dapagliflozin, a sodium glucose cotransporter 2 (SGLT2) inhibitor, in diabetes mellitus. *Cardiovasc Diabetol* 2015; 14:142.

50 Basile JN. The potential of sodium glucose cotransporter 2 (SGLT2) inhibitors to reduce cardiovascular risk in patients with type 2 diabetes (T2DM). *J Diabetes Complications* 2013; 27(3):280-6.

51. Standl E, Schnell O, McGuire DK, Ceriello A, Rydén L. Integration of recent evidence into management of patientswith atherosclerotic cardiovascular disease and type 2diabetes. *Lancet Diabetes Endocrinol* 2017; 5(5):391-402.

52. Zinman B, Wanner C, Lachin JM, Fitchett D, Bluhmki E, Hantel S, et al. Empagliflozin, Cardiovascular Outcomes, and Mortality in Type 2 Diabetes. *N Engl J Med* 2015; 373(22): 2117-28.

53. Neal B, Perkovic V, Mahaffey KW, de Zeeuw D, Fulcher G, Erondu N, et al. Canagliflozin and Cardiovascular and Renal Events in Type 2 Diabetes. *N Engl J Med* 2017; 12:1-14.

54. Bloomgarden Z. Sodium glucose transporter 2 inhibition: a new approach to diabetes treatment. *J Diabetes* 2013; 5(3):225-7.

55. Nauck MA. Update on developments with SGLT2 inhibitors in the management of type 2 diabetes. *Drug Des Devel Ther* 2014; 8:1335-80.

56. Phung OJ, Scholle JM, Talwar M, Coleman CI. Effect of noninsulin antidiabetic drugs added to metformin therapy on glycemic control, weight gain, and hypoglycemia in type 2 diabetes. *JAMA* 2010; 303(14):1410-8.

57. Wolffenbuttel BH, Landgraf R. A 1-year multicenter randomized double-blind comparison of repaglinide and glyburide for the treatment of type 2 diabetes. Dutch and German Repaglinide Study Group. *Diabetes Care* 1999; 22(3):463-7.

58. Rosak C, Mertes G. Critical evaluation of the role of acarbose in the treatment of diabetes: patient considerations. *Diabetes Metab Syndr Obes* 2012; 5:357-67.

59. Gaziano JM, Cincotta AH, O'Connor CM, Ezrokhi M, Rutty D, Ma ZJ, et al. Randomized clinical trial of quick-release bromocriptine among patients with type 2 diabetes on overall safety and cardiovascular outcomes. *Diabetes Care* 2010; 33(7):1503-8.

60. Gaziano JM, Cincotta AH, Vinik A, Blonde L, Bohannon N, Scranton R. Effect of bromocriptine-QR (a quick-release formulation of bromocriptine mesylate) on major adverse cardiovascular events in type 2 diabetes subjects. *J Am Heart Assoc* 2012; 1(5):e002279.

61. Drucker DJ, Nauck MA. The incretin system: glucagon- like peptide-1 receptor agonists and dipeptidyl peptidase-4 inhibitors in type 2 diabetes. *Lancet* 2006; 368(9548):1696-705.

62. Fonseca VA, Handelsman Y, Staels B. Colesevelam lowers glucose and lipid levels in type 2 diabetes: the clinical evidence. *Diabetes Obes Metab* 2010; 12(5):384-92.

63. Rosenstock J, Perkovic V, Johansen OE, Cooper ME, Kahn SE, Marx N, Alexander JH, Pencina M, Toto RD, Wanner C, Zinman B. Effect of linagliptin vs placebo on major cardiovascular events in adults with type 2 diabetes and high cardiovascular and renal risk: the CARMELINA randomized clinical trial. *Jama.* 2019 Jan 1;321(1):69-79.

64. Wiviott SD, Raz I, Bonaca MP, Mosenzon O, Kato ET, Cahn A, Silverman MG, Zelniker TA, Kuder JF, Murphy SA, Bhatt DL. Dapagliflozin and cardiovascular outcomes in type 2 diabetes. *New England Journal of Medicine.* 2018 Nov 10.

65. American Diabetes Association. 2. Classification and Diagnosis of Diabetes: Standards of Medical Care in Diabetes—2019. *Diabetes Care.* 2019 Jan 1;42(Supplement 1):S13-28.

CAPÍTULO 7

USO DE AGONISTAS DO RECEPTOR DE GLP-1 NO TRATAMENTO DO DIABETES *MELLITUS* TIPO 2

Renata Balestra • Aline Alves Lopes • Alyne Layane Pereira Lemos • Francisco Bandeira

INTRODUÇÃO

Os agonistas do peptídeo semelhante ao glucagon 1 (GLP-1) são medicamentos eficazes para o controle do diabetes *mellitus* tipo 2 (DM2). Muitos estudos foram realizados nos últimos anos com o objetivo de avaliar o benefício na redução da hemoglobina glicada (HbA1c), do peso corporal e da mortalidade cardiovascular. Os benefícios abrangem vários sistemas, melhorando significativamente o controle das comorbidades por vários mecanismos.[1]

As incretinas são hormônios gastrointestinais que participam da homeostase da glicose. O polipeptídeo insulinotrópico dependente da glicose (GIP) e o GLP-1 são importantes exemplos. O GIP é produzido pelas células K presentes no íleo distal e cólon, e o GLP-1 pelas células L presentes no jejuno, íleo e cólon, secretados em resposta à ingestão de nutrientes. O GLP-1 se liga a receptores específicos presentes nas células beta pancreáticas, mucosa gástrica, adipócitos, músculos, coração, rim, pele, pulmão, células imunes e hipotálamo. Múltiplas formas de GLP-1 são secretadas *in vivo*, incluindo GLP-1 (1-37) e GLP-1 (1-36) nh2, inativas, e GLP-1 (7-37) e GLP-1 (7-36) nh2, que são biologicamente ativas. A meia-vida das incretinas é curta, com duração inferior a 2 minutos devido à degradação sofrida pela enzima dipeptil peptidase-4 (DPP-4), encontrada na superfície das células epiteliais e endoteliais.[2]

MECANISMO DE AÇÃO DO GLP-1

Os peptídeos GLP-1 e GIP ligam-se aos receptores de membrana ligados à proteína G, ativando a adenilciclase para aumentar a adenosina 3'5'- monofosfato cíclico (AMPc), que ativa a proteína quinase A (PKA). O AMPc também age diretamente no maquinário da exocitose da insulina, através de uma proteína ligante chamada sensor do AMPc. O GLP-1 fecha os canais de potássio quando a proporção de trifosfato de adenosina (ATP)\difosfato de adenosina (ADP) é alta (como visto com a elevação das concentrações de glicose) e abre os canais de potássio quando a proporção de ATP/ADP é baixa (como ocorre com baixas concentrações de glicose), indicando um mecanismo celular para a sensibilidade do GLP-1 à glicose.[2]

O GLP-1 melhora a captação de glicose mediada pela insulina e parece, também, aumentar a utilização de glicose através de mecanismos não insulinodependentes. O GLP-1 reduz a glicemia pós-prandial, mas não influencia as concentrações de insulina e peptídeo C[2].

Os receptores de GLP-1 existem em vários tecidos: pâncreas, pulmões, coração, vasos sanguíneos, trato gastrointestinal, rins, mamas e sistema nervoso central. O mecanismo de ação dos agonistas do GLP-1 é semelhante ao do GLP-1 endógeno e os seus efeitos glicêmicos são conhecidos. Nas células beta pancreáticas, diante de um aumento nas concentrações de glicose, os agonistas do GLP-1 estimulam a secreção de insulina, enquanto, por ligação aos receptores de GLP-1 nas células alfa pancreáticas, inibem a secreção de glucagon, promovendo assim a homeostase no controle glicêmico.

Os mecanismos pelos quais os agonistas do GLP-1 exercem os seus efeitos extrapancreáticos são pouco claros. Os efeitos na redução do peso podem ser mediados pela sua ação no nível gastrointestinal, por atraso no esvaziamento gástrico, ou no nível do hipotálamo, ao promoverem saciedade, parecendo este último ser mais importante para os análogos do GLP-1 de longa duração.

Os efeitos cardiovasculares consistem na redução da pressão arterial sistólica, proteção miocárdica, efeitos antiateroscleróticos e benefícios no perfil lipídico, que, embora se tenha aventado a hipótese de estarem parcialmente associados à diminuição de peso, o verdadeiro mecanismo não é completamente conhecido.[3] Os análogos do GLP-1 apresentam vários efeitos cardiovasculares, com potencial de alvos simultâneos para o tratamento do diabetes *mellitus* e da doença arterial coronariana.

Os análogos do GLP-1 apresentam homologias em torno de 50% a 97% com o GLP-1 humano. Embora com características diferentes, todos os fármacos são de administração subcutânea e estão recomendados para o tratamento do DM2 em associação dupla ou tripla, com outros antidiabéticos orais ou associados à insulina quando eles não são suficientes para atingir o equilíbrio metabólico preconizado para cada doente.[4]

Devido à rápida degradação do GLP-1 pela DPP-4, várias estratégias foram utilizadas na síntese dos análogos do GLP-1 com o intuito de aumentar sua meia-vida. Dessa forma, os análogos do GLP-1 foram divididos em dois grandes grupos, com base no seu perfil farmacocinético: de curta duração, de longa duração ou de ação contínua.[5]

EXENATIDA

Aprovado pelo FDA em abril de 2005, foi o primeiro análogo do GLP-1 a ser liberado para o tratamento do diabetes *mellitus* tipo 2.[6] É análogo da exendina-4, uma substância existente na saliva do lagarto monstro de gila (*Heloderma suspectum*), possuindo uma homologia de cerca de 50% com o GLP-1 humano.[5] Apresenta liberação rápida, com meia-vida de aproximadamente 10 horas e duas aplicações por dia (é comercializada com 5 mcg e 10 mcg), e a liberação lenta, aprovada recentemente, com aplicação semanal. As duas medicações são feitas por via subcutânea, sendo a aplicação diária administrada 60 minutos antes das refeições, com intervalo mínimo entre as doses de 6 horas, e a de ação prolongada administrada a qualquer hora do dia, com ou sem refeições.[7] A exenatida produziu uma redução duradoura na hemoglobina glicada (HbA1C) e uma redução progressiva do peso em um estudo com duração de 82 semanas em pacientes com diabetes tipo 2 e sem controle glicêmico com metformina.[8]

O exenatida age estimulando a produção de insulina de modo glicose-dependente, suprime a secreção de glucagon e atua no retardo do esvaziamento gástrico, na redução da ingestão de alimentos e na redução do peso corporal.[7]

Quanto aos efeitos cardiovasculares, uma análise *post hoc* de seis ensaios clínicos (2.171 doentes) mostrou que a administração de exenatida se associou a uma redução da pressão arterial sistólica (PAS) significativamente superior ao placebo (–2,8 mmHg p = 0,0002) e a insulina (–3,7mmHg, p < 0,0001) aos 6 meses de tratamento em hipertensos. Na pressão arterial diastólica (PAD), as reduções foram mínimas e não estatisticamente significativas.[9]

Seus efeitos colaterais consistem de náuseas, vômitos e diarreia, e podem ser minimizados ao se iniciar o tratamento com baixa dose com aumento gradual.[7] A náusea foi o efeito adverso mais relatado dos estudos (>20%), principalmente com doses de 10 mcg.[6]

EXENATIDA DE AÇÃO PROLONGADA

O estudo Diabetes Therapy Utilization: Researching Changes in A1C, Weight and Other Factors Through Intervention with Exenatide Once Weekly (DURATION 5) comparou o exenatida de longa alçao (LAR – lon acting release) com a apresentação diária. A formulação semanal se mostrou superior no controle glicêmico em comparação com a dosagem diária, com menos efeitos colaterais (náuseas), e a perda de peso foi semelhante nas duas apresentações.[10]

Os efeitos cardiovasculares foram avaliados em pacientes diabéticos. Em um ensaio de 3 anos que comparou exenatida de ação prolongada com placebo em mais de 14.000 pacientes com DM2, não houve diferenças na ocorrência do desfecho primário (morte por causas cardiovasculares, infarto agudo do miocárdio (IAM) não fatal, acidente vascular cerebral (AVC) não fatal). Entre os pacientes diabéticos com ou sem doença cardiovascular prévia, a incidência de eventos cardiovasculares adversos não diferiu significativamente entre os pacientes que receberam exenatida e aqueles que receberam placebo.[11]

Um estudo post hoc analisou os efeitos nos fatores de risco cardiovasculares, no peso corporal, na PAS e nos triglicerídeos (TG) após 28 semanas de tratamento com exenatida de ação prolongada associada à dapagliflozina, em comparação com essas medicações isoladas. Os pacientes selecionados faziam parte do estudo DURATION 8, diabéticos e inadequadamente controlados com metformina isoladamente. A redução da pressão arterial sistólica foi maior entre pacientes com PAS ≥140 *versus* <140 mmHg para exenatida associado a dapagliflozina. A redução nos TG foi maior entre os pacientes com valores basais <150 *vs.* ≥150 mg/dL para cada tratamento. A combinação de exenatida mais dapagliflozina reduziu os fatores de risco cardiovascular em subgrupos basais para cada variável em maior extensão do que qualquer droga individual; os maiores efeitos foram observados nos subgrupos de linha de base elevados para peso corporal e PAS.[12] A Tabela 7.1 descreve os estudos DURATION.[10,12-17,18]

LIRAGLUTIDA

A liraglutida foi o segundo agonista do GLP-1 a ser aprovado para o tratamento do DM2. Sua semelhança estrutural com o GLP-1 gira em torno de 97%, e apresenta meia-vida de aproximadamente 13 horas. A administração é feita por via subcutânea com dose única diária. A dose usual para o tratamento do DM2 é de 1,2 a 1,8 mg por dia. Nos estudos que avaliaram a liraglutida (LEAD 1-6), foi observada redução significativa da HbA1C e de maneira sustentada em todos os estudos e com menor risco de hipoglicemia, quando comparada a outros antidiabéticos. Todos os trabalhos mostraram redução significativa do peso corporal e redução da PAS. A Tabela 7.2 resume os principais estudos.[19-23,24]

O ensaio LEADER avaliou o efeito cardiovascular da liraglutida quando comparada ao placebo. Os participantes eram diabéticos tipo 2 e tinham alto risco cardiovascular. O desfecho primário foi morte por causas cardiovasculares, AVC não fatal e IAM não fatal. A hipótese inicial era de que a liraglutida não seria inferior ao placebo. No total, 9.340 pacientes foram randomizados e o seguimento médio foi de 3,8 anos. Menos pacientes morreram por causas cardiovasculares no grupo da liraglutida (p = 0,007). A taxa de morte por qualquer causa foi menor no grupo da liraglutida (p = 0,02) e as taxas de IAM não fatal, AVC não fatal e taxa de hospitalização por insuficiência cardíaca foram significativamente menores nos pacientes que usavam liraglutida quando comparada ao placebo. A incidência de pancreatite não foi significativamente menor no grupo da liraglutida quando comparada ao placebo.[25]

Metanálises que envolveram exenatida e liraglutida confirmaram o efeito redutor da PAS. Numa metanálise de ensaios clínicos randomizados com duração superior a 12 semanas, esses análogos do GLP-1 associaram-se a redução da PAS. A redução da PAD não atingiu significância estatística.[16]

Os análogos do GLP-1 induzem melhorias significativas do peso corporal, contrastando com muitas terapêuticas usadas na DM2, incluindo sulfonilureias, tiazolidinedionas e insulina. Nos ensaios clínicos de fase III que compararam os feitos da exenatida LAR e da liraglutida com outros antidiabéticos e/ou placebo, mostraram reduções

TABELA 7.1   Descrição dos Estudos DURATION 1-8[10,12-18]

Estudo	Combinação	Comparação com	Desenho do estudo	Conclusões
DURATION 1	Exenatida 1× semana	Exenatida 2× por dia	Randomizado, duplo-cego controlado, 30 semanas (depois estendeu para 52 semanas) n = 295	Exenatida 1× semana foi superior à dosagem de 2× ao dia. A perda de peso foi semelhante e houve menos eventos adversos com a dosagem semanal.
DURATION 2	Exenatida 1× semana + metformina	Sitagliptina ou pioglitazona + metformina	Duplo cego, randomizado, 26 semanas n = 491	O tratamento com a exenatida reduziu a HbA1C significativamente mais do que a sitagliptina ou pioglitazona. A perda de peso com exenatida foi maior e não houve hipoglicemia grave.
DURATION 3	Exenatida 1× semana	Insulina glargina	Aberto, randomizado, 36 meses n = 456	A eficácia da exenatida semanal foi sustentada por 3 anos. Eventos adversos como náuseas, vômitos e diarreia foram maiores no grupo da exenatida. Houve mais hipoglicemia no grupo da glargina.
DURATION 4	Exenatida 1× semana	Metformina ou pioglitazona ou sitagliptina + placebo	Duplo-cego, randomizado, 26 semanas n = 820	A exenatida não foi inferior à metformina, mas não à pioglitazona, e foi superior à sitagliptina em relação à redução de HbA1c na semana 26. Exenatida e metformina proporcionaram melhorias semelhantes no controle glicêmico, juntamente com o benefício da redução de peso e nenhum risco aumentado de hipoglicemia.
DURATION 5	Exenatida 1× semana	Exenatida 2× ao dia	Randomizado, aberto, controlado, 24 semanas n = 252	Exenatida de ação prolongada teve controle glicêmico superior, com menos náuseas. A perda de peso foi semelhante.
DURATION 6	Exenatida 1× semana	Liraglutida 1× ao dia	Aberto, randomizado, 26 semanas n = 912	Tanto a liraglutida quanto a exenatida levaram a melhorias no controle glicêmico, com maiores reduções observadas com a liraglutida e eventos adversos (náuseas, vômitos e diarreia).
DURATION 7	Exenatida 1× semana + insulina glargina	Insulina glargina + placebo	Estudo de fase 3, multicêntrico, randomizado, duplo-cego e controlado com placebo	Após 28 semanas de tratamento, a HbA1C diminuiu 1% no braço da exenatida semanal e –0,2% no grupo do placebo (diferença média mínima –0,7%; p <0,001).
DURATION 8	Exenatida 1× semana + dapagliflozina	Exenatida 1× semana + placebo e dapagliflozina + placebo	Estudo de fase 3, duplo-cego, randomizado, controlado, 28 semanas n = 695	O exenatida mais a dapagliflozina reduziu significativamente a HbA1C da linha de base para a semana 28, em comparação com a exenatida ou a dapagliflozina sozinhas. Houve maior perda de peso, uma maior proporção de pacientes com perda de peso de 5% ou mais e maior redução na pressão arterial sistólica.

68 DIABETES

TABELA 7.2	Estudos LEAD[19-24]			
Estudo	Combinação	Comparação com	Desenho do estudo	Conclusões
LEAD 1	Liraglutida + glimepirida	Rosiglitazona ou placebo + glimepirida	Duplo-cego, randomizado, 26 semanas n = 1.041	A liraglutida (1,2 ou 1,8 mg) produziu maiores reduções na HbA1c em comparação com placebo ou rosiglitazona quando adicionado à glimepirida.
LEAD 2	Liraglutida + metformina	Metformina + glimepirida ou metformina + placebo	Duplo-cego, controlado, 26 semanas n = 1.091	A liraglutida teve controle glicêmico similar, reduziu o peso corporal e a ocorrência de hipoglicemia em comparação com a glimepirida, quando ambas tiveram terapia combinada com metformina.
LEAD 3	Liraglutida + placebo	Glimepirida 8 mg	Duplo-cego, controlado, 52 semanas n = 746	A liraglutida é segura e eficaz como terapia farmacológica inicial para DM2 e leva a maiores reduções na HbA1c, peso, hipoglicemia e pressão arterial do que a glimepirida.
LEAD 4	Liraglutida + metformina + rosiglitazona	Placebo + metformina + rosiglitazona	Duplo-cego, controlado com placebo, 26 semanas n = 533	HbA1c diminuiu significativamente no grupo de liraglutida *versus* placebo. Houve perda de peso no grupo da liraglutida e ganho de peso no placebo. A pressão arterial foi reduzida no grupo da liraglutida.
LEAD 5	Liraglutida + metformina + glimepirida	Insulina glargina + metformina + glimepirida	Randomizado, aberto, controlado, 26 semanas n = 581	Houve redução de HbA1c, peso corporal e pressão sistólica quando comparado à glargina.
LEAD 6	Liraglutida + metformina ou glimepirida ou ambos	Exenatida + metformina ou glimepirida ou ambos	Randomizado, aberto, 26 semanas n = 464	Redução de HbA1c maior no grupo da liraglutida.

significativas no peso corporal com o tratamento com estes fármacos (em monoterapia ou combinados) diante da maioria dos agentes em comparação.[19]

A redução do peso obtida com liraglutida tende a ser dose-dependente e superior nos indivíduos com maior índice de massa corporal (IMC) basal. Observam-se melhorias na composição corporal, e na parte dos casos a perda de peso com a liraglutida foi associada à perda de tecido adiposo, sobretudo visceral, fortemente associado à resistência insulínica e à elevação de níveis de glicose e lipídeos. Diversas metanálises corroboram o efeito benéfico dos agonistas do GLP-1 no peso corporal. Uma metanálise de ensaios clínicos randomizados com 12 ou mais semanas de duração que envolveu diabéticos tratados com agonistas do GLP-1 revelou uma redução de peso de cerca de 3,31 kg, comparativamente aos controles ativos, incluindo vários antidiabéticos orais e insulina. Outro estudo extendeu essa evidência a indivíduos obesos não diabéticos. Durante 56 semanas, de 3.731 indivíduos não diabéticos com excesso de peso/obesidade, 63,2% dos indivíduos em uso de liraglutida 3 mg/dia, associada a dieta e exercício, alcançaram uma perda maior ou igual a 5% do peso corporal (27,1% no grupo placebo, p <0,001). A liraglutida na dose de 3 mg/dia é aprovada pela FDA para o tratamento da obesidade em indivíduos diabéticos ou não. A redução do peso corporal com o GLP-1 aparenta ser de longa duração, com efeito sustentado por 2 a 5 anos de tratamento. Quase 70% dos participantes em uso de liraglutida mantiveram uma perda ponderal >5%, com melhorias em vários parâmetros metabólicos e de risco cardiovascular. Os mecanismos implicados na perda ponderal envolveram melhora da saciedade e menor ingesta calórica por efeitos no sistema nervoso central e no atraso do esvaziamento gástrico.[26]

Os efeitos colaterais são náuseas, vômitos, sensação de plenitude gástrica e diarreia. A pancreatite é rara e pode estar associada a fatores de risco presentes na população estudada (obesidade e diabetes *mellitus*). No estudo Lipase and Amylase Activity in Subjects With Type 2 Diabetes (LEADER 3), observou-se que 25% dos pacientes estudados apresentaram elevação de amilase e lipase, sem sintomas de pancreatite aguda.[27]

LIRAGLUTIDA E DEGLUDECA

A associação de análogo do GLP-1 e insulina foi estudada com o objetivo de avaliar o controle glicêmico e o peso corporal. A combinação de liraglutida e degludeca (IDegLira) foi estudada no programa DUAL, cujos principais resultados encontram-se descritos na tabela abaixo. A formulação combinada permite o uso de doses menores de insulina, acrescido do benefício do análogo de GLP-1, resultando em perda de peso, melhor controle glicêmico e redução da incidência de hipoglicemia. O programa DUAL (8 estudos já concluídos) avaliou a associação de IDegLira à medicamentos previamente usados pelos pacientes, desde antidiabéticos orais a esquemas de insulina basal/bolus. Em todos houve melhor controle glicêmico com o acréscimo do IDegLira, com menor ganho de peso que o tratamento anteriormente utilizado.[28]

DULAGLUTIDA

É um agonista do receptor de GLP-1 de ação prolongada, com meia-vida em torno de 5 dias. Isso permite que sua aplicação seja feita semanalmente. Está disponível

7 Uso de Agonistas do Receptor de GLP-1 no Tratamento do Diabetes *Mellitus* Tipo 2 — 69

TABELA 7.3 Estudos AWARD[29-33]

Estudo	Combinação	Comparação com	Desenho do estudo	Conclusões
AWARD 1	Dulaglutida semanal	Placebo ou exenatida	Multicêntrico, randomizado, controlado com placebo, 52 semanas n = 976	Ambas as doses (0,75 e 1,5 mg) de dulaglutida uma vez por semana demonstraram controle glicêmico superior *versus* placebo e exenatida com tolerabilidade aceitável e perfil de segurança.
AWARD 2	Dulaglutida semanal + metformina e glimepirida	Insulina glargina diária + metformina e glimepirida	Aberto, randomizado, 78 semanas n = 810	A dulaglutida 1,5 mg, em comparação com insulina glargina diária, demonstrou maior redução de HbA1c e perda de peso, com maior incidência de eventos adversos gastrointestinais e menor risco de hipoglicemia.
AWARD 3	Dulaglutida semanal	metformina	Duplo-cego, randomizado, 52 semanas n = 807	A dulaglutida melhorou o controle glicêmico e é bem tolerada como monoterapia em pacientes com diabetes tipo 2 em estágio inicial.
AWARD 4	Dulaglutida semanal + insulina lispro prandial	Insulina glargina *bed time* + insulina lispro prandial	Aberto, randomizado, fase 3, não inferioridade, 52 semanas n = 884	Dulaglutida em combinação com lispro resultou em uma melhoria significativamente maior no controle glicêmico do que a glargina.
AWARD 5	Dulaglutida semanal + metformina	Sitagliptina + metformina	Duplo-cego, randomizado, 52 semanas n = 1.098	Ambas as doses de dulaglutida demonstraram controle glicêmico superior ao da sitagliptina com tolerabilidade aceitável e perfil de segurança.

para o tratamento do diabetes tipo 2, contudo não é considerada uma terapia de primeira linha. A dulaglutida foi estudada como monoterapia e em combinação com metformina, pioglitazona e sulfonilureias.[29-32] Em um estudo com dulaglutida semanal na dose de 0,75 a 1,5 mg *versus* sitagliptina em pacientes com DM2 mal controlados com metformina, a redução da HbA1C foi significativamente maior com dulaglutida, bem como a perda de peso (–2,6 kg e 3 kg *vs.* –1,53 kg com sitagliptina).[30]

A dulaglutida também foi estudada em combinação com a insulina. Em um ensaio aberto aberto de 52 semanas de dulaglutida semanal (1,5 ou 0,75 mg) ou glargina diária *bed time* em 884 pacientes com DM2 tratados com insulina lispro com ou sem metformina, a redução de HbA1c em 26 semanas foi maior com doses altas ou baixas de dulaglutida quando comparada com a glargina.[32]

A dulaglutida é administrada por via subcutânea uma vez por semana. A dose inicial é de 0,75 mg uma vez por semana. Se, após 6 a 8 semanas, a glicemia permanecer acima do alcance da meta, a dose poderá ser aumentada para 1,5 mg uma vez por semana.[29-32] Os estudos AWARD estão descritos na Tabela 7.3.[29-33]

LIXISENATIDA

A lixisenatida (LIXI) é um agonista do GLP-1 aprovado recentemente pela FDA para o tratamento de diabetes e também é aprovada para uso em vários outros países. O estudo GetGoal, fase III, duplo-cego, randomizado, controlado por placebo, de dois braços e multicêntrico, avaliou pacientes com idade igual ou maior que 70 anos para receber lixisenatida uma vez por dia, de 20 mcg ou placebo antes do café da manhã com sua terapia antidiabética existente, incluindo insulina, por 24 semanas. Foram randomizados 350 pacientes. Os resultados foram positi-

vos. A HbA1c diminuiu substancialmente com lixisenatida (20,57% [6,2 mmol/mol]) em comparação com placebo (+ 0,06%[0,7 mmol / mol]) da linha de base para 24 semanas (p < 0,0001). A redução média de glicemia pós-prandial (GPP) após 2 horas da refeição foi significativamente maior com lixisenatida (25,12 mmol/L) do que com placebo (20,07 mmol / L;p < 0,0001). Observou-se maior diminuição no peso corporal com lixisenatida (21,47 kg) *versus* placebo (20,16 kg; p < 0,0001). A segurança da lixisenatida na população idosa, incluindo taxas de náuseas e vômito, foi consistente com o observado em outros estudos de lixisenatida. Hipoglicemia foi relatada em 17,6% dos pacientes com lixisenatida *versus* 10,3% com placebo. A lixisenatida é comercializada hoje na dose de 0,05 mg por mL a 0,1 mg por mL uma vez por dia. É administrada por via subcutânea através de um dispositivo que contém 20 mcg em 3 mL de lixisenatida. Nos primeiros 14 dias, a dose deve ser de 10 mcg (0,05 mg/mL), e após o 14º dia deve-se aplicar a dose de 20 mcg (0,1 mg/mL).[34] A Tabela 7.4 apresenta o estudo da lixisenatida. Assim como o liraglutida, a lixisenatida também foi testada em associação a insulina, sendo lançada a formulação: lixisenatida + insulina glargina (LixiLan / IGlarLixi). O estudo envolveu pacientes idosos, diabéticos tipo 2, comparando as doses fixas de IGlarLixi versus o uso das medicações de forma separada. O grupo que usou IGlarLixi apresentou melhor controle glicêmico, com menor dose de insulina e menores taxas de hipoglicemia, além de diminuir o ganho de peso relacionado a insulina e reduziu os efeitos adversos gastrointestinais da lixisenatida.[42]

SEMAGLUTIDA

A semaglutida, um análogo de GLP-1 de administração semanal para o tratamento de DM2, demonstrou reduções superiores na HbA1c nos ensaios clínicos de

70 DIABETES

TABELA 7.4	*GetGoal* da Lixisenatida			
Estudo	Combinação	Comparação com	Desenho do estudo	Conclusão
GetGoal	Lixisenatida	Placebo antes do café da manhã com antidiabéticos de uso continuo, incluindo insulina	Longitudinal, randomizado, fase III, duplo-cego, controlado por placebo, paralelo, multicêntrico, 24 semana n = 350	Nos pacientes idosos não confiáveis e descontrolados em seu tratamento com antidiabético de uso habitual, a lixisenatida foi superior ao placebo na redução da HbA1c e na focalização da hiperglicemia pós-prandial, sem resultados de segurança inesperados.

Semaglutide Unabated Sustainability in Treatment of Type 2 Diabetes (SUSTAIN) 1-5 *versus* comparadores. O SUSTAIN é um programa clínico para a semaglutida, administrada uma vez semanalmente, que compreende sete ensaios clínicos globais de fase 3 e um teste de resultados cardiovasculares, envolvendo mais de 8.000 adultos com DM2.[35-39] O efeito de semaglutida *versus* comparadores semanais (placebo, sitagliptina, exenatida, insulina glargina, placebo com insulina basal) em glicemia de jejum (GJ) e GPP foi investigado, e, maior número de pessoas tratadas com semaglutida semanal alcançou, de forma não significativa, o desfecho de redução de ≥1% HbA1c, redução de ≥5% de perda de peso com as doses de 0,5 mg (25% a 35%) e 1 mg (38% a 56%) de semaglutida *versus* todos os comparadores (2% a 13%; p <0,0001) em SUSTAIN 1-5. Além disso, mais pessoas alcançaram um resultado positivo com 1 mg semanal comparado com semaglutida 0,5 mg (p <0,0001 para SUSTAIN 2, 4 e 5; p = 0,17 para SUSTAIN 1).

Em uma publicação com análise *post hoc*, a semaglutida foi bem tolerada, com um perfil de segurança semelhante ao de outros GLP-1. O evento adverso mais comum com a semaglutida foi o surgimento de náuseas. No SUSTAIN 1-4, hipoglicemia confirmada pela glicemia capilar e sintomática foi observada em poucos pacientes.[37-39,40] No SUSTAIN 5, no qual associou-se a insulina basal, mais eventos adversos como náuseas e hipoglicemias foram observados com semaglutida semanal do que com placebo.[36] Os efeitos cardiovasculares da semaglutida foram evidenciados com o SUSTAIN-6, e foram selecionados, aleatoriamente, 3.297 pacientes com diabetes tipo 2 que estavam em um regime de cuidados padrão para receber semaglutida semanalmente (0,5 mg ou 1 mg) ou placebo por 104 semanas. Na linha de base, 2.735 dos pacientes (83%) possuiam doença cardiovascular estabelecida, doença renal crônica ou ambas. O resultado primário ocorreu em 108 dos 1.648 pacientes (6,6%) no grupo semaglutida e em 146 dos 1.649 pacientes (8,9%) no grupo placebo (OR 0,74; IC 95%, P <0,001).

O infarto do miocárdio não fatal ocorreu em 2,9% dos pacientes que receberam semaglutida e em 3,9% daqueles que receberam placebo (*odds ratio* [OR] 0,74; IC 95%, 0,51 para 1,08; p = 0,12); o acidente vascular cerebral não fatal ocorreu em 1,6% e 2,7%, respectivamente (OR, 0,61; IC 95%, 0,38 a 0,99; p = 0,04). As taxas de morte por causas cardiovasculares foram semelhantes nos dois grupos. As taxas de nefropatia nova ou piora foram menores no grupo semaglutida, mas taxas de complicações de retinopatia (hemorragia vítrea ou condições que requerem tratamento com um agente intravítreo ou fotocoagulação) foram significativamente maiores (OR 1,76; IC 95%, 1,11 a 2,78; p = 0,02). Menos eventos adversos graves ocorreram no grupo semaglutida, embora mais pacientes tenham interrompido o tratamento devido a eventos adversos, principalmente gastrointestinais, como náuseas.[41]

Entre 6 de janeiro de 2016 e 22 de junho de 2016, 1.201 pacientes foram distribuídos aleatoriamente no tratamento; destes, 301 foram expostos à semaglutida 0,5 mg, 299 à dulaglutida 0,75 mg, 300 à semaglutida 1 mg e 299 à dulaglutida 1,5 mg, sendo iniciado o SUSTAIN-7, um ensaio direto que comparou semaglutida com dulaglutida em pacientes com diabetes tipo 2 mal controlado. Este foi um ensaio aberto, de grupo paralelo, fase 3b, feito em 194 hospitais, instituições clínicas ou práticas privadas em 16 países. Os pacientes elegíveis tinham 18 anos ou mais e tinham DM2 com HbA1c de 7%, e estavam usando metformina como monoterapia. Os pacientes foram distribuídos aleatoriamente, usando a dose de semaglutida 0,5 mg, dulaglutida 0,75 mg ou semaglutida 1 mg e dulaglutida 1,5 mg semanal. O desfecho primário foi a alteração da linha de base na porcentagem HbA1c e o desfecho secundário foi a alteração no peso corporal, ambos com 40 semanas. A partir da média geral de referência, o peso corporal médio foi reduzido em 4-6 kg com semaglutida 0,5 mg em comparação com 2-3 kg com dulaglutida 0,75 mg (p <0,0001) e 6,5 kg com semaglutida 1 mg em comparação com 3 kg com dulaglutida 1,5 mg (p <0,0001). Os distúrbios gastrointestinais foram o evento adverso mais frequentemente relatados, ocorrendo em 129 de 301 pacientes que receberam semaglutida 0,5 mg, 133 de 300 pacientes que receberam semaglutida 1mg, 100 de 299 pacientes que receberam dulaglutida 0,75 mg, e em 143 de 299 pacientes que receberam dulaglutida 1,5 mg. Os distúrbios gastrointestinais também foram o motivo mais comum para a interrupção do tratamento com semaglutida e dulaglutida. Em doses baixas e elevadas, a semaglutida foi superior à dulaglutida na melhora do controle glicêmico e na redução do peso corporal, possibilitando um número significativamente maior de pacientes com diabetes tipo 2 para atingir metas glicêmicas clinicamente significativas e perda de peso com perfil de segurança similar.[35] A Tabela 7.5 resume os estudos SUSTAIN.

A semaglutida hoje é comercializada em doses 0,5 a 1 mg, uma vez por semana. É administrada por via subcutânea, através de um dispositivo específico em forma de caneta.

TABELA 7.5 Estudos que Avaliaram a Semaglutida

Estudo	Combinação	Comparação com	Desenho do estudo	Conclusões
SUSTAIN-1	Semaglutida	Placebo	Ensaio clínico duplo-cego, paralelo, controlado por placebo, aleatorizado, aberto de fase 3, 30 semanas n = 388	A semaglutida melhorou significativamente a HbA1c e o peso corporal em pacientes com diabetes tipo 2 em comparação com o placebo e apresentou perfil de segurança semelhante ao dos agonistas dos receptores GLP-1 atualmente disponíveis, representando uma opção de tratamento potencial para esses pacientes.
SUSTAIN-2	Semaglutida	Sitagliptina	Ensaio clínico duplo-cego, paralelo, controlado por placebo, aleatorizado, aberto de fase 3, 56 semanas n = 1.231	A semaglutida semanal foi superior à sitagliptina na melhora do controle glicêmico e na redução do peso corporal em participantes com diabetes tipo 2.
SUSTAIN-3	Semaglutida	Exenatida ER	Ensaio clínico duplo-cego, paralelo, controlado por placebo, aleatorizado, aberto de fase 3, 56 semanas n = 813	A semaglutida 1 mg foi superior à exenatida ER 2 mg na melhoria do controle glicêmico e redução do peso corporal após 56 semanas de tratamento; as drogas tinham perfis de segurança comparáveis. Esses resultados indicam que o tratamento com semaglutida é altamente eficaz para indivíduos com diabetes tipo 2 que são inadequadamente controlados com medicamentos antidiabéticos orais.
SUSTAIN-4	Semaglutida	Insulina glargina	Ensaio clínico duplo-cego, paralelo, controlado por placebo, aleatorizado, aberto de fase 3, 30 semanas n = 1.809	Em comparação com a insulina glargina, a semaglutida resultou em maiores reduções na HbA1c e no peso, com menos episódios de hipoglicemia, e foi bem tolerada, com um perfil de segurança semelhante ao de outros agonistas do receptor GLP-1.
SUSTAIN-5	Semaglutida	Insulina basal + placebo	Ensaio clínico duplo-cego, paralelo, controlado por placebo, aleatorizado, aberto de fase 3,56 semanas n = 601	A semaglutida foi bem tolerada, sem novas questões de segurança identificadas. Reduziu significativamente a HbA1c e o peso corporal *versus* antidiabético adicional em indivíduos japoneses com DM2.
SUSTAIN-6	Semaglutida	Placebo	Ensaio clínico duplo-cego, paralelo, controlado por placebo, aleatorizado, aberto de fase 3, 104 semanas n = 3.297	Redução dos desfechos cardiovasculares: –28% Não houve diferença entre os grupos na mortalidade cardiovascular. Redução de AVC não fatal: –39% Redução não significativa do IAM não fatal: –26% Redução dos desfechos renais: –36%
SUSTAIN-7	Semaglutida	Placebo	Ensaio clínico, paralelo, controlado, aleatorizado, aberto, 40 semanas n = 1.201	Em doses baixas e elevadas, a semaglutida foi superior à dulaglutida na melhora do controle glicêmico e na redução do peso corporal, possibilitando um número significativamente maior de pacientes com diabetes tipo 2 para atingir metas glicêmicas clinicamente significativas e perda de peso, com perfil de segurança similar.

REFERÊNCIAS

1. Kim W, Egan JM. The role of incretins in glucose homeostasis and diabetes treatment. *Pharmacol Rev* 2008; 60(4):470-512.
2. Baggio LL, Drucker DJ. Biology of incretins: GLP-1 and GIP. *Gastroenterology* 2007; 132(6):2131-57.
3. Pratley RE, Nauck MA, Barnett AH, Feinglos MN, Ovalle F, Harman-Boehm I, et al. Once-weekly albiglutide versus once-daily liraglutide in patients with type 2 diabetes inadequately controlled on oral drugs (HARMONY 7): A randomised, open-label, multicentre, non-inferiority phase 3 study. *Lancet Diabetes Endocrinol* [Internet]. 2014;2(4):289-97. Disponível em: http://dx.doi.org/10.1016/S2213-8587(13)70214-6.
4. Inzucchi SE, Bergenstal RM, Buse JB, Diamant M, Ferrannini E, Nauck M, et al. Management of hyperglycemia in type 2 diabetes: A patient-centered approach. *Diabetes Care* 2012; 35(6):1364-79.
5. Lund A, Knop FK, Vilsbøll T. Glucagon-like peptide-1 receptor agonists for the treatment of type 2 diabetes: Differences and simi-

larities. *Eur J Intern Med* [Internet]. 2014;25(5):407-14. Disponível em: http://dx.doi.org/10.1016/j.ejim.2014.03.005
6. Robles GI, Singh-Franco D. A review of exenatide as adjunctive therapy in patients with type 2 diabetes. *Drug Des Devel Ther* 2009; (3):219-40.
7. Bandeira F, Costi BB, Maia J, Mesquita P, Moura F. Agonistas do receptor de GLP-1 no tratamento do diabetes *mellitus*. In: *Endocrinologia e Diabetes*; 2015. p. 803-11.
8. Ratner RE, Maggs D, Nielsen LL, Stonehouse AH, Poon T, Zhang B, et al. Long-term effects of exenatide therapy over 82 weeks on glycaemic control and weight in over-weight metformin-treated patients with type 2 diabetes mellitus. *Diabetes Obes Metab* 2006; 8(2):419-28.
9. Okerson T, Yan P, Stonehouse A, Brodows R. Effects of exenatide on systolic blood pressure in subjects with type 2 diabetes. *Am J Hypertens* [Internet]. 2010;23(3):334-9. Disponível em: http://dx.doi.org/10.1038/ajh.2009.245.
10. Blevins T, Pullman J, Malloy J, Yan P, Taylor K, Schulteis C, et al. DURATION-5: Exenatide once weekly resulted in greater improvements in glycemic control compared with exenatide twice

daily in patients with type 2 diabetes. *J Clin Endocrinol Metab* 2011; 96(5):1301-10.

11. Holman RR, Bethel MA, Mentz RJ, Thompson VP, Lokhnygina Y, Buse JB, et al. Effects of Once-Weekly Exenatide on Cardiovascular Outcomes in Type 2 Diabetes. *N Engl J Med* [Internet]. 2017; NEJMoa1612917. Disponível em: http://www.nejm.org/doi/10.1056/NEJMoa1612917.

12. Jabbour SA, Frías JP, Guja C, Hardy E, Ahmed A, Öhman P. Effects of exenatide once weekly plus dapagliflozin, exenatide once weekly, or dapagliflozin added to metformin monotherapy on body weight, systolic blood pressure, and triglycerides in patients with type 2 diabetes in the DURATION-8 study. *Diabetes Obes Metab* 2018.

13. Treatments E. DURATION-1: Exenatide Once Weekly Produces Sustained Glycemic Control 2014; 33(6).

14. Wysham C, Bergenstal R, Malloy J, Yan P, Walsh B, Malone J, et al. DURATION-2: Efficacy and safety of switching from maximum daily sitagliptin or pioglitazone to once-weekly exenatide. *Diabet Med* 2011; 28(6):705-14.

15. Diamant M, Gaal L Van, Guerci B, Stranks S, Han J, Malloy J, et al. Exenatide once weekly versus insulin glargine for type 2 diabetes (DURATION): 3-year results of an open-label randomised trial. 2014; 3-4.

16. Buse JB, Nauck M, Forst T, Sheu WHH, Shenouda SK, Heilmann CR, et al. Exenatide once weekly versus liraglutide once daily in patients with type 2 diabetes (DURATION-6): A randomised, open-label study. *Lancet* [Internet]. 2013;381(9861):117-24. Disponível em: http://dx.doi.org/10.1016/S0140-6736(12)61267-7.

17. Russell-Jones D, Cuddihy R. Efficacy and Safety of Exenatide Once WeeklyVersusMetformin,Pioglitazone, and Sitagliptin Used as Monotherapy in Drug-Naive PatientsWith Type2 Diabetes (DURATION-4). *Diabetes* [Internet]. 2012; 35:1-7. Disponível em: http://care.diabetesjournals.org/content/35/2/252.short.

18. Stryker MD, Kane MP, Busch RS. A real-world, observational study of weekly exenatide added to basal insulin in patients with type 2 diabetes mellitus (NCT02895672). *Endocrinol Diabetes Metab* [Internet]. 2018; 1(1):e00004. Disponível em: http://doi.wiley.com/10.1002/edm2.4

19. Buse JB, Rosenstock J, Sesti G, Schmidt WE, Montanya E, Brett JH, et al. Liraglutide once a day versus exenatide twice a day for type 2 diabetes: a 26-week randomised, parallel-group, multinational, open-label trial (LEAD-6). *Lancet* [Internet]. 2009; 374(9683):39-47. Disponível em: http://dx.doi.org/10.1016/S0140-6736(09)60659-0.

20. Marre M, Shaw J, Brändle M, Bebakar WMW, Kamaruddin NA, Strand J, et al. Liraglutide, a once-daily human GLP-1 analogue, added to a sulphonylurea over 26 weeks produces greater improvements in glycaemic and weight control compared with adding rosiglitazone or placebo in subjects with Type 2 diabetes (LEAD-1 SU). *Diabet Med* 2009; 26(3):268-78.

21. Treatments E. Glimepiride, and Placebo, All in Combination The LEAD (Liraglutide Effect and Action in Diabetes) -2 study. *Diabetes Care* [Internet]. 2009;32:0-6. Disponível em: http://care.diabetesjournals.org/content/32/1/84.short.

22. Garber A, Henry R, Ratner R, Garcia-Hernandez PA, Rodriguez-Pattzi H, Olvera-Alvarez I, et al. Liraglutide versus glimepiride monotherapy for type 2 diabetes (LEAD-3 Mono): a randomised, 52-week, phase III, double-blind, parallel-treatment trial. *Lancet* [Internet]. 2009;373(9662):473-81. Disponível em: http://dx.doi.org/10.1016/S0140-6736(08)61246-5.

23. Russell-Jones D, Vaag A, Schmitz O, Sethi BK, Lalic N, Antic S, et al. Liraglutide vs insulin glargine and placebo in combination with metformin and sulfonylurea therapy in type 2 diabetes mellitus (LEAD-5 met + SU): A randomised controlled trial. *Diabetologia* 2009; 52(10):2046-55.

24. Zinman B, Gerich J, Buse JB, Lewin A, Schwartz S, Raskin P, Hale PM, Zdravkovic M BL. Efficacy and safety of the human liraglutide in combination with metformin and thiazolidinedione in patients with with type 2 diabetes (LEAD-4 Met + TZD). *Diabetes Care* 2009; 32(7):1224-30.

25. Marso SP, Daniels GH, Brown-Frandsen K, Kristensen P, Mann JFE, Nauck MA, et al. Liraglutide and Cardiovascular Outcomes in Type 2 Diabetes. *N Engl J Med* [Internet]. 2016; 375(4):311-22. Disponível em: http://www.nejm.org/doi/10.1056/NEJMoa1603827

26. Robinson LE, Holt TA, Rees K, Randeva HS, O'Hare JP. Effects of exenatide and liraglutide on heart rate, blood pressure and body weight: Systematic review and meta-analysis. *BMJ Open* 2013; 3(1).

27. Steinberg WM, Nauck MA, Zinman B, Daniels GH, Bergenstal RM, Mann JFE, et al. LEADER 3—Lipase and Amylase Activity in Subjects With Type 2 Diabetes. *Pancreas* [Internet]. 2014; 43(8):1223-31. Disponível em: http://content.wkhealth.com/linkback/openurl?sid=WKPTLP:landingpage&an=00006676-201411000-00015

28. Vilsbøll T, Vora J, Jarlov H, Kvist K, Blonde L. Type 2 Diabetes Patients Reach Target Glycemic Control Faster Using IDegLira than Either Insulin Degludec or Liraglutide Given Alone. *Clin Drug Investig* 2016; 36(4):293-303.

29. Umpierrez G, Povedano ST, Manghi FP, Shurzinske L, Pechtner V. Efficacy and safety of dulaglutide monotherapy versus metformin in type 2 diabetes in a randomized controlled trial (AWARD-3). *Diabetes Care* 2014; 37(8):2168-76.

30. Nauck M, Weinstock RS, Umpierrez GE, Guerci B, Skrivanek Z, Milicevic Z. Efficacy and safety of dulaglutide versus sitagliptin after 52 weeks in type 2 diabetes in a randomized controlled trial (AWARD-5). *Diabetes Care* 2014; 37(8):2149-58.

31. Wysham C, Blevins T, Arakaki R, Colon G, Garcia P, Atisso C, et al. Efficacy and safety of dulaglutide added onto pioglitazone and metformin versus exenatide in type 2 diabetes in a randomized controlled trial (AWARD-1). *Diabetes Care* 2014; 37(8):2159-67.

32. Blonde L, Jendle J, Gross J, Woo V, Jiang H, Fahrbach JL, et al. Once-weekly dulaglutide versus bedtime insulin glargine, both in combination with prandial insulin lispro, in patients with type 2 diabetes (AWARD-4): A randomised, open-label, phase 3, non-inferiority study. *Lancet* [Internet]. 2015;385(9982):2057-66. Disponível em: http://dx.doi.org/10.1016/S0140-6736(15)60936-9

33. Giorgino F, Benroubi M, Sun JH, Zimmermann AG, Pechtner V. Efficacy and safety of once- weekly dulaglutide versus insulin glargine in patients with type 2 Diabetes on metformin and glimepiride (AWARD-2). *Diabetes Care* 2015; 38(12):2241-9.

34. Meneilly GS, Roy-Duval C, Alawi H, Dailey G, Bellido D, Trescoli C, et al. Lixisenatide therapy in older patients with type 2 diabetes inadequately controlled on their current antidiabetic treatment: The GetGoal-O randomized trial. *Diabetes Care* 2017; 40(4):485-93.

35. Pratley RE, Aroda VR, Lingvay I, Lüdemann J, Andreassen C, Navarria A, et al. Semaglutide versus dulaglutide once weekly in patients with type 2 diabetes (SUSTAIN 7): a randomised, open-label, phase 3b trial. *Lancet Diabetes Endocrinol* [Internet]. 2018;8587(Sustain 7):1-12. Disponível em: http://linkinghub.elsevier.com/retrieve/pii/S221385871830024X

36. Conway R, Rodbard H, Lingvay I, Reed J, Rosa R Dela, Rose L, et al. Efficacy and Safety of Semaglutide Once-Weekly vs. Placebo as Add-on to Basal Insulin Alone or in Combination with Metformin in Subjects with Type 2 Diabetes (SUSTAIN 5). *Can J Diabetes* [Internet]. 2016; 40(5):S41-2. Disponível em: http://linkinghub.elsevier.com/retrieve/pii/S1499267116303999

37. Sorli C, Harashima S ichi, Tsoukas GM, Unger J, Karsbøl JD, Hansen T, et al. Efficacy and safety of once-weekly semaglutide monotherapy versus placebo in patients with type 2 diabetes (SUSTAIN 1): a double-blind, placebo-controlled, parallel-group, multinational, multicentre phase 3a trial. *Lancet Diabetes Endocrinol* 2017; 5(4):251-60.

38. Ahrén B, Masmiquel L, Kumar H, Sargin M, Karsbøl JD, Jacobsen SH, et al. Efficacy and safety of once-weekly semaglutide versus once-daily sitagliptin as an add-on to metformin, thiazolidinediones, or both, in patients with type 2 diabetes (SUSTAIN 2): a 56-week, double-blind, phase 3a, randomised trial. *Lancet Diabetes Endocrinol* 2017; 5(5):341-54.

39. Aroda VR, Bain SC, Cariou B, Piletič M, Rose L, Axelsen M, et al. Efficacy and safety of once-weekly semaglutide versus once-daily insulin glargine as add-on to metformin (with or without sulfonylureas) in insulin-naive patients with type 2 diabetes (SUSTAIN 4): a randomised, open-label, parallel-group, multicentre, multinational, phase 3a trial. *Lancet Diabetes Endocrinol* 2017; 5(5):355-66.

40. Ahmann AJ, Capehorn M, Charpentier G, Dotta F, Henkel E, Lingvay I, et al. Efficacy and Safety of Once-Weekly Semaglutide Versus Exenatide ER in SubjectsWith Type 2 Diabetes (SUSTAIN 3): A56-Week, Open-Label, Randomized Clinical Trial 2017; 1-9.

41. Marso SP, Bain SC, Consoli A, Eliaschewitz FG, Jódar E, Leiter LA, et al. Semaglutide and Cardiovascular Outcomes in Patients with Type 2 Diabetes. *N Engl J Med* [Internet]. 2016;375(19):1834-44. Disponível em: http://www.nejm.org/doi/10.

42. Handelsman Y, Chovanes C, Dex T, Giorgino F, Skolnik N, Souhami E, Stager W, Niemoeller E, Frias JP. Efficacy and safety of insulin glargine/lixisenatide (iGlarLixi) fixed-ratio combination in older adults with type 2 diabetes. Journal of Diabetes and its Complications. 2018 Nov 30.

CAPÍTULO 8

DIABETES *MELLITUS* TIPO 1

Rossana Santiago de Sousa Azulay • Ana Gregória Ferreira Pereira de Almeida • Manuel dos Santos Faria

INTRODUÇÃO

O diabetes *mellitus* tipo 1 (DM1) é um distúrbio da homeostase da glicose, resultante da destruição das células β pancreáticas, que leva a uma progressiva deficiência de insulina, hiperglicemia sintomática e dependência de insulina exógena como tratamento. A maioria dos casos é atribuída a uma destruição autoimune das células β (diabetes *mellitus* tipo 1 autoimune – DM1A) e apenas uma pequena minoria tem sua etiologia desconhecida e sem evidências para a autoimunidade (diabetes *mellitus* tipo 1 idiopático – DM1B).[1]

EPIDEMIOLOGIA

O DM1 responde por 5% a 10% dos casos de diabetes em todo o mundo.[2] Embora possa ser diagnosticado em qualquer idade, o DM1 é mais comum na infância, com picos de apresentação ocorrendo entre os 5 e 7 anos e na puberdade.[3] Há também uma incidência relativamente alta em pessoas na faixa etária de 30 e 40 anos, em que a doença tende a se apresentar de forma menos agressiva e é denominada diabetes autoimune latente do adulto (LADA).[4] Ambos os sexos são quase igualmente afetados, embora em algumas regiões com alta incidência de DM1 (populações de origem caucasiana) haja preponderância do sexo masculino.[2,3,5,6]

Na maioria dos estudos há uma variação sazonal, com diagnóstico mais frequente nos meses de inverno e outono, e menor ocorrência no verão. Embora existam exceções, quanto maior a distância ao norte do equador, maior a incidência de DM1.[3,5,7]

A prevalência de DM1 entre jovens nos Estados Unidos é estimada em 1,93 caso por 1.000 jovens, sendo a maior prevalência observada em crianças brancas não hispânicas, representando 72% dos casos relatados, seguidos das crianças caucasianas hispânicas, com 16%, e negras, com 9%[2,7] (Quadro 8.1).

A incidência e prevalência de DM1 variam imensamente em todo o mundo, sendo este tipo de diabetes mais comum na Finlândia (incidência de 60 casos/100.000 pessoas por ano) e na Sardenha (40 casos/100.000 pessoas por ano) e incomum na China, Índia e Venezuela (cerca de 0,1 caso/100.000 pessoas por ano). Diferenças marcantes na incidência foram relatadas em populações caucasoides entre áreas vizinhas, como, por exemplo, a incidência de DM1 na Estônia, que é um terço menor que a da Finlândia, estando esses países separados por apenas 120 km. A incidência de DM1 tem aumentado tanto em países desenvolvidos quanto em desenvolvimento, como o Brasil,

com uma taxa global de 3% ao ano, sendo os aumentos mais significativos em crianças com menos de 5 anos. A incidência de DM1 na cidade de Bauru, SP, entre 1986 e 2006 foi de 13,7/100.000.[6-9]

Esse significativo aumento na incidência mundial de DM1 sugere a importância das interações entre predisposição genética e fatores ambientais na etiologia multifatorial do DM1.

PATOGÊNESE

O DM1A desenvolve-se em consequência dos efeitos sinérgicos de fatores genéticos, ambientais e imunológicos que destroem as células β. Em 1986, Eisenbarth propôs um modelo para a história natural do DM1A, sugerindo seis estágios diferentes, nos quais indivíduos geneticamente suscetíveis (estágio I) são expostos a um gatilho ambiental (II), que induz a autoimunidade (III), levando inicialmente à perda da secreção de insulina estimulada pela glicose (IV) e que evoluem para poucas células beta remanescentes (V), e por fim perda completa das células beta (VI). Esse modelo de declínio linear das células beta vem sendo discutido, e outros modelos descrevem um decréscimo variável, e por vezes nunca chegando a zero, com manutenção de uma diminuta secreção residual de insulina.[5,10,11]

Na tentativa de estabelecer um modelo ideal que também considerasse as características clínicas da doença, a Fundação de Pesquisa do Diabetes Juvenil (Juvenile Diabetes Research Foundation – JDRF), a Associação Americana de Diabetes (ADA) e a Sociedade Americana de Endocrinologia propuseram um novo sistema de classificação por estadiamento, que também integra aspectos clínicos da progressão da doença. O DM1A é dividido, então, em três estágios: começando com a detecção de dois ou mais anticorpos contra as ilhotas (estágio 1 - autoimunidade + /normoglicemia ou DM1 pré-sintomático) e progredindo a uma taxa variável para disglicemia (estágio 2 – autoimunidade + /disglicemia ou DM1 pré-sintomático), antes de se tornar clinicamente sintomático (estágio 3 – autoimunidade + /disglicemia ou DM1 sintomático). A suscetibilidade genética representa uma fase prévia do estadiamento[10,12] (ver Figura 8.1 no caderno colorido).

GENÉTICA

O DM1A é um distúrbio poligênico, com aproximadamente 50 genes já conhecidos por afetar a suscetibilidade à doença. Os polimorfismos dos genes dentro do complexo de histocompatibilidade maior (MHC) – antígeno

QUADRO 8.1 Epidemiologia do DM1

Epidemiologia da DM1

✓ 5 a 10% dos casos de DM em todo mundo

✓ Picos de apresentação: 5 – 7 anos de idade e puberdade

✓ Acomete igualmente ambos os sexos

✓ Variação sazonal: principalmente outono e inverno

✓ Maior a incidência quanto maior a distância ao norte da linha do Equador

✓ Mais frequente em brancos

leucocitário humano (HLA) – no cromossomo 6p conferem cerca de 50% do risco genético ao DM1A, sendo a maior associação com os haplótipos HLA de classe II *DRB1 * 0301-DQB1 * 0201* (DR3-DQ2) e *DRB1 * 0401 -DQB1 * 0302* (DR4-DQ8), e *DRB1 * 1501* e *DQA1 * 0102- DQB1 * 0602* conferindo resistência à doença. A região HLA codifica proteínas apresentadoras de antígenos às células T, que são as principais células efetoras do processo de destruição autoimune. O restante do risco genético para o DM1A pode ser atribuído aos demais genes não HLA, com as maiores contribuições dos genes *INS (insulina)*, *PTPN22 (tirosina fosfatase linfócito-específica)*, *CTLA4* (antígeno 4 do linfócito T citotóxico) e *IL2RA* (receptor alfa interleucina 2), agindo através da regulação imune e influenciando a progressão da doença.[2,3,5,7,12-14]

Embora o DM1A esteja claramente associado a alguns genótipos predisponentes, somente em torno de 5% das pessoas com esses haplótipos desenvolvem a doença. Além disso, 85% dos casos de DM1A acontecem em indivíduos sem história familiar. Entretanto, o risco de parentes de indivíduos com a doença desenvolverem DM1A é 10 a 100 vezes maior do que a população em geral (0,4%), sendo de 2% em filhos de mães DM1A, 7% em filhos de pais DM1A e de 50% a 70% em gêmeos monozigóticos, com taxas mais altas quando o irmão desenvolveu a doença antes dos 5 anos.[2,12,13]

FATORES AMBIENTAIS

Estudos epidemiológicos, ao longo dos anos, mostraram uma correlação significativa entre o ambiente e o desenvolvimento de DM1A, com base na taxa de discordância da doença em gêmeos, aumento da incidência global, sazonalidade, variação na prevalência geográfica e o rápido incremento das taxas de incidência locais com a migração de indivíduos de países de baixa para alta incidência.

Por outro lado, os gatilhos ambientais que iniciam a destruição imunomediada das células β ainda permanecem amplamente discutidos. Vários fatores têm sido correla-

cionados com o desenvolvimento de DM1A em indivíduos suscetíveis, como fatores dietéticos (ingesta precoce de leite de vaca e glúten); toxinas (compostos nitrosos dietéticos), perinatais (idade materna > 25 anos, pré-eclâmpsia, doença respiratória neonatal, icterícia, incompatibilidade ABO), além da composição da microbiota intestinal e deficiência de vitamina D.

Historicamente os vírus, principalmente Coxsackie B, têm sido implicados como o fator ambiental principal no desenvolvimento de DM1A, mas as evidências permanecem indiretas.[5,7,10]

AUTOIMUNIDADE

A ativação da autoimunidade do DM1A é marcada pela presença de autoanticorpos contra as células β pancreáticas, tendo como antígenos específicos principais e gerando os seus anticorpos: a insulina (anti-insulina – IAA), a descarboxilase do ácido glutâmico (AGAD), a proteína tirosina fosfatase (IA2) e o transportador de zinco 8 (ZnT8). Tais anticorpos podem ser detectados antes do diagnóstico clínico de DM1A (a partir dos 3 meses de idade, com pico entre 9 meses e 2 anos) e habitualmente persistem ao longo da progressão da doença e do diagnóstico. O IAA é geralmente o primeiro a aparecer, AGAD e IAA são os mais frequentes na infância, enquanto o AGAD é marcante no DM1A de início adulto; já o IA-2 surge mais tarde e está relacionado com a progressão para o diabetes clínico e o ZnT8 foi positivo em 26% dos casos negativos para os outros autoanticorpos, e assim como o IA-2 também se relaciona com a progressão mais rápida para a doença sintomática.

O risco de progressão para DM1A sintomático naqueles com apenas um autoanticorpo positivo é muito baixo (15%), enquanto varia de 70% a 80% naqueles com múltiplos autoanticorpos presentes, sendo ainda mais precoce se forem o IAA e o IA-2[3,5,7,12,15-19] (Quadro 8.2).

Os eventos iniciadores do processo patológico e que desencadeiam a exposição dos antígenos de células β à apresentação às células T para sua ativação ainda não são claros, mas do ponto de vista histológico, o infiltrado

QUADRO 8.2 Características de Aparecimento dos Autoanticorpos

Características de aparecimento dos autoanticorpos:

✓ IAA: geralmente é o primeiro a aparecer

✓ AGAD e IAA: são mais frequentes na infância

✓ AGAD: é o mais presente no DM1A de início no adulto

✓ IA-2: surgimento tardio e relacionado à progressão para diabetes clinico

✓ ZnT8: positivo em 26% dos casos negativos para os outros autoanticorpos

inflamatório dentro das ilhotas (insulite) é composto principalmente por linfócitos T CD8, seguidos por macrófagos, linfócitos T CD4 e linfócitos B. A destruição causada pela infiltração inflamatória das ilhotas de Langerhans é específica para as células β, produtoras de insulina, e não afeta as células α e δ, produtoras de glucagon e de somatostatina, respectivamente. As citocinas pró-inflamatórias, produzidas por infiltração de leucócitos, incluindo a interleucina-1β (IL-1β), o fator de necrose tumoral α (TNF-α) e o interferon γ (IFN-γ) desempenham um papel central na deficiência das células β e no desenvolvimento de diabetes. A exposição prolongada a citocinas leva a uma diminuição da capacidade das células β para produzir e liberar insulina e, a longo prazo, à destruição das células por apoptose ou necrose. A lesão das ilhotas é bastante heterogênea, coexistindo áreas preservadas e comprometidas no pâncreas de indivíduos recém-diagnosticados[3,5,13] (ver Figura 8.2 no caderno colorido).

QUADRO CLÍNICO

O DM1 recém-diagnosticado é tipicamente caracterizado pelo início agudo dos sintomas clássicos de poliúria e polidipsia (69%), e polifagia e perda de peso (33%). Geralmente a duração dos sintomas dura 1 a 2 semanas, mas pode estender-se por meses, o que pode agravar o quadro metabólico ao diagnóstico. Aproximadamente 30% apresentam cetoacidose diabética na abertura do quadro clínico e cerca de 50% são hospitalizados, enquanto um menor número de indivíduos tem sido diagnosticado na fase pré-sintomática da doença, geralmente em exames realizados em crianças com familiares diabéticos.[2,6,20]

TRATAMENTO

O manejo adequado do DM1 baseia-se na administração de insulina e numa educação adequada e eficaz sobre diabetes e nutrição, observando a idade, maturidade e estilo de vida de cada indivíduo. Ademais, deve-se considerar o estágio do diabetes, o monitoramento da glicemia, o planejamento nutricional e o acompanhamento psicológico, para que o paciente e a família sintam-se confortáveis no manejo do DM.

Educação do Paciente e Família

A educação é um dos aspectos mais importantes no controle do diabetes. Pacientes com DM1 e seus familiares precisam de um treinamento intensivo para que possam controlar a glicemia de forma adequada, minimizando, assim, as complicações a curto e a longo prazo. Tal treinamento deve ser feito por uma equipe multidisciplinar, especialista em DM1, que deve envolver o paciente, seus familiares e, quando crianças e adolescentes, as cuidadoras, as creches, as escolas e todos que estiverem envolvidos em seus cuidados.[21-23] A cada consulta devem ser enfatizados os seguintes cuidados:

- sinais e sintomas de hipoglicemia e como evitá-la e tratá-la;

- dieta apropriada, se possível contagem de carboidrato, atividade física e uso da insulina com orientações sobre os métodos de aplicação e suas correções;
- a prática da automonitorização, que é essencial para que se consiga alcançar melhores resultados no controle do DM, devendo ser realizada pela monitorização da glicemia capilar, com auxílio de um glicosímetro e sua fita correspondente ou por um sistema de monitorização contínuo de glicose (SMCG) em líquido intersticial.[24]

Uma orientação especial deve ser feita para pacientes que estejam entrando na puberdade e adolescência, envolvendo cuidados com a concepção devido ao risco de má formação congênita nos fetos de grávidas diabéticas descompensadas, além da transição para a vida adulta, pois esses pacientes passam a ser independentes dos cuidados dos pais.[25]

A prática regular de atividade física faz parte do tratamento, com o cuidado de que o paciente diabético esteja assintomático e com os níveis de cetona plasmáticos ou urinários negativos. Além disso, recomenda-se a redução da dose de insulina antes da prática, assim como a ingestão de carboidratos durante a atividade de longa duração, pelo risco de hipoglicemia. Caso os pacientes sejam submetidos a exercícios vigorosos por mais de 30 minutos, recomenda-se a redução da dose de insulina rápida em 10% a 20% ou que façam um lanche extra e tenham cuidado com sua hidratação.[26,27]

O plano alimentar tem que levar em consideração os hábitos alimentares e o estilo de vida, e deve ser feito com orientação de um nutricionista ajustando o tempo, o tamanho, a frequência e a composição dessas refeições com o intuito de evitar a descompensação do DM. A contagem de carboidrato é um dos meios utilizados e serve de base para a aplicação de insulina no momento da refeição. Desta forma, deve-se fazer o cálculo do bólus de refeição que seria 1 U de insulina de ação rápida ou ultrarrápida para cada 10-20 g de carboidrato a ser ingerido. Pode, também, ser calculado dividindo-se 500 pela quantidade total de insulina administrada durante o dia. Esse cálculo só pode ser considerado caso não se encontre uma diferença acima de 30 mg/dL do valor da glicemia pós-prandial de 2 h, em relação ao valor da glicemia pré-prandial. No tocante ao bólus de correção, no qual se faz o cálculo do fator de sensibilidade, divide-se 1.800 pela dose total diária das diversas insulinas aplicadas. Tal resultado indica o quanto 1 U de insulina ultrarrápida é capaz de diminuir a glicemia.[28] Ressalte-se, contudo, que quando se utiliza a insulina regular para bólus de correção, o cálculo deve ser feito com o valor 1.500.

Insulinoterapia

Os pacientes com DM1 precisam de múltiplas doses de insulina de ações diferentes, necessitam de monitoração glicêmica frequentemente e devem ajustar a dose de insulina de acordo com os níveis observados, a fim de evitar as complicações crônicas e as agudas, em especial a hipoglicemia e a cetoacidose diabética, principalmente em crianças.[29-31] Os níveis glicêmicos alvos dos pacientes com DM 1 depende da idade deles (Tabela 8.1).

A dose total diária média recomendada de insulina logo após o diagnóstico de DM1 é de 0,5-1 U/kg/dia. Durante

76 DIABETES

TABELA 8.1 Alvos de Glicemia e Hemoglobina Glicada (HbA1c) em Pacientes com DM1 de acordo com a Idade

	HbA1c	Glicemia antes das refeições	Ao dormir e à noite	ADA
Pré-escolares (0 a 6 anos)	< 8,5%	100-180 mg/dL	110-200 mg/dL	• Vulnerável à hipoglicemia • Sensível à insulina; dificuldade em predizer dieta e atividade física
Idade escolar (6 a 12 anos)	< 7,0%	90-180 mg/dL	100-180 mg/dL	• Vulnerável à hipoglicemia
Adolescentes e adultos jovens	< 7,5%	90-130 mg/dL	90-150 mg/dL	

Conceitos-chave na definição de metas glicêmicas:
As metas glicêmicas são individualizadas e as mais baixas podem ser objetivadas após avaliação risco-benefício.
As metas glicêmicas são modificadas em crianças com hipoglicemia frequente ou hipoglicemia desconhecida.
As glicemias pós-prandiais devem ser medidas quando houver discrepância entre as glicemias pré-prandiais e os níveis de A1C e para avaliar as doses de insulina pré-prandiais em quem faz insulina basal/bólus ou de bomba.

TABELA 8.2 Doses de Insulina Recomendadas para DM 1 de acordo com a Idade

Idade	Necessidade de insulina	Tipo de insulina	Número de aplicações/dia
Primeiro ano de vida/Neonatal	0,25 / 0,5 U/dose (6 a 8 refeições)	• Insulina de ação intermediária associada ou não à insulina regular	1 a 3 injeções
1 a 4 anos de idade	0,5-0,8 U/kg/dia (40% insulina basal)	• Insulinização basal: NPH 2 a 3 × ou Insulina de longa duração 1 × dia • Refeições: insulina regular ou análogos de ação rápida	3 injeções
Idade escolar	0,7-1,0 U/kg/dia (40% insulina basal)	• Insulina basal: longa ação • Refeições: insulina regular ou análogos de ação rápida	3 a 4 injeções
Adolescente	Durante a puberdade: 1,0-1,8 U/kg/dia Depois da puberdade: 0,7-1,0 U/kg/dia (40% insulina basal)	• Insulina basal: longa ação • Refeições: insulina regular ou análogos de ação rápida	4 injeções

– 1 a 4 anos de idade: apresenta a imprevisibilidade do consumo de energia devido ao movimento. Essas crianças passam muito tempo com diferentes pessoas, como avós ou babás, que poderiam ter dificuldades no controle da doença;
– Idade escolar: esta é a idade mais estável para a gestão da T1DM devido à rotina diária esquemática desses doentes.
– Adolescência: este período é caracterizado pelo aumento fisiológico da necessidade de insulina devido à puberdade. Além disso, é caracterizada por problemas comportamentais, que podem influenciar negativamente no controle do DM. Os pacientes geralmente se mostram rebeldes pela necessidade de independência, o que leva a uma dificuldade no autocontrole do DM. Também está presente uma propensão a transgressões com possíveis experiências de tabagismo, álcool e drogas, além dos transtornos alimentares.
– No período de lua de mel: <0,5 U/kg/dia.
NPH, protamina neutra de Hagedorn.

o período de lua de mel, que é uma fase de remissão parcial com duração variável de semanas a anos, essa dose costuma ser menor que 0,5 U/kg/dia. Com a evolução da doença, as necessidades de insulina costumam aumentar para 0,7 a 1 U/kg/dia em crianças pré-puberes, podendo alcançar 2 U/kg/dia na puberdade (Tabela 8.2).

Para determinar essas doses deve-se levar em consideração vários fatores, entre eles a idade, o peso, o estágio puberal do paciente, o tempo e a fase da doença, o local de aplicação da insulina, a ingestão e o tipo de alimento ingerido, a automonitorização, a HbA1c, a rotina diária do paciente, incluindo a prática de atividade física e sua intensidade. Entre outros pontos importantes a serem avaliados, destacam-se a presença de infecção, uso de drogas como corticosteroides e outras doenças (síndrome de Cushing, hepatopatias, nefropatias etc.), além do nível de informação sobre DM que o paciente e seus familiares possuem.

Os pacientes com DM1 apresentam uma deficiência absoluta de insulina e não exibem resistência significativa à insulina. Assim, deve-se tentar mimetizar sua secreção fisiológica, recomendando-se que a dose total de insulina a ser aplicada seja dividida como insulina basal (50%) e em bólus de correção e refeição (50%). Doses de insulina basal maiores que 60% da dose total diária de insulina aumentam o risco de hipoglicemia.[33-35]

Tipos de Insulina

A padronização das insulinas é universal tanto na terminologia quanto na apresentação e volume dos frascos, e sua medida é expressa em unidades internacionais (UI). No Brasil, sua concentração é expressa em U-100, isto é, 1 mL contém 100 U de insulina.[36,37] As insulinas de ação intermediária NPH e as pré-misturas são turvas, e as de ação rápida e ultrarrápida e as insulinas glargina, detemir e degludeca são transparentes (Tabela 8.3).

Análogos de Ação Ultrarrápida

Estes análogos têm a capacidade de alcançar picos de concentração sérica mais rápidos do que a insulina regular (IR), mimetizando eficientemente a resposta da insulina endógena após uma refeição.[38,39] Eles são recomendados para pacientes que tendem a ter hipoglicemia nos períodos

TABELA 8.3 Tipos de Insulina

Tipos de Insulina		Aparência	Início de Ação	Duração de Ação	Pico de Ação
Análogos de ação ultrarrápida	Lispro	Transparente	< 15 min	4-5 h	½-2 h
	Aspart		< 15 min	4-6 h	1-2 h
	Glulisina		< 15 min	3-4 h	½-2 h
Análogos de ação prolongada	Glargina	Transparente	2-4 h	20-24 h	Não apresenta
	Detemir		3-4 h	14-24 h	
	Degludeca		2 h	>40 h	
Ação rápida	Regular	Transparente	½-1 h	5-8 h	2-3 h
Ação intermediária	NPH	Turva	2-4 h	10-18 h	4-10 h

NPH, protamina neutra de Hagedorn.

pós-prandiais tardios e noturnos, podendo ser usadas após o término da refeição, diminuindo as hipoglicemias, especialmente em crianças que não ingeriram a quantidade de carboidrato programada da refeição. Seu uso permite uma redução de 0,3 a 0,5% na HbA1c dos pacientes quando comparados aos que usam IR.[40-42]

a) Insulina lispro: Trata-se de um análogo de insulina rápida que sofreu uma inversão na posição dos aminoácidos 28 e 29 da cadeia β da insulina, o que possibilita que seja absorvida de maneira mais rápida para a circulação.[33,41,43]

b) Insulina aspart: Outro análogo da insulina ultrarrápida, que apresenta na posição 28 da cadeia β da insulina o ácido aspártico carregado negativamente, o que possibilita uma repulsão elétrica entre as moléculas de insulina, evitando a formação de depósitos no tecido subcutâneo e ensejando uma rápida dissociação e absorção.[41,44]

c) Insulina glulisina: Este é um análogo que apresenta uma substituição do aminoácido nas posições 3 e 29 da cadeia β, de uma asparagina por uma lisina e de uma lisina por ácido glutâmico, respectivamente.[40,41,45] Esta alteração permite uma maior estabilidade molecular e um menor ponto isoelétrico, aumentando sua estabilidade em pH fisiológico, e, além disso, não possui hexâmetros promotores de zinco que promovam uma biodisponibilidade imediata no local da aplicação.[41,46]

Análogos de Ação Prolongada

São análogos de insulina produzidos por tecnologia de DNA recombinante com o intuito de reproduzir de forma mais adequada o perfil fisiológico da insulina basal oferecendo perfis farmacocinético e farmacodinâmico uniformes, constantes e prolongados. Apresentam menor risco de hipoglicemia, principalmente noturna, quando comparadas com a insulina protamina neutra de Hagedorn, e isso acontece, teoricamente, porque essas insulinas não apresentam um pico de ação. Outra vantagem descrita incialmente seria que eles poderiam ser usados em dose única diária, mas já foi demonstrado na prática que esta afirmativa nem sempre é verdadeira. Esses análogos não podem ser administrados por via endovenosa (EV) ou intramuscular (IM), e não devem ser misturados ou diluídos com outras insulinas, pois há uma alteração em seu perfil farmacocinético e farmacodinâmico.[38,47,48]

a) Insulina glargina: Trata-se de um análogo obtido a partir da substituição do aminoácido asparagina pela glicina na posição 21 da cadeia α e adição de duas argininas nas posições 30 e 31 da cadeia β, alterando assim seu ponto isoelétrico. Essa alteração reduz sua solubilidade quando em contato com o pH fisiológico do tecido subcutâneo, o que resulta em um início de ação mais lento e uma ação mais prolongada.[49-51]

b) Insulina detemir: É um análogo obtido a partir da remoção da treonina na posição 30 e da adição de um ácido graxo (ácido mirístico) na posição 29 da cadeia β da insulina. Essa alteração faz que a detemir apresente uma duração de ação mais prolongada. Isso ocorre devido à intensa associação de suas moléculas no local de aplicação, além da ligação da albumina à cadeia lateral do ácido mirístico. Estudos relatam que este análogo tem menor efeito supressor sobre a lipólise no tecido periférico, mas um maior efeito sobre o metabolismo hepático da glicose do que a NPH, o que explicaria o menor ganho de peso associado à detemir do que à NPH.[52-54]

c) Insulina degludeca: A obtenção deste análogo ocorre com remoção do aminoácido treonina, na posição 30 da cadeia β, e pela conjugação do ácido hexadecanodioico, por acetilação via ácido glutâmico, com o aminoácido lisina, na posição 29 da cadeia β. Com essa alteração, a degludeca forma depósitos de cadeias multi-hexaméricas longas no local de sua aplicação subcutânea e, em seguida, essas cadeias de multi-hexâmeros se dissociam em monômeros da insulina degludeca, de forma lenta, gradual e contínua, e entram na circulação, ligando-se à albumina. Tais mecanismos prolongam seu tempo de ação. Desta forma, a insulina degludeca poderia também ser incluída em uma nova classe de análogos da insulina, análogos de ação ultralenta.[48,49,56]

Insulina de Ação Intermediária

a) Insulina NPH: É uma preparação cristalizada com reduzida solubilidade em pH fisiológico, o que resulta numa absorção mais lenta no tecido subcutâneo. Tem uma absorção muito variável, levando a um pico de ação também variável, o que ocasiona maior risco de hipoglicemia, principalmente noturna.[50,57]

Insulina de Ação Rápida

b) Insulina regular: É uma preparação em que a insulina se encontra em solução com cristais de zinco, que, quando administrada por via subcutânea, tem início de ação em 30 minutos, pico de ação em torno de 3 h e com duração de ação de até 8 horas. Pode ser aplicada por vias subcutânea, intramuscular e endovenosa.

Bomba de Infusão de Insulina ou Sistema de Infusão Contínua de Insulina

Instrumento utilizado desde a década de 1980 com o objetivo de copiar a fisiologia normal da secreção de insulina. Ajustada para liberação contínua de insulina, que seria a basal seguida por pulsos de liberação a cada refeição (bólus). Permitem maior flexibilidade ao dia a dia do paciente com melhora na qualidade de vida.

Do ponto de vista prático, tanto o sistema de infusão contínua de insulina (SICI) quanto múltiplas doses diárias de insulina são eficazes no controle da hiperglicemia em DM1, entretanto vários estudos mostram que a SICI proporciona menor variabilidade glicêmica, menor risco de hipoglicemia e melhor controle glicêmico.[58,59]

REFERÊNCIAS

1. Diagnosis and classification of diabetes mellitus. *Diabetes Care* 2009; 33(Suppl. 1):S62-S69.
2. Maahs D, West N, Lawrence J, Mayer-Davis E. Epidemiology of type 1 diabetes. *Endocrinology and Metabolism Clinics of North America* 2010; 39(3):481-497.
3. Atkinson M, Eisenbarth G, Michels A. Type 1 diabetes. *The Lancet* 2014; 383(9911):69-82.
4. IDF diabetes atlas – 2015 Atlas [Internet]. Diabetesatlas.org. 2017. Disponível em: http://www.diabetesatlas.org/resources/2015-atlas. html. Acesso em 16 abril 2017.
5. Atkinson M. The pathogenesis and natural history of type 1 diabetes. *Cold Spring Harbor Perspectives in Medicine* 2012; 2(11):a007641-a007641.
6. Gregory J, Moore D, Simmons J. Type 1 Diabetes mellitus. *Pediatrics in Review* 2013; 34(5):203-215.
7. Skyler J, Bakris G, Bonifacio E, Darsow T, Eckel R, Groop L, et al. Differentiation of diabetes by pathophysiology, natural history, and prognosis. *Diabetes* 2016; 66(2):241-255.
8. Gomes M, Negrato C, Cobas R, Tannus L, Gonçalves P, da Silva P, et al. Determinants of intensive insulin therapeutic regimens in patients with type 1 diabetes: data from a nationwide multicenter survey in Brazil. *Diabetology & Metabolic Syndrome* 2014; 6(1):67.
9. Negrato C, Dias J, Teixeira M, Dias A, Salgado M, Lauris J, et al. Temporal trends in incidence of type 1 diabetes between 1986 and 2006 in Brazil. *Journal of Endocrinological Investigation* 2009; 33(6):373-377.
10. Christoffersson G, Rodriguez-Calvo T, von Herrath M. Recent advances in understanding type 1 diabetes. *F 1000 Research* 2016.
11. Oram R, Jones A, Besser R, Knight B, Shields B, Brown R et al. The majority of patients with long-duration type 1 diabetes are insulin microsecretors and have functioning beta cells. *Diabetologia* 2013; 57(1):187-191.
12. Insel R, Dunne J, Atkinson M, Chiang J, Dabelea D, Gottlieb P et al. Staging Presymptomatic type 1 diabetes: a scientific statement of jdrf, the endocrine society, and the American Diabetes Association. *Diabetes Care* 2015; 38(10):1964-1974.
13. Stankov K, Benc D, Draskovic D. Genetic and epigenetic factors in etiology of diabetes mellitus type 1. *Pediatrics* 2013; 132(6):1112-1122.
14. Todd J. Etiology of type 1 diabetes. *Immunity* 2010; 32(4):457-467.
15. Pietropaolo M, Towns R, Eisenbarth G. Humoral autoimmunity in type 1 diabetes: prediction, significance, and detection of distinct disease subtypes. *Cold Spring Harbor Perspectives in Medicine* 2012; 2(10):a012831-a012831.
16. Bonifacio E. Predicting type 1 diabetes using biomarkers. *Diabetes Care* 2015; 38(6):989-996.
17. Vehik K, Lynch K, Schatz D, Akolkar B, Hagopian W, Rewers M, et al. Reversion of β-cell autoimmunity changes risk of type 1 diabetes: TEDDY Study. *Diabetes Care* 2016; 39(9):1535-1542.
18. Steck A, Vehik K, Bonifacio E, Lernmark A, Ziegler A, Hagopian W, et al. Predictors of progression from the appearance of islet autoantibodies to early childhood diabetes: the environmental determinants of diabetes in the young (TEDDY). *Diabetes Care* 2015; 38(5):808-813.
19. Krischer J, Lynch K, Schatz D, Ilonen J, Lernmark Å, Hagopian W, et al. The 6 year incidence of diabetes-associated autoantibodies in genetically at-risk children: the TEDDY study. *Diabetologia* 2015; 58(5):980-987.
20. Hamman R, Bell R, Dabelea D, D'Agostino R, Dolan L, Imperatore G, et al. The SEARCH for diabetes in youth study: rationale, findings, and future directions. *Diabetes Care* 2014; 37(12):3336-3344.
21. Grossi SAA. Educação para o controle do diabetes *mellitus*. In: Brasil. Instituto para o Desenvolvimento da Saúde. Ministério da Saúde. Manual de Enfermagem/Instituto para o Desenvolvimento da Saúde. Universidade de São Paulo. Ministério da Saúde, 2001; p. 15567.
22. Pascali PM, Grossi SAA. *Cuidados de enfermagem em diabetes mellitus*. Departamento de Enfermagem da Sociedade Brasileira de Diabetes. São Paulo: A.C. Farmacêutica, 2009; p. 5675.
23. Driscoll KA, Volkening LK, Haro H, et al. Are children with type 1 diabetes safe at school? Examining parent perceptions. Pediatr Diabetes 2015; 16:613-620
24. American Diabetes Association. Standards of medical care in diabetes – 2016. *Diabetes Care* 2016 Jan; 39 (Suppl.1):S39-46.
25. Charron-Prochownik D, Downs J. Diabetes and reproductive health for girls. Alexandria, VA: American Diabetes Association, 2016.
26. American Diabetes Association. Clinical practice recommendations 2015. Diabetes Care 2015; 38(Suppl. 1):S20-30.
27. Galassetti P, Mann S, Tate D, et al. Effects of antecedent prolonged exercise on subsequent counterregulatory responses to hypoglycemia. *Am J Physiol Endocrinol Metab* 2001; 280:E908-17.
28. Milech A, Oliveira JE, Vencio S. Diretrizes da Sociedade Brasileira de Diabetes (2015-2016). São Paulo: A.C. Farmacêutica; 2016.
29. The effect of intensive treatment of diabetes on the development and progression of long-term complications in insulin-dependent diabetes mellitus. *New England Journal of Medicine* 1993; 329(14):977-986.
30. Epidemiology of Diabetes Interventions and Complications (EDIC). Design, implementation, and preliminary results of a longterm follow-up of the Diabetes Control and Complications Trial cohort. *Diabetes Care* 1999 Jan; 22(1): 99-111
31. Adhikari S, Adams-Huet B, Wang Y, Marks J, White P. Institution of basal-bolus therapy at diagnosis for children with type 1 diabetes mellitus. *Pediatrics* 2009;123(4):e673-e678.
32. Cameron FJ, Scratch SE, Nadebaum C, et al. DKA Brain Injury Study Group. Neurological consequences of diabetic ketoacidosis at initial presentation of type 1 diabetes in a prospective cohort study of children. *Diabetes Care* 2014; 37:1554-1562.
33. Brunelle BL, Llewelyn J, Anderson JH Jr, et al. Meta-analysis of the effect of insulin lispro on severe hypoglycemia in patients with type 1 diabetes. *Diabetes Care* 1998 Oct; 21(10):1726-31
34. Beck R, Riddlesworth T, Ruedy K, Ahmann A, Bergenstal R, Haller S, et al. Effect of continuous glucose monitoring on glycemic control in adults with type 1 diabetes using insulin injections. *JAMA* 2017; 317(4):371.
35. Lind M, Polonsky W, Hirsch I, Heise T, Bolinder J, Dahlqvist S, et al. Continuous glucose monitoring vs conventional therapy for glycemic control in adults with type 1 diabetes treated with multiple daily insulin injections. *JAMA* 2017; 317(4):379.
36. Insulin administration. Diabetes Care. 2003;27(Supplement 1):S106-S107.
37. Frid A, Hirsch L, Gaspar R, Hicks D, Kreugel G, Liersch J, et al. New injection recommendations for patients with diabetes. *Diabetes & Metabolism* 2010; 36:S3-S18.
38. Hartman I. Insulin analogs: impact on treatment success, satisfaction, quality of life, and adherence. *Clinical Medicine & Research* 2008; 6(2):54-67.
39. Rolla A. Pharmacokinetic and pharmacodynamic advantages of insulin analogues and premixed insulin analogues over human insulins: impact on efficacy and safety. *The American Journal of Medicine* 2008; 121(6):S9-S19.
40. Sociedade Brasileira de Diabetes. Posicionamentos oficiais da Sociedade Brasileira de Diabetes. Indicação de análogos de insulina de ação rápida e prolongada e de insulina inalável no diabetes tipo 1 e tipo 2. *Rev Bras Med* 2006; 2(Suppl).
41. Hirsch IB. Insulin analogues. *N Engl J Med* 2005; 352:174-83
42. Bolli G, Di Marchi R, Park G, Pramming S, Koivisto V. Insulin analogues and their potential in the management of diabetes mellitus. *Diabetologia* 1999; 42(10):1151-1167.

43. Tibaldi J. Evolution of insulin development: focus on key parameters. *Advances in Therapy* 2012; 29(7):590-619.

44. Reynolds NA, Wagstaff AJ. Insulin aspart: a review of its use in the management of type 1 or 2 diabetes mellitus. *Drugs* 2004; 64(17):1957-74.

45. Becker RHA, Frick AD. Clinical pharmacokinetics and pharmacodynamics of insulin glulisine. *Clinical Pharmacokinetics* 2008; 47(1):7-20.

46. Yamada, S. Insulin glulisine in the management of diabetes. *Diabetes Metabolic Syndrome and Obesity: Targets and Therapy* 2009; 2:111-115.

47. Little S, Shaw J, Home P. Hypoglycemia rates with basal insulin analogues. *Diabetes Technol Ther* 2011; 13(suppl1):S53-S64.

48. Simon AC, DeVries JH. The future of basal insulin supplementation. *Diabetes Technol Ther* 2011; 13(suppl1):S103-S108.

49. Wang F, Surh J, Kaur M. Insulin degludec as an ultralong-acting basal insulin once a day: a systematic review. *Diabetes Metab Syndr Obes* 2012; 5:191-204.

50. Rachmiel M, Perlman K, et al. Insulin analogues in children and teens with type 1 diabetes: advantages and caveats. *Pediatr Clin North Am* 2005; 52(6):1651-1675.

51. Guerci B, Sauvanet JP (2005). Subcutaneous insulin: pharmacokinetic variability and glycemic variability. Diabetes & Metabolism 2005; 31(4PT2):4S7-4S24.

52. Havelund S, Plum A, Ribel U, et al. The mechanism of protraction of insulin detemir, a long-acting, acylated analog of human insulin. Pharmaceutical Research 2004; 21(8):1498-1504.

53. Robertson KJ, Schoenle E, Gucevt Z, Mordhorst L, Gall MA, Ludvgsson J. Insulin detemir compared with NPH insulin in children and adolescents with type 1 diabetes. *Diabet Med* 2007; 24:27-34.

54. Home P, Bartley P, Russel-Jones D, Hanaire-Broutin H, Heeg JE. Insulin detemir offers improved glycemic control compared with NPH insulin in people with type 1 diabetes. *Diabetes Care* 2004; 27:1081-7.

55. Russell-Jones D, Simpson R, Hylleberg B, Draeger E, Bolinder J. Effects of QD insulin detemir or neutral protamine Hagedorn on blood glucose control in patients with type I diabetes mellitus using a basal-bolus regimen. *Clinical Therapeutics* 2004; 26(5):724-736.

56. Nasrallah L, Raymond R. Insulin Degludec, the new generation basal insulin or just another basal insulin? *Clinical Medicine Insights: Endocrinology and Diabetes* 2012; 31.

57. Owens D, Zinman B, Bolli G. Insulins today and beyond. *The Lancet* 2001; 358(9283):739-746.

58. Pickup J, Keen H. Continuous subcutaneous insulin infusion at 25 years: evidence base for the expanding use of insulin pump therapy in type 1 diabetes (review). *Diabetes Care* 2002; 25:593-8.

59. Bergenstal RM, et al. Effectiveness of sensor-augmented insulin-pump therapy in type 1 diabetes. *NEJM* 2010; 22:363(4):311-20.

CAPÍTULO 9

INSULINOTERAPIA

Bruno César Caldas • Francisco Bandeira

INTRODUÇÃO

A insulina é um hormônio secretado pelas células beta pancreáticas e entra na circulação primordialmente em resposta a um aumento da glicose sanguínea. Além de estimular a utilização periférica de glicose pelos tecidos (musculoesquelético, adiposo), a insulina antagoniza o efeito do glucagon no fígado ao inibir a produção de glicose e cetona, bem como a liberação desta última pelas células alfa, independentemente dos níveis glicêmicos. Uma vez liberada a insulina pelas células beta ou por depósitos subcutâneos, seu *clearance* depende de sua degradação no fígado e rins e provavelmente da dinâmica de seu receptor e de suas concentrações no sangue.

A insulina exógena continua sendo o método mais eficaz de controle do diabetes, mesmo com o desenvolvimento de novas drogas. A sua introdução no mercado dos análogos de ação longa (glargina, detemir) foi bem-vinda ao se mostrar tão ou mais eficaz em atingir o controle glicêmico com menos efeitos colaterais que a NPH, pois apresenta níveis plasmáticos mais estáveis, maior reprodutibilidade dia a dia e risco reduzido de hipoglicemia noturna. Os análogos de ação ultralonga (glargina 300 U e degludeca) foram sintetizados para durabilidade maior que 24 horas, porém nenhum atingiu o objetivo de menos de uma aplicação diária nos estudos. Já os análogos ultrarrápidos têm início de ação mais rápido e menor duração de ação que a insulina humana, promovendo ainda melhor controle pós-prandial da glicose, sem diferenças significativas no risco de hipoglicemia.

A Tabela 9.1 mostra as principais insulinas disponíveis em nosso meio, bem como suas características farmacocinéticas, e a Figura 9.1, no caderno colorido, mostra curvas de farmacodinâmica de insulinas rápidas e insulinas de longa duração realizadas pela técnica de *clamp* de glicose (padrão ouro): os efeitos das insulinas são avaliados quando se previne a queda esperada da glicose ao se administrar insulina por meio de uma infusão variável de glicose que a mantém em níveis predeterminados.

INSULINOTERAPIA NO DIABETES TIPO 1

A insulina é necessária para a vida do diabético tipo 1, pois, neste caso, o diabetes é uma falência pancreática primária. Desde o diagnóstico, e durante os anos de doença, o objetivo é manter níveis glicêmicos próximos ao normal para prevenir o surgimento de complicações ou adiar sua progressão. A insulina basal é responsável por evitar lipólise e liberação hepática de glicose no período interdigestivo. Uma insulina prandial e uma dose adicional para correção das hiperglicemias pré-prandiais são necessárias.

O Diabetes Control and Complications Trial (DCCT) claramente mostrou que a terapia intensiva com múltiplas aplicações diárias (MAD) ou infusão subcutânea contínua (ISC), em comparação com o esquema tradicional, melhorou a glicemia e mostrou melhores resultados em longo prazo (6,5 anos); ademais 93% dos pacientes ainda foram subsequentemente monitorados durante o estudo Observational Epidemiology of Diabetes Interventions and Complications (EDIC). Embora tenha havido melhores desfechos micro e macrovasculares, bem como da mortalidade por todas as causas, a terapia intensiva foi associada a maiores taxas de hipoglicemia severa (61 episódios a cada 100 pacientes por ano de terapia). Além disso, o estudo foi desenhado com o uso de insulinas humanas (NPH e regular). Um estudo recente analisou eventos cardiovasculares após mais de 2 décadas das coortes originais (*follow-up* de 30 anos) e mostrou que, embora a redução de risco de qualquer episódio cardiovascular fosse menor agora do que em relatos anteriores, essa redução continuava significativa. Houve redução de 30% (95% IC 7, 48; p = 0,016) na incidência de qualquer doença cardiovascular, e de 32% (95% IC –3, 56; p = 0,07) nos eventos maiores (infarto não fatal, acidente vascular cerebral e morte cardiovascular).[1] Embora a maioria dos estudos que comparam MAD *versus* ISC seja de curta duração, uma revisão sistemática e metanálise concluíram que há mínimas diferenças entre as duas com relação à HbA1C, bem como na ocorrência de hipoglicemias severas.[2] Ambas as estratégias são consideradas fisiológicas e devem sempre ser preferidas a outros esquemas mais simplificados.

A dose inicial total de insulina geralmente é baseada no peso do paciente, com uma dose típica de 0,5 U/kg/dia, com variação de 0,5 até maiores que 1 U/kg/dia, a depender do estágio puberal, do estado metabólico e se apresenta ou não doenças agudas. Assim, crianças pré-púberes podem necessitar de doses de até 1,5 U/kg/dia. Nos primeiros 6 meses de diagnóstico, pode ocorrer um período denominado "lua de mel", quando os níveis glicêmicos baixam e há menor necessidade de doses.

O tratamento pode ser feito com insulina NPH (2 a 4 aplicações diárias antes das refeições e ao deitar), insulina detemir (comumente com necessidade de duas aplicações diárias) ou glargina e degludeca (uma aplicação diária), associadas a uma insulina de ação rápida: classicamente, a insulina regular 10 a 40 minutos antes da refeição, ou análogos ultrarrápidos (lispro, aspart, glulisina) imediatamente antes ou logo após a refeição. A efetividade desses análogos ultrarrápidos é semelhante à da insulina regular, porém com maior comodidade. Talvez o maior benefício dos análogos de ação longa seja a menor ocorrência de hipoglicemias (principalmente severas), razão pela qual são mais adequados para crianças.

TABELA 9.1 Farmacocinética das Insulinas Disponíveis

RÁPIDAS	Início de ação	Pico de ação	Duração de ação
Insulina regular	30-60 min	2-4 horas	5-8 h
Aspart	12-18 min	30-90 min	3-5 h
Glulisina	12-30 min	30-90 min	3-5 h
Lispro	15-30 min	30-90 min	3-5 h
AÇÃO INTERMEDIÁRIA			
NPH	1-2 h	4-12 h	12-16 h
Lispro protamina	30-60 min	4-12 h	12-16 h
ANÁLOGOS DE AÇÃO PROLONGADA			
Detemir	1-2 h	6-8 h	Acima de 24 h
Glargina	1-2 h	Nenhum	20-16 h
Glargina 300 U	1-2 h	Nenhum	Acima de 36 h
Degludeca	30-90 min	Nenhum	> 42 h
Regular 500 U	30 min	4 h	6-10 h
PRÉ-MISTURADAS			
Regular 30, NPH 70%	30-60 min	2-4 h	10-16 h
Aspart 30%, Aspart protamina 70%	15-30 min	1-12 h	10-16 h
Lispro 25%, Lispro protamina 75%	10-15 min	1-12 h	10-16 h
Lispro 50%, Lispro 50%	10-15 min	1-4 h	10-16 h

Adaptada de Cahn A, et al. New forms of insulin and insulin therapies for the treatment of type 2 diabetes. The Lancet, 2015.

Classicamente, o esquema basal-bólus é obtido com NPH duas vezes ao dia, com 70% da dose pela manhã e 30% ao deitar-se, associada a três aplicações diárias de insulina rápida humana ou análogos ultrarrápidos. O esquema pode ser flexibilizado de acordo com a necessidade de cada paciente, podendo-se distribuir a quantidade de NPH em até quatro aplicações diárias, o que pode minimizar efeitos de superposição de insulinas e manter um padrão mais fisiológico. No entanto, hoje sabe-se que as proporções de basal *versus* prandial devem ser similares (em torno de 50% de cada). Como alternativa à insulina NPH, as metas podem ser alcançadas com o uso de glargina (uma dose), detemir (uma ou duas doses diárias) ou degludeca (uma dose), todas aplicadas antes do café da manhã, pois os estudos comparativos mostraram que esse horário estava associado a menos hipoglicemias noturnas, apesar de ter sido notado um ligeiro aumento da glicemia de jejum.[3]

Para o ajuste da dose de insulina prandial, as diretrizes da American Association of Clinical Endocrinologists (AACE) e do American College of Endocrinology (ACE)[4] recomendam que seja feito de acordo com a estimativa da contagem de carboidratos na refeição. A razão insulina:carboidratos (I:C), ou seja, quantidade de carboidratos que será metabolizada por cada unidade de insulina aplicada, varia de 1:20 nos mais sensíveis até 1:5 nos insulinorresistentes. Da mesma forma, além da dose para a quantidade

de carboidratos calculada, deve-se adicionar uma dose corretiva para hiperglicemias pré-prandiais, de acordo com o fator de sensibilidade de insulina (FSI) de cada indivíduo. Este último parâmetro é fracamente estimado de acordo com a dose total de insulina diária, sendo a fórmula mais utilizada a que se segue:

1.800/dose total de insulina diária
= Número de mg/dL de glicose que será reduzido por 1 U

Com o conhecimento do FSI, I:C e tempo de ação das insulinas (que, para a maioria, gira em torno de 4 a 6 horas), o paciente em uso de MAD ou ISC pode calcular a dose corretiva apropriada. A maioria das bombas de infusão inclui calculadoras de bólus que tornam o manejo um pouco mais fácil do que para aqueles que fazem uso de MAD. Estes, por outro lado, podem lançar mão de uma variedade de aplicativos de *smartphone* disponíveis, tomando-se cuidado para se ter a noção do total de insulina circulante imediatamente antes da próxima aplicação. O Fluxograma 9.1, no caderno colorido, engloba, resumidamente, as principais recomendações no manejo do DM1.

INSULINOTERAPIA DO DIABETES TIPO 2

O diabetes *mellitus* tipo 2 (DM2) é caracterizado por resistência insulínica e secreção de insulina comprometidas no diagnóstico, bem como pela disfunção progressiva das células beta ao longo do tempo. Dessa forma, a insulinoterapia é frequentemente requerida durante o curso da doença para manter o controle glicêmico e prevenir complicações. Diferentes efeitos em peso, retenção líquida e risco de hipoglicemia são influenciados pelas drogas já existentes no esquema de tratamento e se tornam uma das principais preocupações no manejo.

A importância e os benefícios da insulina no tratamento do DM2 têm sido comprovados ao longo das últimas 2 décadas. A terapia intensiva com sulfonilureia ou insulina no UK Prospective Diabetes Study (UKPDS) e insulinoterapia no estudo Kumamoto reduziram a progressão para complicações microvasculares de 17% (retinopatia no UKPDS) até 100% (microalbuminúria no Kumamoto) após 8 a 10 anos de seguimento. No próprio UKPDS, mais da metade dos pacientes necessitou de insulina dentro de 6 anos de seguimento e uso de drogas orais, o que condiz com o conhecimento atual da perda progressiva de células beta, como inerente ao DM2. Entre os pacientes de controle intensivo nos estudos Veterans Affairs Diabetes Trial (VADT), Action in Diabetes and Vascular Disease: Preterax and Diamicron MR Controlled Evaluation (ADVANCE) e Action to Control Cardiovascular Risk in Diabetes (ACCORD Action to Control Cardiovascular Risk in Diabetes), 41% a 90% necessitaram de insulina, com redução da nefropatia nos três estudos. No entanto, maior ganho de peso e ocorrência de hipoglicemias foram constatados nos intensivamente tratados; e a redução dos eventos cardiovasculares não foi significativa nos três estudos. Dez anos após o término das intervenções no UKPDS, aqueles submetidos ao tratamento intensivo no início apresentaram reduções significativas de infarto agudo do miocárdio (15%) e mortalidade geral (13%). No

ACCORD, houve aumento da mortalidade cardiovascular após 3,5 anos de terapia intensiva, quando se objetivava uma HbA1C < 6%, principalmente naqueles com eventos prévios, sugerindo que certos subgrupos podem divergir quanto aos benefícios cardiovasculares do controle intensivo. Tais estudos não mostraram o quanto a insulinoterapia pode ser benéfica ou danosa nos desfechos cardiovasculares quando em comparação com outros agentes anti-hiperglicêmicos.[4] O grupo Diabetes Epidemiology: Collaborative Analyses of Diagnostic Criteria in Europe (DECODE) mostrou, em 1999, que a hiperglicemia pós-prandial é um fator de risco independente para mortalidade, além do fato de que a prevenção de complicações micro e macrovasculares requer controle rígido das glicemias de jejum, pré-pradiais e após 2 h, da HBA1C, lipídios e pressão arterial.[5]

O documento mais recente da American Diabetes Association (ADA), de 2017, recomenda iniciar insulina no paciente com DM2 (terapia combinada com outros agentes) quando a glicose sanguínea estiver $\geq$ 300 mg/dL, ou HbA1C $\geq$ 10, ou se os pacientes apresentarem sintomas de hiperglicemia (poliúria, polidipsia). A insulina tem a vantagem de ser efetiva onde outros agentes podem não o ser, e sempre deve ser considerada parte de qualquer terapia combinada quando a hiperglicemia for severa, especialmente se acompanhada por sintomas ou sinais de catabolismo (perda de peso, cetose). A AACE/ACE recomenda seu uso a qualquer momento (mesmo se o paciente for virgem de tratamento), se HbA1C $\geq$ 9% e sintomas presentes.[6] De qualquer forma, ambas as instituições citadas recomendam que a insulina seja implementada mais precocemente, sempre que houver glicotoxicidade, mesmo que o regime de tratamento seja simplificado à medida que a disfunção se resolva. Tal recomendação vai de encontro à visão mais tradicional de que a insulina deve ser instituída após falha do tratamento prolongado com drogas orais e mudanças no estilo de vida, o que passou a ser bastante revisto na última década. O Fluxograma 9.2, no caderno colorido, mostra, de forma organizada, como se deve administrar a insulina no paciente DM2.

Iniciar uma dose basal isolada é a conduta mais conveniente, com 10 U/dia ou 0,1 a 0,2 U/kg/dia, dependendo do grau de hiperglicemia, antes de dormir. Usualmente se mantém a metformina e, algumas vezes, outro agente não insulínico. Apesar de os estudos mostrarem menos hipoglicemia com os análogos de ação prolongada, a insulina NPH pode ser mantida como basal naqueles sem história de hipoglicemia devido ao seu baixo custo. Muitos pacientes podem necessitar de bólus nos horários de refeição, sendo os análogos de ação ultrarrápida preferidos devido à sua ação imediata após a aplicação, iniciando-se com uma dose de 4 U, 0,1 U/kg ou 10% da dose basal. Deve-se considerar reduzir um pouco a dose basal se o paciente necessitar de insulina rápida, porém se encontrar com HbA1C $\leq$ 8%. Insulinas pré-misturadas podem ser usadas, considerando-se suas vantagens e desvantagens. A titulação das doses de insulina basal e pré-prandial devem ser reguladas de acordo com os níveis glicêmicos e com a farmacocinética de cada tipo de insulina.

Ainda sobre qual tipo de insulina utilizar, devem-se considerar os estudos direcionados para as novas formulações ultraconcentradas e suas vantagens. O estudo BEGIN,[7] de não inferioridade, que comparou as insulinas basais degludeca e glargina U-100, mostrou que, após 1 ano, a redução de HbA1C foi semelhante (1,1% $\times$ 1,2%), porém as taxas de hipoglicemia severas foram menores no grupo degludeca (11,1 *vs.* 13,6 episódios por paciente ao ano). As menores taxas de hipoglicemia encontradas nesse estudo foram achados da mesma magnitude reportada no estudo *treat-to-target*, que comparou os primeiros análogos de insulina com a NPH.[8] Já a extensão do EDITION[9] para DM2 comparou a eficácia e a segurança da insulina glargina U-300 com as da glargina U-100 em conjunto com drogas orais para controle glicêmico, com atenção para ganho de peso e hipoglicemias. Mais uma vez, não houve diferença significativa no controle da HbA1C, enquanto o risco de hipoglicemias foi 38% menor no grupo U-300. Mudanças no peso do paciente ao longo do estudo favoreceram glargina U-300 [diferença – 1 kg (95% IC – 1,5-0,5); p = 0,0003).

A titulação da insulina segue um padrão semelhante ao dos protocolos de estudos como o LANMET, realizado com DM2 mal controlados. Os indivíduos que nunca haviam recebido insulina (90% faziam terapia combinada de metformina e sulfonilureia) foram randomizados para receber glargina ou NPH em associação a metformina. A dose inicial era de 10 U ao deitar-se (20 U se o paciente usava terapia dupla), com aumento de 2 U a cada 3 dias se a glicemia de jejum $\geq$ 100 mg/dL, ou 4 U se glicemia de jejum $\geq$ 180 mg/dL, e assim sucessivamente.[10] Naqueles em uso de NPH, uma segunda dose além daquela ao deitar-se pode ser necessária para alcançar os objetivos. Quando a HbA1C não está nos níveis desejáveis, ou o paciente apresenta picos hiperglicêmicos interprandiais, faz-se necessária uma intensificação no tratamento. Inicia-se, então, uma insulina de ação rápida (regular ou análogos ultrarrápidos) na principal refeição (aquela que determina maiores picos pós-prandiais), no chamado esquema BASAL-PLUS. É importante lembrar que essa estratégia se baseia em um estudo feito com análogos de insulina, e não com insulinas humanas.[11] Quando é necessária mais de uma aplicação de insulina rápida por dia, o tratamento se torna bastante intensificado (como no basal-bólus do DM1), descontinuando-se os secretagogos, mantendo-se sempre a metformina (salvo suas próprias contraindicações). Os análogos de ação ultrarrápida são tão ou mais eficazes que a regular no que se refere ao controle de hiperglicemias pós-prandiais, com a vantagem de menor variabilidade interindivíduo e farmacocinética mais previsível, com menor probabilidade de superposição de insulinas.

Há duas outras alternativas de terapias injetáveis combinadas que podem ser tentadas quando a insulina basal não for suficiente, antes de se intensificar a insulinoterapia, como descrito acima: uma delas é a associação com agonistas do receptor de GLP-1 (se já não fizer parte do esquema não insulínico do paciente), principalmente naqueles que fazem uso de altas doses de basal (> 0,5U/kg/dia). Tal associação apresenta menor risco de hipoglicemia e de ganho de peso, apesar do alto custo. O mesmo raciocínio pode ser feito para a associação com *pramlitide* (análogo da amilina). A segunda forma é parar a insulina basal e instituir uma formulação pré-misturada (NPH/regular 70/30, aspart mix 75/25 ou lispro mix 50/50, 75/25) duas vezes ao dia, usualmente antes do café e do jantar. Cada uma possui suas vantagens e desvantagens. Por exemplo, as pré-misturadas apresentam menor flexibilidade de ajuste, principalmente no planejamento alimentar. Uma estratégia pode ser trocada pela outra a qualquer momento em caso de falha. Ou até o mesmo esquema pode ser intensificado (p. ex., insulina pré-misturada três vezes ao dia, com eficácia semelhante à do esquema basal-bólus, inclusive com taxas semelhantes de hipoglicemia).

COMBINAÇÃO COM AGONISTAS DOS RECEPTORES DE GLP-1

Indicado para melhorar o controle glicêmico em adultos com diabetes mellitus tipo 2 inadequadamente controlada com antidiabéticos orais isolados ou associados com insulina basal ou insulina basal utilizada isoladamente. Esta combinação tem efeito predominante na glicemia pós-prandial e proporciona além da redução da HbA1C também a perda de peso com risco mais baixo de hipoglicemia. Existem duas preparações comercializadas:

O Ideglira (Insulina Degludec e liraglutida 100 UI/3,6 mg por ml) deve ser iniciado com uma dose de 16 UI (0,58 mg de liraglutida) e ajustada até uma dose máxima de 50 UI (1,8 mg de liraglutida).

O Lixlan (Insulina Glargina e Lixisenatida 100 UI/50 mcg e 100 UI/33 mcg) A dose inicial deve ser selecionada com base no tratamento antidiabético prévio e para não exceder a dose inicial recomendada de lixisenatida de 10 mcg:

Pacientes sem uso da insulina: 10 UI/5 mcg

Para insulina glargina (100 unidades/mL): < 20 UI à10 UI/5 mcg

$\geq$ 20 UI a < 30 UI à 20 UI/10 mcg
$\geq$ 30 a $\leq$ 60 UI à 30 UI/10 mcg

Para insulina NPH ou glargina (300 UI/mL), a dose diária total previamente utilizada deve ser reduzida em 20% para escolha da dose inicial.[14,15]

CONSIDERAÇÕES FINAIS

Apesar dos benefícios que o tratamento com insulina traz, há grandes desafios em sua aplicação. Considerando especialmente o diabético tipo 2, questionamentos foram levantados sobre o porquê da grande demora em se iniciar a insulina no paciente que necessita. A Figura 9.2, no caderno colorido, mostra resultados de um estudo de 92 pacientes que iniciaram insulina por falha de tratamento otimizado com medicações orais, com a participação dos médicos assistentes que também responderam a questionários. A simplificação do esquema de tratamento deve ser considerada para pacientes que adquiriram comorbidades ao longo do tempo, considerando-se também novos alvos glicêmicos. A associação a outras medicações que já não eram mais eficazes pode ser reconsiderada uma vez que a glicotoxicidade se resolva. Entre as barreiras acerca da insulinoterapia, bem como sua intensificação adequada,

estão: medo de hipoglicemia, preocupações com ganho de peso, estigma psicológico, inconveniente de injeções diárias e necessidade de equipe qualificada para a educação do paciente quanto ao uso da insulina e sua titulação. A Figura 9.3, no caderno colorido, mostra um exemplo deste último quesito, quando flagramos complicações como lipodistrofias em locais de aplicação (o que diminui a eficácia do tratamento). Finalizamos este capítulo com o comentário feito há mais de 80 anos por Elliot P. Joslin, fundador da diabetologia moderna, ainda lembrado nas publicações atuais: "A insulina é um remédio, em primeiro lugar, para o sábio, e não para o tolo, sejam eles pacientes ou médicos... Todos sabem que requer nervos para se viver ao longo do tempo com diabetes, porém, fazer uso da insulina com sucesso, requer mais cabeças".

REFERÊNCIAS

1. Intensive diabetes treatment and cardiovascular outcomes in type 1 diabetes: The DCCT/EDIC Study 30-Year Follow-up. The Diabetes Control and Complications Trial (DCCT)/Epidemiology of Diabetes Interventions and Complications (EDIC) Study Research Group. *Diabetes Care* 2016 May; 39(5):686-93.
2. Yeh H-C, et al. Comparison effectiveness and safety of methods of insulin delivery and glicose monitoring for diabetes mellitus: a systematic review and meta-analysis. *Ann Intern Med* 2012; 157: 336-347.
3. Bandeira F, Gharib H, Golbert A, Griz L, Faria M. *Endocrinology and diabetes. A problem-oriented approach.* Springer; 2014.
4. Donner T, et al. Update on insulin therapy for type 2 Diabetes. *J Clin Endocrinol Metab* 2012.
5. Glucose tolerance and mortality: comparison of WHO and American Diabetes Association Diagnostic criteria. The DECODE Study Groupon. European Diabetes Epidemiology group. Diabetes Epidemiology: Collaborative analyses Of Diagnostic criteria in Europe. *Lancet* 1999.
6. American Diabetes Association. Pharmacologic approaches to glycemic treatment. Sec 8. In Standards of Medical Care in Diabetes – 2017. Diabetes Care 2017; 40(Suppl.1):S64-S74.
7. Garber AJ, et al. Insulin degludec, a ultra-longacting basal insulin, versus insulin glargine in basal-bolus treatment with mealtime insulin aspart in type 2 diabetes (BEGIN basal-bolus type-2): a phase 3, randomized, open-label, treat-to-target non-inferiority trial. *Lancet* 2012.
8. Riddle MC, et al. The treat-to-target trial: randomized addition of glargine or human NPH insulin to oral therapy of type 2 diabetic patients. *Diabetes Care* 2003.
9. Terauch Y, et al. New insulin glargine 300 U/mL versus glargine 100 U/mL in Japanese people with type 2 diabetes using basal insulin and oral antihyperglycaemic drugs: glucose control and hypoglycaemia in a randomized controlled trial (EDITION JP 2). *Diabetes, Obesity and Metabolism* 2016.
10. Yki-Jarvinen, et al. Insulin Glargine or NPH combinei with metformin in type 2 diabetes: the LANMET Study. *Diabetologia* 2006; 49(3):442-51.
11. Lankisch MR, et al. Introducing a simplified approach to insulin therapy in type 2 diabetes: a comparison of two singre dose regimens of insulin glulisine plus insulin glargine and oral antidiabetic drugs. *Diabetes Obes Metab* 2008; 10(12):1178-85.
12. Nakar S, et al. Transition to insulin in type 2 diabetes: Family physicians' misconception of patients' fears conttributes to existing barries. *J Diabetes Complications* 2007; 21:220-26.
13. Cahn A, et al. New forms os insulin and inslulin therapies for the treatment of type 2 diabetes. *Lancet Diabetes Endocrinol* 2015.
14. Harris, Kira, and Kimberly Lovin Nealy. "The clinical use of a fixed-dose combination of insulin degludec and liraglutide (xultophy 100/3.6) for the treatment of type 2 diabetes." *Annals of Pharmacotherapy* 52.1 (2018): 69-77.
15. Handelsman, Yehuda, et al. "Efficacy and safety of insulin glargine/ lixisenatide (iGlarLixi) fixed-ratio combination in older adults with type 2 diabetes." *Journal of Diabetes and its Complications* (2018).

CAPÍTULO 10

COMPLICAÇÕES AGUDAS DO DIABETES *MELLITUS*

Lílian Barbosa de Souza • Francisco Bandeira

INTRODUÇÃO

A cetoacidose diabética (CAD) e o estado hiperosmolar hiperglicêmico (EHH) são as duas principais, e mais graves, complicações agudas do diabetes *mellitus* (DM). A CAD é, na maior parte dos casos, desencadeada por quadros infecciosos e se caracteriza por uma deficiência profunda de insulina, com consequente hiperglicemia, acidose metabólica, desidratação e cetonemia. No EHH, por sua vez, ocorre hiperglicemia mais severa, hiperosmolalidade e desidratação, na ausência de cetose significativa, associadas a uma deficiência relativa de insulina. Os termos "coma hiperosmolar", "coma hiperglicêmico hiperosmolar não cetótico" ou "estado hiperglicêmico hiperosmolar não cetótico" vêm sendo atualmente abandonados, uma vez que cetose leve a moderada pode estar presente no EHH, assim como alterações mais leves do nível de consciência, tais como sonolência, obnubilação e torpor.[1-3]

EPIDEMIOLOGIA

Nos Estados Unidos, cerca de 145.000 casos de CAD ocorrem a cada ano.[4] Recentes estudos indicam que houve um aumento de 35% neste número, durante o período de 1996 a 2006.[3] No que diz respeito ao EHH, a taxa de hospitalização é menor, representando menos de 1% de todas as admissões relacionadas ao DM.[4]

Cerca de 56% dos pacientes com CAD tinham entre 18 e 44 anos, 24% entre 45 e 65 anos e apenas 18% tinha menos de 20 anos de idade. Dois terços dos diabéticos com esta complicação aguda apresentam diabetes do tipo 1, enquanto 34% têm o tipo 2. A CAD foi mais frequente no sexo feminino (50%) e em não brancos (45%), com taxa de mortalidade geral correspondendo a <1%; entretanto, quando se consideram apenas idosos e portadores de outras comorbidades concomitantes, este índice aumenta para >5%.[1]

O EHH é observado, em sua maioria, em idosos com diabetes do tipo 2, no entanto sua ocorrência também foi relatada em crianças e adultos jovens.[5] Sua incidência exata não é conhecida. A taxa de mortalidade global do EHH está em torno de 10% a 20%, cerca de 10 vezes mais elevada do que a mortalidade em pacientes com CAD.[2]

No Brasil, são escassos os dados populacionais sobre o assunto. Em 2010, a mortalidade por complicações agudas do diabetes representou 6,8% do total dos óbitos em diabéticos. Tal índice aumentou exponencialmente com a idade e, quando comparadas as regiões do país, Norte e Nordeste apresentaram as maiores taxas. Considerando-se a faixa etária de 65 anos ou mais, a mortalidade foi mais elevada em mulheres, ao passo que entre 20 e 49 anos predominou no sexo masculino.[6]

As Tabelas 10.1 e 10.2 sintetizam alguns dos principais dados epidemiológicos da CAD e do EHH.

FATORES PRECIPITANTES

Quadros infecciosos e uso inadequado de insulina são as duas principais situações que resultam em desenvolvimento de CAD e EHH. Nas nações desenvolvidas, as causas que mais comumente desencadeiam CAD são pobre adesão à terapia insulínica, infecções e diagnóstico recente de diabetes. Em contrapartida, nos países em desenvolvimento, acesso deficitário aos cuidados de saúde e intercorrências infecciosas estão entre os principais fatores precipitantes. No que se refere ao EHH, os processos infecciosos são sua causa primordial em 30% a 60% dos doentes, seguidos de omissão de insulina ou outros medicamentos antidiabéticos e a presença de doenças concomitantes, como eventos cerebrovasculares, infarto do miocárdio e trauma.[1,2,4]

Entre as infecções, as mais frequentes são pulmonar (40% a 60%) e do trato urinário (5% a 16%).[7,8] Transtornos alimentares, sobretudo em pacientes jovens com diabetes do tipo 1, podem contribuir para 20% dos casos de cetoacidose recorrente. Até a década de 1990, usuários de bomba de insulina também eram considerados mais vulneráveis ao desenvolvimento de CAD, contudo, com as novas tecnologias vigentes, tal risco parece ter sido minimizado.[9] A desidratação é um importante fator precipitante de complicações hiperglicêmicas e, por este motivo, indivíduos com acesso restrito à água encontram-se mais suscetíveis, assim como aqueles com alguma condição subjacente que aumente a liberação de hormônios contrarregulatórios.[1]

Estudos evidenciaram um crescente número de jovens negros e hispânicos com diabetes de apresentação atípica, em que o quadro clínico inicial é agudo, tal qual no diabetes tipo 1 clássico, porém, após curto período de insulinoterapia, o controle glicêmico foi mantido com dieta e hipoglicemiantes orais. Esses pacientes possuem características metabólicas do diabetes tipo 2, como obesidade, histórico familiar importante da doença e pesquisa negativa para marcadores autoimunes de destruição de células beta. Nesses indivíduos não foi possível identificar o fator precipitante da CAD ou EHH, e esta variante do diabetes tem sido denominada diabetes tipo 1 idiopático,

DIABETES

TABELA 10.1 Cetoacidose Diabética: Dados Epidemiológicos

Característica	Percentual
Sexo	50% – Sexo feminino
Raça	45% – Não brancos
DM1 × DM2	2/3 – DM1
Faixa etária	56% – 18 a 44 anos
Mortalidade	<1% – Mortalidade geral
	>5% – Idosos/portadores de outras comorbidades

DM1, diabetes *mellitus* tipo 1; DM2, diabetes *mellitus* tipo 2.

TABELA 10.2 Estado Hiperosmolar Hiperglicêmico: Epidemiologia

Incidência exata	Desconhecida
Faixa etária mais frequente	Idosos
Hospitalização	<1% das admissões relacionadas ao diabetes
DM1 × DM2	DM2
Mortalidade global	10% a 20%

diabetes atípico, Flatbush, diabetes tipo 1,5, e, mais recentemente, diabetes tipo 2 propenso a cetose.[10-12]

Outras causas desencadeantes de complicações agudas hiperglicêmicas seriam medicações que interferem no metabolismo dos carboidratos (corticosteroides, tiazídicos, simpaticomiméticos, entre outros), bem como antipsicóticos convencionais ou atípicos. As drogas anticonvulsivantes agiriam por meio da indução de resistência periférica à insulina e influência direta na função das células β pancreáticas pelo antagonismo do receptor 5-HT1A/2A/2C.[10] (Quadro 10.1).

QUADRO 10.1 Fatores Precipitantes de Emergências Hiperglicêmicas (CAD e EHH)

Diagnóstico recente de diabetes
Infecções agudas
- Mais frequentemente pulmonares e do trato urinário

Outros eventos agudos
- Infarto do miocárdio, acidente vascular cerebral, pancreatite, trauma

Pobre adesão ao tratamento ou uso incorreto de insulina/hipoglicemiantes orais
Transtornos alimentares
- Principalmente em jovens com DM tipo 1

Desidratação
Medicações
- Corticosteroides, tiazídicos, anticonvulsivantes, agentes simpaticomiméticos, pentamidina, antipsicóticos convencionais e atípicos, *inibidores do SGLT2**

Drogas (ilícitas ou não)
- Cocaína, heroína, maconha, álcool

Diabetes secundário a desordens endocrinológicas
- Feocromocitoma, acromegalia, síndrome de Cushing

CAD, cetoacidose diabética; EHH, estado hiperosmolar hiperglicêmico; DM, diabetes *mellitus*.

CAD E INIBIDORES DO SGLT2

Os inibidores do cotransportador de sódio-glicose 2 (SGLT2) diminuem a glicose plasmática, bloqueando sua reabsorção no túbulo proximal.[13,14] Foram relatados casos que mostravam possível associação entre o uso de inibidores de SGLT2 e aumento do risco de cetoacidose com elevação de glicose leve a moderada (cetoacidose diabética euglicêmica), o que levou a uma advertência da Food and Drug Administration (FDA), em maio de 2015, e a um posterior posicionamento oficial da American Association of Clinical Endocrinologists (AACE) juntamente com o American College of Endocrinology (ACE).[15-17]

Os Quadros 10.2 e 10.3 listam os pontos-chave do documento da AACE/ACE e suas recomendações para pacientes em uso de inibidores de SGLT2, com o objetivo de reduzir os riscos de CAD nessa população.

A cetoacidose diabética euglicêmica é definida como um nível de glicose no sangue de <300 mg/dL e um nível de bicarbonato plasmático ≤10 mEq/L.[18] Possíveis mecanismos para explicar a ocorrência desta patologia seriam os seguintes: inibidores de SGLT2 inibem o transporte de glicose em células α, aumentando assim a liberação de glucagon e resultando em cetogênese; além disso, essas drogas podem aumentar a reabsorção tubular renal dos corpos cetônicos.[19,20]

QUADRO 10.2 Pontos-chave do Posicionamento da AACE/ACE sobre a Associação de Inibidores do SGLT2 e Cetoacidose Diabética

- Não houve claramente um aumento na frequência de CAD após o advento dos inibidores de SGLT2 em pacientes com DM2.
- Os casos relatados não diferenciam cetose de cetoacidose e sua relação com o medicamento não ficou bem estabelecida.
- A maioria dos casos ocorreu em pacientes insulinopênicos com LADA e DM1, porém houve relatos de apresentações atípicas, como níveis mais baixos de hiperglicemia, fato este também observado com outros antidiabéticos.
- Os fatores precipitantes de CAD em DM1 e DM2 incluem cirurgia, exercício extenuante, infarto agudo do miocárdio, acidente vascular cerebral, infecções graves, jejum prolongado e outras condições estressantes. Tais condições geralmente alteram o metabolismo de carboidratos para a oxidação da gordura, predispondo assim os pacientes a desenvolver mais facilmente cetonemia e CAD durante o uso de inibidores de SGLT2.
- AACE/ACE recomenda a medição direta de cetonas no sangue (β-hidroxibutirato) e pH arterial para confirmação diagnóstica em pacientes em uso de inibidor de SGLT2 com sintomas sugestivos de CAD. Glicemia normal ou moderadamente elevada não exclui este diagnóstico.
- Deve-se suspender imediatamente o inibidor de SGLT2 na suspeita de CAD e seguir com os protocolos habituais de tratamento.

AACE, American Association of Clinical Endocrinologists; ACE, American College of Endocrinology; CAD, cetoacidose diabética; SGLT2, glicotransportador-2 dependente de sódio; DM1, diabetes *mellitus* tipo 1; DM2, diabetes *mellitus* tipo 2; LADA, diabetes autoimune latente do adulto.

> **QUADRO 10.3 Recomendações da AACE/ACE para Reduzir Risco de CAD em Usuários de Inibidores de SGLT2**
>
> - Suspender o inibidor de SGLT2 pelo menos 24 horas antes de cirurgias eletivas, procedimentos invasivos planejados e atividade física intensa, como correr uma maratona.
> - Evitar suspender a insulina ou reduzir excessivamente sua dose.
> - Para cirurgias de emergência ou qualquer evento de estresse extremo, o medicamento deve ser interrompido imediatamente.
> - Não é recomendada a medição de rotina de cetonas urinárias em pacientes que usam inibidores de SGLT2. Em vez disso, a cetonemia é preferida para o diagnóstico de CAD em sintomáticos.
> - Pacientes em uso de inibidores de SGLT2 devem evitar o consumo excessivo de álcool e dietas muito pobres em carboidratos/cetogênicas.
>
> AACE, American Association of Clinical Endocrinologists; ACE, American College of Endocrinology; CAD, cetoacidose diabética; SGLT2, glicotransportador-2 dependente de sódio.

PATOGÊNESE

A CAD e o EHH têm origem comum na insulinopenia (absoluta ou relativa), que, juntamente com o aumento dos hormônios contrarreguladores (catecolaminas, cortisol, glucagon e hormônio do crescimento), estimula enzimas gliconeogênicas. Lipólise e proteólise elevadas também fornecem substratos para a gliconeogênese, respectivamente ácidos graxos livres e aminoácidos. A hiperglicemia é decorrente desse aumento da gliconeogênese, da glicogenólise acelerada e do comprometimento da utilização de glicose pelos tecidos periféricos.[1,4]

A combinação da deficiência de insulina e da elevação dos hormônios contrarreguladores na CAD resulta não apenas na liberação de ácidos graxos livres na circulação (lipólise), mas também na oxidação hepática de ácidos graxos em corpos cetônicos (β-hidroxibutirato e acetoacetato), com consequentes cetonemia e acidose metabólica.[21] A produção de corpos cetônicos é, por sua vez, amplificada como resultado do aumento da atividade de acetil CoA e da CPT1L.[22,23]

Tanto a hiperglicemia quanto os altos níveis de corpos cetônicos causam diurese osmótica, o que leva à hipovolemia e à diminuição da taxa de filtração glomerular, agravando a hiperglicemia.[24]

A patogênese do EHH não é tão bem compreendida como a da CAD, mas um maior grau de desidratação e as diferenças na disponibilidade de insulina distinguem-na da CAD.[24,25] Os níveis de insulina no EHH são inadequados para facilitar a utilização da glicose pelos tecidos periféricos, mas adequados para prevenir a lipólise e a cetogênese subsequente[26] (Fluxograma 10-1 e Figura 10.1, no caderno colorido).

DIAGNÓSTICO

Em todo doente com hiperglicemia deve-se pesquisar CAD e EHH. Na cetoacidose diabética a evolução costuma ser mais aguda, em geral dentro de até 24 horas do evento precipitante, enquanto no EHH pode durar dias a semanas. Em ambos os casos, as manifestações clínicas clássicas incluem poliúria, polidipsia, perda de peso, vômitos, desidratação, fraqueza e alteração do estado mental.[1,4] Náuseas, vômitos e dor abdominal estão presentes em 40% a 75% dos casos de CAD.[27] Ao exame físico são comuns sinais de desidratação (p. ex., diminuição do turgor da pele), taquicardia, hipotensão, alterações no sensório e hipotermia. Hálito cetônico e respiração de Kussmaul são observados em pacientes com acidose metabólica grave. Quanto ao nível de consciência, pode variar desde alerta completo até o coma, que em geral costuma ocorrer quando a osmolaridade plasmática excede 320 mOsm/L, motivo pelo qual é mais frequente no EHH.[1] A presença de hipotermia, consequência da vasodilatação periférica, é um sinal de pior prognóstico.[1,28] São frequentes em CAD (> 50%), mas incomuns no EHH, náuseas, vômitos e dor abdominal difusa. Esta última pode simular abdome agudo em 50% a 75% dos casos.[29]

No EHH a desidratação é mais grave, assim como o comprometimento do sensório; em contrapartida, os pacientes não costumam apresentar acidose metabólica nem a taquipneia característica de tais quadros.[1,2,4]

A Tabela 10.3 descreve os critérios laboratoriais diagnósticos para CAD e EHH e a Tabela 10.4 sintetiza os exames laboratoriais a serem solicitados na avaliação inicial, além do intervalo em que devem ser reavaliados.

TABELA 10.3 Critérios Laboratoriais Diagnósticos para CAD e EHH

	CAD			EHH
	Leve	Moderada	Grave	
Glicose plasmática (mg/dL)	>250	>250	>250	>600
pH arterial	7,25-7,30	7,00-7,24	<7	>7,30
Bicarbonato sérico (mEq/L)	15-18	10-14,9	<10	>15
Aceto-acetato urinário ou sanguíneo (reação do nitroprussiato)	Positivo	Positivo	Positivo	Negativo ou fracamente positivo
β-hidroxibutirato urinário ou sanguíneo (mmol/L)	>3	>3	>3	<3
Osmolalidade plasmática efetiva	Variável	Variável	Variável	>320
Ânion gap	>10	>12	>12	<12
Alteração do sensório	Alerta	Alerta ou sonolento	Estupor ou coma	Estupor ou coma

CAD, cetoacidose diabética; EHH, estado hiperosmolar hiperglicêmico.

TABELA 10.4 Avaliação Laboratorial Inicial

GLICEMIA

• 10% dos pacientes podem apresentar CAD euglicêmica (glicemia ≤250 mg/dL), entre eles gestantes.	Repetir a cada hora, nas primeiras 4 horas, e a cada 2 horas nas horas subsequentes.

CORPOS CETÔNICOS

• Não se recomenda a medição de cetonas durante o tratamento pelo método do nitroprussiato, pois ele pode elevar falsamente a cetonemia.	Cetonemia – repetir a cada hora, nas primeiras 4 horas, e a cada 2 horas nas horas subsequentes. Cetonúria – repetir a cada 2 horas nas primeiras 6 horas.

HEMOGRAMA

• Pode ocorrer leucocitose com desvio à esquerda mesmo na ausência de infecção. No entanto, leucócitos >25 mil sugerem quadro infeccioso associado.	Repetir a cada 2 horas nas primeiras 6 horas.

SÓDIO

• Pseudo-hiponatremia pode ocorrer em concomitância com hipertrigliceridemias e/ou hiperglicemias muito acentuadas.	Repetir a cada 2 horas nas primeiras 6 horas.

POTÁSSIO

• O potássio sérico pode ser elevado devido à saída deste íon de dentro das células, favorecida pela deficiência de insulina, hipertonicidade e acidemia. Pacientes com baixa concentração de potássio na admissão têm deficiência grave de potássio total no corpo e requerem monitorização cardíaca e reposição mais vigorosa.	Repetir a cada 2 horas, nas primeiras 6 horas.

UREIA E CREATININA

• A creatinina pode estar falsamente elevada por interferência dos corpos cetônicos.	Repetir a cada 2 horas, nas primeiras 6 horas.

OSMOLALIDADE PLASMÁTICA

• Quando acima de 320 mOsm/kg, geralmente associa-se a importante redução do nível de consciência.	Repetir a cada 2 horas, nas primeiras 6 horas.
Gasometria	Repetir a cada 2 horas, nas primeiras 6 horas.

ÂNION GAP

• Cálculo do ânion gap: Na – (Cl + HCO3)	Repetir a cada 2 horas, nas primeiras 6 horas.
Cloro	Repetir a cada 2 horas, nas primeiras 6 horas.

**Pode ocorrer elevação de enzimas pancreáticas na ausência de pancreatite.*
CAD, cetoacidose diabética.

DIAGNÓSTICO DIFERENCIAL

Nem todos os pacientes com cetoacidose apresentam cetoacidose diabética. CAD deve ser distinguida de outras causas de acidose metabólica com ânion gap elevado, incluindo acidose láctica, ingestão de drogas como salicilato, metanol, etilenoglicol e paraldeído, e insuficiência renal. História clínica, concentrações plasmáticas de glicose e lactato, e níveis séricos de bicarbonato são de fundamental importância nessa diferenciação.[24,30]

A Tabela 10.5 mostra a avaliação laboratorial no diagnóstico diferencial de causas diversas de acidose metabólica.

TRATAMENTO

Os objetivos do tratamento das crises hiperglicêmicas incluem correção da desidratação, da hiperglicemia e dos distúrbios eletrolíticos, identificação do evento precipitante e das comorbidades, e, acima de tudo, monitorização frequente do paciente.

O Fluxograma 10.2, no caderno colorido, sintetiza o protocolo de tratamento das crises hiperglicêmicas.

Reposição de Líquidos

A reposição de fluidos inicial é direcionada para a expansão do volume intravascular, intersticial e intracelular, e restauração da perfusão renal.

O progresso da reposição de líquidos é avaliado por monitoramento hemodinâmico (melhora na pressão arterial), mensuração da entrada/saída de fluidos, exames laboratoriais e clínico. A terapia fluida deve corrigir os déficits estimados nas primeiras 24 h. Pacientes com comprometimento renal ou cardíaco devem ter sua osmolalidade sérica monitorada e seus estados cardíaco, renal e mental frequentemente avaliados, a fim de evitar a sobrecarga iatrogênica de líquidos.

Durante o tratamento da CAD, a hiperglicemia é corrigida mais rapidamente do que a cetoacidose. A dura-

TABELA 10.5 Diagnóstico Diferencial: Causas de Acidose Metabólica e Coma

	Coma hiperosmolar	Coma hipoglicêmico	Inanição ou alta ingestão de gorduras	CAD	Cetose alcoólica	Acidose lática	Acidose urêmica	Rabdomiólise	Intoxicação por salicilato	Intoxicação por metanol ou etilenoglicol
pH	Normal	Normal	Normal	Reduzido	Reduzido ou elevado	Reduzido	Levemente reduzido	Reduzido ou muito Reduzido	Reduzido ou elevado	Reduzido
Glicemia	Muito elevada	Muito reduzida	Normal	Elevada	Reduzida ou normal	Normal	Normal	Normal	Reduzida ou normal	Normal
Glicosúria	++	Negativa	Negativa	++	Negativa	Negativa	Negativa	Negativa	Negativa	Negativa
Cetonemia	Normal ou levemente aumentada	Normal ou levemente aumentada	Levemente aumentada	Muito elevada	Leve a moderadamente elevada	Normal	Normal	Normal	Normal	Normal
Ânion gap	Normal	Normal	Levemente aumentado	Elevado	Elevado	Elevado	Levemente aumentado	Muito elevado	Elevado	Elevado
Osmolalidade	Muito elevada	Normal	Normal	Elevada	Normal	Normal	Elevada	Normal ou levemente aumentada	Normal	Muito elevada

CAD, cetoacidose diabética.

90 DIABETES

ção média do tratamento até a glicemia de 250 mg/dL e a correção da cetoacidose (pH > 7,30; bicarbonato> 18 mmol/L) é de 6 e 12 h, respectivamente.[1,24,31]

Insulinoterapia

A insulinoterapia é passo essencial na restauração do metabolismo celular, reduzindo a gliconeogênese hepática e suprimindo a lipólise e a cetogênese.[38] Deve ser introduzida precocemente; entretanto, quando o potássio estiver abaixo de 3,3 mEq/L, deve-se hidratar o paciente e corrigir a hipocalemia para, só então, iniciar a insulinização. A administração de insulina pelas vias intravenosa, intramuscular ou subcutânea é segura e eficaz para corrigir CAD, sendo a infusão intravenosa contínua de insulina humana regular o tratamento de escolha entre pacientes criticamente doentes e/ou com nível reduzido de consciência.[24,32]

Um estudo que envolveu 157 pacientes não demonstrou melhora do prognóstico naqueles que receberam um bólus inicial de insulina intravenosa em relação aos que não o receberam e, portanto, tal conduta tem sido questionada.[33]

O uso de análogos de insulina de ação ultrarrápida (lispro, aspart ou glulisina) mostrou-se tão efetivo quanto o uso de insulina humana normal intravenosa entre pacientes com CAD moderada e não complicável.[34]

Potássio

Pacientes com CAD e EHH têm um déficit de potássio total de ~3-5 mmol/kg. Apesar deste déficit, o nível de potássio sérico medido na admissão hospitalar está frequentemente dentro do intervalo normal ou mesmo elevado. A terapia com insulina, a correção da acidose e a expansão volêmica diminuem a concentração sérica de potássio. Para prevenir a hipocalemia, a reposição de potássio é iniciada quando a concentração sérica é <5,0 mmol/L para manter um nível de 4-5 mmol/L. Raramente, os pacientes com CAD podem apresentar hipocalemia signitiva. Em tais casos, a reposição de potássio deve ser iniciada com a terapia com fluido e o tratamento com insulina deve ser adiado até que a concentração de potássio seja restaurada para >3,3 mEq/L para evitar a fraqueza muscular respiratória.[1,4,24]

Bicarbonato

A infusão de bicarbonato raramente é necessária no manejo da CAD. Uma revisão sistemática de 12 estudos clínicos randomizados sobre a eficácia da terapia com bicarbonato no tratamento de acidose grave em CAD relatou que a administração de bicarbonato não oferece qualquer vantagem em melhorar o desfecho ou a taxa de recuperação de hiperglicemia e cetoacidose.[35] A terapia com bicarbonato também tem potencial para aumentar o risco de hipocalemia, edema cerebral, diminuição da absorção de oxigênio tecidual e desenvolvimento de acidose paradoxal do sistema nervoso central, restringindo-se, na maioria dos casos, a situações em que ocorre acidose com pH < 6,9.[36]

Fosfato

A reposição de fosfato geralmente não é necessária, pois graus leves de hipofosfatemia costumam ser autocorrigidos, uma vez que o paciente retome a ingestão. A necessidade de repor é limitada a pacientes com evidência de dificuldade respiratória ou cardíaca, associadas a níveis séricos de fosfato < 1,0 mg/dL.[1,37]

Transição para Insulina Subcutânea

Pacientes com CAD e EHH devem ser tratados com insulina intravenosa contínua até a resolução da crise hiperglicêmica, cujos critérios incluem glicose plasmática < 200 mg/dL e dois dos seguintes: bicarbonato sérico ≥15 mEq/L, pH venoso > 7,3 e ânion gap calculado ≤12 mEq/L. No caso do EHH, a resolução está associada a osmolalidade e nível de consciência normais.

Para prevenir a recorrência de hiperglicemia ou cetoacidose, é importante aguardar ao menos 1 hora para a suspensão da infusão intravenosa após a aplicação da insulina subcutânea. No paciente sem ingestão por via oral, é preferível continuar a infusão intravenosa de insulina e hidratação.[38]

COMPLICAÇÕES

Ver Quadro 10.4.

REFERÊNCIAS

1. Kitabchi AE, Umpierrez GE, Miles JM, Fisher JN. Hyperglycemic crises in adult patients with diabetes. *Diabetes Care* 2009; 32:1335-43.
2. Pasquel FJ, Umpierrez GE. Hyperosmolar hyperglycemic state: a historic review of the clinical presentation, diagnosis and treatment. *Diabetes Care* 2014 Nov; 37(11):3124-31.
3. Dias EP, Soares MMS, Laura MW, Rodrigues AA. Cetoacidose Diabética e Estado Hiperosmolar Hiperglicêmico. In , Bandeira, F., Mancini, M., Graf, H., Griz, L., Faria, M., Lazaretti-Castro,

---

QUADRO 10.4 — Complicações do Tratamento

HIPOGLICEMIA

- Juntamente com a hipocalemia, é uma das complicações mais comuns do tratamento excessivo com insulina e bicarbonato.
- Monitoramento frequente (a cada 1-2 h) da glicemia é necessário.

HIPOCALEMIA

Acidose hiperclorêmica

- Costuma ser autolimitada e com poucas consequências clínicas.
- Geralmente é causada pela administração excessiva de líquidos contendo cloro.

EDEMA CEREBRAL

- Ocorre em 0,3% a 1,0% dos episódios de CAD em crianças, mas é extremamente raro em pacientes adultos.
- Sinais e sintomas: cefaleia, deterioração gradual do nível de consciência, convulsões, incontinência do esfíncter, alterações pupilares, papiledema, bradicardia, elevação da pressão arterial e parada respiratória.
- Prevenção: evitar a hidratação excessiva e a redução rápida da osmolalidade plasmática, redução gradual da glicemia e manutenção da glicemia entre 250 e 300 mg/dL até que a osmolalidade seja normalizada e o estado mental seja melhorado.

Infusão de manitol e ventilação mecânica são sugeridas para o tratamento do edema cerebral.

M., Endocrinologia e, Diabetes, 3., ed., Rio de Janeiro, MedBook, 2014., Cap. 86, p. 930-42.

4. Umpierrez G, Korytkowski M. Diabetic emergencies – ketoacidosis, hyperglycaemic hyperosmolar state and hypoglycaemia. *Nat Rev Endocrinol* 2016 Apr; 12(4):222-32.

5. Rosenbloom AL. Hyperglycemic hyperosmolar state: ver emerging pediatric problem. *J Pediatr* 2010; 156:180-184.

6. Klafke A, Duncan BB, Rosa RS, Moura L, Malta DC, Schmidt MI. Mortalidade por complicações agudas do diabetes melito no Brasil, 2006-2010. Epidemiol Serv Saúde Brasília 2014; 23(3):455-462.

7. Wachtel TJ. The diabetic hyperosmolar state. *Clin Geriatr Med* 1990; 6:797-806.

8. Kitabchi AE, Wall BM. Diabetic ketoacidosis. *Med Clin North Am* 1995; 79:9-37.

9. Weissberg-Benchell J, Antisdel-Lomaglio J, Seshadri R. Insulin pump therapy: a meta-analysis. *Diabetes Care* 2003; 26:1079-1087.

10. Umpierrez GE, Smiley D, Kitabchi AE. Narrative review:ketosis-prone type 2 diabetes mellitus. *Ann Intern Med* 2006; 144:350-357.

11. Mauvais-Jarvis F, Sobngwi E, Porcher R, Riveline JP, Kevorkian JP, Vaisse C, et al. Ketosis-prone type 2 diabetes in patients of sub-Saharan African origin: clinical pathophysiology and natural history of β-cell dysfunction and insulin resistance. *Diabetes* 2004; 53:645-653.

12. Balasubramanyam A, Nalini R, Hampe CS, Maldonado M. Syndromes of ketosis prone diabetes mellitus. *Endocr Rev* 2008; 29:292-302.

13. Tahrani AA, Barnett AH, Bailey CJ. SGLT inhibitors in management of diabetes. *Lancet Diabetes Endocrinol* 2013; 1:140-151.

14. Zinman B, Wanner C, Lachin JM, et al. Empagliflozin, cardiovascular outcomes, and mortality in type 2 diabetes. *N Engl J Med* 2015; 373:2117-2128.

15. FDA Drug Safety Communication. FDA warns that SGLT2 inhibitors for diabetes may result in a serious condition of too much acid in the blood. Disponível em: https://www.fda.gov/Drugs/DrugSafety/ucm446845.htm. Acesso em 15 maio 2015.

16. Ogawa W, Sakaguchi K. Euglycemic diabetic ketoacidosis induced by SGLT2 inhibitors: possible mechanism and contributing factors. *J Diabetes Investig* 2016; 7:135-138.

17. Handelsman Y, et al. American Association of Clinical Endocrinologists and American College of Endocrinology Position Statement on the Association of SGLT2 Inhibitors and Diabetic Ketoacidosis. *Endocr Pract* 2016; 6:1-10.

18. Adachi J, Inaba Y, Maki C. Euglycemic Diabetic Ketoacidosis with Persisten Diuresis Treated with Canaglifozin. *Intern Med* 2017; 56(2):187-190.

19. Taylor SI, Blau JE, Rother KI. SGLT2 inhibitors may predispose to ketoacidosis. *J Clin Endocrinol Metab* 2015; 100: 2849-2852.

20. Fralick M, Schneeweiss S, Patorno E. Risk of Diabetic Ketoacidosis after Initiation of an SGLT2 Inhibitor. *N Engl J Med* 2017 Jun 8; 376(23):2300-2302.

21. Miles JM, Haymond MW, Nissen S, Gerich JE. Effects of free fatty acid availability, glucagon excess and insulin deficiency on ketone body production in postabsorptive man. *J Clin Invest* 1983; 71:1554-1561.

22. McGarry JD, Woeltje KF, Kuwajima M, Foster DW. Regulation of ketogenesis and the renaissance of carnitine palmitoyltransferase. *Diabetes Metab Rev* 1989; 5:271-284.

23. Reichard GA Jr, Skutches CL, Hoeldtke RD, Owen OE. Acetone metabolism in humans during diabetic ketoacidosis. *Diabetes* 1986; 35:668-674.

24. Kitabchi AE, et al. Management of hyperglycemic crises in patients with diabetes. *Diabetes Care* 2001; 24:131-153.

25. Delaney MF, Zisman A, Kettyle WM. Diabetic ketoacidosis and hyperglycemic hyperosmolar nonketotic syndrome. *Endocrinol Metab Clin North Am* 2000; 29:683-705.

26. Kitabchi AE, Fisher JN, Murphy MB, Rumbak MJ. Diabetic ketoacidosis and the hyperglycemic hyperosmolar nonketotic state. In: Kahn CR, Weir GC (eds.). *Joslin's Diabetes Mellitus*. 13th ed. Philadelphia: Lea & Febiger; 1994, p. 738-770.

17. Umpierrez G, Freire AX. Abdominal pain in patients with hyperglycemic crises. *J Crit Care* 2002;17:63-67.

28. Saito O1, Saito T, Sugase T, Kusano E, Nagata D. Hypothermia and hypokalemia in a patient with diabetic ketoacidosis. *Saudi J Kidney Dis Transpl* 2015 May-Jun; 26(3):580-3.

29. Wyckoff J, Abrahamson MJ. Diabetic ketoacidosis and hyperosmolar hyperglycemic state. In: Kahn CR, Weir GC, King GL, et al. *Joslin's diabetes mellitus*. 14th ed. Philadelphia: Lippincott Williams and Wilkins, 2005. p. 887-99.

30. Umpierrez GE, Di Girolamo M, Tuvlin JA, Isaacs SD, Bhoola SM, Kokko JP. Differences in metabolic and hormonal milieu in diabetic- and alcohol-induced ketoacidosis. *J Crit Care* 2000; 15:52-59.

31. Savage MW, Dhatariya KK, Kilvert A, et al. Joint British Diabetes Societies. Joint British Diabetes Societies guideline for the management of diabetic ketoacidosis. *Diabet Med* 2011; 28:508-15.

32. Sobngwi E, et al. Evaluation of a simple management protocol for hyperglycaemic crises using intramuscular insulin in a resource-limited setting. *Diabetes Metab* 2009; 35:404-409.

33. Goyal N, Miller JB, Sankey SS, Mossallam U. Utility of initial bolus insulin in the treatment of diabetic ketoacidosis. *J Emerg Med* 2010; 38:422-427.

34. Umpierrez GE, et al. Efficacy of subcutaneous insulin lispro versus continuous intravenous regular insulin for the treatment of patients with diabetic ketoacidosis. *Am J Med* 2004; 117:291-296.

35. Chua HR, Schneider A, Bellomo R. Bicarbonate in diabetic ketoacidosis — a systematic review. *Ann Intensive Care* 1011; 1:23.

36. Glaser N, Barnett P, McCaslin I, Nelson D, Trainor J, Louie J, et al. Risk factors for cerebral edema in children with diabetic ketoacidosis. *N Engl J Med* 2001; 344:264-269.

37. Maletkovic J, Drexler A. Diabetic ketoacidosis and hyperglycemic hyperosmolar state. *Endocr Metab Clin North Am* 2013; 42:677-95.

38. Umpierrez GE, Jones S, Smiley D, Mulligan P, Keyler T, Temponi A, et al. Insulin analogs versus human insulin in the treatment of patients with diabetic ketoacidosis: a randomized controlled trial. *Diabetes Care* 2009; 32:1164-1169.

CAPÍTULO 11

HIPOGLICEMIA NO DIABETES

Lúcia Helena Coelho Nóbrega • Pedro Henrique Dantas da Silva • Josivan Gomes de Lima

INTRODUÇÃO

O diabetes *mellitus* é uma das patologias crônicas mais frequentes em todo o mundo. Segundo o DATASUS, estima-se que em 2012 sua prevalência no Brasil girava em torno de 11,7%[1] (ver Figura 11.1 no caderno colorido). Seu tratamento inadequado traz uma série de consequências de saúde pública, com complicações agudas e crônicas que contribuem para a elevada mortalidade relacionada à doença. Como demonstrado pelo DATASUS, a mortalidade específica por diabetes no Brasil no ano de 2011 foi de 57.876 pessoas,[2] com maiores prevalências nas regiões Sudeste e Nordeste (ver Figura 11.2 no caderno colorido).

Adicionalmente às complicações da doença em si, existem os riscos do seu tratamento, especialmente a hipoglicemia, que traz consequências danosas para o corpo, tanto em curto quanto em longo prazos. Ela acontece mais frequentemente quando o paciente não se alimenta de modo adequado, ou quando usa uma dose excessiva de insulina, ou por atividade física mais intensa que o usual.

Por definição, a hipoglicemia pode ser considerada como o nível de glicose sérica abaixo de 70 mg/dL. Esse valor foi adotado porque aproximadamente abaixo desse ponto o organismo começa a apresentar mecanismos contrarregulatórios para elevar a glicemia, bem como o nível em que, após a elevação da glicose, esses mesmos mecanismos começam a reduzir.[3] Isso é uma estratégia de defesa do organismo, uma vez que os sintomas clínicos começam a surgir em níveis menores que esse.[4] Considera-se ainda hipoglicemia severa quando o paciente é incapaz de reverter o quadro sozinho, necessitando de ajuda de outra pessoa. A Sociedade Americana de Diabetes (ADA) e a Associação Europeia para o Estudo do Diabetes (EASD) publicaram uma declaração conjunta recomendando que estudos que envolvem o uso de hipoglicemiantes avaliem não só a quantidade de hipoglicemias severas, mas também valores glicêmicos abaixo de 54 mg/dL.[5] Esse é o limiar para sintomas de hipoglicemia induzidos por insulina em pacientes sem diabetes. Além disso, foi avaliado como um valor suficientemente baixo para caracterizar uma hipoglicemia clinicamente importante[5] (Tabela 11.1).

A pseudo-hipoglicemia ocorre quando o indivíduo tem sintomas compatíveis com hipoglicemia, mas a glicose está acima de 70 mg/dL. Isso provavelmente ocorre quando o paciente persiste muito tempo em hiperglicemia e estabelece um ponto de equilíbrio de glicose mais alto (sem isentar dos danos da hiperglicemia), acionando os recursos contrarregulatórios em níveis glicêmicos mais altos.

RESPOSTA FISIOPATOLÓGICA À HIPOGLICEMIA

Nosso organismo tem mecanismos próprios para manter a glicose em níveis adequados. Quando a glicemia eleva-se, o pâncreas secreta insulina para absorver o excesso de glicose e utilizá-la como fonte de energia imediata ou para estoque.

Quando a glicemia começa a cair para abaixo dos valores fisiológicos, nosso corpo lança mão de uma série de respostas adaptativas para elevá-la. Inicialmente, há redução da produção de insulina para frear a queda da glicemia. Subsequentemente, há aumento da produção de glucagon, que produz um aumento da gliconeogênese principalmente no fígado e nos rins, bem como da glicogenólise, mas também há a ativação do sistema nervoso autônomo (SNA). O SNA adrenérgico promove aumento de epinefrina e norepinefrina, levando tanto a palpitações, tremores e sensação de nervosismo quanto a uma adicional redução de insulina, aumento da gliconeogênese e diminuição do consumo de glicose por gordura e músculo. Já o sistema colinérgico, com o aumento da produção de acetilcolina, leva à fome, sudorese e a parestesias. Esses sintomas servem de alarme para o indivíduo que se encontra com hipoglicemia, levando-o a aumentar a ingestão de comida, principalmente carboidratos. A hipoglicemia, se não corrigida, agrava-se com sinais neuroglicopênicos, começando com confusão leve e letargia, até franca convulsão e perda de consciência, podendo evoluir para o óbito. O resumo dos mecanismos contrarregulatórios pode ser visto nas Tabelas 11.1 e 11.2.

Em um indivíduo saudável, habitualmente os mecanismos iniciais do balanço entre insulina e glucagon são suficientes para evitar a hipoglicemia, mesmo com restrição alimentar. Porém, em situações de hiperinsulinemia induzida como em pacientes diabéticos em uso de secretagogos (como as sulfonilureias) ou em uso de insulina exógena, o primeiro artifício adaptativo, que seria a redução da produção de insulina, não será efetivo, aumentando as chances de ocorrer hipoglicemia e desencadeando as respostas do SNA.

Em pacientes com diabetes tipo 1 (DM1), esses recursos protetores encontram-se mais comprometidos. A insulina tem origem exógena, portanto não há o mecanismo da redução da sua produção, somando-se a isso a ausência do aumento da produção de glucagon, que também é perdido,[6] e os reflexos do SNA, frequentemente atenuados,[7] algo que também ocorre em alguns casos avançados de diabetes tipo 2 (DM2).

Idosos também parecem ter um comportamento diferente. Eles tendem a ter mais manifestações neuroglicopênicas (aumentando a chance de quedas e fraturas)

TABELA 11.1 Resposta de Mecanismos Contrarregulatórios Relacionados ao Nível de Glicose

GLICEMIA (mg/dL)

<83 mg/dL	70 mg/dL	57 mg/dL	54 mg/dL	50 mg/dL	27 mg/dL
Inibição da secreção de insulina	Liberação de hormônios contrarreguladores: glucagon e adrenalina				
		Início dos sintomas autonômicos e neuroglicopênicos		Neuroglicopenia severa: redução da consciência, convulsão, morte	
			Disfunção cognitiva		

TABELA 11.2 Principais Mecanismos Adaptativos contra Hipoglicemia

Mecanismos pancreáticos	Redução da produção e liberação de insulina	Diminuição da captação de glicose pelas células
	Aumento da produção de glucagon	Aumento da gliconeogênese e glicogenólise
Ativação do sistema nervoso autônomo	Aumento de epinefrina e norepinefrina	Aumento da gliconeogênese Diminui secreção de insulina Diminui consumo de glicose por gordura e músculo Palpitações, tremores e nervosismo*
	Aumento de acetilcolina	Aumento da fome Sudorese e parestesias*

*Sintomas que identificam a hipoglicemia pelo paciente.

e menos resposta adrenérgica. Hipoglicemias severas que necessitavam de internação também foram associadas a um maior risco de demência,[8,9] que por si só já é outro fator de risco indireto para mais hipoglicemia, devido possivelmente ao uso incorreto de medicações.

Interessantemente, a hipoglicemia frequente pode trazer consequências aos vasos sanguíneos de forma semelhante ao que a hiperglicemia faz. Aumento na ativação de neutrófilos, plaquetas e de fator VIII, aumento de proteína C reativa (PCR), VEGF e interleucina-6, além de disfunção endotelial, podem ocorrer. Na microvasculatura há vasoconstrição, aumento de viscosidade sanguínea, aumento de radicais livres, facilitando para dano endotelial, aumento de coagulação e fechamento de capilares. Tudo isso causa um aumento no risco de desenvolver complicações tanto micro como macrovasculares.[10]

EPIDEMIOLOGIA E FATORES DE RISCO PARA HIPOGLICEMIA

As hipoglicemias durante o tratamento do diabetes são 2 a 3 vezes mais frequentes nos pacientes com DM1 do que em pacientes com DM2. Nos pacientes com DM2, as hipoglicemias passam a ocorrer especialmente em estágios mais avançados da doença. Estima-se que ocorram cerca de 320 hipoglicemias severas para cada 100 pacientes com DM1 em 1 ano, enquanto em DM2 esse número pode chegar a 70 para cada 100 pacientes por ano.[11]

A taxa de mortalidade decorrente de hipoglicemia em pacientes diabéticos varia de 4% a 10%.[12,13] O estudo Action to Control Cardiovascular Risk in Diabetes (ACCORD) foi realizado para avaliar o risco cardiovascular em DM2 e comparou dois grupos, um com tratamento padrão e outro com tratamento intensivo do diabetes. Em ambos os grupos, pacientes com um ou mais episódios de hipoglicemia apresentaram maior mortalidade.[14] As principais causas de mortalidade devido a hipoglicemias são taquiarritmias

ventriculares e morte cerebral, consequência de uma grave resposta simpatoadrenal contra uma hipoglicemia severa.

Vários fatores influenciam na probabilidade de os pacientes diabéticos em tratamento apresentarem hipoglicemia. Idade, comorbidades associadas e forma de monitorização, além dos medicamentos hipoglicemiantes utilizados, são os principais fatores.

A faixa etária dos pacientes influencia tanto na probabilidade quanto na causa da hipoglicemia, além de poder haver variações de apresentação clínica. Crianças com DM1 costumam ter uma alimentação com aceitação mais errática, muitas vezes não tolerando os alimentos oferecidos, omitindo refeições principais e fazendo lanches ao longo do dia. Isso pode se tornar um problema para o manejo das doses de insulina, principalmente as de ação rápida, aumentando o risco de descontrole glicêmico.

Adolescentes prejudicam-se pela grande mudança de atividades diárias no decorrer do seu desenvolvimento, o que também implica variabilidade de horário e qualidade das refeições. Adicionalmente, há a resistência insulínica fisiológica para a idade, que requer mudança das doses de insulina, tornando-se mais um fator de risco importante para descontrole glicêmico e hipoglicemias.

Por último, os idosos também constituem um grupo particularmente de risco. Déficit cognitivo e depressão podem atrapalhar o uso correto da medicação;[15] baixas reservas de glicogênio associadas a sarcopenia, maior prevalência de disfunções hepática e renal, atrapalhando a metabolização e prolongando a meia-vida das medicações, além de reduzir a gliconeogênese nesses órgãos, acabam contribuindo para uma maior probabilidade de glicemias mais baixas. Soma-se a essa ameaça o fato de os idosos apresentarem diminuição dos mecanismos contrarregulatórios, dificultando a correção dessas hipoglicemias.

Outro fator para a ocorrência de hipoglicemia, principalmente de episódios graves, é o tipo (ou falta) de monitorização glicêmica. Se um paciente encontra-se com esquema múltiplo de hipoglicemiantes, sobretudo

TABELA 11.3	*Odds Ratio* para Ocorrência de um Evento de Hipoglicemia com o Uso dos Inibidores de DPP4 em Monoterapia em Relação ao Placebo				
	Alogliptina	**Linagliptina**	**Saxagliptina**	**Sitagliptina**	**Vildagliptina**
Odds Ratio	0,27 (0,008-1,39)	0,18 (0,0074-0,77)	1,86 (0,169-7,39)	0,61 (0,14-1,66)	0,78 (0,13-2,56)

DPP4, dipeptidil peptidase 4.

se incluir drogas que possam cursar com um risco maior de hipoglicemia, e não faz a verificação de seus níveis de glicose com frequência, a chance de não se detectar valores baixos ou limítrofes tende a aumentar.

Atualmente, temos um arsenal grande de drogas no manejo do DM, mas algumas delas são mais propensas a provocar hipoglicemia devido ao seu mecanismo de ação. Drogas que estimulam a liberação de insulina, como as sulfonilureias e as glinidas (em especial as primeiras), podem desencadear hipoglicemias por liberarem insulina independentemente dos níveis de glicose. O uso de insulinas exógenas, a depender da dose e do perfil de estabilidade de sua formulação, também pode reduzir inapropriadamente os níveis de glicose.

DROGAS E ESTUDOS SOBRE HIPOGLICEMIA

Com o advento de novas drogas para o tratamento do diabetes, outras considerações são feitas além do seu potencial de reduzir a glicemia. Há questões como risco ou proteção tanto micro quanto macrovascular, desfecho de morte e influência no peso. Além desses, outro ponto avaliado é o risco de hipoglicemia, desde as assintomáticas até formas graves. Medicamentos mais antigos já têm o seu risco de hipoglicemia bem estabelecido, como metformina, acarbose e pioglitazona (baixo risco) ou glibenclamida, glinidas e insulinas NPH e regular (risco elevado). Com base nesses conhecimentos, já foram avaliados vários estudos que compararam drogas de lançamento mais recente.

Sulfonilureias

A gliclazida é uma sulfonilureia mais recente, possuindo estabilidade melhor que a da glibenclamida. Em 2008 foi publicado o estudo ADVANCE,[16] multicêntrico, com 11.140 pacientes diabéticos, randomizados para tratamento padrão (acréscimo de placebo e meta de hemoglobina glicada (HbA1c) conforme protocolo local) ou para tratamento intensivo (acréscimo de gliclazida de liberação prolongada objetivando HbA1c <6,5%). O grupo intensivo apresentou 120 episódios de hipoglicemia para cada 100 pacientes por ano, contra 90 do padrão. Do grupo da gliclazida, 2,7% dos pacientes apresentaram hipoglicemia severa, contra 1,5% do grupo placebo. Ambas as diferenças tiveram significância estatística.

O estudo TOSCA-IT comparou a adição de sulfonilureia ou pioglitazona em pacientes diabéticos tipo 2 em uso de metformina. Não houve diferença em eventos cardiovasculares, mas o grupo das sufonilureias apresentou maior risco de hipoglicemia (508 [34%] *vs.* 148 [10%], p < 0,0001).[17]

Inibidores de Dipeptidil Peptidase 4 (DPP4)

Os inibidores da DPP4 são conhecidos por habitualmente não causarem hipoglicemia. Como atuam com aumento do *glucagon-like peptide-1* (GLP1), promovem liberação de insulina apenas sob demanda. Uma revisão sistemática comparou os cinco medicamentos dessa classe (alogliptina, linagliptina, saxagliptina, sitagliptina e vildagliptina), avaliando, entre outros pontos, o risco de hipoglicemia com seu uso *versus* placebo. Nessa análise, a linagliptina é a única que mostra redução significativa do risco de hipoglicemia *versus* o placebo. Já a saxagliptina é a única que mostra tendência ao aumento do risco de hipoglicemia, mas sem significância estatística[18] (Tabela 11.3).

Inibidores do SGLT2

Os inibidores do SGTL2 (*sodium/glucose cotransporter 2*) atuam eliminando o excesso de glicose pela urina, por inibirem sua reabsorção tubular. Dessa forma, também apresentam baixo risco de hipoglicemia. Uma metanálise que avaliou dapagliflozina e canagliflozina não mostrou aumento do risco de hipoglicemia (*odds ratio (OR) versus* placebo, 1,28 [95% CI 0,99, 1,65; I^2 = 0%] e *odds ratio versus* outras drogas, 0,44 [95% CI 0,35, 0,54; I^2 = 93%]). Hipoglicemias só se faziam relevantes quando a droga era associada a uma sulfonilureia ou insulina.[19] Outro estudo randomizado multicêntrico também não mostrou aumento do risco de hipoglicemia com o uso da empagliflozina em monoterapia em relação ao placebo, com taxas de eventos em menos de <1% dos pacientes nos dois grupos.[19]

Análogos/Agonistas de GLP-1

Nesta classe estão os agonistas do receptor GLP-1 exenatida e lixisenatida, além dos análogos do GLP-1, dos quais são liberados no Brasil para comércio a liraglutida e a dulaglutida. Todos eles têm ação incretinomimética, liberando insulina apenas sob demanda. Estudos com essas drogas também mostram baixo índice de hipoglicemia.[20] No estudo LEADER, os pacientes que usaram liraglutida apresentaram menos hipoglicemia severa (*rate ratio*, 0,69; 95% CI, 0,51 a 0,93) e menos hipoglicemia confirmada (<56 mg/dL; 0,80 (95% CI, 0,74 a 0,88).[21] Entre os pacientes do estudo que apresentaram hipoglicemia severa, ocorreu maior risco de MACE (morte cardiovascular, infarto ou AVC não fatais) na primeira semana após o episódio de hipoglicemia.

Insulinas

Entre as drogas hipoglicemiantes, as insulinas são as que têm maior potencial em provocar hipoglicemia, a depender da dose que está sendo usada e da alimentação do paciente.

O tipo de insulina também influencia nesse risco, devido à estabilidade e duração de cada uma. De forma resumida, quanto mais longa for a insulina basal, mais fisiológica tende a ser sua ação e menor o risco de hipoglicemia. Já com as insulinas para uso em bólus, quanto mais rápida for sua ação, maior similaridade com a secreção natural de insulina pós-refeição e também menor o risco de hipoglicemia. Alguns estudos fizeram a comparação entre alguns tipos de insulina para avaliar esse efeito colateral.

O estudo multicêntrico SWITCH 2 avaliou 721 pacientes com DM2 em insulinoterapia, randomizando para insulina degludeca (duração efetiva de 42 h) ou insulina glargina U100 (duração efetiva de 20 a 24 h) como insulinas basais, tendo como desfecho primário a análise de hipoglicemias para o mesmo nível de HbA1c. O estudo mostrou menos hipoglicemias com a degludeca, sendo 30% menos eventos no geral e menos 48% de hipoglicemias noturnas sintomáticas, ambas com significância estatística. Também houve redução (porém não significante) de hipoglicemias severas (1,6% *versus* 2,4%).[22] O estudo Efficacy and Safety of Degludec versus Glargine in Type 2 Diabetes (DEVOTE), com 7.637 pacientes com DM2, foi desenhado para avaliar um desfecho primário de mortalidade cardiovascular e infarto agudo do miocárdio e acidente vascular encefálico não fatais, e não obteve diferença estatística entre as insulinas. Mas, como desfecho secundário, evidenciou 40% menos hipoglicemias severas e 53% menos hipoglicemias noturnas no grupo da degludeca, mesmo com o mesmo nível de HbA1c para ambas.[23] Uma análise posterior desenvolveu um escore (www.hyporiskscore.com) para identificar pacientes com muito alto risco de hipoglicemia severa e, para eles, o risco de mortalidade cardiovascular, infarto ou AVC não fatais foi menor com o uso de degludeca em comparação com glargina (HR = 0,76; CI = 0,58-0,99).

Uma revisão sistemática que avaliou uso de insulinas glargina U100 ou detemir (duração efetiva de 16 a 24 h) *versus* insulina NPH (duração efetiva de 10 a 16 h) para controle glicêmico, tanto em pacientes com DM2 quanto em DM1, mostrou menor índice de hipoglicemias com significância estatística, além de controle de HbA1c igual ou superior para o grupo dos análogos.[24]

TRATAMENTO

Após o diagnóstico de hipoglicemia verificada por glicemia capilar, ou por algum dispositivo de monitorização contínua de glicose ou, em alguns casos, apenas pelos sintomas típicos, pode-se na maioria das vezes reverter o quadro apenas com a ingestão de carboidratos. Em geral, 15 a 20 g são suficientes para corrigir, sem levar à hiperglicemia. Isso pode ser feito com ingestão de doces, bebidas adoçicadas, mel ou mesmo açúcar (uma colher de sopa rasa).[25]

Em casos com rebaixamento do nível de consciência em ambiente extra-hospitalar, principalmente quando evolui para coma ou convulsão, o paciente pode se beneficiar do uso de glucagon por via subcutânea ou intramuscular na dose de 1 mg. É necessária a presença de alguém habilitado e seguro para o preparo (mistura do pó com o diluente próprio) para aplicação da medicação. Após a aplicação, o paciente tende a recuperar totalmente a consciência em cerca de 15 minutos, podendo apresentar náuseas e vômitos em seguida.

Em ambiente hospitalar, casos de hipoglicemia severa podem ser corrigidos com maior velocidade usando-se infusão intravenosa de 25 g de glicose.[26] Como a resposta da reposição glicêmica por essa via por vezes é transitória, deve-se alimentar o paciente assim que possível.

MÉTODOS DE PREVENÇÃO DE HIPOGLICEMIA

Além de saber reconhecer e tratar a hipoglicemia, é essencial que ela seja prevenida e evitada. O uso de medicações que tenham baixo risco de hipoglicemias é o ideal, mas durante o tratamento intensivo, principalmente com o uso de insulinas, elas tendem a surgir com maior frequência, por doses prescritas em excesso, confusão sobre os tipos de insulina, retardo na alimentação, contagem errada de carboidratos, correções de hiperglicemias em demasia, além de outras causas.

Como visto, a presença apenas de sintomas não é suficiente para identificar (e posteriormente tratar) uma hipoglicemia. O primeiro passo para evitar esse agravo é que o prescritor garanta uma boa orientação ao seu paciente sobre a terapia, bem como uma boa adesão a ela por parte dele. Isso pode ser alcançado com a construção de uma boa relação médico–paciente.

O segundo passo é uma monitorização glicêmica frequente, essencial principalmente para aqueles em uso de insulina. Quanto mais medições de glicose, maior será a chance de o doente captar algum nível baixo ou limítrofe e fazer ajustes na dose de insulina ou aumentar a ingestão de carboidrato para evitar a hipoglicemia.[4] Nesse ponto os novos sistemas de monitorização contínua de glicose vêm ganhando maior destaque, já que permitem acompanhar esses níveis em tempo real, inclusive com avaliação de tendência de queda ou subida da glicose.

CONCLUSÃO

A hipoglicemia é uma condição indesejada, deletéria e, infelizmente, frequente no tratamento do diabetes. Cada vez mais se opta por dar preferência a drogas que não só controlem o diabetes, mas promovam menos efeitos colaterais, como baixos níveis de glicose, e garantam maior proteção adicional contra os danos causados pela hiperglicemia crônica.

A combinação de medicamentos seguros com monitorização glicêmica adequada e a garantia de que o paciente esteja bem informado para prevenir e/ou tratar as hipoglicemias são ferramentas essenciais para diminuir a morbimortalidade envolvida com essa condição.

REFERÊNCIAS

1. MS/SVS/CGDANT. VIGITEL: Vigilância de Fatores de Risco e Proteção para Doenças Crônicas por Inquérito Telefônico 2012.,
2. Indicadores de mortalidade. Taxa de mortalidade específica por diabete melito 2017. Disponível em: http://tabnet.datasus.gov.br/cgi/tabcgi.exe?idb2012/c12.def. Acesso em 7 Setembro 2017.
3. Cryer P. The prevention and correction of hypoglycemia. In , Jefferson, LS., CA., (ed.). Handbook of Physiology. New York: The Endocrine Society; 2001. Vol. II, p. 1057-1092.

4. Seaquist ER, Anderson J, Childs B, Cryer P, Dagogo-Jack S, Fish L, Heller SR, Rodriguez H, Rosenzweig J, Vigersky R. Hypoglycemia and diabetes: a report of a workgroup of the American Diabetes Association and the Endocrine Society. *Diabetes Care* 2013; 36: 1384-1395

5. 5. Glucose concentrations of less than 3.0 mmol/L (54 mg/dL) should be reported in clinical trials: a joint position statement of the American Diabetes Association and the European Association for the Study of Diabetes. *Diabetes Care* 2017; 40:155-157.

6. Raju B, Cryer PE. Loss of the decrement in intraislet insulin plausibly explains loss of the glucagon response to hypoglycemia in insulin-deficient diabetes: documentation of the intraislet insulin hypothesis in humans. *Diabetes* 2005; 54:757-764.

7. Segel SA, Paramore DS, Cryer PE. Hypoglycemia-associated autonomic failure in advanced type 2 diabetes. *Diabetes* 2002; 51:724-733.

8. Chin SO, Rhee SY, Chon S, Baik SH, Park Y, Nam MS, Lee KW, Chun KH, Woo JT, Kim YS. Hypoglycemia is associated with dementia in elderly patients with type 2 diabetes mellitus: an analysis based on the Korea National Diabetes Program Cohort. *Diabetes Res Clin Pract* 2016; 122:54-61

9. Yaffe K, Falvey CM, Hamilton N, Harris TB, Simonsick EM, Strotmeyer ES, Shorr RI, Metti A, Schwartz AV. Association between hypoglycemia and dementia in a biracial cohort of older adults with diabetes mellitus. *JAMA Intern Med* 2013; 173:1300-1306.

10. Zhao Y, Campbell CR, Fonseca V, Shi L. Impact of hypoglycemia associated with antihyperglycemic medications on vascular risks in veterans with type 2 diabetes. *Diabetes Care* 2012; 35:1126-1132.

11. Risk of hypoglycaemia in types 1 and 2 diabetes: effects of treatment modalities and their duration. *Diabetologia* 2007; 50:1140-1147.

12. Patterson CC, Dahlquist G, Harjutsalo V, Joner G, Feltbower RG, Svensson J, Schober E, Gyurus E, Castell C, Urbonaite B, Rosenbauer J, Iotova V, Thorsson AV, Soltesz G. Early mortality in EURODIAB population-based cohorts of type 1 diabetes diagnosed in childhood since 1989. Diabetologia 2007; 50:2439-2442.

13. Skrivarhaug T, Bangstad HJ, Stene LC, Sandvik L, Hanssen KF, Joner G. Long-term mortality in a nationwide cohort of childhood-onset type 1 diabetic patients in Norway. *Diabetologia* 2006; 49:298-305.

14. Gerstein HC, Miller ME, Byington RP, Goff DC Jr., Bigger JT, Buse JB, Cushman WC, Genuth S, Ismail-Beigi F, Grimm RH, Jr., Probstfield JL, Simons-Morton DG, Friedewald WT. Effects of intensive glucose lowering in type 2 diabetes. *N Engl J Med* 2008; 358:2545-2559.

15. Bruce DG, Casey GP, Grange V, Clarnette RC, Almeida OP, Foster JK, Ives FJ, Davis TM. Cognitive impairment, physical disability and depressive symptoms in older diabetic patients: the Fremantle Cognition in Diabetes Study. *Diabetes Res Clin Pract* 2003; 61:59-67.

16. Patel A, MacMahon S, Chalmers J, Neal B, Billot L, Woodward M, Marre M, Cooper M, Glasziou P, Grobbee D, Hamet P, Harrap S, Heller S, Liu L, Mancia G, Mogensen CE, Pan C, Poulter N, Rodgers A, Williams B, Bompoint S, de Galan BE, Joshi R, Travert F. Intensive blood glucose control and vascular outcomes in patients with type 2 diabetes. *N Engl J Med* 2008; 358:2560-2572.

17. Vaccaro O, Masulli M, Nicolucci A, Bonora E, Del Prato S, Maggioni AP, Rivellese AA, Squatrito S, Giorda CB, Sesti G, Mocarelli P, Lucisano G, Sacco M, Signorini S, Cappellini F, Perriello G, Babini AC, Lapolla A, Gregori G, Giordano C, Corsi L, Buzzetti R, Clemente G, Di Cianni G, Iannarelli R, Cordera R, La Macchia O, Zamboni C, Scaranna C, Boemi M, Iovine C, Lauro D, Leotta S, Dall'Aglio E, Cannarsa E, Tonutti L, Pugliese G, Bossi AC, Anichini R, Dotta F, Di Benedetto A, Citro G, Antenucci D, Ricci L, Giorgino F, Santini C, Gnasso A, De Cosmo S, Zavaroni D, Vedovato M, Consoli A, Calabrese M, di Bartolo P, Fornengo P, Riccardi G. Effects on the incidence of cardiovascular events of the addition of pioglitazone versus sulfonylureas in patients with type 2 diabetes inadequately controlled with metformin (TOSCA.IT): a randomised, multicentre trial. *Lancet Diabetes Endocrinol* 2017 Nov; 5(11):887-897.

18. Craddy P, Palin HJ, Johnson KI. Comparative effectiveness of dipeptidylpeptidase-4 inhibitors in type 2 diabetes: a systematic review and mixed treatment comparison. *Diabetes Ther* 2014; 5:1-41.

19. Vasilakou D, Karagiannis T, Athanasiadou E, Mainou M, Liakos A, Bekiari E, Sarigianni M, Matthews DR, Tsapas A. Sodium-glucose cotransporter 2 inhibitors for type 2 diabetes: a systematic review and meta-analysis. *Ann Intern Med* 2013; 159:262-274.

20. Leiter LA, Nauck MA. Efficacy and Safety of GLP-1 Receptor Agonists across the spectrum of type 2 diabetes mellitus. *Exp Clin Endocrinol Diabetes* 2017: 419-435.

21. Marso SP, Daniels GH, Brown-Frandsen K, Kristensen P, Mann JF, Nauck MA, Nissen SE, Pocock S, Poulter NR, Ravn LS, Steinberg WM, Stockner M, Zinman B, Bergenstal RM, Buse JB. Liraglutide and cardiovascular outcomes in type 2 diabetes. *N Engl J Med* 2016; 375:311-322.

22. Wysham C, Bhargava A, Chaykin L, de la Rosa R, Handelsman Y, Troelsen LN, Kvist K, Norwood P. Effect of insulin degludec vs insulin glargine U100 on hypoglycemia in patients with type 2 diabetes: the SWITCH 2 Randomized Clinical Trial. *JAMA* 2017; 318:45-56.

23. Marso SP, McGuire DK, Zinman B, Poulter NR, Emerson SS, Pieber TR, Pratley RE, Haahr PM, Lange M, Brown-Frandsen K, Moses A, Skibsted S, Kvist K, Buse JB. Efficacy and safety of degludec versus glargine in type 2 diabetes. *N Engl J Med* 2017; 377:723-732.

24. Brunton SA. Nocturnal hypoglycemia: answering the challenge with long-acting insulin analogs. *MedGenMed* 2007; 9:38.

25. Cryer P. Hypoglycemia during therapy of diabetes. South Dartmouth 2015; MDText.com; 2017.

26. Cryer P. *Hypoglycemia in diabetes: pathophysiology, prevalence and prevention.* 2nd ed. Alexandria: American Diabetes Association; 2013.

CAPÍTULO 12

HIPOGLICEMIA EM PACIENTES NÃO DIABÉTICOS

Sérgio Ricardo de Lima Andrade • Francisco Bandeira

INTRODUÇÃO

A hipoglicemia costuma ser incomum em pacientes não diabéticos, o que faz deste cenário algo intrigante. Na ausência de causas exógenas, como uso de antidiabéticos propositalmente ou não, testes devem ser executados a fim de se encontrar a etiologia para tal evento.[1-3]

MANIFESTAÇÕES CLÍNICAS

Quando o nível sérico de glicose cai, o organismo lança mão de mecanismos compensatórios para manter estável tal concentração. Para isso o pâncreas diminui a liberação de insulina e promove secreção de glucagon e as suprarrenais liberam catecolaminas para a corrente sanguínea. Quando a glicemia não é recuperada por esses mecanismos, continua-se a resposta contrarregulatória por meio do eixo hipotálamo-hipófise-adrenal, a fim de se liberar cortisol, um dos hormônios sabidamente hiperglicemiantes.[1,2,4] Caso ainda persistam níveis baixos de glicose, definidos em indivíduos saudáveis abaixo de 55mg/dL ou 3 mmol/L, o paciente apresentará fome, sudorese, tremores, sintomas classificados como neurogênicos ou autonômicos, nos quais há uma considerável descarga adrenérgica e o paciente reconhece os sintomas da hipoglicemia; e, se não, reversão da hipoglicemia, turvação visual, letargia e até coma, enquadrados como sintomas neuroglicopênicos, nos quais há falência da defesa fisiológica e comportamental, resultando em baixas taxas glicêmicas que não são suficientes para suprir a atividade cerebral do paciente (ver Figura 12.1 no caderno colorido).[1,2,4-6]

Vale ressaltar que aferições de glicemias capilares não são fidedignas para diagnóstico de hipoglicemia e que sintomas neurogênicos ou neuroglicopênicos em um cenário de glicemia sérica normal não indicam hipoglicemia.[1,4,5]

DIAGNÓSTICO DIFERENCIAL

O espectro diferencial das hipoglicemias é vasto, incluindo desde causas clínicas, como insuficiências cardíaca e renal e doenças endocrinológicas, até o uso excessivo de fármacos hipoglicemiantes e prática de exercícios físicos extenuantes (Tabela 12.1).[1,6-10]

Abordagem Diagnóstica

Em pacientes não diabéticos com tríade de Whipple estabelecida – glicemia plasmática < 55 mg/dL ou 3 mmol/L,

sinais ou sintomas de hipoglicemia e reversão destes quando revertida a hipoglicemia, a investigação etiológica deve ser executada de preferência durante a hipoglicemia espontânea. Caso o paciente não a apresente, testes diagnósticos devem ser executados como o teste do jejum de 72 horas ou o da refeição mista.[1,4] Em seguida, aplica-se o teste de tolerância ao glucagon para investigação suplementar.[1,5]

Diante de uma hipoglicemia em não diabéticos devem-se fazer anamnese e exame físico detalhados a fim de se encontrar uma causa, atentando-se para o interrogatório minucioso de precipitantes de hipoglicemia, caracterização dos episódios e presença de comorbidades (ver Fluxograma 12.1 no caderno colorido). Paralelamente, dosagens de glicose e insulina plasmáticas, beta-hidroxibutirato e pesquisa para sulfonilureias e metiglinidas séricas, se disponíveis, devem ser estabelecidas (ver Fluxograma 12.1 no caderno colorido).

Teste das 72 Horas

Considerado padrão ouro para confirmar hipoglicemia e determinar sua etiologia,[1,2,4] este teste inicia-se ao término da última refeição do paciente, que ainda pode ingerir bebidas não calóricas e sem cafeína, mas deve descontinuar medicações não essenciais. A cada 4 a 6 horas, dosam-se glicose e insulina séricas. Essas aferições devem ser mais frequentes quando o paciente atinge glicemia de 60 mg/dL. O jejum permanece até que surjam sintomas de hipoglicemia ou até que a glicemia sérica caia a níveis ao redor de 45 mg/dL. Neste momento, faz-se uma ampla dosagem do painel descrito no Fluxograma 12.2, no caderno colorido.[1,5,11]

Caso a insulina atinja níveis altos (≥ 3 μU/mL) na ausência de positividade para sulfonilureias/metiglinidas e anticorpos anti-insulina ou antirreceptores de insulina, dá-se o diagnóstico de hiperinsulinismo endógeno, que pode ser decorrente de insulinoma, estados pós-*bypass* gástrico ou de causa pancreática não insulinoma (Tabela 12.2). Após isso, faz-se o teste de tolerância com glucagon intravenoso (IV) (ver Fluxograma 12.3 no caderno colorido).

Caso a glicose plasmática tenha elevação ≥ 25 mg/dL (ou 1,4 mmol/L) e níveis de beta-hidroxibutirato < 2,7 mmol/L após glucagon IV, suspeita-se de hipoglicemia mediada por insulina endógena ou exógena ou por excesso de IGF (ver Fluxograma 12.2 no caderno colorido)[1,6] (Tabela 12.3). Porém já foram relatados casos de pacientes submetidos a pancreatectomia parcial que apresentaram níveis de beta-hidroxibutirato > 2,7 mmol/L na presença de hipoglicemia hiperinsulinêmica endógena.[12] Em geral, tumores produtores de IGF-II, como as neoplasias hepáticas e renais, causam hipoglicemia por síndrome

DIABETES

TABELA 12.1 Diagnóstico Diferencial para Hipoglicemia em Pacientes não Diabéticos

Insuficiência cardíaca	Trauma
Insuficiência renal	Queimaduras
Insuficiência hepática	Abuso de álcool e exercícios físicos intensos
Deficiência de cortisol, glucagon, epinefrina	Uso de insulina, secretagogos, indometacina, álcool, lítio
Hipopituitarismo, insuficiência adrenal primária	Baixa evidência: IECA, BRA, heparina, fluoroquinolonas
Insulinoma, hipoglicemia pancreatogênica não insulinoma, pós-*bypass* gástrico	Ingestão factícia ou acidental
Tumor de células não ilhotas	
Anticorpos anti-insulina ou antirreceptores	

IECA, inibidor da enzima conversora da angiotensina; BRA: bloqueador do receptor da angiotensina.
Adaptada de Desimone ME, Weinstock RS. *Non-Diabetic Hypoglycemia*, 2016; 4.

TABELA 12.2 Características Laboratorias do Hiperinsulismo Endógeno

Insulina	Peptídeo-C	Proinsulina	Beta-OH-butirato
≥ 3 µU/mL	≥ 0,2 nmol/L	≥ 5 pmol/L	≤ 2,7 mmol/L

Adaptada de Desimone ME, Weinstock RS. *Non-Diabetic Hypoglycemia*, 2016; 4; Sciencedirect S, Heart B. *The S. European Journal of Internal Medicine*, 2013; 2012-3; Cryer PE, et al. Evaluation and management of adult hypoglycemic disorders: An endocrine society clinical practice guideline. *J Clin Endocrinol Metab* 2009; 94(3):709-28.

TABELA 12.3 Características Laboratoriais do Hiperinsulismo Exógeno

Insulina	Peptídeo-C	Proinsulina	Beta-OH-butirato
≫ 3 µU/mL	< 0,2 nmol/L	< 5 pmol/L	≤ 2,7 mmol/L

Adaptada de Desimone ME, Weinstock RS. *Non-Diabetic Hypoglycemia*, 2016; 4; Sciencedirect S, Heart B. *The S. European Journal of Internal Medicine*, 2013; 2012-3; Cryer PE, et al. Evaluation and management of adult hypoglycemic disorders: An endocrine society clinical practice guideline. *J Clin Endocrinol Metab* 2009; 94(3):709-28.

TABELA 12.4 Características Laboratorias da Hipoglicemia por Hiperprodução de IGF-II

Insulina	Peptídeo-C	Proinsulina	Beta-OH-butirato
< 3 µU/mL	< 0,2 nmol/L	< 5 pmol/L	≤ 2,7 mmol/L

Adaptada de Desimone ME, Weinstock RS. *Non-Diabetic Hypoglycemia*, 2016; 4; Sciencedirect S, Heart B. *The S. European Journal of Internal Medicine*, 2013; 2012-3; Cryer PE, et al. Evaluation and management of adult hypoglycemic disorders: An endocrine society clinical practice guideline. *J Clin Endocrinol Metab* 2009; 94(3):709-28.

paraneoplásica, sendo esta muitas vezes a manifestação inicial da malignidade[2,9] (Tabela 12.4).

Esse teste pode não ser fidedigno em mulheres jovens, que podem apresentar glicemias séricas < 40 mg/dL em alguns casos de insulinoma nos quais há diminuição da secreção de insulina quando há hipoglicemia e na positividade para anticorpo anti-insulina, que pode falsear níveis altos de insulina. Há boa reprodutibilidade nesse teste em 48 horas de jejum, podendo-se encerrá-lo caso se confirme o diagnóstico.[1,5]

Teste de Tolerância ao Glucagon

Feito de forma suplementar à investigação etiológica das hipoglicemias, esse teste é realizado após um jejum noturno seguido de aplicação IV de 1 mg de glucagon por 2 minutos. Em seguida, dosam-se glicemia e insulina séricas em intervalos regulares durante 30 minutos. Caso insulina < 100 uU/mL do terceiro ao décimo quinto minuto e glicose em torno de 140 mg/dL do vigésimo ao trigésimo minuto, o teste é normal. Se insulina > 160 uU/mL neste mesmo período e a glicemia plasmática aumentar > 25 mg/dL, confirma-se o diagnóstico de insulinoma. Deve-se atentar para situações que falseiam esse teste, descritas no Fluxograma 12.3 no caderno colorido.[1,5]

Teste de Anticorpos contra Insulina

Em geral, hipoglicemias autoimunes são encontradas em japoneses, apesar de terem sido relatadas em algumas outras populações. Geralmente ocorrem em pacientes que nunca usaram insulina, mas que tenham usado fármacos contendo grupos sulfidrila, como isoniazida, metimazol e hidralazina, gerando assim autoanticorpos. Há alguns casos relatados após o uso de inibidores de bomba de prótons.[7] É muito comum também tais pacientes serem portadores de alguma outra doença autoimune.[2]

Caso insulina > 100 uU/mL associada a peptídeo C incompletamente suprimido, há forte suspeita de hipoglicemia por anticorpos anti-insulina. Porém, se a insulina estiver identicamente elevada e o peptídeo C suprimido, isso indica hipoglicemia por anticorpos antirreceptores de insulina (ver Fluxograma 12.4 no caderno colorido). Evidenciar os autoanticorpos prova a suspeita clínica. Não é necessário que tal teste seja feito durante a hipoglicemia (Tabela 12.4).

As hipoglicemias autoimunes podem ser transitórias, resolvendo-se em até 6 meses a partir do diagnóstico,[2] e apresentam considerável melhora após perda de peso e uso de dietas fracionadas e com baixo teor de carboidratos, preferencialmente os complexos. Podem-se utilizar também imunossupressores para a melhora dos episódios hipoglicêmicos.[7]

Diagnóstico por Imagem

Quando o hiperinsulinismo endógeno é confirmado, exames de imagem devem ser feitos para localizar o sítio produtor do excesso de insulina. Devem ser realizadas ultrassonografia (US) transabdominal e endoscópica e/ou tomografia computadorizada (TC) ou ressonância magnética (RM) de abdome.[1,2] Há descrições na literatura afirmando que a US endoscópica, apesar de dependente do operador, seria mais sensível e específica para o diagnóstico de insulinomas em comparação com a TC ou a RM.[2]

Mesmo assim, esses exames só são capazes de detectar 75% dos casos de insulinomas. Quando o insulinoma mede menos de 1 cm ou o exame é inconclusivo ante o tipo de hipoglicemia hiperinsulinêmica, deve-se proceder ao cateterismo de veia hepática direita. Tal exame propicia a aferição de insulina oriunda das artérias gastroduodenal, mesentérica superior e esplênica, correspondendo a cabeça, processo uncinado e corpo/cauda do pâncreas, e faz diagnóstico diferencial entre insulinoma e hipoglicemia pancreatogênica não insulinoma (ver Fluxograma 12.5 no caderno colorido) Recente estudo utilizando PET-CT Ga68 DOTA-exendina-4 evidenciou melhor sensibilidade na localização de insulinomas. Maiores pesquisas ainda deverão ser feitas para avaliar a precisão deste teste.[13]

TRATAMENTO

O tratamento emergencial de uma hipoglicemia é sua reversão. A depender do estado do paciente, podem-se ofertar alimentos que contenham carboidratos de rápida absorção ou administrar glicose IV em bólus. Glucagon IM também é uma opção em nível ambulatorial (Quadro 12.1).[1,10]

Farmacologicamente, pode-se inibir a secreção de insulina através de bloqueadores de canal de cálcio, como verapamil, diazóxido ou análogos da somatostatina. Inibidores da alfaglicosidade, como acarbose, podem ser uma alternativa em casos de hipoglicemia em pacientes submetidos a *bypass* gástrico por atrasar a absorção dos carboidratos (Quadro 12.2).

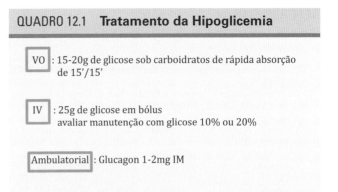

QUADRO 12.1 **Tratamento da Hipoglicemia**

VO : 15-20g de glicose sob carboidratos de rápida absorção de 15'/15'

IV : 25g de glicose em bólus
avaliar manutenção com glicose 10% ou 20%

Ambulatorial : Glucagon 1-2mg IM

Adaptado de Desimone ME, Weinstock RS. *Non-Diabetic Hypoglycemia*, 2016; 4.

O tratamento cirúrgico é curativo para insulinomas e alivia as hipoglicemias em acometidos por tumores de células não ilhotas. Neste caso, quimioterapia e radioterapia devem ser também utilizadas.[9] Para casos de hipoglicemia pancreatogênica não insulinoma, além de fracionar refeições utilizando-se carboidratos complexos e alimentos de baixo índice glicêmico, a pancreatectomia parcial deve ser realizada guiada pelo teste do cálcio arterial[1,2,9] (Quadro 12.3).

QUADRO 12.2 **Opções Farmacológicas para Tratamento de Hipoglicemia no Paciente não Diabético**

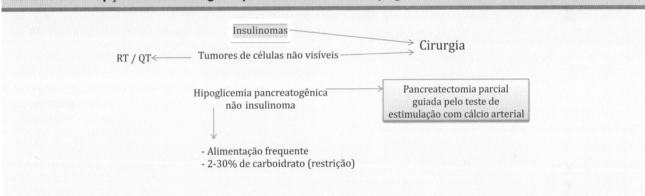

Adaptado de Kandaswamy L, Raghavan R, Pappachan JM. Spontaneous hypoglycemia: diagnostic evaluation and management. *Endocrine* 2016; 53(1):47-57.

QUADRO 12.3 **Fluxograma de Tratamento para Patologias Causadoras de Hipoglicemia no Paciente não Diabético**

INIBIDORES DA SECREÇÃO DE INSULINA
- Bloqueadores do canal de cálcio
  • Verapamil 80mg VO 12/12h
- Diazóxido 3-8mg/kg/dia VO dividido 3-4x
- Análogos da somatostatina
  • Octreotride 100mg SC 2x dia

↓ insulina por atrasar digestão dos carboidratos: acarbose 50mg VO 8/8h junto as refeições.

Adaptado de Kandaswamy L, Raghavan R, Pappachan JM. Spontaneous hypoglycemia: diagnostic evaluation and management. *Endocrine* 2016; 53(1):47-57.

REFERÊNCIAS

1. Desimone ME, Weinstock RS. Non-Diabetic Hypoglycemia 2016;(4).
2. Kandaswamy L, Raghavan R, Pappachan JM. Spontaneous hypoglycemia: diagnostic evaluation and management. *Endocrine* 2016; 53(1):47-57.
3. Nirantharakumar K, Ferner RE, Marshall T, Hodson J, Narendran P, Deeks J, et al. Hypoglycemia in Non-Diabetic In-Patients: Clinical or Criminal? 2012.
4. Vezzosi D, Bennet A, Grunenwald S, Caron P. Hypoglycémies chez le sujet non diabétique: quand faut-il réaliser une épreuve de jeûne et comment l' interpréter? §. 2016.
5. Desimone ME, Weinstock RS. Pancreatic Islet Function Tests 2015; 1-22.
6. Cryer PE, Axelrod L, Grossman AB, Heller SR, Montori VM, Seaquist ER, et al. Evaluation and management of adult hypoglycemic disorders: An endocrine society clinical practice guideline. *J Clin Endocrinol Metab* 2009; 94(3):709-28.
7. Sahni P, Trivedi N, Omer A. Insulin Autoimmune Syndrome: a rare cause of postprandial hypoglycemia. Endocrinol Diabetes Metab Case Reports [Internet]. 2016; Disponível em: http://edmcasereports.com/articles/endocrinology-diabetes-and-metabolism-case-reports/10.1530/EDM-16-0064.
8. Kürten C, Tzvetkov M, Ellenrieder V, Schwörer H. Schwere Hypoglykämie nach Tramadol-Einnahme bei einer nicht-diabetischen Patientin. 2016; 1480-2.
9. Taylor HS. Page 1 of 35. 2012; (January):1-35.
10. Sciencedirect S, Heart B, The S. *European Journal of Internal Medicine* 2013; 2012-3.
11. Vezzosi D, Bennet A, Fauvel J, Caron P. Insulin, C-peptide and proinsulin for the biochemical diagnosis of hypoglycaemia related to endogenous hyperinsulinism. *Eur J Endocrinol* 2007; 157(1):75-83.
12. Buffet A, Vezzosi D, Maiza JC, Grunenwald S, Bennet A, Caron P. Increased plasma beta-hydroxybutyrate levels during the fasting test in patients with endogenous hyperinsulinaemic hypoglycaemia. *Eur J Endocrinol* 2013; 169(1):91-7.
13. Pallavi UN, Malasani V, Sen I, Thakral P. Molecular Imaging to the Surgeons Rescue : Gallium - 68 DOTA - Exendin - 4 Positron Emission Tomography - Computed Tomography in Pre-operative Localization of Insulinomas. *Indian J Nucl Med*. 2019;34(1):14–8.

CAPÍTULO 13

CONTROLE DO DIABETES NO PACIENTE INTERNADO

Reine Marie Chaves Fonseca • Alexis Dourado Guedes • Ludmila Chaves Fonseca

INTRODUÇÃO

Descontrole glicêmico em pacientes hospitalizados com ou sem diagnóstico prévio de diabetes está associado a complicações, aumento das taxas de infecção e maior tempo de permanência hospitalar.Indivíduos com diabetes representam de 30% a 40% dos pacientes atendidos nos serviços de emergência hospitalar, 25% dos hospitalizados tanto em áreas clínicas como cirúrgicas e em torno de 30% dos submetidos a cirurgia de *by-pass* coronariano[1].

A maior prevalência de diabetes e de suas comorbidades tem levado à crescente necessidade de hospitalização de pacientes com diabetes, aumentando-se esta demanda com o envelhecimento da população diabética, o tempo de doença e a presença de complicação crônica. Além disso, os diabéticos permanecem no hospital, em média, de 1 a 3 dias a mais que os não diabéticos, e os custos elevados do controle dessa doença devem-se principalmente àqueles decorrentes das manifestações clínicas de ateroesclerose e suas complicações.[1]

Por outro lado, vem aumentando também a ocorrência de hiperglicemia de estresse durante uma internação hospitalar. Acredita-se que um terço dos pacientes hospitalizados experimentará alguma hiperglicemia durante a hospitalização.[2]

A hiperglicemia, além de acentuar a gravidade da doença, influencia o prognóstico, incluindo aumento da mortalidade e do risco de infecções.[3] Estudos recentes demonstram que a manutenção estrita da normoglicemia melhora o prognóstico dos indivíduos em estado crítico e que a otimização do controle glicêmico também é favorável em relação ao custo e à efetividade.[1-3]

Controlar a glicemia, evitando picos hiperglicêmicos e episódios de hipoglicemia, é um desafio para qualquer médico. O ambiente hospitalar modifica a rotina diária do paciente, e a intercorrência aguda que motivou a internação leva a modificações na aceitação da dieta, com variações na quantidade calórica ingerida, restrição de atividades físicas e modificações nos medicamentos utilizados no ambiente domiciliar. Por outro lado, a necessidade de monitorização glicêmica frequente para adequação da administração de insulina é necessária e importante para o sucesso do controle clínico.

Do ponto de vista prático, é útil considerar quatro situações que frequentemente se sobrepõem em um mesmo ambiente hospitalar: a hiperglicemia por estresse, o controle do paciente em estado crítico, o tratamento durante a hospitalização convencional (pacientes não críticos hospitalizados) e o controle em situações especiais (procedimentos que necessitam de jejum prolongado, nutrição artificial, terapias com corticoides ou quimeoterápicos).Essas situações condicionarão as estratégias do tratamento e as metas terapêuticas.

FISIOPATOLOGIA DA HIPERGLICEMIA NO PACIENTE INTERNADO

A hiperglicemia do paciente dentro do ambiente hospitalar tem múltiplos fatores desencadeantes ou agravantes. Ela pode aparecer num paciente sem diagnóstico prévio de diabetes *mellitus* (DM) ou, em diabéticos, ser agravada. A necessidade de admissão hospitalar representa a modificação do estado de saúde para uma condição de maior risco, exigência de tratamentos especiais, indisponíveis fora deste ambiente ou que requeiram maior monitorização. Portanto a condição que motiva a internação pode, por si só, desencadear alterações metabólicas e hormonais com impacto direto deletério no controle glicêmico ou secundariamente, como, por exemplo, através dos tratamentos impostos, influenciar este controle.

DESEQUILÍBRIO NA HOMEOSTASE GLICÊMICA ENDÓGENA

A glicose no organismo humano origina-se da ingestão direta de carboidratos de fontes externas ou pela metabolização interna de outros macronutrientes. A partir da absorção no trato digestivo o carboidrato circulante é armazenado na forma de glicogênio hepático ou utilizado pelo metabolismo tecidual periférico. Neste processo, a insulina é o principal hormônio regulador. A insulina intermedeia em grande parte a oferta de glicose periférica, sendo o músculo esquelético o principal captador de glicose. A regulação deste transporte do meio extracelular para o intracelular se dá pela modulação da expressão de proteínas transportadoras de membrana, em particular do transportador de glicose 4 (GLUT4) (ver Figura 13.1 no caderno colorido). Nos hepatócitos, a insulina estimula a síntese enzimática envolvida da utilização da glicose e inibe enzimas responsáveis pela produção de glicose, inibindo a gliconeogênese e a glicogenólise. No equilíbrio homeostático sistêmico, glucagon, cortisol, hormônio de crescimento e catecolaminas são hormônios contrarreguladores. Em vigência de uma doença aguda, o aumento da demanda metabólica por glicose eleva a liberação dos hormônios contrarreguladores da insulina, aumentando a produção hepática de glicose, inibindo a utilização periférica de glicose e também a própria liberação da insulina pelas ilhotas de células β pacreáticas[4-5]. Além disso, a presença de estresse agudo aumenta a liberação de citoquinas pró-inflamatórias como o fator de necrose tumoral alfa [TNF- α] e as, interleucinas 1 e 6, as quais aumentam a resistência à insulina por interferirem em suas vias de sinalização citoplasmática[6]. Desta forma, todos estes fatores levam a uma deficiência relativa da atividade insulínica, com desequilíbrio glicêmico e desencadeando hiperglicemia ou agravando esta condição em indivíduos já diabéticos.

MEDICAMENTOS E DESEQUILÍBRIO GLICÊMICO INTRA-HOSPITALAR

Considerando todo o universo das admissões hospitalares, a hiperglicemia não é usualmente a causa primária para a internação, porém a modificação do tratamento vigente, pré--internação, em pacientes já com diagnóstico de DM, pode desencadear a descompensação glicêmica. A suspensão de medicamentos em uso, de forma inadvertida ou baseada em contraindicações momentâneas, pode levar a hiperglicemia. Por exemplo, num indivíduo com disfunção renal aguda, diversos medicamentos orais para o tratamento do diabetes são proscritos e, portanto, precisam ser substituídos para evitar elevações glicêmicas. Ajustes dinâmicos nas doses e esquemas de insulinoterapia são as principais ferramentas para o controle medicamentoso hospitalar[7].

Diversos tratamentos utilizados em âmbito hospitalar podem ter efeitos instantâneos e dinâmicos no controle glicêmico. Esta interação glicêmica deve ser sempre observada antes da utilização destes tratamentos, de forma a evitar hiperglicemias e, eventualmente, hipoglicemias. O grande exemplo para ambas as situações é a utilização de glicocorticoides em doses elevadas por curto período. Os glicocorticoides, derivados do cortisol supracitado, funcionam, assim como ele, como contrarreguladores da atividade da insulina. A elevação súbita de doses de medicamentos desta classe na circulação leva a picos glicêmicos, assim como a sua suspenção ou redução, definindo necessidade imediata e paralela de redução do esquema hipoglicemiante em uso para evitar hipoglicemia[8-10].

EFEITOS DELETÉRIOS DA HIPERGLICEMIA

As consequências da hiperglicemia no indivíduo internado são múltiplas e implicam tanto morbidade quanto aumento de mortalidade. A hiperglicemia está relacionada com aumento das taxas de infecção hospitalar. Diversos mecanismos imunológicos podem ser modificados na presença de hiperglicemia. A função leucocitária, com prejuízo na, quimiotaxia, fagocitose e atividade bactericida, é um exemplo comprovado. Há também alteração na cicatrização de feridas, tendo já sido demonstrado o prejuízo da síntese de colágeno como fator adjuvante. A hiperglicemia aguda determina a ativação de vias oxidativas pela formação de espécies reativas de oxigênio. Estes compostos têm sido relacionados com a disfunção de diversas vias de sinalização celular e disfunção mitocondrial, além das complicações macro e microvasculares do diabetes, levando a piora da hiperglicemia por toxidade às células β pancreáticas secretoras de insulina.

A hiperglicemia tem sido relacionada com lesões agudas em diversos órgãos e sistemas. No sistema cardiovascular, há uma redução do fenômeno de pré-condicionamento isquêmico que protege o coração de uma extensão da necrose tecidual na vigência de um infarto agudo do miocárdio, e também aumenta a tendência a oclusões vasculares, seja pelo aumento da adesão plaquetária, seja também pela redução da dilatação endotelial dependente de fluxo que ocorre em função da redução da formação de óxido nítrico. Nos rins, a desidratação secundária ao efeito osmótico da glicose pode desencadear disfunção e insuficiência renais agudas. No sistema nervoso central, a hiperglicemia associa-se, assim como no miocárdio, à extensão da área de necrose na vigência de um acidente vascular cerebral isquêmico[11].

Com todas estas interações e complicações, o aumento da glicemia para fora de faixas de segurança relacionam-se com um pior prognóstico do paciente admitido no hospital para tratamento de qualquer situação.

DIAGNÓSTICO DA HIPERGLICEMIA NO AMBIENTE HOSPITALAR

Todos os pacientes admitidos em hospital devem ter sua glicemia avaliada. Diante do evidente desequilíbrio na homeostase glicêmica no individuo em ambiente hospitalar, recomenda-se que todo paciente com hiperglicemia na admissão (glicemia venosa > 140 mg/dL) ou com histórico de diagnóstico prévio de diabetes realize glicemias capilares antes das refeições e ao deitar-se. Contudo estas glicemias devem ser aferidas o mais próximo do tempo previsto para o consumo da próxima refeição e em tempo não superior a 1 hora antes do início da refeição[12].

Os glicosímetros utilizados em ambiente hospitalar devem ter certificação adequada, garantindo a menor variabilidade nos resultados da glicemia capilar diante das situações que usualmente acompanham o paciente internado (anemia, hipóxia, uso de vários medicamentos).

Para pacientes que estão em jejum prolongado, ou recebendo dieta enteral ou parenteral, as glicemias capilares deverão ser aferidas a cada 4 ou 6 horas.

A hemoglobina glicada (HbA1C) pode ser útil no momento da admissão hospitalar para que se possa avaliar o controle glicêmico prévio à internação, principalmente se for evidenciada uma HbA1C > 6,5% nesta ocasião.[13]

Hiperglicemia por Estresse

Afeta 10% dos pacientes internados e é o principal diagnóstico diferencial de diabetes em pacientes internados, sendo caracterizada pela elevação transitória e reversível da glicemia em situações agudas como cirurgias, traumas, choque e, ainda, com o uso de determinados medicamentos, nutrição enteral e parenteral. Está relacionada a um pior prognóstico, com mortalidade de 16% em comparação com 3% nos diabéticos e 1,7% nos não diabéticos, além de sugerir uma predisposição ao desenvolvimento de DM no futuro.[14]

Manejo da Hiperglicemia em Pacientes Críticos Hospitalizados

Em 2001, um estudo randomizado e controlado com 1.548 pacientes, realizado em um único centro na Bélgica, desencadeou importantes reflexões sobre o controle glicêmico em unidades de terapia intensiva (UTI). Avaliando pacientes cirúrgicos e almejando para o grupo de tratamento intensivo uma meta glicêmica restrita, entre 80 e 110 mg/dL, em comparação com uma meta glicêmica entre 180 e 200 mg/dL no grupo controle, foi observada redução de mortalidade na UTI (4,6% vs. 8%), além de redução na mortalidade intra-hospitalar e de diversas complicações no grupo com tratamento intensivo. Como efeito adverso, houve elevação das hipoglicemias severas nesse grupo.[15] A despeito do tamanho do impacto, estudos subsequentes, utilizando metas glicêmicas semelhantes para o controle glicêmico intensivo, não conseguiram repetir seus achados e chegaram a registrar resultados deletérios associados ao aumento de mortalidade no grupo de controle glicêmico intensivo. A hipoglicemia foi fator imputado para o aumento da mortalidade. O maior destes estudos, publicado em 2009, o Normoglycemia in Intensive Care Evaluation and Surviving Using Glucose Algorithm Regulation (NICE-SUGAR), incluiu 6.104 pacientes e demonstrou aumento na mortalidade absoluta da ordem de 2,6 pontos percentuais (p = 0,02). Diferente do estudo belga, a meta glicêmica do grupo controle desse estudo foi de glicemia <180 mg/dL, e a glicemia média final obtida nesse grupo foi de 145 mg/dL. Esta meta menos intensiva no grupo controle levou a uma mortalidade menor do que a esperada pela estratificação de risco de mortalidade do escore Acute Physiology and Chronic Health Evaluation II (APACHE II) para a amostra.[16] Posteriormente, foi demonstrado, na mesma população, que tanto a hipoglicemia moderada como a severa foram associadas a aumento da mortalidade.[17]

Metas Glicêmicas no Controle Intensivo

Diante das novas evidências, um controle glicêmico mais equilibrado e menos intensivo, porém não liberal, vem sendo sugerido por diretrizes atualizadas após as últimas publicações.[12,18] Metas de controle com glicemia entre 140 e 180 mg/dL (American Association of Clinical Endocrinologists [AACE] e American Diabetes Association [ADA]) ou entre 100 e 150 mg/dL (Society of Critical Care Medicine) têm sido propostas. O recente ensaio GLUCO – CABG reportou diferenças não significativas no número de complicações e de morte entre alvo de glicemia intensivo entre 100 e 140 mg/dL e uma meta conservadora de 141 a 180 mg/dL após intervenção cirúrgica cardiovascular. A despeito de a utilização de uma meta glicêmica mais restrita, 80 a 110 mg/dL, ter demonstrado, em populações selecionadas, redução de mortalidade, a dificuldade de generalização dessa tendência, a publicação de resultados com aumento de mortalidade com esta meta e a chance de aumento de hipoglicemia definiram a necessidade de metas menos agressivas de controle[19] (Tabela 13.1).

Recomendações Gerais

Insulinização. A abordagem do paciente crítico que cursa com hiperglicemia depende, basicamente, da insulinização, visando à correção da glicemia elevada e à manutenção desta dentro das faixas de segurança preestabelecidas sem causar hipoglicemia. Objetivando a padronização de condutas, diversos protocolos foram publicados, sendo alguns posteriormente modificados para novas metas glicêmicas ou ajustes de conduta. Como esses protocolos não foram comparados entre si em estudos randomizados, não é possível definir a superioridade de um sobre o outro. As diferenças entre os protocolos existentes são múltiplas e se baseiam na presença de supervisão médica ou condução plena da equipe de enfermagem, utilização ou não de bólus de insulina inicial, número de avaliações e cálculos para ajustes dinâmicos da infusão de insulina, tempo total para alcance das metas glicêmicas e dose total de insulina infundida.[20] A seleção ou confecção de um protocolo de infusão de insulina deve basear-se na disponibilidade de pessoal, no treinamento da equipe de aplicação do protocolo e em recursos adequados para monitorização de resultados. Um protocolo de infusão de insulina deve incluir: padronização da preparação da infusão de insulina, definição da necessidade de infusão contínua de glicose, escalonamento de dose e ritmo de infusão de insulina que possa ser aplicado de maneira generalizada e monitorização frequente.[18]

Monitorização

A monitorização da glicemia no ambiente hospitalar, particularmente em UTI, demanda algumas considerações especiais. Pode ser realizada mediante coleta de sangue e avaliação laboratorial, conjuntamente a uma análise da gasometria arterial ou por meio da glicemia capilar. A necessidade da resposta imediata, necessária em uma UTI, depõe contra a análise laboratorial externa das amostras, enquanto as duas demais metodologias de análise podem ser feitas de modo imediato, a despeito da possibilidade de imprecisão de resultados na presença de concentração periférica do hematócrito, edema e efeito diluicional tissular da amostra coletada na glicemia capilar.[21,22] A glicemia capilar tem algumas vantagens em relação à utilização dos aparelhos de gasometria, como, por exemplo, facilidade de uso ao lado do leito, amostras menores de sangue para análise, menor necessidade de calibração do aparelho, além de menor custo do aparelho.[23] Quanto à frequência da monitorização glicêmica na UTI, esta deve acompanhar o protocolo de insulinização, sendo maior diante da necessidade de ajustes na infusão de insulina e menor na presença de níveis glicêmicos estáveis. Em caso de uso de infusão de insulina, a monitorização em intervalos de 1 ou 2 horas garante menor chance de hipoglicemia severa.[18]

A hipoglicemia deve ser tratada com 10 a 20 mL de solução glicosada a 50%, utilizando-se para cálculo do volume a ser infundido a seguinte equação:

$$\text{Volume de glicose a } 50\% \, (\text{mL}) = (100 - \text{glicemia}) \times 0,4, \text{ devendo ser a glicemia reavaliada a cada } 5 / 15 \text{ minutos.}$$

TABELA 13.1 Metas Glicêmicas no Controle de Pacientes Críticos e não Críticos

	Pacientes críticos	Pacientes não críticos
Metas	140-180 mg/dL	110-150 mg/dL

TABELA 13.2 Fórmula de Infusão de Glicose

Volume de glicose a 50% (mL) = (100 – glicemia) × 0,4

Transição de Insulina Endovenosa para Insulina Subcutânea

A fim de manter uma glicemia estável, quando o paciente já se encontra pronto para alta de uma unidade de terapia intensiva, a transição da infusão venosa para subcutânea se torna necessária. Uma maneira prática de calcular-se é extrapolar a partir da necessidade de infusão EV de insulina. Toma-se a dose total de insulina EV utilizada nas ultimas 6 ou 8 horas, multiplica-se por 4 e reduz-se 20% para obtermos a dose de insulina basal. Se a insulina de ação prolongada é escolhida como basal, deve ser administrada 2 a 4 horas antes da interrupção da infusão EV. Se a insulina de ação intermediária for a escolhida, deve ser aplicada 1 a 2 horas antes da interrupção da infusão EV.

Manejo da Hiperglicemia em Pacientes não Críticos Hospitalizados

Estudos observacionais têm evidenciado que hiperglicemia não controlada em qualquer paciente hospitalizado está associada a desfechos de pior prognóstico, contudo, até então, nenhum trabalho randomizado havia avaliado o efeito do controle glicêmico intensivo no desfecho clínico de pacientes hospitalizados. De modo geral, sem dados prospectivos randomizados, a maioria das recomendações baseia-se em experiências clínicas. Recentemente, a Endocrine Society definiu diretrizes práticas baseadas no consenso entre membros de várias sociedades científicas americanas e europeias.[13]

Metas Glicêmicas

Para a maioria dos pacientes não críticos hospitalizados recomendam-se metas glicêmicas pré-prandiais menores ou iguais a 140 mg/dL e glicemia ao acaso menor ou igual a 180 mg/dL, com limite inferior entre 110 e 150 mg/dL (Tabela 13.1).

Estas metas, contudo, devem ser ajustadas de acordo com o quadro clínico. Para pacientes capazes de manter o controle sem episódios de hipoglicemia, metas mais baixas podem ser tentadas, entretanto, para aqueles em estágio terminal, com redução da expectativa de vida e/ou com alto risco de hipoglicemias, metas menos rigorosas podem ser aceitas: glicemias menores que 200 mg/dL. Modificações no esquema terapêutico tornam-se necessárias se as glicemias estiverem abaixo de 70 mg/dL, exceto se houver uma causa aparente para a queda glicêmica (p. ex., omissão de refeição).

A hipoglicemia, definida como glicemia de jejum menor que 70 mg/dL, é uma complicação comum no paciente internado, variando a incidência entre 1% e 33% em pacientes não críticos.[24]

A hipoglicemia tem sido associada a desfechos hospitalares piores, com um aumento do risco de morte de 66% e de permanência hospitalar maior em 2,8 dias. De acordo com estas observações, diversos estudos relataram maior mortalidade intra-hospitalar entre pacientes que apresentaram hipoglicemia espontânea, associando-se a um marcador de gravidade da doença, e não a causa direta da morte.[25,26]

Recomendações Gerais

Pacientes com diabetes ou hiperglicemia que estão aceitando dieta devem receber quantidade consistente de carboidratos e a monitorização glicêmica deve ser feita antes de cada refeição e ao deitar-se, para administração de insulinas de ação rápida, se necessário.

Habitualmente, os hipoglicemiantes orais devem ser descontinuados durante um processo agudo que exija internação, exceto em caso de um período rápido de hospitalização. Poucos dados são disponíveis sobre segurança e eficácia.

Metformina não deverá ser usada quando houver qualquer possibilidade de uso de contrastes iodados ou evidências de insuficiência renal. Sulfonilureias podem causar hipoglicemias imprevisíveis em pacientes que não estejam se alimentando adequadamente.

Tiazolidinedionas podem causar retenção hídrica, especialmente se utilizadas em combinação com insulinoterapia. Análogos do peptídeo semelhante ao glucagon 1 (GLP-1) e agonistas da amilina podem causar náuseas e devem ser descontinuados durante episódios agudos de doença.

A segurança e a eficácia da sitagliptina, um inibidor da dipeptidil peptidase 4 DPP-4, foram avaliadas em um estudo randomizado com pacientes com diabetes tipo 2 que utilizaram dieta e antidiabéticos orais ou insulina em baixas doses (menor ou igual a 0,4 UI/kg/dia) antes da internação hospitalar. Foram randomizados pacientes para uso de sitagliptina isolada ou com baixa dose de insulina glargina, ou um regime de insulina basal/bólus com utilização de insulina lispro. Evidenciou-se semelhança na concentração média da glicemia diária em todos os regimes de tratamento, porém os pacientes que utilizaram sitagliptina isolada e que na admissão tinham glicemias superiores a 180 mg/dL tiveram médias glicêmicas diárias mais elevadas do que os que usaram o regime de insulinoterapia basal/bólus ou associação de sitagliptina e glargina.[27]

Pasquel et al.,[28] mais recentemente, compararam a eficácia e a segurança do uso da sitagliptina associado a insulina basal com um regime de insulinoterapia basal/bólus no manejo de pacientes com DM tipo 2 (DM2) hospitalizados através de um estudo prospectivo randomizado. O estudo tinha como objetivo principal demonstrar a não inferioridade do uso da associação de sitagliptina à insulina glargina em comparação com o uso de insulina basal/bólus (glargina com lispro ou aspart) com relação à ocorrência de hiperglicemias e hipoglicemias. Este estudo demonstrou que não houve diferença nas concentrações glicêmicas basais diárias, de forma que o tratamento com sitagliptina associado a insulinoterapia basal demonstrou ser uma alternativa eficaz e segura para pacientes com DM2 não críticos internados em regime hospitalar. Os pacientes estudados faziam uso de dieta e/ou antidiabéticos orais antes da internação, ou usaram 0,6 UI/kg/dia de insulina. Contudo é importante ressaltar que neste estudo não foram incluídos pacientes com doença hepática clinicamente relevante, pancreatite, taxa de filtração glomerular menor que 30 mL/min 1,75 m^2 ou com hiperglicemia severa (glicemia > 500 mg/dL). Também não foram incluídos pacientes que fizeram uso prévio de insulina com dose superior a 0,6 UI/kg/dia. Estes achados, todavia, não podem ser generalizados para outros inibidores de DPP-4, devido à peculiaridades de metabolismo e excreção de cada medicamento, pois a saxagliptina e a vildagliptina não devem ser usadas em pacientes com disfunção hepática, e, para aqueles com insuficiência renal, as doses devem ser ajustadas para a maioria dos inibidores de DPP-4. Pacientes com HbA1C > 9% também não parecem responder bem a esta opção terapêutica.

Tratamento com a associação de sitagliptina e insulina em nível hospitalar evidenciou a necessidade de menores doses de insulina e menor número de injeções diurnas, representando possivelmente esta associação uma estratégia promissora para o controle hospitalar da glicemia em pacientes não críticos.[28]

Contudo, na maioria das vezes, a hiperglicemia em pacientes internados é mais bem controlada com o uso exclusivo de insulina. Naqueles que já fazem uso prévio de insulina, as doses devem ser adaptadas à condição clínica, observando-se o risco de picos hiperglicêmicos ou hipoglicêmicos em consequência do uso de múltiplos medicamentos, soluções parenterais ou enterais e modificações na aceitação da dieta.

A insulinoterapia pode ser ajustada rapidamente em função do nível glicêmico e da ingesta alimentar. É importante tranquilizar o paciente que nunca fez uso de insulina informando-o de que o uso poderá ser temporário e que ele poderá retornar ao uso de agentes orais na ocasião da alta hospitalar, podendo esta diminuir a ansiedade do paciente. Por outro lado, caso se preveja a necessidade do uso da insulinoterapia após a alta hospitalar, o período de internação pode ser ideal para se proceder às orientações necessárias e iniciar o processo de educação para o controle do diabetes.

Insulinoterapia

Durante a hospitalização, a insulinoterapia exige flexibilidade para atender às necessidades dos pacientes, e o melhor esquema é denominado regime basal/bólus. O esquema de uso de insulinas rápidas/ultrarrápidas conforme glicemias capilares pré-refeições poderá ser utilizado temporariamente, não sendo recomendado por longos períodos.[13] Unpierrez *et al.* compararam o esquema basal/bólus de insulinoterapia com o uso exclusivo de insulina de ação rápida conforme glicemias pré-prandiais capilares e observaram que um percentual significativo de pacientes obteve melhor controle com o esquema basal/bólus do que com o uso exclusivo de insulinas de ação rápida pré-refeições.[29]

Na insulinoterapia hospitalar, consideramos três componentes para a insulinização no regime basal/bólus: insulinoterapia basal, bólus pré-refeição ou nutricional e bólus de correção.

A insulinoterapia basal ideal deverá prover um nível constante de insulinização a fim de garantir a supressão de produção hepática de glicose no período de jejum prolongado e durante os períodos de jejum entre as refeições. Os análogos de insulina de ação lenta, glargina, detemir e degludeca, são os mais indicados por proporcionarem um nível de insulinização sem picos.[30-32]

O bólus de insulina pré-refeição ou nutricional previne o aumento previsível da glicemia no periodo pós-prandial. Os análogos de insulina de ação ultrarrápida (lispro, aspart e glulisina) são os indicados por terem início rápido de

ação (0 a 15 min) e usualmente atingirem um pico de ação dentro de 60 minutos. Deste modo, os análogos de insulina de ação ultrarrápida controlam com melhor efeito do que a insulina humana regular, que precisa ser aplicada 30 minutos antes de uma refeição devido ao maior tempo de início de ação.

O bólus de insulina de correção está indicado para trazer os níveis de glicose para as metas no período pré-prandial e deve ser acrescido ao bólus de insulina pré-prandial em dose única. Os análogos de insulina de ação ultrarrápida também estão indicados, preferencialmente, para o bólus de correção, entretanto o bólus de insulina pré-refeição deve ser suspenso no caso de glicemias abaixo de 70 mg/dL ou se o paciente estiver sem dieta oral, enquanto o bólus de correção deve ser mantido para tratar a hiperglicemia pré-prandial.

A estimativa de dose diária total de insulina necessária deve ser a primeira meta a ser estabelecida. Para pacientes virgens de insulinoterapia, pode-se iniciar com 0,3 a 0,6 UI/kg/dia. Para indivíduos magros ou com insufuciência renal, inicia-se com 0,3 UI/kg, e para obesos ou em uso de corticoides, utilizamos 0,6 UI/kg/dia de insulina (Tabela 13.3).

O controle glicêmico ideal pode ser conseguido com o uso de insulina subcutânea em pacientes que estejam aceitando bem a dieta via oral. Cinquenta por cento da dose total estimada devem ser administrados em insulina de ação basal e 50% divididos em bólus antes das refeições. Entretanto, essas doses devem ser ajustadas de acordo com a aceitação da dieta pelo paciente, podendo ser reduzidas à metade, caso o paciente não venha aceitando bem a alimentação.

O bólus de correção deve ser calculado conforme a sensibilidade do individuo à insulina e, a partir da dose total estimada, "a regra de 1.700" tem sido usada para estimar até que ponto 1 UI de insulina pode diminuir a glicemia do paciente. A sensibilidade ou fator de correção é calculado dividindo-se 1.700 pela dose total estimada de insulina. É consenso a utilização de escala para orientar a dose de insulina a ser administrada quando os níveis glicêmicos excedem 150 mg/dL, aumentado-se a dose a cada elevação de 50 mg/dL de glicemia. Para pacientes idosos, magros e em uso de doses basais baixas de insulina, utiliza-se 1 UI de insulina para correção de cada aumento de 50 mg/dL, correspondendo a uma dose diária estimada de 20 a 42 UI. Para pacientes com doença aguda e em uso moderado de doses basais, utilizam-se 2 UI para cada

TABELA 13.3 Dose Total de Insulina para Pacientes Virgens de Tratamento	
Características do paciente	Dose total de insulina estimada
Abaixo do peso Idoso Em hemodiálise	0,3 UI/kg de peso
Peso normal	0,4 UI/kg de peso
Sobrepeso	0,5 UI/kg de peso
Obeso Resistente à insulina Glicocorticoides	> 0,6 UI/kg de peso

108 DIABETES

| TABELA 13.4 | Escala para Prescrição de Insulinoterapia com Análogos de Ação Ultrarrápida (Preferencialmete) ou Insulina Rápida Subcutânea: Bólus de Correção |

Glicemia capilar	Dose basal baixa (20 a 42 UI/dia)	Dose basal moderada (43 a 84 UI/dia)	Dose basal alta (>85 UI/dia)
≤140 mg/dL	Não aplicar	Não aplicar	Não aplicar
141 a 180 mg/dL	1 UI	2 UI	3 UI
181 a 220 mg/dL	2 UI	4 UI	6 UI
221 a 260 mg/dL	3 UI	6 UI	9 UI
261 a 300 mg/dL	4 UI	8 UI	12 UI
301 a 340 mg/dL	5 UI	10 UI	15 UI
> 340	6 UI	12 UI	18 UI

aumento de 50 mg/dL, correspondendo a uma dose diária estimada de 43 a 84 UI de insulina ao dia.

Para pacientes em uso de corticosteroides ou em nutrição parenteral/enteral, com altas doses basais (estimadas em 85 a 126 UI/dia), podem ser usadas 3 UI para cada aumento em 50 mg/dL na glicemia. A via subcutânea (SC) é preferencialmente indicada (Tabela 13.4).

A insulinoterapia basal pode ser ajustada diariamente, avaliando-se a monitorização glicêmica capilar e a ingesta calórica. A glicemia de jejum consiste no melhor parâmetro para adequação da insulinoterapia basal. Os análogos de ação lenta (glargina, detemir e degludeca), por exemplo, podem ser ajustados a cada 24 ou 48 horas até que a glicemia de jejum esteja menor que 140 mg/dL. Os níveis glicêmicos durante o resto do dia são reflexos da relação entre a dose de insulina rápida ou ultrarrápida utilizada pré-refeição e a quantidade calórica consumida. Dessa maneira, a glicemia pré-almoço é reflexo da dose de insulina utilizada no bólus alimentar antes do café da manhã, a glicemia pré-jantar reflete a dose utilizada antes do almoço e a glicemia da noite (ao deitar) é reflexo da dose utilizada antes do jantar.[33]

Uma equipe multiprofissional bem ajustada (médico/enfermagem/nutricionista) é muito importante para o êxito e os bons resultados desses esquemas terapêuticos durante a hospitalização.

Transição do Hospital para a Casa

O resultado da HbA1C pode ser importante para estabelecer estratégias para a alta hospitalar. Os pacientes com diabetes prévio bem controlado e HbA1C dentro da meta aceitável (menor ou igual a 7%) podem retornar ao esquema terapêutico usual após a alta hospitalar. Pacientes com controle razoável devem ter o esquema terapêutico intensificado ou adicionar agentes orais ou insulina basal, ou, até mesmo, um regime de insulinoterapia mais complexo.

Os pacientes que usaram insulina pela primeira vez durante a hospitalização necessitam receber orientações educativas sobre o controle do diabetes. Embora a utilização do esquema basal/bólus esteja indicada durante o período de hospitalização, este regime pode não ser necessário após a alta hospitalar.

Para a maioria dos pacientes com DM2, pode ser suficiente uma dose basal de insulina combinada com hipoglicemiantes orais ou insulina pré-mistura duas vezes ao dia.

É importante que, no momento da alta hospitalar, o paciente receba por escrito orientações dietoterápicas, assim como sobre a autoaplicação de insulina, automonitorização glicêmica e ajuste da insulinoterapia.

É fundamental também que estes pacientes recebam informações sobre detecção precoce e tratamento das crises hipoglicêmicas – glicemias abaixo de 70 mg/dL – e que sejam orientados a procurar serviços ambulatoriais para acompanhamento.

Não há evidência científica que identifique risco elevado de desenvolvimento futuro de diabetes em pacientes sem diagnóstico prévio, mas que apresentaram hiperglicemia durante a internação durante o uso de corticoides ou secundário ao estresse. Estes indivíduos devem ter a glicemia de jejum e a HbA1C mensuradas 6 a 12 semanas após a alta hospitalar para avaliar a manutenção do quadro hiperglicêmico.[34]

Controle do Diabetes em Populações Especiais

Hemodiálise

Manejar o diabetes em portadores de doença renal terminal (DRT) é um desafio. A síndrome urêmica, emergência clínica em pacientes nefropatas crônicos, e a própria diálise podem dificultar o controle da glicemia, pois afetam diretamente a secreção da insulina, assim como seu *clearance* e a sensibilidade periférica.[35]

O diabetes é a principal causa de insuficiência renal no mundo, responsável por 44,2% dos casos (segundo estimativas do US Renal Data System, 2005) e por 25% dos casos na população brasileira.[36]

A DRT altera significativamente o controle glicêmico, comprometendo os resultados da HbA1C e a excreção de agentes antidiabéticos. Os efeitos da diálise também podem promover flutuação dos níveis glicêmicos, aumentando o risco de hipoglicemias nesse grupo de pacientes.

Em pacientes com DRT, o aumento da ureia sérica leva à formação da hemoglobina carmabilada, que tem propriedades indistinguíveis da hemoglobina glicada, o que pode ocasionar uma falsa elevação desta. Outros fatores como diminuição da meia-vida das hemácias, deficiência de ferro, transfusão sanguínea recente e uso de eritropoetina, também podem alterar os valores da HbA1C, levando a interpretações equivocadas deste exame.

Recomendações

Para os pacientes portadores de DRT que estão internados, o manejo preconizado consiste na insulinoterapia.

Os rins exercem papel fundamental no metabolismo da insulina exógena utilizada por estes pacientes. Quando a função renal começa a diminuir e a taxa de filtração glomerular (TFG) atinge níveis menores que 20 mL/min, os rins passam a metabolizar menos insulina exógena, diminuindo seu *clearance*, o que aumenta a permanência do fármaco no organismo e diminui a necessidade de doses altas para controle adequado. Quando a TFG cai para níveis entre 10 e 15 mL/min, a dose total diária de insulina deve ser reduzida em 25%; e, em caso de TFG menor que 10 mL/min, é necessária uma redução de 50% da total diária.[35]

Insulinas de ação rápida são recomendadas não só porque reduzem rapidamente a hiperglicemia, mas porque evitam episódios tardios de hipoglicemia, o que é extremamente importante neste grupo de pacientes. Insulinas de longa duração devem ser associadas sempre que possível no intuito de suprir as necessidades metabólicas basais.[37]

Pacientes em Uso de Nutrição Enteral e Parenteral

A hiperglicemia é a complicação mais comum nos pacientes em uso de dietas enterais e parenterais, influindo no prognóstico dos pacientes internados. Fórmulas enterais com níveis reduzidos de carboidratos e gorduras tendem a reduzir a glicemia e devem ser utilizadas em pacientes diabéticos.[38]

A hiperglicemia persistente deve ser tratada com doses programadas de insulina. A insulina regular para doses de correção pode ser uma boa escolha para indivíduos em dieta enteral, e as glicemias devem ser checadas a cada 6 horas, independente do tipo de insulina escolhida para tratamento, a dose inicial deve ser de 0,3 a 0,5 UI/kg/dia, devendo ser ajustada conforme a resposta do paciente. O objetivo é manter a glicemia estável, na faixa desejável, enquanto o paciente recebe na dieta de maneira contínua.

O maior desafio no tratamento da hiperglicemia causada por dietas enterais é que a interrupção repentina da dieta pode levar à hipoglicemia tardia. Por isso, se a dieta for interrompida por mais de 2 horas, a insulina deverá ser retirada e a dextrose a 10%, administada EV, na mesma taxa de infusão da dieta. A monitorização dos eletrólitos e a ingestão livre de água são extremamente importantes nesses casos para evitar desidratação.

No caso de nutrição parenteral, a glicemia pode ser controlada por meio do uso de insulina regular na dose de 0,01 UI para cada grama de carboidrato contido na fórmula. Se a glicemia continuar elevada, a dose poderá ser ajustada diariamente e a insulinoterapia, empregada EV para controle mais rápido. No momento em que a nutrição parenteral for interrompida, o paciente deverá utilizar o esquema basal/bólus, assim que a dieta oral for restabelecida.[33]

Pacientes em Uso de Glicocorticoides

Os glicocorticoides são empregados no tratamento de diversas doenças, contudo um de seus efeitos colaterais mais importantes é a hiperglicemia. Na maioria das vezes, a hiperglicemia desenvolve-se às custas de resistência à insulina, o que culmina no aumento substancial da hiperglicemia pós-prandial. Portanto, a insulinização dos pacientes com hiperglicemia secundária ao uso de glicocorticoides deve visar, sobretudo, à cobertura pós-prandial com insulinas de ação rápida pré-alimentação. Em pacientes não diabéticos ou que fazem uso de doses menores de glicocorticoides, o uso de insulina, muitas vezes, pode se restringir apenas ao período prandial, dispensando a insulina basal. Em caso de doses altas de glicocorticoides, o uso de insulina basal pode ser necessário, diminuindo as doses do bólus pré-refeição. De qualquer modo, estes pacientes necessitarão de um percentual maior de insulina em bólus para controle adequado. Sugere-se iniciar o esquema de insulina com dose em torno de 0,1/kg/refeição, realizando ajustes subsequentes, aumentando a dose e/ou iniciando o esquema basal. Vale registrar que muitas vezes a utilização de glicocorticoides em ambiente hospitalar é transitória, como nos esquemas de bólus descritos anteriormente, e as demandas de insulinas podem decrescer rapidamente. Portanto todo o esquema de uso de insulina deve ser monitorado cuidadosamente, prevendo-se redução das demandas e fazendo-se ajustes dinâmicos.[10]

Manejo do Idoso Internado com Hiperglicemia e Diabetes

Pacientes idosos com diabetes necessitam de mais internações hospitalares do que os não diabéticos. Estima-se que 20% dos adultos com 65 a 75 anos e 40% com mais de 80 anos internados num hospital geral sejam diabéticos.[39,40]

Assim como nos pacientes não idosos, a presença de hiperglicemia e diabetes no idoso está associada a elevação do risco de complicações hospitalares, maior tempo de permanência hospitalar e aumento da mortalidade, quando em comparação com indivíduos normoglicêmicos.

A prevalência de hiperglicemia (definida como glicemia >140mg/dL) [7,8m mol/L]) em idosos acima de 65 anos tem sido descrita em mais de 70% dos pacientes críticos e submetidos a cirurgias cardíacas e em um terço dos pacientes num hospital geral de clínica médica/cirúrgica.[1,41]

A duração do tempo de diabetes no idoso poderá indicar maior vulnerabilidade à hospitalização. Pacientes com longa duração do diabetes geralmente têm pior controle glicêmico e maior risco de complicações microvasculares.

Doença renal terminal, amputações, acidentes vasculares e insuficiência cardíaca são causas frequentes de internação hospitalar entre diabéticos com muito tempo de doença, embora as doenças cardiovasculares e respiratórias, seguidas das dos tratos gastrointestinal e genitourinário, sejam as mais frequentes.[42,43] Tem sido observado também um aumento crescente de hospitalização de idosos devido a efeitos colaterais de certas medicações, e, entre elas, heparina, insulina, medicamentos orais para antiadesão plaquetária e antidiabéticos orais estão entre as mais frequentes.[44]

A hipoglicemia é comum em idosos e uma das maiores preocupações durante internações, pois geralmente está associada a pior prognóstico, maior tempo de permanência hospitalar e aumento da mortalidade. Os idosos são mais suscetíveis à hipoglicemia durante internação hospitalar devido à frequência de comorbidades associadas, como desnutrição, demência e fragilidade. Os sintomas neuroglicopênicos e autonômicos comuns numa reação hipoglicêmica não são percebidos no idoso, e o diagnóstico de hipoglicemia pode ser retardado. Além disso, o idoso geralmente tem o paladar comprometido, e associado à anorexia, comum em idosos, leva à diminuição da ingesta alimentar no hospital, o que, se não for cuidadosamente observado e considerado para ajuste da dose da insulina, poderá predispor a maior risco de hipoglicemias.

Insuficiência renal, septicemia e hipoalbuminemia são consideradas marcadores e preditores de hipoglicemia em idosos,[45-47] contudo estudos recentes têm demonstrado que a hipoglicemia espontânea em pacientes com ou sem diabetes parece estar relacionada com severidade da doença e maior mortalidade. Em idosos ainda não é possível se definir se hipoglicemia é um marcador da severidade da doença ou uma causa direta de mortalidade.

METAS GLICÊMICAS E TERAPÊUTICA

Recomendam-se metas glicêmicas entre 140 e 180 mg/dL (7,8 e 10 mmol/L) para a maioria dos pacientes em unidades de terapia intensiva, porém o mesmo alvo glicêmico é recomendado para idosos com condições de saúde não críticas. Estas metas, contudo, devem ser individualizadas no idoso, levando-se sempre em consideração o risco de hipoglicemia e a presença de complicações.

Insulina é a terapêutica preferida para o controle hospitalar do diabetes, e deve ser iniciada prontamente em caso de glicemia superior a 180mg/dL. Infusão contínua de insulina na unidade de terapia intensiva e regimes de insulinoterapia basal/bólus ou basal plus em unidades de internações não crítica têm se mostrado eficazes para conseguir-se obter a meta glicêmica.

Hipoglicemiantes orais não estão indicados rotineiramente ao idoso em ambiente hospitalar devido ao risco de complicações e de efeitos colaterais dessas drogas, contudo, recentemente, evidência tem sido constatada com o uso de inibidores da DPP-4 isoladamente ou em associação à insulina basal (glargina), demonstrando segurança e eficácia e podendo vir a ser uma alternativa para os regimes de insulinoterapia basal/bólus em idosos internados.[28,48]

A transição para o cuidado domiciliar deve ser feito lentamente, com instruções detalhadas para o idoso e seus cuidadores, de forma a garantirmos a continuidade do controle metabólico e um menor risco de hipoglicemia no retorno à rotina diária após alta hospitalar.[48]

REFERÊNCIAS

1. Umpierrez GE, Isaacs SD, Bazargan N, You X, Thaler LM, Kitabchi AE. Hyperglycemia: an independent marker of in-hospital mortality in patients with undiagnosed diabetes. J Clin Endocrinol Metab. 2002 tab. 2002;87(3):978-82.
2. Levetan CS, Passaro M, Jablonski K, Kass M, Ratner RE. Unrecognized diabetes among hospitalized patients. Diabetes Care. 1998;21(2):246-9.
3. Krinsley JS. Association between hyperglycemia and increased hospital mortality in a heterogeneous population of critically ill patients. Mayo Clin Proc. 2003;78(12):1471-8.
4. Boden G. Gluconeogenesis and glycogenolysis in health and diabetes. J Investig Med. 2004;52(6):375-8.

5. Corssmit EP, Romijn JA, Sauerwein HP. Review article: Regulation of glucose production with special attention to nonclassical regulatory mechanisms: a review. Metabolism. 2001;50(7):742-55.
6. Esposito K, Nappo F, Marfella R, Giugliano G, Giugliano F, Ciotola M, et al. Inflammatory cytokine concentrations are acutely increased by hyperglycemia in humans: role of oxidative stress. Circulation. 2002;106(16):2067-72.
7. Metchick LN, Petit WA, Jr., Inzucchi SE, Department of Medicine UoCSoMFC, Joslin Diabetes Center NBC, Section of Endocrinology DoMYUSoMNHC. Inpatient management of diabetes mellitus. Am J Med. 2002;113(4):317-23.
8. Clore JN, Thurby-Hay L. Glucocorticoid-induced hyperglycemia. Endocr Pract. 2009;15(5):469-74.
9. Hoogwerf B, Danese RD. Drug selection and the management of corticosteroid-related diabetes mellitus. Rheum Dis Clin North Am. 1999;25(3):489-505.
10. Trence DL. Management of patients on chronic glucocorticoid therapy: an endocrine perspective. Prim Care. 2003;30(3):593-605.
11. McDonnell ME, Umpierrez GE. Insulin therapy for the management of hyperglycemia in hospitalized patients. Endocrinol Metab Clin North Am. 2012;41(1):175-201.
12. Moghissi ES, Korytkowski MT, DiNardo M, Einhorn D, Hellman R, Hirsch IB, et al. American Association of Clinical Endocrinologists and American Diabetes Association consensus statement on inpatient glycemic control. Diabetes Care. 2009;32(6):1119-31.
13. Umpierrez GE, Hellman R, Korytkowski MT, Kosiborod M, Maynard GA, Montori VM, et al. Management of hyperglycemia in hospitalized patients in non-critical care setting: an endocrine society clinical practice guideline. J Clin Endocrinol Metab. 2012 tab. 2012;97(1):16-38.
14. Leite SA, Locatelli SB, Niece SP, Oliveira AR, Tockus D, Tosin T. Impact of hyperglycemia on morbidity and mortality, length of hospitalization and rates of re-hospitalization in a general hospital setting in Brazil. Diabetol Metab Syndr. 2010;2:49.
15. van den Berghe G, Wouters P, Weekers F, Verwaest C, Bruyninckx F, Schetz M, et al. Intensive insulin therapy in critically ill patients. N Engl J Med. 2001;345(19):1359-67.
16. Investigators N-SS, Finfer S, Chittock DR, Su SY, Blair D, Foster D, et al. Intensive versus conventional glucose control in critically ill patients. N Engl J Med. 2009;360(13):1283-97.
17. Investigators N-SS, Finfer S, Liu B, Chittock DR, Norton R, Myburgh JA, et al. Hypoglycemia and risk of death in critically ill patients. N Engl J Med. 2012;367(12):1108-18.
18. Jacobi J, Bircher N, Krinsley J, Agus M, Braithwaite SS, Deutschman C, et al. Guidelines for the use of an insulin infusion for the management of hyperglycemia in critically ill patients. Crit Care Med. 2012;40(12):3251-76.
19. Umpierrez G, Cardona S, Pasquel F, Jacobs S, Peng L, Unigwe M, et al. Randomized Controlled Trial of Intensive Versus Conservative Glucose Control in Patients Undergoing Coronary Artery Bypass Graft Surgery: GLUCO-CABG Trial. Diabetes Care. 2015;38(9):1665-72.
20. Wilson M, Weinreb J, Hoo GW. Intensive insulin therapy in critical care: a review of 12 protocols. Diabetes Care. 2007;30(4):1005-11.
21. Brunkhorst FM, Wahl HG. Blood glucose measurements in the critically ill: more than just a blood draw. Crit Care. 2006;10(6):178.
22. Corstjens AM, Ligtenberg JJ, van der Horst IC, Spanjersberg R, Lind JS, Tulleken JE, et al. Accuracy and feasibility of point-of-care and continuous blood glucose analysis in critically ill ICU patients. Crit Care. 2006;10(5):R135.
23. Klonoff DC. Intensive insulin therapy in critically ill hospitalized patients: making it safe and effective. J Diabetes Sci Technol. 2011;5(3):755-67.
24. Umpierrez GE, Smiley D, Zisman A, Prieto LM, Palacio A, Ceron M, et al. Randomized study of basal-bolus insulin therapy in the inpatient management of patients with type 2 diabetes (RABBIT 2 trial). Diabetes Care. 2007;30(9):2181-6.
25. Turchin A, Matheny ME, Shubina M, Scanlon JV, Greenwood B, Pendergrass ML. Hypoglycemia and clinical outcomes in patients with diabetes hospitalized in the general ward. Diabetes Care. 2009;32(7):1153-7.
26. Boucai L, Southern WN, Zonszein J. Hypoglycemia-associated mortality is not drug-associated but linked to comorbidities. Am J Med. 2011;124(11):1028-35.
27. Umpierrez GE, Gianchandani R, Smiley D, Jacobs S, Wesorick DH, Newton C, et al. Safety and efficacy of sitagliptin therapy for

the inpatient management of general medicine and surgery patients with type 2 diabetes: a pilot, randomized, controlled study. Diabetes Care. 2013;36(11):3430-5.

28. Pasquel FJ, Gianchandani R, Rubin DJ, Dungan KM, Anzola I, Gomez PC, et al. Efficacy of sitagliptin for the hospital management of general medicine and surgery patients with type 2 diabetes (Sita-Hospital): a multicentre, prospective, open-label, non-inferiority randomised trial. Lancet Diabetes Endocrinol. 2017;5(2):125-33.

29. Umpierrez GE, Smiley D, Jacobs S, Peng L, Temponi A, Mulligan P, et al. Randomized study of basal-bolus insulin therapy in the inpatient management of patients with type 2 diabetes undergoing general surgery (RABBIT 2 surgery). Diabetes Care. 2011;34(2):256-61.

30. Porcellati F, Rossetti P, Busciantella NR, Marzotti S, Lucidi P, Luzio S, et al. Comparison of pharmacokinetics and dynamics of the long-acting insulin analogs glargine and detemir at steady state in type 1 diabetes: a double-blind, randomized, crossover study. Diabetes Care. 2007;30(10):2447-52.

31. Raskin P, Klaff L, Bergenstal R, Halle JP, Donley D, Mecca T. A 16-week comparison of the novel insulin analog insulin glargine (HOE 901) and NPH human insulin used with insulin lispro in patients with type 1 diabetes. Diabetes Care. 2000;23(11):1666-71.

32. Ratner RE, Hirsch IB, Neifing JL, Garg SK, Mecca TE, Wilson CA. Less hypoglycemia with insulin glargine in intensive insulin therapy for type 1 diabetes. U.S. Study Group of Insulin Glargine in Type 1 Diabetes. Diabetes Care. 2000;23(5):639-43.

33. Magaji VJ, J.M,;. Inpatient Management of Hyperglycemia and Diabetes. Clinical Diabetes. 2011;29:6.

34. Schmeltz LR, Ferrise C. Glycemic management in the inpatient setting. Hosp Pract (1995). 2012;40(2):44-55.

35. Shrishrimal K, Hart P, Michota F. Managing diabetes in hemodialysis patients: observations and recommendations. Cleve Clin J Med. 2009;76(11):649-55.

36. Sekercioglu N, Dimitriadis C, Pipili C, Elias RM, Kim J, Oreopoulos DG, et al. Glycemic control and survival in peritoneal dialysis patients with diabetes mellitus. Int Urol Nephrol. 2012;44(6):1861-9.

37. Czock D, Aisenpreis U, Rasche FM, Jehle PM. Pharmacokinetics and pharmacodynamics of lispro-insulin in hemodialysis patients with diabetes mellitus. Int J Clin Pharmacol Ther. 2003;41(10):492-7.

38. Elia M, Ceriello A, Laube H, Sinclair AJ, Engfer M, Stratton RJ. Enteral nutritional support and use of diabetes-specific formulas for patients with diabetes: a systematic review and meta-analysis. Diabetes Care. 2005;28(9):2267-79.

39. Kamel HK, Rodriguez-Saldana J, Flaherty JH, Miller DK. Diabetes mellitus among ethnic seniors: contrasts with diabetes in whites. Clin Geriatr Med. 1999;15(2):265-78.

40. Morley JE. An overview of diabetes mellitus in older persons. Clin Geriatr Med. 1999;15(2):211-24.

41. Cook CB, Kongable GL, Potter DJ, Abad VJ, Leija DE, Anderson M. Inpatient glucose control: a glycemic survey of 126 U.S. hospitals. J Hosp Med. 2009;4(9):E7-E14.

42. CDC. Hospitalization. Diabetes Public Health Resourses [Internet]. 2017 [cited 2017 01/05/2017]. Available from: https://www.cdc.gov/diabetes/statistics/hospitalization_national.htm.

43. Spector W, Mutter R, Owens P, Limcangco R. Transitions between Nursing Homes and Hospitals in the Elderly Population, 2009: Statistical Brief #141. Healthcare Cost and Utilization Project (HCUP) Statistical Briefs. Rockville (MD)2006.

44. Lipska KJ, Ross JS, Wang Y, Inzucchi SE, Minges K, Karter AJ, et al. National trends in US hospital admissions for hyperglycemia and hypoglycemia among Medicare beneficiaries, 1999 to 2011. JAMA Intern Med. 2014;174(7):1116-24.

45. Phillips A, Shaper AG, Whincup PH. Association between serum albumin and mortality from cardiovascular disease, cancer, and other causes. Lancet. 1989;2(8677):1434-6.

46. Shilo S, Berezovsky S, Friedlander Y, Sonnenblick M. Hypoglycemia in hospitalized nondiabetic older patients. J Am Geriatr Soc. 1998;46(8):978-82.

47. Stagnaro-Green A, Barton MK, Linekin PL, Corkery E, deBeer K, Roman SH. Mortality in hospitalized patients with hypoglycemia and severe hyperglycemia. Mt Sinai J Med. 1995;62(6):422-6.

48. Umpierrez GE, Pasquel FJ. Management of Inpatient Hyperglycemia and Diabetes in Older Adults. Diabetes Care. 2017;40(4):509-17.

CAPÍTULO 14

NEUROPATIA DIABÉTICA PERIFÉRICA

Lara Voss Accioly • Pedro Augusto Sampaio Rocha Filho

INTRODUÇÃO

A neuropatia periférica diabética é uma condição heterogênea que envolve os sistemas nervoso periférico e/ou autonômico, com manifestações clínicas amplamente variáveis, associadas à perda progressiva das fibras nervosas em pacientes com diabetes.[1]

As neuropatias periféricas diabéticas são as complicações crônicas mais prevalentes do diabetes. Cerca de metade das pessoas com diabetes irá apresentar sinais ou sintomas de polineuropatia, e até 50% delas podem ser assintomáticas. Ao se utilizar métodos diagnósticos de maior sensibilidade, a prevalência da neuropatia pode atingir valores próximos a 100%.[2-4] A Tabela 14.1 mostra estudos epidemiológicos relativos à neuropatia diabética.[2,5-8]

Os sintomas variam de intensidade, desde muito leves a graves, causando impacto na qualidade de vida, distúrbio do sono, maior risco de depressão, quedas, fraturas, ulceração e amputações.[9,10]

As pessoas com neuropatias periféricas diabéticas têm 15% a 25% de risco de desenvolver lesões nos pés ao longo da vida, incluindo úlcera ou gangrena. Pacientes diabéticos com patologias em pés ocupam mais leitos hospitalares do que aqueles com todas as outras complicações diabéticas. Chega a 11% o risco cumulativo de amputação de membros inferiores 25 anos após o diagnóstico de diabetes.[11]

O reconhecimento e o tratamento da neuropatia podem melhorar os sintomas, reduzir sequelas e melhorar a qualidade de vida.

FISIOPATOLOGIA

O diabetes pode afetar fibras nervosas sensoriais, motoras e autonômicas e está associado a atrofia axonal, desmielinização, redução de capacidade regenerativa, inflamação e perda progressiva das fibras nervosas.[12]

Embora haja um grande avanço na compreensão dos mecanismos fisiopatológicos, eles não foram completamente elucidados. Os distúrbios metabólicos são a principal causa da neuropatia, com o envolvimento da hiperglicemia gerando efeito lesivo neurológico e disfunção neuroaxonal.[12]

O controle glicêmico reduz a lesão neurológica, em especial no diabetes *mellitus* tipo 1 (DM1). Em pacientes com diabetes *mellitus* tipo 2 (DM2), existem outros mecanismos envolvidos na fisiopatologia, como processos inflamatórios relacionados à síndrome metabólica e um possível envolvimento da autoimunidade causando danos às fibras e manifestações clínicas.[13,14]

As fibras nervosas podem ser lesadas por alterações osmóticas, inflamatórias e disfunção oxidativa através de diferentes mecanismos ou vias.

Via Poliol

A hiperglicemia intracelular ativa a enzima aldose redutase (AR), catalisando a formação de sorbitol e ativando a sorbitol desidrogenese (SD) para a síntese de frutose. Há um acúmulo de sorbitol e frutose, causando edema celular. Esta reação consome o NADPH celular, que é necessário para a regeneração da glutationa, um antioxidante. Tal processo resulta na formação excessiva de *reactive oxigen species* (ROS) no citoplasma que induzem alterações celulares no retículo endoplasmático e DNA, gerando disfunção celular. A glicose intracelular em excesso interfere ainda com a cadeia de transporte de elétrons mitocondrial, também gerando ROS.[12,15]

Via da Hexosamina

A elevada concentração da glicose no meio intracelular durante a glicólise leva a desvio da frutose-6-fosfato para a via da hexosamina, levando à formação de uridina 5-difosfato-N-acetilglucosamina (GlcNac). A GlcNac é utilizada para produzir UDP-N-acetil glucosamina (UDP-GlcNAc), molécula que modifica os fatores de transcrição essenciais para a função celular normal, resultando em dano celular e aumento do estresse oxidativo. O envolvimento desta via na neuropatia diabética ainda não está totalmente esclarecido, mas já foi claramente demonstrado em outras complicações diabéticas.[12,15]

A glicose elevada leva ao acúmulo de fosfato de di-hidroxi-acetona, que é convertido em diacilglicerol (DAG), ativando a proteína quinase C (PKC). A ativação da PKC produz vasoconstrição e hipóxia celular, que contribuem para as alterações fisiopatológicas da NPD.[12]

A enzima nuclear poli (ADP-ribose) polimerase (PARP) é ativada em resposta à elevação da glicose, resultando em maior formação de radicais livres, aumento da atividade da PKC e formação de produtos finais avançados da glicação tardia (AGE). Os AGEs ativam monócitos, células endoteliais, aumentam citocinas inflamatórias, moléculas de adesão intracelular e fatores vasculares, danificando a função biológica das proteínas. A ligação de AGE com o receptor extracelular (RAGE) inicia uma cascata de efeitos inflamatórios por meio das NADPH oxidases e mais estresse oxidativo.[15]

Estresse Oxidativo

A ativação da via poliol pode ser uma das principais causas de estresse oxidativo associadas à neuropatia diabética. Entretanto, o estresse oxidativo pode ser gerado pela formação de AGEs e aumento da expressão dos seus receptores, pela alteração de função mitocondrial, por ativação de PKC e hiperatividade do hexosamina e por formação de radicais livres devido ao próprio metabolismo da glicose e deficiência de antioxidantes.[12]

DIABETES

TABELA 14.1 Estudos Epidemiológicos sobre Neuropatia Diabética

Autor e ano de publicação	População estudada	Prevalência de neuropatia	Comentários
Young et al., 1993[2]	Estudo multicêntrico transversal com 6.487 pacientes diabéticos no Reino Unido.	Total: 28,5% Nos com DM1:22,7% Nos com DM2: 32,1%	Prevalência de PN de 5% entre os com 20 a 29 anos e de 44% entre os com 70 a 79 anos. Prevalência de PN de 21% nos com menos de 5 anos de doença e de 37% nos com mais de 10 anos de doença.
Sorensen et al., 2002[6]	2.610 pacientes com DM2 em Sydney, Austrália.	Assintomática:11,4% PND: 3,3%	
Daousi et al., 2004[8]	Estudo caso-controle em 350 pacientes diabéticos (96% DM2) em Liverpool, Reino Unido.	PND: 16,2% Grupo controle: 4,9%	
Abbott et al., 2011[5]	Estudo populacional com 15.692 pacientes com diabetes realizado na Inglaterra.	PN: 49% PND: 34%	A PN foi mais prevalente em pacientes com DM2, em mulheres e em pessoas de origem sul-asiática
Pruitt et al., 2017[7]	Estudo populacional retrospectivo com 132 pacientes DM2 na zona rural da Carolina do Sul.	PD: 62,2%	

PD, polineuropatia diabética; polineuropatia diabética dolorosa; DM1: diabetes *mellitus* tipo 1; DM2: diabetes *mellitus* tipo 2.

As alterações do metabolismo lipídico, presentes em pacientes com DM2 e síndrome metabólica, participam de várias maneiras na patogênese da neuropatia diabética. O excesso de lipídios pode causar dano direto às células de Schwann, liberação de citocinas inflamatórias e ativação de cascatas de sinalização que ativam a NADPH oxidase, levando a processos inflamatórios, estresse oxidativo e apoptose em neurônios.[16]

A insulina é um potente fator neurotrófico. Receptores de insulina (RIs) são expressos em neurônios sensoriais, motores e mitocôndrias, e na falta de sinalização em estado de redução da insulina, como no DM1, ocorre diminuição da expressão gênica de proteínas essenciais, bloqueio da síntese proteica, lesão e morte celular.[12]

A reparação do nervo periférico é prejudicada no diabetes. O motivo pode ser a perda dos peptídeos neurotróficos (fatores de crescimento), responsáveis pela reparação, regeneração e manutenção das células neurológicas, induzida pelo diabetes.[12]

A neuropatia diabética é frequentemente associada a outras complicações microvasculares. Processos vasculares ocorrem no desenvolvimento da neuropatia com alteração levando à isquemia nervosa, com aumento da espessura da parede e hialinização da lâmina vascular que nutre os nervos periféricos, associado à redução do lume.[15]

Fatores isquêmicos e metabólicos podem operar em conjunto. A natureza exata dessa interação vascular-metabólica não é clara; restam alguns processos sem conhecimento pleno, aguardando pesquisas futuras.[15]

A Figura 14.1, no caderno colorido, mostra as alterações fisiopatológicas relacionadas à neuropatia diabética.

O SISTEMA NERVOSO PERIFÉRICO: SOMÁTICO E AUTONÔMICO

O sistema nervoso periférico (SNP) é responsável por levar informações do meio interno e externo para o sistema nervoso central (SNC). É também por meio do SNP que o SNC responde a esses estímulos.

O sistema nervoso autônomo é responsável pela regulação do meio interno e é subdividido em simpático e paras-simpático, que frequentemente têm ações antagônicas. As funções viscerais e a manutenção da homeostase são involuntárias.

Fazem parte do SNP os gânglios neuronais, as raízes e plexos nervosos, e os nervos periféricos. Cada um desses elementos, se acometidos, tem uma clínica própria.

As fibras nervosas podem ser divididas em três grupos a partir de seu tamanho: grandes mielinizadas, pequenas mielinizadas e não mielinizadas. Quanto maior o diâmetro da fibra e o grau de mielinização, maior a velocidade de condução do impulso nervoso. As informações motoras e a propriocepção (noção de posição do seguimento corporal no espaço e sensibilidade vibratória) são transportadas por grossas fibras mielinizadas. O tato é transmitido por fibras mielinizadas grossas e finas, e as sensações de temperatura e dor, por fibras mielinizadas finas e não mielinizadas.[17] Isso tem importância clínica, pois, dependendo do tipo predominante de fibras afetadas, o quadro clínico será diferente.

O diagnóstico etiológico do DM como causa do acometimento do SNP é um diagnóstico de exclusão. Embora o DM seja uma causa frequente de acometimento do SNP, nenhum dos quadros clínicos descritos a seguir é exclusivamente causado pelo DM. Dessa forma, deve-se sempre descartar outras causas. Neuropatias não diabéticas podem estar presentes em até 10% dos pacientes com diabetes, caracterizando síndromes de sobreposição.[1,18]

AS FORMAS CLÍNICAS DA NEUROPATIA DIABÉTICA

A neuropatia diabética é classificada em síndromes clínicas distintas. Existe um conjunto característico de sintomas e sinais para cada síndrome, dependendo do componente do sistema nervoso periférico que é afetado.[19]

Thomas[20] e Boulton et al.[21,22] dividem as neuropatias periféricas diabéticas em generalizadas, focais ou multifocais. É a classificação clínica atualmente recomendada pela American Diabetes Association (ADA) e pelo Grupo de Neuropatias da Associação Latino-americana de Diabetes (NeurALAD) e pelo Consenso de Toronto.[21,23]

TABELA 14.2 Formas Clínicas das Neuropatias em Pacientes Diabéticos

Polineuropatias generalizadas	Sensitiva aguda
	Polineuropatia sensitiva ou sensitivomotora distal simétrica crônica
	Autonômica (cardiovascular, respiratória, digestiva e geniturinária).
Neuropatias focais e multifocais	Mononeuropatias cranianas (nervos mais frequentes: III, IV, VI e VII)
	Mononeuropatias em membros (nervos frequentemente acometidos: mediano, ulnar, peroneal comum, cutâneo lateral da coxa)
	Radiculoplexopatias: cervical (afetando o plexo braquial com acometimento do membro superior), lombossacra (afetando o membro inferior) e torácica. Início subagudo, com dor lancinante ou em queimação associada a fraqueza

O Consenso de Toronto sugere dividir as neuropatias generalizadas em dois grandes subgrupos (típicos e atípicos).[3] A neuropatia diabética típica corresponde à forma mais prevalente, caracterizada por polineuropatia simétrica distal sensitivo-motora, e está relacionada à duração do DM.[1] A neuropatia atípica pode se desenvolver a qualquer momento durante o curso do diabetes *mellitus* e com sintomas de início agudo, subagudo ou crônico, geralmente monofásico ou flutuante ao longo do tempo, e possivelmente apresenta mecanismos fisiopatológicos distintos.[3]

A Tabela 14.2 mostra as formas clínicas das neuropatias diabéticas.

Acometimentos Difusos (Generalizados)

Polineuropatia Simétrica Distal Crônica

É o tipo mais frequente de acometimento do SNP no paciente diabético. São fatores de risco para o seu desenvolvimento o tempo de diabetes, hiperglicemia, dislipidemia, tabagismo, hipertensão arterial sistêmica, obesidade e maior altura corporal.[1,24-26]

Normalmente, tem modo de instalação insidioso e são mais comuns sintomas sensitivos do que motores. Tanto as alterações de força quanto de sensibilidade são mais proeminentes nas extremidades dos membros (em botas e luvas) e são, em geral, simétricas. Quando os sintomas são assimétricos, têm comprometimento motor maior que sensitivo e/ou início rápido, outras etiologias devem ser consideradas.[1]

No exame físico, devem ser avaliados a sensibilidade, força e reflexos profundos. O exame deve ser feito comparando-se os segmentos distais com os proximais dos braços e pernas.

A sensibilidade tátil pode ser avaliada através de um chumaço de algodão, um pincel macio ou de monofilamentos de Semmes-Weinstein. A alteração da sensibilidade nos pés avaliada com monofilamento de 10 gramas está associada a um risco maior de ulcerações e amputação.[1]

Para a avaliação da propriocepção, deve-se avaliar a noção dos seguimentos corporais e a sensibilidade vibratória. A noção de posição segmentar deve ser avaliada com o paciente de olhos fechados. O examinador pega na parte lateral do dedo do paciente e o movimenta para cima e para baixo. O paciente deve dizer em que posição está o dedo. Se o exame estiver alterado nos dedos, deve-se testar articulações mais proximais, como tornozelos, punhos, joelhos e cotovelos. A sensibilidade vibratória pode ser testada com diapasão de 128 Hz vibrando sobre as protuberâncias ósseas (artelhos, cabeças dos metatarsos, maléolos, tíbia, crista ilíaca anterossuperior, esterno, clavícula, processos estiloides do rádio e da ulna).

O comprometimento da propriocepção causa incoordenação (ataxia), que piora quando os olhos estão fechados. Sua avaliação é importante, pois sua alteração aumenta o risco de quedas. O comprometimento de fibras grossas também leva à hipo/ arreflexia profunda.

A temperatura pode ser testada com tubos de teste contendo água quente (40 a 45 graus) ou fria (5 a 10 graus). A dor deve ser testada por meio de agulha ou alfinete. O instrumento deve ser pontiagudo o suficiente para causar uma leve dor, mas não para ferir.

Normalmente, nos casos típicos, não é necessário fazer eletroneuromiografia para a confirmação do diagnóstico. Nos casos atípicos, esse exame deve ser solicitado. A eletroneuromiografia pode ser normal em pacientes com acometimento apenas de fibras finas.

Exames laboratoriais como hemograma, função tireoidiana, função renal, dosagem sérica de vitamina B_{12} e folato e imunoeletroforese sérica podem ser solicitados para afastar outras etiologias.[19]

A American Diabetes Association recomenda que todos os pacientes com DM tipo 1 sejam avaliados após 5 anos do seu diagnóstico e os com DM tipo 2, no momento do seu diagnóstico quanto à presença de polineuropatia e, a partir daí, anualmente. Isso é importante porque a presença de polineuropatia periférica aumenta o risco de úlceras nos pés, amputações, quedas e fraturas.[1]

O controle glicêmico diminui a chance de desenvolvimento de polineuropatia tanto no diabetes tipo 1 quanto no tipo 2.[1,27-29] Mudanças no estilo de vida, como modificações dietéticas, exercícios físicos e perda de peso, têm efeito positivo no tratamento da polineuropatia diabética.[1,30]

O uso do ácido α-lipoico levou a uma melhora dos sintomas da polineuropatia e dos parâmetros eletrofisiológicos. No entanto, a evidência é fraca devido a problemas metodológicos dos estudos.[31,32]

O controle da dor é central no manejo desses pacientes e será abordado posteriormente.

Neuropatia Induzida pelo Tratamento (Neurite Insulínica)

É uma neuropatia de fibras finas aguda que é causada por uma melhora abrupta do controle glicêmico em um contexto de hiperglicemia crônica. O quadro é caracterizado por dor neuropática e disfunção autonômica e pode acontecer tanto em diabéticos tipo 1 quanto nos diabéticos tipo 2. Apesar de ser considerada rara, em uma série de casos com 954 pacientes encaminhados para uma clínica terciária para avaliação de neuropatia diabética, 11% apresentavam este quadro. Esta polineuropatia pode ocorrer tanto pelo uso de insulina quanto de hipoglicemiantes orais.[1,33]

Neuropatia Autonômica Diabética

A neuropatia autonômica diabética (NAD) pode acometer os sistemas cardiovascular, gastrointestinal, geniturinário, sudomotor e neuroendócrino. A NAD deve ser pesquisada em pacientes com complicações microvasculares e outros sintomas neuropáticos.[1]

A Tabela 14.3 mostra os principais sinais e sintomas da neuropatia diabética autonômica por sistemas.

Neuropatia Autonômica Cardiovascular

A neuropatia autonômica cardiovascular (NAC) é definida como o comprometimento do controle autonômico do sistema cardiovascular, no contexto do diabetes, após a exclusão de outras causas. É importante excluir causas com sintomas semelhantes, como comorbidades ou efeitos adversos de medicações.[1]

A prevalência da NAC aumenta com a duração do diabetes, acometendo 30% dos DM1 com 20 anos de diabetes.[14] São fatores de risco para o seu desenvolvimento o baixo controle da glicose, níveis elevados de triglicerídeos, tabagismo e hipertensão, idade, presença de retinopatia ou nefropatia.[34]

A NAC é um fator de risco para mortalidade cardiovascular, levando a arritmias, isquemias silenciosas e disfunção miocárdica.[1]

A manifestação clínica mais precoce da neuropatia autonômica cardíaca pode ser a taquicardia sinusal em repouso, caracterizada pela frequência cardíaca acima de 100 batimentos por minuto.[1] O aumento da frequência cardíaca de repouso pode refletir comprometimento vagal e/ou hiperatividade simpática. A gravidade da NAC correlacionou-se inversamente com o aumento da frequência cardíaca durante o exercício, sugerindo uma contribuição para a diminuição da tolerância ao exercício.[3]

Pode haver também prolongamento do intervalo QT e repolarização ventricular alterada. O prolongamento de QT é definido como QTc (QT corrigido para frequência cardíaca) $\geq$ 460 ms em mulheres e $\geq$ 450 ms nos homens. No estudo EURODIAB de complicações de DM tipo 1, a prevalência de prolongamento do intervalo QT foi de 16%.[35]

A hipotensão ortostática (postural) é definida como uma queda na pressão arterial sistólica $\geq$ 20 mmHg ou diastólica $\geq$ 10 mmHg após o deslocamento de uma posição supina para vertical ou posição de pé com intervalo de 3 minutos entre as aferições. Na forma mais severa, a hipotensão ortostática pode causar síncope. Pela facilidade de mensuração para o diagnóstico e valor prognóstico, a hipotensão ortostática deve ser avaliada rotineiramente em pacientes diabéticos, principalmente após os 50 anos de idade. A presença de hipotensão ortostática na NAC está associada a um aumento significativo na mortalidade em 10 anos.[36]

O tratamento da hipotensão ortostática é um desafio. Mudanças de estilo de vida, com controle da dieta e exercícios físicos, devem ser incentivadas para evitar a falta de condicionamento, responsável por exacerbar a intolerância ortostática. Um adequado controle da glicose deve ser incentivado, e a reposição de fluidos e sal pode ser realizada. Baixas doses de fludrocortisona (Florineffe®) podem ser úteis, embora haja o risco de hipertensão supina.[1] O midodrine (Gutron®), um agonista periférico seletivo alfa1-adrenorreceptor, é um medicamento aprovado pela Food and Drug Administration (FDA) para o tratamento de hipotensão ortostática e deve ser utilizado apenas para auxiliar a tolerância da posição vertical. Recentemente, o droxidopa (Northera®) foi aprovado pela FDA para o tratamento de hipotensão ortostática neurogênica.[1] O octreotide (Sandostatin®), um análogo da somatostatina, pode ser útil em pacientes diabéticos com hipotensão postural refratária e sintomática, principalmente relacionada ao período pós-prandial.[37]

Outros Acometimentos Autonômicos

As neuropatias gastrointestinais podem envolver qualquer porção do trato gastrointestinal, sendo mais encontradas em pacientes com diabetes de longa data. As principais manifestações envolvem a alteração da motilidade esofágica, retardo no esvaziamento gástrico, constipação, diarreia e incontinência fecal. Para diagnosticar a gastroparesia, deve-se primeiro descartar causas obstrutivas gástricas ou intestinais através de um exame contrastado de bário ou esofagogastroduodenoscopia. O diagnóstico é comprovado através da medição do esvaziamento gástrico com cintilografia de sólidos digestíveis a intervalos de 15 minutos durante 4 horas após a ingestão de alimentos. O uso do teste respiratório com ácido 13C-octanoico vem surgindo como uma alternativa para o diagnóstico.[1] O tratamento da gastroparesia diabética inclui controle glicêmico, modificação dietética e administração de agentes antieméticos e procinéticos em pacientes sintomáticos.[1]

Nos homens, a neuropatia autonômica diabética pode causar disfunção erétil e ejaculação retrógrada. Devem-se

TABELA 14.3	Sinais e Sintomas de Neuropatia Autonômica no Paciente Diabético
Sistema acometido	**Manifestações clínicas**
Cardiovascular	Taquicardia em repouso (frequência cardíaca >100 bpm) Intolerância ao exercício Hipotensão ortostática: fraqueza, desmaio, deficiência visual, síncope Taquicardia ou bradicardia ortostática com incompetência cronotrópica: tonturas, fraqueza, síncope Instabilidade cardiovascular intraoperatória Infarto do miocárdio silencioso e isquemia
Trato gastrointestinal	Azia (pirose), anorexia, náuseas, vômitos, saciedade precoce, regurgitação, disfagia para líquidos e/ou sólidos, distensão abdominal, dispepsia, dor abdominal, broncospasmo, tosse crônica, constipação intestinal, diarreia, incontinência fecal
Trato urogenital	Micção frequente, urgência urinária, fluxo urinário fraco, infecções recorrentes do trato urinário, pielonefrite, incontinência urinária, bexigoma, disfunção erétil, ejaculação retrógrada, nictúria, redução da libido, dispareunia
Disfunção sudomotora	Pele seca, anidrose, intolerância ao calor, prurido, edema de membros inferiores, artropatia de Charcot (neuroartropatia), formação de calos, perda de unhas e transpiração anormal dos pés, e sudorese limitada à cabeça e ao pescoço desencadeada pelo consumo ou odor de alimentos

excluir causas como o hipogonadismo, outras patologias e o uso de medicamentos.[3] O tratamento farmacológico inclui inibidores da fosfodiesterase tipo 5 como terapia de primeira linha e prostaglandinas transuretrais, injeções intracavernosas, dispositivos de ereção por vácuo e prótese peniana em casos mais avançados. Os inibidores de PDE-5 são contraindicados em pacientes que estejam em uso de nitratos para doenças cardíacas.[1,3]

Em mulheres com infecção urinária recorrente, bexigomas ou incontinência urinária, uma avaliação funcional da bexiga deve ser realizada através de testes urodinâmicos completos. O tratamento consiste inicialmente em estabelecer um horário de micção voluntário, frequentemente acoplado com a manobra de Credé. Os casos mais avançados requerem cateterização intermitente.[1,3]

Acometimento Assimétrico (Focal e Multifocal)

Mononeuropatias

As mononeuropatias acometem mais frequentemente pacientes diabéticos do que não diabéticos.[1,38] A clínica vai depender do nervo acometido.

Os nervos cranianos mais comumente acometidos são o III, IV, VI e VII (este, responsável pela musculatura da mímica). Geralmente o quadro é agudo/subagudo e monofásico, com boa recuperação e de provável mecanismo vascular.[1,38,39]

Os III, IV e VI nervos cranianos são responsáveis pela motricidade ocular e, quando afetados pela DM, levam a um quadro de uma oftalmoparesia dolorosa com diplopia. Quando o III é afetado, também ocorre ptose palpebral (ver Figura 14.2 no caderno colorido). Como a inervação parassimpática segue pela parte mais externa do III nervo, ela é geralmente preservada nesta mononeuropatia diabética e portanto a pupila está normal. Quando a pupila é afetada e há midríase do lado acometido, com reflexo fotomotor alterado, deve-se afastar causas de compressão do nervo.

Os outros nervos periféricos mais comumente afetados são o mediano (síndrome do túnel do carpo), o ulnar (acometido geralmente na altura do cotovelo) e o nervo peroneal comum (geralmente acometido na altura da cabeça da fíbula). Quando os dois primeiros nervos são acometidos, o paciente se queixa de dormência, dor e, com a progressão do quadro, fraqueza na mão no território inervado pelo nervo afetado. Quando o nervo peroneal comum é acometido, o quadro predominante é de pé caído, com fraqueza principalmente na dorsiflexão do pé. Quando esse nervo é afetado, a possibilidade de *entrapment* (compressão) do nervo deve ser considerada e a eletroneuromiografia e, por vezes, o ultrassom ajudam neste diagnóstico. Nesse caso, tenta-se inicialmente o tratamento conservador (órteses e fisioterapia) e, se não houver resposta ou de acordo com a gravidade do caso, o tratamento cirúrgico pode ser indicado.[1,39]

Radiculoplexopatias

São caracterizadas por um acometimento assimétrico, com modo de instalação agudo/subagudo, tendo como sintomas predominantes dor e fraqueza. Também pode haver alterações sensitivas e autonômicas associadas na área afetada. De acordo com o local de acometimento, podem ser divididas em cervical (afetando o membro superior), lombossacra (afetando o membro inferior) e torácica. O provável mecanismo fisiopatológico é uma lesão isquêmica das estruturas nervosas causada por mecanismo inflamatório (microvasculite).[38,40-42]

Ocorrem mais frequentemente em pacientes de meia-idade com diabetes tipo 2, mas podem acometer também o diabético tipo 1. Em geral, o quadro é precedido por perda de peso e se inicia com dor importante rapidamente seguida por fraqueza e parestesias de um membro. Geralmente, tanto a parte proximal quanto a distal do membro são afetadas.

Apesar do quadro em geral começar por um membro de forma assimétrica, pode rapidamente acometer o outro. O mesmo paciente pode ter mais de um sítio anatômico afetado. O quadro normalmente é monofásico, com recuperação parcial ou total dos déficits com o passar do tempo. A eletroneuromiografia mostra um padrão de acometimento axonal.[38,40-42]

Quando o segmento torácico é afetado, o quadro é caracterizado por dor neuropática frequentemente começando nas costas e se irradiando para a parede torácica e/ou abdominal. Pode haver fraqueza e alterações autonômicas no segmento afetado.[38,42]

Não há ensaios clínicos publicados que deem suporte ao tratamento com imunoterapia nesses pacientes.[43] Há relatos de melhora com imunoterapia, e entre os tratamentos mais usados estão os corticosteroides e a imunoglobulina humana.[42]

Polirradiculopatia Inflamatória Desmielinizante Crônica

Quadro com comprometimento predominantemente motor, simétrico, com piora insidiosa ou em surtos. Este quadro também pode acontecer em diabéticos. No entanto, não parece haver uma relação causal entre as duas condições.[38,44]

DOR NEUROPÁTICA

A dor pode ser classificada em três categorias: nociceptiva (quando há lesão tecidual), neuropática (quando há lesão do sistema somatossensorial) e mista. O paciente diabético pode ter esses três tipos de dor. O diagnóstico correto é essencial para o sucesso do tratamento, já que várias medicações funcionam para dor nociceptiva, mas não para dor neuropática, e vice-versa.

O paciente com dor neuropática pode ter paradoxalmente dor e áreas com sensibilidade aumentada, associadas a áreas com diminuição da sensibilidade devido à lesão da via sensitiva no SNC ou SNP.[45]

Dois tipos de sensibilidade aumentada podem ser percebidos: alodinia, quando uma sensação normalmente não dolorosa é percebida como dolorosa, e hiperalgesia, quando há sensação dolorosa aumentada ante um estímulo que normalmente é doloroso.[45] Pacientes com alodinia descrevem, por exemplo, que o roçar das roupas ou até o vento batendo no local causam dor.

TABELA 14.4 Instrumentos com Tradução e Adaptação Transcultural para o Português do Brasil Usados na Avaliação da Dor Neuropática[47-51]

Instrumento	Objetivo	Características
Leeds Assessment of Neuropathic Symptoms and Signs (LANSS) Pain Scale	Discriminar se é dor neuropática ou não neuropática	Avalia sintomas como disestesia, alodínea, dor paroxística, alterações autonômicas e sensação de queimação no local da dor e o exame da sensibilidade, que é comparado ao lado contralateral, sem dor. Os escores variam de 0 a 24 pontos e escores ≥ 12 sugerem dor neuropática. A sensibilidade de 85% e especificidade de 80% em relação ao exame clínico. O tempo de aplicação é estimado em 30 minutos.
Douleur Neuropathique 4 questionnaire (DN4)	Discriminar se é dor neuropática ou não neuropática	Tem 10 itens, 7 referentes a sintomas e 3, ao exame físico. Cada resposta positiva equivale a um ponto. Escores ≥ 4 sugerem dor neuropática. Sensibilidade de 100% e especificidade de 93% no trabalho de validação, quando comparados com o diagnóstico médico.
Pain Quality Assessment Scale (PQAS)	Avaliar o efeito do tratamento da dor na qualidade da dor	Tem 20 itens que avaliam a intensidade global da dor e seus inconvenientes, dois avaliam o aspecto espacial da dor e 16 avaliam diferentes qualidades da dor. Cada item é avaliado por escala numérica verbal, onde "0" é "sem dor" e "10" = "a maior sensação de dor imaginável".
Neuropathic Pain Symptoms Inventory	Avaliar o efeito do tratamento da dor	Baseia-se na concepção de que diferentes sintomas da dor neuropática são causados por mecanismos fisiopatológicos diferentes e responderiam de forma diferente ao tratamento. O escore de intensidade da dor é calculado pela soma de 10 descritores.

A dor neuropática geralmente piora à noite e com frequência é descrita como choque, fisgada, queimação, "como se alguma coisa se arrastasse sobre a pele", "como se andasse sobre brasas".[1,19,45] A dor está associada a sensações como dormência e formigamento.

O uso de escalas e questionários pode ajudar a quantificar a dor atual e uma melhora após o tratamento. Uma escala analógica visual (EVA) é uma forma simples e rápida de se avaliar a intensidade da dor. Consiste numa linha horizontal graduada de 0 a 10, 0 = sem dor e 10 = a maior dor possível.

Uma outra maneira é utilizar o Questionário de Dor McGill, um dos instrumentos mais difundidos para avaliação da dor. Este instrumento é constituído por 78 descritores (palavras que qualificam a dor), organizado em quatro domínios (sensorial, afetivo, avaliativo e misto). A análise do número total de palavras marcadas e do índice total de dor (com base no valor de intensidade atribuído a cada palavra) nos fornece informações sobre a intensidade da dor.[46]

Algumas escalas traduzidas e adaptadas para o português do Brasil ajudam a diferenciar a dor neuropática da não neuropática ou a avaliar o resultado do tratamento[47-51] e estão detalhadas na Tabela 14.4.

A dor neuropática é uma consequência comum das lesões do SNP no paciente diabético e leva a uma pior qualidade de vida,[52] está associada a sintomas depressivos,[52,53] ansiosos[54] e a uma pior qualidade do sono.[52,55]

As principais classes para o tratamento da dor neuropática dos pacientes diabéticos são os anticonvulsivantes, os antidepressivos tricíclicos, os antidepressivos inibidores da recaptação de serotonina e noradrenalina e os opioides.[1,56-58]

Das drogas usadas, a pregabalina e a duloxetina tem a aprovação das agências regulatórias dos Estados Unidos, do Canadá e da Europa.[1] O opioide tapendatol tem a aprovação das agências regulatórias dos Estados Unidos e do Canadá.[1] A Tabela 14.5 resume as características das principais drogas usadas.

O guideline do Toronto Expert Panel on Diabetic Neuropathy, publicado em 2011,[4] e o posicionamento da American Diabetes Association publicado em 2017[1] consideram a pregabalina, a gabapentina, os antidepressivos tricíclicos, a duloxetina e a venlafaxina como drogas de primeira linha para o tratamento da dor neuropática em pacientes diabéticos. Se a monoterapia não funcionar, sugere-se a combinação de pregabalina ou gabapentina com antidepressivos tricíclicos, duloxetina ou venlafaxina.[4] Os opioides só devem ser usados se as drogas de primeira escolha em mono ou politerapia não controlarem a dor, devido ao seu potencial de uso abusivo e sedação.[1,4]

A American Association of Neuromuscular and Electrodiagnostic Medicine, a American Academy of Neurology e a American Academy of Physical Medicine and Rehabilitation publicaram *guideline* em 2011 sobre o tratamento da polineuropatia diabética dolorosa. De acordo com essa *guideline*, a pregabalina, a gabapentina, o valproato de sódio, a venlafaxina, a duloxetina, a amitriptilina, o dextrometorfano, o surfato de morfina, o tramadol, a oxicodona, o dinitrato de isossorbida *spray* e a capsaicina tópica podem ser considerados para o tratamento da dor neuropática desses pacientes.[56]

Duas revisões sistemáticas com metanálise avaliaram recentemente o tratamento da dor neuropática em pacientes diabéticos. A primeira, publicada em 2014, demonstrou que, quando analisados por classes , os antidepressivos inibidores da recaptação de serotonina e noradrenalina, os antidepressivos tricíclicos, os anticonvulsivantes e a capsaicina tópica levaram a uma significativa diminuição da dor em 3 meses quando comparadas ao placebo. Os opioides não apresentaram diferença em relação ao placebo. Quando analisadas as drogas individuais, carbamazepina, venlafaxina, duloxetina e amitriptilina levaram a uma significativa diminuição da dor em 3 meses quando comparadas ao placebo. O inibidor da aldose redutase fidarestat, a duloxetina e a oxicarbazepina levaram a uma significativa diminuição da dor em trabalhos com seguimentos maiores que 3 meses.[57]

A segunda revisão, publicada em 2017, concluiu que a pregabalina, oxicarbazepina, a venlafaxina, a duloxetina, os antidepressivos tricíclicos, os opioides atípicos tramadol e tapentadol e a toxina botulínica foram mais efetivos que o placebo no tratamento da dor neuropática em diabéticos. A gabapentina e a capsaicina tópica a 0,075% não apresentaram benefícios em relação ao placebo.[59]

Uma revisão sistemática com metanálise que avaliou o tratamento da dor neuropática de várias etiologias

TABELA 14.5 Características dos Principais Drogas Usadas para o Tratamento da Dor Neuropática em Diabéticos

Classe	Fármacos	Dose efetiva e posologia	NNT (melhora de 30% a 50%)[1]
Anticonvulsivantes	Pregabalina	300 a 600 mg/dia, divididos em 2 doses	3,3-8,3
	Gabapentina	900 a 3.600 mg/dia, divididos em 3 doses	3,3-7,2
Antidepressivos tricíclicos	Amitriptilina Nortriptilina	25 a 100 mg/dia, divididos em 1 a 2 tomadas ao dia	2,1-4,2
Inibidores da recaptação de noradrenalina e serotonina	Duloxetina	60 (1 vez/ao dia) a 120 mg/dia (divididos em 2 tomadas ao dia)	3,8-11
	Venlafaxina	75 a 225 mg (de liberação estendida, 1 vez/ao dia)	5,2-8,4
Opioides Agonista opioide fraco e inibidor da recaptação de serotonina e noradrenalina	Tramadol	200 a 400 mg/dia (se de liberação estendida, divididos em 2 tomadas ao dia; se não, divididos em 3 tomadas ao dia)	3,1-6,4

NNT, número necessário para tratar.

classificou as drogas como de primeira linha (duloxetina, venlafaxina, antidepressivos tricíclicos, pregabalina, gabapentina e enacarbil), de segunda linha (tramadol, lidocaína *patch* e capsaicina tópica a 8%) e de terceira linha (opioides fortes e toxina botulínica). Essa divisão foi feita com base nas evidências de benefícios e efeitos adversos.[58]

Segundo o American Diabetes Association (ADA) em 2017, a primeira escolha no tratamento da dor na neuropatia periférica pode ser a duloxetina ou pregabalina. Já o tratamento de segunda linha, pode ser realizado com antidepressivo tricíclico ou gabapentina.[60]

Na escolha da droga a ser usada, devem ser levadas em consideração as características individuais dos pacientes e suas comorbidades. A presença de quadros depressivos e ansiosos associados à dor é frequente. Nesses casos, se possível, deve ser usado um antidepressivo que também tenha ação na dor. Pacientes com hipertensão arterial sistêmica devem ser monitorizados em caso de uso da venlafaxina, já que ela pode aumentar a pressão arterial. A pregabalina melhora o sono daqueles em que a dor leva a uma pior qualidade do sono. Os antidepressivos tricíclicos devem ser usados com cuidado em pacientes com história de doenças cardiovasculares e idosos.

A Tabela 14.5 resume as características das principais medicações usadas no tratamento da dor neuropática.[1,56,58]

PRINCIPAIS MENSAGENS

1. A neuropatia periférica diabética é uma complicação frequente tanto do DM1 quanto do DM2 e está associada a maior morbimortalidade, devendo ser pesquisada ativamente.
2. O controle glicêmico, o tratamento da síndrome metabólica e modificações no estilo de vida diminuem a chance do seu desenvolvimento e são importantes para o seu tratamento.
3. O quadro mais frequente da neuropatia periférica diabética é um quadro de polineuropatia de início insidioso, simétrico, sensitivo ou sensitivomotor com predomínio sensitivo, que afeta mais as extremidades dos membros.
4. O tratamento dos sintomas, como as alterações autonômicas e a dor, é importante para a melhora

da qualidade de vida e diminuição das complicações.

REFERÊNCIAS

1. Pop-Busui R, Boulton AJM, Feldman EL, Bril V, Freeman R, Malik RA, et al. Diabetic neuropathy: A position statement by the American Diabetes Association. *Diabetes Care* 2017; 40(1):136-54.
2. Young MJ, Boulton A, Macleod AF, Williams D, Sonksen P. A multicentre study of the prevalence of diabetic peripheral neuropathy in the United Kingdom hospital clinic population. *Diabetologia* 1993; 36:150-4.
3. Tesfaye S, Boulton AJM, Dyck PJ, Freeman R, Horowitz M, Kempler P, et al. Diabetic neuropathies: Update on definitions, diagnostic criteria, estimation of severity, and treatments. *Diabetes Care* 2010; 33(10):2285-93.
4. Tesfaye S, Vileikyte L, Rayman G, Sindrup SH, Perkins BA, Baconja M, et al. Painful diabetic peripheral neuropathy: consensus recommendations on diagnosis, assessment and management. *Diabetes Metab Res Rev* 2011; 27(629):638.
5. Abbott CA, Malik RA, Van Ross ERE, Kulkarni J, Boulton AJM. Prevalence and characteristics of painful diabetic neuropathy in a large community-based diabetic population in the U.K. *Diabetes Care* 2011; 34(10):2220-4.
6. Sorensen L, Molyneaux L, Yue DK. Insensate versus painful diabetic neuropathy: The effects of height, gender, ethnicity and glycaemic control. *Diabetes Res Clin Pract* 2002; 57(1):45-51.
7. Pruitt J 3rd, Moracho-Vilrriales C, Threatt T, Wagner S, Wu J, Romero-Sandoval EA. Identification, prevalence, and treatment of painful diabetic neuropathy in patients from a rural area in South Carolina. *J Pain* 2017; 10:833-43.
8. Daousi C, MacFarlane IA, Woodward A, Nurmikkot TJ, Bundred PE, Benbow SJ. Chronic painful peripheral neuropathy in an urban community: A controlled comparison of people with and without diabetes. *Diabet Med* 2004; 21(9):976-82.
9. van Baal J, Hubbard R, Game F, Jeffcoate W. Mortality associated with acute Charcot foot and neuropathic foot ulceration. *Diabetes Care* 2010; 33(5):1086-9.
10. Gonzalez JS, Hardman MJ, Boulton AJM, Vileikyte L. Coping and depression in diabetic foot ulcer healing: Causal influence, mechanistic evidence or none of the above? *Diabetologia* 2011; 54(1):205-6.
11. Humphrey LL, Palumbo PJ, Butters MA, Hallett JW, Chu C, Fallon WMO, et al. The contribution of non-insulin-dependent diabetes to lower-extremity amputation in the community. *Arch Intern Med* 2015; 154:885-92.
12. Feldman EL, Nave K, Jensen TS, Bennett DLH. New horizons in diabetic neuropathy: mechanisms, bioenergetics, and pain. *Neuron* 2017; 93(6):1296-313.
13. Gordon Smith A, Robinson Singleton J. Idiopathic neuropathy, prediabetes and the metabolic syndrome. *J Neurol Sci* 2006; 242(1-2):9-14.
14. Martin CL, Albers JW, Pop-Busui R. Neuropathy and related findings in the diabetes control and complications trial/epidemiology of diabetes interventions and complications study. *Diabetes Care* 2014; 37(1):31-8.
15. Schreiber AK. Diabetic neuropathic pain: Physiopathology and treatment. *World J Diabetes* 2015; 6(3):432.

16. Perez-Matos MC, Morales-Alvarez MC, Mendivil CO. Lipids: A suitable therapeutic target in diabetic neuropathy? *J Diabetes Res* 2017; 2017:6943851.

17. Campbel WW. DeJong, o exame neurológico. 6th ed. Rio de Janeiro: Guanabara Koogan; 2007. 563 p.

18. Boulton AJM, Gries FA, Jervell JA, Wiley J. Guidelines for the diagnosis and outpatient management of diabetic peripheral neuropathy. *Diabet Med* 1998; 15(6):508-14.

19. Vinik AI. Diabetic Sensory and Motor Neuropathy. *N Engl J Med* 2016; 374(15):1455-64.

20. Thomas PK. Classification, differential diagnosis, and staging of diabetic peripheral neuropathy. *Diabetes* 1997 Sep; 46(Suppl 2):S54-57.

21. Boulton A, Malik R, Arezzo JC, Sosenko JM. Diabetic somatic neuropathies. Diabetes Care 2004; 27(1971):1458-1486.

22. Boulton AJ, Vinik AI, Arezzo JC, Bril V, Feldman EL, Freeman R, et al. Diabetic neuropathies: a statement by the American Diabetes Association. *Diabetes Care* 2005; 28(4):956-62.

23. Dyck PJ, Albers JW, Andersen H, Arezzo JC, Bril G, Feldman V, et al. Diabetic polyneuropathies: update on research definition, diagnostic criteria and estimation of severity. *Diabetes Metab Res Rev* 2011; 27:620-628.

24. Sosenko JM, Gadia MT, Fournier AM, O'Connell MT, Aguiar MC, Skyler JS. Body stature as a risk factor for diabetic sensory neuropathy. *Am J Med* 1986 Jun; 80(6)1031-4.

25. Clair C, Cohen MJ, Eichler F, Selby KJ, Rigotti NA. The effect of cigarette smoking on diabetic peripheral neuropathy: a systematic review and meta-analysis. *J Gen Intern Med* 2015; 30(8):1193-203.

26. Tesfay S, Chaturvedi N, Eaton SE, Ward JD, Manes C, Ionescu-Tirgoviste C, et al. Vascular risk factors and diabetic neuropathy. *N Engl J Med* 2005; 352(18):1925-7.

27. Callaghan BC, Cheng HT, Stables CL, Smith AL, Feldman EL. Diabetic neuropathy: Clinical manifestations and current treatments. *Lancet Neurol* 2014; 11(6):521-34.

28. Ismail-Beigi F, Craven T, Banerji MA, Basile J, Calles J, Cohen RM, et al. Effect of intensive treatment of hyperglycaemia on microvascular outcomes in type 2 diabetes: an analysis of the ACCORD randomised trial. *Lancet* 2010; 376(9739):419-30.

29. Nathan DM. The diabetes control and complications trial/epidemiology of diabetes interventions and complications study at 30 years: Overview. *Diabetes Care* 2014; 37(1):9-16.

30. Look AHEAD Research Group. Effects of a long-term lifestyle modification programme on peripheral neuropathy in overweight or obese adults with type 2 diabetes: the Look AHEAD study. *Diabetologia* 2017; 60(6):980-8.

31. Han T, Bai J, Liu W, Hu Y. A systematic review and meta-analysis of α-lipoic acid in the treatment of diabetic peripheral neuropathy. *Eur J Endocrinol* 2012; 167(4):465-71.

32. Ziegler D, Low P, Litchy W, Boulton A, Vinik A, Freeman R, et al. Efficacy and safety of antioxidant treatment with α-lipoic acid over 4 years in diabetic polyneuropathy. *Diabetes Care* 2011; 34(9):2054-60.

33. Gibbons CH, Freeman R. Treatment-induced neuropathy of diabetes: An acute, iatrogenic complication of diabetes. *Brain* 2015; 138(1):43-52.

34. Kempler P, Tesfaye S, Chaturvedi N, Stevens LK, Webb DJ, Eaton S, et al. Autonomic neuropathy is associated with increased cardiovascular risk factors: the EURODIAB IDDM Complications Study. *Diabet Med* 2002; 19(11):900-9.

35. Veglio M, Borra M, Stevens LK, Fuller JH, Perin PC. The relation between QTc interval prolongation and diabetic complications. The EURODIAB IDDM Complication Study Group. *Diabetologia* 1999; 42(1):68-75.

36. Fleg JL, Evans GW, Margolis KL, Barzilay J, Basile JN, Bigger JT, et al. Orthostatic hypotension in the ACCORD (Action to Control Cardiovascular Risk in Diabetes) blood pressure trial: prevalence, incidence, and prognostic significance. *Hypertension* 2016; 68(4):888-95.

37. Stevens MJ, Edmonds ME, Mathias CJ, Watkins PJ. Disabling postural hypotension complicating diabetic autonomic neuropathy. *Diabet Med* 1991; 8(9):870-4.

38. Tracy JA, Dyck PJB. The spectrum of diabetic neuropathies. *Phys Med Rehabil Clin N Am* 2008; 19(1):1-26.

39. Smith BE. Focal and entrapment neuropathies. *Handb Clin Neurol* 2014; 126:31-43.

40. James B Dyck P, Windebank AJ. Diabetic and nondiabetic lumbosacral radiculoplexus neuropathies: New insights into pathophysiology and treatment. *Muscle and Nerve* 2002; 25(4):477-91.

41. Massie R, Mauermann ML, Staff NP, Amrami KK, Mandrekar JN, Dyck PJ, et al. Diabetic cervical radiculoplexus neuropathy: A distinct syndrome expanding the spectrum of diabetic radiculoplexus neuropathies. *Brain* 2012; 135(10):3074-88.

42. Laughlin RS, Dyck PJB. Diabetic radiculoplexus neuropathies. *Handb Clin Neurol* 2014; 125(1):31-43.

43. Chan YC, Lo YL, Chan ES. Immunotherapy for diabetic amyotrophy. *Cochrane Database Syst Rev* 2012; 6:CD006521.

44. Laughlin RS, Dyck PJ, Melton 3rd LJ, Leibson C, Ransom J, Dyck PJ. Incidence and prevalence of CIDP and the association of diabetes mellitus. *Neurology* 2009; 73(1):39-45.

45. Baron R, Binder A, Wasner G. Neuropathic pain: diagnosis, pathophysiological mechanisms, and treatment. *Lancet Neurol* 2010; 9(8):807-19.

46. Pimenta CA, Teixeira MJ. Questionário de dor McGill: proposta de adaptação para a língua portuguesa. *Rev Esc Enferm USP* 1996; 30(3):473-83.

47. Schestatsky P, Felix-Torres V, Fagundes Chaves ML, Camara-Ehlers B, Mucenic T, Caumo W, et al. Brazilian Portuguese validation of the leeds assessment of neuropathic symptoms and signs for patients with chronic pain. *Pain Med* 2011; 12(10):1544-50.

48. de Andrade D, Ferreira KA, Nishimura CM, Yeng LT, Batista AF, de Sá K, et al. Psychometric validation of the Portuguese version of the Neuropathic Pain Symptoms Inventory. *Health Qual Life Outcomes.* BioMed Central Ltd; 2011; 9(1):107.

49. Santos JG, Brito O, de Andrade DC, Kaziyama VM, Ferreira KA, Souza I, et al. Translation to Portuguese and validation of the Douleur Neuropathique 4 Questionnaire. *J Pain* 2010;11(5):484-90.

50. Carvalho AB, Garcia JBS, Silva TKM, Ribeiro JVF. Tradução e adaptação transcultural da Pain Quality Assessment Scale (PQAS) para a versão brasileira. Sociedade Brasileira de Anestesiologia. *Rev Bras Anestesiol* 2016; 66(1):94-104.

51. Eckeli FD, Teixeira RA, Gouvêa AL. Neuropathic pain evaluation tools. *Rev Dor* 2016; 17(Suppl 1):20-2.

52. Gore M, Brandenburg NA, Hoffman DL, Tai KS, Stacey B. Pain severity in diabetic peripheral neuropathy is associated with patient functioning, symptom levels of anxiety and depression, and sleep. *J Pain Symptom Manag* 2005; 30(4):374-85.

53. Vileikyt L, Peyrot M, Gonzalez JS, Rubin RR, Garrow AP, Stickings D, et al. Predictors of depressive symptoms in persons with diabetic peripheral neuropathy: a longitudinal study. *Diabetologia* 2009; 52(7):1265-73.

54. Evans BK, Gore I, Harrell LE, Arnold T, Oh SJ. HTLV-I-associated myelopathy and polymyositis in a US native. *Neurology* 1989; 39(12):1572-5.

55. Zelman DC, Brandenburg NA, Gore M. Sleep impairment in patients with painful diabetic peripheral neuropathy. *Clin J Pain* 2006; 22(8):681-5.

56. Bril V, England JD, Franklin GM, Backonja M, Cohen JA, Del Toro DR, et al. Evidence-based guideline: Treatment of painful diabetic neuropathy-report of the American Association of Neuromuscular and Electrodiagnostic Medicine, the American Academy of Neurology, and the American Academy of Physical Medicine; rehabilitation. *Muscle Nerve* 2011; 43(6):910-7.

57. Griebeler ML, Morey-Vargas OL, Brito JP, Tsapas A, Wang Z, Carranza Leon BG, et al. Pharmacologic interventions for painful diabetic neuropathy: An umbrella systematic review and comparative effectiveness network meta-analysis. *Ann Intern Med* 2014; 161(9):639-49.

58. Finnerup NB, Attal N, Haroutounian S, McNicol E, Baron R, Dworkin RH, et al. Pharmacotherapy for neuropathic pain in adults: A systematic review and meta-analysis. *Lancet Neurol* 2015; 14(2):162-73.

59. Waldfogel JM, Nesbit SA, Dy SM, Sharma R, Zhang A, Wilson LM, et al. Pharmacotherapy for diabetic peripheral neuropathy pain and quality of life A systematic review. *Neurology* 2017; 88(20):1958-67.

60. Iqbal Z, Azmi S, Yadav R, Ferdousi M, Kumar M, Cuthbertson DJ, et al. Diabetic Peripheral Neuropathy : Epidemiology , Diagnosis , and Pharmacotherapy. Clin Ther [Internet]. Elsevier HS Journals, Inc.; 2018;40(6):828–49.

CAPÍTULO 15

NEUROPATIA DIABÉTICA AUTONÔMICA

Marcela Pitaluga • Leydiane Lima • Francisco Bandeira

INTRODUÇÃO

A neuropatia diabética é definida como um distúrbio heterogêneo que afeta diferentes partes do sistema nervoso, caracterizada por diversas manifestações clínicas relacionadas a alterações neuropáticas em pacientes diabéticos.[1,2] Pacientes pré-diabéticos também podem desenvolver neuropatias semelhantes às que acometem pacientes diabéticos.[3-8]

A neuropatia é a complicação crônica mais prevalente no diabetes *mellitus* (DM), acometendo cerca de 50% dos pacientes com DM de longa duração.[1,2] A classificação da neuropatia diabética proposta pelo Toronto Expert Panel on Diabetic Neuropathy, adaptada pela American Diabetes Association (ADA) é dividida em dois grupos: polineuropatia generalizada simétrica e neuropatia focal e multifocal. A neuropatia diabética periférica generalizada foi subdividida em dois subgrupos: a forma típica, que é simétrica e crônica, com duração dependente; e a atípica, que pode ser aguda, subaguda ou crônica, monofásica ou flutuante com o tempo (Tabela 15.1). A polineuropatia simétrica distal e a neuropatia autonômica são as formas consideradas mais comuns.[1,2]

Controle glicêmico não adequado, dislipidemia, hipertensão, circunferência abdominal aumentada, índice de massa corpórea elevado, tabagismo, assim como tempo de evolução do DM, são considerados fatores de risco para a progressão da doença.[2]

A neuropatia diabética é avaliada com atenção clínica adequada ao paciente, visto que neuropatias não diabéticas podem estar presentes em pacientes diabéticos e 50% das neuropatias diabéticas são assintomáticas.[2]

A *American Diabetes Association* (ADA) recomenda medidas preventivas, como o controle glicêmico e abordagem dos fatores de risco, a fim de controlar a progressão da polineuropatia simétrica distal (PSD) e da neuropatia autonômica cardiovascular (NAC).[2]

O estudo Action to Control Cardiovascular Risk in Diabetes (ACCORD) demonstrou significativa redução de PSD com o controle da glicemia em pacientes portadores de DM2 após 5 anos de acompanhamento.[9] Os estudos *Diabetes Control and Complications Trial* (DCCT) e *Observational Epidemiology of Diabetes Interventions and Complications* (EDIC) também observaram redução de risco para NAC em DM1 na vigência de controle glicêmico rigoroso e em pacientes com DM2 sob intervenção multifatorial.[10-12] Dessa forma, o reconhecimento e o tratamento precoce podem melhorar os sintomas e a qualidade de vida do paciente, reduzindo os riscos para neuropatia.

NEUROPATIA DIABÉTICA AUTONÔMICA

As neuropatias autonômicas afetam os neurônios do sistema simpático e/ou parassimpático, ocasionando sinais e sintomas de disfunção autonômica. A prevalência dessa patologia depende dos critérios utilizados para diagnóstico e a população específica do estudo.[2]

O quadro clínico é variável de acordo com o sistema afetado.[1] As principais manifestações incluem sintomas de hipoglicemia, taquicardia em repouso, hipotensão ortostática, gastroparesia, constipação, diarreia, incontinência fecal, disfunção erétil, bexiga neurogênica e disfunção sudomotora.[13]

Neuropatia Autonômica Cardiovascular (NAC)

É definida como a redução do controle autonômico cardiovascular em paciente com diabetes, de acordo com o Consenso de Toronto sobre neuropatia diabética.[1] Sua estimativa aumenta substancialmente com a duração da doença, com prevalência de cerca de 30% em pacientes com DM1 com pelo menos 20 anos de duração, de acordo com a coorte DCCT/EDIC,[13,14] e em até 60% dos pacientes com 15 anos de DM2.[13-15] A NAC pode ainda estar presente em pacientes com intolerância à glicose, resistência à insulina ou síndrome metabólica.[16,17]

A NAC é um fator de risco independente para doenças cardiovasculares (arritmia, isquemia silenciosa, disfunção miocárdica), instabilidade hemodinâmica ou cardiorrespiratória e mortalidade para todas as causas.[18-26] A presença de NAC é um indicativo de progressão de nefropatia diabética e doença renal crônica.[27,28]

Diagnóstico

É recomendada a avaliação de sinais e sintomas de NAC em pacientes com complicações microvasculares e neuropáticas, afastando possíveis interações medicamentosas e comorbidades que possam simular neuropatia autonômica cardiovascular.[2]

Os sintomas mais frequentes são tontura, fraqueza, palpitação cardíaca e síncope (Tabela 15.2). Inicialmente, pode ser observada apenas redução da frequência cardíaca à respiração profunda.[29,30] A taquicardia em repouso (frequência cardíaca [FC] > 100 bpm) relacionada com a redução do tônus parassimpático e o aumento da atividade simpática; eletrocardiograma apresentando intervalo R-R fixo à respiração profunda, indicando sinal de completa denervação; hipotensão ortostática (redução da pressão arterial sistólica [PAS] >20 mmHg e pressão arterial diastólica [PAD] >10 mmHg, após 2 minutos de mudança postural); intolerância ao exercício, isquemia silenciosa, são sinais de NAC.[1,2]

A hipotensão ortostática é considerada a manifestação mais incapacitante de falha autonômica, uma consequência da denervação vasomotora simpática eferente que provoca redução na vasoconstrição vascular periférica.[31]

DIABETES

TABELA 15.1 Classificação de Neuropatia Diabética

Neuropatia difusa
Polineuropatia simétrica distal
Neuropatia autonômica
Neuropatia autonômica cardiovascular (NAC)
Neuropatia autonômica gastrointestinal
Neuropatia autonômica urogenital
Mononeuropatia
Radiculopatia oupolirradiculopatia

TABELA 15.2 Sinais e Sintomas das Neuropatias Autonômicas

Neuropatia autonômica cardiovascular
Taquicardia em repouso
Controle anormal da pressão arterial
Hipotensão ortostática (fraqueza, síncope)
Taquicardia ortostática ou bradicardia
Intolerância ao exercício
Neuropatia autonômica gastrointestinal
Gastroparesia (náusea, perda de apetite, saciedade precoce, vômito pós-prandial etc.)
Disfunção esofágica (azia, disfagia a sólidos)
Diarreia (líquida, incontinência fecal, constipação alternada)
Neuropatia autonômica urogenital
Disfunção vesical (frequência, urgência, noctúria, incontinência, retenção urinária)
Disfunção sexual masculina (ereção, redução da libido, ejaculação anormal)
Disfunção sexual feminina (redução da libido, dispareunia e lubrificação prejudicada)
Neuropatia autonômica sudomotora
Pele ressecada
Anidrose

TABELA 15.3 Diagnóstico Diferencial

Doenças metabólicas
Disfunções tireoidianas
Disfunções renais
Doenças sistêmicas
Vasculites
Paraproteinemia
Amiloidose
Infecções
HIV
Hepatite B
Doença de Lyme
Nutricionais
Deficiência de vitamina B_{12}, tiamina, piridoxina
Pós-gastroplastia
Drogas e metais
Álcool
Amiodarona, colchicina, dapsona
Arsênio e mercúrio
Hereditária
Neuropatia autonômica sensorial e motora hereditária

TABELA 15.4 Tratamento e Mudanças Comportamentais

Fármacos promissores para NAC
Ácido tióctico
Análogos do GLP1 (cardioprotetor e neuroprotetor)
Inibidor do DPP-4 (cardioprotetor e neuroprotetor)
Vitamina E e peptídeo C (melhora na variabilidade da taxa cardíaca)
Agentes FP15 e FeTMPS
Gisoprolol, furosemida e digoxina (disfunção ventricular)
Fármacos para tratamento de hipotensão ortostática
Midodrina (alfa-adrenérgico)
Fludrocortisona (retenção e volume plasmático)
Somatostatina e análogos (hipotensão postural)
Eritropoetina (hipotensão postural e expansão de volume)
Desmopressina (hipotensão matutina)
Cafeína e arcabose (hipotensão pós-prandial)
Droxidopa
Medidas comportamentais
Evitar mudança brusca de postura
Alimentar-se em pequenas quantidades
Evitar fármacos que precipitem hipotensão
Realizar exercícios de contramanobra
Aumentar a ingesta de líquidos e sal
Evitar exercício extenuante

NAC, neuropatia autonômica cardiovascular; GLP-1, peptídeo semelhante ao glucagon 1; DPP-4, dipeptidil peptidase 4.

O diagnóstico é realizado na presença de sintomas e sinais de NAC documentados (ver Figura 15-1 no caderno colorido). No estágio subclínico, pode ser observada torção do ventrículo esquerdo na imagem cardíaca. A hipotensão ortostática indica NAC grave avançada.[1]

Tratamento

A terapia objetiva o alívio dos sintomas e das manifestações clínicas específicas, e na evolução da doença apresenta resultados promissores aparentes. É essencial a implementação de medidas para controle de perfil glicêmico, fatores de risco, comorbidades e mudanças no estilo de vida e comportamentais (Tabela 15.4).

Neuropatia Autonômica Gastrointestinal

A neuropatia autonômica pode afetar qualquer porção do trato gastrointestinal. A patogênese é multifatorial e está associada a anormalidades na inervação extrínseca (nervos vagal e pélvico parassimpático e dos nervos mesentéricos simpáticos) e do sistema nervoso entérico intrínseco.[31] As funções secretória, motora e sensorial gastrointestinal são moduladas pela interação com o sistema nervoso autônomo,[1] ocasionando sintomas comuns como dismotilidade esofágica, gastroparesia, constipação, diarreia e incontinência fecal.

A hiperglicemia aguda tende a retardar o esvaziamento gástrico, enquanto a hipoglicemia induzida pela insulina o acelera.[1] Os dados de prevalência para neuropatia autonômica gastrointestinal são limitados, e alguns estudos apontam incidência de gastroparesia em até 5% após 10 anos da doença.[32,33]

A gastroparesia pode levar à ocorrência de plenitude pós-prandial, náuseas, vômitos, empachamento, dispepsia e dor abdominal. Alguns medicamentos como opioides, analgésicos e agonistas de receptores de peptídeos semelhantes ao glucagon também podem provocar sintomas semelhantes, devendo ser considerados em caso de uso.[34,35] As causas orgânicas e úlcera péptica também devem ser excluídas por meio de esofagogastroduodenoscopia ou estudo com bário.[1]

A gastroparesia está associada ao desenvolvimento de bezoares, crescimento excessivo bacteriano, esofagite, úlceras gástricas e gastrite, podendo prejudicar o controle glicêmico por desajustar os níveis plasmáticos de glicose e insulina e, ainda, afetar a absorção de medicamentos orais.[31]

Diagnóstico

É indicada a investigação de gastroparesia em pacientes que apresentam neuropatia diabética, retinopatia e/ou nefropatia, avaliando sintomas de variabilidade glicêmica inesperada, saciedade precoce, náuseas e vômitos, e excluindo outras causas.[1]

A avaliação da fase sólida do esvaziamento gástrico, com cintilografia de isótopo duplo, a intervalos de 15 minutos por 4 horas após a ingesta de alimentos, é o exame padrão ouro.[2,36] O teste de respiração com ácido 13C-octanoico pode ser uma alternativa viável. A otimização da glicose deve ser realizada a fim de evitar resultados falso positivos.[37-39] Estudos com bário, endoscopia, manometria e eletrogastroma podem ser úteis.[1]

Tratamento

O tratamento pode ser realizado com agentes pró-cinéticos (domperidona, metoclopramida), extratos pancreáticos, toxina botulínica pilórica, marca-passo gástrico, alimentação enteral e antibióticos de largo espectro. A dieta (pequenas refeições, redução de ingesta de gordura e aumento de fibra)[1] e a avaliação da possível suspensão de medicamentos com efeitos gástricos também são recomendadas.

Na vigência de gastroparesia severa, a metoclopramida é a medicação de escolha, com uso por 5 dias. A Food and Drug Administration (FDA) e a Agência Europeia de Medicamentos orientam seu uso apenas nos casos graves, não responsivos a outras terapias e por curto período.[40]

Neuropatia Autonômica Urogenital

A neuropatia autonômica do diabetes pode causar distúrbios geniturinários, incluindo disfunção sexual e na bexiga. Nos homens, a neuropatia pode causar disfunção erétil e/ou ejaculação retrógada devido à disfunção endotelial e autonômica.[1,2,31] Tais déficits são três vezes mais frequentes em pacientes diabéticos.[41-43] A falha erétil afeta 30% a 75% dos homens diabéticos e pode ser o primeiro sintoma de neuropatia autônoma diabética.[31]

A neurotransmissão autonômica controla a função da musculatura cavernosa, detrusora e lisa, acarretando ejaculação precoce se houver neuropatia autonômica, principalmente quando associada a fatores de risco como hipertensão, dislipidemia, obesidade, doenças cardiovasculares, tabagismo, medicações (agentes anticolinérgicos, antidepressivos tricíclicos e antagonistas dos canais de cálcio) e fatores psicogênicos.[2,31,44]

A disfunção vesical ocorre em 43% a 87% dos pacientes com DM1. Em 25% dos pacientes com DM2 há redução da sensibilidade vesical, aumento da capacidade vesical e retenção. Também pode ser assintomática e estar associada ao aumento de infecção urinária.[1]

Diagnóstico

É recomendado avaliar anualmente os pacientes portadores de outras neuropatias diabéticas, infecções do trato urinário de repetição e queixas como noctúria, dispareunia, dificuldade em iniciar e manter a ereção.[2] Há evidências de associação entre ejaculação precoce e outras complicações do DM, incluindo NAC.[45-47]

O diagnóstico é realizado com história clínica detalhada e testes específicos, na ausência de resposta aos inibidores da 5-fosfodiesterase e avaliação hormonal para hipogonadismo (hormônio luteinizante [LH], prolactina, testosterona total e livre). O teste urodinâmico completo e a ultrassonografia do aparelho urinário pós-miccional também são úteis para avaliação de disfunção vesical.[1] É sempre importante a exclusão de causas orgânicas e medicamentosas.

Tratamento

O tratamento farmacológico inclui inibidor da fosfodiesterase tipo 5 (sildenafila, vardenafila) como terapia de primeira linha. A prostaglandina intracavernosa e intrauretral, dispositivos a vácuo e prótese peniana são recursos para casos mais avançados.[1,2] Lubrificante vaginal e aconselhamento psicológico muitas vezes são necessários.

O tratamento de disfunção vesical consiste em betanecol (resíduo > 100 mL), doxazosina, cateterismo vesical intermitente e manobra de Credé.[1]

Disfunção Sudomotora

A disfunção sudomotora é decorrente do envolvimento das fibras C, com manifestações como pele seca, anidrose e/ou intolerância ao calor. De caráter raro, há ainda a transpiração gustatória, descrita também em pacientes com nefropatia diabética em diálise, que compreende a transpiração excessiva limitada à região de cabeça e pescoço, desencadeada pelo consumo ou tratamento de alimentos.[1,48]

Não é recomendado rastreamento de rotina na prática clínica. Na presença de queixas, a avaliação é realizada por meio do reflexo axonal sudomotor quantitativo, teste do suor e do fluxo sanguíneo da pele.[1,2]

O tratamento pode ser realizado com emolientes, lubrificantes cutâneos, escopolamina, glicopirrolato, toxina botulínica e vasodilatadores.[1] A eficácia do agente antimuscarínico tópico glicopirrolato diário no tratamento da transpiração gustatória foi confirmada em ensaio clínico controlado.[48,49]

Neuropatia Autonômica e Pré-diabetes

A neuropatia autonômica do paciente pré-diabético acomete predominantemente pequenas fibras nervosas. A prevalência e o mecanismo de neuropatia pré-diabética ainda não são totalmente estabelecidos.[50] Contudo, vários estudos, usando diferentes métodos, demonstraram que a atividade do sistema nervoso simpático é aumentada em indivíduos com intolerância à glicose e/ou síndrome metabólica, além de comprometimento da densidade da fibra do nervo.[51,52]

REFERÊNCIAS

1. Bandeira F. *Protocolos clínicos em endocrinologia e diabetes*. 2ª ed. Rio de Janeiro: Guanabara Koogan; 2017.
2. Pop-Busui R, Boulton AJM, Feldman EL, Bril V, Freeman R, Malik RA, et al. Diabetic neuropathy: a position statement by the American Diabetes Association. *Diabetes Care* 2017; 40(1):136-54.
3. Smith AG, Singleton JR. Diabetic neuropathy. *Continuum* (Minneap Minn) 2012; 18(1):60-84.
4. Singleton JR, Smith AG, Bromberg MB. Increased prevalence of impaired glucose tolerance in patients with painful sensory neuropathy. *Diabetes Care* 2001; 24(8):1448-53.
5. Asghar O, Petropoulos IN, Alam U, Jones W, Jeziorska M, Marshall A, et al. Corneal confocal microscopy detects neuropathy in subjects with impaired glucose tolerance. *Diabetes Care* 2014; 37(9):2643-6.
6. Bongaerts BW, Rathmann W, Heier M, Kowall B, Herder C, Stöckl D, et al. Older subjects with diabetes and prediabetes are frequently unaware of having distal sensorimotor polyneuropathy: the KORA F4 study. *Diabetes Care* 2013; 36(5):1141-6.
7. Im S, Kim SR, Park JH, Kim YS, Park GY. Assessment of the medial dorsal cutaneous, dorsal sural, and medial plantar nerves in impaired glucose tolerance and diabetic patients with normal sural and superficial peroneal nerve responses. *Diabetes Care* 2012; 35(4):834-9.
8. Ziegler D, Rathmann W, Dickhaus T, Meisinger C, Mielck A, KORA Study Group. Prevalence of polyneuropathy in pre-diabetes and diabetes is associated with abdominal obesity and macroangiopathy: the MONICA/KORA Augsburg Surveys S2 and S3. *Diabetes Care* 2008; 31(3):464-9.
9. Ismail-Beigi F, Craven T, Banerji MA, Basile J, Calles J, Cohen RM, et al. ; ACCORD trial group. Effect of intensive treatment of hyperglycaemia on microvascular outcomes in type 2 diabetes: an analysis of the ACCORD randomised trial. *Lancet* 2010; 376(9739):419-30.
10. Ang L, Jaiswal M, Martin C, Pop-Busui R. Glucose control and diabetic neuropathy: lessons from recent large clinical trials. *Curr Diab Rep* 2014; 14(9):528.
11. Pop-Busui R, Lu J, Brooks MM, Albert S, Althouse AD, Escobedo J, et al. Impact of glycemic control strategies on the progression of diabetic peripheral neuropathy in the Bypass Angioplasty Revascularization Investigation 2 Diabetes (BARI 2D) Cohort. *Diabetes Care* 2013; 36(10):3208-15.
12. Martin CL, Albers JW, Pop-Busui R. DCCT/ EDIC Research Group. Neuropathy and related findings in the Diabetes Control and Complications Trial/Epidemiology of Diabetes Interventions and Complications study. *Diabetes Care* 2014; 37(1):31-8.
13. Spallone V, Ziegler D, Freeman R, Bernardi L, Frontoni S, Pop-Busui R, et al. Cardiovascular autonomic neuropathy in diabetes: clinical impact, assessment, diagnosis, and management. *Diabetes Metab Res Rev* 2011; 27(7):639-53.
14. Ang L, Jaiswal M, Martin C, Pop-Busui R. Glucose control and diabetic neuropathy: lessons from recent large clinical trials. *Curr Diab Rep* 2014; 14(9):528.
15. Low PA, Benrud-Larson LM, Sletten DM, Opfer-Gehrking TL, Weigand SD, O'Brien PC, et al. Autonomic symptoms and diabetic neuropathy: a population-based study. *Diabetes Care* 2004; 27(12):2942-7.
16. Carnethon MR, Prineas RJ, Temprosa M, Zhang ZM, Uwaifo G, Molitch ME; et al. The association among autonomic nervous system function, incident diabetes, and intervention arm in the Diabetes Prevention Program. *Diabetes Care* 2006;29(4):914-9.
17. Ziegler D, Voss A, Rathmann W, Strom A, Perz S, Roden M, et al. Increased prevalence of cardiac autonomic dysfunction at different degrees of glucose intolerance in the general population: the KORA S4 survey. *Diabetologia* 2015;58(5):1118-28.
18. Maser RE, Mitchell BD, Vinik AI, Freeman R. The association between cardiovascular autonomic neuropathy and mortality in individuals with diabetes: a meta-analysis. *Diabetes Care* 2003; 26(6):1895-901.
19. Pop-Busui R, Cleary PA, Braffett BH, Martin CL, Herman WH, Low PA, et al. Association between cardiovascular autonomic neuropathy and left ventricular dysfunction: DCCT/EDIC study (Diabetes Control and Complications Trial/ Epidemiology of Diabetes Interventions and Complications). *J Am Coll Cardiol* 2013; 61(4):447-54.
20. Pop-Busui R, Evans GW, Gerstein HC, Fonseca V, Fleg JL, Hoogwerf BJ, et al. Effects of cardiac autonomic dysfunction on mortality risk in the Action to Control Cardiovascular Risk in Diabetes (ACCORD) trial. *Diabetes Care* 2010; 33(7):1578-84.
21. Young LH, Wackers FJ, Chyun DA, Davey JA, Barrett EJ, Taillefer R, et al. ; DIAD Investigators. Cardiac outcomes after screening for asymptomatic coronary artery disease in patients with type 2 diabetes: the DIAD study: a randomized controlled trial. *JAMA* 2009; 301(15):1547-55.
22. Ziegler D, Zentai CP, Perz S, Rathmann W, Haastert B, Döring A, et al. Prediction of mortality using measures of cardiac autonomic dysfunction in the diabetic and nondiabetic population: the MONICA/ KORA Augsburg Cohort Study. *Diabetes Care* 2008; 31(3):556-61.
23. Lykke JA, Tarnow L, Parving HH, Hilsted J. A combined abnormality in heart rate variation and QT corrected interval is a strong predictor of cardiovascular death in type 1 diabetes. *Scand J Clin Lab Invest* 2008; 68(7):654-9.
24. Lonn EM, Rambihar S, Gao P, Custodis FF, Sliwa K, Teo KK, et al. Heart rate is associated with increased risk of major cardiovascular events, cardiovascular and allcause death in patients with stable chronic cardiovascular disease: an analysis of ONTARGET/ TRANSCEND. *Clin Res Cardiol* 2014; 103(2):149-59.
25. Kadoi Y. Perioperative considerations in diabetic patients. *Curr Diabetes Rev* 2010; 6(4): 236-46.
26. Soedamah-Muthu SS, Chaturvedi N, Witte DR, Stevens LK, Porta M, Fuller JH, et al. Relationship between risk factors and mortality in type 1 diabetic patients in Europe: the EURODIAB Prospective Complications Study (PCS). *Diabetes Care* 2008; 31(7):1360-6.
27. Astrup AS, Tarnow L, Rossing P, Hansen BV, Hilsted J, Parving HH. Cardiac autonomic neuropathy predicts cardiovascular morbidity and mortality in type 1 diabetic patients with diabetic nephropathy. *Diabetes Care* 2006; 29(2):334-9.
28. Wheelock KM, Jaiswal M, Martin CL, Fufaa GD, Weil EJ, Lemley KV, et al. Cardiovascular autonomic neuropathy associates with nephropathy lesions in American Indians with type 2 diabetes. *J Diabetes Complications* 2016; 30(5):873-9.
29. Heart rate variability: standards of measurement, physiological interpretation and clinical use. Task Force of the European Society of Cardiology and the North American Society of Pacing and Electrophysiology. *Circulation* 1996; 93(5):1043-65.
30. Pop-Busui R. Cardiac autonomic neuropathy in diabetes: a clinical perspective. *Diabetes Care* 2010; 33(2):434-41.
31. Choung RS, Locke GR 3rd, Schleck CD, Zinsmeister AR, Melton LJ 3rd, Talley NJ. Risk of gastroparesis in subjects with type 1 and 2 diabetes in the general population. *Am J Gastroenterol* 2012; 107(1):82-8.
32. Bharucha AE. Epidemiology and natural history of gastroparesis. *Gastroenterol Clin North Am* 2015; 44(1):9-19.
33. Choung RS, Locke GR 3rd, Schleck CD, Zinsmeister AR, Melton LJ 3rd, Talley NJ. Risk of gastroparesis in subjects with type1 and 2 diabetes in the general population. *Am J Gastroenterol* 2012; 107(1):82-8.
34. Schirra J, Nicolaus M, Roggel R, Katschinski M, Storr M, Woerle HJ, et al. Endogenous glucagon-like peptide 1 controls endocrine pancreatic secretion and antropyloro-duodenal motility in humans. *Gut* 2006; 55(2):243-51.
35. Murphy DB, Sutton JA, Prescott LF, Murphy MB. Opioid-induced delay in gastric emptying: a peripheral mechanism in humans. *Anesthesiology* 1997; 87(4):765-70.
36. Camilleri M, Parkman HP, Shafi MA, Abell TL, Gerson L. American College of Gastroenterology. Clinical guideline: management of gastroparesis. *Am J Gastroenterol* 2013; 108(1):18-37.
37. Parkman HP, Camilleri M, Farrugia G, et al. Gastroparesis and functional dyspepsia: excerpts from th eAGA/ANMS meeting. *Neurogastroenterol Motil* 2010; 22(2):113-33.
38. Fraser R, Horowitz M, Dent J. Hyperglycaemia stimulates pyloric motility in normal subjects. *Gut* 1991; 32(5):475-8.
39. Schvarcz E, Palmér M, Aman J, Lindkvist B, Beckman KW. Hypoglycaemia increases the gastric emptying rate in patients with type 1 diabetes mellitus. *Diabet Med* 1993; 10(7):660-1.
40. Pop-Busui R, Stevens M. Autonomic neuropathy in diabetes. In , Umpierrez, GE., (ed.). *Therapy for Diabetes Mellitus and Related Disorders*. 6ª ed. Alexandria, VA: American Diabetes Association; 2014, p. 834-63.

41. Feldman HA, Goldstein I, Hatzichristou DG, Krane RJ, McKinlay JB. Impotence and its medical and psychosocial correlates: results of the Massachusetts Male Aging Study. *J Urol* 1994; 151(1):54-61.

42. Giugliano F, Maiorino M, Bellastella G, Gicchino M, Giugliano D, Esposito K. Determinants of erectile dysfunction in type 2 diabetes. *Int J Impot Res* 2010; 22(3):204-9.

43. Saigal CS, Wessells H, Pace J, Schonlau M, Wilt TJ. Urologic diseases in America Project. Predictors and prevalence of erectile dysfunction in a racially diverse population. *Arch Intern Med* 2006; 166(2):207-12.

44. Pop-Busui R, Hotaling J, Braffett BH, Cleary PA, Dunn RL, Martin CL, et al. Cardiovascular autonomic neuropathy, erectile dysfunction and lower urinary tract symptoms in men with type 1 diabetes: findings from the DCCT/ EDIC. *J Urol* 2015; 193(6):2045-51.

45. Fedele D, Coscelli C, Santeusanio F, Bortolotti A, Chatenoud L, Colli E, et al. Erectile dysfunction in diabetic subjects in Italy. Gruppo Italiano Studio Deficit Erettile nei Diabetici. *Diabetes Care* 1998; 21(11):1973-7.

46. Pop-Busui R, Braffett BH, Hotaling J, et al. Diabetic neuropathy and urologic complications in men with type 1 diabetes. In: The Diabetes Control and Complications Trial/ Epidemiology of Diabetes Intervention and Complications Study (DCCT/EDIC) [Abstract]. *Diabetes* 2014; 63(Suppl.1):A149-580.

47. Gazzaruso C, Giordanetti S, De Amici E, Bertone G, Falcone C, Geroldi D, et al. Relationship between erectile dysfunction and silent myocardial ischemia in apparently uncomplicated type 2 diabetic patients. *Circulation* 2004;110(1):22-6.

48. Shaw JE, Parker R, Hollis S, Gokal R, Boulton AJ. Gustatory sweating in diabetes mellitus. *Diabet Med* 1996; 13(12):1033-7.

49. Shaw JE, Abbott CA, Tindle K, Hollis S, Boulton AJ. A randomised controlled trial of topical glycopyrrolate, the first specific treatment for diabetic gustatory sweating. *Diabetologia* 1997; 40(3):299-301.

50. Boulton AJM, Malik RA. Neuropathy of impaired glucose tolerance and its measurement. *Diabetes Care* 2010; 33(1):207-9.

51. Isak B, Oflazoglu B, Tanridag T, Yitmen I, Us O. Evaluation of peripheral and autonomic neuropathy among patients with newly diagnose-dimpaired glucose tolerance. *Diabetes Metab Res Rev* 2008; 24(7):563-9.

52. Grassi G, Seravalle G, Dell'Oro R, Turri C, Bolla GB, Mancia G. Adrenergic and reflex abnormalities in obesity-related hypertension. *Hypertension* 2000; 36(4):538-42.

CAPÍTULO 16

NEFROPATIA DIABÉTICA

Sérgio Ricardo de Lima Andrade • Denise de Sousa Antunes • Elba Bandeira

INTRODUÇÃO

A nefropatia diabética (ND) é uma complicação microvascular do diabetes *mellitus* tipos 1 (DM1) e 2 (DM2) principalmente, mas também pode ocorrer no diabetes secundário e resulta em elevadas morbidade e mortalidade.[1] Sua incidência encontra-se em franca ascensão devido ao aumento progressivo da prevalência de tal patologia, sobretudo DM2.[2,3] Estimou-se, de acordo com a sétima edição do *Atlas de Diabetes* da Federação Internacional de Diabetes (IFD), uma população de 415 milhões de diabéticos no mundo no ano de 2015 e uma expectativa de um número próximo aos 642 milhões em 2040. No Brasil, a população estimada foi de 14,3 milhões de diabéticos em 2015, com previsão para mais de 23 milhões de acometidos em 2040. E metade dos indivíduos portadores de diabetes ainda não são diagnosticados.[4] Populações como as de origem hispânica, afro-americanos e americanos natos são as mais suscetíveis ao diabetes. O estilo de vida não saudável, alimentação inadequada e sedentarismo, associados ao aumento da obesidade, estão relacionados ao aumento do risco de desenvolvimento de DM2 e suas consequências, como a ND[3] (Tabela 16.1). A obesidade, um dos principais fatores predisponentes ao diabetes, ocorre em nível pandêmico, crescendo vertiginosamente no mundo. Nos Estados Unidos, a prevalência desta patologia ascendeu de 15% em 1980 para 31% nos anos 2000, atingindo, recentemente, taxas equivalentes a 35% em homens e 40% em mulheres nos anos 2013 e 2014.[5]

Caso não haja intervenção adequada no DM, 20% a 40% dos portadores de microalbuminúria podem manifestar nefropatia diabética clínica em 20 anos. Estima-se que 40% a 50% dos diabéticos tipo 2 e 30% a 33% dos diabéticos tipo 1 desenvolvam doença renal.[1,5] O DM é o principal fator causal para doença renal crônica, motivando 40% de sua incidência,[6] e para doença renal em estágio final, sendo responsável por 20% dos casos.[2] A ND é uma das principais causas de hemodiálise em países desenvolvidos.[1]

Estima-se que a prevalência mundial de ND varia de 2% a 53,1%.[7] Além disso, os custos sociais e financeiros implicados são altos. Em média, investe-se U$ 20 mil por paciente com doença renal em estágio final e U$ 40 mil caso este paciente tenha menos de 65 anos. Estima-se que foram gastos U$ 25 bilhões em portadores de ND no ano de 2011 nos Estados Unidos,[3] bem como U$ 21,8 bilhões em cuidados de saúde relacionados ao diabetes em pacientes brasileiros.[4]

O número de mortes relacionadas à doença renal crônica associada ao diabetes aumentou 94% entre 1990 e 2012, e grande parte está relacionada principalmente à doença cardiovascular.[5] Estudos sugerem que mulheres diabéticas são mais acometidas por complicações macrovasculares, como doença arterial coronariana e acidente vascular encefálico, enquanto homens, por complicações microvasculares do diabetes. Apesar de diversos estudos reportarem maior propensão para nefropatia incipiente (persistente microalbuminúria) e clínica (persistente macroalbuminúria) no sexo masculino, existem estudos que evidenciam o contrário. Portanto, tais dados necessitam de maiores esclarecimentos.[8] No Brasil, estimou-se que mais de 130 mil pessoas morreram em 2015 por problemas relacionados ao diabetes.[4]

HISTÓRIA NATURAL

Geralmente, a ND cursa com hiperfiltração glomerular, seguida de microalbuminúria associada à hipertensão e queda da taxa de filtração glomerular (TFG). Porém, pode haver casos de queda da TFG sem albuminúria prévia, casos de regressão para normoalbuminúria a partir de microalbuminúria e casos em que apenas há o diagnóstico de ND à histopatologia, sem qualquer achado clínico ou laboratorial *in vivo*, o que indica que tal processo é dinâmico. Em adultos diabéticos, a presença de albuminúria reduziu de 21% para 16%, comparando os períodos de 1988-1994 e 2009-2014, e a TFG baixa (< 60 mL/min/1,73m^2) aumentou de 9% para 14%, bem como aumentou a queda de TFG para níveis críticos (abaixo de 30 mL/min/1,73 m^2) de 1% para 3% no mesmo período.[5] A progressão da ND aumenta o número de desfechos fatais pelo aumento de casos de doenças cardiovasculares e infecções.

Pacientes com doença renal crônica (DRC) podem apresentar também duas formas predominantes de osteodistrofia renal, que são a osteíte fibrosa e a osteodistrofia urêmica. A osteíte fibrosa é uma doença óssea de alto *turnover*, resultante principalmente do hiperparatireoidismo secundário, e a osteodistrofia urêmica mista é caracterizada por um defeito de mineralização, mais frequentemente atribuído à deficiência de vitamina D. A maioria dos estudos é feita em pacientes em estágio final de doença renal, mas já existem evidências de que nos primeiros estágios da DRC ocorre a doença óssea adinâmica, caracterizada por baixo *turnover* ósseo.[9] Os indivíduos com ND estão mais propícios a doença óssea adinâmica e anemia quando comparados com populações portadoras de doença renal crônica não diabética.[5]

FISIOPATOLOGIA

Na ND são evidenciadas interações nas vias metabólica e hemodinâmica (ver Figura 16.1 no caderno colorido), além da recente descoberta da epigenética na fisiopatologia da ND. Fatores como hiperglicemia, citocinas inflamatórias e

128 DIABETES

TABELA 16.1 Fatores de Risco para Nefropatia Diabética (ND)

Suscetibilidade genética	Obesidade
Sexo (masculino > feminino)	Dieta hiperproteica
Etnia: negros, hispânicos, asiáticos / ilhas do Pacífico, índios americanos	Injúria renal (toxinas, tabagismo, lesão aguda etc.)
Idade avançada	
Hiperglicemia	
Hipertensão arterial	

TABELA 16.2 Classificação de acordo com a Taxa de Filtração Glomerular

GRAU	TFG (mL/min/1,73 m²)
1	≥90
2	89-60
3a	59-45
3b	44-30
4	29-15
5	<15 ou dialítico

TFG: taxa de filtração glomerular.

---

hipóxia estão envolvidos no disparo de mecanismos modificadores da estrutura renal em nível molecular, como a metilação de DNA e o aumento da expressão de micro-RNA no córtex e na medula renais, induzindo mudanças arquiteturais como proliferação de matriz extracelular e fibrose glomerular.[1,10]

Mudanças nos vários compartimentos renais são evidenciadas na ND. O espessamento da membrana basal glomerular é a mais inicial delas, surgindo aproximadamente no segundo ano após o diagnóstico de DM1. Paralela e quase simultaneamente, ocorre o espessamento da membrana basal capilar e tubular. Ao longo do tempo, também vão ocorrendo perda de podócitos com apagamento dos processos podocitários, perda das fenestrações endoteliais e expansão da matriz mesangial (ver Figura 16.2 no caderno colorido). Tal expansão do mesângio possibilita mesangiólise e formação de nódulos como os de Kimmelstiel-Wilson. Com a progressão das alterações estruturais glomerulares, os capilares dilatam-se formando microaneurismas e há a deposição de material hialino na camada subintimal de arteríolas e capilares comprometendo a luz desses vasos, gerando a glomeruloesclerose. Vale ressaltar que também há acúmulo de depósitos subepiteliais de material hialino na cápsula de Bowman e nos túbulos contorcidos proximais. As alterações estruturais evidenciadas nos pacientes DM1 são semelhantes às que ocorrem nos pacientes DM2. Porém, nestes há maior heterogeneidade das apresentações devido à longa exposição a hiperglicemias, à concomitância de aterosclerose e à idade mais avançada deste grupo de pacientes.[5]

A hiperglicemia dos pacientes diabéticos gera alterações inflamatórias e hemodinâmicas, além de hiperaminoacidemia, geradora da hiperfiltração glomerular. Acredita-se que tal hiperfiltração, um dos eventos mais precoces da ND, ocorra devido à excessiva absorção de glicose em nível de cotransportador sódio–glicose tipo 2 no túbulo contorcido proximal. Com isso, haveria a diminuição do aporte de sódio que chegaria à mácula densa, localizada mais distalmente, e por compensação haveria dilatação da arteríola aferente e constrição da eferente.[5]

DIAGNÓSTICO E DIAGNÓSTICO DIFERENCIAL

O diagnóstico de ND baseia-se, principalmente, em duas aferições alteradas da TFG e da albuminúria em um espaço de 3 meses, associando-se a história clínica, exame físico e outros achados que corroborem ND, como a presença de DM e retinopatia diabética (Tabela 16.1).[5]

Considera-se que existe doença renal quando a TFG é inferior a 60 mL/min/1,73 m².[5] A TFG pode ser estimada pela equação Modification of Diet in Renal Disease (MDRD), método mais usado na prática médica e em estudos epidemiológicos, embora o método Chronic Kidney Disease-Epidemiologic Prognosis Initiative (CKD-EPI) seja mais acurado para estimar TFG inclusive em pacientes com leve decréscimo de função renal (Tabela 16.2). Uma crítica ao método MDRD é que este pode subestimar *clearances* abaixo de 60 mL/min/1,73 m².[5,11] Nenhuma das duas equações é perfeita para estimar a TFG. Foram validadas em populações de diferentes raças e grupos étnicos, não sendo possíveis amplas generalizações a respeito delas. Em estudos mais recentes, aponta-se que o melhor método para estimar a TFG são equações que levem em consideração à aferição de creatinina e cistatina C séricas.[12]

A albuminúria pode ser quantificada de forma mais fidedigna através da relação albumina/creatinina em amostra isolada de urina, preferencialmente a primeira da manhã. É considerada positiva quando tal relação é igual ou superior a 30 mg/g. A relação albumina/creatinina é preferível frente a outros métodos, como a proteinúria e albuminúria de 24 h[5] (Tabela 16.3).[13] Importante salientar que infecções, atividade física e dieta ricas em proteínas aumentam episodicamente os níveis de albuminúria.[25]

Vale salientar que diabéticos tipo 1 podem desenvolver microalbuminúria em até 3 a 5 após o diagnóstico e ND em 10 a 15 anos; e que diabéticos tipo 2 podem apresentar microalbuminúria a qualquer momento de sua doença sem, no entanto, apresentar ND.[14] Por isso, é recomendado rastreio de doença renal relacionado ao DM anualmente para

---

TABELA 16.3 Prognóstico e Progressão da Nefropatia Diabética de acordo com a Taxa de Filtração Glomerular (TFG) e Albuminúria

RISCO	TFG (mL/min/1,73m²)	ALBUMINÚRIA (mg/mmol)
Baixo	≥90-60	<3
Médio	≥90-60	3-30
	59-45	<3
Alto	≥90- 60	>30
	59-45	3-30
	44-30	<3
Muito alto	59-45	>30
	44-30	>3
	≥29	Independente da albuminúria

TFG: taxa de filtração glomerular.

TABELA 16.4 Rastreio de Nefropatia Diabética em Portadores de Diabetes *Mellitus*

	Início de rastreio	Seguimento
DM 1	5 anos após diagnóstico	Anual*
DM 2	No ato do diagnóstico	Anual*

*Caso anormal, confirmar resultado com 2-3 amostras dentro de 3-6 meses.

TABELA 16.5 Achados que Apontam para Doença Renal de Causa não Diabética

Curta duração do diabetes (< 5 anos) – Fator independente
Ausência de retinopatia – Fator independente
Presença de hematúria glomerular – Fator independente
Início repentino de redução e rápido decréscimo da TFG
Rápido início/aumento da albuminúria
Sedimento ativo à urinálise
Síndrome nefrítica ou nefrótica
HAS refratária
Sinais/sintomas de outra doença sistêmica
Queda > 30% da TFG* com 2-3 meses de início de IECA/BRA

TFG, taxa de filtração glomerular; HAS, hipertensão arterial sistêmica; IECA, inibidor da enzima conversora da angiotensina/ bloqueador do receptor do angiotensina.

TABELA 16.6 Causas de Doença Renal não Diabética

Glomeruloesclerose segmentar focal
Nefroesclerose hipertensiva
Necrose tubular aguda
Nefropatia por IgA
Nefropatia membranosa
Glomerulonefrite pauci-imune
Outros

diabéticos tipo 1 após 5 anos de diagnóstico e anualmente para portadores de DM tipo 2 a partir do diagnóstico (Tabela 16.4).[5] É importante considerar que na adolescência a progressão da nefropatia tende a ser maior.

Porém, nem toda redução na TFG ou perda de albumina na urina em um diabético pode ser justificada pela ND. Quadro clínico rapidamente progressivo, grandes taxas de albuminúria ou albuminúria sem sinais de retinopatia diabética falam a favor de diagnósticos diferenciais (Tabela 16.5).[5] Curta duração do diabetes (< 5 anos), ausência de retinopatia e presença de hematúria glomerular são fatores independentes para doença renal não diabética, e, assim, indicadores para a realização de biópsia renal.

Resultados de biópsias renais realizadas em pacientes com diabetes tipo 2 apontaram uma prevalência de 37% de nefropatia diabética, bem como 36% de doença renal não diabética e a coexistência de ambas em 27%. Entretanto, é importante lembrar que, na maioria dos pacientes com diagnóstico de nefropatia diabética, não é realizada a biópsia renal. Pacientes com DM2 de evolução superior a 12 anos tinham mais chance de apresentar ND, com um valor preditivo positivo de 56% e valor preditivo negativo de 75%. As causas mais comuns de doença renal não diabética estão listadas na Tabela 16.6. A decisão por biópsia deve ser individualizada.[15]

TRATAMENTO

Com o aumento do número de diabéticos, é importante desenvolver estratégias para prevenir seu aparecimento e suas complicações (ver Figura 16.3 no caderno colorido). Podemos definir como estratégias: prevenção da obesida-de, triagem e prevenção de diabetes, controle glicêmico, controle da pressão arterial (PA), rastreio de doença renal crônica diabética (DRC), uso de inibidores do sistema renina–angiotensina–aldosterona (SRAA) naqueles com nefropatia diabética e controle de outros fatores de risco cardiovasculares (CV), como o manejo das dislipidemias.[16]

A relação entre presença de microalbuminúria e mortalidade por doença cardiovascular está bem estabelecida, assim como se sabe que o tratamento para evitar a progressão da nefropatia diabética nem sempre evitará a progressão da doença cardiovascular. Entretanto, a detecção precoce da doença renal e o manejo adequado podem reduzir a progressão, prevenir complicações, reduzir o risco cardiovascular e a morbidade e mortalidade relacionados à nefropatia.[17]

Estudos em DM de tipo 1 e tipo 2 mostraram que o controle glicêmico pode diminuir o desenvolvimento inicial de microalbuminúria e a progressão para macroalbuminúria e estágio final de nefropatia. Dados recentes sugerem que há diferentes alvos de hemoglobina A1c (HbA1c) para DRC e DCV, pois níveis de HbA1c abaixo de 7% mostram benefícios na prevenção do desenvolvimento da microalbuminúria e também da retinopatia e neuropatia, mas parecem não apresentar benefícios e talvez apresentem danos com relação à DCV.[16]

Controle Glicêmico

Reduzir a hemoglobina glicada (HbA1c) para cerca de 7% reduz o desenvolvimento das complicações microvasculares de DM1 e DM2. O controle glicêmico mais intensivo reduz, ainda mais, o desenvolvimento dessas complicações, mas o benefício adicional é acompanhado por um aumento substancial do risco de hipoglicemia grave e aumento potencial da mortalidade por todas as causas. Recomenda-se manter HbA1C em níveis maiores para pacientes em risco de hipoglicemia, portadores de comorbidades significativas ou apresentando baixa expectativa de vida. A evidência de um efeito benéfico do controle glicêmico adequado na DRC baseia-se, principalmente, na prevenção da microalbuminúria e na redução da progressão para a macroalbuminúria.[18]

Ingestão Proteica

Está bem estabelecido que uma dieta com alto teor de proteína (> 1,2 g/kg/dia) pode levar a danos renais e acelerar a progressão para estágio final da doença renal, portanto é recomendada uma dieta de baixo teor de proteína (0,6-0,8g/kg de peso seco/dia) para o paciente pré-dialítico e

DIABETES

garantir, também, a aderência a uma ingesta energética adequada (30-35 kcal/kg de peso seco/dia). Entretanto, para pacientes em diálise, devido ao alto catabolismo, recomenda-se um maior aporte proteico, de 1,2 a 1,4 g/kg de peso seco/dia.[19]

Metformina

O uso de metformina não deve ser restringido em TFG ≥ 45 mL/min/1,73m², mas seu uso deve ser reavaliado quando houver TFG < 45 mL/min/1,73m² (reduz dose para no máximo 1.000 mg/dia) e suspenso quando TFG <30 mL/min/1,73m².

A acidose lática é um efeito colateral raro, mas grave, que pode ocorrer quando a metformina se acumula em níveis tóxicos. Não deve ser usada em homens com concentração sérica de creatinina ≥ 1,5 mg/dL ou em mulheres com concentração ≥ 1,4 mg/dL.

Inibidores de Dipeptidil Peptidase 4

Dos inibidores de dipeptidil peptidase 4 (DPP-4), a única medicação até então liberada para uso no doente renal crônico com *clearance* < 45 mL/min e sem ajuste de dose é a linagliptina. Ela é metabolizada pelo fígado e não tem metabólitos ativos. É eliminada pelo sistema entero-hepático (70% inalterado) e pelos rins (6%).[20]

Em um estudo em que a linagliptina foi administrada a pacientes com diabetes *mellitus* e disfunção renal, houve uma redução significativa na albuminúria.[21] Não é necessário ajuste da dose e pode ser administrada em todo o espectro da doença renal crônica.[22]

Agonista de GLP-1

O ajuste da dose é exigido para a exenatida em pacientes cujo ClCr esteja na faixa de 30-50 mL/min (estágios 3a e 3b de DRC) e é necessário monitorar lixisenatida. Por outro lado, nenhuma alteração na dose é necessária para liraglutida, albiglutida e dulaglutida nos estágios 2, 3a e 3b de DRC. Todos os agonistas GLP-1 estão atualmente contraindicados nos estágios 4-5.[22]

Inibidores de SGLT2

Esta nova classe de antihiperglicemiantes orais age reduzindo os níveis séricos de glicose promovendo glicosúria. Além disso, apresenta outros efeitos como a redução dos riscos cardiovascular e renal ao reduzir peso corporal em 2-3 kg, pressão arterial em 2-4 mmHg, HbA1C em 0,5-0,8%, albuminuria, acido úrico e melhorar a complacência arterial. Confere também nefroproteção através da restauração do *feedback* tubuloglomerular, melhora da oxigenação arterial e supressão de vias inflamatórias e antifibróticas (a). Drogas como empaglifozina, canaglifozina e dapaglifozina são sabidamente benéficas em prevenir ND. O estudo EMPAREG, feito em pacientes DM2, portadores de doença cardiovascular estabelecida e TFG > 30 mL/min, mostrou redução de desfecho composto (risco de dobrar creatinina sérica em pacientes apresentando TFG ≤ 45 mL/min, iniciar terapia de substituição renal e morte por todas as causas) em 46% ao se usar empaglifozina 10mg ou 25mg

(b). O estudo CANVAS, que recrutou pacientes DM2, apresentando TFG média 76 mL/min, pessoas maiores de 30 anos portando doença cardiovascular aterosclerótica sintomática ou maiores de 50 anos que apresentavam 2 ou mais fatores de risco cardiovascular, mostrou redução de 40% em seu desfecho composto (redução sustentada da TFG em 40%, terapia de substituição renal e morte por causas renais) nos grupos que usaram canaglifozina 100mg ou 300mg (c). O estudo DECLARE-TIMI 53 mostrou redução de 24% em seu desfecho composto (decréscimo ≥ 40% na taxa de filtração glomerular para TFG < 60 mL/min, doença renal em estagio final e morte por causas renais ou cardiovasculares) com uso de dapaglifozina 10mg (d). Por conta disto, pode-se utilizar empaglifozina em pacientes portadores de TFG > 30 mL/min e canaglifozina e dapaglifozina em pacientes apresentando TFG > 45 mL/min. Esta classe de drogas pode ocasionar depleção de volume intravascular, um importante complicador principalmente em indivíduos idosos e/ou com tendência à desidratação, maior risco de infecção genital e, raramente, cetoacidose (b, c). De forma isolada, uma maior incidência de amputação foi associada ao uso de canaglifozina, o que deve ser considerado em pacientes com maior risco de amputação (c). Portanto,sua indicação deve ser feita de forma individualizada, considerando riscos e benefícios.[29-32]

Insulina

A DRC pode reduzir drasticamente a necessidade de insulina e aumentar o risco de hipoglicemia nos pacientes. A dose de insulina, portanto, precisa ser ajustada individualmente. Não há restrições quanto ao uso de insulinas rápidas e ultrarrápidas e insulina de longa duração.[22]

Manejo da Hipertensão

Orientações recentes sugerem que os pacientes com diabetes merecem atenção especial e um alvo de pressão arterial menor do que os pacientes sem diabetes, sendo o objetivo recomendado 130 × 80 mmHg. As diretrizes da KDIGO recomendam reduzir a ingestão de sal a <2 g por dia de sódio (5 gramas de cloreto de sódio), a menos que esteja contraindicado. Recomenda-se que seja usado um inibidor da enzima conversora da angiotensina (IECA) ou bloqueador do receptor da angiotensina (BRA), usualmente associado a um diurético ou bloqueador do canal de cálcio.

Os inibidores da enzima conversora da angiotensina e os bloqueadores dos receptores da angiotensina, embora sejam drogas de primeira linha para o tratamento de hipertensão no diabético e associadas à redução na microalbuminúria, não são capazes de prevenir o desenvolvimento de microalbuminúria em indivíduos normotensos com DM1 ou DM2. Além disso, seu papel em indivíduos normotensos com baixos níveis de microalbuminúria não é claro.[23]

Estatinas

Embora vários medicamentos diferentes baixem os níveis de LDL-C, os esquemas terapêuticos que incluem estatina (isolada ou em associação com ezetimibe) reduziram convincentemente o risco de eventos CV adversos em populações de DRC. O estudo SHARP evidenciou que sinvastaina 20mg associado a ezetimiba 10mg foram eficazes e seguros para redução de eventos cardiovasculares maiores neste grupo de pacientes. O estudo AURORA mostrou queda do LDL em pacientes dialíticos usuários de rosuvastatina 10mg, porém sem redução significativa para morte cardiovascular, infarto não fatal e acidente vascular encefálico.[26] O estudo 4D, utilizando atorvastatina 20mg, não mostrou redução significativa de morte cardiovascular, infarto não fatal ou acidente vascular encefálico em dialíticos diabéticos. Dado o potencial de toxicidade com doses mais elevadas de estatinas e a relativa falta de dados de segurança, não há definido um nível de LDL-C recomendado em pacientes com DRC *per se*.[27]

As diretrizes para a população geral recomendam que (entre os pacientes que recebem tratamento com estatina) a dose de estatina seja titulada para alcançar o nível alvo de LDL-C, o qual é determinado pelo risco coronário presumido de cada paciente, seguindo recomendações para o paciente diabético.[27,28] Geralmente, são recomendadas doses reduzidas de estatinas pelo alto risco de eventos adversos relacionados à medicação em pacientes com doença renal crônica.[27]

Os pacientes com DRC em diálise não devem ser iniciados no tratamento com estatina ou estatina/ezetimibe devido à falta de evidência de que esse tratamento seja benéfico nesses casos. No entanto, o tratamento com estatina ou estatina/ezetimibe não deve necessariamente ser descontinuado quando o tratamento de diálise é iniciado.[27]

Vitamina D e Metabolismo Ósseo

A avaliação dos biomarcadores de metabolismo ósseo pode sofrer interferências com a redução da taxa de filtração glomerular. Na prática clínica, o diagnóstico de distrofia renal pode ser baseado nos níveis de paratormônio (PTH) e fosfatase alcalina total ou fração específica óssea. Entretanto, não é possível determinar o *turnover* ósseo sem a biópsia óssea.

Garantir uma dieta controlada de proteína e ingestão adequada de proteínas é uma medida protetora para o osso. A dosagem sérica de 25OH de vitamina D permite a detecção de insuficiência ou deficiência, e níveis muito baixos podem se relacionar à osteomalacia. É recomendado manter a vitamina D em níveis adequados.

Em pacientes com DRC pré-diálise, o tratamento com colecalciferol, ergocalciferol e calcifediol deve ser interrompido na presença de níveis de 25OHD > 100 ng/mL e/ou com níveis séricos persistentes de cálcio > 10,5 mg/dL na ausência de administração de vitamina D ativa. A vitamina D ativa reduz o hiperparatireoidismo secundário, mas em altas doses propicia o surgimento de doença adinâmica óssea e calcificação vascular. A utilização de cinacalcet tende a reduzir o *turnover* ósseo elevado para o normal.[9]

PERSPECTIVAS FUTURAS

Transplante de Pâncreas ou de Ilhotas Pancreáticas

Pacientes com transplante de pâncreas ou de ilhotas pancreáticas tendem a evoluir com falência renal em torno de 5 anos após o transplante. Isso acontece tanto pelo uso de imunossupressores quanto de inibidores de calcineurina e também devido à idade, ao sexo, diabetes e aparecimento de insuficiência renal no pós-operatório.

Esses achados sugerem que os receptores de transplantes inteiros de pâncreas ou de células de ilhotas podem ter potenciais riscos de longo prazo relacionados ao transplante, apesar dos benefícios de um melhor controle glicêmico. De fato, a sobrevivência entre receptores isolados de transplante de pâncreas é significativamente pior do que em pacientes semelhantes que aguardam um transplante de pâncreas que estejam recebendo terapia glicêmica convencional.

REFERÊNCIAS

1. Lu Z, Liu N, Wang F. Epigenetic regulations in diabetic nephropathy. *J Diabetes Res* 2017; 2017.
2. Aldukhayel A. Prevalence of diabetic nephropathy among type 2 diabetic patients in some of the Arab countries. *Int J Health Sci* (Qassim) [Internet]. 2017; 11(1):1-4. Disponível em: http://www.ncbi.nlm.nih.gov/pubmed/28293155%0Ahttp://www.pubmedcentral.nih.gov/articlerender.fcgi?artid=PMC5327670.
3. Tuttle KR, Bakris GL, Bilous RW, Chiang JL, De Boer IH, Goldstein-Fuchs J, et al. Diabetic kidney disease: A report from an ADA consensus conference. *Diabetes Care* 2014; 37(10):2864-83.
4. Federation ID. Diabetes no Mundo: Atlas do Diabetes 2015. 7a ed. 2015.
5. Alicic RZ, Rooney MT, Tuttle KR. Diabetic kidney disease: challenges, progress, and possibilities. *Clin J Am Soc Nephrol* [Internet]. 2017; (18):CJN. 11491116. Disponível em: http://cjasn.asnjournals.org/lookup/doi/10.2215/CJN.11491116.
6. Kennedy-Martin T, Paczkowski R, Rayner S. Utility values in diabetic kidney disease: a literature review. *Curr Med Res Opin* 2015; 31(7):1271-82.
7. Hintsa S, Dube L, Abay M, Angesom T, Workicho A. Determinants of diabetic nephropathy in Ayder Referral Hospital, Northern Ethiopia: A case-control study. *PLoS One* 2017; 52(4):1-9.
8. Maric-Bilkan C. Sex differences in micro- and macro-vascular complications of diabetes mellitus. *Clin Sci* [Internet]. 2017;131(9):833-46. Disponível em: http://clinsci.org/lookup/doi/10.1042/CS20160998.
9. Drueke T, Massy Z. Changing bone patterns with progression of chronic kidney disease. Kidney Int [Internet]. 2016;89(2):289-302. Disponível em: http://dx.doi.org/10.1016/j.kint.2015.12.004.
10. Wanner N, Bechtel-Walz W. Epigenetics of kidney disease. *Cell Tissue Res* 2017; 3:1-18.
11. Mauro Tancredi, Annika Rosengren, Marita Olsson B, Haraldsson, Soffia Gudbjörnsdottir A-MS, Lind M. The relationship between three eGFR formulas and hospitalization for heart failure in 54 486 individuals with type 2 diabetes. *Diabetes Metab Res Rev* 2016; 32:730-735 [Internet]. Disponível em: http://libweb.anglia.ac.uk/.
12. Levey AS, Inker LA, Coresh J. Narrative Review GFR Estimation: from physiology to public health. *Am J Kidney Dis* [Internet]. 2014; 63(5):820-34. Disponível em: http://dx.doi.org/10.1053/j.ajkd.2013.12.006.
13. Vanja Radišić Biljak, Lorena Honović, Jasminka Matica, Branka Krešić SŠV. The role of laboratory testing in detection and classification of chronic kidney disease: national recommendations. *Biochem Medica* 2017; 27(1)153-76.
14. Qi C, Mao X, Zhang Z, Wu H. Classification and Differential Diagnosis of Diabetic Nephropathy. *J Diabetes Res* [Internet]. 2017; 1-7. Disponível em: https://www.hindawi.com/journals/jdr/2017/8637138/.
15. Doshi SM, Friedman AN. Diagnosis and management of type 2 diabetic kidney disease. *Clin J Am Soc Nephrol* [Internet]. 2017;CJN. 11111016. Disponível em: http://cjasn.asnjournals.org/lookup/doi/10.2215/CJN.11111016.
16. Molitch ME, Adler AI, Flyvbjerg A, Nelson RG, So W, Wanner C, et al. Diabetic kidney disease – A clinical update from Kidney Disease: Improving Global Outcomes (KDIGO). *HHS Public Access Kidney Int, Author Manuscr* 2015; 87(1):20-30.

17. Mogensen CE. Microalbuminuria predicts clinical proteinuria and early mortality in maturity-onset diabetes. *N Engl J Med* 1984 Feb; 310(6):356-60.

18. The Diabetes Control and Complications (DCCT) Research Group, The Diabetes Control and Complications Trial Research Group. Effect of intensive therapy on the development and progression of diabetic nephropathy in the Diabetes Control and Complications Trial. *Kidney Int* 1995;47(6):1703-20.

19. Ko GJ, Obi Y, Tortorici AR. Dietary protein intake and chronic kidney disease. *Curr Opin Clin Nutr Metab Care* 2017; 20(1): 77-85.

20. Deacon CF. Dipeptidyl peptidase-4 inhibitors in the treatment of type 2 diabetes: A comparative review. *Diabetes, Obes Metab* 2011; 13(1):7-18.

21. Groop P-H, Cooper ME, Perkovic V, Emser A, Woerle H-J, von Eynatten M. Linagliptin lowers albuminuria on top of recommended standard treatment in patients with type 2 diabetes and renal dysfunction. *Diabetes Care* 2013; 36(11):3460-8.

22. Davies M, Chatterjee S, Khunti K. The treatment of type 2 diabetes in the presence of renal impairment: What we should know about newer therapies. *Clin Pharmacol Adv Appl* 2016; 8:61-81.

23. Mauer M, Zinman B, Gardiner R, Suissa S, Sinaiko A, Strand T, et al. Renal and retinal effects of enalapril and losartan in type 1 diabetes. *N Engl J Med* 2009; 361(1):40-51.

24. Neal B, Perkovic V, Mahaffey KW, de Zeeuw D, Fulcher G, Erondu N, et al. Canagliflozin and cardiovascular and renal events in type 2 diabetes. *N Engl J Med* 2017 Jun; NEJMoa1611925.

25. Umanath K, Lewis JB. Update on Diabetic Nephropathy : Core Curriculum 2018. Am J Kidney Dis [Internet]. 2018;71(6):884–95. Available at: https://doi.org/10.1053/j.ajkd.2017.10.026..

26. Fellström BC, Jardine AG, Schmieder RE, Holdaas H. Rosuvastatin and Cardiovascular Events in Patients Undergoing Hemodialysis. *N Engl J Med.* 2009;360(14):1395–407.

27. Fellström BC, Jardine AG, Schmieder RE, Holdaas H. Rosuvastatin and Cardiovascular Events in Patients Undergoing Hemodialysis. *N Engl J Med.* 2009;360(14):1395–407.

28. Storey BC, Staplin N, Haynes R, Reith C, Emberson J, Herrington WG, et al. Lowering LDL cholesterol reduces cardiovascular risk independently of presence of in fl ammation. *Kidney Int.* 2017;1–8.

29. Dekkers CCJ, Gansevoort RT, Heerspink HJL. New Diabetes Therapies and Diabetic Kidney Disease Progression : the Role of SGLT-2 Inhibitors. *Curr Diabetes Reports.* 2018;18(27):2–12.

30. Wanner C, Inzucchi SE, Lachin JM, Fitchett D. Empagliflozin and Progression of Kidney Disease in Type 2 Diabetes. *new engl J Med Orig.* 2016;375(4):323–34.

31. Neal B, Perkovic V, Mahaffey KW, de Zeeuw D. Canagliflozin and Cardiovascular and Renal Events in Type 2 Diabetes. *new engl J Med Orig.* 2017;1–14.

32. Wiviott SD, Raz I, Bonaca MP, Mosenzon O, Kato ET. Dapagliflozin and Cardiovascular Outcomes in Type 2 Diabetes. *new engl J Med Orig.* 2019;380(4):347–57.

CAPÍTULO 17

RETINOPATIA DIABÉTICA

Daniel Araujo Ferraz • Leandro Pimentel B. de Araújo

INTRODUÇÃO

A retinopatia diabética (RD) é uma das complicações microvasculares mais temidas do diabetes *mellitus* (DM) devido à incapacidade funcional que provoca, pois é importante causa de cegueira na população economicamente ativa.[1] O Wisconsin Epidemiologic Study of Diabetic Retinopathy (WESDR) evidenciou que o tipo e a duração do DM são fatores importantes para o aparecimento e progressão da RD. Após 20 anos de doença, mais de 90% dos diabéticos com o tipo 1 e 60% daqueles com o tipo 2 apresentarão algum grau de retinopatia. Na RD, a principal causa de perda visual é o edema macular, que pode estar presente desde as fases iniciais da retinopatia até graus que configuram doença proliferativa grave, acometendo 30% dos pacientes com mais de 20 anos de diabetes.[2]

No Brasil ainda não há pesquisas que demonstrem, com exatidão, a prevalência da RD. Porém, estudos realizados em diferentes regiões do país relatam uma incidência de 24% a 39% de casos, sendo mais frequente em indivíduos residentes em regiões não metropolitanas.[3-5] Avaliando-se as estatísticas disponíveis, com percentuais adaptados de outros países, estima-se que aproximadamente 2 milhões de brasileiros tenham algum grau de RD, podendo-se presumir que uma parte importante desses indivíduos apresentará perda visual relacionada com a doença. O risco de cegueira pela RD pode ser reduzido a menos de 5% quando o diagnóstico é realizado em tempo adequado e o tratamento feito de modo correto, antes que alterações irreversíveis possam se instalar.[6]

Num estudo populacional, a incidência de edema macular foi determinada de acordo com o tipo e duração de DM. Acima de 10 anos de doença, a incidência de edema macular diabético (EMD) nos portadores de DM tipo 1, de DM tipo 2 usuários de insulina e de DM tipo 2 não usuários de insulina foi de, respectivamente, 20,1%, 25,4% e 13,9%. Nesse mesmo estudo, a incidência de EMD em 10 anos de doença, para ambos os tipos de DM, esteve associada a alta taxa de hemoglobina glicada, aumento da pressão sanguínea diastólica e retinopatia em estágio mais avançado.[2]

Fong et al. realizaram um estudo para descrever as causas e os fatores de risco para perda visual grave ocorrida no Early Treatment Diabetic Retinopathy Study (ETDRS), definida como acuidade visual (AV) com melhor correção de 5/200 em pelo menos duas visitas consecutivas em 4 meses de seguimento. A causa mais comum de perda visual grave foi hemorragia vítrea (HV) ou hemorragia pré-retiniana, e 30% desses olhos evoluíram com descolamento de retina associado. O EMD e as alterações pigmentares relacionadas ao próprio edema[7] constituíram a segunda causa de perda visual grave persistente.

O controle glicêmico é o principal fator de risco para o aparecimento e progressão da RD, sendo avaliado pela dosagem da hemoglobina glicada. O United Kingdom Prospective Diabetic Study (UKPDS)[8] avaliou, por 10 anos 3.867 pacientes com DM tipo 2 recém-diagnosticados. Esse ensaio clínico randomizado demonstrou que o controle intensivo da glicemia permite redução em cerca de 25% dos riscos de complicações microvasculares, incluindo HV e necessidade de fotocoagulação, quando comparado com o grupo de tratamento convencional. O Diabetes Control and Complications Study (DCCT), estudo realizado com 1.441 pacientes com DM tipo 1 e 6,5 anos de acompanhamento, mostrou que o controle glicêmico rigoroso apresenta efeitos adversos.[9] Entre eles está o risco de piora precoce da RD, e isso ocorreu em 13,1% dos pacientes pertencentes ao controle rigoroso contra 7,6% dos pertencentes ao grupo de tratamento convencional. Contudo, esse efeito foi revertido em 18 meses, e nenhum caso de piora precoce evoluiu com perda visual grave. Como o controle glicêmico é o fator de risco independente mais relevante para a RD, o paciente deve ser instruído a aderir de forma consistente ao tratamento clínico para prevenir o aparecimento e reduzir a progressão da RD.[9]

PATOGÊNESE

A RD é uma doença multifatorial e sua patogenia é extremamente complexa. Várias células da retina estão envolvidas nesse processo, incluindo as de Müller, ganglionares, endoteliais e células do epitélio pigmentar da retina (EPR)[10-11] (ver Figura 17.1 no caderno colorido).

CLASSIFICAÇÃO, RECOMENDAÇÕES E ACOMPANHAMENTO DA RETINOPATIA DIABÉTICA

O ETDRS e o Diabetic Retinopathy Study (DRS) classificaram a RD em não proliferativa e proliferativa (RDP), e estabeleceram critérios para o EDM, sendo essa classificação extremamente importante para determinar a progressão, o tratamento e o prognóstico da doença[12-13] (Tabela 17.1, ver Figuras 17.2 e 17.3 no caderno colorido).

Em busca de menor fragmentação e maior padronização na classificação da RD, um grupo multidisciplinar formado por oftalmologistas, endocrinologistas e epidemiologistas propôs uma classificação baseada na gravidade para a RD e para o EMD, abrangendo os principais critérios definidos no DRS e no ETDRS[14] (Tabelas 17.2 e 17.3). As recomendações sobre o diagnóstico da RD, segundo o parecer da Sociedade Brasileira de Retina e Vítreo (SBRV),[15] classificadas de acordo com o grau de recomendação proposto pelas diretrizes, encontram-se na Tabela 17.4.

134 DIABETES

TABELA 17.1 Classificação da Retinopatia Diabética Segundo os Estudos ETDRS/DRS

Classificação	Características fundoscópicas
Retinopatia diabética não proliferativa	
A – Leve	Pelo menos 1 microaneurisma Definição não se enquadra em B, C, D, E ou F
B – Moderada	Hemorragias e/ou MA em 1 quadrante Presença de manchas algodonosas, veia em rosário e IRMA. Definição não se enquadra em C, D, E e F
C – Grave	Hemorragia e MA em todos os quadrantes. Veias em rosário em 2 ou mais quadrantes e IRMA em, pelo menos, 1 quadrante
D – Muito grave	Dois ou mais achados do C, acima, com a definição não se enquadrando em E ou F
Retinopatia diabética proliferativa	
E – Proliferativa precoce	Presença de neovasos com a definição não se enquadrando em F
F – Alto risco	NVD $\geq$ 1/3-1/2 área de disco NVD e hemorragia vítrea ou pré-retiniana NVE $\geq$ 1/2 área de disco com hemorragia vítrea e pré-retiniana

ETDRS, Early Treatment Diabetic Retinopathy Study; DRS, Diabetic Retinopathy Study.

TABELA 17.2 Classificação da Retinopatia Diabética e do Edema Macular Diabético Segundo o Consenso Sidney 2010

Gravidade da retinopatia	Achados à oftalmoscopia sob dilatação pupilar
Sem retinopatia aparente	Sem alterações
Retinopatia diabética não proliferativa leve	Microaneurismas apenas
Retinopatia diabética não proliferativa moderada	Achados mais abundantes do que na retinopatia não proliferativa
Retinopatia diabética não proliferativa grave	Presença de 1 dos seguintes achados: • mais de 20 hemorragias retinianas em cada 1 dos 4 quadrantes retinianos; • ensalsichamento venoso em 2 quadrantes ou • microanormalidades vasculares intrarretinianas em 1 quadrante.
Retinopatia diabética proliferativa	Presença de neovasos e/ou hemorragia vítrea ou pré-retiniana

TABELA 17.3 Classificação do Edema Macular

Gravidade do edema macular diabético	Achados à oftalmoscopia sob dilatação pupilar
Edema macular aparentemente ausente	Ausência de espessamento retiniano ou exsudatos duros no polo posterior
Edema macular aparentemente presente	Presença de espessamento retiniano ou exsudatos duros no polo posterior
Classificação do edema macular presente	
Edema macular leve	Algum grau de espessamento de retina ou exsudatos duros no polo posterior, porém distantes do centro foveal
Edema macular moderado	Espessamento de retina próximo ao centro da mácula, mas que ainda não atingiu seu centro
Edema macular grave	Espessamento de retina ou exsudatos duros atingindo o centro da mácula

TABELA 17.4 Testes de Detecção de Retinopatia

Recomendações para a detecção de retinopatia	Grau de recomendação
A fotografia do fundo de olho é um bom método para diagnóstico da retinopatia	A
Oftalmoscopia indireta e biomicroscopia da retina, realizadas por pessoa treinada, são métodos aceitáveis	B
Dilatar as pupilas com tropicamida	B
Não há evidências que apontem o melhor método diagnóstico para a retinopatia diabética	B

Adaptada de Morales PH, Lavinsky D, Vianello S, et al. Parecer da Sociedade Brasileira de Retina e Vítreo-Retinopatia Diabética, 2010.

TABELA 17.5	Recomendações para o Início do Acompanhamento	
Recomendações para a detecção de retinopatia		**Grau de recomendação**
Diabético tipo 1 deve iniciar o acompanhamento após a puberdade ou com 5 anos de doença		B
Diabético tipo 2 deve iniciar o exame oftalmológico junto com o diagnóstico do diabetes		A
O intervalo entre os exames é anual, podendo ser menor dependendo do grau de retinopatia ou maculopatia encontrado. É importante que nunca ultrapasse esse intervalo		A
Durante a gravidez, os exames devem ser trimestrais		B
Pacientes com queixa de perda de visão devem ser encaminhados para um oftalmologista com urgência		B
Tratamento com ácido acetilsalicílico (Early Treatment of Diabetic Retinopathy Study), 650 mg/dia: não há evidências de que o uso de ácido acetilsalicílico interfira na progressão da retinopatia		B

Adaptada de Morales PH, Lavinsky D, Vianello S, et al. Parecer da Sociedade Brasileira de Retina e Vítreo-Retinopatia Diabética, 2010.

Em pacientes diabéticos, o acompanhamento oftalmológico deve ser programado e rigorosamente cumprido, a fim de que a retinopatia seja tratada de maneira correta e antes que surjam sequelas irreversíveis. Frequentemente, mesmo pacientes com RD proliferativa grave podem ser assintomáticos, por isso é fundamental que sejam feitas avaliações oftalmológicas periódicas (Tabela 17.5).[15]

TRATAMENTO

Fotocoagulação a *Laser*

O tratamento com fotocoagulação a *laser* tem sido considerado o tratamento padrão com base em evidências para EMD e RDP por um longo tempo. Mesmo com novas terapias com drogas anti-fator de crescimento do endotélio vascular e corticosteroides intravítreos, a PFC ainda é considerada uma boa opção de tratamento tanto no RDP quanto no EMD. O ETDRS revelou que a fotocoagulação com o *laser* de argônio foi eficaz na redução do risco da perda visual moderada em 50% nos pacientes com EMD em 3 anos. Também mostrou-se eficaz na prevenção do aparecimento subsequente de NV em olhos com RD grave.[16]

Injeção Intravítrea

As injeções intravítreas de alguns fármacos são consideradas atualmente uma opção de tratamento para RD. Os resultados de vários estudos demonstraram que esses agentes intravítreos são eficazes não apenas na prevenção da perda de visão, mas também na recuperação da AV.[17] As duas principais categorias de drogas intravítreas utilizadas atualmente no tratamento do EMD e RDP são esteroides e agentes anti-VEGF. Resultados satisfatórios surgiram a partir de estudos com a combinação ou a associação de drogas intravítreos e tratamento a *laser*.[17]

Esteroides Intravítreos

Devido às suas propriedades anti-inflamatórias e antiangiogênicas, os corticosteroides intravítreos têm sido utilizados – por quase 2 décadas como uma modalidade de tratamento para EMD. Os esteroides reduzem a permeabilidade vascular, a deposição de fibrina, o movimento de leucócitos e a migração de células inflamatórias, e podem inibir a síntese de várias citocinas e fatores vasoativos, tais como VEGF.[18]

A maioria dos trabalhos relata alguma resposta favorável ao tratamento em termos de recuperação de AV e resolução do EMD. Atualmente, existem várias formulações de esteroides, com diferentes tempos de ação, que podem variar de quase 1 mês a 3 anos.[19]

Agentes Anti-VEGF

Novas diretrizes promissoras no tratamento do EMD e RDP incluem drogas que atuam nos principais fatores implicados na patogênese da RD, como os anti-VEGF ranibizumabe (RBZ), bevacizumabe (BVZ), pegaptanibe e VEGF Trap-Eye.[17]

Com base nos resultados dos ensaios clínicos randomizados, o RBZ atualmente é uma opção terapêutica aprovada para o tratamento do EMD. A eficácia e segurança do RBZ foram avaliadas como monoterapia ou como tratamento combinado com fotocoagulação a *laser*.[20-21] Os resultados do DRCR.net com 1 e 2 anos levam a conclusões paralelas e confirmam que o RBZ associado a *laser* imediato ou tardio pode ser considerado um tratamento válido em comparação com o *laser* isoladamente.[22]

O aflibercepte (VEGF Trap- Eye, Regeneron Inc., New York) é uma proteína de fusão de administração intravítrea projetada para se ligar tanto ao VEGF-A quanto com o fator de crescimento placentário com maior afinidade do que seus receptores naturais. Este novo agente foi investigado recentemente para o tratamento de EMD e atingiu bons resultados.[23]

Atualmente, o tratamento da RD está mudando. Os resultados de ensaios clínicos randomizados têm mostrado que o uso intravítreo de anti-VEGF e de esteroide é eficaz não só na prevenção da perda, mas também na recuperação de AV. Assim, esses novos agentes estão se tornando um tratamento comum na prática clínica diária, tanto como uma abordagem de primeira escolha segura e eficaz quanto como um terapia adjuvante em casos graves.

Nos casos em que a fotocoagulação não é eficaz, como nas trações vitreomaculares, hemorragias vítreas persistentes e descolamentos tracionais de retina que acometem a região macular, devem ser tratados cirurgicamente pela vitrectomia.[24-25] O sumário de tratamento encontra-se na Tabela 17.6.

TABELA 17.6 Recomendações Clínicas para Intervenções Primárias e Secundárias na Retinopatia Diabética

Intervenção	Grau de recomendação	Recomendações clínicas
Controle glicêmico	A	Qualquer redução da HbA1c é vantajosa para o desenvolvimento ou progressão da RD Em pacientes com RD, HbA1c < 7% é a ideal
Controle pressórico	A	Qualquer redução da pressão sistólica e/ou diastólica é vantajosa para inibir o desenvolvimento ou progressão da RD. Em pacientes com RD, a pressão sistólica < 130 mmHg é a ideal
Controle lipídico	B	A diminuição dos níveis de LDL-C reduz o risco de complicações macrovasculares e pode ser vantajosa para o edema macular diabético
Panfotocoagulação	A	Panfotocoagulação imediata é recomendada em pacientes com RD proliferativa, especialmente aqueles de alto risco RD proliferativa inicial menos grave (neovasos planos na retina sem sinais de alto risco) e RD não proliferativa grave podem ser observadas de perto, porém a panfotocoagulação é recomendada se houver dificuldade ou atraso no acompanhamento, sinais de progressão ou fatores de risco, especialmente em pacientes com DM2
Fotocoagulação macular focal/grid	A	Tratamento com *laser* focal/*grid* recomendado em pacientes com edema de mácula clinicamente significativo. O tratamento deve ser guiado pela angiofluoresceinografia, e dificilmente será efetivo se houver isquemia macular importante
Vitrectomia	B	Vitrectomia pode ser vantajosa em casos selecionados de edema macular difuso não responsivo a outras terapias, especialmente na presença de tração vitreomacular
Corticosteroides intravítreos	C	Triancinolona intravítrea tem ação no tratamento do edema macular difuso. Estudo randomizado demonstrou inferioridade ao *laser* em 3 anos com o risco maior de catarata e aumento de pressão intraocular
Fármacos antiangiogênicos	A	Reduzem a neovascularização da retina e o edema de mácula. Estudos recentes demonstraram o benefício de sua utilização isoladamente e/ou associada à fotocoagulação, apresentando maior ganho visual que a fotocoagulação isolada no tratamento do edema macular

A, Estudos experimentais e observacionais de melhor consistência. B, Estudos experimentais e observacionais de menor consistência. C, Relatos de casos – estudos não controlados. D, Opinião desprovida de avaliação crítica, baseada em consenso, estudos fisiológicos ou modelos animais. Adaptada de Morales PH, Lavinsky D, Vianello S, et al. Parecer da Sociedade Brasileira de Retina e Vítreo-Retinopatia Diabética, 2010. RD, retinopatia diabética; HbA1c, hemoglobina glicada; LDL-C, colesterol da lipoproteína de baixa densidade; DM2, diabetes *mellitus* tipo 2.

REFERÊNCIAS

1. Klein R, Klein BE, Moss SE. Epidemiology of proliferative diabetic retinopathy. Diabetes Care 1992; 15(12):1875-91. Disponível em: http://care.diabetesjournals.org/content/15/12/1875.short. Acesso em 30 Jan 2014.
2. Klein R, Klein BE, Moss SE, Cruickshanks KJ. The Wisconsin Epidemiologic Study of Parte_02_Capitulo_015 - FALTA FIGURA-Diabetic Retinopathy: XVII. The 14-year incidence and progression of diabetic retinopathy and associated risk factors in type 1 diabetes. Ophthalmology 2008; 105(10):1801-15. Disponível em: https://www.ncbi.nlm.nih.gov/pmc/articles/PMC2761813/. Acesso em 30 Jan 2014.
3. Taleb AC, Ávila M, Moreira H. *As condições de saúde ocular no Brasil.* 1ª ed. São Paulo: Conselho Brasileiro de Oftalmologia; 2009.
4. Ramos SR, Sabbag FP, Busato D, et al. Retinopatia diabética: estudo de uma associação de diabéticos. *Arq Bras Oftalmol* 1999; 62:735-7.
5. Foss MC, Paccola GMGF, Souza NV, Iazigi N. Estudo analítico de uma amostra populacional de diabéticos tipo II da região de Ribeirão Preto (SP). *AMB Rev Assoc Med Bras* 1989; 35(5):179-83.
6. Ferris FL III. How effective are treatments for diabetic retinopathy? *J Am Med Assoc* 1993; 269:1290-1.
7. Fong DS, Ferris FL, Davis MD, Chew EY. Causes of severe visual loss in the early treatment diabetic retinopathy study: ETDRS report no. 24. American *Journal of Ophthalmology* 1999. p. 137-41.
8. Intensive blood-glucose control with sulphonylureas or insulin compared with conventional treatment and risk of complications in patients with type 2 diabetes (UKPDS 33). UK Prospective Diabetes Study (UKPDS) Group. Lancet 1998; 352(9131):837-53. Disponível em: https://www.ncbi.nlm.nih.gov/pubmed/9742976. Acesso em 21 Jan 2014.
9. Early worsening of diabetic retinopathy in the Diabetes Control and Complications Trial. Arch Ophthalmol 1998; 116(7):874-86.

Disponível em: https://www.ncbi.nlm.nih.gov/pubmed/9682700. Acesso em 22 Mar 2015.
10. Bhagat N, Grigorian RA, Tutela A, Zarbin MA. Diabetic macular edema: pathogenesis and treatment. Surv Ophthalmol 2009; 54(1):1-32. Disponível em: https://www.ncbi.nlm.nih.gov/pubmed/19171208. Acesso em 30 Jan 2014.
11. Goh S-Y, Cooper ME. Clinical review: The role of advanced glycation end products in progression and complications of diabetes. J Clin Endocrinol Metab 2008; 93(4):1143-52. Disponível em: https://www.ncbi.nlm.nih.gov/pubmed/18182449. Acesso em 27 Jan 2014.
12. *Early Treatment Diabetic Retinopathy Study* Report Number 12: Fundus photography risk factors for progression of diabetic retinopathy. *Ophthalmology* 1991; 98:823-833.
13. Diabetic retinopathy study. Report Number 6. Design, methods, and baseline results. *Invest Ophthalmol Vis Sci* 1981; 21(1 Pt 2):1-226.
14. Wilkinson CP, Ferris FL 3rd, Klein RE, Lee PP, Agardh CD, Davis M, et al. Proposed international clinical diabetic retinopathy and diabetic macular edema disease severity scales. *Ophthalmology* 2003; 110:1677-82.
15. Morales PH, Lavinsky D, Vianello S, et al. Parecer da Sociedade Brasileira de Retina e Vítreo-Retinopatia Diabética, 2010.
16. Photocoagulation for diabetic macular edema: Early Treatment Diabetic Retinopathy Study Report no. 4. The Early Treatment Diabetic Retinopathy Study Research Group. Int Ophthalmol Clin 1987; 27(4):265-72. Disponível em: https://journals.lww.com/internat-ophthalmology/Citation/1987/02740/Photocoagulation_for_Diabetic_Macular_Edema__Early.6.aspx. Acesso em: 1 Fev 2014.
17. Thomas BJ, Shienbaum G, Boyer DS, Flynn HW. Evolving strategies in the management of diabetic macular edema: clinical trials and current management. Can J Ophthalmol 2013; 48(1):22-30. Disponível em: https://www.ncbi.nlm.nih.gov/pubmed/23419295. Acesso em: 30 Jan 2014.

18. Nauck M, Roth M, Tamm M, Eickelberg O, Wieland H, Stulz P, et al. Induction of vascular endothelial growth factor by platelet-activating factor and platelet-derived growth factor is downregulated by corticosteroids. Am J Respir Cell Mol Biol 1997; 16(4):398-406. Disponível em: https://www.ncbi.nlm.nih.gov/pubmed/9115750. Acesso em: 1 Fev 2014.

19. Lee SS, Hughes PM, Robinson MR. Recent advances in drug delivery systems for treating ocular complications of systemic diseases. Curr Opin Ophthalmol 2009; 20(6):511-9. Disponível em: https://www.ncbi.nlm.nih.gov/pubmed/19667987. Acesso em: 1 Fev 2014.

20. Mitchell P, Bandello F, Schmidt-Erfurth U, Lang GE, Massin P, Schlingemann RO, et al. The RESTORE study: ranibizumab monotherapy or combined with laser versus laser monotherapy for diabetic macular edema. Ophthalmology 2011; 118(4):615-25. Disponível em: https://www.ncbi.nlm.nih.gov/pubmed/21459215. Acesso em 1 Fev 2014.

21. Ferraz DA, Vasquez LM, Preti RC, Motta A, Sophie R, Bittencourt MG, Sepah YJ, Monteiro ML, Nguyen QD, Takahashi WY. A randomized controlled trial of panretinal photocoagulation with and without intravitreal ranibizumab in treatment-naive eyes with non-high-risk proliferative diabetic retinopathy. *Retina* 2015; 35(2):280-7.

22. Elman MJ, Bressler NM, Qin H, Beck RW, Ferris FL, Friedman SM, et al. Expanded 2-year follow-up of ranibizumab plus prompt or deferred laser or triamcinolone plus prompt laser for diabetic macular edema. Ophthalmology 2011; 118(4):609-14. Disponível em: https://www.ncbi.nlm.nih.gov/pubmed/21459214. Acesso em: 27 Jan 2014.

23. Aflibercept, bevacizumab, or ranibizumab for diabetic macular edema. The Diabetic Retinopathy Clinical Research Network. *N Engl J Med* 2015; 372:1193-1203.

24. Ferraz DA, Morita C, Preti RC, Nascimento VP, Maia Junior OO, Barros AC de, et al. Use of intravitreal bevacizumab or triamcinolone acetonide as a preoperative adjunct to vitrectomy for vitreous haemorrhage in diabetics. *Rev Bras Oftalmol* 2013; 72(1):12-6.

25. Flynn HW Jr, Chew EY, Simons BD, Barton FB, Remaley NA, Ferris FL. Pars plana vitrectomy in the Early Treatment Diabetic Retinopathy Study. ETDRS report number 17. The Early Treatment Diabetic Retinopathy Study Research Group. *Ophthalmology* 1992; 99(9):1351-7.

CAPÍTULO 18

PÉ DIABÉTICO

Natália Rocha • Elba Bandeira • Francisco Bandeira

INTRODUÇÃO

O pé diabético, de acordo com a OMS, é definido como um pé com infecção, ulceração ou destruição dos tecidos profundos associados a anormalidades neurológicas e a vários graus de doença vascular periférica em membros inferiores.[1,4]

A síndrome do pé diabético é multifatorial e está relacionada principalmente à neuropatia diabética periférica e à doença arterial periférica, que levam à ulceração do pé. Úlceras nos pés e amputações são as complicações mais frequentes que acometem os pacientes diabéticos, e estes indivíduos têm risco de amputação aumentado em 40 vezes em relação à população geral, principalmente quando há infecção da úlcera ou osteomielite.[2]

Cerca de 15% dos pacientes diabéticos apresentarão pelo menos uma úlcera no pé durante sua vida. Em geral, estima-se que 50% a 70% de todas as amputações dos membros inferiores são provenientes de complicações do diabetes. Pacientes com pé diabético também são mais propensos a apresentar outras complicações relacionadas ao diabetes, como nefropatia, retinopatia, doença cardíaca isquêmica e doença cerebrovascular.[3]

Tem sido relatado que o risco de úlcera do pé diabético aumenta sete vezes em pacientes com neuropatia diabética periférica. Estima-se que 45% a 60% de todas as úlceras em pacientes com diabetes são principalmente devidos a neuropatia, enquanto 45% das úlceras são devidos à combinação de fatores neuropáticos e isquêmicos.[1,3]

FISIOPATOLOGIA

A ulceração do pé diabético resulta da ação simultânea de múltiplas causas contribuintes. Ocorrem principalmente pela associação da neuropatia periférica com a isquemia resultante da doença arterial periférica.[9] A neuropatia periférica e a neuropatia autonômica, encontradas em cerca de 50% dos pacientes diabéticos, são responsáveis pela maioria das alterações clínicas encontradas.[2,4] A hiperglicemia e o estresse oxidativo também contribuem para a glicação anormal das proteínas das células nervosas e a ativação inadequada da proteína quinase C, resultando em maior disfunção nervosa e isquemia.[9]

A neuropatia em pacientes diabéticos é manifestada nos componentes motor, autonômico e sensorial. O dano às inervações dos músculos intrínsecos do pé causa um desequilíbrio entre a flexão e a extensão do pé afetado. Isso produz deformidades anatômicas dos pés, que criam proeminências ósseas anormais e pontos de pressão que gradualmente causam degradação e ulceração da pele.[9] A neuropatia autonômica resulta em anidrose, predispondo a um ressecamento da pele que facilita o surgimento de fissuras cutâneas, favorecendo o desenvolvimento de infecções.[4,7,9] Na neuropatia periférica diabética também podemos observar a perda da sensação profunda, como a percepção da vibração e a propriocepção, que, em casos graves, pode levar à ataxia sensorial e ao sinal positivo de Romberg. Os reflexos tendinosos profundos são geralmente prejudicados ou perdidos a partir do reflexo do tornozelo e progredindo proximalmente ao reflexo do joelho.[7] A diminuição da sensibilidade como parte da neuropatia periférica exacerba o desenvolvimento de ulcerações. Devido à insensibilidade, o indivíduo não percebe traumas e as lesões resultantes, de traumatismos repetidos, passam despercebidas e pioram progressivamente à medida que a área afetada é continuamente submetida a uma pressão repetitiva e a forças de cisalhamento da movimentação e do peso.[9]

A isquemia crônica pode levar à dificuldade de cicatrização, facilitando a predisposição à infecção. A doença arterial periférica (DAP) é um fator contribuinte para o desenvolvimento de úlceras nos pés em até 50% dos casos.[7,9] A disfunção das células endoteliais e as anormalidades das células lisas se desenvolvem nas artérias periféricas como consequência do estado hiperglicêmico persistente. Além disso, alguns fatores de risco, como tabagismo, hipertensão e hiperlipidemia, podem contribuir para o desenvolvimento de DAP. Cumulativamente, isso leva à doença arterial oclusiva, que resulta em isquemia na extremidade inferior e em um risco aumentado de ulceração em pacientes diabéticos.[9]

A partir da sua etiologia, o pé diabético pode ser classificado como neuropático, isquêmico e neuroisquêmico. As características de cada tipo são evidenciadas na Tabela 18.1.

SINAIS E SINTOMAS

A neuropatia simétrica bilateral distal é a mais frequente nos pacientes diabéticos. Apresenta caráter progressivo, distal, prosseguindo de modo proximal à medida conforme aumenta a gravidade da disfunção nervosa. Os pacientes podem descrevê-la como sintomas de sensações desagradáveis, tais como formigamento, ardor, picadas, choques elétricos, dor lancinante, hiperalgesia (percepção exagerada da dor na aplicação de um estímulo doloroso) ou mesmo alodinia (dor de contato ou percepção da dor devido a um não estímulo doloroso).[6,7] Vale ressaltar que, em sua maioria, os pacientes podem ser completamente assintomáticos e inconscientes em relação à neuropatia periférica, podendo até apresentar ulceração do pé diabético mesmo sem qualquer queixa neuropática precedente.[6,8]

Embora as fibras nervosas sensoriais sejam as fibras mais comumente afetadas, as fibras nervosas motoras são por

TABELA 18.1 Características de Cada Tipo de Pé Diabético

Tipo	Dor	Localização	Coloração	Características	Pulsos	Sensibilidade
Neuropático	Indolor	Região plantar, antepé, metatarso	Hiperemia	Pele seca, fissuras, calosidades	Presentes e amplos	Alterada
Isquêmico	Doloroso ou não	Dedos, partes laterais ou mediais dos pés	Cianose	Unhas atrofiadas e micóticas, margens irregulares, necrose seca	Diminuídos ou ausentes	Preservada
Neuroisquêmico	Apresenta características de ambos os tipos					

vezes afetadas também, levando à desnervação muscular. Com a progressão da doença, a fraqueza muscular se torna mais generalizada, afetando pequenos músculos tanto nos pés como nas mãos. Essa perda muscular pode levar à alteração da dinâmica normal do pé e da distribuição da pressão. O desperdício e a atrofia de pequenos músculos no pé levam à perda da estabilidade articular e ao desenvolvimento de deformidades dos pés.[6]

Na neuropatia periférica diabética também é possível observar a perda da sensação profunda, como a percepção da vibração e a propriocepção, que, em casos graves, pode levar à ataxia sensorial e ao sinal positivo de Romberg. Os reflexos tendinosos profundos são geralmente prejudicados ou perdidos a partir do reflexo do tornozelo e progridem proximalmente ao reflexo do joelho.[7] Além disso, a neuropatia autonômica diabética pode resultar em disfunção sudomotora, uma disfunção que provoca transpiração anormal e pele seca, com rachaduras e fissuras que facilitam a infecção bacteriana do pé.[7,4]

Os pacientes que apresentam doença aterosclerótica das extremidades inferiores podem ser assintomáticos ou desenvolver sintomas isquêmicos. Os pacientes sintomáticos podem apresentar claudicação intermitente, dor isquêmica em repouso, ulceração não cicatrizante do pé ou isquemia franca. A fadiga dos principais grupos musculares em uma ou ambas as extremidades inferiores que são exacerbadas ao caminhar uma distância específica sugere claudicação intermitente. Esse sintoma aumenta com a deambulação até que a caminhada não seja mais possível, e é aliviada em repouso.[9]

A Figura 18.1, no caderno colorido, apresenta os fatores de risco para o pé diabético.

AVALIAÇÃO E MANEJO

Durante a consulta deve-se realizar uma anamnese detalhada, além do exame clínico completo dos pés nos pacientes diabéticos a fim de identificar os pacientes que apresentam pé de risco. O pé de risco é aquele que apresenta uma ou mais das alterações descritas na Tabela 18.2.

Deve-se avaliar a perda de sensibilidade protetora com o teste de sensibilidade do monofilamento 10 g (5,07 Semmes-Weinstein), avaliar a sensibilidade vibratória com o diapasão (128 Hz) e pesquisar os reflexos profundos (fibras grossas), sensibilidade térmica, se há sensação dolorosa discriminativa com pino ou palito e tátil com algodão (fibras

TABELA 18.2 Características de Um Pé de Risco

Deformidade ou proeminência óssea
Pele não intacta (úlcera, rachaduras e fissuras)
Neuropatia
Pressão plantar anormal (calosidade)
Mobilidade articular limitada
Ausência do pulso tibial anterior e/ou posterior
Descoloração
História prévia de ulcerações ou amputação
Calçado inadequado

finas). Recomenda-se, para rastreamento, realizar pelo menos um teste para fibras finas e para grossas. Pacientes com fatores de risco devem ter os pés avaliados a cada 1 a 6 meses. Devemos pesquisar também a presença de alterações vasculares interrogando se há história de claudicação intermitente e medindo o índice tornozelo braquial (ITB), que estará alterado se inferior a 0,9.

Úlcera

A formação de úlceras nos pés de pacientes diabéticos é multifatorial, mas em geral podem ser causadas por anormalidades neuropáticas, isquêmicas ou combinadas. Geralmente, há associação com algum tipo de trauma[4,10] (ver Foto 18.1 no caderno colorido).

Com o desenvolvimento das úlceras, elas devem ser avaliadas quanto à localização, profundidade e sinais de infecção, e podem ser classificadas pelo tipo, como podemos observar na Tabela 18.2, sendo as puramente isquêmicas responsáveis por apenas 10% das úlceras e 90% causadas por neuropatias isoladas ou combinadas. Pode-se observar um pé isquêmico na Foto 18.2, no caderno colorido.

Em relação ao tratamento, foi observado que 50% das úlceras podem ser prevenidas por medidas educativas. O controle glicêmico é o fator metabólico mais importante. É reportado que o controle glicêmico inadequado é a principal causa de úlceras no pé diabético.[1,10,11]

Estudos têm demonstrado que níveis glicêmicos superiores a 200 mg/dL estão associados à diminuição da função de neutrófilos, incluindo a quimiotaxia de leucócitos. Além disso, os autores verificaram que os pacientes com valores de glicemia > 220 mg/dL apresentaram taxas de infecção 2,7 vezes maiores do que os pacientes com menor glicemia (31,3% *vs.* 11,5%, respectivamente). Foi observado também que uma redução média de 1% na HbA1C (hemoglobina glicosilada) foi associada a uma redução de 25% nas complicações microvasculares, incluindo neuropatia.[10,12] Deve haver também o controle das comorbidades, proteção da úlcera e alívio de pressão, restauração da perfusão cutânea e tratamento de infecção, se houver.

Infecção

A infecção do pé continua a ser a complicação diabética mais frequente que requer hospitalização e o evento precipitante mais comum, levando à amputação das extremidades inferiores.[3,4] O manejo da infecção requer uma atenção cuidadosa para o diagnóstico adequado da doença, a obtenção de amostras apropriadas para a cultura, a seleção criteriosa da terapia antimicrobiana empírica e, em seguida, deve-se determinar rapidamente quando as intervenções cirúrgicas são necessárias e fornecer todos os outros procedimentos para o tratamento da infecção.[12]

Os fatores que predispõem à infecção do pé incluem ter uma ferida profunda, de longa duração ou recorrente, ou de etiologia traumática, perturbações imunológicas relacionadas com diabetes, insuficiência renal crônica e doença arterial periférica.[4]

O diagnóstico é clínico, com base na presença de sinais flogísticos ou ainda na presença de necrose, tecido de granulação friável, secreção purulenta, odor fétido e dificuldade de cicatrização. Podemos classificar as lesões, segundo a Sociedade Americana de Doenças Infecciosas, em não infectada, infecção leve, moderada e grave (Tabela 18.3).

Osteomielite

A osteomielite é uma das manifestações mais comuns da infecção do pé diabético, estando presente em cerca de 10% a 15% dos casos moderados e em 50% dos processos infecciosos graves. Um diagnóstico precoce e preciso é necessário para garantir um tratamento direcionado e reduzir o risco de amputação grave.[4,23] A osteomielite é caracterizada por um processo infeccioso ósseo que ocorre geralmente por contiguidade de uma infecção de partes moles ou mais raramente por via hematogênica, com frequência envolvendo primeiro o córtex e depois a medula. O possível envolvimento ósseo deve ser suspeitado

quando úlceras próximas à proeminência óssea apresentam dificuldade de cicatrização, em feridas crônicas, em casos de recorrência de úlcera e história de eliminação de fragmentos ósseos.[4,23]

A osteomielite pode afetar qualquer osso, mas com maior frequência o antepé (90%), seguido pelo mediopé (5%) e retropé (5%). O antepé tem um prognóstico melhor do que a osteomielite do mediopé e do retropé.[24,25]

A epidemiologia da flora bacteriana relacionada à osteomielite reflete a encontrada em infecções de partes moles, raramente monomicrobiana e, mais frequentemente, polimicrobiana. As bactérias mais comumente detectadas na osteomielite são *S. aureus* (até 50% dos casos), *S. epidermidis* (cerca de 25%), *Streptococci* (cerca de 30%) e *Enterobacteriaceae* (até 40%).[26,27] Entre os Gram-negativos, *Escherichia coli*, *Klebsiella pneumoniae* e *Proteus* são os micro-organismos mais comuns, seguidos por *Pseudomonas aeruginosa*.[30]

O diagnóstico deve basear-se primeiramente em sinais clínicos de infecção suportados por avaliação laboratorial, microbiológica e radiológica. As feridas infectadas geralmente apresentam secreções purulentas ou pelo menos dois sinais de inflamação (edema, eritema, secreção com ou sem fragmentos ósseos).[23,30]

Mas a osteomielite também pode se manifestar sem qualquer sinal local de inflamação. Dois sinais clínicos específicos são preditivos da osteomielite. O primeiro é a largura e profundidade da úlcera pé. Uma úlcera maior que 2 cm^2 tem sensibilidade de 56% e especificidade de 92%. As úlceras profundas (> 3 mm) são mais facilmente associadas a uma osteomielite subjacente do que as úlceras superficiais (82% *vs.* 33%).[30]

Deve-se também avaliar o teste da sonda óssea, que consiste em inserir uma sonda metálica no interior da úlcera, após o desbridamento de qualquer calosidade ou tecido necrótico, para verificar se toca a estrutura óssea (ver Foto 18.3 no caderno colorido). Se positivo, haverá um aumento na probabilidade de haver osteomielite, porém se negativo a possibilidade não deverá ser excluída.[4,23,30]

Em relação às alterações laboratoriais, podemos observar leucocitose, aumento do VHS (velocidade de hemossedimentação), proteína C reativa (PCR) e procalcitonina. A solicitação da hemocultura deve ser reservada para casos graves. Amostras de tecido coletadas por biópsia, curetagem ou aspiração são preferidas aos *swabs* de feridas, devem ser solicitadas quando houver suspeita de infecções resistentes em casos de uso recente de antibiótico e pacientes hospitalizados com frequência. A biópsia óssea é o melhor exame para o diagnóstico e para orientar a conduta terapêutica. Ela é indicada nos casos de falência de tratamento empírico e incerteza no diagnóstico. Para reduzir o número de falso-positivos recomenda-se interromper a antibioticoterapia por 2 semanas, mas a suspensão 48 horas antes da coleta pode ser útil.[4,23,30]

Testes radiológicos são geralmente necessários para detectar o envolvimento ósseo em caso de osteomielite suspeita sem sinais clínicos de infecção, para confirmar a suspeita clínica e detectar os ossos afetados e para diferenciar a osteomielite da infecção dos tecidos moles. A radiografia é geralmente o primeiro exame a ser solicitado, embora seja difícil detectar o processo infeccioso durante a fase inicial.[4,23]

TABELA 18.3	Classificação das Lesões no Pé Diabético
Não infectada	Ausência de sinais ou sintomas de infecção local ou sistêmica
Infectada	Caracterizada por pelo menos dois sinais flogísticos: edema, eritema com mais de 0,5 cm ao redor da úlcera, dor ou incômodo local, hiperemia local, secreção
Leve	Acomete pele e tecido subcutâneo ou eritema com menos de 2 cm ao redor da ferida
Moderada	Acomete tecidos mais profundos (articulação, tendão, osso) ou eritema com mais de 2 cm ao redor da ferida
Grave	Se houver sinais ou sintomas de infecção sistêmica

DIABETES

Os sinais claros relacionados à osteomielite geralmente não são evidentes até que 30% a 50% do osso não tenha sido envolvido. Geralmente, essa condição ocorre após 2 a 3 semanas. As radiografias devem ser solicitadas em mais de uma incidência e são, normalmente, caracterizadas por osteopenia, erosão do osso cortical, lise cortical, osteólise, espessamento periosteal e sequestro de osso.[4,23,30]

A ressonância magnética (RM) é o exame mais útil na identificação da osteomielite. Ela avalia a extensão do comprometimento ósseo e de partes moles, auxiliando também no planejamento cirúrgico. São observados baixa intensidade do sinal focal em T1, sinal intenso de medula óssea, inflamação dos tecidos moles adjacentes, tumoração de tecidos moles, úlcera cutânea adjacente, formação de fístula e interrupção cortical. A cintilografia é mais sensível que a radiografia, especialmente durante o estágio mais precoce da infecção óssea. Porém, a limitação comum é a baixa especificidade na discriminação entre tecidos moles e infecção óssea.[4,23] Deve ser usada quando a RM for contraindicada ou não estiver disponível.

TRATAMENTO

O tratamento pode ser ambulatorial ou hospitalar. Recomenda-se internação em casos de lesões com grande potencial de amputação (celulite, palidez, sinais de infecção sistêmica, tecido necrótico ou envolvimento ósseo) e pela necessidade de antibioticoterapia endovenosa, procedimentos cirúrgicos, ou em casos moderados em que há a impossibilidade de seguimento do tratamento. Casos leves devem ter seguimento ambulatorial.[4,23] O manejo é mostrado na Figura 18.2, no caderno colorido.

O tratamento cirúrgico engloba desde um desbridamento superficial até a amputação. Tan et al.[21] demonstraram que uma abordagem cirúrgica agressiva com amputação menor reduz o risco de amputação maior acima do tornozelo e reduz o tempo de hospitalização e os custos associados.

A antibioticoterapia deve ser iniciada precocemente a fim de conter a infecção e evitar a sua progressão. É reservada aos casos em que realmente há infecção, tendo em vista que não interferem na cicatrização. Inicialmente se recomenda a escolha a um esquema empírico visando combater os microrganismos mais comumente encontrados. Recomenda-se o esquema endovenoso para infecções graves com acometimento sistêmico ou em casos em que se observa a resistência medicamentosa oral.[4,23] Os esquemas antibióticos são observados na Tabela 18.4.

Neuro-osteoartropatia de Charcot

A osteoartropatia neuropática de Charcot (NC) é uma condição crônica e progressiva dos ossos, articulações e tecidos moles que ocorre com maior frequência na região do pé e tornozelo como resultado de neuropatia periférica. Caracteriza-se por um processo inflamatório local nos estágios iniciais e desenvolvimento gradual da perda óssea, deslocamento articular e deformidades fixas. Essas deformidades podem levar secundariamente a ulcerações infectadas e, eventualmente, à osteomielite. Em geral, qualquer parte do esqueleto pode ser afetada, como podemos observar na Foto 18.4, no caderno colorido.[28]

TABELA 18.4 Esquemas Antibióticos para Tratamento do Pé Diabético

Leve	Moderada/Grave
Sem complicações → Gram+ Penicilina ou cefalosporina de 1ª geração	Sem complicações/uso recente de ATB → cocos Gram+ e – Amoxicilina-clavulanato, ampicilina-sulbactama ou cefalosporina de 3ª geração
Uso recente de ATB → Gram+ e Gram– Betalactâmicos, piperacilina ou fluorquinolona com atv contra cocos Gram+	Isquemia/necrose → Gram+ e Gram– anaeróbios Amoxicilina-clavulanato, ampicilina-sulbactama, piperacilina, carbapenêmicos ou cefalosporina de 2ª/3ª geração + clindamicina ou metronidazol
Alergia a betalactâmicos: clindamicina, fuorquinolona, sulfa-trimetoprima	Úlcera macerada/quente → Gram– e pseudomonas Fluorquinolona, piperacilina, meropenem ou imipenem
Elevado risco de MRSA: sulfametoxazol-trimetoprima ou doxiciclina	Risco de pseudomonas resistente ou ESBL Piperacilina, carbapenêmicos, fluorquinolona, aminoglicosídeos ou risco de colistina Risco de MRSA: adicionar ou substituir por glicopeptídeo, linezolida, daptomicina ou piperacilina

ATB, antibiótico; MRSA, *Staphylococcus aureus* resistente à meticilina; ESBL, betalactamase de amplo espectro.

O diabetes *mellitus*, juntamente com a neuropatia, é atualmente considerado a principal causa de NC.[4,28] Pode ser dividido em duas fases: aguda ativa e crônica. Na primeira observamos eritema, edema unilateral e temperatura com mais 2°C do que o membro contralateral, sem alterações radiológicas. Na fase mais tardia não há sinais flogísticos.

O diagnóstico radiológico na fase ativa pode evidenciar um estado agudo precoce sem alterações ou um estado mais avançado com deformidades ósseas e alterações ósseas. Já na fase crônica estável é possível observar deformidades ósseas com sinais de cicatrização, remodelamento e esclerose óssea.[4,28]

A cintilografia detecta danos ósseos precoces pela captação focal aumentada do tecnécio, mesmo na ausência de alterações radiográficas. A RM demonstra melhor as alterações ósseas no estágio precoce por meio do edema da medula óssea subcondral com ou sem microfratura.[4,28]

O tratamento da fase aguda precoce consiste na retirada da carga sobre o membro a fim de evitar deformidades. O membro deve ser imobilizado com bota gessada ou similar e deve ser reavaliado após 1 semana. Na fase aguda ativa, é necessário manter a imobilização até que haja resolução radiográfica. Na fase crônica, a imobilização deve ser mantida por cerca de 18 semanas até que haja a progressão para o calçado adequado. Pode haver necessidade do uso de órtese tornozelo – pé para a estabilização.[4,28]

O tratamento cirúrgico é indicado quando há falha do tratamento conservador com presença recorrente de úlceras e instabilidade articular.[4]

REFERÊNCIAS

1. Bakker J, et al. International Consensus on the Diabetic Foot; 1999.
2. Parisi MC. *Diabetes na prática clínica (e-book)*. Sociedade Brasileira de Diabetes; 2015.
3. Pendsey SP. Understanding diabetic foot. *Int J Diabetes Dev Ctries* 2010 Apr-Jun; 30(2):75-79.
4. Bandeira F. *Protocolos clínicos em endocrinologia e diabetes*. 2ª ed. Rio de Janeiro: Guanabara Koogan; 2017.
5. Pinzur MS. Surgical treatment of the Charcot foot. *Diabetes Metab Res Rev* 2016 Jan; 32(Suppl 1):287-91. doi: 10.1002/dmrr.2750.
6. Amin N, Doupis J. Diabetic foot disease: From the evaluation of the "foot at risk" to the novel diabetic ulcer treatment modalities. *World J Diabetes* 2016 Apr 10; 7(7):153-164.
7. Tesfaye S. Características clínicas da polineuropatia diabética. In , Veves, A., Malik, RA., (eds.). Neuropatia diabética: manejo clínico. Totowa, NJ: Humana Press; 2007. p. 243-257.,
8. Boulton AJ, Kirsner RS, Vileikyte L. Prática clínica. Úlceras neuropáticas do pé diabético. *N Engl J Med* 2004; 351:48-55.
9. Clayton Jr W, Elasy TA. A review of the pathophysiology, classification, and treatment of foot ulcers in diabetic patients. *Clinical Diabetes* 2009 Apr; 27(2):52-58.
10. Yazdanpanah L, Nasiri M, Adarvishi S. Literature review on the management of diabetic foot ulcer. *World J Diabetes* 2015 Feb; 15; 6(1):37-53.
11. Alexiadou¹ K, Doupis J. Management of diabetic foot ulcers. *Diabetes Ther* 2012 Dec.
12. Associação Americana de Diabetes. Padrões de assistência médica na diabetes – 2006. Diabetes Care 2006; 29(Suppl 1):S4-42.
13. Nelson EA, Backhouse MR, Bhogal2 MS, Wright-Hughes A, Lipsky3 BA, Nixon J, Brown S, Gray J. Concordance in diabetic foot ulcer infection. BMJ Open 2013; 3(1):e002370. Publicado on-line em 5 Jan 2013. doi: 10.1136/bmjopen-2012-002370. Disponível em: https://www.ncbi.nlm.nih.gov/pmc/articles/PMC3549255/.
14. Khanolkar MP, Bain SC, Stephens JW. O pé diabético. *QJM* 2008; 101:685-695.
15. Tesfaye S. Características clínicas da polineuropatia diabética. In , Veves, A., Malik, R.A., Neuropatia diabética, manejo, clínico., Totowa, N.J., Humana Press, 2007. p., 243-257.,
16. Iraj B, Khorvash F, Ebneshahidi A, Askari G. Prevenção da úlcera do pé diabético. *Int J Prev Med* 2013; 4:373-376.
17. Alavi A, Sibbald RG, Mayer D, Goodman L, Botros M, Armstrong DG, Woo K, Boeni T., Ayello EA, Kirsner RS. Úlceras do pé diabético: Parte II. Gestão. J Am Acad Dermatol. 2014; 70 : 21.e1-2124; Quiz 21.e1-2124.
18. Associação Americana de Diabetes. Padrões de assistência médica na diabetes - 2006. Diabetes Care. 2006; 29(Suppl 1):S4-42.
19. Apelqvist J, Bakker K, Van Houtum WH, Nabuurs-Fransen MH, Schaper (eds.). Grupo de Trabalho Internacional sobre o Pé Diabético. *Consenso internacional sobre o pé diabético e suplementos (DVD)*. NC Complete IWGDF DVD Diretrizes 2011. Disponível em: http://shop.idf.org.2011.
20. Lavery LA, Armstrong DG, Murdoch DP, Peters EJ, Lipsky BA. Validação do sistema de classificação da infecção do pé diabético da Sociedade de Doenças Infecciosas da América. *Clin Infect Dis* 2007; 44:562-565.
21. Lavery LA, Armstrong DG, Wunderlich RP, Mohler MJ, Wendel CS, Lipsky BA. Fatores de risco para infecções de pé em indivíduos com diabetes. *Diabetes Care* 2006; 29:1288-1293.
22. Lavery LA, Peters EJ, Armstrong DG, Wendel CS, Murdoch DP, Lipsky BA. Fatores de risco para o desenvolvimento de osteomielite em pacientes com feridas do pé diabético. *Diabetes Res Clin Prac* 2009; 83:347-352.
23. Giurato L, Meloni M, Izzo V, Uccioli L. Osteomyelitis in diabetic foot: A comprehensive overview. *World J Diabetes* 2017 Apr 15; 8(4):135-142.
24. Aragón-Sánchez J, Cabrera-Galván JJ, Quintana-Marrero JJ, Hernández-Herrero MJ, Lázaro-Martínez JL, García-Morales E, Benefit-Montesinos JV, Armstrong DG. Resultados do tratamento cirúrgico da osteomielite do pé diabético: uma série de 185 pacientes com confirmação histopatológica do envolvimento ósseo. *Diabetologia* 2008; 51:1962-1970.
25. Faglia E, Clerici G, Caminiti M, Curci V, Somalvico F. Influência da localização da osteomielite no pé de pacientes diabéticos com amputação transtibial. *Pé Anco Int* 2013; 34: 222-227.
26. Lipsky BA, Berendt AR, Cornia PB, Pile JC, Peters EJ, Armstrong DG, Deery HG, Embil JM, Joseph WS, Karchmer AW. 2012 Infectious Diseases Society of America – Guia de prática clínica para o diagnóstico e tratamento de infecções do pé diabético. Clin Infect Dis 2012; 54:e132-e173.
27. Lipsky BA, Aragão-Sánchez J, Diggle M, Embil J, Kono S, Lavery L, Senneville E, Urbančič-Rovan V, Van Asten S, Peters EJ. IWGDF – Orientação sobre o diagnóstico e gestão de infecções do pé em pessoas com diabetes. Diabetes Metab Res 2016; 32(Suppl 1):45-74.
28. Kucera T, Shaikh HH, Sponer P. Charcot neuropathic arthropathy of the foot: A literature review and single-center experience. *J Diabetes Res* 2016; 2016: 320704. Disponível em: https://www.ncbi.nlm.nih.gov/pubmed/27656656.
29. Adeghate J, Nurulain S, Tekes K, Fehér E, Kalász H, Adeghate E. Novel biological therapies for the treatment of diabetic foot ulcers. *Expert Opinion on Biological Therapy* 2017. doi: 10.1080/14712598.2017.1333596.
30. Schmitt SK. Osteomyelitis. *Infec Dis Clin N Am* 2017; 31:325-338.

CAPÍTULO 19

DOENÇA HEPÁTICA GORDUROSA NÃO ALCOÓLICA

Narriane C. P. Holanda • Nara N.C. Carvalho • Bruno Leandro de Souza • Leydiane Lima

INTRODUÇÃO

A doença hepática gordurosa não alcoólica (DHGNA) é um importante problema de saúde pública. Estima-se que, no seu curso natural, a esteato-hepatite não alcoólica (EHNA) será a principal causa de transplante hepático nos Estados Unidos.[1]

A DHGNA caracteriza-se pelo acúmulo de lipídios em mais de 5% dos hepatócitos associado à resistência à insulina (RI) e à síndrome metabólica (SM) na maioria dos casos,[2] na ausência de um consumo significativo de álcool ou de outra etiologia para a esteatose hepática.[1] Essa infiltração gordurosa nos hepatócitos (esteatose) pode ou não se apresentar com alterações inflamatórias e fibrose hepática. A EHNA abrange espectros de gravidade da doença, incluindo fibrose, cirrose e carcinoma hepatocelular (CHC).[3]

EPIDEMIOLOGIA

A DHGNA está diretamente associada à SM e aos seus componentes (Tabela 19.1), e por este motivo é a hepatopatia mais comum nos países ocidentais, onde os principais fatores de risco para SM, como obesidade central, diabetes *mellitus* tipo 2 (DM2) e dislipidemia, são frequentes[4] tanto em adultos quanto em crianças. Apesar disso, essa condição pode estar presente em cerca de 7% das pessoas com peso normal.[5] Estima-se que a DHGNA acometa de 6% a 35% da população mundial (mediana 20%), e, segundo dados do National Health and Nutrition Examination Survey y 2011-2012 (*NHANES*),[6] esta prevalência vem crescendo ao longo de décadas. Ainda nos Estados Unidos, a prevalência da EHNA é de 3% a 5%, sendo maioria dos pacientes diagnosticada entre 40 e 50 anos.[7]

Embora haja divergências na literatura, a DHGNA parece ser mais comum em homens. Há ainda diferenças étnicas na sua prevalência, com predomínio para os hispânicos em relação a brancos e negros, possivelmente devido à maior prevalência de obesidade no primeiro grupo.[8]

Outras condições que têm sido associadas à DHGNA, independentemente de suas associações a obesidade ou SM, incluem síndrome dos ovários policísticos, hipotireoidismo, doença cardiovascular (DCV) isoladamente, apneia obstrutiva do sono, hipopituitarismo, hipogonadismo e pacientes submetidos a colecistectomia.[2]

PATOGÊNESE

A patogênese da DHGNA ainda não foi completamente elucidada. A teoria mais aceita indica a RI como o mecanismo-chave que conduz à esteatose hepática. Alguns estudiosos propõem que uma lesão oxidativa adicional é necessária para manifestar o componente necroinflamatório da esteato-hepatite. Sugerem-se como potenciais estressores oxidativos o ferro hepático, a leptina, as deficiências de antioxidantes e as bactérias intestinais (ver Figura 19.1 no caderno colorido).

Resistência à Insulina e Triglicerídeos

A RI, no tecido adiposo, aumenta a lipólise dos triglicerídeos (TG) e inibe a esterificação de ácidos graxos livres (AGL), culminando no aumento plasmático destes[9] e na diminuição da sua exportação hepática em decorrência da redução da síntese ou secreção de lipoproteína de muito baixa densidade (VLDL). Níveis séricos elevados de glicose e de ácidos graxos resultam no aumento da captação hepática dos lipídios, que, por estresse enzimático, inibe a β-oxidação mitocondrial. Assim, o acúmulo de TGs no hepatócito determina o surgimento da esteatose hepática.[10]

A exportação hepática do VLDL é inibida com a diminuição da síntese da apolipoproteína B (Apo B) e sua menor conjugação com os TGs.[11] Isso pode resultar na indução de oxidação de lipídios, mediada pela enzima diacilglicerol O-aciltransferase 1 (DGAT1),[12] e em danos oxidativos aos hepatócitos.

A base genética para a associação entre RI e EHNA pode envolver polimorfismos nos genes que codificam a apolipoproteína C3,[13] a adiponutrina[14] (envolvida no metabolismo dos TGs) e marcadores inflamatórios como a interleucina-6 (IL-6). Além disso, as alterações na atividade transcricional do receptor gama proliferador-ativador do peroxissoma coativador 1-alfa (PPARGC1A) se correlacionaram com o fenótipo de RI e a presença de DHGNA.[15]

A RI também tem sido observada em pacientes não obesos com EHNA, e, apesar da forte associação, nem todos os pacientes com EHNA exibem RI, sugerindo que a EHNA pode ser uma síndrome heterogênea com mais de uma causa.[16]

Antioxidantes

A peroxidação lipídica e de radicais livres de oxigênio podem exaurir enzimas antioxidantes como a glutationa, a vitamina E, o β-caroteno e a vitamina C, tornando o fígado suscetível a lesões oxidativas. Uma terapia com antioxidantes parece reduzir a apoptose das células T reguladoras e diminuir a inflamação hepática.[17]

Leptina, Adiponectina e Resistina

A leptina pode contribuir para o desenvolvimento de fibrose na EHNA, pois induz alterações no receptor de insulina,

146 ENDOCRINOLOGIA E DIABETES

TABELA 19.1 Causas Secundárias de Esteatose Hepática

Esteatose Macrovesicular

Consumo excessivo de álcool	Fome
Hepatite C (genótipo 3)	Nutrição parenteral
Doença de Wilson	Abetalipoproteinemia
Lipodistrofia	Medicações (p. ex., valproato, antirretrovirais)

Esteatose Microvesicular

Síndrome de Reye	Síndrome HELLP
Medicações (p. ex., valproato, antirretrovirais)	Erros congênitos do metabolismo
Fígado gorduroso agudo da gravidez	

HELLP, anemia hemolítica, elevação de enzimas hepáticas e plaquetopenia. Erros congênitos do metabolismo: deficiência de lecitina colesterol aciltransferase (LCAT), doença de armazenamento de éster de colesterol, doença de Wolman. (Adaptada da ref. 39).

tornando os hepatócitos mais resistentes à insulina. Altos níveis séricos de leptina correlacionam-se, por exemplo, com o grau maior de fibrose em pacientes com hepatite C.[18]

Níveis baixos de adiponectina, um hormônio benéfico ao metabolismo lipídico, que aumentam tanto a depuração lipídica do plasma quanto a β-oxidação dos ácidos graxos no músculo, correlacionaram-se com a presença de DHGNA, fibrose hepática e gravidade da SM.[19] A adiponectina também tem efeitos anti-inflamatórios diretos, suprimindo a produção de fator de necrose tumoral alfa (TNF-α) no fígado.[20]

A resistina, quando em estado de superexpressão, é importante no desenvolvimento da RI e estimula o TNF-α e a IL-12 através do fator nuclear kappa-beta (NF-κβ).[21] Seus níveis podem servir para discriminar a esteatose da esteato-hepatite.[22]

Microbiota Intestinal

A microbiota intestinal tem importante papel na patogênese da DHGNA e da EHNA, especialmente por meio da exposição hepática a produtos de degradação bacteriana, como os lipopolissacarídeos, e a consequente instalação de resistência insulínica, esteatose, necroinflamação e fibrose.[23] Outros mecanismos propostos incluem desconjugação de sais biliares, inativação de lipotrópicos hepáticos[24] e, ainda, a produção de álcool endógeno e acetaldeído por bactérias e leveduras no cólon, os quais são absorvidos facilmente na corrente sanguínea portal, resultando em alterações na histologia hepática.[25]

Outras

O estado de hipóxia intermitente crônica, como ocorre na apneia obstrutiva do sono, parece aumentar significativamente a peroxidação lipídica hepática e os níveis de citocinas pró-inflamatórias, podendo correlacionar-se com a gravidade histológica da DHGNA.[26]

O colesterol da dieta também pode ser um fator independente no desenvolvimento de inflamação hepática,[27] que está associada a altos níveis plasmáticos de VLDL.

O aumento do ferro hepático também pode ter um papel no desenvolvimento da EHNA, possivelmente devido à geração de radicais livres que ocorre no processo de redução de Fe^{3+} a Fe^{2+}. Sabe-se que a RI está associada a níveis aumentados de ferro hepático[28] e que a melhora do controle glicêmico está associada à otimização nas concentrações séricas de ferritina e de ferro hepático.[29] Além disso, o aumento da concentração de ferro no parênquima hepático na EHNA parece correlacionar-se com a gravidade da fibrose.[30]

O DM2, por motivos ainda pouco compreendidos, relaciona-se com as formas mais graves da DHGNA, com maior progressão para CHC.[1]

Lesão Hepatocelular e Fibrose

Sabe-se que os AGL são indutores de várias lipoxigenases microssomais do citocromo p-450 e capazes de produzir hepatotoxinas de radicais livres de oxigênio.[31] Além disso, a mudança na β-oxidação de AGL na fosforilação oxidativa mitocondrial pode resultar em aumento da formação de radicais livres, lesão hepatocelular e fibrose.[32] As anormalidades estruturais mitocondriais significativas estão presentes em pacientes com EHNA, mas não naqueles com esteatose hepática sem sinais inflamatórios.[31]

Como potenciais estressores oxidativos, a ativação do NF-κβ e o aumento da produção de citocinas parecem mediar o processo inflamatório dos hepatócitos. Entre as citocinas pró-inflamatórias e os mediadores inflamatórios incluem-se a ativação do TNF-α, do sistema complemento, da mieloperoxidase plasmática e das células *natural killer* (NK).[33] A expressão da caspase-2, uma protease envolvida no processo de apoptose celular, correlaciona-se fortemente com a gravidade da doença hepática em pacientes com DHGNA.[34]

Observa-se ainda que os estrogênios parecem proteger contra a fibrogênese em pacientes com DHGNA, uma vez que homens e mulheres na pós-menopausa têm risco de fibrose maior em comparação com mulheres na pré-menopausa.[35]

A fibrose perissinusoidal (zona 3 acinar) em pacientes com EHNA é consequência do processo inflamatório crônico e decorre da ativação de células progenitoras hepáticas e células estreladas lobulares. Tal ativação correlaciona-se com a RI e reflete o grau de atividade da EHNA, de fibrose e da extensão da perda replicativa dos hepatócitos primários.[36] Assim, o prognóstico da doença pode ser determinado pela presença e extensão da fibrose. Além disso, a presença de nódulos hepatocelulares circundados por fibrose anular implica cirrose, com consequências clínicas negativas como hipertensão portal, insuficiência hepática e CHC.[37]

DIAGNÓSTICO

O diagnóstico da DHGNA baseia-se na presença de esteatose hepática mediante exames de imagem ou histologia, excluindo-se ingesta alcoólica significativa e esteatose hepática secundária a outras causas. Considera-se ingestão alcoólica significativa a quantidade de mais de 20 g/dia (140 g/semana) na mulher e 30 g/dia (210 g/semana) no homem num período acima de 2 anos prévios à histologia hepática basal.[38] Além de exclusão da ingesta alcoólica significativa, outras causas também devem ser excluídas, como uso de drogas, doenças hepáticas como hepatites virais (principalmente o vírus C genótipo 3), hemocromatose, doença de Wilson, cirrose e hepatite autoimunes, abetalipoproteinemia, lipodistrofia, nutrição parenteral, desnutrição etc.[39] (Tabela 19.1).

Manifestações Clínicas

Em sua maioria, os pacientes com DHGNA são assintomáticos, embora alguns deles com EHNA possam apresentar fadiga, mal-estar e desconforto em abdome superior. Ao exame físico, podemos encontrar hepatomegalia em pacientes com DHGNA devido à infiltração gordurosa, porém esse achado é variável, e, além disso, pode haver sinais clínicos associados à SM.[40] Ascite, esplenomegalia e aranhas vasculares podem ser vistas em pacientes com cirrose.

Alterações Laboratoriais

Pacientes com DHGNA podem ter elevações leves a moderadas de aspartato aminotransferase (AST) e alanina aminotransferase (ALT),[41] entretanto essas anormalidades não são requeridas para o diagnóstico, visto que podem ser anormais em outras condições ou doenças. Quando AST e ALT estão elevadas na DHGNA, há um aumento de 2 a 5 vezes o limite superior da normalidade, sendo a relação AST/ALT < 1, ao contrário da doença hepática gordurosa alcoólica, em que essa relação é >1.[42] Valores normais de AST e ALT não excluem injúria hepática importante, no entanto testes laboratoriais são necessários para avaliar outras condições no diagnóstico diferencial da esteatose hepática. A diretriz da Associação Europeia para o Estudo da DHGNA sugere um protocolo para uma avaliação abrangente de pacientes suspeitos de DHGNA mediante histórico de ingesta alcoólica, história pessoal e familiar de diabetes *mellitus* tipo 2 (DM2), hipertensão arterial sistêmica (HAS) e DCV, além do exame físico e testes laboratoriais (Tabela 19.2), assim como um fluxograma de diagnóstico para avaliar e monitorar a gravidade da doença na presença de uma DHGNA suspeita e de fatores de risco metabólicos (ver Figura 19.2 no caderno colorido).[2]

Exames de Imagem

Vários métodos radiológicos podem detectar a DHGNA, mas nenhuma modalidade de imagem é capaz de diferenciar os subtipos histológicos da DHGNA e da EHNA. A ultrassonografia (US) é o método mais utilizado para a avaliação qualitativa da esteatose hepática por ser mais amplamente disponível e de menor custo que a ressonância magnética (RM).[43] A US revela frequentemente uma textura hiperecoica ou fígado brilhante devido à infiltração de gordura difusa. Uma metanálise constatou que a sensibilidade e a especificidade da US foram de 85% e 94%, respectivamente, utilizando-se a biópsia hepática como padrão ouro.[44] No entanto, a sensibilidade é diminuída em pacientes com obesidade mórbida e quando há menos de 20% de esteatose hepática.[2] Em um estudo com 187 pacientes com obesidade mórbida submetidos à cirurgia bariátrica, a esteatose hepática estava presente histologicamente em 95%, mas foi detectada pela US apenas em 49%.[44]

TABELA 19.2 Protocolo para uma Avaliação Abrangente de Pacientes Suspeitos de Doença Hepática Gordurosa não Alcoólica

Avaliação Inicial

Ingesta alcoólica <20 g/dia em mulheres e <30g/dia em homens	AST, ALT, Gama-GT
História pessoal e familiar de DM2, HAS e DCV	GJ, HbA1c, TOTG, HOMA-IR (insulina em jejum)[b]
IMC, circunferência da cintura, mudança em peso corporal	Hemograma
Infecção pelo vírus das hepatites B/C	Colesterol total, HDL, triglicerídeos e ácido úrico
História de drogas associada à esteatose[a]	US

Avaliação Estendida

Ferritina e saturação de transferrina[c]	Testes para doenças raras (Wilson, doença autoimune, deficiência de alfa1-antitripsina)[e]
Testes para doenças celíaca, tireoidiana e SOP[d]	

DM2, diabetes mellitus tipo 2; HAS, hipertensão arterial sistêmica; DCV, doença cardiovascular; IMC, índice de massa corporal; AST, aspartato aminotransferase; ALT, aspartato alanina aminotransferase; Gama-GT, gama-glutamiltranspeptidase; GJ, glicemia em jejum; HbA1c, hemoglobina glicada; TOTG, teste oral de tolerância à glicose; HOMA-IR, Homeostasis model assessment insulin resistance; HDL, lipoproteína de alta densidade; US, ultrassonografia; SOP, síndrome dos ovários policísticos. [a]Medicamentos (amiodarona, metotrexato, tamoxifeno, glicocorticoides, valproato, agentes antirretrovirais para o vírus da imunodeficiência humana [HIV]). [b]O rastreamento de diabetes é essencial por meio de glicemia de jejum ou HbA1c e TOTG para grupos de alto risco. Apesar de suas limitações, o HOMA-IR fornece estimativa de resistência à insulina a não diabéticos. [c]Um modo simples de avaliar a hemocromatose é pela saturação de transferrina, que, quando < 50% em homens e < 45% em mulheres, não é sugestiva de sobrecarga de ferro[d, e]. Na avaliação estendida, outros distúrbios devem ser considerados com base no histórico do paciente, sintomas associados e história familiar. (Adaptada da ref. 2.)

A tomografia computadorizada (TC) tem boa acurácia para o diagnóstico de esteatose moderada a grave, porém não é um bom método para acompanhamento devido à radiação ionizante, e, além disso, pode sofrer interferência nos seus valores de atenuação devido à sobrecarga de ferro hepático e ao uso de amiodarona. A RM é o exame mais acurado para a detecção de esteatose leve, utilizando o método tradicional ou a RM espectroscópica (RME), que é atualmente o procedimento de imagem mais confiável para mensurar a gordura hepática. As sensibilidades e especificidades da RM para a detecção de esteatose histológica $\geq$ 5% foram de 77% a 90% e de 87% a 91%, respectivamente, e para a RME, de 80% a 91% e de 80% a 87%, respectivamente. A RM e a RME são superiores à US e à TC por avaliarem a quantidade de gordura hepática de forma objetiva mediante um índice quantitativo e reprodutível (*proton density fat fraction* [PDFF]), além de serem os melhores métodos para acompanhamento ao longo do tratamento da esteatose. Alguns estudos sugerem que o PDFF pode ser um padrão de referência melhor que a própria graduação histológica na mensuração da gordura hepática.[45]

Papel da Biópsia Hepática

A biópsia hepática é necessária para confirmar ou excluir o diagnóstico de EHNA e determinar a gravidade da doença.[2,39,43] Trata-se de um exame invasivo e deve ser recomendada nas seguintes situações: suspeita de EHNA e diagnóstico diferencial de outras doenças hepáticas crônicas, DHGNA e alto risco de EHNA e/ou fibrose avançada sugeridos por marcadores sorológicos e/ou elastografia hepática, níveis elevados de enzimas hepáticas por mais de 3 meses, SM não controlada com mudanças comportamentais após 6 meses, podendo também ser considerada em pacientes com níveis persistentes de ferritina sérica elevada e aumento na saturação de ferro, especialmente para genótipos homozigotos ou heterozigotos para mutações C282Y no gene HFE.[46] Apesar de ser o padrão ouro no diagnóstico de EHNA, ela pode apresentar limitações como qualidade variável dos espécimes de biópsia hepática (espécimes com menos de 2 cm de comprimento podem ser de difícil interpretação), a agulha de maior calibre pode produzir melhores amostras do que agulha fina, a variabilidade da amostra (a doença hepática nem sempre afeta o fígado em um padrão homogêneo), a flutuação da atividade da doença (alterações histológicas obtidas num único ponto no tempo podem não refletir a atividade global da doença, que pode variar) e a avaliação subjetiva.[47-51]

Alterações Histopatológicas

O critério mínimo para um diagnóstico histológico de DHGNA é > 5% dos hepatócitos esteatóticos em uma secção de tecido hepático. A extensão da esteatose pode ser descrita de acordo com a porcentagem dos hepatócitos acometidos: leve (5% a 33%), moderada (34% a 66%) ou grave (>66%).[52] Os achados histológicos da DHGNA incluem esteatose isolada, ou esteatose com inflamação lobular ou portal, ou esteatose com balonização e sem inflamação. Os pacientes com EHNA têm achados de biópsia hepática que podem ser indistinguíveis dos da esteato-hepatite alcoólica. Um diagnóstico de EHNA requer os achados de esteatose, lesão de hepatócitos (tipicamente balonização) e inflamação lobular (tipicamente na zona acinar 3). Conjuntamente, entretanto, outros achados histológicos podem ser vistos: fibrose, inflamação portal, infiltrado polimorfonuclear, corpos de *Mallory-Denk*, corpos apoptóticos, núcleos vacuolados claros, esteatose microvacuolar e megamitocôndria. A esteatose é tipicamente macrovesicular, podendo ser vista a forma mista, mas a microvesicular pura é incomum.[2]

Métodos não Invasivos para Detecção de EHNA e Fibrose

O diagnóstico de EHNA fornece informações prognósticas e indica um risco aumentado de progressão da fibrose, cirrose e, possivelmente, CHC, além de possibilitar um acompanhamento mais próximo e intensificação da terapia. Medidas clínicas, bioquímicas ou de imagem não podem distinguir EHNA de esteatose.[2] Os fragmentos de citoqueratina-18 (CK-18), que são gerados durante a morte celular (fragmentos M65) ou apoptose (fragmentos M30), têm uma precisão modesta para o diagnóstico de EHNA (66% de sensibilidade e 82% de especificidade).[53,54] A CK-18 se altera paralelamente com a melhora histológica, mas não tem melhor desempenho do que a ALT na identificação de respondedores histológicos.[55] Até o momento, não há validação de testes não invasivos para o diagnóstico de EHNA.

A fibrose é o fator prognóstico mais importante na DHGNA e está correlacionada com desfechos relacionados ao fígado e à mortalidade, gerando interesse por métodos não invasivos para sua detecção em pacientes com DHGNA. Esses métodos incluem o NAFLD fibrosis score (NFS) e o fibrosis 4 calculator (FIB-4), os quais foram validados externamente em populações de DHGNA etnicamente diferentes[56-61] (Tabela 19.3). O NFS, o FIB-4, o Enhanced Liver Fibrosis (ELF) e o FibroTest® preveem mortalidade geral, cardiovascular e relacionada com o fígado. Os testes funcionam melhor na diferenciação de fibrose avançada (F3) *versus* fibrose não avançada.[62] É importante salientar que os valores preditivos negativos (VPNs) para excluir a fibrose avançada são superiores aos valores preditivos positivos (VPPs)[62,63] (Tabela 19.3).

A elastografia por US ou RM avalia a rigidez do fígado mediante a medição da velocidade da onda de cisalhamento. A US e a RM demonstraram um aumento gradual da rigidez hepática à medida que a gravidade da fibrose hepá-

---

TABELA 19.3 Painel de Biomarcadores para o Diagnóstico de Fibrose Avançada (Estágios 3 e 4)

	Parâmetros Incluídos	n	VPP	VPN	Pacientes sem classificação (zona cinzenta)
FibroTest[108]	Idade, sexo, BT, GGT, alfa 2-macroglobulina, apolipoproteína A1, haptoglobulina	267	60%	98%	32%
NAFLD *fibrosis score*[109]	Idade, IMC, DM, taxa AST/ALT, plaquetas, albumina	733	82%	88%	24%
*BARD *score*[110]	IMC, DM, taxa AST/ALT	827	43%	96%	N/A
*FIB4 *index*[111]	Idade, AST e ALT, plaquetas	541	80%	90%	30%
NAFIC *score*[112]	Ferritina, colágeno tipo IV, insulina	619	36%	99%	15%
*Hepascore[116]	Idade, sexo, BT, GGT, alfa2-macroglobulina, ácido hialurônico	242	57%	92%	11%

N/A, não aplicável; VPN: valor preditivo negativo; VPP: valor preditivo positivo; BT: bilirrubina total; GGT: gama-glutamiltransferase; IMC: índice de massa corporal; DM: diabetes *melitus*; AST: aspartato aminotransferase; ALT: alanina aminotransferase. *Nenhuma coorte de validação independente incluída no estudo. (Adaptada da ref. 1.)

tica histológica aumentou. Várias técnicas de elastografia foram descritas, e elas diferem nos métodos de geração e/ou detecção de ondas de cisalhamento, incluindo a elastografia transitória,[45] que tem melhor desempenho na cirrose (F4) do que na fibrose avançada (F3), apresentando maior taxa de resultados falso positivos do que falso negativos e maior VPN do que o VPP.[64] Entretanto, seu uso é limitado em pacientes obesos, como demonstrado em uma série europeia prospectiva na qual até 20% dos exames tiveram resultados pouco confiáveis.[65] Essa limitação não se aplica à elastografia por RM, que é um método mais acurado que a elastografia por US, porém mais caro e menos acessível.[1]

Não há consenso sobre pontos de corte ou estratégias para uso na prática clínica ao se tentar evitar a biópsia hepática. Alguns dados sugerem que a combinação de elastografia e marcadores séricos tem melhor desempenho do que qualquer método isoladamente.[2]

Rastreamento

Não há um consenso sobre o rastreamento da DHGNA devido a incertezas quanto ao melhor teste diagnóstico, custo-efetividade do rastreamento e limitação terapêutica. As diretrizes da Associação Americana para o Estudo da DHGNA não recomendam o rastreio,[39] entretanto recomenda o rastreio em todos os indivíduos com enzimas hepáticas persistentemente anormais, assim como em indivíduos com obesidade ou SM, nos quais o rastreio deve ser realizado de rotina por meio de enzimas hepáticas e/ou US. Em indivíduos de alto risco (idade > 50 anos, DM2, SM) é aconselhável pesquisar casos de doença avançada (EHNA com

fibrose), e aqueles com DHGNA devem ser rastreados para SM.[2]

TRATAMENTO

Apesar dos avanços no entendimento da fisiopatologia da DHGNA/EHNA e do desenvolvimento de medicações que potencialmente atuam nos mecanismos alvo da doença, os resultados dessas terapias têm sido modestos.[66]

Tratamento não Medicamentoso

A perda de peso é a única medida com nível de evidência suficiente para ser recomendada no tratamento da DHGNA/EHNA. Estudos recentes demonstram que perda de peso e aumento da atividade física levam à melhora sustentada dos níveis de enzimas hepáticas e histologia hepática, especialmente quando essa perda alcança pelo menos 7% do peso corporal.[46,67] As medidas não farmacológicas que devem ser recomendadas para o paciente com DHGNA/EHNA estão descritas na Tabela 19.4.

Tratamento Medicamentoso

A droga ideal para o tratamento da EHNA deveria reduzir inflamação e injúria celular hepática, além de melhorar a resistência insulínica, ter efeitos antifibróticos e, assim, reduzir a morbimortalidade relacionada com a DHGNA. Na Figura 19.1 no caderno colorido estão ilustradas as principais vias patológicas e os potenciais alvos de ação das medicações atualmente estudadas no tratamento medicamentoso da EHNA, a serem detalhadas a seguir.

TABELA 19.4 Principais Estudos Clínicos Envolvendo Medicações para o Tratamento da DHGNA

Medicação	Mecanismo	Tipo de estudo	Benefício histológico
Redução de estresse oxidativo, inflamação e apoptose			
Vitamina E	Antioxidante	Fase III	Sim
Pentoxifilina	Inibidor da FDE	Fase II	Sim
Cenicriviroc	Antagonista CCR2/CCR5	Fase IIb	Pendente[†]
Emricasan	Inibidor da caspase	Fase IIb	Pendente[†]
Ação no metabolismo basal			
Pioglitazona	Agonista PPARγ	Fase III concluída	Sim (análise secundária)
Elafibranor	Agonista PPARα/δ	Fase III	Sim (análise secundária)
Saroglitazar	Agonista PPARα/γ	Fase III	Pendente[†]
Ácido obeticólico	Agonista FXR	Fase III	Sim
Liraglutida	Análogo do receptor GLP-1	Fase II concluída	Sim
Rosuvastatina	Inibidor da HMG-CoA redutase	Fase IIb	Sim
Ação intestinal			
Orlistate	Inibidor da lipase intestinal	Fase II concluída	Inconclusivo
IMM-124e	Colostro bovino rico em IgG	Fase II	Não estudado
Solitromicina[107]	Antibiótico	Fase II	Pendente[†]
Transplante de microbiota fecal	Modulação de microbiota intestinal	Piloto	Não estudado
Antifibróticos			
Simtuzumabe	Anticorpo contra LOXL2	Fase II	Pendente[§]
GR-MD-02	Inibidor da galectina-3	Fase II	Pendente[§]

DHFNA: doença hepática gordurosa não alcoólica; GLP: peptídeo semelhante ao glucagon; FGF: fator de crescimento fibroblástico; FXR: receptor farnesoide X; HMG-CoA: 3-hidroxi-3-metil-glutaril-coenzima-A; LOXL2: semelhante à lisil oxidase 2; FDE: fosfatidilesterase; PPAR: receptor ativado pelo proliferador de peroxissomos. [†]Resultados histológicos em andamento. [§]Resultados histológicos e de pressão portal em andamento. (Adaptada da ref. 66.)

Medicações que Reduzem Estresse Oxidativo, Inflamação e Apoptose

A vitamina E é um composto lipossolúvel que protege as células do estresse oxidativo induzido pelos radicais livres.[68] No estudo controlado e randomizado (RCT) Pioglitazone versus Vitamin E versus Placebo for the Treatment of Nondiabetic Patients with Nonalcoholic Steatohepatitis (PIVENS), a vitamina E (800 UI/dia por 96 semanas) melhorou esteatose, inflamação e balonização hepáticas, além de induzir a resolução da EHNA em 36% dos pacientes (*vs.* 21% no grupo placebo). Houve melhora dos níveis séricos de ALT e AST, porém sem melhora nos escores de fibrose.[69] Existem evidências clínicas de que o uso crônico dessa vitamina pode aumentar o risco de mortalidade geral,[70] acidente vascular cerebral hemorrágico[71] e câncer de próstata.[72] Em resumo, a vitamina E pode ser usada em pacientes com EHNA agressiva desde que seus efeitos colaterais sejam monitorizados, porém estudos adicionais são necessários para que ela droga tenha sua indicação estabelecida nesta situação.

A pentoxifilina inibe a produção de TNF-α, o qual pode contribuir para a progressão da EHNA,[3] mas os resultados dessa medicação quanto à melhora da esteatose, da inflamação lobular e dos escores de fibrose hepática são controversos e carecem de evidências científicas mais significativas.[74]

O ácido ursodeoxicólico apresenta efeitos antiapoptótico e anti-inflamatório, entretanto RCTs falharam em comprovar o seu benefício na EHNA.[76] Neste contexto, o ácido ursodeoxicólico não deve ser recomendado para o tratamento da DHGNA.

O benefício do ácido graxo ômega 3 na EHNA foi avaliado em metanálise de nove estudos que envolveram 355 pacientes com a doença e que demonstraram melhora da esteatose hepática e dos níveis de AST, porém, quando a análise foi restrita aos dados dos estudos randomizados, apenas melhora da esteatose hepática foi observada.[77]

O emricasan é um inibidor irreversível da pan-caspase com efeitos antiapoptóticos e anti-inflamatórios que apresentou benefício na redução de enzimas e marcadores de apoptose hepática em portadores de DHGNA sem cirrose.[78] Entretanto não se sabe se essa melhora é associada à melhora histológica. O cenicriviroc é um antagonista oral dos receptores CCR2/CCR5 de importantes citocinas inflamatórias que está sendo estudado em dois estudos de fase IIa (ORION) e IIb (CENTAUR),[79] os quais objetivam avaliar a sua eficácia na melhora da sensibilidade insulínica, níveis de enzimas hepáticas e melhora histológica de pacientes com EHNA.

Sensibilizadores da Ação da Insulina

A metformina não deve ser recomendada para o tratamento da EHNA, já que não se mostrou uma opção efetiva na melhora da histologia hepática além daquela alcançada pela perda de peso isoladamente.[2]

As tiazolidinedionas (rosiglitazona e pioglitazona) mostraram-se eficazes em diminuir transaminases e melhorar alguns parâmetros bioquímicos na EHNA,[80,81] no entanto seu uso foi associado a importantes efeitos adversos, como ganho de peso, perda de massa óssea e piora de insuficiência cardíaca preexistente. Em uma metanálise de quatro RCT que avaliaram os seus efeitos histológicos na EHNA, as glitazonas foram superiores ao placebo na melhora da fibrose (*odds ratio* [OR] 1,7 apenas para pioglitazona), balonização (OR 2,1), inflamação lobular (OR 2,6) e esteatose (OR 3,4).[82] Assim, a pioglitazona pode ser uma opção no tratamento medicamentoso da EHNA confirmada por biópsia; entretanto dados de segurança e eficácia em longo prazo são necessários para reafirmar o seu risco-benefício no tratamento dessa patologia.

O agonista duplo do PPARα/δ (GFT505) é uma droga sensibilizadora da insulina com atividade antifibrótica que induz a beta-oxidação de ácidos graxos hepáticos, reduzindo a lipogênese[83] e a produção de glicose hepática.[84] Encontra-se em andamento um grande RCT que avalia a eficácia e a segurança dessa droga na EHNA.

O análogo do GLP-1 liraglutida (1,8 mg/dia), em um pequeno RCT com duração de 48 semanas, mostrou-se seguro, bem tolerado, e levou à melhora histológica da EHNA, quando comparado ao placebo (risco relativo [RR] 4,3; intervalo de confiança de 95% [IC95%] 1-17).[85] Essa droga pode ser uma opção para o tratamento da EHNA, especialmente para pacientes portadores de DM2 e/ou sobrepeso, porém mais estudos são necessários para melhor definir a sua indicação no tratamento da DHGNA não associada a sobrepeso ou DM2.

Os inibidores da dipeptidil peptidase-4 (DPP-4) não parecem ser efetivos significativos no tratamento da EHNA. Apesar de a sitagliptina ter demonstrado, em pequeno estudo não controlado, melhora das enzimas hepáticas, balonização, atividade histológica e esteatose,[86] outros estudos mais recentes falharam em reproduzir esses resultados.[87]

O ácido obeticólico (ativador do receptor nuclear farnesoide X) promove melhora da sensibilidade insulínica, redução da gliconeogênese hepática e circulação de TGs. Essa droga demonstrou melhora da histologia hepática em um estudo não controlado que envolveu pacientes com EHNA;[88] entretanto o estudo foi interrompido devido à elevação significativa nos níveis de colesterol no grupo da intervenção, embora não exista certeza a respeito da significância clínica dessa elevação.

Antifibróticos

A redução do grau de fibrose é o principal objetivo do tratamento da EHNA, já que existe clara associação entre fibrose hepática e desfechos hepáticos negativos. Algumas terapias antifibróticas estão sendo estudadas para este fim (Tabela 19.5), a exemplo do simtuzumabe, porém os resultados do seu estudo de eficácia ainda não estão disponíveis.

Outras Medicações

O orlistate também vem sendo estudado para o tratamento da EHNA com resultados conflitantes. Enquanto um pequeno mostrou benefício na redução da esteatose e dos níveis de ALT,[89] outro estudo aberto que comparou orlistate, vitamina E e dieta *vs.* vitamina E e dieta falhou em demonstrar benefício da associação de orlistate à terapia.[90] Assim, embora o orlistate possa não agregar benefício independente da perda de peso, pode ser considerado um adjuvante no tratamento do sobrepeso em pacientes com EHNA.

O uso de estatinas foi associado à diminuição do risco de EHNA e fibrose avançada em análises retrospectivas;[91] entretanto os estudos prospectivos disponíveis são pequenos e têm dados limitados quanto ao real benefício

TABELA 19.5	Recomendações para Modificação de Estilo de Vida (MEV) na Doença Hepática Gordurosa não Alcoólica (DHGNA)	
Tipo de intervenção	Recomendação	Evidências científicas
Restrição de calorias	Redução de 500-1.000 kcal para induzir uma perda de peso de 500-1.000 g/semana	Restrição calórica leva a perda de peso e redução da gordura hepática, independentemente da composição de macronutrientes da dieta.[98] Uma velocidade na perda de peso acima de 500-1.000 g/semana foi associada a maior risco de fibrose portal.[99]
	Redução de 7% a 0% do peso total	Para que haja melhora da esteatose, a perda de peso mínima deve ser de 3% a 5% da massa corporal em 6 meses, porém, para melhora da estato-hepatite, pelo menos 10% do peso corporal devem ser perdidos.[46]
Composição de macronutrientes	Ingesta baixa a moderada de gordura e moderada de carboidrato	A dieta do Mediterrânio foi associada à redução da gordura hepática quando em comparação com dietas com baixa proporção de gordura e maior proporção de carboidrato.[100]
Ingesta de frutose	Evitar bebidas e comidas ricas em frutose	A instalação da EHNA é associada ao consumo de fast foods e dietas ricas em frutose de produtos industrializados (não das frutas), bebidas adocicadas e gorduras saturadas, além do baixo consumo de fibras, peixes, ácidos graxos poli-insaturados e vitaminas.[101]
Ingesta alcoólica	Restringir o consumo de álcool a 30 g (homens) e 20 g (mulheres)	Em estudos observacionais, a ingesta moderada de álcool (vinho) associou-se a menor prevalência de DHGNA, EHNA e fibrose.[102] Entretanto a abstinência total deve ser essencial na EHNA associada à cirrose pelo risco de CHC.[103]
Ingesta de café	Permitida	O café tem efeito protetor na EHNA, reduzindo a gravidade histológica.[104]
Atividade física	150-200 min/sem de atividade aeróbica moderada Exercícios resistidos também são efetivos, com efeitos no risco metabólico e melhora da resistência muscular	Não existe um consenso a respeito do tipo, duração e intensidade ideais de exercícios para o tratamento da DHGNA.[46] O benefício da atividade física regular independe da perda de peso[105] e deve ser estimulado para todos os pacientes com esteatose hepática, independentemente do IMC do paciente.
Outras	Cessar tabagismo Vacinação contra hepatites A e B	O tabagismo é um fator de risco independente para DHGNA.[106]

EHNA, esteato-hepatite não alcoólica; DHGNA, doença hepática gordurosa não alcoólica; IMC, índice de massa corpórea; CHC, carcinoma hepatocelular. (Adaptada da ref. 2.)

das estatinas no tratamento da EHNA.[92] O benefício da ezetimiba no tratamento da EHNA carece de confirmação. Enquanto em recente a ezetimiba (10 mg/dia por 6 meses) resultou em redução da fibrose hepática,[93] outro não demonstrou qualquer benefício no conteúdo de gordura, histologia ou níveis de enzimas hepáticas.[94] Assim, as hipolipemiantes não devem ser recomendadas como tratamento específico da EHNA. Vale destacar que as estatinas devem ser consideradas opção de tratamento para as dislipidemias em pacientes com EHNA e que não existem evidências que contraindiquem o uso de estatinas nesses pacientes pelo receio de possível dano hepático induzido por elas.[46]

A modulação da microbiota intestinal pela administração de probióticos pode trazer benefícios no controle da sensibilidade à insulina, da necroinflamação e até melhora histológica.[95] Apesar desses resultados, ainda não temos disponíveis na literatura dados científicos suficientes para recomendar o uso de probióticos, prebióticos e antibióticos no tratamento da EHNA.

Tratamento dos Fatores de Risco Cardiometabólicos

A mudança no estilo de vida (MEV) isoladamente, por ser de difícil realização e manutenção no decorrer do tempo, raramente alcança completa resolução da EHNA. Por isso alguns autores têm sugerido que a combinação precoce de MEV, terapia farmacológica e controle dos fatores de risco

metabólicos seja a conduta mais adequada no tratamento da EHNA associada ao DM2 ou pré-DM2, especialmente em pacientes com doença avançada ou alto risco de progressão da doença[1] (ver Figura 19.5 no caderno colorido).

Tratamento Cirúrgico

Estudos observacionais indicam que a cirurgia bariátrica (by-pass gástrico/biliointestinal ou banda gástrica) pode melhorar o dano hepático associado à EHNA através da redução de transaminases, necroinflamação e/ou fibrose.[96,97] Entretanto, apesar de metanálises recentes mostrarem resultados positivos da cirurgia bariátrica na esteato-hepatite e fibrose, não está disponível algum dado mais sólido a partir de que compare tratamento clínico vs. cirurgia bariátrica quanto à melhora da histologia hepática. Estudos maiores são necessários para comprovar o risco-benefício dessa intervenção e, assim, tornar a EHNA uma indicação para cirurgia bariátrica.

O Uso dos Inibidores de SGLT-2

Os inibidores de SGLT-2 favorecem à "marronização" do tecido adiposo branco, à termogênese e à elevação da taxa metabólica, com a oxidação de ácidos graxos e do metabolismo lipídico do tecido hepático e adiposo branco, diminuindo o estado inflamatório da obesidade, a RI e o excesso de gordura. Dessa forma, o uso da empagliflozina (10mg/dia) para o tratamento do DM2, reduz a gordura

152 ENDOCRINOLOGIA E DIABETES

hepática e os níveis de ALT.[114] Estudo recente também mostrou o uso de canagliflozina (300mg/dia) associado à diminuição do peso e da gordura hepática (mostrada na RME).[115] Para o tratamento de DM2 com NASH, a dapagliflozina (5 mg/dia) mostrou melhora na bioimpedância, com diminuição da gordura hepática e dos níveis séricos de AST, ALT, Gama GT, ferritina e insulina.[116]

REFERÊNCIAS

1. Bril F, Cusi K. Management of nonalcoholic fatty liver disease in patients with type 2 diabetes: a call to action. *Diabetes Care* 2017 Mar; 40:419-430.
2. European Association for the Study of the Liver (EASL); European Association for the Study of Diabetes (EASD); European Association for the Study of Obesity (EASO). EASL-EASD-EASO Clinical Practice Guidelines for the management of non-alcoholic fatty liver disease. *Diabetologia* 2016; 59:1121-1140.
3. Sociedade Brasileira de Hepatologia. Doença Hepática Gordurosa Não Alcoólica – Consenso da Sociedade Brasileira de Hepatologia. Acesso em 23/05/2017. Disponível em http://www.sbhepatologia.org.br/pdf/Consenso_DHGNA_da_SBH-2015.pdf.
4. Younossi ZM, Stepanova M, Afendy M, Fang Y, Younossi Y, Mir H, Srishord M. Changes in the prevalence of the most common causes of chronic liver diseases in the United States from 1988 to 2008. Clin Gastroenterol Hepatol 2011; 9:524.
5. Younossi ZM, Stepanova M, Negro F, Hallaji S, Younossi Y, Lam B, et al. Nonalcoholic fatty liver disease in lean individuals in the United States. *Medicine* 2012; 91:319-327.
6. Menke A, Casagrande S, Geiss L, Cowie CC. Prevalence of and trends in diabetes among adults in the United States, 1988-2012. JAMA 2015; 314:1021-1029.
7. Falck-Ytter Y, Younossi ZM, Marchesini G, McCullough AJ. Clinical features and natural history of nonalcoholic steatosis syndromes. *Semin Liver Dis* 2001; 21:17.
8. Williams CD, Stengel J, Asike MI, Torres DM, Shaw J, Contreras M, Landt CL, Harrison SA. Prevalence of nonalcoholic fatty liver disease and nonalcoholic steatohepatitis among a largely middle-aged population utilizing ultrasound and liver biopsy: a prospective study. *Gastroenterology* 2011; 140:124.
9. Liu Q, Bengmark S, Qu S. The role of hepatic fat accumulation in pathogenesis of non-alcoholic fatty liver disease (NAFLD). *Lipids Health Dis* 2010 Apr 28; 9:42.
10. Tessari P, Coracina A, Cosma A, Tiengo A. Hepatic lipid metabolism and non-alcoholic fatty liver disease. *Nutr Metab Cardiovasc Dis* 2009 May; 19(4):291-302.
11. Fujita K1, Nozaki Y, Wada K, Yoneda M, Fujimoto Y, Fujitake M, et al. Dysfunctional very-low-density lipoprotein synthesis and release is a key factor in nonalcoholic steatohepatitis pathogenesis. *Hepatology* 2009; 50:772.
12. Villanueva CJ, Monetti M, Shih M, Zhou P, Watkins SM, Bhanot S, Farese RV Jr. Specific role for acyl CoA: Diacylglycerol acyltransferase 1 (Dgat1) in hepatic steatosis due to exogenous fatty acids. *Hepatology* 2009; 50:434.
13. Petersen K, Dufour S, Hariri A, Nelson-Williams C, Nee Foo J, Zhang XM, et al. Apolipoprotein C3 gene variants in nonalcoholic fatty liver disease. *N Engl J Med* 2010; 362:1082.
14. Rotman Y, Koh C, Zmuda JM, Kleiner DE, Liang TJ. The association of genetic variability in patatin-like phospholipase domain-containing protein 3 (PNPLA3) with histological severity of nonalcoholic fatty liver disease. *Hepatology* 2010; 52:894.
15. Sookoian S, Rosselli MS, Gemma C, Burgueño AL, Fernández Gianotti T, Castaño GO. Epigenetic regulation of insulin resistance in nonalcoholic fatty liver disease: impact of liver methylation of the peroxisome proliferator-activated receptor γ coactivator 1α promoter. Hepatology. 2010; 52: 1992.
16. Kim HJ1, Kim HJ, Lee KE, Kim DJ, Kim SK, Ahn CW, et al. Metabolic significance of nonalcoholic fatty liver disease in nonobese, nondiabetic adults. *Arch Intern Med* 2004; 164:2169.
17. Strauss RS, Barlow SE, Dietz WH. Prevalence of abnormal serum aminotransferase values in overweight and obese adolescents. *J Pediatr* 2000; 136:727.
18. Crespo J, Rivero M, Fábrega E, Cayón A, Amado JA, García-Unzeta MT. Plasma leptin and TNF-alpha levels in chronic hepatitis C patients and their relationship to hepatic fibrosis. *Dig Dis Sci* 2002; 47:1604.
19. Savvidou S. Low serum adiponectin levels are predictive of advanced hepatic fibrosis in patients with NAFLD. *J Clin Gastroenterology* 2009; 43:765.
20. Xu A, Wang Y, Keshaw H, Xu LY, Lam KS, Cooper GJ. The fat-derived hormone adiponectin alleviates alcoholic and nonalcoholic fatty liver diseases in mice. *J Clin Invest* 2003; 112:91.
21. Tsochatzis EA, Papatheodoridis GV, Archimandritis AJ. Adipokines in nonalcoholic steatohepatitis: from pathogenesis to implications in diagnosis and therapy. *Mediators of Inflammation* 2009 Jun 3; 831:670.
22. Senates E, Colak Y, Yeşil A, Coşkunpinar E, Sahin O, Kahraman OT, Erkalma enateş B, Tuncer I. Circulating resistin is elevated in patients with non-alcoholic fatty liver disease and is associated with steatosis, portal inflammation, insulin resistance and nonalcoholic steatohepatitis scores. *Minerva Med* 2012 Oct; 103(5):369-76.
23. Aqel B, DiBaise JK. Role of the gut microbiome in nonalcoholic fatty liver disease. *Nutr Clin Pract* 2015 Oct 8.
24. Wigg AJ, Roberts-Thomson IC, Dymock RB, McCarthy PJ, Grose RH, Cummins AG. The role of small intestinal bacterial overgrowth, intestinal permeability, endotoxaemia, and tumour necrosis factor alpha in the pathogenesis of non-alcoholic steatohepatitis. *Gut* 2001; 48:206.
25. Cope K, Risby T, Diehl AM. Increased gastrointestinal ethanol production in obese mice: implications for fatty liver disease pathogenesis. *Gastroenterology* 2000; 119:1340.
26. Benotti P, Wood GC, Argyropoulos G, Pack A, Keenan BT, Gao X. The impact of obstructive sleep apnea on nonalcoholic fatty liver disease in patients with severe obesity. *Obesity* (Silver Spring) 2016; 24: 871.
27. Wouters K, van Gorp PJ, Bieghs V, Gijbels MJ, Duimel H, Lütjohann D, Kerksiek A. Dietary cholesterol, rather than liver steatosis, leads to hepatic inflammation in hyperlipidemic mouse models of nonalcoholic steatohepatitis. *Hepatology* 2008; 48:474.
28. Mendler MH, Turlin B, Moirand R, Jouanolle AM, Sapey T, Guyader D. Insulin resistance-associated hepatic iron overload. *Gastroenterology* 1999; 117:1155.
29. Viganò M, Vergani A, Trombini P, Paleari F, Piperno A. Insulin resistance influence iron metabolism and hepatic steatosis in type II diabetes. *Gastroenterology* 2000; 118:986.
30. Valenti L, Fracanzani AL, Bugianesi E, Dongiovanni P, Galmozzi E, Vanni E. HFE genotype, parenchymal iron accumulation, and liver fibrosis in patients with nonalcoholic fatty liver disease. *Gastroenterology* 2010; 138:905.
31. Angulo P. Nonalcoholic fatty liver disease. *N Engl J Med* 2002; 346:1221.
32. Sanyal AJ, Campbell-Sargent C, Mirshahi F, et al. Nonalcoholic steatohepatitis: association of insulin resistance and mitochondrial abnormalities. *Gastroenterology* 2001; 120:1183.
33. Rensen SS, Slaats Y, Driessen A, Peutz-Kootstra CJ, Nijhuis J, Steffensen R, et al. Activation of the complement system in human nonalcoholic fatty liver disease. *Hepatology* 2009; 50:1809.
34. Machado MV, Michelotti GA, Pereira T de A, Boursier J, Kruger L, Swiderska-Syn M, et al. Reduced lipoapoptosis, hedgehog pathway activation and fibrosis in caspase-2 deficient mice with non-alcoholic steatohepatitis. *Gut* 2015; 64:1148.
35. Yang JD, Abdelmalek MF, Pang H, Guy CD, Smith AD, Diehl AM, Suzuki A. Gender and menopause impact severity of fibrosis among patients with nonalcoholic steatohepatitis. *Hepatology* 2014; 59:1406.
36. Richardson MM, Jonsson JR, Powell EE, Brunt EM, Neuschwander-Tetri BA, Bhathal PS, Dixon JB, et al. Progressive fibrosis in nonalcoholic steatohepatitis: association with altered regeneration and a ductular reaction. *Gastroenterology* 2007; 133:80.
37. Abrams GA, Kunde SS, Lazenby AJ, Clements RH. Portal fibrosis and hepatic steatosis in morbidly obese subjects: A spectrum of nonalcoholic fatty liver disease. *Hepatology* 2004; 40:475.
38. Sanyal AJ, Brunt EM, Kleiner DE, Kowdley DE, Chalasani N, Lavine JE, et al. End points and clinical trial design for nonalcoholic steatohepatitis. *Hepatology* 2011; 54:344-353.
39. Chalasani N, Younossi Z, Lavine JE, Diehl AM, Brunt EM, Cusi K, et al. The diagnosis and management of non-alcoholic fatty liver disease: practice guideline by the American Gastroenterological Association, American Association for the Study of Liver Diseases, and American College of Gastroenterology. *Gastroenterology* 2012; 142:1592-609.
40. Bacon BR, Farahvash MJ, Janney CG, Neuschwander-Tetri BA. Nonalcoholic steatohepatitis: an expanded clinical entity. *Gastroenterology* 1994; 107-1103.

41. Younossi ZM, Venkatesan C. A 2012 clinical update for internists in adult nonalcoholic fatty liver disease. *Panminerva Med* 2012; 54:29-37.

42. Korean Association for the Study of the Liver (KASL). KASL clinical practice guidelines: management of nonalcoholic fatty liver disease. *Clin Mol Hepatol* 2013; 19:325-48.

43. Hernaez R, Lazo M, Bonekamp S, Kamel I, Brancati FL, Guallar E, et al. Diagnostic accuracy and reliability of ultrasonography for the detection of fatty liver: a meta-analysis. *Hepatology* 2011; 54:1082-90.

44. Mottin CC, Moretto M, Padoin AV, Swarowsky AM, Toneto MG, Glock L, et al. The role of ultrasound in the diagnosis of hepatic steatosis in morbidly obese patients. *Obes Surg* 2004; 4:635-7.

45. Lee SS, Park SH. Radiologic evaluation of nonalcoholic fatty liver disease. *World J Gastroenterol* 2014 June 21; 20(23):7392-7402.

46. Cotrim HP, Parise ER, Figueiredo-Mendes C, Galizzi-Filho J, Porta G, Oliveira CP. Nonalcoholic fatty liver disease Brazilian Society of hepatology consensus. *Arq Gastroenterol* 2016; 53(2):118-122.

47. Colloredo G, Guido M, Sonzogni A, Leandro G. Impact of liver biopsy size on histological evaluation of chronic viral hepatitis: the smaller the sample, the milder the disease. *J Hepatol* 2003; 39:239-44.

48. Schiano TD, Azeem S, Bodian CA, et al. Importance of specimen size in accurate needle liver biopsy evaluation of patients with chronic hepatitis C. *Clin Gastroenterol Hepatol* 2005; 3:930-5.

49. Bedossa P, Dargère D, Paradis V. Sampling variability of liver fibrosis in chronic hepatitis C. *Hepatology* 2003; 38:449-57.

50. Sumida Y, Nakajima A, Itoh Y. Limitations of liver biopsy and non-invasive diagnostic tests for the diagnosis of nonalcoholic fatty liver disease/ nonalcoholic steatohepatitis. *World J Gastroenterol* 2014; 20:475-85.

51. Rousselet MC, Michalak S, Dupré F, Croué A, Bedossa P, Saint-André JP. Sources of variability in histological scoring of chronic viral hepatitis. Hepatology. 2005; 41: 257-64.

52. Brunt EM, Tiniakos DG. Histopathology of nonalcoholic fatty liver disease. *World J Gastroenterol* 2010; 16:5286-96.

53. Cusi K, Chang Z, Harrison S, Lomonaco R, Bril F, Orsak B, et al. Limited value of plasma cytokeratin-18 as a biomarker for NASH and fibrosis in patients with non-alcoholic fatty liver disease. *J Hepatol* 2014; 60:167-174.

54. Kwok R, Tse YK, Wong GL, Ha Y, Lee AU, Ngu MC, et al. Systematic review with meta-analysis: non-invasive assessment of non-alcoholic fatty liver disease–the role of transient elastography and plasma cytokeratin-18 fragments. *Aliment Pharmacol Ther* 2014; 39:254-269.

55. Vuppalanchi R, Jain AK, Deppe R, Yates K, Comerford M, Masuoka HC, et al. Relationship between changes in serum levels of keratin 18 and changes in liver histology in children and adults with nonalcoholic fatty liver disease. *Clin Gastroenterol Hepatol* 2014; 12:2121-2122.

56. LIDO Study Group; CYTOL study group. Diagnostic value of biochemical markers (FibroTestFibroSURE) for the prediction of liver fibrosis in patients with non-alcoholic fatty liver disease. *BMC Gastroenterol* 2006; 6:6.

57. Angulo P, Hui JM, Marchesini G, Bugianesi E, George J, Farrell GC. The NAFLD fibrosis score: a noninvasive system that identifies liver fibrosis in patients with NAFLD. *Hepatology* 2007; 45:846-854.

58. Harrison SA, Oliver D, Arnold HL, Gogia S, Neuschwander-Tetri BA. Development and validation of a simple NAFLD clinical scoring system for identifying patients without advanced disease. *Gut* 2008; 57:441-1447.

59. Shah AG, Lydecker A, Murray K, Tetri BN, Contos MJ, Sanyal AJ. Nash Clinical Research Network. Comparison of noninvasive markers of fibrosis in patients with nonalcoholic fatty liver disease. *Clin Gastroenterol Hepatol* 2009; 7:1104-1112.

60. Japan Study Group of Nonalcoholic Fatty Liver Disease (JSG -NAFLD). A simple clinical scoring system using ferritin, fasting insulin, and type IV collagen 7S for predicting steatohepatitis in nonalcoholic fatty liver disease. *J Gastroenterol* 2011; 46:257-268.

61. Adams LA, George J, Bugianesi E, Rossi E, De Boer WB, Van der Poorten D, et al. Complex non-invasive fibrosis models are more accurate than simple models in non-alcoholic fatty liver disease. *J Gastroenterol Hepatol* 2011; 26:1536-1543.

62. Guha IN, Parkes J, Roderick P, Chattopadhyay D, Cross R, Harris S, et al. Noninvasive markers of fibrosis in nonalcoholic fatty liver disease: validating the European Liver Fibrosis Panel and exploring simple markers. *Hepatology* 2008; 47:455-460.

63. McPherson S, Anstee QM, Henderson E, Day CP, Burt AD. Are simple noninvasive scoring systems for fibrosis reliable in patients with NAFLD and normal ALT levels? *Eur J Gastroenterol Hepatol* 2013; 25:652-658.

64. Wong VW, Vergniol J, Wong GL, Foucher J, Chan HL, Le Bail B, et al. Diagnosis of fibrosis and cirrhosis using liver stiffness measurement in nonalcoholic fatty liver disease. *Hepatology* 2010; 51:454-462.

65. Castera L, Foucher J, Bernard PH, Carvalho F, Allaix D, Merrouche W, et al. Pitfalls of liver stiffness measurement: a 5-year prospective study of 13,369 examinations. *Hepatology* 2010; 51:828-835.

66. Rotman Y, Sanyal AJ. Current and upcoming pharmacotherapy for non-alcoholic fatty liver disease. *Gut*. Published Online First: 19 September 2016.

67. Vilar-Gomez E, Martinez-Perez Y, Calzadilla-Bertot L, Torres-Gonzalez A, Gra-Oramas B, Gonzalez-Fabian L, et al. Weight Loss Through Lifestyle Modification Significantly Reduces Features of Nonalcoholic Steatohepatitis. *Gastroenterology* 2015; 149:367.

68. Soden JS, Devereaux MW, Haas JE, Gumpricht E, Dahl R, Gralla J, et al. Subcutaneous vitamin E ameliorates liver injury in an in vivo model of steatocholestasis. *Hepatology* 2007; 46:485-495.

69. Sanyal AJ, Chalasani N, Kowdley KV, McCullough A, Diehl AM, Bass NM, et al. Pioglitazone, vitamin E, or placebo for nonalcoholic steatohepatitis. *N Engl J Med* 2010; 362:1675-1685.

70. Bjelakovic G, Nikolova D, Gluud LL, Simonetti RG, Gluud C. Mortality in randomized trials of antioxidant supplements for primary and secondary prevention: systematic review and meta-analysis. *JAMA* 2007; 297:842-857.

71. Schurks M, Glynn RJ, Rist PM, Tzourio C, Kurth T. Effects of vitamin E on stroke subtypes: meta-analysis of randomised controlled trials. *BMJ* 2010; 341:c5702.

72. Klein EA, Thompson Jr IM, Tangen CM, Crowley JJ, Lucia MS, Goodman PJ, et al. Vitamin E and the risk of prostate cancer: the Selenium and Vitamin E Cancer Prevention Trial (SELECT). *JAMA* 2011; 306:1549-1556.

73. Lee YM, Sutedja DS, Wai CT, et al. A randomized controlled pilot study of Pentoxifylline in patients with non-alcoholic steatohepatitis (NASH). *Hepatol Int* 2008; 2:196.

74. Van Wagner LB, Koppe SW, Brunt EM, Gottstein J, Gardikiotes K, Green RM, Rinella ME. Pentoxifylline for the treatment of non-alcoholic steatohepatitis: a randomized controlled trial. *Ann Hepatol* 2011; 10:277.

75. Lindor KD1, Kowdley KV, Heathcote EJ, Harrison ME, Jorgensen R, Angulo P, et al. Ursodeoxycholic acid for treatment of nonalcoholic steatohepatitis: results of a randomized trial. *Hepatology* 2004; 39:770.

76. Leuschner UF, Lindenthal B, Herrmann G, et al. High-dose ursodeoxycholic acid therapy for nonalcoholic steatohepatitis: a double-blind, randomized, placebo-controlled trial. *Hepatology* 2010; 52:472.

77. Parker HM, Johnson NA, Burdon CA, Cohn JS, O'Connor HT, George J. Omega-3 supplementation and non-alcoholic fatty liver disease: a systematic review and meta-analysis. *J Hepatol* 2012; 56:944.

78. Shiffman M, Freilich B, Vuppalanchi R, Watt K, Burgess G, Burgess G, M. Morris, Sheedy B, Schiff E, et al. A placebo-controlled, multicenter, double-blind, randomised trial of emricasan in subjects with non-alcoholic fatty liver disease (Nafld) and raised transaminases. *J Hepatol* 2015; 62:S282-S.

79. Friedman S, Sanyal A, Goodman Z, et al. Efficacy and safety study of cenicriviroc for the treatment of non-alcoholic steatohepatitis in adult subjects with liver fibrosis: CENTAUR Phase 2b study design. *Contemp Clin Trials* 2016; 47:356-65.

80. Aithal GP1, Thomas JA, Kaye PV, Lawson A, Ryder SD, Spendlove I, et al. Randomized, placebo-controlled trial of pioglitazone in nondiabetic subjects with nonalcoholic steatohepatitis. *Gastroenterology* 2008; 135:1176.

81. Ratziu V, Giral P, Jacqueminet S, Charlotte F, Hartemann-Heurtier A, Serfaty L, Podevin P, et al. Rosiglitazone for nonalcoholic steatohepatitis: one-year results of the randomized placebo-controlled Fatty Liver Improvement with Rosiglitazone Therapy (FLIRT) Trial. *Gastroenterology* 2008; 135:100.

82. Boettcher E, Csako G, Pucino F, Wesley R, Loomba R. Meta-analysis: pioglitazone improves liver histology and fibrosis in patients with non-alcoholic steatohepatitis. *Aliment Pharmacol Ther* 2012; 35:66.

83. Qin X, Xie X, Fan Y, Tian J, Guan Y, Wang X, et al. Peroxisome proliferator- activated receptor-delta induces insulin-induced gene-1 and suppresses hepatic lipogenesis in obese diabetic mice. *Hepatology* 2008; 48:432-441.

84. Bojic LA, Huff MW. Peroxisome proliferator-activated receptor delta: a multifaceted metabolic player. *Curr Opin Lipidol* 2013; 24:171-177.

85. Armstrong MJ, Gaunt P, Aithal GP, Barton D, Hull D, Parker R, et al. Liraglutide safety and efficacy in patients with non-alcoholic steatohepatitis (LEAN): a multicentre, double-blind, randomised, placebo-controlled phase 2 study. *Lancet* 2016; 387:679.

86. Kato H, Nagai Y, Ohta A, Tenjin A, Nakamura Y, Tsukiyama H, et al. Effect of sitagliptin on intrahepatic lipid content and body fat in patients with type 2 diabetes. *Diabetes Res Clin Pract* 2015; 109:199-205.

87. Fukuhara T, Hyogo H, Ochi H, Fujino H, Kan H, Naeshiro N, et al. Efficacy and safety of sitagliptin for the treatment of nonalcoholic fatty liver disease with type 2 diabetes mellitus. *Hepatogastroenterology* 2014; 61:323-8.

88. Neuschwander-Tetri BA, Loomba R, Sanyal AJ, Lavine JE, Van Natta ML, Abdelmalek MF, et al. Farnesoid X nuclear receptor ligand obeticholic acid for non-cirrhotic, non-alcoholic steatohepatitis (FLINT): a multicentre, randomised, placebo-controlled trial. *Lancet* 2015; 385:956.

89. Zelber-Sagi S, Kessler A, Brazowsky E, Webb M, Lurie Y, Santo M, Leshno M, et al. A double-blind randomized placebo-controlled trial of orlistat for the treatment of nonalcoholic fatty liver disease. *Clin Gastroenterol Hepatol* 2006; 4:639-44.

90. Harrison SA, Fecht W, Brunt EM, Neuschwander-Tetri BA. Orlistat for overweight subjects with nonalcoholic steatohepatitis: A randomized, prospective trial. *Hepatology* 2009; 49:80-6.

91. Dongiovanni P, Petta S, Mannisto V, Mancina RM, Pipitone R, Karja V, et al. Statin use and non-alcoholic steatohepatitis in at risk individuals. *J Hepatol* 2015; 63:705-12.

92. Kargiotis K, Athyros VG, Giouleme O, Katsiki N, Katsiki E, Anagnostis P, et al. Resolution of non-alcoholic steatohepatitis by rosuvastatin monotherapy in patients with metabolic syndrome. *World J Gastroenterol* 2015; 21:7860-8.

93. Takeshita Y, Takamura T, Honda M, et al. The effects of ezetimibe on non-alcoholic fatty liver disease and glucose metabolism: a randomized controlled trial. Diabetologia. 2014; 57: 878-90.

94. Loomba R, Sirlin CB, Ang B, Bettencourt R, Jain R, Salotti J, Soaft L, Hooker J, Kono Y, et al. Ezetimibe for the treatment of nonalcoholic steatohepatitis: assessment by novel magnetic resonance imaging and magnetic resonance elastography in a randomized trial (MOZART trial). *Hepatology* 2015; 61:1239-50.

95. Eslamparast T, Eghtesad S, Hekmatdoost, Poustchi H. Probiotics and nonalcoholic fatty liver disease. *Middle East J Dig Dis* 2013; 5:129-36.

96. Caiazzo R, Lassailly G, Leteurtre E, Baud G, Verkindt H, Raverdy V, et al. Roux-en-Y gastric bypass versus adjustable gastric banding to reduce nonalcoholic fatty liver disease: a 5-year controlled longitudinal study. *Ann Surg* 2014; 260:893-898, Discussion 898-899.

97. Lassailly G, Caiazzo R, Buob D, Pigeyre M, Verkindt H, Labreuche J, et al. Bariatric surgery reduces features of non-alcoholic steatohepatitis in morbidly obese patients. *Gastroenterology* 2015; 149:377-388.

98. Boden G. High- or low-carbohydrate diets: which is better for weight loss, insulin resistance, and fatty livers? *Gastroenterology* 2009; 136:1490-1492.

99. Andersen T, Gluud C, Franzmann MB, Christoffersen P. Hepatic effects of dietary weight loss in morbidly obese subjects. *J Hepatol* 1991; 12:224.

100. Ryan MC, Itsiopoulos C, Thodis T, Ward G, Trost N, Hofferberth S, et al. The Mediterranean diet improves hepatic steatosis and insulin sensitivity in individuals with non-alcoholic fatty liver disease. *J Hepatol* 2013; 59:138-143.

101. Ratziu V, Goodman Z, Sanyal A. Current efforts and trends in the treatment of NASH. *J Hepatol* 2015 Apr; 62(1 Suppl):S65-75.

102. Liangpunsakul S, Chalasani N. What should we recommend to our patients with NAFLD regarding alcohol use? *Am J Gastroenterol* 2012; 107:976-978.

103. Ascha MS, Hanouneh IA, Lopez R, Tamimi TA, Feldstein AF, Zein NN. The incidence and risk factors of hepatocellular carcinoma in patients with nonalcoholic steatohepatitis. *Hepatology* 2010; 51:1972-1978.

104. Saab S, Mallam D, Cox 2nd GA, Tong MJ. Impact of coffee on liver diseases: a systematic review. *Liver Int* 2014; 34:495-504.

105. Keating SE, Hackett DA, George J, Johnson NA. Exercise and non-alcoholic fatty liver disease: a systematic review and meta-analysis. *J Hepatol* 2012; 57:157-166.

106. Tiniakos DG, Vos MB, Brunt EM. Nonalcoholic fatty liver disease: pathology and pathogenesis. *Ann Rev Pathol* 2010; 5:145-71.

107. Fernandes P. Mechanism of Action of the Anti-NASH effects of Solithromycin in a Predictive NASH HCC Mouse Model. *Hepatology* 2015; 62:1301A-A.

108. Ratziu V, Massard J, Charlotte F, et al. ; LIDO Study Group; CYTOL study group. Diagnos- tic value of biochemical markers (FibroTest- FibroSURE) for the prediction of liver fibrosis in patients with non-alcoholic fatty liver dis- ease. BMC. *Gastroenterol* 2006; 6:6.

109. Angulo P, Hui JM, Marchesini G, et al. The NAFLD fibrosis score: a noninvasive system that identifies liver fibrosis in patients with NAFLD. *Hepatology* 2007; 45:846-854.

110. Harrison SA, Oliver D, Arnold HL, Gogia S, Neuschwander-Tetri BA. Development and validation of a simple NAFLD clinical scoring sys- tem for identifying patients without advanced disease. *Gut* 2008; 57:1441-1447.

111. Shah AG, Lydecker A, Murray K, Tetri BN, Contos MJ, Sanyal AJ. Nash Clinical Research Network. Comparison of noninvasive markers of fibrosis in patients with nonalcoholic fatty liver disease. *Clin Gastroenterol Hepatol* 2009; 7:1104-1112.

112. Sumida Y, Yoneda M, Hyogo H, et al. ; Japan Study Group of Nonalcoholic Fatty Liver Disease (JSG-NAFLD). A simple clinical scoring system using ferritin, fasting insulin, and type IV collagen 7S for predicting steatohepati- tis in nonalcoholic fatty liver disease. *J Gastro- enteral* 2011; 46:257-268.

113. Adams LA, George J, Bugianesi E, et al. Com- plex non-invasive fibrosis models are more accurate than simple models in non-alco- holic fatty liver disease. *J Gastroenterol Hepatol* 2011; 26:1536-1543.

114. Bansal B, Kaur P, Choudhary NS. Effect of Empagliflozin on Liver Fat in Patients With Type 2 Diabetes and Nonalcoholic Fatty Liver Disease: *A Randomized Controlled Trial (E-LIFT Trial).* 2018;(1):1–8.

115. Xu L, Ota T. Emerging roles of SGLT2 inhibitors in obesity and insulin resistance: Focus on fat browning and macrophage polarization. *Adipocyte.* 2017;3945(December):00–00.

116. Tobita H, Sato S, Miyake T, Ishihara S, Kinoshita Y. Effects of Dapagliflozin on Body Composition and Liver Tests in Patients with Nonalcoholic Steatohepatitis Associated with Type 2 Diabetes Mellitus: A Prospective, Open-label, Uncontrolled Study. *Curr Ther Res - Clin Exp.* 2017;87:13–9.

CAPÍTULO 20

DIABETES NO PACIENTE IDOSO

Lúcia Helena de Oliveira Cordeiro • Camila de Melo Oliveira • Maiara Oliveira de Assis

INTRODUÇÃO

O diabetes *mellitus* (DM) é considerado um problema de saúde pública em grande parte do mundo. No Brasil, a situação é muito semelhante, sendo o diabetes do tipo 2 (DM2) a principal forma dessa doença. O crescente aumento de diabéticos se deve a fatores como envelhecimento populacional, maior urbanização, progressiva prevalência de obesidade e sedentarismo e maior sobrevida de pacientes diabéticos.[1]

De acordo com a Organização Mundial da Saúde (OMS), idoso é todo indivíduo com 65 anos ou mais de idade. Nos países com baixa expectativa de vida, são considerados idosos aqueles com mais de 60 anos de idade, como é o caso do Brasil. O processo de envelhecimento é bastante heterogêneo, sofre influência da passagem do tempo, do estilo de vida e de fatores socioculturais, por isso há necessidade de subclassificação quantitativa dessa faixa etária em três grupos: idosos jovens (de 65 a 74 anos), idosos velhos (de 75 a 84 anos) e muito idosos (iguais ou maiores de 85 anos).

O processo do envelhecimento é caracterizado por alterações biológicas, sociais, psicológicas e culturais. Ocorrem modificações anatomofuncionais, como a diminuição da massa óssea, da massa muscular esquelética, a sarcopenia, da água intracelular, do metabolismo basal, da imunidade celular e aumento com redistribuição de gordura corporal, acumulando-se no omento, regiões pericárdicas e perirrenais.[2]

Dessa forma, as alterações fisiológicas associadas ao envelhecimento acarretam uma alta prevalência do diabetes na população idosa, aumentando a suscetibilidade à doença coronariana e a outros processos ateroscleróticos. A incidência e prevalência de eventos macrovasculares relacionados com os processos ateroscleróticos duplicam essencialmente em adultos com diabetes. A sobreposição de idade avançada, diabetes, doença cardiovascular aterosclerótica e fatores de risco aumenta as possibilidades de complicações microvasculares e macrovasculares, deficiências e síndromes geriátricas, incluindo fragilidade, multimorbidade, polifarmácia, deterioração cognitiva, depressão, incontinência urinária e quedas (Tabela 20.1), causando prejuízos à capacidade funcional, autonomia e qualidade de vida do indivíduo.[3]

De acordo com a Sociedade Brasileira de Diabetes (SBD), é imprescindível considerar aspectos que diferenciam tal população das demais faixas etárias, visto que o mecanismo de instalação da doença no idoso acontece pelo envelhecimento das células beta com a diminuição de secreção de insulina, assim como a redução da captação periférica de glicose realizada pela musculatura esquelética e células adiposas que se encontram reduzidas naturalmente no idoso. Sabendo que o diabetes no idoso é uma condição heterogênea, torna-se primordial o controle glicêmico para evitar as complicações que caracterizam a doença.[4]

EPIDEMIOLOGIA

A expectativa de vida tem aumentado mundialmente nos últimos 20 anos, o que contribui para a ampliação da população de idosos. O Brasil é um exemplo de nação que vem se assemelhando aos países desenvolvidos, já que a população idosa cresce a passos largos, acarretando grandes mudanças na antiga pirâmide etária brasileira. Em 2011, o número de indivíduos com mais de 60 anos era de 20,5 milhões, o equivalente a 10,8% da população total. Projeções indicam que em 2020 essa faixa etária será de 30,9 milhões, representando 14% da população total.[5]

Quase um quarto dos idosos nos Estados Unidos têm diabetes tipo 2, e esses números vêm crescendo pelo aumento da expectativa de vida da população. Esses indivíduos estão em alto risco para o desenvolvimento de diabetes tipo 2 devido aos efeitos combinados da genética, estilo de vida, comorbidades associadas e à própria senescência.

Estima-se que mais de 37% da população idosa acima de 65 anos apresentam diabetes. Idosos irão desenvolver diabetes em uma taxa quase três vezes maior do que os adultos mais jovens: 11,5 por 1.000 pessoas em comparação com 3,6 por 1.000 pessoas entre adultos com idade entre 20 e 44 anos de idade.

O Brasil vem seguindo o mesmo parâmetro mundial, em que o aumento da idade eleva a prevalência do diabetes. Segundo a pesquisa Vigilância de Fatores de Risco e Proteção para Doenças Crônicas por Inquérito Telefônico (VIGITEL), promovida pelo Ministério da Saúde, na população acima de 60 anos de idade, 27,2% estão acometidos; na faixa etária entre 55 e 64 anos, atinge 19,6%; entre 45 e 54 anos, 11%, enquanto na população mais jovem, entre 35 e 44 anos, 5% possuem a doença.[6]

FISIOPATOLOGIA

A fisiopatologia do diabetes deixou de ser um *triumvirato*, em que predomina redução à capacidade de secreção da insulina por deficiência da função das células β, redução da captação de glicose pela musculatura esquelética e produção hepática de glicose, para ser o *ominus octeto* descrito por De Fronzo, somando-se a redução do efeito das incretinas, aumento da lipólise, aumento da reabsorção renal de glicose, aumento da secreção de glucagon, além da disfunção dos neurotransmissores. Na fisiopatologia do diabetes no idoso predominam os efeitos do envelhecimento que comprometem diretamente a função das células β e a secreção de incretinas, o que torna a atividade do glucagon aumentada devido à inibição do GLP1, resultando em um declínio na secreção de insulina. Além disso, existe menor captação da

155

156 DIABETES

TABELA 20.1 Escala de Fragilidade Clínica nos Idosos

PERFIS	CARACTERÍSTICAS
Idosos hígidos ativos	Robustos, enérgicos, motivados e praticam atividade física regularmente
Idosos hígidos	Sem comorbidades e ocasionalmente ativos
Idosos com comorbidade controlada	Comorbidades bem controladas, sem atividade física regular, mas com manutenção das atividades rotineiras
Idosos vulneráveis	Independência nas atividades de vida diária, comorbidades não controladas e atividades físicas limitadas pelos sintomas
Idosos levemente frágeis	Dependência nas atividades instrumentais de vida diárias (finanças, transporte, trabalho doméstico pesado e medicamentos)
Idosos moderadamente frágeis	Dependência nas atividades de vida diárias (higiene pessoal)
Idosos severamente frágeis	Dependência total nas atividades de vida diárias, estáveis, sem risco de morte dentro de 6 meses
Idosos extremamente frágeis	Completamente dependentes e com baixa expectativa de vida
Idosos terminais	Completamente dependentes e com expectativa de vida menor que 6 meses

glicose pelo músculo esquelético devido à sarcopenia, processo em que ocorre a apoptose de miócitos ocasionada por estresse oxidativo e pelo tecido adiposo devido ao processo de redistribuição da gordura corporal, que são mediados pela insulina[7] (ver Figura 20.1 no caderno colorido).

Em função de má nutrição e da diminuição do apetite – situações clínicas frequentes ao idoso –, a reserva de glicogênio hepático poderá ficar comprometida, ocorrendo glicogenólise insuficiente, com consequente hipoglicemia ou dificuldade de recuperação de uma hipoglicemia e potencial lesão de órgãos vitais, principalmente cérebro e coração.

As comorbidades associadas são fatores que podem afetar a sensibilidade e a secreção da insulina em idosos. Essa faixa etária é constantemente acometida por doenças agudas devido à debilidade do sistema imune, o que pode precipitar a hiperglicemia em decorrência dos efeitos hormonais contrarregulatórios, como das catecolaminas, ocasionando aumento da resistência periférica e diminuição da secreção de insulina.

A polifarmácia, uma das características do tratamento do idoso, pode levar à hiperglicemia em pacientes com diabetes, como as estatinas e os glicocorticoides. As estatinas, utilizadas na terapêutica da hipercolesterolemia, têm causado aumento da glicemia e, consequentemente, maior risco de diabetes do tipo 2. As estatinas promovem hiperglicemia pela inibição da HMG-CoA redutase, enzima responsável pela formação de colesterol no fígado. Alguns estudos relatam que essa inibição enzimática promove resistência à insulina e translocação de receptores imaturos para a superfície celular, sendo necessário verificar risco *versus* benefício para a utilização das estatinas em idosos.[8]

Os glicocorticoides, utilizados nas afecções reumatológicas e respiratórias, promovem a gliconeogênese hepática, aumentando a hiperglicemia e contribuindo para a resistência à insulina, aumentando a gordura visceral e promovendo proteólise, lipólise, produção de ácidos graxos livres e acúmulo de gordura no fígado.

O diabetes, junto com as comorbidades, tais como artrite, comprometimento cognitivo e depressão, pode contribuir para a diminuição da atividade física, interferindo no prognóstico desses pacientes.

MANIFESTAÇÕES CLÍNICAS

O diabetes no idoso pode não apresentar quadro clínico característico com poliúria, polidipsia e polifagia. O idoso tolera níveis elevados de hiperglicemia antes de desenvolver a poliúria, devido à diminuição da taxa de filtração glomerular e à redução da sensação da sede, fenômeno característico do envelhecimento. Por isso, a polidipsia pode não ser relatada pelo paciente idoso e pode explicar a hiperosmolalidade assintomática.

A hiperglicemia aumenta a desidratação e promove alteração da visão e da cognição, além de aumentar o risco de infecção. Todos esses fatores contribuem para um declínio funcional, maior risco de queda e maior risco de infecção. Outras manifestações clínicas do diabético idoso são caquexia neuropática diabética, amiotrofia diabética, otite maligna externa e necrose papilar (Tabela 20.2).

Idosos diabéticos têm risco maior de desenvolver todo o espectro de doenças macrovasculares quando comparados a indivíduos com a mesma idade sem diabetes, sendo a DAC

TABELA 20.2 Manifestações Clínicas do Paciente Idoso Diabético

MANIFESTAÇÕES	DESCRIÇÃO
Caquexia neuropática diabética	Neuropatia periférica dolorosa, depressão e emagrecimento
Amiotrofia diabética	Dor, paresia, hipotrofia de quadríceps femoral e perda do reflexo patelar
Otite maligna externa	Infecção necrotizante acometida pelo Pseudomonas. Apresenta irritação do meato acústico externo, pouca drenagem e surdez leve
Necrose papilar	Seguida de pielonefrite bacteriana

a principal causa de morte nessa população. O benefício do controle glicêmico e lipídico depende do grau de fragilidade do idoso, da saúde geral e expectativa de vida.[9]

O diagnóstico laboratorial no idoso é igual ao do jovem, sendo analisadas as alterações da glicemia de jejum, glicemia casual e o teste oral de tolerância à glicose (TOTG). Para considerar o diagnóstico de DM são necessárias duas glicemias de jejum ≥ 126 mg/dL. Em caso de pequenas elevações da glicemia, o diagnóstico deve ser confirmado pela repetição do teste em outro dia. Sintomas de poliúria, polidipsia e perda ponderal acrescidos de uma glicemia casual ≥ 200 mg/dL e glicemia de 2 h pós-sobrecarga de 75 g de glicose ≥ 200 mg/dL também são diagnósticos.

ALVO TERAPÊUTICO

Na ausência de ensaios clínicos de longa data na população de idosos, como regra geral considera-se como alvo: em pacientes tratados: HbA1c <7,5% e glicemia de jejum e pré-prandial entre 140 e 150 mg/dL; em idosos frágeis com comorbidades funcionais e expectativa de vida < 10 anos, níveis de HbA1C ≤8%, glicemia de jejum e pré-prandial entre 160 e 170 mg/dL. Os alvos devem ser individualizados para pacientes muito idosos com A1c <8,5% e glicose média de 200 mg/dL, além de esforços para manter a qualidade de vida e evitar hipoglicemia.[9]

COMPLICAÇÕES

Pacientes de idade mais avançada estão sujeitos ao desenvolvimento de complicações micro (retinopatia, nefropatia e neuropatia diabéticas) e macrovasculares (doenças cerebrovasculares, cardiovasculares e vasculares periféricas) como nos indivíduos mais jovens por causa do efeito da hiperglicemia plasmática. No entanto, aqueles apresentam maior risco de sofrer efeitos adversos ou interações das múltiplas medicações utilizadas e de apresentar síndromes geriátricas comuns que incluem desidratação, distúrbios visuais, disfunção cognitiva, depressão e dores persistentes, que contribuem para o declínio funcional e um risco aumentado de queda.

Vários relatos têm sido publicados sobre a presença de cetoacidose diabética (CAD) em pacientes idosos com DM2, principalmente acima de 70 anos, pelo fato de apresentarem uma elevada prevalência de episódios infecciosos, considerados etiologicamente os mais comuns das complicações hiperglicêmicas agudas.[10]

Existe também o risco de hipoglicemia fatal, que progride exponencialmente com a idade e se dá, parcialmente, devido à menor secreção de glucagon pelo pâncreas, que é um dos principais hormônios contrarreguladores. Como no paciente idoso a sintomatologia é diferente do padrão, ocorre risco de hipoglicemias graves com maior incidência, já que a percepção dos sinais de hipoglicemia inicial e descarga adrenérgica são reduzidos.

A disfunção cognitiva é bastante visualizada na faixa etária mais elevada. Ela inclui alterações em diversos domínios, tais como memória, aprendizagem, flexibilidade mental, atenção e função. Os pacientes podem apresentar desde um leve comprometimento cognitivo (disfunção cognitiva sem dificuldade em realizar atividades diárias) até uma disfunção grave (demência vascular e neurodegenerativa).[11]

TRATAMENTO

É preciso ter em mente a expectativa de vida do paciente em questão, comorbidades associadas, polifarmácia, capacidade de autocuidado, estrutura de apoio social e familiar, bem como o risco associado a uma eventual hipoglicemia, maior frequência de eventos adversos e o custo das medicações antidiabéticas. A SBD preconiza uma meta de tratamento individualizada de acordo com as características listadas anteriormente, devendo-se encontrar um ponto de equilíbrio, evitando-se hipoglicemias frequentes, mas, ao mesmo tempo, sem muita permissividade em relação à hiperglicemia no idoso.[12]

Diante das possíveis complicações no tratamento do diabetes, a vulnerabilidade à hipoglicemia é substancialmente aumentada nos idosos. Esses pacientes exibem mais manifestações neuroglicopênicas de hipoglicemia (tonturas, fraqueza, delírio, confusão) em relação às manifestações adrenérgicas (tremores, sudorese), e além disso os sintomas neuroglicopênicos podem ser confundidos com outras doenças neurológicas, o que resulta em atraso no reconhecimento da hipoglicemia.

Os resultados do estudo ACCORD sugerem que o tratamento intensivo em pessoas com DAC e especialmente polifarmácia podem aumentar tanto a mortalidade geral quanto a cardiovascular.[13]

Tratamento não Medicamentoso

O tratamento inicial do diabetes tipo 2 em pacientes idosos é semelhante ao do adulto e inclui instruções sobre nutrição e atividade física, otimizando o controle metabólico e prevenindo complicações, principalmente em idosos obesos. Para os pacientes que preferem evitar a medicação e que têm HbA1c perto de seu alvo individualizado, uma tentativa de 3 a 6 de modificação do estilo de vida (MEV) antes de iniciar a metformina é recomendada. Mesmo com a MEV feita de forma adequada, é provável que esses pacientes necessitem de medicação ao longo do curso, visto que o mecanismo da doença nos idosos tem suas especificidades.

Tratamento Medicamentoso

Metformina

A metformina deve ser iniciada logo depois do diagnóstico de diabetes na ausência de contraindicações, como insuficiência renal ou insuficiência cardíaca aguda ou instável, por reduzir a glicemia sem o risco de hipoglicemia. Perda de peso e efeitos colaterais gastrointestinais, como anorexia e náuseas, podem ser fatores que limitam o uso em idosos. Recomenda-se, assim, o início com doses baixas (500 mg por dia) e o aumento da dose progressivamente durante as próximas semanas para reduzir os efeitos colaterais.

Além disso, idosos em uso da metformina devem ter sua função renal monitorada a cada 3 a 6 meses em vez de anualmente (Quadro 20.1). A taxa de filtração glomerular

QUADRO 20.1   Principais Características das Classes dos Hipoglicemiantes Utilizados no Idoso Diabético

CLASSE	MECANISMO DE AÇÃO	DIMINUIÇÃO DA HbA1C	HIPOGLICEMIA	PESO	EFEITOS NA MORTALIDADE CV	TFG LIMITE	CONSIDERAÇÕES	CUSTO
Biguanidas	↓ produção hepática de glicose	++	Raro	Não ou ↓	Neutro	30 mL/min	Pode produzir perda de peso, náusea e vômitos. Monitorar deficiência de vitamina B$_{12}$	$
Glinidas	↓ secreção de insulina	+	Presente	↑	Desconhecido	30 mL/min	Várias vezes ao dia	$$
Sulfonilureias	↑ secreção de insulina	++	Presente	↑	Negativo[13]	30 mL/min	Glicazida associada a menos hipoglicemia	$
Tiazolidinedionas	↑ sensibilidade à insulina	++	Raro	↑ ↑	Positivo	Sem limite	Edema, fraturas, 6-12 semanas para efeito máximo	$$
Alfa- glusosidase Inibidor (acarbose)	↓ absorção de glicose no intestino	+	Raro	Não ou ↓	Positivo	30 mL/min	Melhor controle pós-prandial, efeitos colaterais GIs	$$
Inibidor de DPP4	↑ ação do GLP-1	++	Raro Raro	Não ou ↓	Neutralidade[14]	< 30 mL/min APENAS linagliptina não necessita correção de dose	Cuidado com alogliptina em insuficiência cardíaca	$$$
Agonista de GLP-1	↑ ação do GLP-1	++ OU +++	Raro	↓ ↓	Positivo[16]	< 30 mL/min	Efeitos colaterais GIs	Efeitos colaterais GI
ISGLT-2	↓ reabsorção de glicose renal	++/ + ++	Raro	↓ ↓	Positivo[17]	<60 mL/min*	Infecção genital, hipotensão, cetoacidose diabética rara (pode ocorrer sem hiperglicemia)	$$$
Insulina		+++	Presente	↑ ↑	Neutro	Sem limite	Esquemas flexíveis sem dose máxima	$ – $$$

[13]The Action to Control Cardiovascular Risk in Diabetes Study Group.
[14]Bethel MA, Engel SS, Green JB, Huang Z, Josse RG, Kaufman KD, et al. Assessing the Safety of Sitagliptin in Older Participants in the Trial Evaluating Cardiovascular Outcomes with Sitagliptin (TECOS). *Diabetes Care* 2017; 40(4):494-501.
[16]Liraglutide and cardiovascular outcomes in type 2 diabetes.
[17]Empagliflozin, cardiovascular outcomes, and mortality in type 2 diabetes.
*O Estudo EmpaReg utilizou pacientes com *clearance* até 30 mL/min.
GLP-1, peptídeo semelhante ao glucagon; DPP4, dipeptidil peptidase 4; ISGLT-2, inibidor do glicotransportador-2 dependente de sódio; HbA1c, hemoglobina glicada; Cv, cardiovascular; TFG, taxa de filtração glomerular; GIs, gastrointestinais.

(TFG) ≥ 60 mL/min permite dose máxima recomendada, TFG entre 30 e 60 mL/min, e deve-se reduzir a dose de metformina pela metade (não mais do que 1.000 mg por dia). A TFG <30 mL/min impede o uso de metformina.[14]

O controle da vitamina B_{12} deve ser feito em idosos com metformina. Em um estudo multicêntrico, randomizado, placebo-controlado, pacientes com metformina por 4,3 anos tiveram redução da concentração da vitamina B_{12} de 19% e de folato de 5%. Dosagens regulares de folato e vitamina B_{12} são sugeridas no uso em longo prazo da metformina no idoso. A reposição é necessária para evitar anemia macrocítica e neuropatias.

Sulfonilureias e Glinidas

Os secretores de insulina, tais como sulfonilureias e glinidas, devem ser usados com cuidado em idosos frágeis por aumentarem o risco de hipoglicemia. As sulfonilureias de ação prolongada (p. ex., clorpropamida, gliburida e glimepirida) devem ser evitadas e deve-se preferir a utilização de uma de ação curta, como a gliclazida. Esses pacientes devem ser avaliados para a presença e a frequência de hipoglicemia em cada consulta.

As glinidas atuam de forma semelhante às sulfonilureias, têm eficácia semelhante ou ligeiramente inferior na redução da glicemia e requerem administrações mais frequentes com as refeições, o que piora a polifarmácia no paciente idoso.

Tiazolidinedionas

Atuam diminuindo a resistência periférica e hepática, levando a uma redução da liberação de glicose hepática. Ao contrário das sulfonilureias, não estimula a secreção de insulina. A única disponível no mercado é a pioglitazona, que deve ser evitada em idosos devido aos riscos de retenção de líquidos, ganho de peso e aumento dos riscos de insuficiência cardíaca, edema macular e fratura osteoporótica.[11]

Inibidores da Alfaglicosidase

O mecanismo de ação dessas medicações leva ao retardo da absorção da glicose e à diminuição da hiperglicemia pós-prandial. Episódios de hipoglicemias são raros quando o paciente faz uso dessas medicações de forma isolada, e mesmo assim seu uso não é muito recomendado em idosos, pois têm efeitos colaterais gastrointestinais que podem não ser tolerados nesses pacientes, além de apresentarem baixo efeito na diminuição da HbA1c.[11]

Inibidores da DPP-4

Essa classe de fármacos potencializa a ação do GLP-1 endógeno, pois inibem a dipeptidil peptidase 4 (DPP-4) – enzima responsável pela inativação do GLP-1 –, aumentando a meia-vida dessa incretina. Existem no Brasil: sitagliptina, vildagliptina, saxagliptina, linagliptina e alogliptina. Possuem a vantagem de serem medicações de uso oral, o que facilita a administração na população idosa, além do baixo risco de provocarem eventos de hipoglicemia. Pesquisas atuais mostram a neutralidade no risco cardiovascular, além de um perfil de segurança com relação a eventos adversos. Como benefício adicional, pode-se obter uma melhora da função do receptor de insulina neuronal e da função mitocondrial do cérebro, podendo atrasar a instalação de alguns tipos de demência e reduzir o risco de declínio cognitivo. Os inibidores da DPP-4 não influenciam na perda de peso, por isso tornam-se vantajosos no tratamento de idosos que já possuem um peso adequado. Podem ser usados com segurança na insuficiência renal respeitando-se o ajuste posológico de cada gliptina. O único que não necessita de ajuste para a insuficiência renal é a linagliptina.[15,16]

Análogos do GLP-1

O GLP-1 é um hormônio produzido pelas células neuroendócrinas L da mucosa intestinal e sua secreção é estimulada por nutrientes. Os análogos do GLP-1 mimetizam a ação desse hormônio, sendo mais resistentes à degradação da DPP-4 do que o GLP-1. Esses fármacos são glicose-dependentes, ou seja, não provocam hipoglicemia. Atuam também na inibição do glucagon e nos mecanismos de fome e saciedade retardando o esvaziamento gástrico, tendo um efeito significativo para a perda de peso. Apresentam efeitos colaterais gastrointestinais importantes, principalmente na população idosa, como náuseas, vômitos e diarreia. Sua via de administração é subcutânea e seu uso é contraindicado em pacientes que apresentam TFG < 30 mL/min. Os históricos de pancreatite, câncer pancreático e carcinoma medular da tireoide não são mais avaliados como risco para o início dessa classe, seja em idoso ou não. A liraglutida, em recente estudo, mostrou menor mortalidade cardiovascular e geral em pacientes com doença cardiovascular prévia e/ou doença renal.[17]

ISGLT-2

O SGLT-2 (*sodium glucose co-transporter type 2*) é uma proteína que transporta glicose e sódio nos túbulos renais, responsável por 90% da reabsorção tubular da glicose. Os inibidores da SGLT-2 reduzem a absorção de glicose no túbulo proximal e aumentam a sua excreção na urina, acarretando glicosúria. Dessa forma, promovem diminuição da glicemia de modo independente da ação da insulina, por isso não provocam hipoglicemia. Inibidores do SGLT-2 têm efeito adicional na perda de peso e melhoram os parâmetros de pressão arterial e perfil lipídico. São bem tolerados com eficácia e segurança na população idosa comparáveis a diabéticos jovens. Na população idosa o seu uso tem uma associação relevante com a diminuição de desfecho cardiovascular, especialmente morte e internação por insuficiência cardíaca, conforme publicado no estudo Empa-Reg Outcome. Devido à glicosúria, apresentam maior risco para infecções genitais e não devem ser utilizados em pacientes com condições de diminuição importante da filtração renal.

Insulinas

Após uma resposta inicial bem-sucedida à terapia oral, muitos pacientes não conseguem manter os níveis de hemoglobina glicada ao longo da evolução da doença, pelo declínio natural da função das células β, tornando-se necessário o início da terapia com insulina. Em pacientes que descobrem a doença com descompensação metabólica exacerbada e com valores de HbAc1 acima de 8,5 %, a insulinoterapia está na primeira linha de tratamento. A terapia com insulina é uma forma muito eficaz de reduzir a glicemia, mesmo com maiores riscos de episódios hipoglicêmicos. Não deve ser utilizada como tratamento de último recurso em idosos.

Para fazer o uso seguro desse medicamento é necessária uma titulação adequada para o alvo glicêmico individualizado, bem como a escolha de tipos de insulinas com efeitos mais parecidos com os basais. O ponto mais importante na instituição da terapia com insulina é a certificação de que o paciente vai conseguir aderir de forma correta ao tratamento proposto. Deve-se levar em consideração as condições físicas e cognitivas para compreensão e administração do medicamento ou o apoio social e familiar para o manuseio seguro da insulina, visto que a administração errada pode elevar a morbimortalidade do idoso.

Entre os tipos de insulina disponíveis no mercado, os análogos de insulina de longa duração, glargina 100Ui, glargina 300Ui e degludeca proporcionam uma duração prolongada, 24 h constante, quase sem picos de absorção de insulina. Essas são as forma que mais se assemelham à secreção basal normal de insulina. Por isso, provocam menos episódios de hipoglicemia se comparadas com as insulinas de ação intermediária e rápida (NPH e regular, respectivamente). Assim, as insulinas de ação prolongada apresentam-se mais seguras para utilização na população idosa.

CONCLUSÃO

O tratamento do diabetes na população idosa deve levar em consideração as peculiaridades da fisiopatologia e a preservação da fragilidade e do grau de independência, sendo, portanto, individualizado. As recomendações são para manter níveis mais elevados de hemoglobina glicada na população de diabéticos idosos frágeis, porém na população de idosos independentes com antidiabéticos orais de baixo risco para hipoglicemia o processo de intensificação do tratamento deve ser mantido.

REFERÊNCIAS

1. Standards of Medical Care in Diabetes 2016: Summary of Revisions. Diabetes Care *2016*; 39(Suppl 1):S4-5.
2. Organização Mundial da Saúde. Relatório Mundial de Envelhecimento e Saúde 2015.
3. Meneilly GS, Tessier D, Knip A. Canadian Diabetes Association Clinical Practice Guidelines – Diabetes in the Elderly; 2016.
4. Francisco BSMP, et al. Diabetes autorreferido em idosos: Prevalência, fatores associados e práticas de controle. *Caderno de Saúde Pública* 2010; 26(1):175-184.
5. IBGE, et al. Atlas do Censo Demográfico 2010 [Internet]. Disponível em: https://www.ibge.gov.br/home/estatistica/populacao/censo2010/default_atlas.shtm. Acesso em 24 Mar 2017.
6. Vigitel Brasil 2016 [Internet]. Disponível em: https://www.endocrino.org.br/media/uploads/PDFs/vigitel.pdf. Acesso em 23 Mar 2017.
7. Lee PG, Halter JB. The Pathophysiology of Hyperglycemia in Older Adults: Clinical Considerations. *Diabetes Care* 2017; 40(4):444-52.
8. Pratley RE, Gilbert M. Clinical management of elderly patients with type 2 diabetes mellitus. *Postgrad Med* 2012; 124(1):133-43.
9. Qaseem A, Barry MJ, Humphrey LL, Forciea MA, Physicians CGCotACo. Oral pharmacologic treatment of type 2 diabetes mellitus: A clinical practice guideline update from the American College of Physicians. *Ann Intern Med* 2017; 166(4):279-90.
10. Standards of Medical Care in Diabetes-2016: Summary of Revisions. Diabetes Care 2016; 39(Suppl 1):S4-5.
11. Moreno G, Mangione CM, Kimbro L, Vaisberg E. Mellitus AGSEPoCoOAwD. Guidelines abstracted from the American Geriatrics Society Guidelines for Improving the Care of Older Adults with Diabetes Mellitus: 2013 update. J Am Geriatr Soc 2013; 61(11):2020-6.
12. Consensus statement by the American Association of Clincal Endocrinologists on the comprehensive type 2 diabetes management algorithm – 2017 executive smmary. *Endocrine Practice* 2017; 23(2):207-38.
13. The Action to Control Cardiovascular Risk in diabetes Study Group. *NEJM* 2008; 358:2545-59.
14. Bennett WL, Odelola OA, Wilson LM, Bolen S, Selvaraj S, Robinson KA, et al. Evaluation of guideline recommendations on oral medications for type 2 diabetes mellitus: a systematic review. *Ann Intern Med* 2012; 156(1 Pt 1):27-36.
15. Munshi MN. Cognitive dysfunction in older adults with diabetes: What a clinician needs to know. *Diabetes Care* 2017; 40(4):461-7.
16. Bethel MA, Engel SS, Green JB, Huang Z, Josse RG, Kaufman KD, et al. Assessing the safety of sitagliptin in older participants in the Trial Evaluating Cardiovascular Outcomes with Sitagliptin (TECOS). *Diabetes Care* 2017; 40(4):494-501.
17. Marso SP, Daniels GH, Brown-Frandsen K, et al. Liraglutide and cardiovascular outcomes in type 2 diabetes. *N Engl J Med* 2016; 375(4):311-322.

CAPÍTULO 21

LIPODISTROFIAS

Josivan Gomes de Lima • Pedro Henrique Dantas Silva • Lúcia Helena Coelho Nóbrega

INTRODUÇÃO

O papel do tecido adiposo como fonte e armazenamento de energia já era bem conhecido, e cada vez mais são conhecidas novas funções endócrinas para desempenhar respostas fisiológicas. Um aumento do tecido adiposo, como observado na obesidade central, está associado a complicações metabólicas e risco cardiovascular, porém a sua falta também pode provocar uma desregulação da homeostase metabólica ainda mais grave.[1]

As lipodistrofias compõem um grupo heterogêneo de desordens raras, com origens diversas, caracterizadas por perda variável de gordura corporal em algumas regiões e acúmulo em outras regiões não distróficas. A perda desse tecido adiposo (e consequente alteração na produção de citocinas) está associada a alterações metabólicas quase universais nos pacientes acometidos, como hipertrigliceridemia, resistência insulínica, hiperglicemia e esteatose hepática. O grau de perda de tecido adiposo correlaciona-se diretamente com a severidade dessas alterações metabólicas.[2] Alguns pacientes podem evoluir com complicações de difícil controle, como nefropatia e retinopatia diabéticas, pancreatite aguda, cirrose hepática e doença coronariana aterosclerótica.[3]

Didaticamente, as lipodistrofias podem ser divididas de acordo com a sua origem (adquirida ou congênita) e o padrão de perda de gordura: generalizada (acomete quase todo o corpo), parcial (atinge apenas algumas regiões) ou localizada (restrita a pequenas partes). Esta última não costuma levar a alterações metabólicas, tendo em vista que a perda de gordura não é significativa.[3] Os principais exemplos estão listados na Tabela 21.1.

FISIOPATOLOGIA

De maneira geral, indivíduos com lipodistrofia generalizada tendem a ter aumento de citocinas pró-inflamatórias (fator de necrose tumoral-α e interleucinas 6 e 1B), além de baixos níveis de adipocitocinas, como leptina e adiponectina. Aqueles com a forma parcial tendem a ter níveis baixos a altos.[4] Algumas das ações da leptina são a melhora da sensibilidade insulínica e um efeito central anorexígeno. Seus baixos níveis acabam levando ao aumento exacerbado do apetite e à resistência insulínica, culminando em alterações bioquímicas tipicamente vistas na síndrome metabólica.[2,3] Corroborando esse fato, sabe-se que as principais causas de mortalidade desses pacientes incluem cardiopatias (cardiomiopatia, insuficiência cardíaca, infarto do miocárdio e arritmias), doença hepática (insuficiência hepática, hemorragia gastrointestinal e carcinoma hepatocelular), insuficiência renal, pancreatite aguda e sepse.[5]

LIPODISTROFIAS DE ORIGEM GENÉTICA

Lipodistrofia Generalizada Congênita (LGC) – Síndrome de Berardinelli-Seip

A LGC é uma desordem autossômica recessiva. Existem diversas mutações associadas a essa síndrome, mas as duas mais comuns são as mutações nos genes AGPAT2 (*1-acyl-glycerol-3-phosphate* e *O-acyltransferase 2*) e na seipina, responsáveis, respectivamente, pelos tipos BSCL1 (*Berardinelli-Seip congenital lipodystrophy 1*) e BSCL2. A maior prevalência de pacientes acometidos vem do estado do Rio Grande do Norte, no Brasil, com mais de 40 casos catalogados.[6]

É caracterizada por uma perda de tecido adiposo subcutâneo já no primeiro ano de vida (ver Figura 21.1 no caderno colorido), com progressivo depósito de gordura em locais não habituais, como fígado e músculos. Frequentemente o diagnóstico é precoce, devido ao fenótipo que evidencia musculatura e circulação venosa proeminentes, lembrando também o de pacientes com acromegalia, com mãos, pés e mandíbula aumentados. A quase ausência de tecido adiposo subcutâneo leva a uma protrusão da cicatriz umbilical, que é frequentemente confundida com hérnia umbilical.[7] Esses pacientes evoluem com hiperfagia devido à hipoleptinemia e resistência insulínica, que tendem a levar ao crescimento acelerado e ao aumento da idade óssea, além de uma série de outras alterações listadas na Tabela 21.2.[6,8] Também é usual uma massa óssea normal ou elevada, provavelmente devido a hiperinsulinemia, hipoleptinemia e hipertrofia muscular.[9]

Lipodistrofia Parcial Familiar (LPF) – Síndrome de Dunnigan

É uma doença autossômica dominante cuja etiologia advém de várias mutações possíveis. A mais comum é a mutação da lamina A/C, que causa a FPLD2 (*familial partial lipodystrophy 2*) ou síndrome de Dunnigan,[10] com prevalência de 1 em 15 milhões de pessoas.[8]

Diferentemente da LGC, a LPF em geral torna-se clinicamente evidente no fim da infância e puberdade. Apresenta-se com perda de gordura no subcutâneo em porções superiores e inferiores do corpo, com perda variável no tronco. Há acúmulo de gordura em facial, no pescoço, perineal e intra-abdominal, principalmente em mulheres, além da região supraclavicular e dorsal (*giba de búfalo*), resultando em um aspecto semelhante ao da síndrome de Cushing.[5]

Alterações metabólicas também estão presentes, mas geralmente em menor grau do que na LGC. Os pacientes cursam com formas mais brandas de resistência insulínica, diabetes e esteatose hepática, e também apresentam hiper-

162 DIABETES

TABELA 21.1	**Classificação das Lipodistrofias**	
	Familiar ou congênita	**Adquirida**
Generalizada	Síndrome de Berardinelli-Seip	Síndrome de Lawrence
Parcial	Lipodistrofia parcial familiar (síndrome de Dunnigan)	Síndrome de Barraquer-Simons Lipodistrofia em portadores de infecção pelo HIV
Localizada		Aplicação de medicações subcutâneas sempre na mesma localidade ou traumas

TABELA 21.2	**Achados Clínicos e Laboratoriais de Pacientes com Lipodistrofias**
Alterações dermatológicas	Acrocórdons, acantose *nigricans*, xantelasma, xantoma
Hepatopatia	Esteatose hepática, podendo evoluir para esteato-hepatite não alcoólica e cirrose
Metabolismo dos lipídios	Hipertrigliceridemia com HDL-C baixo, podendo evoluir para crises de pancreatite aguda
Diabetes	Geralmente de início na adolescência (LGC), com evolução para insulinoterapia em altas doses Muitos pacientes vão apresentar complicações como nefropatia, retinopatia e neuropatia diabética
Ginecológico/reprodutivo	Clitoromegalia, irregularidade menstrual, SOP e infertilidade
Neurológico	Déficit cognitivo moderado (LGC tipo 2)
Osteomuscular	Instabilidade de coluna cervical, escoliose, fraqueza muscular e aumento de massa óssea com boa microarquitetura

HDL-C, colesterol da lipoproteína de alta densidade; LGC, lipodistrofia generalizada cngênita; SOP, síndrome dos ovários policísticos.

trigliceridemia, com risco de pancreatite aguda. Mulheres afetadas com essa doença também podem apresentar maior chance de ter síndrome dos ovários policísticos, mas raramente cursam com infertilidade.[11,12]

LIPODISTROFIAS ADQUIRIDAS

Lipodistrofia Generalizada Adquirida (LGA) – Síndrome de Lawrence

Na LGA, os pacientes apresentam distribuição normal de gordura durante os primeiros anos de vida, mas evoluem com perda de gordura subcutânea, que em geral começa na infância e adolescência ou, raramente, apenas na fase adulta. Essa perda pode ter progressão rápida ou insidiosa, variando de poucas semanas até anos. Sua prevalência é maior em mulheres do que em homens (3:1). Assim como na LGC, a lipodistrofia acomete praticamente todo o corpo, incluindo palmas e plantas, com perda variável no trato intra-abdominal.

Em cerca de metade dos casos, a etiologia não é bem definida (variante idiopática) e a outra metade é devida a doenças autoimunes, como paniculite (mais comum), dermatomiosite juvenil, lúpus eritematoso sistêmico (LES) e síndrome de Sjögren.[3,8]

Devido à grande perda de tecido subcutâneo, também há diminuição da leptinemia, com consequentes distúrbios metabólicos, como resistência insulínica, diabetes e hipertrigliceridemia. Nos casos acompanhados de paniculite, geralmente os distúrbios metabólicos são mais brandos.

Lipodistrofia Parcial Adquirida (LPA) – Síndrome de Barraquer-Simons

A LPA é caracterizada pela perda de gordura subcutânea na porção superior do corpo (principalmente face, pescoço e tronco superior), poupando abdome inferior, quadril e pernas, mas podendo acumular gordura nessas regiões. Também tem maior prevalência em mulheres (4:1) e a maioria é de dascendência europeia.[8]

História familiar geralmente está ausente. Sua etiologia também é baseada em mecanismos autoimunes, surgindo muitas vezes na infância ou adolescência após uma infecção viral, como o sarampo.[13] A maioria dos pacientes tem níveis elevados de um anticorpo denominado fator nefrítico do complemento 3, com baixos níveis de complemento 3 total. Esses pacientes apresentam maior tendência a desenvolver glomerulonefrite membranoproliferativa, que pode evoluir para falência renal e necessidade de terapia substitutiva. Outras manifestações autoimunes podem estar presentes, como LES, dermatomiosite e esclerodermia. Ocasionalmente, alterações funcionais podem estar presentes, como surdez, epilepsia ou atraso cognitivo.[14-17]

Em comparação com as demais lipodistrofias, como a diminuição do tecido adiposo subcutâneo é menor, não há tantas complicações metabólicas nessa síndrome.[18]

Lipodistrofia Induzida por Terapia Antirretroviral (TARV)

Acontece em pacientes infectados pelo HIV em uso da TARV. As principais drogas envolvidas são os inibidores da protease e inibidores nucleosídeos da transcriptase reversa. Habitualmente a lipodistrofia se inicia 4 a 6 meses depois do início do uso da TARV, existindo uma tendência a manter ou piorar com o tempo. Essa alteração é dose-dependente e ocorre principalmente por toxicidade das drogas para os adipócitos.[19]

Essa síndrome pode cursar com predomínio de lipoatrofia, lipo-hipertrofia ou uma forma mista. Todas elas podem evoluir com complicações cardiometabólicas, como hipertensão, doença cardiovascular, resistência insulínica, diabetes e dislipidemia. A forma mais comum apresenta-se com diminuição de gordura em braços, pernas e face, com acúmulo em pescoço, tronco e intra-abdominal.[8]

Lipodistrofia Localizada

É a lipodistrofia que acomete uma área restrita, sendo ela única ou múltipla. Devido à sua pequena perda de gordura, não cursa com alterações metabólicas. As etiologias são diversas, como medicamentos injetáveis (insulina, esteroides e antibióticos), lipodistrofia induzida por pressão (devido à baixa perfusão prolongada), relacionada com paniculite pouco extensa, lipodistrofia centrífuga e lipodistrofia idiopática.[3]

DIAGNÓSTICO

Muitas vezes, o diagnóstico clínico (história e exame físico) é evidente, e o diagnóstico laboratorial é compatível e confirma a suspeita. Durante o exame físico, pode-se constatar o fenótipo típico de cada uma das síndromes. Embora não feitas frequentemente na prática, medidas antropométricas podem ser realizadas para avaliar dobras, espessura da pele e circunferência de quadril, abdome e membros. O DEXA (*dual-energy x-ray absorptiometry*) ajuda a confirmar o diagnóstico, quantificando o percentual e avaliando a distribuição da gordura corporal. Outros exames de imagem, como ressonância magnética e tomografia computadorizada, podem dar mais informações sobre a distribuição de gordura corporal, mas seu uso com esta finalidade geralmente é feito apenas para pesquisa.[20]

Não há um ponto de corte específico de leptina para confirmar ou descartar o diagnóstico, mas, usualmente, quanto mais severa a lipodistrofia, menores são os valores séricos de leptina. Pode-se ainda realizar pesquisa das mutações em casos de doenças congênitas (Tabela 21.3), ou pesquisa de anticorpos em casos adquiridos.

O quadro laboratorial compatível com o padrão da síndrome metabólica pode colaborar com o diagnóstico, sendo observados aumento dos níveis de glicose, triglicerídeos e redução do HDL colesterol. O depósito ectópico de gordura no fígado pode causar elevações de transaminases em crianças. A hipertrigliceridemia pode ser importante, causando pancreatite aguda em alguns pacientes.

Diagnóstico Diferencial

O diagnóstico diferencial deve ser feito com doenças que cursem com extrema resistência insulínica ou com altera-ções no padrão de distribuição de gordura corporal. Essas alterações incluem causas de perda excessiva de peso, como desnutrição, anorexia nervosa, diabetes descontrolado, tireotoxicose, insuficiência adrenal, câncer e infecções crônicas. Diabetes descontrolado também pode cursar com hipertrigliceridemia, entretanto, ao contrário das lipodistrofias, uma vez restaurada a euglicemia, a trigliceridemia se normaliza e há o retorno da formação de gordura corporal.[5]

Outras causas são as síndromes que cursam com mutação do receptor de insulina, diminuindo sua função. Nesses casos, ao contrário das lipodistrofias, a dislipidemia não costuma estar presente, não há grandes alterações do padrão de tecido subcutâneo e os níveis de adiponectina costumam estar elevados.[21]

Lipomatoses múltiplas podem provocar um aspecto de distribuição anormal da adiposidade, mas se constituem de tumores localizados de gordura e não costumam cursar com as alterações metabólicas típicas das lipodistrofias.[10]

Lipodistrofias parciais também podem ser confundidas com o fenótipo da síndrome de Cushing. Nesta, há perda de gordura em membros e nádegas, com aumento em porções superiores do corpo; gibosidade, estrias violáceas, fácies em lua cheia e a análise laboratorial confirmam a síndrome de Cushing.

Para chegar ao diagnóstico, principalmente nos casos de lipodistrofia parcial, é necessário um alto grau de suspeição. Se não for considerada esta hipótese, provavelmente o paciente será tratado como diabetes tipo 2.

TRATAMENTO

O manejo desses pacientes inclui desde medidas gerais até tratamentos mais específicos. Para uma abordagem mais abrangente, devem-se evitar ou minimizar as complicações metabólicas desde cedo. Indica-se o uso de formulações lácteas com baixo teor de gordura nos casos de LGC, dando-se preferência para aquelas com ácidos graxos de cadeia média. Na adolescência e fase adulta, deve-se seguir dieta com baixo teor de gordura também, dando preferência para o consumo de ácidos graxos ômega 3 de cadeia longa e cis-monoinsaturados.[3]

Além da qualidade, a quantidade de comida também deve ser controlada. Quanto menor for o nível sérico de leptina, menor será o seu efeito anorexígeno. A polifagia é frequente, mas, apesar disso, dificilmente esses pacientes ganham muito peso. Em compensação, uma dieta rica em gorduras pode elevar o grau de esteatose e gordura muscular, piorando a morbidade.

Outro ponto importante é o estímulo para atividade física, porém, dependendo da idade do paciente, antes de iniciar os exercícios é indicada avaliação cardiológica prévia devido à maior prevalência de miocardiopatias.

Além da dieta e do exercício, a terapia de primeira linha para a lipodistrofia congênita generalizada, que cursa com severa hipoleptinemia e importantes alterações metabólicas, constitui-se no uso de metreleptina. Essa medicação é uma leptina humana recombinante, que possui estrutura de aminoácidos bem semelhante à da leptina endógena, com ação biológica semelhante, porém com a adição de um resíduo de metionina na porção N-terminal, o que lhe

TABELA 21.3	Genes e Proteínas Relacionados com as Causas de Lipodistrofias Congênitas	
	Gene	**Proteína codificada pelo gene alterado**
Generalizada	BSCL1	AGPAT2
	BSCL2	Seipina
	BSCL3	Caveolina 1
Parcial	FPLD2	Lamina A/C
	FPLD3	PPAR-γ
	AKT2-linked	AKT2/PKB

BSCL, lipodistrofia congênita Berardinelli-Seip 1; FPLD, lipodistrofia parcial familiar; AKT-2, AKT serina/treoninaquinase 2; AGPAT-2, 1-acilglicerol-3-fosfato O-aciltransferase 2; PPAR-γ, receptor gama ativado pelo proliferador de peroxissomos; PKB, proteína quinase B.

garante uma meia-vida maior. Ela é usada em aplicações subcutâneas 1 a 2 vezes ao dia, com doses variando de acordo com o sexo e o peso. Pacientes do sexo feminino tendem a necessitar de doses maiores. Esse tratamento tende a melhorar os eixos gonadal, adrenal, tireoidiano e somatotrófico, bem como a atividade imune e parâmetros metabólicos.[22] Há, ainda, melhora da hiperfagia e da sensibilidade insulínica, resultando em diminuição dos níveis de triglicerídeos, colesterol e glicose. Também tende a melhorar as transaminases, a histologia hepática, diminuir a proteinúria e restaurar a fertilidade feminina. Em homens, tende a aumentar a testosterona.[23-25]

Com a evolução da doença, medicamentos para redução dos triglicerídeos, colesterol e glicose passam a ser necessários. O manejo dos lipídios pode seguir a recomendação dos consensos atuais. Já no controle do diabetes, pode-se iniciar com antidiabéticos orais que melhorem a sensibilidade insulínica, como metformina e pioglitazona. Em casos mais avançados, a terapia insulínica é necessária, frequentemente em doses bastante elevadas, devido à marcante resistência insulínica, principalmente na LGC. No caso da escassez extrema de tecido subcutâneo, há dificuldade para aplicar doses tão elevadas de insulina, de modo que se devem preferir formulações com insulina de longa ação e/ou mais concentradas.

Muitos pacientes também podem se beneficiar de terapia complementar com suporte psicológico e psiquiátrico para lidar com a patologia e suas complicações, bem como de intervenções com cirurgias plásticas para minimizar alterações físicas provocadas pela doença, melhorando, assim, a autoestima.

CONCLUSÃO

As lipodistrofias são condições adquiridas ou congênitas que levam a perda e má distribuição do tecido gorduroso pelo corpo, tanto periférico quanto central. Essa alteração leva a distúrbios metabólicos compatíveis com síndrome metabólica e alterações funcionais em vários órgãos. O diagnóstico e tratamento precoces são necessários para o manejo adequado, combatendo ou amenizando suas consequências, a fim de reduzir a morbidade e a mortalidade entre esses pacientes.

REFERÊNCIAS

1. Fardet L, Vigouroux C, Capeau J. [Lipodystrophies]. *Rev Med Interne* 2013 Oct; 34(10):614-22.
2. Moises RS. Síndromes genéticas causadoras de resistência à insulina. In , Mancini, M., (ed.). *Tratado de obesidade*. Rio de Janeiro: Guanabara Koogan; 2015. p. 221-4.
3. Hussain I, Garg A. Lipodystrophy Syndromes. *Endocrinol Metab Clin North Am* 2016 Dec; 45(4):783-97.
4. Antuna-Puente B, Feve B, Fellahi S, Bastard JP. Adipokines: the missing link between insulin resistance and obesity. *Diabetes Metab* 2008 Feb; 34(1):2-11.
5. Brown RJ, Araujo-Vilar D, Cheung PT, Dunger D, Garg A, Jack M, et al. The Diagnosis and Management of Lipodystrophy Syndromes: A Multi-Society Practice Guideline. *J Clin Endocrinol Metab* 2016 Dec; 101(12):4500-11.

6. Lima JG, Nobrega LH, de Lima NN, do Nascimento Santos MG, Baracho MF, Jeronimo SM. Clinical and laboratory data of a large series of patients with congenital generalized lipodystrophy. *Diabetol Metab Syndr* 2016; 8:23.
7. Lima JG, Lima NN, Oliveira CF, Dantas REFC, Baracho MFP, Nobrega LHC, Jeronimo SMB. Umbilical Hernia in Patients with Berardinelliseip Syndrome: Is it Really Hernia. *J Clin Mol Endocrinol* 2015; 1(1):1.
8. Fiorenza CG, Chou SH, Mantzoros CS. Lipodystrophy: pathophysiology and advances in treatment. *Nat Rev Endocrinol* 2011 Mar; 7(3):137-50.
9. Lima JG, Nobrega LH, Lima NN, Dos Santos MC, Baracho MF, Bandeira F, et al. Bone Density in Patients With Berardinelli-Seip Congenital Lipodystrophy Is Higher in Trabecular Sites and in Type 2 Patients. *J Clin Densitom* 2016 Nov 25.
10. Capeau J, Magre J, Caron-Debarle M, Lagathu C, Antoine B, Bereziat V, et al. Human lipodystrophies: genetic and acquired diseases of adipose tissue. *Endocr Dev* 2010;19:1-20.
11. Vantyghem MC, Vincent-Desplanques D, Defrance-Faivre F, Capeau J, Fermon C, Valat AS, et al. Fertility and obstetrical complications in women with LMNA-related familial partial lipodystrophy. *J Clin Endocrinol Metab* 2008 Jun; 93(6):2223-9.
12. Garg A. Gender differences in the prevalence of metabolic complications in familial partial lipodystrophy (Dunnigan variety). *J Clin Endocrinol Metab* 2000 May; 85(5):1776-82.
13. Misra A, Peethambaram A, Garg A. Clinical features and metabolic and autoimmune derangements in acquired partial lipodystrophy: report of 35 cases and review of the literature. *Medicine* (Baltimore) 2004 Jan; 83(1):18-34.
14. Payapvipapong K, Niumpradit N, Nakakes A, Buranawuti K. A rare case of acquired partial lipodystrophy (Barraquer-Simons syndrome) with localized scleroderma. *Int J Dermatol* 2014 Jan; 53(1):82-4.
15. Jasin HE. Systemic lupus erythematosus, partial lipodystrophy and hypocomplementemia. *J Rheumatol* 1979 Jan-Feb; 6(1):43-50.
16. Torrelo A, Espana A, Boixeda P, Ledo A. Partial lipodystrophy and dermatomyositis. *Arch Dermatol* 1991 Dec; 127(12):1846-7.
17. Faguer S, De Sandre-Giovannoli A, Hemery M, Levy N, Lamant L, Arveiler B, et al. A 10 Mb duplication in chromosome band 5q31.3-5q33.1 associated with late-onset lipodystrophy, ichthyosis, epilepsy and glomerulonephritis. *Eur J Med Genet* 2011 May-Jun; 54(3):310-3.
18. Oliveira J, Freitas P, Lau E, Carvalho D. Barraquer-Simons syndrome: a rare form of acquired lipodystrophy. *BMC Res Notes* 2016 Mar 18; 9:175.
19. Finkelstein JL, Gala P, Rochford R, Glesby MJ, Mehta S. HIV/AIDS and lipodystrophy: implications for clinical management in resource-limited settings. *J Int AIDS Soc* 2015; 18:19033.
20. Goodpaster BH. Measuring body fat distribution and content in humans. *Curr Opin Clin Nutr Metab Care* 2002 Sep; 5(5):481-7.
21. Semple RK, Cochran EK, Soos MA, Burling KA, Savage DB, Gorden P, et al. Plasma adiponectin as a marker of insulin receptor dysfunction: clinical utility in severe insulin resistance. *Diabetes Care* 2008 May; 31(5):977-9.
22. Rodriguez AJ, Mastronardi CA, Paz-Filho GJ. New advances in the treatment of generalized lipodystrophy: role of metreleptin. *Ther Clin Risk Manag* 2015; 11:1391-400.
23. Ebihara K, Kusakabe T, Hirata M, Masuzaki H, Miyanaga F, Kobayashi N, et al. Efficacy and safety of leptin-replacement therapy and possible mechanisms of leptin actions in patients with generalized lipodystrophy. *J Clin Endocrinol Metab* 2007 Feb; 92(2):532-41.
24. McDuffie JR, Riggs PA, Calis KA, Freedman RJ, Oral EA, DePaoli AM, et al. Effects of exogenous leptin on satiety and satiation in patients with lipodystrophy and leptin insufficiency. *J Clin Endocrinol Metab* 2004 Sep; 89(9):4258-63.
25. Musso C, Cochran E, Javor E, Young J, Depaoli AM, Gorden P. The long-term effect of recombinant methionyl human leptin therapy on hyperandrogenism and menstrual function in female and pituitary function in male and female hypoleptinemic lipodystrophic patients. *Metabolism* 2005 Feb; 54(2):255-63.

PARTE III

OBESIDADE E LÍPIDIOS

PARTE IV

TIREOIDE

PARTE V

ADRENAIS

As partes III, IV e V estão disponíveis exclusivamente em www.evolution.com.br

PARTE VI

GÔNADAS

CAPÍTULO 1

SÍNDROME DOS OVÁRIOS POLICÍSTICOS

Felipe Rodrigues Lima Mágero • Paulo Bernardo da Silveira Barros Filho • Francisco Bandeira

INTRODUÇÃO

A síndrome dos ovários policísticos (SOP) é a endocrinopatia mais comum em mulheres em idade reprodutiva e, dependendo da população e do critério diagnóstico utilizado, pode ter prevalência de 6% a 20%. Representa, ainda, a causa mais frequente de hirsutismo e infertilidade anovulatória.[1,2]

A SOP é uma doença multifatorial, e vários fatores de risco genéticos e ambientais determinam a suscetibilidade individual. É caracterizada principalmente por disfunção ovulatória e hiperandrogenismo, mas a apresentação clínica é heterogênea. Dessa forma, além dos aspectos reprodutivos (devido às alterações no ciclo menstrual) e estéticos (pela presença das manifestações androgênicas), a SOP representa também um fator de risco relevante para obesidade, diabetes melito tipo 2 e dislipidemia.[2]

ETIOLOGIA

A etiologia da SOP permanece mal definida, porém algumas condições parecem apresentar maior prevalência da doença, entre as quais pode-se destacar obesidade, resistência insulínica, diabetes (gestacional/tipo 1/tipo 2) e SOP em parentes de 1° grau. Tais associações sugerem um componente genético para a síndrome, com alguma influência de fatores ambientais.[3]

FISIOPATOLOGIA

A fisiopatologia da SOP é complexa e vários fatores causais têm sido sugeridos. Permanece incerto o que aciona o ciclo vicioso da anovulação, o excesso de andrógenos ou a hiperinsulinemia observados na SOP.[4]

Um dos defeitos neuroendócrinos primários descritos são alterações na secreção de gonadotrofinas. Ocorre anormalidade intrínseca na pulsatilidade do GnRH, levando ao aumento da amplitude e frequência de pulsos de LH, com deficiência relativa de FSH. Esta secreção aumentada de LH leva a uma hiperatividade das células da teca que produzirão quantidades aumentadas de androgênios, predominantemente testosterona. O FSH regula a atividade da aromatase das células granulosas dos ovários e sua secreção diminuída leva a um desenvolvimento folicular inadequado e a níveis reduzidos de aromatase. Desta forma, sem a aromatização dos precursores androgênicos em estrôgenios, ocorre um aumento preferencial dos andrógenos ovarianos, o que explica o hiperandrogenismo característico da doença.[4]

Portadoras de SOP apresentam mais frequentemente resistência à insulina e hiperinsulinemia compensatória independentemente da presença ou não de obesidade, sendo a resistência tanto para a ação da insulina no músculo estriado quanto no tecido adiposo. O aumento da insulina circulante tem efeito direto na produção de androgênios ovarianos, uma vez que esta possui ação sinérgica ao LH nas células da teca, estimulando a produção androgênica. Além disso, a insulina também está envolvida na redução da produção da proteína carreadora de androgênios (globulina ligadora de hormônios sexuais [SHBG]) pelo fígado; estes dois efeitos somados aumentam a concentração de testosterona livre, ou seja, da fração ativa do hormônio. O IGF-1, assim como a insulina, tem papel na produção de androgênios ovarianos, sendo um dos mecanismos a estimulação da proliferação de células da teca.[1,2,4]

Além das disfunções endócrinas descritas, há evidências na literatura médica da existência de um componente genético na SOP. Embora inicialmente se acreditasse em um padrão de herança monossômica dominante, hoje já há evidências de um padrão mais complexo de hereditariedade envolvendo vários genes. Estudos empregando técnicas de amplo estudo genômico — genome wide association studies (GWAS) — têm possibilitado a identificação de alterações em vários *loci* associados à síndrome dos ovários policísticos, o que faz crer tratar-se de doença oligo ou poligênica. A existência de penetrância gênica incompleta, de modificações epigenéticas e da influência de fatores ambientais tornam bastante complicada a elucidação e identificação do padrão de hereditariedade envolvido nesta doença.[2,3,4]

DIAGNÓSTICO CLÍNICO E COMPLEMENTAR

O diagnóstico da síndrome dos ovários policísticos permanece controverso devido ao desafio em definir os componentes individuais dos critérios e da heterogeneidade dos fenótipos, que sofrem variações devido às diferenças étnicas e às mudanças clínicas ao longo da evolução da doença.[5]

Em 1990 foram estabelecidos pelos National Institutes of Health (NIH) critérios para o diagnóstico de SOP que incluíam tanto hiperandrogenismo clínico e/ou bioquímico em associação com oligo ou anovulação crônica. Em 2003 os critérios de Rotterdam adicionaram o terceiro critério maior, com a identificação à ultrassonografia de ovários policísticos e a necessidade da presença de duas das seguintes condições: oligo e/ou anovulação, hiperandrogenismo clínico e/ou bioquímico, e a morfologia ovariana ao ultrassom. Com o acréscimo dos achados radiológicos, um novo grupo de pacientes foi incluído no diagnóstico de SOP: mulheres com oligo ou anovulação e ovários policísticos porém sem evidência de hiperandrogenismo.[6] A fim

TABELA 1-1 Critérios para o Diagnóstico de Síndrome dos Ovários Policísticos

NIH/NICHD (Deve atender a ambos os critérios)	ESHRE/ASRM (Critério de Rotterdam 2004)	Androgen Excess Society 2006
Hiperandrogenismo clínico e/ou bioquímico	Hiperandrogenismo clínico e/ou bioquímico	Hiperandrogenismo clínico e/ou bioquímico
Disfunção menstrual	Oligo ou anovulação Ovários policísticos	Disfunção ovariana e/ou ovários policísticos

ESHRE/ASRM = European Society for Human Reproduction and Embryology/American Society for Reproductive Medicine; NIH/NICH = National Institutes of Health/National Institute of Child Health and Human Disease.

de reconciliar os critérios, em 2006 a Androgen Excess Society (AES) propôs a obrigatoriedade da presença de hiperandrogenismo.[7]

MANIFESTAÇÕES CLÍNICAS METABÓLICAS

Manifestações cutâneas de hiperandrogenismo

Hirsutismo, acne e alopecia

O hirsutismo é definido pela presença de pelo terminal na mulher em áreas de distribuição masculina, sendo reconhecido como o marcador clínico mais confiável de SOP. Possui habitualmente início gradual e intensifica-se com o ganho ponderal. É classificado com base no escore de Ferriman e Gallwey (1961), que quantifica o crescimento de pelo em nove zonas sensíveis à ação dos androgênios (Figura 1.2 no caderno colorido), sendo definido por um escore final igual ou superior a 8, com variabilidades étnicas a serem consideradas. A acne que surge precocemente, é grave e persistente e que não apresenta resposta à terapêutica dermatológica de primeira linha deve levar à suspeita de hiperandrogenismo (ver Figura 1.3 no caderno colorido). Outros achados dermatológicos podem incluir alopecia androgênica, seborreia, hiperidrose e hidradenite supurativa. Deve-se destacar que o rápido crescimento e a rápida progressão do hirsutismo associados à evidência de virilização devem levantar a suspeita de causas secundárias, como neoplasia produtora de andrógenos, já que essa evolução é pouco comum na SOP. Em mulheres adultas, o hirsutismo, a acne e a alopecia são bons substitutos do hiperandrogenismo bioquímico, e devem ser considerados como indicadores do excesso de produção androgênica; entretanto, durante a adolescência, apenas o hirsutismo deve ser considerado como um substituto do hiperandrogenismo bioquímico, já que a acne é bastante comum e geralmente reversível, enquanto a alopecia é incomum e geralmente possui outras etiologias[5,7] (Figura 1.2 no caderno colorido, Tabela 1.2).

Alterações do ciclo menstrual

As irregularidades menstruais são uma característica comum da síndrome dos ovários policísticos, estando presente em todos os critérios diagnósticos propostos.

TABELA 1-2 Causas Medicamentosas de Hirsutismo

Ciclosporina
Minoxidil
Diazóxido
Progestágenos: gestodene, norgestimato, desogestrel, levonorgestrel
Andrógenos: testosterona, DHEA
Clomifene
Tamoxifen
Cetoximab
Ácido valproico

Entretanto, sabe-se que, devido à imaturidade do eixo hipotálamo–hipófise–ovário no 1° ano após a menarca, cerca de 85% dos ciclos menstruais são anovulatórios, tornando a sua utilização difícil como critério neste grupo etário. Embora seja difícil diferenciar a oligomenorreia devida à SOP da fisiologia normal, os ciclos fora da faixa de 19 a 90 dias, a falta de menstruação aos 16 anos ou 2 a 3 anos após a telarca, e a oligomenorreia persistente 2 anos após a menarca requerem avaliação adicional. Se as alterações persistirem após esse período, maior será a probabilidade de disfunção ovariana subjacente, sendo a infertilidade a principal implicação clínica desta disfunção. Por fim, as irregularidades menstruais mais graves parecem estar associadas a fenótipos de SOP mais graves com níveis de androgênios mais elevados.[5,6]

Obesidade, insulinorresistência e síndrome metabólica

A SOP está associada a distúrbios metabólicos como insulinorresistência e hiperinsulinismo, intolerância à glicose, risco aumentado de diabetes melito tipo 2, diabetes gestacional, obesidade, doença hepática gordurosa não alcoólica, apneia obstrutiva do sono, síndrome metabólica e doença cardiovascular. A resistência insulínica pode ser encontrada em 60% a 80% de todas as mulheres com SOP, e em cerca de 95% das mulheres obesas com a patologia. Além dos distúrbios metabólicos associados, a resistência insulínica também contribui para o hiperandrogenismo, anovulação e aumento do risco cardiovascular. A hiperlipidemia mista é comum nas mulheres com SOP, com elevação nos níveis de LDL, VLDL e triglicerídios, além de redução nos níveis de HDL. Outros fatores de risco cardiovascular também estão presentes nesse perfil de

TABELA 1-3	**Alterações Comportamentais na SOP**
Baixa autoestima	Agressividade
Depressão	Angústia
Compulsão alimentar	Insatisfação com o corpo
Ansiedade	Menor nível de satisfação sexual
Irritabilidade	Maior resposta ao estresse

pacientes, tais como hipertensão arterial sistêmica, disfunção endotelial e inflamação.[8]

Distúrbios psiquiátricos

Estudos recentes têm demonstrado uma maior prevalência de patologias psiquiátricas, tais como ansiedade, depressão e distúrbios do sono em adultas e adolescentes com SOP, conforme descritos na Tabela 1.3. Essa maior prevalência é decorrente, em parte, das alterações fenotípicas da síndrome dos ovários policísticos (acne, hirsutismo e obesidade) em associação com a infertilidade e a condição de saúde a longo prazo.[9]

Risco de câncer

Estudos de coorte têm sugerido um risco aumentado de neoplasia endometrial e de mama em mulheres com SOP. As características de anovulação, sem oposição estrogênica e progesterona insuficiente, provocam crescimento tecidual proliferativo no endométrio, levando ao câncer. Outros fatores de risco para o câncer de endométrio são a obesidade, a resistência insulínica e o diabetes melito tipo 2, todos associados à SOP.[9]

Complicações gestacionais

Mulheres com SOP apresentam maior risco para diabetes gestacional, hipertensão gestacional e pré-eclâmpsia.[8]

Investigação diagnóstica

Exames laboratoriais

A SOP está incluída entre as síndromes hiperandrogênicas não virilizantes, mas raramente sinais de virilização estão presentes. Portanto, o primeiro passo é avaliar o hiperandrogenismo.

- Deve-se realizar dosagem sérica de testosterona livre e total (do 4º ao 10º dia do ciclo menstrual) e sulfato de desidroepiandrosterona (SDHEA).
- Em pacientes com hirsutismo mais amenorreia: dosar prolactina, hormônio tireoestimulante (TSH) e tiroxina (T4) livre.
- Se estigmas de Cushing: cortisol após 1mg de dexametasona

Em relação à dosagem de testosterona e SDHEA, alguns cenários são possíveis:

- Testosterona > 200 ng/dL e SDHEA normal: tumor ovariano (mais provável) ou suprarrenal.
- Testosterona > 200 ng/dL e SDHEA > 700 mg/dL: pesquisar suprarrenal.

- Testosterona < 200 ng/dL: dosar 17-hidroxiprogesterona (17-OHP).

A dosagem de 17-OHP, por sua vez, traz duas possibilidades:

- 17-OHP > 1.000 ng/dL: sugere hiperplasia suprarrenal congênita (HSRC).
- 17-OHP entre 200 e 1.000 ng/dL: teste do hormônio adrenocorticotrófico (ACTH) —Teste do ACTH < 1.000 ng/dL exclui HSRC.

Na SOP podem ser encontradas, ainda, as seguintes alterações:

- Elevação dos níveis de hormônio luteinizante (LH) e concentrações de hormônio foliculoestimulante (FSH) normais a baixas, levando a um aumento da relação LH/FSH.
- Aumento nas dosagens de testosterona e androstenediona.
- Resistência insulínica e hiperinsulinemia compensatória.
- Redução na produção hepática de SHBG, o que aumenta os níveis de esteroides livres (testosterona e estradiol).[4,5,10]

Estabelecendo a disfunção ovulatória

Quando a duração do ciclo ovariano é maior que 35 dias, a presença de anovulação crônica pode ser estabelecida. Entretanto, se a duração do ciclo for ligeiramente maior ou irregular em relação ao normal (32-35 dias), ou em pacientes com hiperandrogenismo clínico ou bioquímico com ciclos aparentemente normais, a presença da ovulação deve ser avaliada laboratorialmente. A avaliação é feita com a medição da progesterona sérica durante a fase lútea (especificamente entre os dias 21 e 22). Enquanto valores > 2,5ng/mL podem indicar ovulação, valores ≥ 7 ng/mL são geralmente necessários para uma função lútea regular. Outros dados propõem três medições consecutivas com valores ≥ 15 ng/mL para indicar uma função lútea normal. Durante a adolescência, o limiar para definição de oligomenorreia é maior, e um ciclo de até 40 dias é considerado normal.[5]

Exames de imagem

A morfologia ovariana deve ser avaliada, a princípio, por ultrassonografia transvaginal. A USG transabdominal pode ser utilizada em pacientes jovens ou em situações específicas; entretanto, possui menor acurácia técnica na detecção de pequenos folículos. Os critérios de Rotterdam sugerem o diagnóstico de SOP na presença de pelo menos 12 folículos medindo 2-9 mm em todo o ovário, ou pelo achado de aumento do tamanho ovariano (> 10mL). Entretanto, esses critérios foram estabelecidos com base em uma tecnologia ultrassonográfica diferente da atual, já que se sabe que as melhorias tecnológicas permitem uma visualização pelo USG de cerca de duas vezes mais folículos pequenos atualmente. A Androgen Excess Society (AES), a partir da revisão de estudos que utilizaram métodos de ultrassonografia mais modernos, aumentou a contagem de folículos ovarianos para 25, estabelecendo que o diagnóstico é possível a partir da identificação de pelo menos 25 folículos de 2-9 mm em todo ovário ou um tamanho ovariano > 10mL

TABELA 1-4 Diagnóstico Diferencial da SOP

Hipertecose ovariana
Hiperplasia adrenal congênita
Medicamentosa (danazol, progestógenos androgênicos, entre outros)
Disfunções tireoidianas
Hirsutismo idiopático
Hirsutismo familiar
Tumores masculinizantes da adrenal ou ovário
Síndrome de Cushing
Hiperprolactinemia
Uso de esteroides anabolizantes
Hipertecose estromal (ácido valproico)
Acromegalia

(não sofre alterações pelos novos métodos). Em comparação com a USG, a ressonância magnética pode fornecer uma visão mais precisa dos ovários, sendo acessível a todas as idades devido à sua natureza não invasiva. Como contraponto, é um exame de alto custo, além de não possuir pontos de corte bem específicos, o que pode limitar o seu uso na prática clínica.[5,6]

DIAGNÓSTICO DIFERENCIAL

Embora a SOP seja responsável por cerca de 85% dos casos de hiperandrogenismo, outras condições clínicas devem ser excluídas. Na Tabela 1.4 constam os principais diagnósticos diferenciais da SOP. Em sua forma não clássica, a hiperplasia suprarrenal congênita (HSRC) é a segunda causa mais comum de hiperandrogenismo na adolescência, sendo responsável por cerca de 2,5% a 5% dos casos. Ela resulta da deficiência da enzima 21-hidroxilase, que condiciona um hiperandrogenismo moderado. Pode apresentar-se sob a forma de puberdade precoce, hirsutismo e/ou sintomas de anovulação. É possível observar ovários policísticos e valores de LH aumentados, com o diagnóstico sendo fortemente sugerido pela presença de níveis séricos elevados de 17-hidroxiprogesterona.[6]

TRATAMENTO

Por se tratar de uma síndrome, não é possível um tratamento específico para a SOP. A escolha da terapêutica farmacológica deve levar em consideração as características e expectativas da paciente, além do seu desejo ou não de engravidar (Tabela 1.4). Deve-se, ainda, objetivar o combate à obesidade e aos distúrbios metabólicos.[4]

Hiperandrogenismo

Para as pacientes que não desejam engravidar, o tratamento de escolha para a acne e, principalmente, o hirsutismo é o uso de ACO com progestógenos com ação antiandrogênica (drospirenona ou ciproterona). O componente estrogênico eleva os níveis de SHBG, o que diminui a testosterona livre circulante. Por sua vez, a porção progestógena suprime a secreção de LH e diminui a produção ovariana de andrógenos. Deve-se evitar progestógenos com ação androgênica, como o levonorgestrel.[4,11]

São necessários pelo menos 6 meses para avaliar a eficácia dos ACOs no hirsutismo. Em caso de ausência de resposta satisfatória, pode-se acrescentar ao tratamento bloqueadores do receptor androgênico (espironolactona, ciproterona e flutamida) e os inibidores da 5α redutase. Deve-se lembrar de sempre associar um tratamento contraceptivo devido à possível teratogenicidade desses medicamentos. Além do tratamento hormonal, deve-se recomentar um procedimento cosmético para o hirsutismo, como clareamento, depilação, eletrólise, fotodepilação com luz pulsada.[4,11]

Infertilidade

Anovulação é a principal causa da disfunção reprodutiva em mulheres com SOP. A perda de peso por si pode resultar em ovulação espontânea em mulheres com sobrepeso ou obesas com SOP. Nestas pacientes, a dieta e uma mudança de estilo de vida são considerados o tratamento de primeira linha.[4,12]

A indução da ovulação com agentes indutores tem por objetivo elevar o FSH sérico para estimular o desenvolvimento folicular. Isto pode ser conseguido com o uso de medicamentos antiestrogênicos, inibidores da aromatase ou FSH exógeno.[4,12]

O citrato de clomifeno, antagonista do receptor de estrogênio, permanece o tratamento de primeira escolha para indução da ovulação, resultando em ovulação em até 75% a 80%. Usualmente, inicia-se o tratamento entre o 2° e o 5° dia do ciclo menstrual, com uma dose que pode variar de 50 a 150 mg/dia e durante 5 dias. O ciclo deve ser monitorado por ultrassom para se avaliar a resposta à medicação. Se a ovulação foi conseguida, continua-se

TABELA 1.5 Indicações dos fármacos de acordo com as diferentes situações

Mulheres na pré-menopausa	Contraceptivos orais – 1ª linha Contraceptivos orais + antiandrogênicos
Mulheres na pós-menopausa	Antiandrogênicos (espironolactona, ciproterona, flutamida, finasterida) – 1ª linha
Hirsutismo leve	Contraceptivos orais: etinilestradiol + drospirenona ou etinilestradiol + ciproterona
Hirsutismo moderado/grave	Contraceptivos orais + antiandrogênicos (espironolactona ou finasterida ou flutamida)
Irregularidade menstrual/resistência insulínica/síndrome metabólica	Associar metformina Pioglitazona (7,5 mg/dia) SPIOMET
Anovulçáo com desejo de engravidar	Metformina e/ou clomifeno

o tratamento até obtenção de gravidez ou por cerca de 6 meses.[4,13]

No manejo de pacientes resistentes ao clomifeno, pode se escolher inibidores da aromatase (letrozol) ou, ainda, FSH em baixas doses, com monitoramento ultrassonográfico cuidadoso da resposta ovariana. As gonadotrofinas recombinantes, desta forma, ficam reservadas aos casos que não tiverem sucesso com as duas primeiras opções.[4,6,7]

Risco cardiometabólico

Uma mudança no estilo de vida deve ser recomendada a todas as mulheres com SOP. Perda de cerca de 15% do peso corporal tem associação com diminuição dos níveis de androgênio, aumento da proteína ligadora de globulina e redução dos níveis basais de insulina, bem como pode restaurar ciclos ovulatórios e reduzir o risco cardiovascular.[4]

É recomendada uma dieta de 1.200-1.500 kcal/dia e um mínimo de 150 min/semana de atividade física de intensidade moderada ou 75 min/semana de atividades de intensidade vigorosa.[4]

Estudos mostram que o uso de sensibilizadores periféricos à ação da insulina reduz os níveis de testosterona circulante em mulheres com SOP, na presença ou não de obesidade. Metformina (1.500 a 2.500 mg/dia) é o medicamento mais amplamente usado, e as evidências mostram sua efetividade na melhora da função reprodutiva de mulheres com SOP, com discreta ou nenhuma eficácia sobre o hiperandrogenismo clínico. Este agente melhora a sensibilidade insulínica no fígado e tecidos periféricos, com efeitos locais diretos sobre a esteroidogênese ovariana.[4,14,15]

Estudos evidenciaram que baixas doses (7,5 mg) de pioglitazona, fármaco sensibilizador da insulina da família das tiazolidinedionas, têm se mostrado uma boa alternativa na abordagem medicamentosa da resistência insulínica, com resultados clínicos satisfatórios, reversão dos distúrbios metabólicos e segurança posológica.[16]

Recentemente, um estudo evidenciou que baixas doses da combinação espironolactona, pioglitazona e metformina (SPIOMET) – mas não a contracepção oral – normalizam os níveis de fetuína-A em meninas adolescentes com SOP. A fetuína-A é uma glicoproteína produzida no fígado e relacionada à síndrome metabólica; a sua secreção é regulada de forma divergente em diferentes condições patológicas. Em meninas com SOP, a sensibilização à insulina resultou em um resultado endocrinometabólico mais favorável do que a contracepção oral.[17]

REFERÊNCIAS BIBLIOGRÁFICAS

1. Rosenfield RL, Ehrmann DA, Biochemical A. The pathogenesis of polycystic ovary syndrome (PCOS): The hypothesis of PCOS as functional ovarian. Endocr Rev 2016; 37(5):467-520.
2. Balen AH, Morley LC, Misso M, Franks S, Legro RS, Wijeyaratne CN, et al. The management of anovulatory infertility in women with polycystic ovary syndrome: an analysis of the evidence to support the development of global WHO. Hum Reprod Update 2016; 22(6):687-708.
3. Lee H, Oh JY, Sung YA, Chung HW. A genetic risk score is associated with polycystic ovary syndrome-related traits. Human Reprod 2016; 31(1):209-15.
4. International evidence-based guideline for the assessment and management of polycystic ovary syndrome 2018.
5. Handelsman Y, Bloomgarden ZT, Grunberger G, Umpierrez G, Zimmerman RS, Bailey TS, et al. AACE/ACE guidelines American Association of Clinical Endocrinologists and American College of Endocrinology – clinical practice guidelines for developing a diabetes mellitus comprehensive care plan – 2015 AACE task force for developing a diabetes compre. 2015;21(april).
6. Rothenberg SS, Beverley R, Barnard E, Sanfilippo JS. AC SC. Best Pract Res Clin Obstet Gynaecol 2017;.
7. Rahelic D, Doknic M. Insulin and the polycystic ovary syndrome. 2017;0.
8. Nandi A, Chen Z, Poretsky L. Polycystic ovary syndrome. Endocrinol Metab Clin NA. 2014;43(1):123-47.
9. Reproductive Immunology and Molecular Biology Lab, Department of Obstetrics and Gynecology, West Virginia University School of Medicine, Health Sciences Center, Morgantown, WV 26506-9186. 2014;(4):104-19.
10. Eufrazino C, Bandeira MP, Bandeira F, Loureiro A. Síndrome dos ovários policísticos. In: Bandeira F, Mancini M, Graf H, Griz L, Faria M, Lazaretti-Castro M. Endocrinologia e diabetes. Rio de Janeiro: MedBook; 2015.
11. Martin KA, Anderson RR, Chang RJ, Ehrmann DA, Lobo RA, Murad MH, et al. Evaluation and Treatment of Hirsutism in Premenopausal Women: An Endocrine Society Clinical Practice Guideline. 2018; 103(April):1233-57.
12. Naderpoor N, Shorakae S, de Courten B, Misso ML, Moran LJ, Teede HJ. Metformin and lifestyle modification in polycystic ovary syndrome: systematic review and meta-analysis. Hum Reprod Update 2015; 21(5)560-74.
13. Jiskoot G, Benneheij SH, Beerthuizen A, de Niet JE, de Klerk C, Timman R, et al. A three-component cognitive behavioural lifestyle program for preconception weight-loss in women with polycystic ovary syndrome (PCOS): a protocol for a randomized controlled trial. Reprod Health 2017; 14(1):34.
14. Jeong K, Park SJ, Jeon JH, Lee SR, Chung HW. Predictive markers for abnormal glucose intolerance in women with polycystic ovary syndrome. Minerva Med. 2016; 107(4):185-193.
15. Blagojevic IP, Eror T, Pelivanovic J, Jelic S, Stevuljevic JK, Ignjatovic S. Women with polycystic ovary syndrome and risk cardiovascular disease. J Med Biochem 2017; 36:259-269.
16. Dinis L, Braga C, Godoy-matos AF, Oliveira P De, Otávio J, Pires D. Diabetes & Metabolic Syndrome: Clinical Research & Reviews Is DPP4 activity increased in PCOS? Diabetes Metab Syndr Clin Res Rev. Diabetes India; 2018;30-2.
17. Díaz M, Gallego-Escuredo JM, López-Bermejo A, de Zegher F, Villarroya F, Ibáñez. Low-Dose Spironolactone-Pioglitazone-Metformin Normalizes Circulating Fetuin-A Concentrations in Adolescent Girls with Polycystic Ovary Syndrome. Int J Endocrinol. 2018;2018:1-5.

CAPÍTULO 2

MENOPAUSA

Dolores Pardini • Alinne Alves Inuy

INTRODUÇÃO

A menopausa é um evento natural que encerra o ciclo reprodutivo feminino, definida como amenorreia, por 12 meses consecutivos em consequência da falência ovariana fisiológica programada geneticamente.[1] Fatores étnicos, genéticos, tabagismo e histórico reprodutivo podem contribuir para a idade da menopausa, que se inicia, em média, aos 50 anos.[1,2] Considera-se menopausa precoce quando ocorre antes dos 40 anos, seja secundária a causas naturais ou intervenções (cirúrgicas, quimioterapia), menopausa recente entre 40 e 45 anos e menopausa tardia após os 55 anos, ambas com incidência de 5% das mulheres.[1,2]

O envelhecimento reprodutivo é denominado climatério e envolve três grandes períodos: perimenopausa, menopausa e pós-menopausa.[2,3] A precisão na identificação desses períodos tem importância nos âmbitos clínico e científico, e por este motivo foram definidas em 2001 as particularidades de cada fase e descritas em 10 principais etapas pelo **STRAW + 10** (ver Figura 2.1 no caderno colorido), que se aplica à maioria das mulheres, exceto às que apresentam histórico de cirurgia endometrial, oophorectomia, histerectomia, síndrome dos ovários policísticos e falência ovariana precoce.[3]

FISIOLOGIA

Os 2 milhões de folículos ovarianos que a mulher apresenta ao nascer vão se esgotando ao longo da vida. Ao redor dos 40 anos, apenas 480 folículos ovulam e os ciclos menstruais duram em média 24 a 35 dias. A perda folicular ocorre de forma linear até a idade de 35-38 anos e é seguida por uma perda progressiva e vertiginosa. A partir dos 40 anos a anovulação é mais prevalente, pois o número de folículos diminui consideravelmente e os remanescentes respondem mal ao estímulo das gonadotrofinas do hormônio foliculoestimulante (FSH) e do hormônio luteinizante (LH), resultando em ovulação errática. Nesse período se inicia a irregularidade menstrual, com ciclos mais longos que o habitual e/ou sintomas como fogachos, oscilações do humor, distúrbios do sono, entre outros. Denominamos essa fase como perimenopausa, que pode ter duração de 1 a 3 anos e preceder a menopausa em até 10 anos (ver Figura 2.2 no caderno colorido).[4,5]

Nem todos os ciclos são anovulatórios, e a anticoncepção deve ser considerada para evitar a gravidez não desejada até a comprovação do encerramento de 12 meses da menstruação ou a elevação do FSH maior que 40 IU/L em duas medidas consecutivas. Os níveis de estrógeno e progesterona diminuem secundariamente ao declínio do desenvolvimento folicular, promovendo o aumento dos níveis circulantes de FSH. O FSH sérico alto acelera a depleção folicular e pode ser detectado na fase folicular inicial mesmo com ciclos menstruais regulares ou diminuição de inibina B. O nível do estradiol (E2) circulante diminui com o esgotamento dos folículos, impedindo o *feedback* positivo responsável pela ovulação e o LH se eleva, embora em menores proporções que o FSH. O estroma ovariano, por sua vez, é estimulado pelo aumento dos níveis de LH e FSH e resulta num predomínio dos níveis de estrona (E1) em relação aos níveis de estradiol (E2).[4]

Em uma fase mais tardia da perimenopausa, o FSH se apresenta marcantemente alto, com níveis de estradiol, inibina A e B diminuídos. Os estrógenos da circulação feminina são derivados do estroma ovariano e da conversão periférica da androstenediona produzida pelas glândulas adrenais, que assumem um importante papel na manutenção andrógena, incluindo a de DHEA e SDHEA, embora em uma quantidade quatro vezes menor do que na fase reprodutiva. Por fim, o quadro evolui para a menopausa à medida que se acentuam os sintomas clínicos, que, embora sejam parte do envelhecimento feminino, interferem de forma negativa na qualidade de vida da maioria das mulheres (ver Figura 2.3 no caderno colorido).[5]

SINTOMAS CLIMATÉRICOS

Os sintomas precoces decorrentes do hipoestrogenismo se manifestam por meio dos fenômenos vasomotores, insônia, labilidade emocional, irritabilidade, alterações de memória e irregularidade menstrual; posteriormente, surgem as queixas vaginais como dor no coito pela diminuição da lubrificação vaginal, incontinência urinária e bexiga hiperativa, que predispõe a infecções urinárias de repetição. Em uma fase mais tardia, as consequências envolvem a perda de massa óssea, eventos cardiovasculares e demência, e estas são basicamente decorrentes da longevidade associada a fatores genéticos e estilo de vida, somados a um fator coadjuvante importante que é a deprivação hormonal do climatério, cuja reposição em elegíveis pode prevenir alguns desses riscos e ainda melhorar a qualidade de vida dessas mulheres (ver Figura 2.4 no caderno colorido).[6]

DIAGNÓSTICO

O diagnóstico clínico consiste em amenorreia por 12 meses, em que geralmente o FSH permanece acima de 35 mUI/L, com a exclusão de diagnósticos diferenciais de

GÔNADAS

causas de amenorreia secundária, como hipertireoidismo, hiperprolactinemia, gravidez e medicamentosa.[2,7]

TRATAMENTO

Depois de décadas de controvérsias sobre a indicação e segurança do uso da reposição hormonal na menopausa, o conceito de individualização terapêutica, a disponibilidade de vias não orais com menores doses de hormônio, o estabelecimento de critérios mais rigorosos para a classificação de pacientes elegíveis e as evidências sobre os benefícios apresentadas por estudos recentes proporcionaram a melhor aceitação terapêutica no meio médico e entre as mulheres nos últimos anos.[8-10] O tratamento seguro e efetivo dependerá de uma avaliação criteriosa, preferencialmente iniciada dentro da chamada "janela de oportunidade", que envolve o período de 6 a 10 anos após o início da menopausa em mulheres de 50 a 59 anos, para as quais os benefícios na maioria das vezes superam os riscos.[3,11,12] Além disso, a orientação de mudanças de estilo de vida, com a inclusão de hábitos dietéticos saudáveis, prática de exercícios físicos e a cessação de comportamentos de risco como o tabagismo devem fazer parte fundamental do tratamento.[2,3]

CONTRAINDICAÇÕES PARA REPOSIÇÃO HORMONAL

As contraindicações absolutas incluem:[2,3]
- Hemorragia vaginal de origem desconhecida
- Doença hepática ativa grave
- Histórico de neoplasia estrógeno-dependente, câncer de mama ou endometrial
- Doença cardíaca coronariana
- Acidente vascular cerebral
- Histórico pessoal ou risco elevado herdado de doenças tromboembólicas.

INDICAÇÕES PARA REPOSIÇÃO HORMONAL

A Endocrine Society Scientific Statements, ao rever toda a literatura publicada sobre a terapia hormonal na menopausa (THM), valendo-se apenas dos ensaios clínicos com metodologia controlada e classificando todas as conclusões usando o método Gradind of Recomendations, Assessment, Development and Evaluation (GRADE),[12] publicou um posicionamento rigorosamente documentado e com todas as conclusões a respeito dos riscos e benefícios da THM classificadas de acordo com o grau de evidência.[12]

Permanecem como grau de evidência A as seguintes indicações para a terapia de reposição hormonal:
- Sintomas vasomotores
- Prevenção de perda óssea
- Hipoestrogenismo prematuro por hipogonadismo ou castração
- Sintomas geniturinários.

RISCOS E BENEFÍCIOS DO TRATAMENTO DE REPOSIÇÃO HORMONAL

Sintomas Vasomotores

Os fogachos são os sintomas menopausais mais frequentes, afetando 60% a 80% das mulheres, e podem persistir em média 7,4 anos após o início da menopausa.[3] O rubor é caracterizado por ativação episódica dos dissipadores de calor, que inclui vasodilatação cutânea, sudorese e termorregulação comportamental, que são tão efetivas que induzem posteriormente a uma rápida queda da temperatura central. Estudos demonstram que o fenômeno tem relação com pulsos do LH relacionado à secreção de GNRH modulada por neurônios do núcleo arqueado, que ativa a via que expressa receptor de estrogênio α (ERα), receptor de neuroquinina 3 (NK3R), kisspeptina, neuroquinina B (NKB) e dinorfina.[13]

A presença desse sintoma apresenta um impacto negativo na qualidade de vida, no sono, dificuldade de concentração, humor e imunidade, além de aumento do risco de doenças cardiovasculares, osteoporose e disfunção cognitiva. Estudos demonstraram que o estrógeno, sozinho ou combinado com um progestógeno, diminuiu a frequência semanal de sintomas em 75% (IC 95%, 64,3-82,3) e reduziu significativamente a gravidade dos sintomas (OR, 0,13; IC 95%, 0,07-0,23) quando comparado ao grupo placebo.[3] O efeito do tratamento pode levar de 6 a 8 semanas para fornecer alívio efetivo.[2,3] A maioria dos dados publicados sobre o uso de THM e fogachos é baseada em doses *standart* de estrógeno (estrógeno conjugado 0,625 mg; 17-β estradiol oral 1 mg, 17-β estradiol transdérmico 50 μg/d), mas baixas doses de estrógeno também são efetivas para alívio dos sintomas vasomotores. Os sintomas vasomotores retornam em aproximadamente 50% de mulheres quando a THM é descontinuada.[14] Alternativas não hormonais para os fogachos incluem antidepressivos e gabapentina; embora esses agentes não sejam tão efetivos quanto o estrógeno, são significativamente superiores ao placebo.[15]

Sintomas Urogenitais

O trato geniturinário inferior possui receptores de estrógeno por ter a mesma origem embriológica da genitália feminina, e por este motivo sofre alterações com o hipoestrogenismo que afeta até 50% das mulheres idosas e de meia-idade. A síndrome geniturinária da menopausa (SGM) define uma coleção de sintomas e sinais associados ao decréscimo de estrógeno e outros esteroides, acarretando alterações nos pequenos e grandes lábios, clitóris, vestíbulo, introito vaginal, uretra e bexiga que engloba a incontinência urinária, bexiga hiperativa, urgência urinária, infecção urinária de repetição e atrofia vaginal.[16]

O uso do estrógeno sistêmico não trata os sintomas urinários inferiores e pode causar a piora de seus sintomas. Na incontinência urinária e urgência, o uso local apresenta benefícios diminuindo a frequência e pode ser aliado a fisioterapia pélvica e cirurgia em casos mais extremos. A bexiga hiperativa também tem melhor resposta ao estrógeno local e pode ser associada a um antimuscarínico, além de a mudanças no estilo de vida para o controle. Pela reabilitação da microbiota vaginal e diminuição do pH, a estrogenoterapia local também diminui a incidência de infecções urinárias em mulheres tratadas.[3,16]

A reposição com baixas doses de estrógeno local normaliza a atrofia vaginal e melhora sintomas locais como ressecamento e dispaurenia, que predispõe a disfunção sexual feminina. Receptores de andrógeno também estão presentes e distribuídos no vestíbulo e outros compartimentos urogenitais, responsivos não só ao estrógeno, mas também aos andrógenos. Como alternativas ao tratamento tradicional, o uso de ospemifene e DHEA vaginal auxilia no alívio dos sintomas e da atrofia, mas não estão disponíveis no Brasil. Quando o estrógeno em baixas doses é administrado somente na vagina, não se faz necessária a associação de progesterona para proteção endometrial nas mulheres com útero. Ainda não existem dados suficientes que confirmem a segurança da estrogenoterapia local nas mulheres com antecedentes de câncer de mama. A terapia não hormonal com hidratantes deve ser considerada nesses casos.[3,16,17]

Osteoporose Pós-menopausa

A diminuição estrogênica ativa os ciclos de remodelação óssea e leva a um desequilíbrio entre a reabsorção e a formação pela maior ativação na superfície trabecular dos osteoclastos sem alteração na atividade osteoblástica como ocorre no envelhecimento, com consequente desenvolvimento da osteoporose.[18] A diminuição de massa óssea aumenta o risco de fraturas de fragilidade que diminuem a qualidade de vida e aumenta o risco de mortalidade de 12% a 20% nos dois anos consecutivos ao quadro de lesões no quadril.[19]

O estrógeno isolado ou associado à progesterona é eficaz na prevenção da perda óssea associada à menopausa e na redução da incidência de fratura vertebral e não vertebral, incluindo pacientes de baixo risco. Embora a magnitude do declínio na renovação óssea esteja relacionada aos níveis de estrogênio, a reposição em baixas doses também tem influência positiva na massa óssea da maioria das mulheres. A THM é a terapia de primeira linha para mulheres pós-menopausadas que apresentam alto risco de fratura e tenham menos de 60 anos de idade, na presença ou não de sintomas menopausais, com a mesma efetividade dos bisfosfonatos.[12,20] O efeito protetor da THM sobre a densidade mineral óssea diminui após a suspensão do hormônio. Iniciar a THM com dose padrão não é recomendado para fins exclusivos de prevenção de fratura após os 60 anos de idade. O raloxifeno, modulador seletivo do receptor de estrógeno, aumenta a massa óssea e reduz a incidência de fratura vertebral mas não reduz a fratura de quadril.[20]

Câncer de Cólon

A reposição estroprogestativa reduz o risco de câncer de cólon em até 20% e o benefício permanece por até 4 anos após o uso.[2] O mecanismo protetor permanece desconhecido. Supõe-se que o tecido colônico seja hormonalmente influenciado e que a ação do estrógeno faça decrescer a concentração de ácidos biliares que poderiam promover alterações malignas no cólon, já os progestógenos atuariam com um efeito antiproliferativo no ciclo proteico das células colônicas. Na prática clínica, a THM não deve ser considerada para prevenção do câncer colorretal, mas não deve ser excluída em mulheres sintomáticas com alto risco para a patologia.[21]

Tromboembolismo Venoso

A THM aumenta o risco de fenômenos tromboembólicos em aproximadamente duas vezes, risco esse incrementado por obesidade, trombofilia, idade superior a 60 anos, cirurgia e imobilização.[3] A incidência é de 1 a 2 casos a cada 1.000/ano.[2] A via de administração do estrógeno, a dosagem e o tipo de progestógeno associado ao estrógeno podem afetar o risco do evento tromboembólico. A terapia combinada com estrógeno mais progesterona aumenta o risco de tromboembolismo quando comparada com a monoterapia estrogênica. Estudos observacionais sugerem que a progesterona micronizada ou diidrogesterona têm menor risco do que outros progestógenos. Esse risco é maior durante o primeiro ano de reposição. A reposição estrogênica por via transdérmica tem se mostrado mais segura quanto aos fenômenos tromboembólicos do que a via oral.[22-24]

Endométrio

O endométrio deve ser protegido pela associação do progestógeno ao estrógeno em todas as mulheres com útero, com o intuito de diminuir o risco de câncer e hiperplasia endometrial que ocorre na terapia estrogênica isolada. As mulheres não histerectomizadas devem receber a associação com progestógeno no mínimo 10 dias no mês nos esquemas sequenciais, embora os combinados contínuos apresentem maior proteção endometrial. Quando o progestógeno adequado é combinado com estrogênio, o risco de neoplasia endometrial é semelhante ao das mulheres não tratadas.[2,3,21]

Acidente Vascular Cerebral

O risco de acidente vascular cerebral (AVC) aumenta exponencialmente com o avançar da idade. Uma metanálise de estudos não encontrou risco aumentado de AVC em mulheres em tratamento hormonal com idade inferior a 60 anos ou com menos de 10 anos de menopausa.[3] A THM pode ser responsável por 1 caso adicional em 10.000 mulheres que iniciaram o tratamento antes dos 50 anos de idade, 2 casos para mulheres entre 55 e 60 anos e 7 casos para mulheres com idade superior a 65 anos. A THM não reduz a incidência de AVC em mulheres idosas com doença vascular preexistente. O risco de AVC, além da idade, também pode ser dependente da dose, da via de administração do estrógeno e da associação com progestógenos A via não oral em alguns estudos está associada a um menor risco de AVC.[23]

Cognição

A introdução do estrógeno na mulher jovem em perimenopausa pode acarretar uma diminuição do risco de doença de Alzheimer ou retardar seu aparecimento. Acredita-se que o *timing* do início da reposição seja crítico nesses casos, à semelhança dos eventos cardiovasculares. THM iniciada

Mama

A incidência de câncer de mama varia de acordo com os diferentes países, e o grau de associação entre o câncer de mama e a THM continua controverso. O único dado considerado com grau de evidência A é que a administração de estrógeno isolado ou associado à progesterona aumenta a porcentagem de densidade mamária (PMD) e o raloxifeno diminui o risco de câncer de mama. O International Breast Cancer Intervention Study (IBIS) mostrou redução de 13,7% na PMD com o uso de tamoxifeno comparado a 7,3% no grupo placebo durante 4,5 anos de seguimento.[12] Nas mulheres que apresentaram redução de 10% ou mais da PMD, o risco de câncer de mama foi reduzido em 52% comparado ao grupo placebo (p < 0,01). A PDM é um forte fator de risco para a neoplasia de mama, sendo influenciada por algumas formas de THM. A associação de estrógeno e progesterona aumenta a PMD em 3% a 5%, significativamente maior que o placebo e estrógeno isoladamente. No estudo controlado Women's Health Initiative (WHI) não foi observado aumento do risco de câncer de mama em mulheres que fizeram uso da THM por até 7 anos, levando-se em conta que a maioria das participantes do estudo WHI apresentava sobrepeso ou obesidade.[10] Dados do WHI sugerem que a administração exclusiva de estrógeno por longo período, por 7 e 15 anos, respectivamente, não aumentou o risco de câncer de mama em mulheres americanas.[25] As evidências atuais são bem consistentes ao mostrarem que a adição de progestógeno ao estrógeno na THM aumenta o risco de câncer de mama, e esquemas contínuos de reposição também conferem um risco aumentado quando comparados aos esquemas sequenciais. Estudos epidemiológicos indicam que a progesterona natural e a didrogesterona podem estar associadas com um menor risco de câncer de mama quando comparadas com outros progestógenos.[26] Observou-se que o uso de estrógeno isolado por menos de 5 anos pode reduzir o risco de câncer de mama em pacientes que iniciaram a reposição muitos anos após a menopausa, fenômeno denominado *gap time*. Dados oriundos do estudo Surveillance, Epidemiology and End Results (SEER) mostraram que mulheres com idade entre 50 e 54 anos tinham 13/1.000 de chance de desenvolver câncer de mama após 5 anos de menopausa. Por outro lado, aquelas que iniciaram a estrogenoterapia antes de 5 anos apresentaram risco de 2,59/1.000.[8] Uma possível explicação para o fato seria o estrógeno induzindo apoptose.[26] As células mamárias cancerígenas em deprivação estrogênica por longo tempo em meio de cultura (mimetizando o *gap time*) adaptariam-se e se tornariam sensíveis aos efeitos pró-aptóticos do estradiol. Em mulheres, esse efeito pró-aptótico paradoxal poderia encolher o tamanho de tumores ocultos preexistentes e reduzir a taxa de detecção clínica tardia dos cânceres.

As evidências também sugerem que o uso da THM não altera o risco de câncer de mama em mulheres com histórico familiar positivo para a doença. Em mulheres positivas para BRCA sem câncer de mama, ER-negativo, que sofreram menopausa cirúrgica (ooforectomia bilateral), os benefícios da reposição hormonal devem ser considerados pelo hipoestrogenismo prematuro com o uso de doses baixas até 52 anos.[24]

Diabetes e Intolerância a Hidratos de Carbono

O declínio estrogênico pelos ovários na menopausa pode ter papel importante no acúmulo de gordura na região abdominal que aumentaria o risco do desenvolvimento de diabetes tipo 2 pela resistência à insulina e dislipidemia, entretanto, os dados na literatura ainda não são conclusivos.[2,3] O uso de estrógeno isolado ou combinado a progesterona, conforme observado nos estudos WHI e HERS, está associado a uma diminuição no risco de diabetes *mellitus* tipo 2 (DM2) e um menor acúmulo de tecido gorduroso abdominal e/ou periférico. Os efeitos da THM no metabolismo dos hidratos de carbono podem ser diretos, isto é, no pâncreas ou na musculatura esquelética, melhorando a sensibilidade à insulina, ou indiretos, reduzindo o acúmulo de gordura visceral. Esses efeitos dependem da via de administração, dose e tipo do estrogênio utilizado na reposição pós-menopausa.[12,21]

Doença Cardiovascular

A menopausa pode ser considerada fator de risco para doença arterial coronariana devido aos efeitos da senescência ovariana na função cardíaca, pressão arterial e distúrbios metabólicos. A doença cardiovascular é a principal causa de morbidade e mortalidade em mulheres na pós-menopausa. Esse risco pode ser atenuado quando a introdução da THM é realizada dentro da "janela de oportunidade", entre 50 e 59 anos, e pode ser potencializado se o período de início da reposição estrogênica ocorrer depois de 10 anos do encerramento do ciclo reprodutivo. Não está contraindicada em mulheres hipertensas, e, em alguns casos, a THM pode reduzir a pressão arterial.[3]

As diversas análises posteriores aos resultados observados no estudo WHI concluíram que o desfecho negativo deveu-se ao fato de a idade das pacientes ser muito avançada (média de 63 anos) no início da terapia, altas doses de estrógeno para a faixa etária, via de administração e tempo decorrido desde a última menstruação. O estudo Danish Osteoporosis Prevention Study (DOPS), randomizado, que envolveu 1.006 mulheres seguidas por 10 anos, muito contribuiu para reforçar o conceito de janela de oportunidade e os benefícios da THM nos eventos cardiovasculares.[27] Após 10 anos de seguimento, as mulheres jovens que foram tratadas na perimenopausa apresentaram resultados semelhantes aos dos estudos observacionais, ou seja, uma redução significante de eventos cardiovasculares e mortalidade sem aparente aumento de câncer, tromboembolismo venoso ou AVC, quando comparadas ao grupo controle. Acredita-se que a administração oral do estrógeno aumentaria os fatores pró-inflamatórios, tais como a matriz metaloprotease 9, a qual, agindo na placa ateromatosa, acarretaria sua instabilidade e ruptura, gerando eventos tromboembólicos.[23] Na mulher jovem esse efeito, embora ocorra, não encontra substrato aterosclerótico para agir. A continuação da THM além dos 60 anos de idade, uma vez iniciada na perimenopausa, deve ser decidida como parte da análise geral da relação risco/benefício.[27]

Qualidade de Vida

O declínio na qualidade de vida secundário ao hipoestrogenismo estão associados aos sintomas que acompanham a maioria das mulheres nesta fase. A THM acarreta melhora da qualidade de vida à medida que diminuem os sintomas vasomotores, a insônia e a labilidade de humor nas mulheres sintomáticas.[3,13]

Ganho de Peso

O estado pós-menopausa associa-se a uma alta prevalência de obesidade: 44% das mulheres menopausadas apresentam sobrepeso e 23% delas estão obesas. O estilo de vida com hábitos alimentares inadequados, o sedentarismo e a diminuição do metabolismo basal contribuem para essa incidência. O receio de ganhar peso com a reposição hormonal constitui uma das maiores causas de má aderência e abandono da THM, entretanto, o Instituto Cochrane, em revisão sistemática em 2002 e atualizada em 2010, envolvendo 90 estudos, concluiu que não existem evidências de que a THM com estrógeno isolado ou combinado com progestógeno acarrete modificação no peso corporal, indicando que esses regimes não causam ganho extra de peso em adição ao ganho observado na menopausa.[28,29]

TH E MORTALIDADE

Embora seja consenso o aumento da ocorrência dos fenômenos tromboembólicos e da incidência do câncer de mama nas usuárias de reposição estrogênica, conforme as considerações anteriores, também é consensual que a estrogenoterapia iniciada em perimenopausa, no grupo alvo de mulheres entre 50 e 59 anos, está associada a uma redução de 40% na mortalidade. Previamente aos estudos HERS e WHI, estudos epidemiológicos já publicaram redução na mortalidade em mulheres sob estrogenoterapia comparadas com menopausadas sem reposição. Entretanto, a melhor evidência do efeito da THM na mortalidade é proveniente de uma metanálise que reuniu 19 estudos randomizados, controlados, duplo-cegos envolvendo 16.000 mulheres com idade média de 55 anos. Observou-se uma redução da mortalidade em termos absolutos de 84% nas

pacientes tratadas, isto é, 1 em cada 119 mulheres tratadas com terapia hormonal em 5 anos não morreu, em comparação com as não tratadas.[2,30]

VIA DE ADMINISTRAÇÃO

Os estrogênios sistêmicos podem ser prescritos por via oral e não oral (via transdérmica, percutânea, vaginal e subcutânea). Doses baixas de estrogênio vaginal estão disponíveis como cremes, comprimidos e anéis. Progestogênios estão disponíveis como drogas orais, apresentações isoladas ou combinados com estrogênio, sistemas intrauterinos, injetáveis – ou comprimidos vaginais.

O estradiol, quando administrado por via não oral, impede o metabolismo de primeira passagem pelo fígado, ocasionando, assim, menor potencial para estímulo das proteínas hepáticas, fatores de coagulação e perfil metabólico neutro, o que pode ser mais favorável em termos de risco cardiovascular e fenômenos tromboembólicos.[2,24]

A administração por via oral acarreta um maior impacto na redução dos níveis do colesterol LDL, o que é uma vantagem na mulher com hipercolesterolemia e triglicérides normais, levando-se em conta que o último pode elevar-se com a medicação. A primeira passagem uterina da administração vaginal de progestagênios acarreta concentrações locais adequadas e boa proteção endometrial com níveis sistêmicos dos progestógenos menores. A combinação do uso não oral do estradiol combinado ao progestógeno intrauterino pode melhorar a aderência e minimizar os riscos da THM. Entretanto, ainda são necessários estudos de boa qualidade para confirmar essa hipótese. O uso vaginal de estradiol é preferencial no tratamento isolado das queixas urogenitais[24] (Tabela 2.1).

CLASSIFICAÇÃO DOS ESTRÓGENOS

Sintéticos

Os hormônios sintéticos não são oxidados pela desidrogenase que oxida o o 17-β estradiol; por esse motivo, seu efeito hepático é maior, com maior produção de proteínas como SHBG, substrato de renina e outras, independentemente da via de administração. Por esse motivo, embora exerça efeito no osso, seu uso é restrito aos anticoncepcionais orais.[24]

TABELA 2.1	Vantagens e Desvantagens das Diferentes Vias de Tratamento para Terapia Hormonal na Menopausa	
	Via oral	Via não oral
Vantagens	• Mais difundida • Custo menor • Menos alérgica • ↑ HDL; ↓ LDL	• Relação $E_2/E_1 > 1$ • ↓ Triglicérides • Evita os efeitos decorrentes da • passagem hepática
Desvantagens	• ↑ Angiotensinogênio • SHBG, TBG, CBG • ↑ Triglicérides • Relação $E_2/E_1 < 1$ • ↓ Antitrombina III	• Custo maior • Alergia cutânea local 2% a 24% • Impacto discreto em HDL e LDL

HDL, lipoproteína de alta densidade; LDL, lipoproteína de baixa densidade; SHBG, globulina ligadora de hormônio sexual; TBG, globulina ligadora de tiroxina; CBG, globulina ligadora de corticoides; E, estradiol

Naturais

Os mais prescritos são os estrogênios conjugados e o estradiol transdérmico ou percutâneo, seguidos pelo valerianato de estradiol e o estradiol micronizado. Embora tanto os estrogênios sintéticos quanto os naturais tenham se mostrado úteis na prevenção de perda da massa óssea, na reposição hormonal, na menopausa o natural é mais indicado ao uso. O estriol tem menor efeito colateral, porém não previne osteoporose.[3,24]

Dose de Estradiol

A melhor dose é a menor efetiva para cada mulher. Baixas doses de estradiol isoladamente ou associadas ao progestógeno são mais bem toleradas e podem apresentar uma relação custo/benefício melhor que a dose-padrão[3,24] (Tabelas 2.2 e 2.3).

Progestógenos

Mulheres com útero intacto e em uso de estrógeno devem receber a associação do progestógeno, exceto se estiverem em uso combinado com bazedoxifeno (modulador seletivo do receptor de estrogênio de terceira geração ainda não disponível no Brasil) ou quando baixas doses de estrógeno são administradas por via vaginal no tratamento da atrofia vaginal isoladamente[(2,3)]. O uso do progestógeno impede a hiperplasia endometrial acarretada pelo estrógeno administrado isoladamente e, nesta associação, o risco de neoplasia endometrial não é superior ao das mulheres não tratadas. Os dados atuais são de que a associação do progestógeno aumenta o risco de câncer de mama.[26] Entretanto, existe a preocupação de que a adição do progestógeno não prejudique ou atenue os efeitos benéficos do estrógeno, principalmente no sistema cardiovascular e na massa óssea, bem como sobre um bem-estar da paciente usuária da THM. As ações específicas sobre outros órgãos

TABELA 2.2 Classificação e Apresentação dos Estrógenos Usados em Terapia Hormonal na Menopausa

Estrógeno	Apresentação
I – Oral	
Ia – Derivados da estrona	
• Estrógenos equinos conjugados	0,3; 0,625; 1,25; 2,5 mg
Ib – Derivados do estradiol	
• Valerianato de estradiol	1-2 mg
• Estradiol micronizado	1-2 mg
• Estriol	1-2 mg
Ic – Sintéticos	
• Etinil estradiol	0,02; 0,05; 0,5 mg
II – Injetável	
• Benzoato de estradiol	0,5 mg/mL
• Fosfato de poliestradiol	40 mg/mL
• Estrógenos equinos conjugados	25 mg/mL
• Valerianato de estradiol	10; 20; 40 mg/mL
III – Vaginal	
• Estrógenos equinos conjugados	0,625 mg/dose
• Estriol	1 mg/dose
IV – Implantes	
• Estradiol	25; 50; 100 mg/pellet
V – Transdérmico e percutâneo	
• Estradiol TTS	25; 50; 100 mcg/adesivo
• Estradiol gel	1 mg/dose

Fonte: Pardini, 2014.[13]

TABELA 2.3 Doses de Estrógeno Usadas em Terapia Hormonal da Menopausa nos Estados Unidos e em Outros Países

Estados Unidos	Outros países	Estradiol (mg) via oral	Estrógeno conjugado (mg) via oral	Estradiol (mg) via transdérmica
Alta	Padrão	2,0	1,25	0,10
Padrão	Baixa	1,0	0,625	0,05
Baixa	Ultrabaixa	0,5	0,3-0,45	0,025
Ultrabaixa	Microdose	0,25	–	0,014

TABELA 2.4 Afinidade dos Diferentes Progestógenos aos Diferentes Receptores Esteroides

	Prog	Andro	Antiandr	Gluco	Antimineral	Estro
Progesterona	+	–	+	–	+	–
NETA	++	+	–	–	–	+/–
LNG	+++	++	–	–	+/–	–
MPA	+++	+	–	+	–	–
TMG	++++	–	+	–	++	–

Prog: atividade progestacional; Andro: atividade androgênica; Antiandr: atividade antiandrogênica; Gluco: atividade glicocorticoide; Antimineral: atividade antimineralocorticoide; Estro: atividade estrogênica; NETA: acetato de noretindrona; LNG: levonorgestrel; MPA: acetato de medroxiprogesterona; TMG: trimegestrona.
Adaptada de Sitruk-Ware, 2000.[31]

e tecidos diferem substancialmente entre os diferentes tipos de progestógenos empregados na THM. Eles podem ser derivados da molécula de progesterona, testosterona ou espironolactona e, devido suas diferentes origens, possuem maior ou menor afinidade com os receptores de progesterona, testosterona, estradiol e aldosterona (Tabela 2.4). Várias moléculas novas de progestógenos foram sintetizados nas últimas duas décadas, sendo consideradas de quarta geração. Incluem-se, nessa geração, a drospirenona, trimegestona, nesterona e acetato de nomegestrol e a micronizada. A nesterona não está disponível para THM no mercado brasileiro. A segurança e os benefícios da escolha do progestógeno à semelhança da escolha do estrogênio baseiam-se na individualização. A drosperinona, por ser um esteroide essencialmente com atividade antimineralocorticoide, está mais indicada a pacientes com predisposição à retenção hídrica. Por possuir efeito antiandrogênico, também pode ser uma boa escolha nas mulheres hirsutas ou hiperandrogênicas. Não existe consenso a respeito da melhor via de administração do progestógeno, bem como do tipo ou da dose ideal a ser utilizada para minimizar os efeitos colaterais sem comprometer a proteção endometrial.[31] Estudos observacionais sugeriram que o risco de câncer de mama pode ser menor com o uso de progesterona micronizada (MP) em comparação com progestogênios sintéticos, mas a biodisponibilidade da progesterona transdérmica é pobre. Nas mulheres que utilizam EPT, hemorragia não programada ocorrendo mais de 6 meses após a iniciação deve ser investigada.[2,3,21,32]

Esquemas Terapêuticos

Os esquemas terapêuticos visam o alívio dos sintomas associado à proteção endometrial de forma segura com a menor exposição possível ao progestógeno. Podem ser cíclicos ou contínuos. Os primeiros são mais utilizados na menopausa recente, em que o estrógeno é dado de forma contínua e o progestógeno é dado de 10-12 dias por mês, período em que ocorre a menstruação. O esquema cíclico trimestral utiliza o progestógeno a cada 90 dias; no entanto, a ocorrência de hiperplasia, atipias e câncer endometrial nesse esquema terapêutico chega a 5,6% ao ano, o que representa um aumento cinco vezes maior quando comparado com as não usuárias de THM. O segundo esquema induz a amenorreia quando ambos os hormônios são administrados de forma ininterrupta; quando isso não ocorre, deve-se investigar as condições do endométrio.[32] A escolha do esquema é sempre individualizada, priorizando-se a vontade da paciente e o tempo de menopausa.[24]

Reposição Androgênica

Os androgênios ovarianos e adrenais sofrem redução nas mulheres a partir dos 25 anos com uma queda contínua ao longo da vida e mais precoce e acentuada nos androgênios adrenais. Na menopausa, pode ocorrer um hiperandrogenismo relativo mesmo com níveis absolutos baixos pois a queda do estrogênio ocorre com velocidade maior que a dos androgênios.[33]

Outros grupos de mulheres de risco para insuficiência androgênica são as que apresentam falência ovariana prematura, as que fazem tratamento com antiandrogênios, contraceptivos orais ou terapia hormonal por via oral (que reduzem o LH e aumentam a SHBG, diminuindo os androgênios livres), as que têm insuficiência adrenal primária ou secundária ao uso de corticoides ou a hipopituitarismo.[34] O diagnóstico de insuficiência androgênica na mulher não é bem definido, pois o quadro clínico sugerido engloba sintomas inespecíficos e os dados laboratoriais são de difícil comprovação por utilizar *kits* para andrógenos inapropriados para valores baixos.[33,34]

Dois estudos recentes demonstraram fortes correlações entre níveis total e livre de testosterona, androstenediona e SDHEA e desejo sexual em mulheres de 19 a 65 anos e entre frequência de masturbação, desejo sexual e excitação em mulheres de 42 a 52 anos em seguimento de 10 anos reforçando a relação entre andrógenos e a função sexual feminina.[2]

O último posicionamento da Sociedade de Endocrinologia Americana sustenta que o diagnóstico de insuficiência androgênica na mulher não está bem definido.[21]

A indicação primária para a reposição de testosterona na mulher é para o tratamento da diminuição do desejo sexual, anteriormente definido como desordem de desejo sexual hipoativo (HSDD) na exclusão de outros fatores de risco de disfunção sexual feminina como dispaurenia, depressão, medicações que afetam o libido e conflitos de relação com parceiro sexual.[2]

O excesso de androgênios pode levar a repercussões estéticas como acne, hirsutismo e até virilização. Pode interferir no humor desencadeando agressividade, retenção hídrica e aumento da pressão arterial. Laboratorialmente há tendência a policitemia, diminuição de HDL e aumento do fibrinogênio. Os androgênios aumentam a gordura visceral, os ácidos graxos livres e prejudicam a ação da insulina. Pode ocorrer dano hepático com as formulações por via oral.[35]

Efeitos como ganho de massa óssea e aumento da massa muscular também são bem estabelecidos com o uso de testosterona. Mais recentemente, diversos estudos correlacionaram a testosterona com proliferação celular na mama e no câncer de mama. Já existem números consideráveis de evidências de que tanto a testosterona quanto seu derivado diidrotestosterona exercem efeito inibitório no crescimento da célula mamária promovido pelo estradiol. Embora a progesterona não tenha influência no efeito proliferativo do estradiol na célula mamária, a testosterona pode reduzir em 40% esse efeito e abolir a expressão dos receptores α-estrogênicos (ER-α). Vários estudos já concluíram que o androgênio induz uma *down regulation* na proliferação epitelial mamária e expressão do receptor estrogênico, sugerindo que a associação estrógeno/andrógeno na terapia hormonal da menopausa pode reduzir o risco de câncer de mama.[35]

Não existem apresentações no mercado para o uso de testosterona na mulher. A DHEA para uso oral, embora usado em vários estudos na dose de 50 mg/dia, tem sua única eficácia convertendo-se em testosterona. Até o presente momento, não está recomendado para THM em mulheres com função adrenal preservada.[36]

TERAPIAS ALTERNATIVAS

Tibolona

A tibolona é um esteroide sintético aprovado em 90 países para tratamento da menopausa, exceto nos Estados Unidos, e em 45 países para a prevenção da osteoporose. É metabolizado em compostos com atividade estrogênica (3α e 3β) que, por sua vez, são convertidos no isômero Δ4, o qual tem afinidade com os receptores de progesterona e androgênio. A androgenicidade da droga é secundária à diminuição dos níveis circulantes do SHBG, que contribui para o aumento da testosterona livre. A tibolona tem ação nos sintomas vasomotores, melhora a atrofia urogenital, previne a perda de massa óssea e acarreta aumento da densidade óssea, pode melhorar a libido e elevar os níveis de LDL circulantes.[12] A tibolona tem sido amplamente utilizada na endometriose como terapêutica e é considerada uma hipótese eficaz e segura no tratamento hormonal nesses casos.[2] Prescreve-se a tibolona de forma contínua, acarretando atrofia endometrial com consequente amenorreia.[12,23]

Raloxifeno

O raloxifeno é um modulador seletivo do receptor estrogênico que exerce efeitos estrogênicos no osso e lípides e antiestrogênicos na mama, no útero, no epitélio vaginal e em centros cerebrais promotores dos fogachos. Na dose de 60 mg/dia melhora a densidade mineral óssea e reduz a incidência de fratura vertebral, mas não reduz a não vertebral. Reduz também a incidência de câncer de mama e endométrio. Como eventos adversos, aumenta o risco de acidente vascular cerebral e de tromboembolismo e pode piorar os sintomas vasomotores.[3,19,24]

Hormônios Bioidênticos

Não existem razões médicas ou científicas para recomendar "hormônios bioidênticos" não registrados. As preparações hormonais "customizadas" não foram testadas em estudos e sua pureza e riscos são desconhecidos.[2,3,12]

QUANDO INICIAR E QUANDO INTERROMPER A THM

Os estudos prospectivos randomizados controlados indicam que a THM deve ser administrada precocemente, na perimenopausa, em um grupo alvo entre 50 e 59 anos de idade.[12] Nessa população a THM pode conferir proteção cardiovascular, ao passo que o início em idade avançada, após 10 anos de menopausa, os riscos de eventos cardiovasculares são aumentados.[2,12]

A duração da THM é um dos maiores desafios do tema analisado e os dados atuais são inconsistentes para definir quando interromper a hormonioterapia. Para a reposição com estrógeno isolado, existe maior flexibilidade quanto ao tempo de uso. A decisão de manter a reposição deve ser individualizada com base nos sintomas e monitorizada e mantida enquanto os benefícios forem superiores aos riscos sempre sob supervisão médica.[2,3]

REFERÊNCIAS

1. De Bruin J, Bovenhuis H, Van Noord P, Pearson P, Van Arendonk J, Te Velde E, et al. The role of genetic factors in age at natural menopause. *Human Reproduction* 2001; 16(9):2014-8.
2. Baber R, Panay N, Fenton A. 2016 IMS Recommendations on women's midlife health and menopause hormone therapy. Climacteric 2016; 19(2):109-50.
3. The 2017 hormone therapy position statement of The North American Menopause Society. Menopause 2017; 24(7):728-53.
4. Broekmans FJ, Soules MR, Fauser BC. Ovarian aging: mechanisms and clinical consequences. *Endocrine Reviews* 2009; 30(5):465-93.
5. Zumoff B, Strain GW, Miller LK, Rosner W. Twenty-four-hour mean plasma testosterone concentration declines with age in normal premenopausal women. *The Journal of Clinical Endocrinology & Metabolism* 1995; 80(4):1429-30.
6. Edwards BJ, Li J. Endocrinology of menopause. Periodontology 2000. 2013; 61(1):177-94.
7. Lumsden M, Davies M, Sarri G, for the Guideline Development Group for Menopause D, Management. Diagnosis and management of menopause: The national institute of health and care excellence (nice) guideline. *JAMA Internal Medicine* 2016; 176(8):1205-6.
8. Rozenberg S, Vandromme J, Antoine C. Postmenopausal hormone therapy: risks and benefits. *Nature Reviews Endocrinology* 2013; 9(4):216-27.
9. Sprague BL, Trentham-Dietz A, Cronin KA. A sustained decline in postmenopausal hormone use: results from the National Health and Nutrition Examination Survey, 1999-2010. Obstetrics and Gynecology 2012; 120(3):595.
10. Rossouw JE, Anderson GL, Prentice RL, LaCroix AZ, Kooperberg C, Stefanick ML, et al. Risks and benefits of estrogen plus progestin in healthy postmenopausal women: principal results From the Women's Health Initiative randomized controlled trial. *JAMA* 2002; 288(3):321-33.
11. Hulley S, Grady D, Bush T, Furberg C, Herrington D, Riggs B, et al. Randomized trial of estrogen plus progestin for secondary prevention of coronary heart disease in postmenopausal women. *JAMA* 1998; 280(7):605-13.
12. Santen RJ, Allred DC, Ardoin SP, Archer DF, Boyd N, Braunstein GD, et al. Postmenopausal hormone therapy: an Endocrine Society scientific statement. *The Journal of Clinical Endocrinology & Metabolism* 2010; 95(7_supplement_1):s1-s66.
13. Rance NE, Dacks PA, Mittelman-Smith MA, Romanovsky AA, Krajewski-Hall SJ. Modulation of body temperature and LH secretion by hypothalamic KNDy (kisspeptin, neurokinin B and dynorphin) neurons: a novel hypothesis on the mechanism of hot flushes. *Frontiers in Neuroendocrinology* 2013; 34(3):211-27.
14. MacLennan AH, Broadbent JL, Lester S, Moore V. Oral oestrogen and combined oestrogen/progestogen therapy versus placebo for hot flushes. *The Cochrane Library* 2004.
15. Hall E, Frey BN, Soares CN. Non-hormonal treatment strategies for vasomotor symptoms. *Drugs* 2011; 71(3):287-304.
16. Portman DJ, Gass ML. Genitourinary syndrome of menopause: new terminology for vulvovaginal atrophy from the International Society for the Study of Women's Sexual Health and the North American Menopause Society. *The Journal of Sexual Medicine* 2014; 11(12):2865-72.
17. Management of symptomatic vulvovaginal atrophy: 2013 position statement of The North American Menopause Society. Menopause 2013; 20(9):888-902; quiz 3-4.
18. Wang J, Zhang W, Yu C, Zhang X, Zhang H, Guan Q, et al. Follicle-Stimulating Hormone Increases the Risk of Postmenopausal Osteoporosis by Stimulating Osteoclast Differentiation. *PloS One* 2015; 10(8):e0134986.
19. Radominski SC, Bernardo W, de Paula AP, Albergaria BH, Moreira C, Fernandes CE, et al. Diretrizes brasileiras para o diagnóstico e tratamento da osteoporose em mulheres na pós-menopausa. *Revista Brasileira de Reumatologia* 2017.
20. Management of osteoporosis in postmenopausal women: 2010 position statement of The North American Menopause Society. *Menopause* 2010; 17(1):25-54; quiz 5-6.
21. Society NAM. The 2012 hormone therapy position statement of the North American Menopause Society. *Menopause* (New York, NY) 2012; 19(3):257.
22. Ghazal S, Pal L. Perspective on hormone therapy 10 years after the WHI. *Maturitas* 2013; 76(3):208-12.

23. Lobo RA. Where are we 10 years after the Women's Health Initiative? *The Journal of Clinical Endocrinology & Metabolism* 2013; 98(5):1771-80.

24. Pardini D. Terapia de reposição hormonal na menopausa. *Arquivos Brasileiros de Endocrinologia & Metabologia* 2014.

25. Anderson G. Women's Health Initiative Steering Committee. Effects of conjugated equine estrogen in postmenopausal women with hysterectomy: the Women's Health Initiative randomized controlled trial. *JAMA* 2004; 291:1701-12.

26. Lambrinoudaki I. Progestogens in postmenopausal hormone therapy and the risk of breast cancer. *Maturitas* 2014; 77(4):311-7.

27. Schierbeck LL, Rejnmark L, Tofteng CL, Stilgren L, Eiken P, Mosekilde L, et al. Effect of hormone replacement therapy on cardiovascular events in recently postmenopausal women: randomised trial. BMJ 2012; 345:e6409.

28. Kongnyuy EJ, Norman RJ, Flight IH, Rees MC. Oestrogen and progestogen hormone replacement therapy for peri-menopausal and post-menopausal women: weight and body fat distribution. *The Cochrane Library* 1999.

29. Davis S, Castelo-Branco C, Chedraui P, Lumsden M, Nappi R, Shah D, et al. Understanding weight gain at menopause. *Climacteric* 2012; 15(5):419-29.

30. Salpeter SR, Cheng J, Thabane L, Buckley NS, Salpeter EE. Bayesian meta-analysis of hormone therapy and mortality in younger postmenopausal women. *The American Journal of Medicine* 2009; 122(11):1016-22. e1.

31. Sitruk-Ware R, Mishell DR. Therapeutic use of progestins: practical recommendations. Progestins and Antiprogestins in Clinical Pratice. New York: Marcel Dekker, 2000. p. 341-53.

32. Bjarnason K, Cerin A, Lindgren R, Weber T. Adverse endometrial effects during long cycle hormone replacement therapy. *Scandinavian Long Cycle Study Group. Maturitas* 1999; 32(3):161-70.

33. Braunstein GD. Androgen insufficiency in women: summary of critical issues. *Fertility and Sterility* 2002; 77:94-9.

34. Davison S, Bell R, Donath S, Montalto J, Davis S. Androgen levels in adult females: changes with age, menopause, and oophorectomy. *The Journal of Clinical Endocrinology & Metabolism* 2005; 90(7):3847-53.

35. Miller K, Biller B, Beauregard C, Lipman J, Jones J, Schoenfeld D, et al. Effects of testosterone replacement in androgen-deficient women with hypopituitarism: a randomized, double-blind, placebo-controlled study. *The Journal of Clinical Endocrinology & Metabolism* 2006; 91(5):1683-90.

36. Davis SR, Panjari M, Stanczyk FZ. DHEA replacement for postmenopausal women. *The Journal of Clinical Endocrinology & Metabolism* 2011; 96(6):1642-53.

CAPÍTULO 3

HIPOGONADISMO MASCULINO

Cátia Eufrazino Gondim

INTRODUÇÃO

A função reprodutiva apresenta várias mudanças durante a vida do homem, sendo necessária a coordenação perfeita do eixo hipotálamo-hipofisário-gonadal para a função testicular normal, resultando na produção adequada de testosterona e na fertilidade.[1,2] Condições congênitas ou adquiridas podem levar à falência da síntese de hormônios ou atuar em algum nível do eixo, ocasionando a síndrome clínica do hipogonadismo.[1-3] O diagnóstico é feito através de sinais e sintomas consistentes de hipoandrogenismo associados a níveis reduzidos de testosterona medida em duas ocasiões.[1,2] A terapia com reposição de testosterona melhora os sintomas da redução androgênica, com efeito também na composição corporal, qualidade de vida e manutenção da densidade óssea. A monitorização do tratamento deve ser sistemática para avaliação dos benefícios e dos possíveis efeitos adversos.[2]

Fisiologia do Eixo Hipotalâmico-hipofisário-gonadal

As gonadotrofinas (LH — hormônio luteinizante e FSH — hormônio foliculoestimulante) são liberadas pela adeno-hipófise mediada pelos neuro-hormônios hipotalâmicos através do sistema porta venoso.[1]

O controle hipotalâmico da função e do desenvolvimento reprodutivo é regulado principalmente por dois subconjuntos de neurônios: neurônios kisspeptina e neurônios do hormônio liberador de gonadotrofina — *gonadotropin-releasing hormone* (GnRH). Neurônios kisspeptina são encontrados principalmente em núcleos distintos dentro do hipotálamo. A importância do desenvolvimento e função dos neurônios kisspeptina para a reprodução é evidente quando humanos com mutações no receptor de kisspeptina (*KISS1R* ou *GPR54*) desenvolvem hipogonadismo hipogonadotrófico. Os neurônios kisspeptina são expressos precocemente no desenvolvimento e persistem na idade adulta. A localização desses neurônios permite comunicação com as projeções dos neurônios GnRH e com o suprimento sanguíneo portal para a glândula hipofisária, agindo assim como um mecanismo de controle do eixo hipotálamo-hipófise-gonadal.[1,4]

O GnRH é liberado em pulsos a cada 60 a 90 minutos, ligando-se aos receptores de membrana nos gonadotrofos hipofisários e estimulando a síntese e secreção dos hormônios FSH e LH. Estes, por sua vez, ligam-se a receptores nos testículos e regulam a função gonádica, promovendo a produção de testosterona e a espermatogênese.[1,5]

O FSH estimula o crescimento testicular e intensifica a produção de proteína de ligação aos androgênios pelas células de Sertoli, que permitem a manutenção das altas concentrações intracelulares de testosterona. Deste modo, o FSH é necessário para a determinação do número das células de Sertoli e para a manutenção da espermatogênese.[1,5,6]

O LH influencia na esteroidogênese, atuando através de receptores específicos de membrana nas células de Leydig. A ligação do LH ao seu receptor resulta na conversão enzimática de precursores de colesterol a testosterona.[1,5,6]

Quando níveis de testosterona são suficientes, a hipófise diminui a produção de LH via mecanismo de *feedback* negativo, por ação direta na hipófise e por um efeito inibitório no hipotálamo, resultando em redução de LH e GnRH, levando à redução de testosterona. Aparentemente, o *feedback* negativo em relação ao FSH ocorre via hormônios peptídeos gonadais, ativina e inibina. As células de Sertoli do adulto secretam ambos, porém é a inibina B que suprime a secreção de FSH. Além do *feedback* negativo na hipófise, a inibina atua através do eixo hormonal reprodutivo e tem ação parácrina dentro do testículo[1,5,6] (ver Figura 3.1 no caderno colorido).

Papel da Testosterona

Os testículos são responsáveis por mais de 95% do total da testosterona circulante no homem pós-púbere, sendo o restante produzido pelas adrenais. Os hormônios esteroides mais importantes para a função gonadal são testosterona, diidrotestosterona (DHT) e estradiol, sendo a testosterona o androgênio quantitativamente mais importante.[1,6]

Os androgênios são liberados na circulação de forma livre — não conjugados (2%) ou ligados a proteínas (98%). A testosterona liga-se a proteínas de baixa afinidade e alta disponibilidade, principalmente à albumina, cerca de 38%, ou a proteínas de alta afinidade e pouca disponibilidade, e globulina de ligação dos hormônios sexuais (SHBG) em aproximadamente 60%.[1,6]

A fração livre da testosterona é a sua forma biologicamente ativa. Uma vez na corrente sanguínea, atinge seus locais de ação periféricos. Apesar de apenas 5% da testosterona produzida pelo homem ser convertida pela 5 α-redutase, a diidrotestosterona (DHT), muitas de suas importantes funções são mediadas por este metabólito.[1,6]

Testosterona e DHT ligam-se ao receptor de androgênio comum, mas a DHT tem 2 a 3 vezes maior afinidade com o receptor do que a testosterona. Durante a embriogênese, a DHT tem papel fundamental na formação da genitália externa masculina, enquanto nos adultos atua como androgênio primário na próstata e nos folículos capilares. Os androgênios também são responsáveis pelo crescimento dos músculos esqueléticos, da laringe (voz grave) e nas epífises das cartilagens (no estirão da puberdade). Outros efeitos são a estimulação da eritropoiese e alterações do comportamento social.[6,7]

186 GÔNADAS

Nos tecidos periféricos, a testosterona pode também ser convertida a estrógeno pela ação da enzima CYP19 aromatase, expressa em muitos locais como gônadas, cérebro e gordura. Mais de 80% do estradiol no homem derivam da aromatização da testosterona. O estradiol tem importante papel no metabolismo ósseo, na composição corporal e na função sexual do homem.[8,9]

Classificação do Hipogonadismo

O hipogonadismo consiste em uma redução em uma ou ambas das maiores funções dos testículos: espermatogênese ou produção de testosterona. Pode ser classificado com primário ou secundário. No primário, a falência ocorre em nível testicular e se manifesta por baixos níveis de testosterona e elevados níveis de gonadotrofinas (LH e FSH); também chamado de hipogonadismo hipergonadotrófico. Já no secundário, o quadro apresentado é de testosterona em níveis reduzidos acompanhada por gonadotrofinas em níveis baixos ou inapropriadamente baixos, decorrente de causa hipotalâmica ou hipofisária; é conhecido também por hipogonadismo hipogonadotrófico.[1,3,10]

Hipogonadismo Primário (Hipergonadotrófico)

Resulta de doenças congênitas ou adquiridas do testículo. Algumas dessas causas estão descritas na Tabela 3.1.

Causas Congênitas

Síndrome de Klinefelter (SK). É a causa genética mais comum de hipogonadismo congênito, com prevalência de 0,1% a 0,2% em recém-nascidos do sexo masculino, aumentando para 3% a 4% entre homens inférteis e para 10% a 12% em pacientes azoospermáticos.[11-13]

A síndrome de Klinefelter é resultante de aneuploidias dos cromossomos sexuais, mais comumente de cromossomo X extra, que resulta da não disjunção dos cromossomos sexuais durante a meiose. A forma clássica de KS, que corresponde a 80% a 90% dos casos, é definida pelo cariótipo 47,XXY, enquanto 10% a 20% dos casos correspondem a alto grau de aneuploidias (48,XXXY

ou 48,XXYY), cromossomo X estruturalmente anormal (47,iXq,Y) ou mosaicismos (47,XXY/46,XY).[11-13]

O fenótipo tradicionalmente descrito é de paciente com alta estatura, testículos pequenos e firmes, ginecomastia, pelos corporais esparsos e proporções corporais eunucoides. Além disso, apresenta baixos níveis de testosterona com níveis elevados de gonadotrofinas, azoospermia ou oligospermia com hialinização e fibrose dos túbulos seminíferos. Os pacientes com SK têm alta incidência de criptorquidismo.[11,14,15] Ainda podem ser encontrados nesses pacientes problemas psicossociais, dificuldade de interação social e deficiência de aprendizagem.[11,16,17] O fenótipo depende da severidade da expressão do defeito genético, da deficiência androgênica e da sensibilidade dos receptores androgênicos. Assim, os pacientes com SK têm fenótipos extremamente variáveis, indo dos aspectos clássicos descritos anteriormente a formas mais brandas de anormalidades genéticas e endócrinas, sem dismorfologias, como no mosaicismo.[14,18]

Com o envelhecimento, pacientes com SK podem ser acometidos por comorbidades associadas ao hipogonadismo, como diabetes, síndrome metabólica, osteoporose e doenças cardiovasculares, e por comorbidades tardias, não relacionadas à deficiência de testosterona, como cânceres, incluindo tumores de células germinativas, câncer de mama e linfoma não Hodgkin.[15,19,20-23]

O diagnóstico de SK é confirmado pelo cariótipo (ver Figura 3.2 no caderno colorido) e o tratamento com testosterona é eficaz na melhora dos sintomas relacionados à deficiência androgênica, mas não tem efeito na fertilidade. Alguns pacientes podem responder às técnicas de reprodução assistidas.[11,24]

Síndrome de Noonan. É uma doença autossômica dominante, causada por uma mutação no gene PTPN11 do cromossomo 12. Caracteriza-se por baixa estatura, dismorfologia facial e defeitos cardíacos congênitos. Ao nascimento, é comum a não descida dos testículos. Na fase pré-puberal, os níveis séricos de LH e FSH estão elevados. Altos níveis de FSH e baixa qualidade do sêmen são encontrados nos homens adultos. A disfunção de células de Sertoli e Leydig é comum, com níveis de hormônios reprodutivos que se deterioram progressivamente até a idade adulta.[25,26]

TABELA 3.1 Causas de Hipogonadismo Masculino

Primário		Secundário	
Congênito	Adquirido	Congênito	Adquirido
Síndrome de Klinefelter	Orquite viral	Síndrome de Kallmann	Hiperprolactinemia
Síndrome de Noonan	Trauma ou torção testicular	Mutação de DAX-1	Doença crônica sistêmica
Mutação no gene do receptor de LH	Radiação e quimioterapia para câncer	Mutação de GPR-54	Diabetes *mellitus*
Distrofia miotônica	Orquiectomia	Mutação da leptina ou do seu receptor	Obesidade
Criptorquidismo	Doença testicular autoimune	Síndrome de Prader-Willi	Cirurgia, massas e radiação na região selar
Anorquia	Doenças sistêmicas: HIV, cirrose hepática, doença renal crônica		Drogas: esteroides anabólicos, glicocorticoides, opioides, análogo do GnRH
Defeitos na síntese androgênica	Doenças infiltrativas e granulomatosas		Trauma e apoplexia hipofisária
	Idiopática		Doenças infiltrativas e granulomatosas

Mutações do gene do receptor de LH. É uma doença autossômica recessiva rara que interfere com o desenvolvimento normal da genitália externa masculina em indivíduos 46,XY. É mediada por mutações no gene do receptor do LH. A causa mais comum de comprometimento funcional é a diminuição ou ausência de receptores na superfície celular. As mutações inativadoras do gene do receptor do LH, dependendo da sua localização e extensão, podem resultar em graus variáveis de hipoplasia das células de Leydig. São descritos dois tipos de hipoplasia das células de Leydig: o tipo 1, no qual há resistência completa à LH, com desordem de diferenciação sexual com fenótipo feminino e ausência de maturação sexual na puberdade, e o tipo 2, em que há uma resistência parcial ao LH e os pacientes apresentam micropênis e/ou hipospádias ou apenas infertilidade sem ambiguidade sexual.[27,28]

Distrofia miotônica. A distrofia miotônica (DM) é um distúrbio multissistêmico complexo ligado a dois *loci* genéticos diferentes. A distrofia miotônica tipo 1 (DM1) é uma doença autossômica dominante com incidência de 1/8.000. O defeito genético é causado pela expansão de uma repetição de CTG localizada na região não traduzida 3' (UTR) de DMPK (proteína quinase de distrofia miotônica) no cromossomo 19q13.3. Esse distúrbio leva à atrofia muscular e é acompanhado por hipogonadismo, com atrofia testicular e redução da fertilidade.[29-31]

Criptorquidismo. O criptorquidismo é a ausência do testículo na bolsa escrotal. É a anomalia congênita mais comum da genitália masculina. A correção deverá ser realizada até os 2 anos de idade, já que após poderá predispor infertilidade, deficiência androgênica e câncer testicular. O criptorquidismo pode associar-se a aumento do risco de hérnia inguinal e torção testicular. Mesmo o criptorquidismo unilateral, corrigido antes da puberdade, está associado à diminuição da contagem de espermatozoides, possivelmente refletindo danos não reconhecidos ao testículo totalmente descendente ou outros fatores genéticos. As evidências sugerem que criptorquidismo, hipospádias, espermatogênese prejudicada e câncer testicular podem estar relacionados a perturbações genéticas e ambientais comuns e são componentes da síndrome de disgenesia testicular.[32-34]

Defeitos na biossíntese androgênica. Uma diminuição congênita na síntese de testosterona e secreção pode resultar de mutações dos genes que codificam as enzimas necessárias para a biossíntese de testosterona. Essas mutações, raras, envolvem enzimas de clivagem da cadeia do colesterol, como a 17,20 liase e a 17 beta-hidroxiesteroide desidrogenase 3. Cada uma dessas mutações resulta na diminuição da secreção de testosterona, começando no primeiro trimestre da gravidez e, portanto, na virilização incompleta, sendo possível encontrar pacientes com genitália ambígua, pseudo-hermafroditismo.[35,36]

Anorquia. É definida como a ausência de estruturas testiculares em um indivíduo fenotípico de 46,XY. Como há a diferenciação do sexo masculino do trato genital, acredita-se que o tecido testicular esteve presente e funcionante durante a vida fetal até, pelo menos, a 16ª semana de gestação e que a perda gonadal ("síndrome da regressão testicular") tenha ocorrido depois da diferenciação sexual até o período neonatal ou na primeira infância. A anorquia congênita bilateral afeta 1 em cada 20.000 homens, e a anorquia congênita unilateral afeta 1 em 5.000 homens. A incidência real pode ser maior do que esses números sugerem, porque em um quinto dos pacientes com criptorquidia não se encontra gônada palpável. Embora alguns pacientes com anorquia apresentem genitália externa ambígua ou micropênis, a maioria dos casos tem um fenótipo masculino normal. A etiologia precisa não é bem compreendida. São sugeridas causas mecânicas durante ou depois da descida testicular, secundária a uma torção ou oclusão vascular espermática ou trauma. No entanto, a existência de casos familiares raros e a associação a outras malformações congênitas sugerem possíveis fatores genéticos ou ambientais desconhecidos.[37,38]

Causas Adquiridas

Orquite viral. A orquite viral pode ser causada por vírus da parotidite, echovírus, vírus da coriomeningite linfocítica e arbovírus do grupo B. A orquite é a complicação mais comum da parotidite em homens pós-púberes, afetando cerca de 20% a 30% dos casos, sendo 10% a 30% bilaterais. A orquite geralmente ocorre 1 a 2 semanas após parotidite, e 30% a 50% dos testículos afetados apresentam algum grau de atrofia testicular. Nos primeiros dias da infecção o vírus ataca as glândulas testiculares, levando à inflamação parenquimatosa, à separação dos túbulos seminíferos e à infiltração intersticial de linfócitos perivasculares. A orquite da parotidite raramente leva à esterilidade, mas pode contribuir para a subfertilidade, podendo causar oligospermia, azoospermia e defeitos no movimento dos espermatozoides. Na orquite unilateral pode haver significativa, mas apenas transitória, diminuição na contagem, mobilidade e morfologia dos espermatozoides, enquanto na orquite bilateral a diminuição da fertilidade pode ocorrer em cerca de 13% e infertilidade em 30% a 87% dos pacientes.[10,39]

Trauma e torção testicular. Os testículos são predispostos a trauma pela sua localização externa. Um trauma fechado leva à atrofia em metade dos casos, com danos nas células de Leydig e túbulos seminíferos.[2]

A torção testicular interrompe a perfusão do testículo de forma aguda. A duração de mais de 8 horas sem correção pode levar a danos nos túbulos seminíferos e redução na contagem de espermatozoides.[2]

Radiação e quimioterapia. A radiação direta ou indireta para a região pélvica causa danos testiculares. O epitélio dos túbulos seminíferos é mais vulnerável do que as células de Leydig, e portanto, mais sensível à radiação.[40,41]

A quimioterapia com agentes alquilantes (ciclofosfamida, ciclosporina etc.) promove danos nos túbulos seminíferos em graus variados, dependendo da dose e duração, podendo levar à azoospermia, que pode ocorrer precocemente 2 semanas após o início do tratamento ou dentro de 8 a 12 semanas. Por esse motivo, a criopreservação de espermatozoides deverá ser oferecida antes do início de tratamento.[40,42]

Medicações. Os glicocorticoides usados em doses suprafisiológicas podem levar a baixos níveis de testosterona por inibição tanto em testículos quanto na hipófise de forma reversível.[43]

O uso de cetoconazol inibe diretamente a esteroidogênese, causando redução de testosterona. O efeito é reversível com a descontinuação do tratamento.[44]

Doenças crônicas. Muitas doenças crônicas podem causar hipogonadismo pelo efeito direto no testículo e pela diminuição da secreção de gonadotrofinas. Cirrose, doença renal crônica e infecção por HIV (vírus da imunodeficiência humana) são patologias que podem causar hipogonadismo tanto primário quanto secundário.[10,45]

Hipogonadismo Secundário (Hipogonadotrófico)

Resulta de doenças congênitas ou adquiridas do hipotálamo ou hipófise. A seguir estão descritas algumas causas (Tabela 3.1).

Causas Congênitas

Síndrome de Kalmann. É a forma congênita mais comum de hipergonadismo secundário. Resulta da falha da migração dos neurônios do GnRH para o lobo olfatório durante o desenvolvimento, tendo como quadro característico anosmia congênita e hipogonadismo hipogonadotrófico; ocorre em 1 em 10.000 nascidos vivos. Os pacientes comumente apresentam falha ou atraso da puberdade, mas podem apresentar também defeitos faciais da linha média, surdez congênita, criptorquidismo e anormalidades renais (rins em ferradura, agenesia renal unilateral). Múltiplas mutações têm sido atribuídas nesta síndrome, incluindo as do gene *KAL 1* ligado ao X e do gene *FGFR1*, também conhecido por *KAL2*.[46,47]

Síndrome de Prader-Willi. Caracteriza-se por hipogonadismo hipogonadotrófico associado a apetite excessivo, obesidade, retardo mental, criptorquidismo e hipotonia na infância. É causada, mais comumente, por mutações ou deleções no cromossomo 15 q11 ou q13.[47,48]

Causas Adquiridas

Hiperprolactinemia. A hiperprolactinemia de qualquer etiologia causa supressão da síntese e secreção de GnRH e, consequentemente, redução da secreção de gonadotrofinas. Pode ser resultado de um adenoma produtor de prolactina (prolactinoma), e compressão da haste hipofisária e cefaleias, distúrbios visuais e galactorreia podem fazer parte do quadro clínico associado a sinais e sintomas de hipogonadismo. O eixo geralmente é recuperado após a normalização dos níveis de prolactina quando não há lesão nos gonadotrofos.[10,47]

Medicações. Os análogos de GnRH utilizados de forma prolongada no tratamento do câncer de próstata causam redução da secreção de LH e, consequentemente, redução da testosterona.[10]

O uso prolongado de glicocorticoides em doses suprafisiológicas inibe a síntese de GnRH. A magnitude da supressão relaciona-se diretamente com a dose utilizada.[2,10]

O uso contínuo e crônico de opioides administrados para alívio de dor crônica também estão associados a hipogonadismo devido à supressão do GnRH, resultando em aumento do risco de disfunção sexual, osteoporose e fraturas, bem como redução da qualidade de vida.[49,50]

O uso de esteroides anabólicos por homens saudáveis, em altas dose e por tempo prolongado, suprime a secreção hipotalâmica de GnRH. Após a descontinuação, a recuperação do eixo pode levar a um longo tempo, e ainda ser incompleta ou mesmo não ocorrer, levando à deficiência androgênica.[51,52]

Obesidade e diabetes tipo 2. A obesidade é um importante fator associado a baixos níveis de testosterona. Homens obesos têm níveis de testosterona 30% menores quando comparados a homens magros. Essa redução está associada, em parte, à redução de SHBG. Porém, homens muito obesos apresentam níveis de testosterona livre também reduzidos. O aumento de tecido adiposo leva a uma acentuada conversão de testosterona a estradiol pela ação da aromatase. O estradiol inibe secreção de GnRH, LH e FSH.[53,54]

Pacientes diabéticos têm níveis mais baixos de testosterona no soro e maior prevalência de hipogonadismo do que pacientes não diabéticos, independentemente do controle metabólico da doença. Os mecanismos subjacentes a uma diminuição da testosterona podem estar relacionados à idade, obesidade e resistência à insulina, frequentemente presentes nesses pacientes. Os níveis de glicose correlacionaram-se negativamente com o número de pulsos de LH, sugerindo um efeito negativo da hiperglicemia na secreção hipotalâmica de GnRH.[55,56]

Lesões na hipófise. Qualquer dano nas células gonadotróficas pode ocasionar hipogonadismo. Tumores malignos e benignos, apoplexia pituitária, infecções como meningite, doenças infiltrativas como sarcoidose e hemocromatose, traumas e hemorragias de crânio podem levar a hipogonadismo transitório ou permanente.[2,4]

Diagnóstico

Os achados do hipogonadismo dependem da idade de início, da gravidade da deficiência de testosterona e da redução de uma ou ambas as funções dos testículos: secreção de testosterona e espermatogênese.[10,57]

Anormalidades específicas do desenvolvimento sexual podem indicar tanto o tempo quanto a causa do hipogonadismo[10] (Tabela 3.2).

De acordo com o Consenso da Endocrine Society, são considerados sinais e sintomas mais específicos de hipogonadismo redução da libido, disfunção erétil, diminuição das ereções espontâneas, infertilidade, fraturas por traumas leves, baixa densidade mineral óssea, fogachos e redução dos testículos. Sintomas menos específicos são redução da energia, motivação, iniciativa e autoconfiança; humor deprimido, dificuldade de concentração e redução da memória, anemia leve, redução de força e massa muscular, aumento de massa gorda e índice de massa corpórea (IMC)[58] (ver Figura 3.2 no caderno colorido).

Algumas condições clínicas predispõem a redução dos níveis de testosterona, e por este motivo devem ser avaliadas com dosagem de testosterona quando os pacientes apresentarem sinais e/ou sintomas de deficiência androgênica[58] (Quadro 3.1).

Não é recomendada triagem para hipogonadismo na população geral, pois não existem estudos clínicos que avaliem a efetividade desta prática.[57,58]

Diante do quadro clínico consistente de hipogonadismo, o próximo passo é a medida da concentração sérica de testosterona total, com a realização de uma segunda medida para confirmação. A coleta deve ser realizada sempre pela manhã, porque a testosterona é secretada conforme o ritmo circadiano, com picos maiores neste período.[2,57-59]

A testosterona total representa a soma da testosterona ligada (albumina e SHBG) e não ligada (livre). A SHBG pode ser afetada por várias condições, e, nestes casos, a testosterona livre é mandatória[58] (Tabela 3.3).

TABELA 3.2 Sinais e Anormalidades Específicas do Desenvolvimento Sexual de acordo com o Tempo de Início do Hipogonadismo

Sinais	Época do desenvolvimento		
	Fetal	Pré-puberal	Pós-puberal
Estatura	Eunucoide	Eunucoide	Normal
Genitália	Feminina ou ambígua (1º trimestre)	Masculina	Masculina
Volume dos testículos	Pequenos (< 6 cm³) Criptorquidismo (3º trimestre)	Pequenos (< 6 cm³)	Normais ou levemente reduzidos (>10 cm³)
Tamanho do pênis	Micropênis	Pequeno	Normal
Tamanho da próstata	Pequena	Pequena	Normal

QUADRO 3.1 Condições Clínicas que Predispõem a Redução dos Níveis de Testosterona. Indicação para Rastreamento de Hipogonadismo (Bhasin et al., 2010).[58]

- Radiação para região selar e massa ou outras doenças da região selar
- Perda de peso associado ao HIV
- Uso crônico de glicocorticoides e opioides
- Infertilidade
- Osteoporose ou fratura por trauma leve (homens jovens principalmente)
- DRC e pacientes em hemodiálise*
- DPOC moderada ou grave*
- Diabetes tipo 2*

*Medir testosterona apenas se o paciente apresentar sinais e sintomas de hipogonadismo.
HIV: vírus da imunodeficiência adquirida; *DRC:* doença renal crônica; *DPOC:* doença pulmonar obstrutiva crônica.

TABELA 3.3 Situações Associadas a Alterações na Concentração de SHBG

Diminuição de SHBG	Aumento de SHBG
Hipotireoidismo	Hipertireoidismo
Obesidade	Envelhecimento
Síndrome nefrótica	Cirrose hepática e hepatites
Diabetes *mellitus*	Infecção por HIV
Medicações: glicocorticoides, progestágenos e esteroides androgênicos	Medicações: anticonvulsivantes, estrógenos

SHBG: globulina de ligação dos hormônios sexuais. Adaptada de Bhasin et al., 2010.[58]

A medida da testosterona livre deve ser obtida usando-se a diálise de equilíbrio, método padrão ouro, ou estimada a partir das concentrações de testosterona total, SHBG e albumina, através de equações que reflitam os resultados obtidos pelo método supracitado. Métodos análogos para avaliação da testosterona livre não correspondem aos resultados do método de diálise de equilíbrio, por isso não deverão ser considerados.[2,10,59-61]

Os valores de referência para testosterona variam entre laboratórios, então deverá ser usado o menor valor específico do ensaio.[57] Não há consenso para o valor exato dos níveis de testosterona que definem hipogonadismo, mas, em adultos saudáveis, em muitas pesquisas o limite inferior da normalidade para testosterona total tende a ficar entre 280 e 300 ng/dL (9,8 a 10,4 nmol/L), e para testosterona livre, 7 a 9 ng/dL (0,24 a 0,31 nmol/L) pela diálise de equilíbrio.[57,58] A International Society for Sexual Medicine (ISSM) sugere diagnóstico de hipoandrogenis-mo testosterona total abaixo de 231 ng/dL (8 nmol/L) e exclui com valores acima de 346 ng/dL (12 nmol/L).[62] (ver Fluxograma 3.1 no caderno colorido).

Após a confirmação da deficiência androgênica, a medida das gonadotrofinas (LH e FSH) deverá ser realizada para distinção entre hipogonadismo primário (causa testicular) ou secundário (causa hipotalâmica e/ou hipofisária) (ver Fluxograma 3.1 no caderno colorido).

Para avaliação da fertilidade masculina, é recomendada a verificação do sêmen, que deverá ser coletado após 48 a 72 horas de abstinência sexual e o conteúdo analisado em até 1 hora após a coleta. Os homens normais produzem mais de 15 milhões de espermatozoides/mL de ejaculado e mais de 39 milhões de espermatozoides/ejaculado. Além disso, é esperado que mais de 40% dos espermatozoides ejaculados sejam móveis, mais de 32% tenham progressão rápida para a frente e mais de 4% apresentem morfologia normal.[63]

Tratamento

Após o diagnóstico de hipogonadismo, os pacientes devem ser tratados de acordo com suas necessidades. A maioria dos casos envolve suplementação de testosterona, mas exceções se aplicam ao hipogonadismo secundário, em que a terapia visa à melhora da função hipofisária, redução de prolactina, correção de alterações metabólicas ede outros problemas, que responderão a outras medidas específicas. Medidas não farmacológicas, como tratamento da apneia do sono, redução de peso, modificação do estilo de vida e descontinuação de medicações (opioide e glicocorticoi-des), podem resultar em aumento da síntese de testos-terona.[58,59,62]

GÔNADAS

O objetivo principal da terapia de reposição com testosterona (TRT) é estabelecer e manter características sexuais secundárias e restituir a função sexual, a composição corporal e a qualidade de vida. O alvo da terapia é melhorar os sintomas e alcançar níveis de testosterona que correspondam à média normal para homens jovens, entre 400 e 500 ng/dL (14-17,5 nmol/L).[2,57,59]

A terapia deve ser individualizada de acordo com o objetivo principal do tratamento, por isso concentrações mais altas ou mais baixas de testosterona são aceitáveis conforme a resposta do paciente.[59] A TRT não é recomendada em algumas situações (Tabela 3.4), pois pode piorar as condições já existentes.[57]

A TRT interfere na fertilidade, pois a testosterona exógena inibe a secreção de GnRH, LH e FSH. A inibição dos níveis de LH reduz a testosterona intratesticular e a inibição dos níveis de FSH causam azoospermia e atrofia testicular. Na maioria dos casos, a supressão da espermatogênese é reversível com a cessação do tratamento. Alternativas para fertilidade serão descritas adiante.[64]

Várias preparações para TRT estão disponíveis. A escolha do produto deve ser discutida com o paciente após informações sobre segurança, eficácia, tolerabilidade, disponibilidade e custo.[2,57,59,62] As opções para terapia incluem formulações pelas vias intramuscular, oral, transdérmica, sublingual, bucal e *pellets* (implantes subcutâneos).[2,56,57,64] As preparações disponíveis no Brasil estão detalhadas na Tabela 3.5.

- Preparações para via oral
  - Undecanoato de testosterona – a cápsula é absorvida através do sistema linfático intestinal, evitando a primeira passagem hepática. Deve ser administrada junto às refeições na dose de 40 a 80 mg, 2 a 3 vezes ao dia. A monitorização dos níveis de concentração de testosterona deve ocorrer

TABELA 3.4 Contraindicações ao Tratamento de Reposição com Testosterona

Absolutas*	Câncer de próstata metastático Câncer de mama
Relativas**	Nódulo palpável na próstata Próstata endurecida PSA < 4 ng/mL sem diagnóstico ou seguimento[1] Hematócrito maior que 50% Apneia obstrutiva do sono grave ou não tratada Sintomas graves do TU associados a HPB Insuficiência cardíaca descompensada

PSA: antígeno prostático específico; *TU*: trato urinário; *HPB*: hiperplasia prostática benigna.
Adaptada de Bhasin et al., 2010.[58]
*Terapia com testosterona pode estimular o crescimento tumoral.
**Tratamento com testosterona pode piorar essas condições.
[1]PSA menor que 3 ng/mL em indivíduos com risco elevado para câncer de próstata: negros e parentes de primeiro grau com câncer de próstata.

TABELA 3.5 Preparações de Testosterona Disponíveis no Brasil

Via de administração	Posologia	Tempo para monitoramento de testosterona	Vantagens	Desvantagens
Oral				
Undecanoato de testosterona *Androxol®*	40 mg – 1 ou 2 comprimidos 2 a 3 × dia após uma refeição	Após 3 a 5 horas após ingestão	Via oral	Absorção e resposta clínica variável Hepatotoxicidade
Transdérmica				
Gel – 1% *Androgel®*	5-10 g/dia (50-100 mg testosterona/dia)	Inicial 1-2 semanas, 2-6 h após aplicação	Fácil aplicação Dose flexível	Aplicação diária Irritação local Transferência para outras pessoas pelo contato pele a pele
Solução axilar 2% – *Axeron®*	30 mg de testosterona por aplicação 60-120mg/dia	Após 1 a 2 semanas, 2 a 6 horas após aplicação	Fácil aplicação Dose flexível	Aplicação diária Irritação local Transferência para outras pessoas pelo contato pele a pele
Intramuscular				
Cipionato de testosterona – *Deposteron®*	200 mg/mL a cada 2 a 3 semanas	Medida da testosterona na metade do tempo entre as aplicações para ajuste de dose ou frequência	Baixo custo Alcança bons níveis de testosterona	Picos e nadir dos níveis de testosterona Dor no local de aplicação Aumento do hematócrito
Propionato, fenilpropianato, isocaproato e decanoato – *Durateston®*	250 mg/mL a cada 2 a 3 semanas	Medida da testosterona na metade do tempo entre as aplicações para ajuste de dose ou frequência	Baixo custo Alcança bons níveis de testosterona	Picos e nadir dos níveis de testosterona Dor no local de aplicação Aumento do hematócrito
Undecanoato – *Nebido®*	1.000 mg/4 mL 2[1] dose após 6 semanas, seguido por intervalos de 10 a 14 semanas	Medida da testosterona imediatamente antes de cada injeção subsequente. Ajuste de dose para níveis de referência	Conveniência Alcança níveis adequados de testosterona Maior adesão	Alto custo Dor no local da aplicação

após 3 a 5 horas da administração da medicação. Tem absorção e resposta clínica variáveis. Nome comercial: Androxon® 40 mg.

- Bucal – bioadesivos aplicados na mucosa bucal que liberam concentrações de testosterona na circulação após a absorção. Não apresentam a primeira passagem hepática. Devem ser fixados na gengiva 2 vezes ao dia. Como eventos adversos, podem apresentar irritação na gengiva e alterações no gosto. Nome comercial: Striant® 30 mg/adesivo. Não disponível no Brasil.

- Preparações para via transdérmica
  - Adesivos transdérmicos – Contêm testosterona e são aplicados em áreas não genitais. Estão associados a uma frequente irritação na pele, sendo o principal motivo de descontinuação por esta via. Permitem níveis de testosterona fisiológico. Nome comercial: Andropatch® 2 a 5 mg/patch a cada 24 h e Androderm® 2 ou 4 mg/patch a cada 24 h. Não disponível no Brasil.
  - Gel – Disponível 5 g em 1% gel, contém 50 mg de testosterona. Quando essas preparações são aplicadas na pele 1 vez ao dia em doses de 5 a 10 g, a concentração de testosterona alcança valores normais dentro de 1 mês. O principal evento adverso é a irritação da pele. Recomenda-se a aplicação em pele limpa sobre os ombros, braços ou abdome. Há risco de transferência da medicação pela pele para outro indivíduo. Nome comercial: Androgel® 5 a 10 g em 1% de gel.
  - Solução axilar – Cada 1,5 mL de solução em gel a 2% libera 30 mg de testosterona. A dose inicial é de 60 mg por dia. É aplicada na axila e pode ser titulada de 30 a 120 mg/dia. Pode ocorrer irritação da pele como efeito colateral. Nome comercial: Axeron® solução a 2% com 30 mg por aplicação.

- Preparações para via intramuscular
  - Ésteres de ação curta – São usados por décadas como cipionato e mistura de propionato, fenilpropionato, isocaproato, decanoato. Essas formulações são mais baratas, porém necessitam de administração mais frequente devido à sua curta meia-vida. Podem causar flutuações na libido e humor com variações das concentrações de testosterona entre os intervalos de aplicação. Nome comercial: Durateston® (propionato, fenilpro-

pionato, isocaproato, decanoato) – 250 mg/mL. Posologia: 125 a 250 mg a cada 2 a 3 semanas. Deposteron® (cipionato) 200 mg/mL. Posologia: 100 a 200 mg a cada 2 a 3 semanas.
  - Ação longa – O undecanoato de testosterona requer 4 a 5 injeções por ano, promovendo considerável conveniência e melhora da adesão ao tratamento quanto comparado aos ésteres de curta ação. Recomenda-se uma dose de 1.000 mg por via intramuscular profunda, com segunda dose após 6 semanas e doses subsequentes a cada 10 a 14 semanas. Pode apresentar como evento adverso dor no local da aplicação. Nome comercial: Nebido® 1.000 mg a cada 10 a 14 semanas.

- Preparações para via subcutânea
  - *Implantes subcutâneos (pellets) de testosterona* – Promovem níveis normais de testosterona por 3 a 4 meses. É necessário um pequeno procedimento cirúrgico sob anestesia local para implantação por via subcutânea. Cada implante contém 75 mg de testosterona. Eventos adversos incluem infecção no local e extrusão do *pellet*. Nome comercial: Testopel® 75 mg, posologia: 150 a 450 mg a cada 3 a 6 meses. Não disponível no Brasil.

Monitoramento

A resposta clínica da terapia com testosterona é variável, alguns benefícios podem ser vistos em 3 a 4 semanas após o início do tratamento como aumento da libido, ereções noturnas, aumento de energia e melhora do humor, enquanto a melhora de outros parâmetros, como composição corporal, é esperada após 3 a 4 meses e da densidade mineral óssea após até 3 anos.[64,65]

As recomendações da Endocrine Society para o monitoramento dos pacientes em tratamento com testosterona incluem:

- Avaliação dos níveis de testosterona para ajuste e intervalo de dose. O tempo de avaliação é variável de acordo com a via de administração. Descritas na Tabela 3.5.
- Seguimento de hematócrito, PSA, toque retal e densitometria óssea em alguns casos (Tabela 3.6).
- Em algumas situações a avaliação urológica torna-se necessária, como aumento na concentração sérica de PSA > 1,4 ng/mL no período de 1 ano de tratamento; velocidade de aumento de PSA > 0,4 ng/mL por

TABELA 3.6 **Monitoramento dos Pacientes em Tratamento com Reposição de Testosterona (TRT)**

Tempo para avaliação	Sintomas e efeitos adversos	Hematócrito [1]	PSA[2]	Toque retal[2]	Densidade mineral óssea[3]
Antes da TRT	X	X	X	X	
3 meses após TRT	X	X	X	X	
6 meses após TRT	X	X	X	X	
Anualmente após TRT	X	X	X	X	
1-2 anos após TRT					X

Adaptada de Bhasin et al.,2010.[58]

[1]Se acima de 54%, interromper terapia até obter níveis seguros. Avaliar hipóxia e apneia do sono. Reiniciar terapia com doses reduzidas.

[2]Devem ser avaliados em homens a partir de 40 anos com PSA basal > 0,6 ng/mL. Após 1 ano, a avaliação seguirá conforme as diretrizes para rastreio de câncer de próstata.

[3]Densitometria óssea de colo de fêmur e coluna lombar em pacientes com osteoporose ou fratura por trauma mínimo.

ano, utilizando como referência o PSA avaliado em 6 meses de tratamento (válida apenas se os dados de PSA estiverem disponíveis por um período superior a 2 anos); anormalidade prostática ao exame de toque retal e escore de sintomas urológicos relacionados a hiperplasia prostática benigna de acordo com a International Prostate Symptom Score (IPSS).[19,57,58]

Os efeitos adversos mais encontrados em pacientes em uso de terapia de reposição com testosterona são eritrocitose, acne, pele oleosa, ginecomastia, edema em pernas, piora da insuficiência cardíaca e da apneia obstrutiva do sono. Em doses suprafisiológicas, são encontradas ainda dislipidemia e mudanças no humor. Outros potenciais efeitos incluem o crescimento de câncer prostático metastático e detecção de câncer prostático subclínico.[2,57,58]

Nos últimos anos, alertas sobre o potencial risco de eventos cardiovasculares associados à terapia de reposição androgênica vêm aumentando. São evidências conflitantes e inconclusivas sobre a possibilidade de aumento do risco de infarto do miocárdio e acidente vascular encefálico em pacientes que usam testosterona no tratamento para hipogonadismo.[66-69] Um recente estudo realizado com homens hipogonádicos com idade maior ou igual a 65 anos em uso de testosterona (gel 1%) evidenciou um aumento significativo do volume de placas não calcificadas, avaliadas através de tomografia de coronárias com escore de cálcio em 12 meses de tratamento quando comparados ao grupo placebo. Há necessidade de estudos maiores e mais longos para avaliação das complicações clínicas para esses achados.[70]

Tratamento para Manutenção da Fertilidade

- Gonadotrofina coriônica humana (hCG) e FSH

O LH e o hCG compartilham um receptor comum e, portanto, têm efeito similar. Pacientes com hipogonadismo secundário têm apresentado resultados satisfatórios tanto no aumento de testosterona quanto na indução de espermatogênese com tratamento com hCG. O tratamento é iniciado com doses de 1.000 a 5.000 UI 2 a 3 vezes semanalmente. A dose é titulada até alcançar níveis normais de testosterona. Se não houver espermatozoides na análise do sêmen após 6 meses de terapia, FSH deverá ser adicionado ao tratamento. Após essa combinação, espera-se espermatogênese em até 1 a 2 anos.[71]

Nomes comerciais: hCG-Chorianon®, Choragon®, Pregnyl®

FSH recombinante – Puregon®, Gonal®.

- Citrato de clomifeno

É um modulador seletivo do receptor de estrógeno (SERM). Possui efeito antagonista ao receptor de estrógeno e compete com o estradiol no hipotálamo, resultando em aumento de GnRH e consequente aumento de LH e FSH. Um estudo mostrou eficácia em homens hipogonádicos na dose de 25 mg por dia por 3 a 6 meses, e com isso obtiveram melhora nos níveis de testosterona.[72] Em outro estudo, homens que usaram clomifeno 50 mg em dias alternados, comparados com homens usando testosterona em gel 1%, evidenciou aumento de testosterona semelhantes

entre os grupos.[73] O uso do clomifeno não altera PSA e hematócrito, e por longos períodos mostra aumento na densidade mineral óssea.[74] A utilização dessa medicação para hipogonadismo masculino não consta em bula.

Nome comercial: Clomid®.

Drogas em Estudo

- Moduladores seletivos do receptor androgênico (SARM)

Os SARMs demonstram resposta agonista em músculos e ossos e antagonista em outros tecidos como próstata, pele e pelos.[71] Novos SARMs estão em investigação para tratamento de muitas outras patologias com câncer e outras doenças crônicas associadas a caquexia, sarcopenia, osteoporose, hipogonadismo e contracepção masculina. E poderá se tornar uma alternativa para pacientes que tenham contraindicações ao uso de testosterona.[71,75]

REFERÊNCIAS

1. Corradi PF, Corradi RB, Greene LW. Physiology of the hypothalamic pituitary gonadal axis in the male. *Urol Clin N Am* 2016; 43:151-162.
2. Basaria, S. Male Hypogonadism. *Lancet* 2014; 383:1250-63.
3. Rey RA, Grispon RP, Gottlieb S. Male hypogonadism: an extended classification based on a developmental, endocrine physiology-based approach. *Andrology* 2013; 1:3-16.
4. Biehl MJ, Raetzman LT. Developmental origins of hypothalamic cells controlling reproduction. *Sem Reprod Med* 2017; 35:121-129.
5. Javorsky BR, Aron DC, Findling JW, Thyrrell JB. Hipotálamo e glândula hipofisária. In: Gardner DG, Shoback D (eds.). Tradução Langeloh A, et al. *Endocrinologia básica e clínica de Greenspan.* 9ª ed. McGraw-Hill, Artmed & Lange; 2013. p. 65-99.
6. Braunstein GD. Testículos. In: Gardner DG, Shoback D (eds.) Tradução Langeloh A, et al. McGraw-Hill, Artmed & Lange; 2013. p. 395-420.
7. Amory JK, Anawalt BD, Matsumoto AM, et al. The effect of 5 alpha-reductase inhibition with dutasteride and finasteride on bone mineral density, serum lipoproteins, hemoglobin, prostate specific antigen and sexual function in healthy young men. *J Urol* 2008; 179(6):2333-8.
8. Finkelstein JS, Lee H, Burnett-Bowie S-AM, et al. Gonadal Steroids and body composition, strength, and sexual function in men. *N Engl J Med* 2013; 369(11):1011-22.
9. Leder BZ, LeBlanc KM, Schoenfeld DA, et al. Differential effects of androgens and estrogens on bone turnover in normal men. *J Clin Endocrinol Metab* 2003; 88(1):204-10.
10. Ross A, Bhasin S. Hypogonadism: Its prevalence and diagnosis. *Urol Clin N Am* 2016; 43:163-176.
11. Bonomi M, Rochira V, Pasquali D, Balercia G, Jannini EA, Ferlin A. On behalf of the Klinefelter Italian N Group (KING). Klinefelter syndrome (KS): genetics, clinical phenotype and hypogonadism. *J Endocrinol Invest* 2017; 40:123-140.
12. Forti G, Corona G, Vignozzi L, Krausz C, Maggi M. Klinefelter's syndrome: a clinical and therapeutical update. *Sex Dev* 2010; 4:249-258.
13. Bojesen A, Juul S, Gravholt CH. Prenatal and postnatal prevalence of Klinefelter syndrome: a national registry study. *J Clin Endocrinol Metab* 2003; 88(2):622-626.
14. Lanfranco F, Kamischke A, Zitzmann M, Nieschlag E. Klinefelter's syndrome. *Lancet* 2004; 364:273-283.
15. Groth KA, Skakkebaek A, Host C, Gravholt CH, Bojesen. A clinical review: Klinefelter syndrome — a clinical update. *J Clin Endocrinol Metab* 2013; 98(1):20-30.
16. Simm PJ, Zacharin MR. The psychosocial impact of Klinefelter syndrome-a 10 year review. *J Pediatr Endocrinol Metab* 2006; 19:499.
17. Ross JL, Roeltgen JP, Stefanatos G, et al. Cognitive and motor development during childhood in boys with early Klinefelter's Syndrome. *Am J Medical Genetics* 2008; 146A:708.

18. Samplaski MK, Lo KC, Grober ED, Millar A, Dimitromanolakis A, Jarvi KA. Phenotypic differences in mosaic Klinefelter patients as compared with non-mosaic Klinefelter patients. *Fertil Steril* 2014; 101(4):950-955.

19. Wikstrom AM, Dunkel L. Klinefelter syndrome. *Best Pract Res Clin Endocrinol Metab* 2011; 25(2):239-250.

20. Bojesen A, Gravholt CH. Morbidity and mortality in Klinefelter syndrome (47, XXY). *Acta Paediatr* 2011; 100(6):807-813.

21. Volkl TM, Langer T, Aigner T, et al. Klinefelter syndrome and mediastinal gem cell tumor. *Am J Med Genet* A 2006; 140(5):471-81.

22. Weiss JR, Moysich KB, Sweede H. Epidemiology of male breast cancer. *Cancer Epidemiol Biomarkers Prev* 2005; 14(1):20-6.

23. Swerdlow AJ, Schoemaker MJ, Higgins CD, et al. Cancer incidence and mortality in men with Klinefelter syndrome: cohort study. *J Natl Cancer Inst* 2005; 97(16):1204-10.

24. Bojesen A, Gravholt CH. Klinefelter syndrome in clinical practice. *Nat Clin Pract Urol* 2007; 4(4):192-204.

25. Ankarberg-Lindgren C, Westphal O, Dahlgren J. Testicular size development and reproductive hormones in boys and adult males with Noonan syndrome: a longitudinal study. *Eur J Endocrinol* 2011; 165(1):137-44.

26. Van der Burgt I. Noonan syndrome. *Orphanet J Rare Dis* 2007; 2:4 doi:10.1186/1750-1172-2-4.

27. Athanasoulia PA, Stalla GK, Auer MK. Insights into the coexistence of two mutations in the same LHCGR gene locus causing severe Leydig cell hypoplasia. *Hormones* 2014, 13(3):424-429.

28. Vezzoli V, Duminuco P, Vottero A, et al. A new variant in signal peptide of the human luteinizing hormone receptor (LHCGR) affects receptor biogenesiscausing leydig cell hypoplasia. *Hum Mol Genet* 2015, 24(21):6003-12.

29. Cho DH, Tapscott SJ. Myotonic dystrophy: Emerging mechanisms for DM1 and DM2. *Bioch Biophys Acta* 2007,1772(2):195-204.

30. Machuca-Tzili L, Brook D, Hilton-Jones D. Clinical and molecular aspects of the myotonic dystrophies: a review. *Muscle Nerve* 2005, 32(1):1-18.

31. Vazquez JA, Pinies JA, Martul P, et al. Hypothalamie-pituitary-testicular function in 70 patients with myotonic dystrophy. *J Endocrinol Invest* 1990; 13(5):375-9.

32. Comploj E, Pycha A. Diagnosis and Management of Cryptorchidism. *Eur Urol* 2012; 11(2):2-9.

33. Braga LH, Lorenzo AJ. Cryptorchidism: A practical review for all community healthcare providers. *Can Urol Assoc* J 2017; 11(1-2Suppl1):S26-S32.

34. Sharpe RM, Skakkebaek NE. Testicular dysgenesis syndrome: mechanistic insights and potential new downstream effects. *Fertil Steril* 2008; 89(2 Suppl):e33-8.

35. Shebert DP, Tiosano D, Kwist KM, Hocheberg Z, Auchus RJ. CYP17 mutation E305G causes isolated 17,20-lyase deficiency by selectively altering substrate binding. *J Biol Chem* 2003; 278: 48563-9.

36. Faienza MF, Giordani L, Delvecchio M, Cavallo L. Clinical, endocrine, and molecular findings in 17beta-hydroxysteroid dehydrogenase type 3 deficiency. *J Endocrinol Invest* 2008; 31(1):85-91.

37. Zenaty D, Dijoud F, Morel Y, et al. Bilateral anorchia in infancy: occurence of micropenis and the effect of testosterone treatment. *J Pediatr* 2006; 149:687-91.

38. Vinci G, Anjot M, Trivi C, et al. An analysis of the genetic factors involved in testicular descent in a cohort of 14 male patients with anorchia. *J Clin Endocrinol Metab* 2004; 89(12):6282-5.

39. Masarani M, Wazait H, Dinneen M. Mumps orchitis. *J R Soc Med* 2006; 99:573-575.

40. Meistrich ML, Shetty G. Hormonal suppression for fertility preservation in males and females. *Reproduction* 2008; 136:691-701.

41. Nord C, Bjøro T, Ellingsen D, et al. Gonadal hormones in long-term survivors 10 years after treatment for unilateral testicular cancer. *Eur Urol* 2003; 44(3):322-8.

42. Meistrich ML. Relationship between spermatogonial stem cell survival and testis function after cytotoxic therapy. *Br J Cancer Suppl* 1986; 7:89-101.

43. Odell WD. Testosterone treatment of men treated with glucocorticoids. *Arch Intern Med* 1996; 156:1133.

44. Pont A, Williams PL, Azhar S, et al. Ketoconazole blocks testosterone synthesis. *Arch Intern Med* 1982; 142:2137-40.

45. Wong N, Levy M, Stepheson I. Hypogonadism in the HIV-infected man. *Curr Treat Options Infect Dis* 2017; 9:104-16.

46. Tsai OS, Gill JC. Mechanisms of disease: insights into X-linked and autossomal-dominant Kallman syndrome. *Nat Clin Pract Endocrinol Metab* 2006; 2(3):160-71.

47. Ohlander SJ, Lindgren MC, Lipshultz LI. Testoterone and male infertility. Urol Clin N Am 2016; 43:195-202.

48. Cassidy SB, Driscoll DJ. Prader-Willi syndrome. *Eur J Hum Genet* 2009; 17(1):3-13.

49. Yee A, Loh HS, Hisham Hashim HM, et al. The prevalence of sexual dysfunction among male patients on methadone and buprenorphine treatments: a meta analysis study. *J Sex Med* 2014; 11(1):22-32.

50. Li L, Setoguchi S, Cabral H, et al. Opioid use for noncancer pain and risk of fracture in adults: a nested case-control study using the general practice research database. *Am J Epidemiol* 2013; 178(4):559-69.

51. Kanayama G, Hudson JI, DeLuca J, et al. Prolonged hypogonadism in males following withdrawal from anabolic-androgenic steroids: an under-recognized problem. *Addiction* 2015; 110(5):823-31.

52. Coward RM, Rajanahally S, Kovac JR, et al. Anabolic steroid induced hypogonadism in young men. *J Urol* 2013; 190(6):2200-5.

53. Tajar A, Forti G, O'Neill TW, et al. Characteristics of secondary, primary, and compensated hypogonadism in aging men: evidence from the European Male Ageing Study. *J Clin Endocrinol Metab* 2010; 95:1810-18.

54. Lamm S, Chidakel A, Bansal R. Obesity and hypogonadism. *Urol Clin N Am* 2016; 43:239-245.

55. Costanzo PR, Knoblovits P. Male gonadal axis function in patients with type 2 diabetes. *Horm Mol Biol Clin Invest* 2016; 26(2):129-134.

56. Magnussen LV, Glintborg D, Hermann P. Effect of testosterone on insulin sensitivity, oxidative metabolism and body composition in aging men with type 2 diabetes on metformin monotherapy. *Diabetes Obes Metabol* 2016; 18(10):980-9.

57. Bhasin S, Basaria S. Diagnosis and treatment of hypogondsim in men. *Best Pract Res Clin Endocrinol Metab* 2011; 25:251-70.

58. Bhasin S, Cunningham GR, Hayes FJ, et al. Task Force, Endocrine Society. Testosterone terapy in man with androgen deficiency syndromes: an Endocrine Society clinical practice guideline. *J Clin Endrocinol Metabol* 2010; 95:2536-59.

59. Morales A, Bebb RA, Manjoo P, et al. Diagnosis and management of testosterone deficiency syndrome: clinical pratice guideline. *CMAJ* 2015; 187:1369-77.

60. Ly LP, Sartorius G, Hull L, et al. Accuracy of calculated free testosterone formulae in men. *Clin Endocrinol* (Oxf) 2010; 73:382.

61. Vermeulen A, Verdonck L, Kaufman JM. A critical evaluation of simple methods for the estimation of free testosterone in serum. *J Clin Endocrinol Metab* 1999; 84:3666.

62. Dean J, McMahon C, Guay A, et al. The internal Society for Sexual Medicine's process of care for the assessment and management of testosterone deffiency in adult men. *J Sex Med* 2015; 12(8):1660-86.

63. Cooper TG, Noonan E, Eckardstein SV, et al. World Health Organization reference values for human semen characteristics. *Hum Reprod Update* 2010; 16(3):231-45.

64. Aversa A, Morgentaler A. The practical management of testosterone deficiency in men. *Nat Rev Urol* 2015; 12:641-50.

65. Saad F, Aversa A, Isidori AM, et al. Onset of effects of testosterone treatment and time span until maximum effects are achieved. *Eur J Endocrinol* 2011; 165(5):675-85.

66. Xu L, Freeman G, Cowling BJ, Schooling CM. Testosterone therapy and cardiovascular events among men: a systematic review and metaanalysis of placebo controlled randomized trials. *BMC Med* 2013; 11:108.

67. Vigen R, O'Donnell CI, Barón AE, et al. Association of testosterone therapy with mortality, myocardial infarction, and stroke in men with low testosterone levels. *JAMA* 2013; 310(17):1829-36.

68. Basaria S, Coviello AD, Travison TG, et al. Adverse events associated with testosterone administration. *N Engl J Med* 2010; 363(2):109-17.

69. Finkle WD, Greenland S, Ridgeway GK, et al. Increased risk of nonfatal myocardial infarction following testosterone therapy prescription in men. *PLoS One* 2014; 9(1):e85805.

70. Budoff MJ, Ellenberg SS, Lewis CE, et al. Testosterone treatment and coronary plaque volume in older men with low testosterone. *JAMA* 2017; 317(7):708-716.

71. Aydogdu A, Swerdloff RS. Emerging medication for the treatment of male hypogonadism. *Expert Opin Emerg Drugs* 2016; 21(3): 255-66.

72. Shabsigh A, Kang Y, Shabsigh R, et al. Clominephene citrate effects on T/estrogen ratio in male hypogonadism. *J Sex Med* 2005; 7:716-21.

73. Taylor F, Levine L. Clomiphene citrate and testosterone gel replacement therapy for male hypogonadism: efficacy and treatment cost. *J Sex Med* 2010; 269-76.

74. Moskovic DJ, Katz DJ, Akhavan A, et al. Clomiphene citrate is safe and effective for long-term management of hypogonadism. *BJU Int* 2012; 110:1524-8.

75. Zhang X, Sui Z. Deciphering the selective androgen receptor modulators paradigma. *Expert Opin Drug Discov* 2013; 8:191-218.

CAPÍTULO 4

TERAPIA HORMONAL EM TRANSGÊNEROS

Ana Maíra Quental da Nóbrega • Sergio Ricardo de Lima Andrade • Francisco Bandeira

INTRODUÇÃO

Homens e mulheres experimentaram a confusão e a angústia resultantes da conformidade rígida e forçada com o dimorfismo sexual ao longo da história. Estudos recentes demonstraram que a "identidade de gênero", a autopercepção de indivíduo como homem ou mulher, não é simplesmente uma construção psicossocial, mas provavelmente uma interação complexa de aspectos biológicos, ambientais e fatores culturais. Um número crescente de pré-adolescentes e adolescentes identifica-se como transgênero, uma identificação transitória ou persistente com um gênero diferente do seu sexo natal. O início da puberdade na juventude transgênero é muitas vezes acompanhado de aumento da disforia de gênero, um sofrimento clinicamente significativo relacionado à incongruência entre o sexo afirmado e o sexo atribuído ao nascimento, o que tem motivado a procura de serviços médicos para permitir o desenvolvimento de características físicas consistentes com o sexo afirmado.[1] O tratamento endócrino de pessoas transgênero tornou-se razoável com a disponibilidade do dietilestilbestrol em 1938 e após o isolamento da testosterona em 1935.[2] Atualmente, baseia-se no uso de agentes para bloquear a puberdade associado ao uso subsequente de hormônios sexuais cruzados em indivíduos que preenchem os critérios clínicos de diagnóstico.[1]

A prevalência do número de indivíduos transgêneros tem sido historicamente um desafio. Estimativas mais recentes dos Estados Unidos têm relatado, em estudos de levantamento, uma variação entre 0,3% e 0,5%.[3]

Este capítulo traz uma revisão baseada na diretriz da Endocrine Society e trabalhos atuais consistentes relacionados à terapia hormonal em transgêneros, quando indicar e como realizar seguimento, visando à melhora da qualidade de vida desses indivíduos.

DEFINIÇÃO E TERMINOLOGIA

Transgêneros são indivíduos que apresentam discórdia entre o gênero autoidentificado e o sexo biológico. Homens trans são aqueles que foram designados como pertencentes ao sexo feminino ao nascimento, mas identificam-se como homens. Mulheres trans são pessoas identificadas como pertencentes ao sexo masculino ao nascer, porém veem-se como mulheres.[3]

A identidade de gênero é usada para descrever o sentido fundamental de uma pessoa de ser um homem, mulher ou de sexo indeterminado, diferindo da orientação sexual, a qual pode ser definida pela responsivity relativa de uma pessoa aos estímulos sexuais, ou seja, ao gênero ao qual o indivíduo se sente atraído sexualmente.[2]

A disforia de gênero consiste na angústia e no mal-estar experimentado quando a identidade de gênero e o sexo não são completamente congruentes. Caso ocorra persistência dessa inadequação entre sexo ao nascimento e identidade de gênero, provocando sofrimento clinicamente significativo, surge o diagnóstico, de transtorno de identidade de gênero.[2]

ETIOLOGIA

A autoconsciência de ser pertencente a um gênero evolui gradualmente durante a infância e adolescência, por meio de um processo de aprendizagem decorrente da interação com pais e meio ambiente. Não se sabe, no entanto, quando a identidade de gênero se cristaliza e quais fatores contribuem para o desenvolvimento de uma identidade de gênero atípica.[2]

Tentativas de identificar bases biológicas da identidade de gênero em humanos investigam os efeitos dos esteroides sexuais sobre o cérebro, porém não existe uma compreensão abrangente sobre o efeito da exposição pré-natal a andrógenos com predisposição ao desenvolvimento de uma identidade de gênero masculina.[2] Novos estudos evidenciam marcadores epigenéticos específicos relacionados ao sexo, mas faltam pesquisas que estabeleçam um nexo causal que possa justificar alterações de identidade de gênero e orientação sexual.[4]

Um estudo exposto na conferência da Endocrine Society, em 2017, demonstrou que o comportamento de camundongos machos pode ser modificado por meio de alterações em genes e ablação de neurônios. Nessa população o macho dominante apresenta comportamento paternal, enquanto os outros machos apresentam uma conduta infanticida. O *knockout* dos genes TRPC2 e VNO altera o comportamento de infanticida para paternal dos machos não dominantes, enquanto a ablação dos neurônios produtores de galamina e MPOA modifica a conduta de paternal para infanticida nos machos dominantes, levantando a possibilidade de uma causa genética na gênese dos transtornos de identidade de gênero.[5]

DIAGNÓSTICO E ORIENTAÇÕES PARA INÍCIO DA TERAPIA HORMONAL

A reatribuição do sexo é um processo multidisciplinar. No passado, as orientações para o início da terapêutica hormonal recomendavam que todos os pacientes passas-

196 GÔNADAS

sem por um "teste de vida real" antes de iniciar a terapia médica. Esse teste orientava os pacientes a viver em tempo integral como seu gênero autoafirmado por um período predeterminado de tempo (geralmente 12 meses) antes de começar os hormônios do sexo oposto. No entanto, esse passo foi tido como não razoável para muitos pacientes em transição social por ser muito desafiador na ocorrência de incongruência entre o gênero autoafirmado de um indivíduo e sua aparência física.[6]

O Manual Diagnóstico e Estatístico de Transtornos Mentais (DSM-V) traz critérios para diagnóstico da incongruência de gênero (quadros A e B), bem como o CID-10 (Tabela 4.2). Para crianças, tais quesitos devem ser observados com maior rigorosidade em comparação a adolescentes e adultos, uma vez que esta disforia pode se resolver durante a adolescência (a). Recentemente, a Organização Mundial da Saúde (OMS) retirou os transtornos da identidade de gênero do capítulo da saúde mental, agrupando agora o termo incongruência de gênero dentro do capítulo sobre saúde sexual, contribuindo para a despatologização de tal condição e possibilitando sua abordagem como uma variante normal da sexualidade (b). Também não mais é obrigatório o crivo de um profissional de saúde mental para o início da terapia hormonal, ampliando, desta forma, a avaliação para profissionais de saúde aptos (c). Porém, a consulta a tais critérios diagnósticos é importante para se estabelecer diagnósticos diferenciais com incongruência de gênero, propiciando a devida abordagem.

Os candidatos a tratamento para adequação de sexo têm que satisfazer os critérios de elegibilidade e prontidão antes de prosseguir com a terapêutica, quer sejam adultos ou adolescentes (Tabela 4.2).[2]

TABELA 4.1 Critérios de Transexualismo pelo CID-10 (F64.0)

1. O desejo de viver e ser aceito como um membro do sexo oposto, geralmente acompanhado pelo desejo de tornar seu corpo tão congruente quanto possível com o sexo preferido por meio de cirurgia e tratamentos hormonais.
2. A identidade transexual tem estado persistente durante pelo menos 2 anos.
3. O distúrbio não é um sintoma de outro transtorno mental ou uma anormalidade genética, intersexual ou cromossômica.

TABELA 4.2 Critérios de Elegibilidade para Terapia Hormonal em Adolescentes

O adolescente é elegível para o tratamento GnRH se ele:
1. Cumprir DSM V ou CID-10 para GID ou transexualismo.
2. Não sofrer de comorbidade psiquiátrica que interfira com o diagnóstico de tratamento ou tratamento.
3. Tiver suporte psicológico e social adequado durante o tratamento.
4. Demonstrar conhecimento e compreensão dos resultados esperados do tratamento analógico de GnRH, tratamento hormonal entre sexos e cirurgia de reatribuição do sexo, bem como dos riscos e benefícios médicos e sociais da reafirmação social.

Para início do tratamento, é necessária obtenção de consentimento informando a respeito dos riscos e benefícios da terapia. O paciente tem que ser capaz de tomar decisões em relação ao tratamento e ter, idade acima de 16 anos e um bom controle de comorbidades clínicas significativas e psiquiátricas (ver Gráfico 41 no caderno colorido).[3] Em caso de menores de 16 anos, pais ou tutores se responsabilizam pelo tratamento.

Os indivíduos que consideram o uso da terapia hormonal para adequação do sexo devem ser orientados sobre os efeitos da terapêutica sobre a fertilidade, para que possam tomar uma decisão equilibrada a respeito desse tratamento.[2]

TERAPIA HORMONAL EM ADOLESCENTES

A maioria dos profissionais não se sente confortável em permitir que jovens de 12 anos com disforia de gênero se submetam a um tratamento de reatribuição de gênero, pela alta probabilidade de que essa criança seja incapaz de compreender plenamente o escopo de uma decisão que traz consequências significativas, além do risco de flutuação da concepção de gênero durante a adolescência.[7] A porcentagem de crianças que persistem com disforia de gênero durante a adolescência varia entre 10% e 27%. Esses infantes que ainda experimentam a disforia de gênero ao entrar na puberdade quase invariavelmente se tornarão adultos disfóricos de gênero.[8]

A Endocrine Society, a Associação Americana dos Endocrinologistas Clínicos (AACE) e demais sociedades copartícipes do guideline recomendam que o tratamento para crianças pré-puberes consista em fornecer informações, aconselhamento, apoio psicológico e/ou familiar. Após entrar na puberdade, elas podem procurar intervenções hormonais, como bloqueadores da puberdade (análogos de GnRH), para suprimir o desenvolvimento das características sexuais secundárias. O propósito da supressão da puberdade é aliviar o sofrimento causado pelo desenvolvimento dos caracteres sexuais secundários e fornecer tempo para uma tomada de decisão equilibrada sobre o tratamento da afirmação de gênero, entretanto estas sociedades defendem que tal bloqueio deve ser iniciado após o adolescente experimentar as primeiras mudanças de sua puberdade biológica espontânea, tendo em vista que a reação emocional a essas alterações iniciais tem valor diagnóstico.[2] Estudos demonstram que o apoio psicológico e a supressão da puberdade foram ambos associados a um melhor funcionamento psicossocial global em adolescentes com disforia de gênero.[9]

A supressão da puberdade faz parte do tratamento e, em regra, é possível em adolescentes com 12 anos ou mais de idade, que estejam dentro ou além dos estágios iniciais da puberdade (estágio II de Tanner) e, ainda, que sofram de disforia de gênero persistente. Ocasionalmente, é aceitável iniciar o tratamento em indivíduos com idade abaixo de 12 anos, se a puberdade já tiver começado e for progressiva.[10] Quando iniciado em estágios tardios da puberdade, as características físicas do sexo biológico, como o crescimento das mamas em meninas e o crescimento da mandíbula e fronte em meninos, não irá regredir completamente, assim como o crescimento do pênis e do escroto pode dificultar a criação de uma vagina de tecido escrotal.[2]

A supressão do desenvolvimento puberal e da função gonadal é efetuada mais eficazmente pela supressão das gonadotrofinas com análogos e antagonistas do GnRH. Os análogos suprimem as gonadotrofinas após um curto período de estimulação, enquanto os antagonistas suprimem imediatamente a secreção pituitária. Uma vez que não estão disponíveis antagonistas de ação prolongada para utilização como farmacoterapia, os análogos de longa duração são a opção de tratamento atualmente preferida. Uma vantagem do uso de análogos de GnRH é a reversibilidade da intervenção caso o requerente desista de realizar a mudança de sexo, com retorno imediato do desenvolvimento puberal espontâneo. Durante o tratamento com análogos de GnRH, ocorrerá regressão das características sexuais, com posterior interrupção. Nas meninas, ocorrerá atrofia mamária e cessação da menstruação; nos meninos, regressão testicular e cessação da virilização.[2]

Os dados iniciais em indivíduos transgêneros não demonstram alteração da densidade óssea durante a terapia análoga de GnRH. Os efeitos a longo prazo sobre a densidade mineral óssea e o pico de massa óssea estão sendo avaliados.[2]

Níveis séricos de gonadotrofinas e esteroides sexuais fornecem informações precisas sobre a supressão do eixo gonadal. Caso não esteja completamente suprimido, o intervalo das injeções de análogos de GhRH deve ser encurtado. Durante o tratamento, os adolescentes devem ser monitorados quanto aos efeitos colaterais do atraso da puberdade, tais como prejuízo de crescimento e massa óssea. O metabolismo glicêmico e lipídico, assim como as funções hepática e renal, deve ser monitorado. Para a avaliação do crescimento, as medidas antropométricas são suficientes. A densitometria mineral óssea pode ser realizada para avaliação da massa óssea (Tabela 4.4).[2,10]

Segundo as sociedades copartícipes do guideline, para a indução da puberdade cruzada, após atingida a idade de 16 anos, utiliza-se o esquema de indução de puberdade semelhante ao utilizado para indivíduos hipogonadais não transexuais, com esquema de dose gradualmente crescente de esteroide sexual cruzado (Tabela 4.5).[6]

Sugere-se que o tratamento com análogos de GnRH seja continuado durante o tratamento com esteroides para manter a supressão total dos níveis de gonadotrofina

TABELA 4.4 Protocolo de Acompanhamento durante a Supressão da Puberdade*

A cada 3 meses

Antropometria: altura, peso, altura sentada, estádios de Tanner

Laboratório: LH, FSH, estradiol/testosterona e hematócrito para meninos trans, estradiol e testosterona para meninas trans.

Todo ano

Laboratório: funções renal e hepática, lipídios, glicose, hemoglobina glicosilada prolactina, 25OHD

Densidade óssea usando absorciometria de raios X de dupla energia

RX de mão esquerda para cálculo da idade óssea

*Consumo de tabaco, abuso de álcool, fraturas anteriores, distúrbios alimentares, história familiar de osteoporose.

TABELA 4.5 Protocolo de Indução da Puberdade

Indução da puberdade feminina com 17-β estradiol oral, aumentando a dose a cada 6 meses

5 µg/kg/d
10 µg/kg/d
15 µg/kg/d
20 µg/kg/d
Dose para adultos = 2-6 mg/dia

Indução da puberdade masculina com ésteres de testosterona intramuscular, aumentando a dose a cada 6 meses

25 mg/m² a cada 2 semanas
50 mg/m² a cada 2 semanas
75 mg/m² a cada 2 semanas
100 mg/m² a cada 2 semanas

Dose para adultos: 100-200 mg a cada 2 semanas

hipotalâmica e, desse modo, os esteroides gonadais até a realização de gonadectomia.[2]

Apesar de reconhecidamente importante, este guideline conjunto é baseado em opiniões de especialistas devido à escassez de pesquisa sobre o tema nesta faixa etária. Esta diretriz inclusive faculta o uso de hormônios sexuais em pré-púberes ao defender que uma transição social completa nesta fase pode ser benéfica em casos de intensa incongruência de gênero. A cirurgia de reafirmação de gênero pode ser indicada a partir dos 18 anos de idade, para indivíduos aos quais a terapia hormonal resultou em mudança satisfatória do papel social e que desejem mudanças cirúrgicas definitivas.[2,11]

TERAPIA HORMONAL EM ADULTOS TRANSGÊNERO

A terapia hormonal para homens trans se assemelha aos regimes de tratamento para hipogonadismo masculino. A terapia com testosterona é utilizada para suprimir as características sexuais femininas secundárias e levar à masculinização. Estudos clínicos demonstraram a eficácia de várias preparações de androgênios diferentes, podendo ser utilizadas vias parenterais ou transdérmica (Tabela 4.6). Na Europa utiliza-se ainda formulação oral, porém ela não está disponível nos Estados Unidos pela preocupação com os efeitos da primeira passagem da droga.[3] Objetiva-se atingir valores séricos de testosterona semelhantes ao valor masculino normal (320-1.000 ng/dL). Níveis suprafisiológicos sustentados aumentam o risco de reações adversas. O tratamento resulta em aumento da massa muscular e diminuição da massa gorda, aumento de pelos faciais e acne, calvície masculina e aumento da libido. Também são observados clitoromegalia temporária ou permanente, diminuição da fertilidade, engrossamento da voz e, geralmente, cessação da menstruação dentro de alguns meses (ver Fluxograma 4.1 no caderno colorido).[2]

Antes do início da terapia com testosterona, deve ser obtido um valor sérico basal do hematócrito e perfil lipí-

198 GÔNADAS

TABELA 4.6 Opções de Testosterona para Homens Transgêneros

VIA DE ADMINISTRAÇÃO	FORMULAÇÃO	DOSAGEM
Oral[1]	Undecanoato de testosterona	160-240 mg/dia
Parenteral (SC ou IM)2	Enantato e cipionato de testosterona	100-200 mg a cada 10-14 dias ou 50% da dose SC
Implante (SC)	Testopel®	75 mg/implante a cada 3-4 meses
Transdérmico	Testosterona em gel (1%)	2,5 g/dia
	Emplastro de testosterona	2,5-7,5 mg/dia

[1]Não disponível nos Estados Unidos.
[2]SC: subcutâneo; IM: intramuscular.
[3]Nome comercial.

dico, uma vez que esses índices irão mudar ao longo do tempo. Além disso, se o paciente apresentar risco aumentado para osteoporose, deverá ser obtida uma densitometria mineral óssea prévia.[12]

A terapia hormonal em mulheres transexuais é mais complexa do que o tratamento dos homens trans e consiste na administração de um antiandrogênio em conjunto com estrógeno. Os antiandrogênios são úteis na redução dos níveis endógenos de testosterona, idealmente a níveis encontrados em mulheres biológicas adultas, visando permitir que a terapia com estrógeno tenha seu efeito mais completo (ver Gráfico 4.2 no caderno colorido). Existem duas categorias desses medicamentos: progestinas com atividade antiandrogênica e agonistas de GnRH. Entre as progestinas, a espironolactona tem propriedades antiandrogênicas pela inibição direta da secreção de testosterona e pela inibição da ligação do andrógeno ao seu receptor; a flutamida bloqueia a ligação de andrógeno ao seu receptor, mas não diminui os níveis séricos de testosterona; o acetato de ciproterona é um composto progestacional amplamente utilizado pelas suas propriedades antiandrogênicas (Tabela 4.7).[2]

O estrógeno pode ser administrado por via oral, com estrógenos conjugados, ou 17B-estradiol, como estrógeno transdérmico, e ainda pela via parenteral (Tabela 4.7). A utilização de estrógenos sintéticos, especialmente etinilestradiol, não é recomendada devido à incapacidade de regular a dose da medicação através de seus níveis séricos e pelo risco de doença tromboembólica.[13]

As alterações físicas ocorrem nos primeiros 3 a 6 meses da terapia estrogênica, incluindo diminuição da libido, do cabelo facial e corporal, assim como da oleosidade da pele. Ocorrem também redistribuição da gordura e o crescimento mamário também ocorrem, com pico máximo desse crescimento após 2 anos de tratamento. Durante um longo período de tempo, a próstata e os testículos sofrerão atrofia (ver Fluxograma 4.2 no caderno colorido).[3]

A medição dos níveis séricos de estradiol pode ser utilizada para monitorar o estradiol oral, transdérmico ou parenteral. As preparações transdérmicas podem conferir uma melhor opção às mulheres mais velhas que podem estar sob maior risco de doença tromboembólica, pois contornam o mecanismo de primeira passagem, estando associado a melhores perfis metabólicos. O nível sérico de estradiol deve ser mantido equivalente ao valor de mulheres pré-menopausadas (< 200 pg/mL), e o nível sérico de testosterona deve ser mantido na faixa feminina (<55 ng/dL).[3]

EFEITOS ADVERSOS DA TERAPIA HORMONAL E SEGUIMENTO DOS PACIENTES

A terapia hormonal com sexo cruzado confere os mesmos riscos associados à terapia de reposição hormonal em homens e mulheres biológicos. O risco surge quando são utilizadas inadvertida ou intencionalmente doses suprafisiológicas de hormônios sexuais.[2]

Recomenda-se a monitorização clínica e laboratorial trimestral no primeiro ano de tratamento, seguida de 1 a 2 vezes ao ano, com medidas de peso e pressão arterial, exame físico dirigido, questões de saúde rotineiras focadas em fatores de risco e medicamentos, hemograma, função renal e hepática, perfis lipídico e glicêmico (Tabelas 4.8 e 4.9).[13]

No seguimento de homens trans, objetiva-se manter a testosterona nos níveis fisiológicos do sexo masculino

TABELA 4.7 Opções de Estrogênio e Antiandrogênio para Mulheres Trans

VIA DE ADMINISTRAÇÃO	FORMULAÇÃO	DOSAGEM
Oral	Estradiol	2-6 mg/dia
Parenteral (SC ou IM)	Valerato de estradiol	5-30 mg a cada 2 semanas
Transdérmico	Estradiol	0,025 - 0,2mg/dia (trocar patch a cada 3-5 dias)
VIA DE ADMINISTRAÇÃO	**FORMULAÇÃO**	**DOSAGEM**
Intramuscular	Agonista de GnRH	3,75 mg/mês
Oral	Espironolactona	100-300 mg/dia
Oral	Ciproterona	25-50 mg/dia

TABELA 4.8 Recomendações de Vigilância para Homens Transgênero em Uso de Testosterona

1. Monitorar virilização e efeitos adversos a cada 3 meses no primeiro ano e a cada 6 a 12 meses seguintes
2. Obter hematócrito e perfil lipídico basal e monitorar nas consultas de acompanhamento
3. Solicitar densitometria óssea a cada 1-2 anos (bianual se ausência de alterações). Exames de rotina após 60 anos ou antes, se houver níveis de hormônio sexual consistentemente baixos.
4. Monitorar nível sérico de estradiol durante os 6 primeiros meses e depois disso até a cessação do sangramento uterino
5. Monitorar testosterona em visitas de acompanhamento (alvo: 300-1.000 ng/dL)

TABELA 4.9 Recomendações de Vigilância para Mulheres Transgênero em Uso de Estrógeno

1. Monitorizar os efeitos femininos e adversos a cada 3 meses durante o primeiro ano e, em seguida, a cada 6-12 meses.
2. Obter hematócrito basal e perfil lipídico e monitorizar nas visitas de seguimento.
3. Solicitar densitometria óssea a cada 1-2 anos (bianual se ausência de alterações). Rastreio de rotina após 60 anos, ou mais cedo, se os níveis de hormônio sexual estiverem consistentemente baixos.
4. Obter prolactina basal e aos 12 meses após o início do tratamento; depois bienalmente.
5. Monitorizar a testosterona sérica durante os primeiros 6 meses até que os níveis sejam < 55 ng/dL.
6. Monitorizar estradiol sérico nas visitas de seguimento; alvo 100-200 pg/mL.

TABELA 4.10 Efeitos Adversos da Terapia Hormonal

TRANSGÊNERO FEMININA – ESTRÓGENO	TRANSGÊNERO MASCULINO – TESTOSTERONA
ALTO RISCO • Doenças tromboembólicas	ALTO RISCO • Câncer de mama e uterino • Eritrocitose (hematócrito > 50%)
MODERADO-ALTO RISCO • Macroprolactinoma • Disfunção hepática severa (transaminases > 3 × LSN) • Câncer de mama • Doença arterial coronariana e derebrovascular • Migrânea severa	MODERADO-ALTO RISCO • Disfunção hepática severa (transaminases > 3 × LSN)

e prevenir os efeitos adversos resultantes da terapia crônica com testosterona, incluindo eritrocitose (principal efeito adverso), disfunção hepática, hipertensão, ganho de peso excessivo, retenção salina, alterações lipídicas, acne excessiva ou cística e alterações psicológicas adversas (Tabela 4.10). Para mulheres trans em uso de estrógeno, deve-se evitar doses elevadas do hormônio a fim de reduzir o risco de doença tromboembólica, disfunção hepática e hipertensão[2] (Tabela 4.10).

Os esteroides sexuais são necessários para manter a saúde óssea em homens e mulheres, sendo responsáveis pelo crescimento e volume ósseo. O estrógeno tem efeitos positivos sobre a densidade mineral óssea, em particular sobre o osso trabecular, por meio da inibição da reabsorção óssea. A testostesrona aumenta o tamanho ósseo, mas seu efeito sobre a densidade mineral óssea é menos clara.[3] Os efeitos da supressão da puberdade e do tratamento hormonal em adolescentes transgêneros não estão completamente estabelecidos. Estudos em adolescentes transgêneros demonstraram que a supressão da puberdade com GnRH levou a uma redução dos marcadores de *turnover* ósseo em ambos os sexos, associada a redução do escore Z à densitometria mineral óssea, principalmente em coluna lombar. Entretanto, o tratamento com hormônios sexuais cruzados levou ao aumento da densidade mineral óssea e à melhora do escore Z, mais intenso após 24 meses de tratamento.[15]

Em adultos, estudos com mulheres trans em uso de terapia hormonal com estrógeno e antiandrogênio demonstraram que, apesar da redução da massa magra corporal e força muscular, além de aumento da massa gorda, houve preservação da densidade mineral óssea, tanto em osso cortical quanto trabecular, assim como redução dos marcadores de *turnover* ósseo, demonstrando a importância do estrógeno para o esqueleto masculino.[16] Em homens trans em uso de terapia hormonal (testosterona transdérmica e intramuscular), também foi demonstrado, em alguns estudos, aumento da densidade mineral óssea após 1 ano de tratamento, principalmente após a menopausa, o que levanta a hipótese de ser resultado da aromatização da testosterona ao estradiol.[17] Quando comparados homens e mulheres transexuais, em uso de testosterona e estrógenos, respectivamente, observa-se um maior ganho de massa óssea nas mulheres trans, o que corrobora, mais uma vez, a importância do estrógeno na saúde óssea.[17] O rastreio para perda de massa óssea deve ser realizado de acordo com as orientações para população geral, a menos que o paciente já tenha uma linha de base de baixa densidade mineral óssea ou esteja sob risco de osteoporose (tabagismo, abuso de álcool, fraturas anteriores, distúrbio alimentar, história familiar de osteoporose). Esses indivíduos devem ser examinados mais precocemente e com maior regularidade.[3]

O estrogênio causa diversas mudanças procoagulantes no sistema hemostático, incluindo aumento dos níveis dos fatores II, VII, VIII, X e fibrinogênio, bem como níveis diminuídos de antitrombina, proteína S e desenvolvimento de resistência da proteína C ativada. Embora dados de boa qualidade sobre a relação entre reposição de estrógeno em mulheres trans e trombose sejam insuficientes, existem séries retrospectivas que avaliaram esse desfecho. Os resultados sugerem que mulheres transgênero têm uma maior taxa de tromboembolismo com certos estrógenios. A taxa é mais alta com apresentações orais, especialmente etinilestradiol, e menor com apresentação transdérmica e o valerato de estradiol. Apesar da baixa incidência de tromboembolismo venoso (TEV), 1-5%, mesmo na vigência de tabagismo, imobilização e trombofilias, deve-se limitar o rastreio de trombofilias (quadro X) aos indivíduos com história pessoal ou familiar de TEV e não monitorizar níveis de D-dímero indiscriminadamente. A trombose é mais frequente no primeiro ano de terapia hormonal. Isso é consistente com os dados das mulheres que tomam contraceptivos orais contendo estrógeno. Ao contrário do estrógeno exógeno, a testosterona suplementar não demonstrou impactar em aumento do risco de tromboembolismo.[18]

O evento adverso mais comumente relatado em homens transexuais em uso de testosterona é a eritrocitose, embora não esteja claro quais riscos, se houver, associados a isso. Embora a eritrocitose tenha sido claramente ligada à trombose em neoplasias mieloproliferativas, não há dados convincentes de que a eritrocitose secundária leva ao aumento do risco trombótico e nenhum dado específico sobre a suplementação de testosterona, levando os autores a admitir que qualquer associação não é conclusiva. Uma metanálise de ensaios controlados com placebo sugere que a administração intramuscular de doses mais altas de testosterona leva a maiores aumentos na hematimetria, apesar de a testosterona transdérmica também poder levar a esse efeito. Em homens trans, o risco de coronariopatia aumenta quando hematócrito > 55%. Caso hematócrito > 50%, deve-se reduzir a dose de testosterona intramuscular ou usar formulações transdérmicas. Deve-se fazer diagnostico diferencial com policitemia vera (elevação de massa eritrocitária, leucócitos e plaquetas, saturação normal de oxigênio arterial, baixos níveis de eritropoietina, elevação sérica da vitamina B12 e hiperuricemia) ou síndrome da apneia obstrutiva do sono caso hematócrito não retorne aos valores prévios. Não há dados convincentes sobre o uso de aspirina ou flebotomia para redução do risco de tromboembolismo em eritrocitose secundária ao uso de testosterona.[18]

Não está claro se o uso de testosterona exógena aumenta o risco de doença cardiovascular em homens transexuais. A utilização desse hormônio a longo prazo está associada a aumento dos triglicérides e à redução da lipoproteína de alta densidade sérica, assim como à acentuação dos marcadores inflamatórios. Apesar disso, não há estudos que demonstrem o aumento da ocorrência de eventos cardiovasculares.[3] Os efeitos do estrógeno sobre esse perfil de doença em mulheres transexuais não estão claros, e mais estudos são necessários para determinar se o estrógeno apresenta efeito protetor ou prejudicial nessa população.[2]

TABELA 4.11 Critérios de Elegibilidade para Tratamento Cirúrgico

INDICAÇÕES DE TRATAMENTO CIRÚRGICO (Id > 18 anos)

A experiência da vida real resultou em uma mudança de função social satisfatória

O indivíduo está satisfeito com os efeitos hormonais (com pelo menos 1 ano de terapia)

O indivíduo deseja mudanças cirúrgicas definitivas

CIRURGIA DE REATRIBUIÇÃO DE SEXO

Para muitos adultos transexuais, a cirurgia de reatribuição de sexo pode ser a etapa necessária para atingir seu objetivo final de viver com sucesso em seu papel de gênero desejado. Embora a cirurgia em várias estruturas corporais diferentes seja considerada durante a reatribuição de sexo, a questão primordial é a cirurgia genital com remoção das gônadas. O procedimento genital com preservação da sensação neurológica é o padrão ouro. Os critérios de elegibilidade para cirurgia são apresentados na Tabela 4.11. Para mulheres transexuais, o procedimento consiste em gonadectomia, penectomia e confecção de vagina. Aquelas que optam por realizar mamoplastia devem ser orientadas a retardar o procedimento até pelo menos 2 anos do início da terapia estrogênica, uma vez que as mamas continuam a crescer durante esse tempo por estimulação hormonal. As cirurgias para reatribuição de sexo em homens transexuais têm sido menos satisfatórias. A aparência cosmética do neopênis é aceitável, mas o procedimento é realizado em vários estágios e é de alto custo. A ereção só pode ser alcançada se algum dispositivo mecânico for embutido no pênis, como uma haste ou algum aparelho insuflável. A cirurgia mais escolhida é a que exterioriza ou avança o clitóris. Próteses testiculares podem ser implantadas e a bolsa escrotal é confeccionada a partir dos grandes lábios. Realiza-se ainda ooforectomia, vaginectomia e histerectomia completa. A mastectomia é extremamente importante, pois o tamanho das mamas só regride parcialmente com a terapia androgênica.[2]

Antes da realização do procedimento definitivo, é importante informar claramente os pacientes sobre suas futuras opções reprodutivas, tendo em vista que a cirurgia reconstrutiva genital resulta definitivamente em esterilidade. As opções atuais de preservação da fertilidade para homens trans são criopreservação de embriões, criopreservação de oócitos e criopreservação de tecido ovariano. Para mulheres trans, é possível a criopreservação espermática, a extração de esperma cirúrgico e a criopreservação do tecido testicular. Embora certas técnicas de preservação da fertilidade possam ser aplicadas de forma padronizada, com base em critérios biológicos claros, a técnica que eventualmente será realizada deve ser a escolha preferida do paciente após extensa explicação sobre todas as opções possíveis.[19]

TERAPIA HORMONAL EM TRANSGÊNEROS E QUALIDADE DE VIDA

A disforia de gênero pode ter sequelas psicossociais severas. O estigma e a discriminação penetrantes ligados à não conformidade de gênero afetam a saúde das pessoas transgênero ao longo da vida, particularmente quando se trata de saúde mental e bem-estar.[20]

Estudos têm mostrado redução dos índices de depressão e ansiedade, além de melhora do quadro de insatisfação corporal em indivíduos transgênero submetidos tanto à terapia hormonal quanto ao procedimento cirúrgico de reatribuição de sexo, demonstrando o impacto de um adequado tratamento na qualidade de vida dessa população.[21]

REFERÊNCIAS

1. Rosenthal SM. Approach to the patient: transgender youth: endocrine considerations. J Clin Endocrinol Metab 2014; 99(12):4379-4389. doi: 10.1210/jc.2014-1919.
2. Hembree WC, Cohen-Kettenis P, Delemarre-van de Waal HA, Gooren LJ, Meyer III WJ, Spack NP, Vin Tangpricha VMM. Endocrine treatment of transsexual persons: An Endocrine Society Clinical Practice Guideline. J Clin Endocrinol Metab 2009; 94(9):3132-3154. doi: 10.1210/jc.2009-0345.
3. Unger CA. Hormone therapy for transgender patients. *Transl Androl Urol* 2016; 5(6):877-884. doi: 10.21037/tau.2016.09.04.
4. Tuck C. Ngun, Eric Vilain. The biological basis of human sexual orientation: Is there a role for epigenetics? *Advances in Genetics* 2014; 86:168-180. doi: 10.1016/B978-0-12-800222-3.00008-5.
5. Dulac C. Annual Meeting of the Endocrine Society, Orlando; 2017.
6. World Professional Association for Transgender Health. Standards of care for the health of transsexual, transgender, and gender nonconforming people. 7th ed. 2011. Disponível em: https://s3.amazonaws.com/amo_hub_content/Association140/files/standards%20of%20Care%20V7%20%202011%20WPATH%20.
7. Abel BS. Hormone treatment of children and adolescents with gender dysphoria: An ethical analysis. *LGBT Bioethics:* Visibility, Disparities, and Dialogue *Hastings Center Report* 2014; 44:23-27. doi: 10.1002/hast.366.
8. Vrouenraets LJ, Fredriks AM, Hannema SE, Cohen-Kettenis PT, de Vries MC. Perceptions of sex, gender, and puberty suppression: A qualitative analysis of transgender youth. *Archives of Sexual Behavior* 2016; 7:1697-1703. doi: 10.1007/s10508-016-0764-9.
9. Costa R, Dunsford M, Skagerberg E, Holt V, Carmichael P, Colizzi M. Psychological support, puberty suppression, and psychosocial functioning in adolescents with gender dysphoria. *J Sex Med* 2015; 12(11):2206-14. doi: 10.1111/jsm.13034.
10. Cohen-Kettenis PT, Steensma TD, de Vries AL. Treatment of adolescents with gender dysphoria in the Netherlands. Child and Adolescent Psychiatry Clinics of North America 2011; 20:689-700. doi:10.1016/j.chc.2011.08.001.
11. Christine Milrod. How young is too young: Ethical concerns in genital surgery of the transgender MTF adolescent. *The Journal of Sexual Medicine* 2014; 11:338-346. doi: http://dx.doi.org/10.1111/jsm.12387.
12. Gardner IH, Safer JD. Progress on the road to better medical care for transgender patients. *Curr Opin Endocrinol Diabetes Obes* 2013; 20:553-558. doi: 10.1097/01.med.0000436188.95351.4d.
13. Asscheman H, Giltay EJ, Megens JA, et al. A long-term follow-up study of mortality in transsexuals receiving treatment with cross-sex hormones. Eur J Endocrinol 2011; 164:635-42. doi:10.1530/EJE-10-1038.
14. Van Caenegem E, Wierckx K, Taes Y, et al. Bone mass, bone geometry, and body composition in female-to-male transsexual persons after long-term cross-sex hormonal therapy. *J Clin Endocrinol Metab* 2012; 97:2503-11. doi: 10.1210/jc.2012-1187.
15. Mariska CV, Daniel TK, Martin DH, Marinus AB, Joost R, Annemieke CH. Effect of pubertal suppression and cross-sex hormone therapy on bone turnover markers and bone mineral apparent density (BMAD) in transgender adolescents. *J Bone* 2017; 95:11-19. doi: 10.1016/j.bone2016.11.008.
16. Caenegem EV, Wierckx K, Taes Y, Schreiner T, Vandewalle S, Toye K, Kaufman JM, T'Sjoen G. Preservation of volumetric bone density and geometry in trans women during cross-sex hormonal therapy: a prospective observational study. Osteoporosis International 2015; 26:35-47. doi: 10.1007/s00198-014-2805-3.
17. Chantal MW, Mariska CV, Maartje K, Nienke MN, Christel JM, Renate TJ, Paul L, Annemieke CH, Alessandra DF, Thomas S, Guy TS, Martin DH. Bone mineral density increases in trans persons after 1 year of hormonal treatment: A multicenter prospective observational study. *Journal of Bone and Mineral Research* 2017. doi: 10.1002/jbmr.3102.
18. Joseph JS, Kara JC, Thomas GD. Thrombotic issues in transgender medicine: A review. *American Journal of Hematology* 2017; 92:204-208. doi: 10.1002/ajh.24593.
19. Chloë DR, Kelly T, Guy TS, Petra DS. Fertility options in transgender people. *International Review of Psychiatry* 2015; 28:112-119. doi: 10.3109/09540261.2015.1084275.
20. Bockting W, Coleman E, Deutsch MB, Guillamon A, Meyer I, Meyer, W III, Reisner S, Sevelius J, Ettner R. Adult development and quality of life of transgender and gender nonconforming people. *Current Opinion in Endocrinology, Diabetes & Obesity* 2016; 23:188-197. doi: 10.1097/MED. 0000000000000232.
21. Davis AS, Meier SC. Effects of testosterone treatment and chest reconstruction surgery on mental health and sexuality in female-to-male transgender people. *International Journal of Sexual Health* 2014; 26:113-128. doi: 10.1080/19317611.2013.833152.

PARTE VII

ENDOCRINOLOGIA E NUTRIÇÃO NOS ESPORTES

CAPÍTULO 1

AVALIAÇÃO DA COMPOSIÇÃO CORPORAL

João Lindolfo C. Borges • Isabella Santiago de M. Miranda

INTRODUÇÃO

A avaliação da composição corporal consiste em quantificar a proporção entre os compartimentos corporais e a massa corporal total, expressa pelas porcentagens de gordura e massa magra, e a partir daí, os diversos outros compartimentos. Sua análise permite identificar a quantidade de gordura corporal total e regional.[1]

Constitui-se uma ferramenta útil para avaliar níveis de gordura corporal e sua relação com determinadas doenças, particularmente obesidade e síndrome metabólica; monitorar alterações da composição corporal em relação ao envelhecimento e estado nutricional; estimar peso corporal ideal para cada indivíduo, adequar a prescrição de dietas e exercícios físicos e avaliar os padrões de crescimento e desenvolvimento em crianças.[2]

COMPOSIÇÃO DO VOLUME CORPORAL

Os principais métodos de avaliação da composição corporal estão listados na Tabela 1.1, e discutidos a seguir.

O modelo bicompartimental proposto por Behken[3] em 1942 foi fundado no princípio de que o corpo humano tem dois componentes com densidade estável: a massa gorda ($0,900$ g/cm^3) e a massa magra ($1,095$ g/cm^3). Posteriormente, foram reconhecidas as limitações do modelo, uma vez que a massa gorda é composta por água, proteínas, minerais e glicogênio, componentes que podem sofrer alterações devido a determinados fatores (crescimento, gravidez, etnia e presença de patologias).[4]

Siri, em 1956,[5] propôs a adição da água corporal total, resultando em um modelo tricompartimental constituído de gordura, água e massa residual (mineral e proteína). Em 1990, Heymsfield[6] desenvolveu o modelo tetracompartimental, que incorporou a massa mineral óssea total, avaliada pela absorciometria por fóton duplo (ver Figura 1.1 no caderno colorido).

Métodos para Avaliação da Composição Corporal

Diversos métodos estão disponíveis para avaliação da composição corporal, classificados como duplamente indiretos, indiretos e diretos[7] (Tabela 1.1). O método padrão-ouro é a análise química direta por meio da dissecção de cadáver, porém, tem utilidade limitada.[6]

Métodos duplamente indiretos apresentam elevada aplicabilidade devido a simplicidade, inocuidade e ao baixo custo. Esse grupo é composto pela bioimpedância elétrica e antropometria por meio da análise do índice de massa corporal (IMC), das dobras cutâneas e da circunferência abdominal. São métodos simples, amplamente disponíveis e com boa correlação com diversas doenças metabólicas.[8]

Os métodos indiretos, por apresentarem maior precisão, são utilizados para validação dos métodos duplamente indiretos. Dentre eles, destacam-se a pesagem hidrostática, a plestimografia e a absorciometria radiológica de dupla energia (DXA).[8]

As técnicas diretas utilizando tomografia computadorizada (TC) e ressonância magnética (RM), apesar de serem atualmente consideradas as de melhor precisão para quantificar composição corporal a nível tecidual, apresentam custo elevado, associam-se a maior exposição à radiação e não são adequadas para toda a população.[9]

Antropometria

A antropometria é utilizada de modo amplo para a avaliação do estado nutricional, principalmente em crianças. As medidas antropométricas básicas são o peso e a estatura. Os índices antropométricos refletem a associação de medidas, como o IMC, que é a razão entre o peso (em quilogramas) e a estatura (em metros) ao quadrado.[10]

O IMC é utilizado de maneira ampla para classificação de baixo peso, sobrepeso e obesidade. A classificação recomendada pela Organização Mundial da Saúde (OMS)[11] é baseada principalmente na associação entre IMC e mortalidade (Tabela 1.2). Apesar de ser amplamente utilizado para avaliação de obesidade e mortalidade na prática clínica e em estudos, esse índice apresenta algumas limitações.[12] Ele não é capaz de distinguir

---

TABELA 1.1 Principais Métodos de Avaliação da Composição Corporal

Métodos duplamente indiretos
Antropometria
Bioimpedância elétrica (BIA)
Métodos indiretos
Pesagem hidrostática
Plestimografia
Densitometria radiológica de dupla energia (DXA)
Métodos diretos
Tomografia computadorizada (TC)
Ressonância magnética (RM)

TABELA 1.2 Classificação de Adultos de acordo com IMC

Classificação	IMC
Baixo peso	< 18,50
Normal	18,50-24,99
Sobrepeso	25,0-29,99
Obesidade grau I	30,0-34,99
Obesidade grau II	35,0-39,99
Obesidade grau III	≥ 40,0

TABELA 1.3 Valores de Circunferência Abdominal de acordo com Grupos Étnicos[20]

Grupo étnico/país	Circunferência abdominal
EUA	Homem ≥ 102 cm Mulher ≥ 88 cm
Europeus	Homem ≥ 94 cm Mulher ≥ 80 cm
Asiáticos	Homem ≥ 90 cm Mulher ≥ 80 cm
América Central e América do Sul*	Homem ≥ 90 cm Mulher ≥ 80 cm
África Subsaariana**	Homem ≥ 94 cm Mulher ≥ 80 cm
Leste do Mediterrâneo e Orienta Médio**	Homem ≥ 94 cm Mulher ≥ 80 cm

Adaptado do IDF.
*Semelhante aos asiáticos até mais estudos disponíveis sobre esta população.
**Semelhante aos europeus até mais estudos disponíveis sobre esta população.

massa magra de massa gorda, podendo ser subestimado em idosos, devido à sarcopenia[13] e não é capaz de avaliar a distribuição da gordura corporal, uma medida importante pois reflete a gordura visceral, que é considerada fator de risco cardiovascular.[14] Por exemplo, os autores de um artigo publicado na revista Lancet em 2004[15] tinham o mesmo IMC de 22,3; entretanto, apresentavam percentual de gordura bastante diferente. Esse achado foi denominado "Paradoxo Y-Y". Um dos autores, Yukdin, tinha um percentual de gordura analisado por Dual X--Ray Absorptiometry (DXA) de 9,1%, enquanto o outro autor, Yajnik, de 21,3%. Além de fatores genéticos, outro fator determinante é o estilo de vida, pois o autor com menor quantidade de gordura é maratonista, enquanto o outro autor é sedentário. Esse exemplo evidencia as limitações do IMC como ferramenta para avaliação de adiposidade.

A aferição das dobras cutâneas é utilizada com frequência para avaliação de gordura corporal, por se tratar de um método simples e de baixo custo.[16] Quando executado de maneira correta, é considerado um bom método de avaliação da gordura corporal devido a sua praticidade. O nível de habilidade do indivíduo que realizará a aferição tem grande impacto na confiança e precisão do método. Essa habilidade inclui o uso de um adipômetro corretamente posicionado na dobra cutânea de modo perpendicular à dobra cutânea[17] (ver Figura 1.2 no caderno colorido). Os locais mais avaliados são as regiões tricipitais, subescapulares, suprailíacas e a região anterior das coxas.

A circunferência abdominal (CA), aferida no meio da distância entre a crista ilíaca e o rebordo costal inferior, apresenta boa relação com a gordura visceral, e é o índice antropométrico mais utilizado para avaliação de síndrome metabólica.[18] A OMS estabelece como ponto de corte para risco aumentado de eventos cardiovasculares.[10] em população caucasiana, a CA ≥ 94 cm em homens e ≥ 88 cm em mulheres; a National Cholesterol Education Program (NCEP)[19] estabelece o ponto de corte para os homens em 102 cm e para as mulheres em 88 cm. Contudo, é importante lembrar que a relação entre CA e gordura visceral varia de acordo com diferentes grupos étnicos. Por exemplo, os asiáticos apresentam pontos de corte para CA distintos dos europeus, e também distintos das referências utilizadas nos EUA (Tabela 1.3).[20]

Bioimpedância Elétrica

A bioimpedância mostra-se bastante conveniente para estimar a composição de gordura corporal, pois é um método simples, sem exposição à radiação e realizado em menos de 5 minutos. A porcentagem de gordura corporal e o índice de gordura visceral são os principais parâmetros obtidos por meio desse método.[9]

Essa técnica baseia-se na diferença entre o fluxo de corrente elétrica que é gerada de um par de eletrodos a outro. A oposição à corrente elétrica (impedância) varia de acordo com o tecido que é atravessado. Tecidos que contenham grande quantidade de fluidos apresentam elevada condutividade e, portanto, baixa impedância, enquanto gordura e osso apresentam baixa condutividade (elevada impedância).

A bioimpedância pode ser obtida por métodos monofrequencionais, multifrequencionais ou por um método alternativo mais moderno, chamado de espectroscopia de bioimpedância (BIS).[21] A BIA convencional estima o conteúdo de gordura total, enquanto a BIA localizada, posicionada no abdome, por exemplo, pode fornecer a avaliação da área de gordura visceral.[22]

Dentre as limitações para o uso de BIA estão o amplo espectro de equações utilizadas para estimar o percentual de gordura. Essas equações são baseadas em populações específicas e, portanto, há uma variedade de protocolos levando a achados discrepantes em alguns estudos. Além disso, deve-se considerar o aparelho utilizado e o posicionamento correto dos eletrodos.[23] Alguns fatores, como estado de hidratação, período de jejum e prática de atividade física, podem alterar a porcentagem de gordura corporal relatada no exame.[21]

Pesagem Hidrostática

A densidade corporal é utilizada para estimar o percentual de gordura corporal. Ela é calculada por meio da razão entre o peso corporal e o volume corporal, o que pode ser facilmente obtido pela pesagem hidrostática. O peso do indivíduo submerso é baseado no princípio de Arquimedes: o corpo imerso em um fluido é impulsionado pela força equivalente ao peso do fluido deslocado. Apesar de ser considerada por alguns autores como padrão-ouro, apresenta diversas limitações que podem não ser convenientes para os pacientes. O indivíduo precisa realizar esvaziamento pulmonar completo pelo menos três vezes enquanto é submerso, manobra que requer uma boa cooperação do paciente para sua adequada execução.[2]

Pletismografia

A pletismografia, assim como a pesagem hidrostática, é um método capaz de obter o volume corporal que, quando combinado à massa corporal, pode ser usado para calcular a densidade corporal. Pelo mesmo princípio da pesagem hidrostática, a densidade corporal pode ser utilizada para estimar o percentual de gordura corporal. Comercialmente disponível como Bod Pod®, essa técnica requer cooperação do paciente.[24] Além disso, alguns pacientes podem se sentir claustrofóbicos por permanecerem no Pod, uma espécie de câmara na qual o paciente se senta para realizar o exame (ver Figura 1.3 no caderno colorido). Outra limitação importante é que não pode ser utilizada em indivíduos obesos que não caibam na câmara.

DUAL X-RAY Absorptiometry (DXA)

Esse método é bem-estabelecido para avaliação da densidade mineral óssea, além de ser capaz de identificar fraturas vertebrais sem a necessidade de uma imagem radiológica adicional e, portanto, com menor exposição à radiação.[25]

O aparelho de DXA é constituído de uma fonte de raio X próximo a um colimador que é utilizado para dar forma ao feixe de raio X que atravessa a mesa do aparelho, na qual o paciente fica posicionado. A fonte deve ser capaz de emitir radiação de duas intensidades. A maior parte do raio X é absorvida pelo corpo, gerando duas imagens de alta e baixa energia. A diferença na atenuação do osso e do tecido mole torna possível sua diferenciação (ver Figura 1.4 no caderno colorido.

Trata-se de um exame não invasivo, de baixo custo, amplamente disponível e de baixa radiação se comparada a outras técnicas, como TC e RM. As doses variam entre 2,6 a 75 microSieverts, dependendo do aparelho e da técnica utilizados.[26] Ademais, o tempo de duração do exame é rápido (3 a 10 minutos) e possibilita a análise em indivíduos com obesidade severa (peso > 150 kg). Pode ser subdividida para avaliação de diferentes regiões do corpo, como tronco, membros superiores e inferiores, podendo, assim, identificar o tipo de distribuição de gordura em androide e ginecoide.[27] Desse modo, a DXA é considerada uma ótima técnica para avaliação da composição corporal.

Aparelhos de DXA modernos, como o GE Healthcare Lunar e Hologic, mostraram-se capazes de avaliar a gordura visceral por meio do uso de softwares, apresentando uma ótima relação dos resultados obtidos em relação à TC.[28] Em relação ao compartimento de gordura, a DXA avalia a

TABELA 1.4 Indicações da DXA para Avaliação da Composição Corporal[29]

HIV
Sarcopenia
Anorexia
Obesidade
Pós-cirurgia bariátrica

massa de gordura do corpo, enquanto a TC avalia o volume do tecido adiposo (ver Figura 1.5 no caderno colorido).

As principais indicações para o uso da DXA, de acordo com a posição oficial da Sociedade Internacional de Densitometria Clínica (ISCD) na avaliação da composição corporal, são: indivíduos com lipodistrofia, anorexia e sarcopenia, pacientes obesos e pós-cirurgia bariátrica,[29] (Tabela 1.4), mas a aplicação desse método é ilimitada.

Pacientes com HIV em uso de antirretrovirais podem apresentar lipdisoatrofia (perda de gordura subcutânea nas regiões abdominal, face, membros superiores e inferiores).[29] O uso da DXA regional permite a identificação de alterações na gordura periférica antes que ela possa ser clinicamente aparente.

A DXA regional é um método que pode ser utilizado em pacientes obesos submetidos à cirurgia bariátrica ou qualquer regime de perda de peso importante (perda ponderal de aproximadamente 10%) para avaliação de alterações na massa magra e gordura.[29] Cirurgia bariátrica geralmente associa-se à perda de massa magra maior do que outros tratamentos utilizados para perda ponderal.[30] A detecção precoce da redução de massa magra durante o período de perda de peso pode alertar o médico para orientar atividade física e recomendações na dieta a fim de evitar diminuição mais acentuada da massa magra.[29]

A avaliação da composição corporal total por meio da DXA pode ser considerada em pacientes com fatores de risco para sarcopenia, como redução da força, da mobilidade, história de quedas frequentes, depressão e má nutrição.[29] Essa técnica também pode ser útil como parâmetro para análise da composição corporal em pacientes com hipogonadismo, servindo como ferramenta para avaliação da resposta terapêutica à testosterona tanto para verificação do percentual de gordura quanto de massa magra.[31]

O IMC pode subestimar de maneira significativa a incidência de obesidade quando comparado à avaliação do percentual de gordura pela DXA. Pacientes classificados como não obesos, segundo o IMC, podem preencher critérios para diagnóstico de obesidade de acordo com a análise do percentual de gordura corporal, situação mais frequente em mulheres.[32]

Esse método é contraindicado em gestantes, apesar da baixa dose de radiação. As limitações para seu uso são: paciente muito obeso acima do limite suportado pela mesa do aparelho (peso > 200 kg) e administração recente de contraste, o que pode ser um fator que atrapalhe a precisão do exame.[29]

Tomografia Computadorizada e Ressonância Magnética

A TC e a RM são exames de imagem de alta resolução que fornecem estimativa da massa muscular e do tecido adiposo, assim como a distribuição de gordura em órgãos e outros tecidos.[33]

O compartimento da gordura é delimitado manualmente e posteriormente refinado utilizando a Unidade de Hounsfield (UH) na TC. O ponto de referência utilizado para avaliação da composição é o corte transversal a nível da vértebra L3. Entretanto, a quantidade de gordura varia de acordo com sexo e idade.[33] Apesar da alta precisão, a TC não é utilizada de rotina para avaliação da composição corporal devido à elevada dose de radiação.[34]

A maior vantagem da RM em relação à TC é a ausência de exposição à radiação. Contudo, o uso de RM é limitado devido ao seu elevado custo e pouca disponibilidade local. A definição de partes moles, particularmente do tecido adiposo, é melhor com uso de RM em relação à TC.[33]

CONSIDERAÇÕES FINAIS

A avaliação da composição corporal pode fornecer informações sobre a gordura corporal e sua relação com determinadas doenças, principalmente aquelas associadas a elevado risco cardiovascular. Existem diversos métodos disponíveis para avaliar a composição corporal, que devem ser escolhidos de acordo com a população estudada, levando-se em consideração custos, tempo de execução, nível de treinamento dos examinadores e possíveis prejuízos à saúde acarretados pela técnica utilizada. Nesse sentido, a DXA apresenta uma boa opção, e é considerada o novo padrão-ouro, por se tratar de um método amplamente disponível, aplicável a diversas populações e que apresenta uma boa correlação aos métodos considerados padrão-ouro, como a TC e RM, com baixo custo e baixa radiação.

REFERÊNCIAS

1. Wang Z, Pierson R, Heymsfield S. The five-level model: a new approach to organizing body-composition research. *Am J Clin Nutr.* 1992;56(1):19-28.
2. Wagner DR, Heyward VH. Techniques of Body Composition Assesment: A Review of Laboratory and Fiel Methods. *Res Q Exerc Sport.* 1999;70(2):135-49.
3. Behnke A. Physiologic Studies Pertaining to Deep Sea Diving and Aviation, Especially in Relation to the Fat Content and Composition of the Body: The Harvey Lecture, March 19, 1942. *Bull N Y Acad Med.* 1942;18(9):561-85.
4. Steven B. Heymsfield, Cara B. Ebbeling, Jolene Zheng, Angelo Pietrobelli BJ, Strauss, Analiza M. Silva and DSL. Multi-Component Molecular-Level Body Composition Reference Methods: Evolving Concepts and Future Directions. *Obes Rev.* 2015;16(4):282-94.
5. Siri WE. No Title The Gross composition of the body. *Adv Biol Med Phys.* 1956;4:239-80.
6. Heymsfield SB, Lichtman S, Baumgartner RN, et al. Body composition of humans: comparison of two improved four-compartment models that differ in expense, technical complexity, and radiation exposure. *Am J Clin Nutr.* 1990;52(1):52-8.
7. Meyer NL, Sundgot-borgen J, Lohman TG, et al. Body composition for health and performance: a survey of body composition assessment practice carried out by the Ad Hoc Research Working Group on Body Composition, Health and Performance under the auspices of the IOC Medical Commission. *Br J Sport Med.* 2013;47:1044-53.
8. Martin AD, Drinkwater DT. Variability in the Measures of Body Fat Assumptions or Technique? *Sport Med.* 1991;11(5):277-8.
9. Zhang L, Wang Z, Chen Z, Wang X, Zhu M. Association of body composition assessed by bioelectrical impedance analysis with metabolic risk factor clustering among middle-aged Chinese. *Prev Med Reports.* 2017;23(6):191-6.
10. WHO. WHO Expert Committee on Physical Status: The use and interpretation of anthropometry. 1995:1-452.
11. WHO. Obesity: preventing and managing the global epidemic. Report of a WHO Consultation (WHO Technical Report Series 894). Disponível em: <http://www.who.int/nutrition/publications/obesity/WHO_TRS_894/en/>.

12. Romero-Corral A, Somers VK, Sierra-Johnson J, et al. Accuracy of Body Mass Index to Diagnose Obesity In the US Adult Population. *Int J Obes.* 2008;32(6):959-66.
13. Deurenberg P, Yap MD, Wang J, Lin FP, Schmidt G. The impact of body build on the relationship between body mass index and percent body fat. *Int J Obes.* 1999;23(5):537-42.
14. Rexrode KM, Buring JE, Manson JE. Abdominal and total adiposity and risk of coronary heart disease in men. *Int J Obes.* 2001;25(7):1047-56.
15. Yajnik C, Yudkin J. Clinical picture The Y-Y paradox. *Lancet.* 2004;363(9403):163.
16. Peterson MJ, Czerwinski SA, Siervogel RM. Development and validation of skinfold-thickness prediction equations with a 4-compartment model. *Am J Clin Nutr.* 2003;77(182):1186-91.
17. Holmstrup ME, Verba SD, Lynn JS. Developing best practices teaching procedures for skinfold assessment: observational examination using the Think Aloud method. *Adv Physiol Educ.* 2015;39(4):283-7.
18. Eduardo C, Silva S, Paola A De, et al. I Diretriz Brasileira de Diagnóstico e Tratamento da Síndrome Metabólica. *Arq Bras Cardiol.* 2005;84:1-28.
19. Chole HB. Third Report of the National Cholesterol Education Program (NCEP) Expert Panel on Detection, Evaluation and Treatment of High Blood Cholesterol in Adults (Adult Treatment Panel III). *Circulation.* 2002;16(25):3143-421.
20. IDF. The IDF consensus worldwide definition of the Metabolic Syndrome. *Int Diabetes Fed.* 2006:1-24.
21. Brantlov S, Ward LC, Jodal L, Soren R, Lange A. Critical factors and their impact on bioelectrical impedance analysis in children: a review. *J Med Eng Technol.* 2016;41(1):22-35.
22. Ryo M, Maeda K, Onda T, et al. A New Simple Method for the Measurement of Visceral Fat Accumulation by Bioelectrical Impedance. *Diabetes Care.* 2005;28(2):451-3.
23. Kyle UG, Earthman CP, Pichard C, Coss-bu JA. Body composition during growth in children: limitations and perspectives of bioelectrical impedance analysis. *Eur J Clin Nutr.* 2015;69(12):1298-305.
24. Peeters MW. Subject Positioning in the BOD POD H Only Marginally Affects Measurement of Body Volume and Estimation of Percent Body Fat in Young Adult Men. *PLoS One.* 2012;7(3):e32722.
25. Choi YJ. Dual-Energy X-Ray Absorptiometry: Beyond Bone Mineral Density Determination. *Endocrinol Metab.* 2016 tab. 2016;31(1):25-30.
26. Briot K. DXA parameters: Beyond bone mineral density. *Jt Bone Spine.* 2013;80(3):265-9.
27. Rotella CM, Dicembrini I. Measuremet of body composition as a surrogate evaluation of energy balance in obese patients. *World J Methodol.* 2015;5(1):1-9.
28. Kaul S, Rothney MP, Peters DM, et al. Dual-Energy X-Ray Absorptiometry for Quantification of Visceral Fat. *Obesity.* 2012;20(6):1313-8.
29. Kendler DL, Borges JLC, Fielding RA, et al. 2013 Position Development Conference on Bone Densitometry The Official Positions of the International Society for Clinical Densitometry: Indications of Use and Reporting of DXA for Body Composition. *J Clin Densitom.* 2013;16(4):496-507.
30. Dixon JB, Strauss BJG, Laurie C, et al. Changes in Body Composition with Weight Loss: Obese Subjects Randomized to Surgical and Medical Programs. *Obesity.* 2007;15(5):1187-98.
31. Wang C, Swerdloff RS, Iranmanesh ALI, et al. Transdermal Testosterone Gel Improves Sexual Function, Mood, Muscle Strength, and Body Composition Parameters in Hypogonadal Men. *JCEM.* 2000;85(8):2839-53.
32. Shah NR, Braverman ER. Measuring adiposity in patients: The utility of body mass index (BMI), percent body fat, and leptin. *PLoS One.* 2012;7(4):e33308.
33. Yip C, Dinkel C, Mahajan A, Siddique M, Cook GJR, Goh V. Imaging body composition in cancer patients: visceral obesity, sarcopenia and sarcopenic obesity may impact on clinical outcome. *Insights Imaging.* 2015;6(4):489-97.
34. Lack C, Lesser G, Umesi U, et al. Making the most of the imaging we have: using head MRI to estimate body composition. *Clin Radiol.* 2017;71(4):402.e1-402.e7.

CAPÍTULO 2

SUPLEMENTOS NUTRICIONAIS E PERFORMANCE FÍSICA

Fábio Moura

DEFINIÇÃO DE SUPLEMENTOS ALIMENTARES

Suplementos alimentares são produtos compostos por substâncias tais como vitaminas, minerais, fibras, carboidratos, proteínas, aminoácidos, ácidos graxos (como o ômega 3), ervas e/ou extratos de ervas, probióticos, carotenoides e/ou fitoesteróis.[1,2] Os suplementos alimentares são utilizados para complementar a alimentação "convencional" de atletas profissionais e/ou recreacionais, nos casos em que a dieta isolada não é suficiente para suprir as necessidades desses indivíduos. Esses produtos podem ser apresentados de várias formas, tais como tabletes, drágeas, pós, géis, cápsulas, granulados, pastilhas mastigáveis, líquidos e/ou suspensões.[1,2]

INDICAÇÕES

Um aspecto que nunca deve ser esquecido é que os suplementos alimentares sempre devem complementar um plano alimentar, ou seja, os atletas profissionais ou recreativos devem sempre consumir quantidades adequadas de calorias, carboidratos, proteínas, vitaminas e minerais.[2,3] Alguns erros nutricionais são muito frequentes e devem ser evitados.[4,5] Provavelmente, o erro nutricional mais comum entre atletas recreacionais é a não ingestão de quantidades adequadas de carboidratos. Em inquérito nutricional que avaliou maratonistas, ciclistas de longas distâncias e triatletas, apenas 45,7% dos atletas ingeriam a quantidade adequada de carboidratos, definida como 50% da quota calórica, enquanto 87,1% ingeriam a quantidade adequada de proteínas, definida como 1,2 g/kg/dia.[4] Entre os atletas "de elite", profissionais, embora a grande maioria consiga cumprir as recomendações de ingestão adequadas dos macronutrientes, foi detectada uma ingestão subótima de frutas, legumes, verduras e derivados do leite, o que aumenta o risco de deficiência de micronutrientes como ferro, zinco, cálcio, vitamina A e vitamina C.[5]

CLASSIFICAÇÃO DOS SUPLEMENTOS ALIMENTARES

Consideramos a classificação do Instituto Australiano de Medicina Esportiva, a mais utilizada na literatura, que classifica os suplementos alimentares de acordo com o nível de recomendação e comprovação de efetividade em quatro grupos, denominados A, B, C e D.[6]

No grupo A estão incluídos os suplementos alimentares respaldados por um bom nível de evidência científica, que comprovadamente funcionam, são éticos e seguros. Eles são subdivididos em três grupos: suplementos esportivos, suplementos médicos e suplementos ergogênicos propriamente ditos, alvo deste capítulo. No grupo B estão os suplementos cujo nível de evidência ainda não possibilita classificá-los como claramente efetivos; porém, são promissores, merecedores de mais estudos e podem ser fornecidos aos atletas sob monitoramento clínico rigoroso. No grupo C estão os suplementos cujo nível de evidências de eficácia é baixo. No grupo D encontram-se os suplementos banidos - seja por apresentarem alto risco de efeitos colaterais graves, ou por serem considerados antiéticos, ou por apresentarem alto risco para contaminação por substâncias consideradas ilícitas, que resultariam em um teste positivo para essas drogas proibidas, o que implicaria em uma punição severa para atletas profissionais.

TABELA 2.1 Suplementos do Grupo A

Suplementos com bom nível de evidências científicas, seguros, com eficácia comprovada e cuja utilização é permitida em atletas	Classificação em subgrupos dos suplementos do grupo A	Nome dos suplementos
	Alimentos esportivos	Bebidas esportivas, géis esportivos, refeições líquidas, proteína do soro de leite, barra de proteínas esportivas, repositores de eletrólitos.
	Suplementos médicos	Suplementos de ferro, suplemento de cálcio, Multivitamínicos/minerais, vitamina D, Probióticos (intestino/imunológico).
	Suplementos ergogênicos (melhoram e performance atlética)	Cafeína, Beta–alanina, Bicarbonato de sódio, Suco de beterraba, Creatina, Carboidratos (géis e soluções)

Adaptado de https://www.ausport.gov.au/ais/nutrition/supplements/classification. Acessado em Maio de 2017.

RECURSOS ERGOGÊNICOS

Qualquer técnica de treinamento, dispositivo mecânico, prática nutricional, método farmacológico e/ou técnica psicológica que possa melhorar a capacidade de desempenho durante o exercício físico e/ou melhorar as adaptações durante o treinamento podem ser denominados de recursos ergogênicos.[2,7] Alguns suplementos alimentares são considerados recursos ergogênicos, pois melhoram o desempenho físico dos atletas, possibilitando correr mais rápido, demorar mais a sentir fadiga, levantar maior carga de peso ou executar maior número de repetições de levantamento de peso. Outros, tais como os suplementos proteicos, não apresentam efeito ergogênico direto, mas poderiam exercer um efeito indireto por meio do aumento na massa muscular ou na recuperação pós-exercício, o que poderia resultar em melhora do desempenho físico.[2]

Carboidratos

O uso de suplementos de carboidratos com finalidades ergogênicas é recomendado para atletas de resistência, que praticam modalidades esportivas com duração superior a 60 minutos, com intensidade de moderada a elevada, tais como maratonistas e triatletas.[7-11] Para essa finalidade, soluções contendo carboidratos com concentrações que variam entre 6% a 8% (o que diminui o risco de efeitos colaterais gastrintestinais), com diferentes tipos de carboidratos — tais como glicose, frutose e galactose, o que facilita e aumenta a absorção total desses componentes —, parece ser a maneira mais eficaz de realizar a suplementação com carboidratos.[8,9] A dose recomendada é de 15 a 30 g de carboidrato por hora, iniciada 45 minutos após o começo do exercício físico, e variando de acordo com a intensidade do exercício praticado.[8,9,11] Na prática, isso corresponde à ingestão de 300 a 500 mL por hora de uma solução padrão, com a sugestão de que a ingestão de volumes menores (100 a 300 mL) a cada 30 minutos, para diminuir o volume ingerido e, por consequência, diminuir o risco de intolerância gástrica.[8,11]

Cafeína

A cafeína (trimetil xantina) é um alcaloide presente em várias plantas e cujo uso como agente ergogênico vem sido reconhecido há centenas de anos, por diversas culturas, com o relato do aumento na capacidade cognitiva, da menor percepção da exaustão e do aumento na capacidade aeróbica.[2,7,12] Vários mecanismos têm sido propostos para explicar os efeitos da suplementação de cafeína no desempenho desportivo; no entanto, o que parece ser mais relevante é o antagonismo dos receptores de adenosina, principalmente no sistema nervoso central (SNC), com aumento da liberação de catecolaminas, reduzindo a percepção de fadiga ou dor associada ao exercício.

Além do seu impacto no SNC, a cafeína também pode afetar a utilização do substrato energético durante o exercício físico, diminuindo a dependência da utilização de glicogênio e gerando um aumento da mobilização de ácidos graxos livres. O aumento da secreção de betaendorfinas, o que justificaria certa sensação de bem-estar, é outro mecanismo aventado para explicar os efeitos ergogênicos da cafeína.[7,12]

TABELA 2.2   Reposição de Carboidratos durante a Prática de Exercício Físico — Esquema Proposto por Jeukendrup

Duração e intensidade (baseada no VO2) do exercício físico	Dose sugerida de carboidratos (podem ser utilizados sob várias formas, embora os géis e as soluções são melhores	Carboidratos utilizados (diferentes carboidratos favorecem uma maior absorção)
Exercício com duração de até 45 minutos, com VO2 menor que 70%	Não é necessário repor carboidratos	–
Exercício com duração entre 45-60 minutos, com VO2 maior ou igual 70%	15-30 g	Glicose, sacarose, frutose, maltodextrinas, galacotse.
Exercício com duração de até 90 minutos ou esportes do tipo "Stop and go", com VO2 maior ou igual a 70%	45 g	Glicose, sacarose, frutose, maltodextrinas, galacotse.
Exercício com duração de 120 minutos, com VO2 menor que 70%	Até 60 g	Glicose, sacarose, frutose, maltodextrinas, galacotse.
Exercício com duração maior que 120 minutos, com VO2 maior que 70%	60-75 g	Glicose, sacarose, frutose, maltodextrinas, galacotse.
Exercícios/esportes do tipo Triatlo, maratona ou ciclismo (longos trajetos)	60-90 g	Obrigatoriamente múltiplos tipos de carboidratos

Adaptado de Jeukendrup A. Carboydrate supplementation during exercise: does it help? How mush is too much. Gatorade Sports intitute of Science.

TABELA 2.3   Posicionamento da Sociedade Internacional de Nutrição Esportiva sobre o Uso de Cafeína

A cafeína é eficaz para melhorar o desempenho esportivo em atletas treinados, quando consumida em doses baixas a moderadas (3-6 mg/kg), sem aumento adicional no desempenho desportivo quando consumido em doses mais elevadas (≥ 9 mg/kg), porém com aumento no risco.

A cafeína exerce um maior efeito ergogênico quando consumidos num estado anídro, em comparação com café.

A cafeína pode melhorar a vigilância durante surtos de exercíco exaustivo estendido, bem como períodos de privação de sono prolongada.

A cafeína é ergogênica para exercício de resistência máxima sustentada, sendo altamente eficaz para o "desempenhjo contra o relógio".

A suplementação de cafeína é benéfica para o exercício de alta intensidade, incluindo esportes de equipe, como futebol de *rugby*, sendo que ambos são categorizados por atividade intermitente (*stop and go*) dentro de um período de duração prolongada.

A literatura é ambígua quando se consideram os efeitos da suplementação de cafeína sobre o desempenho da força. Pesquisa adicional nesta área é justificada e necessária.

Adaptado de Goldstein E et al. International society of sports nutrition position stand: caffeine and performance, Journal of the International Society of Sports Nutrition 2010.

Após a ingestão oral, a cafeína é rapidamente absorvida, e os níveis séricos aparecem na corrente sanguínea dentro de 15-45 minutos após o consumo. As concentrações máximas são evidentes uma hora após a ingestão. Existem várias maneiras de fazer a suplementação com cafeína; no entanto, a que parece ser mais eficaz é utilizar a cafeína anidra, sob a forma de cápsulas, nas doses de 3 a 6 mg/kg/dose, 60 minutos antes da competição ou do treino. Doses superiores estão associadas com maior risco de efeitos colaterais sem nenhum aumento nos benefícios.[12] A seguir, o posicionamento da Sociedade Internacional de Nutrição Esportiva sobre a suplementação com cafeína.

Beta-alanina

A beta-alanina é um aminoácido não essencial precursor da síntese da carnosina, um dipeptídio formado pela junção de alanina e histidina, e que atua como um agente tampão intracelular, reduzindo a acidose decorrente da atividade física. A suplementação com beta-alanina aumenta os níveis celulares de carnosina, reduzindo a acidose intracelular induzida pelo exercício físico.[2,7,13-15] A beta-alanina pode ter origem endógena (produção hepática) ou ser obtida por meio de fontes alimentares (carne bovina, suína, peixes e aves).

A suplementação com beta-alanina parece ser eficiente para melhorar a performance durante competições e treinamentos de alta intensidade, com duração superior a 1 minuto e inferior a 25 minutos.[2,7,14,15] A suplementação deve ser realizada em duas fases: uma fase de carregamento, que dura entre duas a quatro semanas, com doses de 4 a 6 g/dia, divididas em duas a três tomadas; e uma segunda fase, com seis a 15 semanas de duração, em que são utilizadas doses menores, variáveis de acordo com a resposta individual de cada atleta.[2,7,15]

A suplementação com beta-alanina parece ser segura. A curto prazo, o efeito colateral mais comum é a ocorrência de parestesias em dorso de mãos, face e pescoço, o que pode ser minimizado com o uso de formulações de liberação lenta. Não existem dados sobre riscos do uso a longo prazo (superior a um ano).[2,7]

Bicarbonato de Sódio

O bicarbonato de sódio ($NaHCO_3$) é um ânion que atua na manutenção do pH corporal como o principal tampão extracelular. A suplementação com $NaHCO_3$ pode melhorar a performance de atletas de alto rendimento e de indivíduos que praticam exercício físico de alta intensidade, com duração entre 1 a 7 minutos, por meio da diminuição da acidose intracelular decorrente do acúmulo de íons hidrogênio que ocorre no tecido muscular durante o esforço físico.[2,7,16,17] Também há evidências de aumento no rendimento em praticantes de esportes com duração um pouco maior, em que o atleta tenha que realizar vários *sprints* ao longo da competição, ou quando é necessário manter um ritmo basal muito intenso.[16,17]

As três formas mais frequentes de apresentação dos suplementos de bicarbonato são o pó, o pó efervescente com sabor artificial e as cápsulas. Os principais protocolos de suplementação recomendam a dose de 300 mg/kg, de preferência sob a fórmula de cápsulas, associado a fluidos e a refeições ricas em carboidratos. A suplementação deve ser iniciada 120 a 150 minutos antes do começo da atividade/competição. Um protocolo alternativo recomenda a mesma dose, porém utilizada ao longo de um período de três a cinco dias, dividida em duas tomadas diárias, suspendendo-se a suplementação 12 a 24 horas antes da atividade/competição.[2,7,17]

A suplementação com $NaHCO_3$ causa efeitos colaterais gastrintestinais, tais como náuseas, epigastralgia, diarreia e vômitos com frequência. Por esse motivo, é recomendado testar a tolerância do atleta ao suplemento durante a fase de treinamento, antes de utilizar em competições. O fracionamento das doses, o consumo junto às refeições e o uso de doses menores diminuem esses riscos.[2,7,17]

Suco de Beterraba

O suco de beterraba apresenta alta concentração de nitrato inorgânico, que é reduzido a nitrito e contribui para o aumento na formação de óxido nítrico, um potente vasodilatador, principalmente nas regiões em que existe hipóxia, o que contribui para melhorar o fluxo dos músculos que estão sendo utilizados. Além disso, melhora a biogênese mitocondrial e a captação de glicose pelos músculos, levando a uma maior "economia energética", ou seja, gastando-se menos energia para a realização de uma tarefa.[7,18]

Em uma metanálise com 23 estudos contemplando várias modalidades esportivas, como corredores, ciclistas e canoístas, a suplementação com o suco de beterraba

TABELA 2.4	**Comparação entre os Suplementos Ergogênicos**			
Suplementos	**Mecanismo de ação**	**Indicação**	**Dose**	**Tempo**
Beta-alanina	Tampão intracelular, com diminuição da acidose	Exercícios/esportes de alta intensidade, com duração entre 1 a 25 minutos	4 a 6 gramas por dia (aguda) 1 a 3 gramas por dia (manutenção)	4 semanas (aguda) 6 a 15 semanas (manutenção)
Bicarbonato de sódio	Tampão extracelular, com diminuição da acidose intracelular	Exercício/esportes de alta intesidade Esportes onde são necessários vários sprints	300 mg por kg de peso	120 a 150 minutos antes do exercício (agudo) Duas doses, por 2 a 5 dias, até 12-24 h antes do exercício
Suco de beterraba	Aumento da síntese de óxido nítrico (vasodilatador), aumento da biogênese mitocondrial e captação de glicose	Ciclistas, canoistas, corredores	300 a 500 mL de suco de beterraba, 90 a 150 minutos antes da atividade	Agudamente, podendo ser usado por períodos de 5 a 15 dias

212 ENDOCRINOLOGIA E NUTRIÇÃO NOS ESPORTES

resultou em melhora do desempenho cardiorrespiratório, principalmente às custas de um aumento no "tempo para atingir a exaustão" durante o exercício.[18] O suco de beterraba pode ser utilizado tanto de maneira aguda, ingerido 90 minutos antes do início da atividade, quanto de maneira crônica, por períodos de seis a 15 dias. A dose mais utilizada é de 6 a 8 mmol de nitrato (300 a 500 mg/dL), o que corresponde a 400 a 600 mL de suco de beterraba, ou 200 a 300 g de beterraba, questionando-se a utilidade de doses maiores.[18]

Dois detalhes importantes: o uso de antissépticos bucais pode diminuir a ação do suco de beterraba, visto que esses produtos diminuem a flora bacteriana da cavidade oral, responsável pela conversão de nitrato para nitrito. O pico de concentração sérica do nitrato ocorre entre 120 e 150 minutos após a ingestão; portanto, esses parecem ser os tempos mais adequados para sua utilização.[7,18]

Creatina

A creatina é um composto que contém nitrogênio, mas não é propriamente uma proteína *per se*. Ela é sintetizada no fígado e no pâncreas, a partir dos aminoácidos arginina, glicina e metionina.[2,7,19] Aproximadamente 95% da creatina do corpo é armazenada no músculo esquelético, com pequenas quantidades encontradas no cérebro e nos testículos. O *pool* de creatina total no músculo esquelético corresponde a aproximadamente 120 g para um indivíduo de 70 kg. Porém, um humano médio tem a capacidade de armazenar até 160 g de creatina sob certas condições.[2,7,19] Os estoques de creatina podem ser reabastecidos por meio da dieta ou da síntese endógena de creatina. As fontes dietéticas de creatina incluem carnes e peixes; no entanto, grandes quantidades de peixe e/ou carne devem ser consumidas para obter quantidades de creatina. Portanto, a suplementação dietética de creatina fornece um meio barato e eficiente de aumentar a disponibilidade dietética de creatina.

O grau de armazenamento muscular depende dos níveis prévios de creatina no músculo, e, obviamente, aqueles que têm menores estoques, tais como os indivíduos que comem pouca carne ou peixe, apresentam maior armazenamento muscular (aumento de 20%-40%), enquanto aqueles com estoques mais altos apresentam aumentos mais discretos.[7,19].

A creatina atua no sistema de geração de energia para a célula por meio da ressíntese rápida de trifosfato de adenosina (ATP), transferindo um radical fosfato ao grupamento ADP, uma reação reversível, catalisada pela enzima creatina quinase.[7,19] Esse sistema é acionado durante exercícios de alta intensidade por período curtos, de poucos segundos de duração. Portanto, a suplementação com creatina está indicada em esportes de "força e explosão", que usam basicamente esse sistema energético, como o halterofilismo.[2,7,19]

A suplementação com creatina resulta no aumento médio de 5%-15% na força muscular (carga máxima suportada), aumento do número de repetições de contrações musculares durante a execução de uma série de levantamento de pesos (5%-15%), melhora do desempenho de *sprint* de esforço único (1%-5%) e de *sprints* repetitivos. A suplementação de longo prazo parece aumentar

---

TABELA 2.5 Principais Aspectos da Suplementação Proteica

A ingestão dirária de proteínas para atletas oscila entre 1,2 a 2,0 gramas por quilo por dia

A quota proteica diária deve ser dividida em várias tomadas, para maximizar a absorção.

A "dose" máxima absorvida de proteínas é de 30 gramas por dose.

Atingir a quota proteica recomendada parece ser um fator mais importante para o resultado (hipertrofia) do que o tipo de proteínas per si.

A proteína do soro do leite (*whey protein*) é a proteína de mais rápida absorção, devendo ser preferecialmente utilizada no período "peri treino" (1 h antes ou 2 h após o treino).

A caseína é uma proteína presente no leite e de absorção lenta, devendo ser utilizada preferencialmente no período entre as refeições, sem relação com o horário do treinamento.

A soja é uma proteína vegetal completa, e os suplementos a base de soja podem ser utilizados em vegetarianos e veganos.

Embora muito popular, a suplementação com aminoácidos de cadeia ramificada apresenta baixo nível de evidência científica, sem eficácia comprovada.

---

a qualidade geral do treinamento, levando a ganhos de 5% a 15% em força muscular e aumento da massa muscular.[19]

A maneira mais eficaz de suplementação é com a creatina mono-hidratada.[2] O método mais rápido e mais utilizado de aumentar as reservas de creatina muscular é consumir 0,3 g/kg/dia por três a sete dias, seguidos por 3-5 g/dia para manter as reservas elevadas. A ingestão de quantidades menores (3 g/dia) aumentará as reservas de creatina muscular ao longo de um período de três a quatro semanas, sendo um esquema alternativo e menos estudado.[2,19]

Quanto à segurança, especialmente em relação à função renal, o uso de creatina é seguro em pacientes com função renal preservada (TFG superior ou igual a 50 mL/min/m²).[20]

Proteínas

A suplementação proteica não tem ação ergogênica direta, e sua principal indicação é no auxílio da hipertrofia muscular induzida pelo exercício físico resistido.[2,21,22] No entanto, podem ter efeito ergogênico "indireto", pois, também aumentam a força muscular, um efeito que provavelmente é consequência da hipertrofia muscular e que leva à melhora no desempenho atlético. Os principais suplementos proteicos são a proteína do soro do leite (*whey protein*), a caseína, os aminoácidos de cadeia ramificada e os suplementos à base de soja. Alguns aspectos na suplementação proteica são ressaltados na tabela a seguir:[2,21,22,23]

REFERÊNCIAS

1. Food and Drug Administration (FDA). Dietary Supplements. 2003. Disponível em: <http://www.cfsan.fda.gov/~dms/ds-faq>. Html. Acessado em abril de 2017.
2. Hohl A, Moura F, Gaia F, et al., Sociedade Brasileira de Endocrinologia e Metabologia (SBEM). Suplementação alimentar na prática clínica. Rio de Janeiro: Guanabara Koogan, 2016.
3. Kreider RB, Wilborn CD, Taylor L, et al. ISSN exercise & sport nutrition review: research & recommendations. *J Int Soc Sports Nutr.* 2010;7:7.

4. Masson G, Lamarche B. Many non-elite multisport endurance athletes do not meet sports nutrition recommendations for carbohydrates. *Appl Physiol Nutr Metab*. 2016;41(7):728-34.

5. Burkhart SJ, Pelly FE. Dietary Intake of Athletes Seeking Nutrition Advice at a Major International Competition. *Nutrients*. 2016;8(10):638.

6. Instituto Australiano de Esportes.

7. Close GL, Hamiltonb D, Philp A, Burke LM, Morton JP. New strategies in sport nutrition to increase exercise performance. *Free Radic Biol Med*. 2016;98:144-58.

8. Jeukendrup A. Carboydrate supplementation during exercise: does it help? How much is too much. *Gatorade Sports Science Intitute*. 2007;20(3):1-8.

9. Jentjens RL, Jeukendrup AE. High rates of exogenous carbohydrate oxidation from a mixture of glucose and fructose ingested during prolonged cycling exercise. *Br J Nutr*. 2005;93:485-92.

10. Currell K, Jeukendrup A. Superior Endurance Performance with Ingestion of Multiple Transportable Carbohydrates. Med Sci Sports Exerc. 2008;40(2):275-81.

11. Gggggg vvv.

12. Goldstein E, Ziegenfuss T, Kalman D, et al. International society of sports nutrition position stand: caffeine and performance. J Int Soc Sports Nutr. 2010;7(1):5.

13. Harris RC, Tallon MJ, Dunnet M, et al. The absorption of orally supplied beta-alanine and its effect on muscle carnosine synthesis in human vastus lateralis. *Amino Acids*. 2006;30(3):279-89.

14. Baguet A, Koppo K, Pottierr A, Derave W. Beta-alanine supplementation reduces acidosis but not oxygen uptake response during high-intensity cycling exercise. *Eur J Appl Physiol*. 2010;108(3):495-503.

15. Stellngwerff T, Decombaz J, Harris RC, Boesch C. Optimizing human in vivo dosing and delivery of β-alanine supplements for muscle carnosine synthesis. *Amino Acids*. 2012;43(1):57-65.

16. Douroudos, II, Fatouros IG, Gourgoulis V, et al. Dose-related effects of prolonged NaHCO3 ingestion during high-intensity exercise. *Med Sci Sports Exerc*. 2006;38(10):1746-53.

17. Carr AJ, Hopkins WG, Gore CJ. Effects of acute alkalosis and acidosis on performance: a meta-analysis. *Sports Med*. 2011;41(10):801-14.

18. Domínguez R, Cuenca E, Maté-Muñoz JL, et al. Effects of Beetroot Juice Supplementation on Cardiorespiratory Endurance in Athletes. A Systematic Review. *Nutrients*. 2017;9(1).

19. Buford TW, Kreider R, Stout J, et al. International Society of Sports Nutrition position stand: creatine supplementation and exercise. *J Int Soc Sports Nutr*. 2007;4:6.

20. Writing Group for the NINDS Exploratory Trials in Parkinson Disease (NET-PD) Investigators, Kieburtz K, Tilley BC, Elm JJ, et al. Effect of creatine monohydrate on clinical progression in patients with Parkinson disease: a randomized clinical trial. *JAMA*. 2015;313(6):584-93.

21. Cermak N, Res PT, De Groot LC, Saris WH, Van Loon LJ. Protein supplementation augments the adaptive response of skeletal muscle to resistance-type exercise training: a meta-analysis. *Am J Clin Nutr*. 2012;96(6):1454-64.

22. Negro M, Vandoni M, Ottobrini S, et al. Protein Supplementation with Low Fat Meat after Resistance Training: Effects on Body Composition and Strength. *Nutrients*. 2014;6(8):3040-9.

23. Hohl A, Moura F, et al., Sociedade Brasileira de Endocrinologia e Metabologia (SBEM). Suplementos, exercícios e esportes: uma visão endocrinológica. São Paulo: Editora Clannad, 2018.

CAPÍTULO 3

SARCOPENIA

Paula Aragão Prazeres de Oliveira • Leydiane Lima • Francisco Bandeira

INTRODUÇÃO

O envelhecimento populacional é uma realidade crescente mundialmente e o processo relaciona-se a profundas alterações na composição corporal com aumento no percentual de gordura corporal e declínio progressivo na massa muscular esquelética, podendo levar à diminuição da força e funcionalidade.

Diante desses achados e com o objetivo de conceituar a perda progressiva de massa muscular esquelética, foi proposto pela primeira vez em 1989 por Irwin Rosenberg, o termo "sarcopenia" (do grego *sarc* significando carne; e o sufixo *penia*, deficiência, pobreza) para descrever uma síndrome geriátrica com diminuição da massa muscular relacionada à idade associada à perda de força muscular e/ou físico.[1]

A prevalência da sarcopenia varia bastante na literatura devido à não padronização de uma definição clínica amplamente aceita. De acordo com o, os idosos residentes em habitações comunitárias apresentaram uma prevalência de sarcopenia entre 1% e 29%; naqueles em hospitalização prolongada, foi estimada em 14% a 33%; e a prevalência em idosos em curto período de hospitalização foi de 10% de sarcopênicos.[2]

FISIOPATOLOGIA

O tecido muscular esquelético apresenta redução significativa a partir da quarta década de vida, com decréscimo linear de até 50% até a oitava década. Esse decréscimo no tecido muscular é maior nos sedentários, porém também é observado em indivíduos fisicamente ativos e saudáveis, sendo verificadas perdas significativas de 1% a 2% de massa muscular e 1,5% de força muscular ao ano, como também ganhos de adiposidade corporal de 7,5% por década, sendo acentuados a partir dos 50 anos de idade.[3]

A sarcopenia é uma síndrome multifatorial e heterogênea, e apresenta as mudanças hormonais decorrentes do envelhecimento como fator-chave para seu desenvolvimento. Pode-se destacar diversas etiologias, tais como: inatividade física, desuso por imobilização de membros ou hospitalização (*bed rest*), remodelação da unidade do neurônio motor, capacidade de regeneração muscular prejudicada (deficiência na atividade de células-satélites e *turn over* proteico), degeneração da atividade mitocondrial (estresse oxidativo), desequilíbrio hormonal (deficiência de GH, IGF-1, disfunção tireoidiana, resistência insulínica), processos inflamatórios (artrite reumatoide, AIDS, doença hepática crônica, diabetes melito) e fatores nutricionais, como jejum crônico e desnutrição (ver Figura 3.1 no caderno colorido).[4]

Existe na sarcopenia um desequilíbrio entre dois processos contínuos, síntese e degradação muscular, com predomínio da segunda devido à chamada resistência anabólica (RA) e a um menor estímulo da insulina à incorporação muscular de aminoácidos no período pós-prandial. Fatores catabólicos, como corticoides, citocinas, estresse oxidativo, interferem negativamente no anabolismo de forma que haja menos síntese proteica muscular.[4]

SARCOPENIA E OUTRAS DESORDENS

Caquexia

A caquexia está entre as principais síndromes associadas à sarcopenia. Associa-se com inflamação, resistência insulínica e anorexia, e é reconhecida em idosos portadores de doenças consumptivas crônicas como câncer, cardiomiopatia congestiva e doença renal crônica. Acarreta perda importante de massa muscular devido à degradação de proteínas musculares e pode ou não apresentar perda de massa gordurosa independentemente da idade. Logo, a maioria dos indivíduos caquéticos também apresenta sarcopenia (critério diagnóstico de caquexia); no entanto, muitos sarcopênicos não apresentam caquexia.[5]

Fragilidade

De uma forma geral, a fragilidade resulta de um declínio progressivo complexo relacionado à idade que abrange dimensões pscicológicas, sociais e cognitivas acometendo simultaneamente vários sistemas fisiológicos, tais como o controle da reserva homeostática, o que gera uma maior vulnerabilidade às infecções, hospitalização e mortalidade. Sua definição fenotípica baseia-se em aspectos físicos como perda de peso sem razão aparente, fraqueza, exaustão, baixo rendimento em atividades físicas e lentidão no teste de velocidade de marcha. A presença de três ou mais dessas características define o diagnóstico.[6]

Obesidade Sarcopênica

Condição definida como baixo percentual de massa magra e alta massa gorda, apresentando infiltração de gordura intramuscular e intermuscular, mediadores inflamatórios e tecido conectivo no tecido muscular (mioesteatose). A obesidade sarcopênica foi descrita primeiramente por Baumgartner et al. como índice de massa magra dois desvios-padrão abaixo para uma população referência jovem e saudável ($< 7,26kg/m^2$ para homens e $< 5,45kg/m^2$ para mulheres) mais percentagem de gordura corporal maior que 27% nos homens e 38% nas mulheres, quando se avalia por densitometria (DXA). No entanto, a ausência de uma definição padronizada para a obesidade sarcopênica e de pontos de cortes para sua classificação é uma importante limitação diagnóstica.[7]

216 ENDOCRINOLOGIA E NUTRIÇÃO NOS ESPORTES

TABELA 3.1	Classificação de Sarcopenia de acordo com a Etiologia
Primária	Relacionada apenas à idade, sem causa evidente
Secundária	Associado a insuficiência de órgãos avançados (coração, pulmão, fígado, rim, cérebro), doença inflamatória, malignidade ou doença endócrina. Resultados de ingestão dietética inadequada de energia e/ou proteína, como mal absorção, distúrbios gastrointestinais ou uso de medicamentos que causam anorexia. Repouso na cama, estilo de vida sedentário, condicionamento ou condições de gravidade zero

*Adaptado da referência 4.

CLASSIFICAÇÃO

A sarcopenia pode ser classificada como "primária" ou *age related* (relacionada à idade) quando não existe uma causa evidente, exceto o envelhecimento em si, ou "secundária" quando uma ou mais outras causas são encontradas (Tabela 3.1).

Em muitos idosos, a etiologia da sarcopenia é multifatorial, tornando difícil a classificação entre as condições primária e secundária. Porém, ao se realizar essa classificação, torna-se possível a intervenção em fatores predisponentes quando existentes, o que ajuda na seleção de tratamentos e na definição de metas de recuperação adequadas.

A sarcopenia tem sido razão de estudo em diferentes regiões do mundo e alguns consensos acerca de sua classificação, diagnóstico e tratamento têm sido postulados. Um dos consensos mais utilizados na prática clínica e em estudos epidemiológicos é o do grupo europeu de estudo da sarcopenia em idosos. Este grupo sugere um estadiamento de sarcopenia de acordo com a gravidade. Os estágios foram conceituados em "pré-sarcopenia", "sarcopenia" e "sarcopenia grave".[8]

O termo de "pré-sarcopenia" define um indivíduo que apresenta baixa massa muscular sem déficit no desempenho físico ou na força muscular. O estágio de "sarcopenia" já apresenta uma alteração considerada funcional, ou seja, além da baixa massa muscular, existe comprometimento da

TABELA 3.2	Estágios Conceituais de Sarcopenia		
Estágio	Massa muscular	Força muscular	Desempenho muscular
Pré-sarcopenia	⇓	–	–
Sarcopenia	⇓	⇓ ou normal	⇓ ou normal
Sarcopenia grave	⇓	⇓	⇓

*Adaptado da referência 8

força muscular ou baixo desempenho físico. O grau mais alto é classificado como "sarcopenia grave". É o estágio que engloba os três critérios da definição (baixa massa muscular, baixa força muscular e baixo desempenho físico)[8] Tabela 3.2.

DIAGNÓSTICO

A ausência de uma definição uniforme de sarcopenia e a presença de diferentes pontos de corte em consensos representam uma grande limitação para seu diagnóstico e conduta precoce. Inicialmente, foi descrita apenas como uma perda de massa muscular associada à idade; no entanto, é agora amplamente reconhecida como um declínio quantitativo (isto é, de massa) e qualitativo (isto é, força e/ou função) do músculo esquelético, e os parâmetros utilizados para sua avaliação são a quantidade de músculo e sua função. As variáveis mensuráveis são massa, força e desempenho físico. O desafio é determinar a melhor forma de medi-los com precisão.

Na prática médica, existem métodos de diagnóstico para avaliação da massa muscular. A escolha da técnica a ser utilizada na prática clínica ou para fins de pesquisa clínica associa-se diretamente a custo, disponibilidade e facilidade de realização de cada uma. A Tabela 3.3 lista as sugestões do Consenso Europeu para o uso dessas técnicas na pesquisa e na prática clínica rotineira.

A antropometria é um método não invasivo, de baixo custo e universalmente aplicável. Permite a obtenção de informações e parâmetros como peso; altura; índice de massa corporal (peso/altura ao quadrado); medidas de circunferência de braço, quadril e panturrilha; e medidas das pregas cutâneas.[9]

A avaliação de massa muscular por meio de medidas antropométricas utiliza cálculos baseados na circunferência do braço e da panturrilha. A circunferência do braço (CB)

TABELA 3.3	Medições de Massa Muscular, Força Muscular e Função na Prática Clínica e Pesquisa	
Variável	Pesquisa clínica	Prática clínica
Massa muscular	• Tomografia computadorizada (TC) • Análise de bioimpedância (BIA) • Ressonância magnética (RM) • Absorção de raios X de dupla energia (DXA)	• Antropometria • Análise de bioimpedância (BIA) • Absorção de raios X de dupla energia (DXA)
Força muscular	Força do punho Flexão/extensão do joelho	Força do punho
Função muscular	• Desempenho físico bateria (SPPB) • Velocidade de marcha usual • Teste de potência de subida de escada	• Desempenho físico bateria (SPPB) • Velocidade de marcha usual

* Adaptado da referência 12.

TABELA 3.4 Valores referência para a massa muscular na DXA e na BIA

Método	DXA	BIA
Massa muscular esquelética total/altura^2	<7,23 kg para homens <5,67 kg para mulheres	Homem: • Sarcopenia grave: ≤ 8,5 kg/m^2 • Sarcopenia moderada: 8,51 a 10,75 kg/m^2 • Massa muscular normal: ≥ 10,76 kg/m^2 Mulher: • Sarcopenia grave: ≤ 8,75 kg/m^2 • Sarcopenia moderada: 8,76 a 10,75 kg/m^2 • Massa muscular normal: ≥ 6,76 kg/m^2
Massa muscular esquelética apendicular/ altura^2	• Homem: < 7,0 kg/m^2 • Mulher: <6.0 kg/m^2	<0,8 m/s Para homens e mulheres

combinada com a medida da prega cutânea do tríceps correlaciona-se com a massa muscular total.[10]

A circunferência da panturrilha fornece o índice mais sensível na medição da massa muscular no idoso, sendo superior à circunferência do braço e se correlaciona positivamente com a massa muscular. A circunferência da panturrilha < 31 cm esteve associada à incapacidade e perda funcional.[11]

Eentre as técnicas utilizadas para a quantificação de massa magra, a densitometria com raios-X de dupla energia (DXA) tem sido bastante realizada tanto na prática clínica como para fins de pesquisa, e para avaliação da massa muscular. O exame consegue diferenciar o tecido não ósseo em massa magra e massa gorda, e emite baixa radiação. Desta maneira, pode-se obter medidas de massa magra e gorda totais, bem como medidas regionais tanto do esqueleto central (tronco) quanto do apendicular (membros superiores e inferiores).

Em 1998, Richard Baumgartner desenvolveu uma forma prática de mensurar a sarcopenia. Utilizando a DXA, estimou o índice de massa muscular. Para sua obtenção, somou-se a massa muscular dos quatro membros como massa muscular esquelética apendicular (ASM) e definiu-se um índice de massa muscular esquelética (do inglês: skeletal mass index - SMI) como ASM/altura^2 (kg/m^2). Os valores sugestivos de sarcopenia foram aqueles menores que dois desvios-padrão abaixo dos valores referentes a uma população específica para o sexo entre 18 e 40 anos. Desta forma, a sarcopenia esteve significativamente associada à incapacidade física independentemente de etnia, idade, comorbidade, comportamentos de saúde e massa gorda.[12]

A análise de bioimpedância (BIA) estima o volume de gordura e massa corporal magra e tem baixo custo com boa reprodutibilidade, sendo um método bastante utilizado na prática clínica e uma boa alternativa portátil para a DXA. Baseia-se na condução de uma corrente elétrica de baixa intensidade através do corpo. Sendo a massa magra um bom condutor de energia por possuir alta concentração de água e eletrólitos e a massa gorda um mau condutor de energia, pode-se dizer que a impedância é diretamente proporcional ao porcentual de gordura corporal.

Em 2002, Ian Janssen propôs uma classificação baseada na gravidade utilizando a BIA. Considerou desvios-padrão para a definição de sarcopenia, medida em termos de índice de massa muscular esquelética é igual à massa do músculo esquelético/massa corporal (peso) × 100, com valor normal para sexo masculino > 37% e para o sexo feminino > 28%. A classe I era aquela em que o índice de massa muscular estava entre um e dois desvios-padrão referentes a uma população jovem, sendo que a classe II era quando esses valores foram inferiores a dois desvios-padrão.[13]

A validade e a precisão do método de BIA são influenciadas por vários fatores, tais como tipo do aparelho, colocação dos eletrodos, nível de hidratação, alimentação, ciclo menstrual, temperatura ambiente e equação de predição. Trata-se de uma técnica apropriada para pacientes ambulatoriais e acamados.

Recentemente, a tecnologia evoluiu para a bioimpedância multifrequencia octapolar, melhorando a sua acurácia diagnóstica. Os valores pela BIA para a massa magra são descritos na Tabela 3.4.

Um recurso de imagem empregado para analisar as perdas de massa muscular em pesquisa clínica é a tomografia computadorizada (TC). Esta é capaz de analisar as características do volume muscular – área de secção transversa do músculo e composição corporal que são altamente relacionadas à força muscular e à capacidade funcional em idosos. Além da TC, a ressonância magnética (RM) também é um exame de imagem bastante eficaz na detecção da perda de massa muscular, pois, assim como a DXA, é capaz de diferenciar os componentes musculares em massa magra e tecido adiposo. A RM fornece também informações sobre a geração de energia intramuscular, bem como o armazenamento de nutrientes importantes como lipídIos e glicogênio. A TC e a RM são consideradas técnicas para a pesquisa clínica.[14]

Também no intuito de quantificar a massa muscular em pesquisas clínicas, utiliza-se a dosagem do potássio total ou parcial do corpo por tecido macio sem gordura. Como o músculo esquelético contém > 50% do *pool* de potássio total do corpo (TBK), o TBK é o método clássico para a estimativa do músculo esquelético, mas ele não é utilizado rotineramente. Mais recentemente, o potássio parcial do corpo (PBK) do braço tem sido proposto como uma alternativa mais simples por se tratar de um método mais seguro e barato.[15]

Para a correta avaliação de sarcopenia além do déficit quantitativo da massa muscular, é necessário avaliar a função e a performance muscular. O custo, a disponibilidade e a facilidade de uso irão determinar quais técnicas são mais adequadas à prática clínica ou à pesquisa. Embora os membros inferiores sejam mais relevantes do que os membros superiores para a marcha e a função física, a força do punho tem sido amplamente utilizada e está bem correlacionada com os resultados mais relevantes, sendo um bom marcador clínico de baixa mobilidade e um melhor preditor de resultados clínicos do que a baixa massa muscular (Tabela 3.5).

TABELA 3-5

Variáveis	Consenso Europeu
Massa muscular esquelética apendicular	< 7,23 kg para homens < 5,67 kg para mulheres
Força de preensão	< 30 kg para homens < 20 kg para mulheres
Desempenho físico (velocidade de marcha)	< 0,8 m/s para homens e mulheres

A força isométrica da preensão da mão está fortemente relacionada com a força muscular da extremidade inferior. A baixa força de punho, medida por meio do dinamômetro, é um marcador clínico de baixa mobilidade e um melhor preditor de resultados clínicos do que a baixa massa muscular.[16]

O teste de flexão/extensão de joelhos que avalia a força isométrica de contrações voluntárias máximas pode ser medido como a força aplicada ao tornozelo com o indivíduo sentado em uma cadeira com a coluna reta, a perna inferior sem suporte e o joelho fletido a 90°.[17]

Em relação à performance muscular, existem testes como a bateria de desempenho físico curto (SPPB, do inglês *"short physical perfformance battery"*). A SPPB avalia equilíbrio, marcha, força e resistência examinando a capacidade de um indivíduo para ficar com os pés juntos em posições lado a lado, tempo para caminhar 2,4 metros, e tempo para subir de uma cadeira e voltar à posição sentada cinco vezes. Valores abaixo ou iguais a 8 são indicativos de baixa perfomance muscular.[18]

A velocidade de marcha é parte da SPPB, mas também pode ser usada como um único parâmetro para a prática clínica e a pesquisa. O Consenso Europeu sugere que a medição da velocidade de marcha é a maneira mais fácil e mais confiável para iniciar a detecção de casos de sarcopenia ou rastreio na prática. Um ponto de corte de > 0,8 m/s identifica o risco de sarcopenia.

O teste cronometrado *get-up-and-go* (teste de "levantar e ir" programado) mede o tempo necessário para completar uma série de tarefas funcionais importantes. Este teste requer que o indivíduo se levante de uma cadeira, ande uma curta distância, vire-se, volte e sente-se novamente. Assim, serve como uma avaliação do equilíbrio dinâmico. A função de equilíbrio é observada e pontuada em uma escala de cinco pontos.[19]

TABELA 3.6 Tratamento da Sarcopenia

Tratamento convencional	Tratamento alternativo
Treino de resistência (TR): 8-10 exercícios ≥ 2x/semana 10-15 repetições	**Creatina:** ≥ 0,1 g/kg antes ou após treino
	Ácidos graxos poli-insaturados ômega-3 (AGPI-Ω3): 2 g/dia de óleo de peixe
Proteína: 1-1,2 g/kg/dia (exercícios) 1,2-1,5 g/kg/dia (doentes crônicos) 2 g/kg/dia (desnutrição)	**Vitamina D:** (2.000 UI/dia)

*Adaptado da referência 21.

TRATAMENTO

A ausência de resultados primários padronizados em estudos clínicos prévios torna o tratamento da sarcopenia desafiador. Uma dieta balanceada em termos quantitativos (quantidade e distribuição adequadas de calorias) e qualitativos (inclusão dos diferentes grupos alimentares, variação de cardápio), além de manutenção do índice de massa corporal (IMC) dentro dos limites aceitáveis (22 a 24 kg/m^2) é fundamental. Deve ser levada em consideração a obesidade sarcopênica, uma vez que estes pacientes têm um pior perfil de morbimortalidade se comparados com sarcopênicos eutróficos e com idosos desnutridos.

Os dados atuais indicam que a massa muscular em idosos está positivamente associada à ingestão de proteínas. Idosos que consomem mais que 0,8 g/kg/dia de proteínas apresentam menores perdas de massa muscular. Recomenda-se que as pessoas idosas consumam fontes proteicas com maiores proporções de proteínas de alta qualidade, como carne magra e outros alimentos ricos em leucina (p. ex., soja, amendoim, leguminosas).[21]

A Sociedade Europeia de Geriatria recomenda para os idosos a ingesta de 1-1,2 g/kg/dia (≥ 1,2 g/kg/dia para quem pratica exercícios) e 1,2-1,5 g/kg/dia para os portadores de doenças crônicas (exceto nefropatas com taxa de filtração glomerular < 30mL/min/1,73 m^2). Pacientes com doenças graves e desnutrição necessitam de 2 g/kg/dia de proteínas. Recomenda-se ingesta de 25-30 g de proteína de alta qualidade em ≥ 3 refeições/dia.[22]

O treino de resistência (TR) (- contração muscular contra carga externa - de alta intensidade e os exercícios com carga ≥ 70% da carga máxima de peso, ou repetição máxima, suportada pelo indivíduo promovem aumento de força e massa muscular, e consistem nas intervenções mais eficazes para a prevenção e recuperação da perda muscular. Isto ocorre por ação sobre a síntese de proteína muscular, células-satélites e hormônios anabolizantes.

Exercício aliado a dieta apropriada aumenta a síntese de proteína muscular de forma superior à suplementação de forma isolada. Recomenda-se o exercício resistido e associado à ingesta de ≥ 20 g de proteínas após o exercício, de preferência, utilizando-se a proteína do soro do leite (*whey protein*).[23]

TRATAMENTO ALTERNATIVO

A suplementação com creatina provoca elevação da fosfocreatina intramuscular, regenerador da fonte energética adenosina trifosfato. Sua suplementação associada ao exercício de resistência tem efeitos benéficos sobre massa e força musculares, resistência à fadiga, desempenho, cognição e massa mineral óssea nos idosos. Há diferentes protocolos de dosagens de creatina para atletas, mas não para o tratamento da sarcopenia. Apesar de não ser consenso, recomenda-se a dose de 0,1 g/kg pré ou pós-treino.[24]

A suplementação de vitamina D3 é importante para prevenção e tratamento da sarcopenia em dose diária recomendada de 2.000 UI, para manter os níveis séricos de vitamina D acima de 30 ng/ml. Tal medida rende maiores benefícios aos idosos com deficiência dessa substância ou com função muscular prejudicada.

A suplementação com 2 g/dia de ácidos graxos poli-insaturados ômega-3(AGPI-Ω3) através do óleo de peixe associada ao exercício resistido provocou aumento de força e desempenho musculares. A suplementação com AGPI-Ω3 aumenta a síntese de proteína muscular e a fosforilação de proteínas sinalizadoras do anabolismo.[25]

Cerca de 20% dos idosos são considerados hipogonádicos e 50% dos acima de 80 anos. Postula-se que o hipogonadismo associa-se à atrofia de massa muscular com perda de sua força devido à deficiência do efeito anabólico da testosterona, porém tal associação ainda não está completamente elucidada. Sua reposição associada a exercícios e dieta constitui alternativa terapêutica, a despeito de o anabolismo ser inferior ao obtido nos jovens. No entanto, não há evidências que apoiem recomendar testosterona no tratamento da sarcopenia em homens não hipogonádicos ou em mulheres. Em idosos sarcopênicos e hipogonádicos, deve-se considerar a relação risco-benefício.[26]

Os vários aspectos relacionados ao diagnóstico e tratamento da sarcopenia foram revisados e transformados em novas diretrizes.[27]

REFERÊNCIAS

1. Chen LK, Liu LK, Woo J, Assantachai P, Auyeung TW, Bahyah KS, et al. Sarcopenia in Asia: Consensus Report of the Asian Working Group for Sarcopenia. J Am Med Dir Assoc. 2014; 15:95-101.
2. Cruz-Jentoft AJ, Landi F, Schneider SM, Zúniga C, Arai H, Boirie Y, et al. Prevalence of and interventions for sarcopenia in ageing adults: a systematic review. Report of the International Sarcopenia Initiative (EWGSOP and IWGS). Age Ageing. 2014; 43(6):748-59.
3. Hughes VA, Frontera WR, Roubenoff R, Evans WJ, Singh MAF. Longitudinal changes in body composition in older men and women: role of body weight change and physical activity. Am J Clin Nutri. 2002; 76(2):473.
4. Cruz-Jentoft AJ, Landi F, Topinkova E, Michel JP. Understanding sarcopenia as a geriatric syndrome. Curr Opin Clin Nutr Metab Care 2010; 13(1):1-7.
5. Morley JE, Anker SD, Evans WJ. Cachexia and aging: an update based on the Fourth International Cachexia Meeting. J Nutr Health Aging 2009; 13: 47-55.
6. Bauer JM, Sieber CC. Sarcopenia and frailty: a clinician's controversial point of view. Exp Gerontol 2008; 43: 674-8.
7. Stenholm S, Harris TB, Rantanen T, Visser M, Kritchevsky SB, Ferrucci L, et al. Sarcopenic obesity: definition, cause and consequences. Curr Opin Clin Nutr Metab Care 2008; 11:693-700.
8. Cruz-Jentoft AJ, Baeyens JP, Bauer JM, Boirie Y, Cederholm T, Landi F et al Sarcopenia: European Consensus in Definition and diagnosis: Report on the European working group on sarcopenia in older people. Age Ageing. 2010 Jul; 39(4):412-23.
9. Morosano ME, Menoyo IM, Tomat MF, Masoni AM, Pezzotto SM. A simple anthropometric tool for the assessment of pre-sarcopenia in postmenopausal women. Climacteric 2017; 20(3):256-261.
10. Rolland Y, Czerwinski S, Abellan Van Kan G, Morley JE, Cesari M, Onder G et al., "Sarcopenia: its assessment, etiology, pathogenesis,

consequences and future perspectives". J Nutr Health Aging. 2008; 12(7):433-50.
11. Rolland Y, Lauwers-Cances V, Cournot M, Nourhashémi F, Reynish W, Rivière D, et al. Sarcopenia, calf circumference, and physical function of elderly women: a cross-sectional study. J Am Geriatr Soc 2003; 51:1120-4.
12. Beaudart C, McCloskey E, Bruyère O, Cesari M, Rolland Y, Rizzoli R, et al. Sarcopenia in daily practice: assessment and management BMC Geriatrics 2016; 16(1):170.
13. Janssen I, Heymsfield SB, Ross R. Low relative skeletal muscle mass (sarcopenia) in older persons is associated with functional impairment and physical disability. J Am Geriatr Soc. 2002; 50(5):889-96.
14. Vasunilashorn S, Coppin AK, Patel KV, Lauretani F, Ferrucci L, Bandinelli S, et al. Use of the Short Physical Performance Battery Score to predict loss of ability to walk 400 meters: analysis from the InCHIANTI study. J Gerontol A Biol Sci Med Sci 2009; 64(2): 223-9.
15. L. Wielopolski, L.M. Ramirez, D. Gallagher, S.B. Heymsfield, Z.M. Wang. Measuring partial body potassium in the arm versus total body potassium. J Appl Physiol 2006; 101:945-9.
16. Al Snih S, Markides KS, Ottenbacher KJ, Raji MA. Hand grip strength and incident ADL disability in elderly Mexican Americans over a seven-year period. Aging Clin Exp Res. 2004; 16:481-6.
17. Bean JF, Kiely DK, Herman S, Leveille SG, Mizer K, Frontera WR, et al. The relationship between leg power and physical performance in mobility-limited older people. J Am Geriatr Soc 2002; 50:461-7.
18. Working Group on Functional Outcome Measures for Clinical Trials Functional outcomes for clinical trials in frail older persons: time to be moving. J Gerontol A Biol Sci Med Sci 2008; 63:160-4.
19. Mathias S, Nayak US, Isaacs B. Balance in elderly patients: the "get -up and go" test. Arch Phys Med Rehabil 1986; 67:387-9.
20. Fielding RA, Vellas B, Evans WJ, Bhasin S, Morley JE, Newman AB. Sarcopenia: an undiagnosed condition in older adults. Current consensus definition: prevalence, etiology, and consequences. International working group on sarcopenia. J Am Med Dir Assoc. 2011 May; 12(4):249-56.
21. Beaudart C, Dawson A, Shaw SC, Harvey NC, Kanis JA, Binkley N, et al. Nutrition and physical activity in the prevention and treatment of sarcopenia: systematic review. Osteoporos Int. 2017.
22. Rondanelli M, Faliva M, Monteferrario F, Peroni G, Repaci E, Allieri F, et al. Novel insights on nutrient management of sarcopenia in elderly. Biomed Res Int. 2015; 2015:524948.
23. Bauer J, Biolo G, Cederholm T, Cesari M, Cruz-Jentoft AJ, Morley JE, et al. Evidence-based recommendations for optimal dietary protein intake in older people: a position paper from the PROT-AGE Study Group. J Am Med Dir Assoc 2013; 14(8):542-59.
24. Candow DG, Vogt E, Johannsmeyer S, Forbes SC, Farthing JP. Strategic creatine supplementation and resistance training in healthy older adults. Appl Physiol Nutr Metab. 2015 Jul; 40(7):689-94.
25. Rodacki CL, Rodacki AL, Pereira G, Naliwaiko K, Coelho I,Pequito D, et al. Fish-oil supplementation enhances the effects of strength training in elderly women. Am J Clin Nutr 2012; 95:428-36.
26. Basaria S, Coviello AD, Travison TG, Storer TW, Farwell WR, Jette AM, et al. Adverse events associated with testosterone administration. N Engl J Med. 2010 Jul 8; 363(2):10922.
27. Dent E, Morley JE, Cruz-Jentoft AJ, Arai H, Kritchevsky SB, Guralnik J. International Clinical Practice Guidelines for Sarcopenia: screening, diagnosis and management. J Nutr Health Aging. 2018;22(10):1148-61.

PARTE **VIII**

PARATIREOIDES E METABOLISMO ÓSSEO

CAPÍTULO 1

HIPERCALCEMIAS NÃO PARATIREOIDEANAS

Lílian Barbosa de Souza

HIPERCALCEMIA

A hipercalcemia é um distúrbio metabólico relativamente comum na prática clínica, definido como cálcio sérico superior a 2 desvios-padrão da média de valores encontrados em pessoas com níveis normais de cálcio, em pelo menos duas amostras diferentes. As hipercalcemias podem ser classificadas em leve (cálcio sérico total entre 10,5 e 11,9 mg/dL), moderada (12,0 a 13,5 mg/dL) ou grave (> 13,5 mg/dL), conforme observado na Tabela 1.1.[1-3]

MECANISMOS FISIOLÓGICOS

A regulação dos níveis plasmáticos de cálcio depende da interação de três hormônios: PTH (paratormônio), vitamina D e calcitonina, este último agindo em oposição aos efeitos do primeiro. A secreção de PTH, por sua vez, é regulada negativamente pelos receptores do sensor de cálcio (CaSR), localizados, acoplados à proteína G, sobre a membrana plasmática das células principais das paratireoides e no revestimento das células tubulares renais.

Além disso, cálcio e 1,25(OH)2-vitamina D (calcitriol) no sangue também exercem *feedback* negativo sobre esse hormônio. Baixos níveis de cálcio e vitamina D estimulam a liberação do paratormônio, e este vai atuar nos ossos, favorecendo a reabsorção de cálcio pelos osteoclastos; nos rins, por meio da reabsorção de cálcio no túbulo distal e do estímulo a hidroxilação da 25(OH)-vitamina D, com consequente formação do calcitriol que, junto com o próprio PTH, aumenta a absorção de cálcio no intestino delgado (ver Figuras 1.1 e 1.2 no caderno colorido).[3,4]

ETIOLOGIA

Várias são as etiologias da hipercalcemia, podendo-se dividir entre PTH-dependentes, que cursam com valores normais ou elevados do paratormônio, e independentes, cujos níveis do hormônio são baixos (ver Fluxograma 1.1 no caderno colorido).

Cerca de 90% dos casos de hipercalcemia são devidos ao hiperparatireoidismo primário (correspondendo a 50-60% dos pacientes ambulatoriais) e às neoplasias (causa mais frequente em doentes hospitalizados: em torno de 65%) (ver Gráfico 1.1 no caderno colorido). As demais causas estão descritas na Tabela 1.2.[1-3,5]

NEOPLASIAS MALIGNAS

A hipercalcemia associada às neoplasias malignas corresponde à maior parte dos casos de hipercalcemia em pacientes que se encontram hospitalizados e é considerada um fator de pior prognóstico. Pode ocorrer por meio de mecanismos diversos, tais como hipercalcemia humoral, osteólise local, indução pela 1,25(OH)2-vitamina D ou produção ectópica de PTH, a depender do tipo de neoplasia.[6]

A maioria (em torno de 80%) é atribuída à hipercalcemia humoral da malignidade, que resulta da secreção tumoral do peptídeo relacionado com o paratormônio (PTH-rP) e está presente principalmente em pacientes com tumores sólidos não metastáticos, sobretudo carcinomas escamosos.

Nas neoplasias sólidas com metástases ósseas, predomina a osteólise local, mecanismo no qual citocinas produzidas pela medula óssea e/ou pela própria metástase são capazes de estimular a produção de ligante do receptor ativador do fator nuclear kappa B (RANKL), o qual aumenta a formação e a atividade dos osteoclastos e, consequentemente, a reabsorção óssea (ver Figura 1.3 no caderno colorido). Entre as citocinas envolvidas no processo, estão os fatores de necrose tumoral α e β (TNF-α e TNF-β), as interleucinas 1 e 6 (IL-1 e IL-6) e os fatores transformadores de crescimento α e β (TGF-α e TGF-β). Adicionalmente, algumas metástases possuem também a capacidade de secretar PTH-rP.

Entre as neoplasias hematológicas, no mieloma múltiplo, ocorre produção de citocinas estimuladoras da reabsorção óssea, enquanto que, nos linfomas, prevalece a hipercalcemia por aumento da produção extrarrenal de

TABELA 1.1	Classificação da Hipercalcemia de acordo com o Nível Sérico de Cálcio
Classificação	**Cálcio sérico total**
Leve	10,5 – 11,9 mg/dL
Moderada	12,0 – 13,5 mg/dL
Grave	13,5 mg/dL

TABELA 1.2	Causas de Hipercalcemia
PTH-dependentes	**Não dependentes do PTH**
HPTP	Neoplasias malignas
Hipercalcemia hipocalciúrica familiar	Endocrinopatias
	Doenças granulomatosas
	Síndrome do leite alcalino
	Imobilidade
	Medicamentos

calcitriol por meio da ativação de macrófagos (ver Figura 1.4 no caderno colorido).

Por fim, uma causa rara de hipercalcemia da malignidade é a secreção ectópica de PTH, ou seja, a secreção de PTH por tumores não paratireoideanos, entre os quais estão os carcinomas tireoidianos, os tumores neuroendócrinos, o carcinoide gástrico, o melanoma e o carcinoma pulmonar de pequenas células.[1,2,5-8]

ENDOCRINOPATIAS

Tireotoxicose

Algumas endocrinopatias podem complicar com hipercalcemia, entre elas, a tireotoxicose. Nesses casos, em geral, trata-se de hipercalcemia leve e relacionada a aumento do *turnover* ósseo, devido ao excesso de hormônio tireoideano. O hormônio da tireoide aumenta a sensibilidade dos ossos à ação da IL-6 e a expressão do RANKL, promovendo a diferenciação osteoclástica (ver Figura 1.5 no caderno colorido).

Quando a hipercalcemia persiste mesmo após a correção do hipertireoidismo, faz-se necessário pesquisar se há hiperparatireoidismo coexistente.[1,2,6,9]

Feocromocitoma

A hipercalcemia relacionada com o feocromocitoma pode ocorrer em associação com o hiperparatireoidismo primário, nas neoplasias endócrinas múltiplas (NEM 2A), ou por meio da secreção de PTH-Rp pelo tumor, situação na qual o distúrbio do cálcio é corrigido após a ressecção tumoral. Em um menor número de casos, têm-se sugerido a estimulação direta da reabsorção óssea pelas catecolaminas secretadas (ver Figura 1.6 no caderno colorido).[2,6,10]

Insuficiência Adrenal

A hipercalcemia é um achado pouco frequente na insuficiência adrenal, podendo ocorrer tanto na primária quanto na secundária, ou, ainda, em associação com uma doença subjacente (por exemplo, tuberculose). E níveis suprimidos de PTH, PTH-rP e 1,25(OH)2-vitamina D3 estão presentes nessa enfermidade.

Uma vez que sua fisiopatologia não é totalmente conhecida, existem múltiplos fatores para justificar a hipercalcemia da insuficiência adrenal: a hipovolemia, com consequente redução na taxa de filtração glomerular e aumento da reabsorção tubular proximal de cálcio, o aumento da reabsorção óssea e a hemoconcentração. A redução no volume do fluido extracelular associada a hiperalbuminemia relativa pode levar a uma hipercalcemia factícia (Quadro 1.1).

QUADRO 1.1 Alterações Relacionadas à Hipercalcemia da Insuficiência Adrenal

Múltiplos fatores: reabsorção óssea
↑ reabsorção tubular de cálcio
Hemoconcentração
Contração do volume

PTH, PTHrP e 1,25(OH)2-vitamina D3 estão suprimidos

O tratamento com glicocorticoides e expansão volêmica reverte a hipercalcemia.[2,6,11,12]

DOENÇAS GRANULOMATOSAS

Pelo menos 10% dos pacientes com sarcoidose têm hipercalcemia, e aproximadamente 20%, hipercalciúria, porém, outras doenças granulomatosas, como a tuberculose, também podem evoluir com tais alterações.

O mecanismo na sarcoidose e tuberculose envolve a produção de 1,25(OH)2-vitamina D dentro de macrófagos ativados presentes nos granulomas. Citocinas, especialmente interferon-γ, liberadas espontaneamente dos macrófagos, induzem a 1α-hidroxilase, enzima que catalisa a conversão de 25(OH)-vitamina D em 1,25(OH)2-vitamina D. Essa elevação dos níveis circulantes de vitamina D em sua forma ativa leva a um aumento da reabsorção óssea e da absorção intestinal de cálcio, resultando em hipercalcemia (ver Figura 1.7 no caderno colorido).[6,13-15]

SÍNDROME DO LEITE ALCALINO

A síndrome do leite alcalino corresponde a uma tríade formada por hipercalcemia, alcalose metabólica e insuficiência renal, que, inicialmente, se apresentava intimamente relacionada com a ingesta excessiva de leite e de antiácidos absorvíveis. Com o advento dos antagonistas dos receptores H2 e dos inibidores de bomba de prótons, sua incidência diminuiu drasticamente, para, na década de 1990, com o uso crescente de suplementos de cálcio, ressurgir[16,17] (ver Figura 1.8 no caderno colorido).

É atualmente considerada a segunda causa de hipercalcemia severa em pacientes com doença renal em estágio não terminal, sendo também apontados como populações de risco para o desenvolvimento da síndrome as mulheres na pós-menopausa, os receptores de transplantes de órgãos sólidos (pela necessidade de suplementação cálcica), os idosos (devido à redução da função renal e, consequentemente, da excreção renal de cálcio) e as gestantes (pela alcalose metabólica secundária à hiperêmese e pelo aumento da absorção intestinal, possivelmente mediado pela prolactina), entre outros.[16,18]

A ingestão excessiva de leite ou de carbonato de cálcio leva ao aumento na absorção intestinal do cálcio, com consequente hipercalcemia. A vasoconstrição renal mediada pela hipercalcemia provoca declínio na taxa de filtração glomerular e redução da excreção de cálcio (ver Figura 1.9 no caderno colorido).

No que se refere aos antiácidos absorvíveis, o mecanismo da hipercalcemia envolve os efeitos destes sobre o pH. Com o aumento do pH, aumenta a afinidade do receptor do sensor de cálcio (CaSR) para cálcio, tendo início uma cascata de eventos que promove a reabsorção de cálcio no túbulo proximal e distal do néfron (ver Figura 1.10 no caderno colorido).[16,17]

A hipercalcemia costuma ser reversível com a hidratação e correção da ingestão excessiva de cálcio, entretanto, em alguns casos, o dano renal pode ser permanente.[6]

IMOBILIDADE

Longos períodos de imobilidade estão relacionados com a redução da atividade osteoblástica e aumento da atividade osteoclástica, levando ao acréscimo da liberação de cálcio esquelético e à hipercalcemia, conhecida como hipercalcemia reabsortiva. Tal processo parece ser mediado pela esclerostina, uma glicoproteína produzida pelos osteócitos, elevada em pacientes imobilizados, e com papel na inibição da formação óssea (ver Figura 1.11 no caderno colorido).

A hipercalcemia costuma se desenvolver, em média, após cerca de 4 semanas de imobilidade e é uma condição mais frequente em crianças e adolescentes/adultos jovens, cujo *turnover* ósseo é mais elevado, além de pacientes que já apresentem uma doença de alto *turnover* associada.[6,19-21]

MEDICAMENTOS

Vitamina D

A intoxicação por vitamina D é causa pouco comum de hipercalcemia, no entanto, vem se tornando mais frequente, devido ao aumento na suplementação dessa vitamina. Sua dose tóxica varia entre os pacientes, porém, estima-se que deva ser superior a 100.000 UI por dia, durante um período de pelo menos 1 mês.

O calcitriol, forma ativa da vitamina D utilizada para o tratamento de hipoparatireoidismo, também pode ser responsável por hipercalcemia, por meio da combinação de aumento da absorção intestinal de cálcio e da reabsorção óssea, além de redução no clareamento renal do cálcio. Hidratação venosa e glicocorticoides fazem parte do tratamento.[6,22-24]

Vitamina A

Hipercalcemia no contexto de intoxicação por vitamina A foi relatada em três principais grupos: pacientes em terapia com ácido trans-retinoico; doentes renais crônicos dialíticos, em uso de suplementos nutricionais contendo vitamina A; indivíduos com ingestão de doses maciças dessa vitamina.

A influência da vitamina A no metabolismo ósseo não está claramente explicada, mas se acredita que ela age diretamente no osso, estimulando a reabsorção osteoclástica e/ou inibindo a formação osteoblástica.[25,26]

Diuréticos Tiazídicos

O aumento da reabsorção tubular renal de cálcio, resultando em redução da excreção de cálcio na urina, é a causa mais provável para a elevação nos níveis séricos de cálcio observada em pacientes que usam tiazídicos. Apenas 10% desses pacientes apresentam cálcio maior que 11 mg/dL, e casos raros de hipercalcemia grave em geral foram observados em associação a outros fatores (por exemplo, hiperparatireoidismo subjacente). Sendo assim, a descontinuação prolongada da medicação pode não ser necessária, exceto nos pacientes com hipercalcemia preexistente ou outras condições clínicas ou em medicamentos que os colocam em risco de hipercalcemia.[27,28]

MANIFESTAÇÕES CLÍNICAS DA HIPERCALCEMIA

Diversos sistemas orgânicos podem ser afetados pelo aumento nos níveis séricos de cálcio, entretanto, os sintomas são menos comuns quando tais níveis encontram-se abaixo de 12 mg/dL.

As manifestações gastrointestinais são as mais frequentes, sobretudo constipação intestinal, podendo também ocorrer náuseas, dor abdominal, anorexia e, mais raramente, pancreatite aguda (em casos de hipercalcemia severa).

O acometimento renal é observado principalmente por meio de poliúria e/ou polidipsia, nefrolitíase, nefrocalcinose e insuficiência renal.

São descritas, ainda, alterações cardiovasculares, tais como encurtamento do intervalo QT no eletrocardiograma, calcificações vasculares, bloqueios atrioventriculares e arritmias.

Sintomas neurológicos, bem como cálcio sérico superior a 13,5 mg/dL, são considerados como urgência, fazendo-se necessário encaminhar esses pacientes a um serviço de saúde de imediato.[6,29-31]

TRATAMENTO

O tratamento da hipercalcemia consiste na redução dos níveis séricos de cálcio e, sempre que possível, no tratamento da doença de base. Para a diminuição do cálcio sérico, pode-se lançar mão de medidas que atuem no aumento da excreção renal, na redução da absorção intestinal, na inibição da reabsorção óssea ou, ainda, na diminuição da secreção de PTH, a depender do mecanismo causador da hipercalcemia.

Não necessitam de tratamento imediato os seguintes casos: pacientes assintomáticos e/ou com hipercalcemia leve (cálcio <12 mg/dL); indivíduos com hipercalcemia crônica leve a moderada (cálcio <13,5 mg/dL), na ausência de sintomas. Em contrapartida, aqueles apresentando sintomas neurológicos ou valores de cálcio sérico superiores (ou iguais) a 13,5 mg/dL requerem terapêutica imediata.[2,31]

A seguir, comentaremos a respeito das opções de tratamento utilizadas.

Hidratação com Solução Salina

A administração de solução salina isotônica corrige o declínio na taxa de filtração glomerular mediada pela vasoconstrição renal direta da hipercalcemia, bem como a depleção de volume induzida pela natriurese da hipercalcemia associada ao vômito e à diminuição da ingesta oral característica de quadros sintomáticos. Além disso, atua na regularização da depuração renal de cálcio, comprometida pela hipovolemia.

A velocidade e o volume de infusão devem levar em consideração a gravidade da hipercalcemia, a idade do paciente e comorbidades, particularmente cardíacas e renais. Na ausência de edema, um regime de tratamento comumente utilizado consiste em administrar solução fisiológica 0,9% a uma taxa inicial de 200-300 mL/hora e, após, ajustar para manter a diurese em 100-150 mL/hora. Deve-se manter a hidratação até a normalização da calcemia, entretanto, nos casos de hipercalcemia moderada ou severa, faz-se necessário associar outras medidas.[1,7,32]

Diuréticos de Alça

Os diuréticos de alça promovem o aumento da excreção urinária de cálcio, ao bloquear sua absorção, por meio da inibição do íon transportador NaK_2Cl, na alça de Henle. Pela possibilidade de exacerbar a depleção de volume,

226 PARATIREOIDES E METABOLISMO ÓSSEO

devem ser utilizados somente após hidratação adequada. Entretanto, há autores que desencorajam seu uso, exceto na presença de insuficiência cardíaca ou renal, devido ao risco de complicações eletrolíticas associadas, à necessidade de um monitoramento ainda mais frequente e ao potencial de piora da hipovolemia.[7,32,33]

Bisfosfonatos

Os bisfosfonatos inibem a atividade dos osteoclastos, sendo eficazes no tratamento de hipercalcemia resultante da reabsorção óssea excessiva de qualquer causa, especialmente em pacientes com níveis séricos de cálcio acima de 13,5 mg/dL e/ou quando esta for associada a malignidade.[32,34]

São compostos pouco tóxicos e, embora superiores à calcitonina e à hidratação, devem ser inicialmente administrados em conjunto com tais medicações, uma vez que, embora apresentem um efeito mais sustentado, demoram cerca de 2 a 4 dias para alcançar eficácia máxima. Pamidronato e ácido zoledrônico são os bisfosfonatos de escolha para o tratamento da hipercalcemia, por apresentarem maior potência.[33,35,36]

O pamidronato, em geral, é administrado em uma única infusão, na dose de 60 mg, para indivíduos com hipercalcemia moderada, ou na dose de 90 mg, para aqueles com hipercalcemia severa, sendo alcançada a normalização dos níveis de cálcio em 70-100% dos casos. Apresenta resposta terapêutica dose-dependente, contínua, por 2-4 semanas e com normocalcemia mantida por até 15 dias.[1,7,32]

Estudo realizado com 275 pacientes, comparando a eficácia e a manutenção da resposta ao tratamento com zolendronato (4 mg e 8 mg) *versus* pamidronato (90 mg), demonstrou a superioridade do primeiro em ambas as doses, com normalização mais rápida da calcemia e duração média do controle mais longa, além de menor tempo de infusão. Todavia, apresenta um custo cerca de duas vezes maior.[37] A despeito de eventos renais terem sido relatados com maior frequência com o zolendronato, não se observaram diferenças entre as duas drogas em relação ao estágio da disfunção renal.[38]

O ibandronato (2 a 4 mg) apresentou eficácia semelhante ao pamidronato (15 a 90 mg), inclusive mostrando-se superior no que se refere à manutenção da calcemia (14 *versus* 4 dias).[39]

Calcitonina

A calcitonina atua na correção da hipercalcemia por meio da inibição direta da reabsorção óssea osteoclástica, além de aumentar a excreção urinária de cálcio. Possui rápido início de ação, porém, apresenta como inconvenientes efeito hipocalcêmico transitório e desenvolvimento de taquifilaxia, recomendando-se, portanto, seu uso em combinação com a hidratação e os bisfosfonatos.[32,40,41]

Denosumabe

O denosumabe é um anticorpo anti-RANKL, inibidor da maturação, ativação e função osteoclástica, utilizado como opção terapêutica em pacientes com deterioração da função renal, devido a seus efeitos nefrotóxicos mínimos, e, ainda, em indivíduos refratários ao tratamento com bisfosfonatos.[42-46]

TABELA 1.3	**Tratamento da Hipercalcemia**				
	Mecanismo	**Efeitos colaterais**	**Administração**	**Início de ação**	**Duração**
Hidratação	↑ da excreção urinária de cálcio	Sobrecarga volêmica	SF 0,9% 200 – 300 mL/h (2 a 4L nas primeiras 24h)	Horas	Durante a infusão
Diuréticos de alça	↑ da excreção urinária de cálcio	Hipocalcemia, hiponatremia, hipomagnesemia, alcalose metabólica, piora da hipovolemia	Furosemida 40 mg IV 12/12h	Horas	Durante a terapia
Bisfosfonatos	Inibição da reabsorção óssea	Febre, fadiga, cefaleia, dispepsia, hipocalcemia, hipofosfatemia, reação local, mialgia, artralgia	*Pamidronato:* 30-90 mg IV, diluídos em SF 0,9%, em 2-6h *Ácido zoledrônico:* 4-8 mg IV, diluídos em SF 0,9%, em 15-30 min	24-72h	2-4 semanas
Calcitonina	Inibição da reabsorção óssea e ↑ da excreção urinária de cálcio	Efeito hipocalcêmico transitório, taquifilaxia, reação local, diarreia, dispepsia, rubor facial	4-8 UI/kg, IM/SC/ intranasal, a cada 6-12h	4-6h	Até 3 dias
Denosumabe	Inibição da reabsorção óssea	Hipocalcemia, artralgia	120 mg SC, semanalmente, durante 4 semanas	7-10 dias	3-4 meses
Glicocorticoides	↓ da reabsorção intestinal de cálcio	Síndrome de Cushing, ↑ de peso, glaucoma, resistência insulínica, hipertensão, osteoporose, neutrofilia	*Prednisona* 20-40 mg/ dia, VO *Hidrocortisona* 200-400 mg/dia, IV	3-5 dias	1-2 semanas
Fosfato	↓ da reabsorção intestinal de cálcio	Deposição de sais de fosfato de cálcio em tecidos	1-3 g/dia, preferencialmente por VO		
Cinacalcet	↓ da secreção de PTH	Hipocalcemia	30-60 mg/dia		

Glicocorticoides

Os glicocorticoides estão indicados nos casos de hiper-calcemia mediada por 1,25-dihidroxivitamina D (calci-triol), tais como doenças granulomatosas e intoxicação por vitamina D. Inibem a enzima 1-α-hidroxilase, que atua na conversão de 25-hidroxivitamina D (calcidiol) em 1,25-dihidroxivitamina D (calcitriol), diminuindo, assim, a absorção intestinal de cálcio. Podem, ainda, ser úteis nas neoplasias hematológicas.[6,47]

Fosfato

O fosfato também reduz a absorção de cálcio no intestino ao formar complexos insolúveis, diminuindo, de maneira discreta, a calcemia. Deve ser utilizado preferencialmente por via oral, na dose de 1 a 3 g/dia.[48]

Calcimiméticos

O cinacalcet é um agente calcimimético eficaz na redução da hipercalcemia do hiperparatireoidismo secundário e em pacientes com hiperparatireoidismo primário com contraindicação ao tratamento cirúrgico. Essa droga age aumentando a sensibilidade do CaSR ao cálcio extrace-lular, diminuindo, assim, a calcemia e os níveis séricos de PTH.[49-53]

A Tabela 1.3 resume o tratamento da hipercalcemia.

REFERÊNCIAS

1. Marinho C, Griz L. Hipercalcemia Não Paratireoidiana. In: Bandeira F, Mancini M, Graf H, Griz L, Faria M, Lazaretti-Castro M. Endocrinologia e Diabetes, 2015.
2. Minisola S, Pepe J, Piemonte S, Cipriani C. The diagnosis and management of hypercalcaemia. BMJ 2015, 350:h2723.
3. Zofkova I. Hypercalcemia. Pathophysiological Aspects. Physiol. Res. 65: 1-10, 2016.
4. Molina PE. Glândulas paratireoides e regulação do Ca e PO4. In: Molina PE. Fisiologia Endócrina, 2014.
5. Meng QH, Wagar EA. Laboratory approaches for the diagnosis and assessment of hypercalcemia. Crit Rev Clin Lab Sci 2015, 52: 107-19.
6. Horwitz MJ, Hodak SP, Stewart AF. Non-Parathyroid Hypercalcemia. In: Primer on the Metabolic Bone Diseases and Disorders of Mineral Metabolism, 2013.
7. Mirrakhimov AE. Hypercalcemia of malignancy: an update on pathogenesis and management. N Am J Med Sci 2015; 7: 483-93.
8. Nehru VM, Garcia G, Ding J, Kong F, Dai Q. Humoral Hypercalcemia in Uterine Cancers. Am J Case Report 2017; 18: 22-25.
9. Chen K, Xie Y, Zhao L, Mo Z. Hyperthyroidism-associated hypercalcemic crisis: A case report and review of the literature. Medicine (Baltimore) 2017 Jan;96(4):e6017.
10. Takeda K, Hara N, Kawaguchi M, Nishiyama T, Takahashi K. Parathyroid hormone-related peptide-producing non-familial pheochromocytoma in a child. Int J Urol. 2010 Jul;17(7):673-6.
11. Bhatti RS, Flynn MD. Adrenal insufficiency secondary to inappropriate oral administration of topical exogenous steroids presenting with hypercalcemia. BMJ Case Rep 2012 Jun 21;2012.
12. Becker C. Diseases of calcium metabolism and metabolic bone disease. ACP Medicine 2008; 1-18.
13. Baughman RP, Lower EE. Goldilocks, vitamin D and sarcoidosis. Arthritis Res Ther 2014; 16(3): 111.
14. Arai Y, Tanaka H, Hirasawa S, Aki S, Inaba N, Aoyagi M, et al. Sarcoidosis in a chronic dialysis patient diagnosed by sarcoidosis-related hypercalcemia with no common systemic clinical manifestations: a case report and review of the literature. Intern Med 2013; 52: 2639-2644.
15. Tung YC, Ou TT, Tsai WC. Elevated 1-α hydroxylase activity in monocytes from patients with active tuberculosis. Clin Dev Immunol 2013; 2013: 928138.
16. Patel AM, Adeseun GA, Goldfarb S. Calcium-alkali syndrome in the modern era. Nutrients 2013 Nov 27;5(12):4880-93.
17. D' Souza R, Gandhi S, Fortinsky KJ, Silverman M, Cohen-Lyons D, Czikk M, et al. Calcium carbonate intoxication in pregnancy: the return of the milk-alkali syndrome. J Obstet Gynaecol Can. 2013;35(11):976-977.
18. Picolos MK, Lavis VR, Orlander PR. Milk-alkali syndrome is a major cause of hypercalcemia among non-end-stage renal disease (non-ESRD) inpatients. Clin Endocrinol (Oxf)2005; 63:566.
19. Vyas N, Kaminski B, MacLeish S. A rare case report of immobility-induced hypercalcemia in na infant. Pediatrics. 2016 Apr;137(4).
20. Cheng CJ, Chou CH, Lin SH. An unrecognized cause of recurrent hypercalcemia: immobilization. South Med J. 2006;99(4):371-374.
21. Tsai WC, Wang WJ, Chen WL, Tsao YT, Tsao YT. Surviving a crisis of immobilization hypercalcemia. J Am Geriatr Soc. 2012 Sep;60(9):1778-80.
22. Jacobsen RB, Hronek BW, Schmidt GA, Schilling ML. Hypervitaminosis D associated with a vitamin D dispensing error. Ann Pharmacoter 2011; 45(10): e52.
23. Araki T, Holick MF, Alfonso BD, Charlap E, Romero CM, Rizk D, et al. Vitamin D intoxication with severe hypercalcemia due to manufactoring and labeling erros of two dietary supplements made in the United States. J Clin Endocrinol Metab 2011; 96(12): 3603-8.
24. Lowe H, Cusano NE, Binkley N, Blaner WS, Bilezikian JP. Vitamin D toxicity due to a commonly available "over the counter" remedy from the Dominican Republic. J Clin Endocrinol Metabol 2011; 96(2): 291-5.
25. Bhalla K, Ennis DM, Ennis ED Hypercalcemia caused by iatrogenic hypervitaminosis. A. J Am Diet Assoc 2005; 105: 119.
26. Manickavasagar B, McArdle AJ, Yadav P, Shaw V, Dixon M, Blomhoff R, et al. Hypervitaminosis A is prevalent in children with CKD and contributes to hypercalcemia. Pediatr Nephrol. 2015 Feb;30(2):317-25.
27. Griebeler ML, Kearnes AE, Ryu E, Thapa P, Hathcock MA, Melton LJ 3rd, et al. Thiazid-Associated Hypercalcemia: Incidence and Association With Primary Hyperparathyroidism Over Two Decades. J Clin Endocrinol Metab. 2016 Mar;101(3):1166-73.
28. Laroche M, Degboe Y, Blain H, Breuil V, Chapurlat R, Cortet B, et al. Effect of drugs for osteoporosis on cardiovascular diseases and effect of cardiovascular drugs on osteoporosis. Presse Med. 2017 Mar;46(2 Pt 1):159-164.
29. Carrol MF, Schade DS. A practical approach to hypercalcemia. Am Fam Physician. 2003 May 1;67(9):1959-66.
30. Turner JJO. Hypercalcaemia – presentation and management. Clin Med (Lond). 2017 Jun;17(3):270-273.
31. Endres DB. Investigation of hypercalcemia. Clinical biochemistry. 2012 Aug;45(12): 954-63.
32. Sternlicht H, Glezerman IG. Hypercalcemia of malignancy and new treatment options. Ther Clin Risk Manag. 2015 Dec 4;11:1779-88.
33. Makras P, Papapoulos SE. Medical treatment of hypercalcaemia. Hormones. 2009 Apr-Jun;8(2):83-95.
34. Rosner MH, Dalkin AC. Onco-nephrology: the pathophysiology and treatment of malignancy-associated hypercalcemia. Clin J Am Soc Nephrol. 2012;7(10):1722-1729.
35. Clines GA. Mechanisms and treatment of hypercalcemia of malignancy. Current opinion in endocrinology, diabetes, and obesity. 2011 Dec;18(6):339-46.
36. Legrand SB. Modern management of malignant hypercalcemia. The American journal of hospice & palliative care. 2011 Nov;28(7):515-7.
37. Major P, Lortholary A, Hon J, Abdi E, Mills G, Menssen HD, et al. Zoledronic acid is superior to pamidronate in the treatment of hypercalcemia of malignancy: a pooled analysis of two randomized, controlled clinical trials. J Clin Oncol. 2001 Jan 15;19(2):558-67.
38. Schwartz LM, Woloshin S. Lost in transmission – FDA drug information that never reaches clinicians. N Engl J Med. 2009 Oct 29;361(18):1717-20.
39. Pecherstofer M, Steinhauer EU, Rizzoli R, et al. Efficacy and safety of ibandronate in the treatment of hypercalcemia of malignancy: a randomized multicentric comparison to pamidronate. Support Care Cancer 2003; 11: 539.
40. Chesnut CHIII, Azria M, Silverman S, Engelhardt M, Olson M, Mindeholm L. Salmon calcitonin: a review of current and future therapeutic indications. Osteoporos Int. 2008;19:479-491.
41. Purdue BW, Tilakaratne N, Sexton PM. Molecular pharmacology of the calcitonin receptor. Receptors Channels. 2002;8(3-4):243-255.

42. Castellano D, Sepulveda JM, Garcia-Escobar I, Rodriguez-Antolin A, Sundlov A, Cortes-Funes H. The role of RANK-ligand inhibition in cancer: the story of denosumab. Oncologist. 2011;16(2):136-145.

43. Nadarasa K, Theodoraki A, Kurzawinski TR, Carpenter R, Bull J, Chung TT, et al. Denosumab for management of refractory hypercalcaemia in recurrent parathyroid carcinoma. Eur J Endocrinol. 2014 Sep;171(3):L7-8.

44. Thosani S, Hu MI. Denosumab: a new agent in the management of hypercalcemia of malignancy. Future Oncol. 2015 Nov; 11(21): 2865-2871.

45. Body JJ, Lipton A, Gralow J, et al. Effects of denosumab in patients with bone metastases with and without previous bisphosphonates exposure. J Bone Miner Res 2010; 25: 440-6.

46. Henry DH, Costa L, Goldwasser F, et al. Randomized, double-bind study of denosumab versus zoledronic acid in the treatment of bone metastases in patients with advanced cancer (excluding breast and prostate cancer) or multiple myeloma. J Clin Oncol. 2011; 29: 1125-32.

47. Santarpia L, Koch CA, Sarlis NJ. Hypercalcemia in cancer patients: pathobiology and management. Horm Metab Res. 2010;42(3): 153-164.

48. Stewart AF. Hypercalcemia associated with cancer. N Engl J Med. 2005; 352: 373-379.

49. Messa P, Alfieri C, Brezzi B. Clinical utilization of cinacalcet in hypercalcemic conditions. Expert Opin Drug Metab Toxicol. 2011;7(4):517-528.

50. Silverberg SJ, Rubin MR, Faiman C, et al. Cinacalcet hydrochloride reduces the serum calcium concentration in inoperable parathyroid carcinoma. J Clin Endocrinol Metab. 2007;92(10):3803-3808.

51. Marcocci C, Chanson P, Shoback D, Bilezikian J, Fernandez-Cruz L, Orgiazzi J, et al. Cinacalcet reduces serum calcium concentrations in patients with intractable primary hyperparathyroidism. The Journal of clinical endocrinology and metabolism. 2009 Aug;94(8):2766-72.

52. Marcocci C, Cetani F. Update on the use of cinacalcet in the management of primary hyperparathyroidism. J Endocrinol Invest. 2012; 35: 90-5.

53. Khan A, Bilezikian J, Bone H, Gurevich A, Lakatos P, Misiorowski W, et al. Cinacalcet normalizes serum calcium in a double-blind randomized, placebo-controlled study in patients with primary hyperparathyroidism with contraindications to surgery. Eur J Endocrinol. 2015 May;172(5):527-35.

CAPÍTULO 2

HIPERPARATIREOIDISMO PRIMÁRIO

Marcela Pitaluga • Aline Alves Lopes • Leonardo Bandeira • Francisco Bandeira

INTRODUÇÃO

O hiperparatireoidismo primário (HPTP) é caracterizado pela secreção excessiva de hormônio da paratireoide ou paratormônio (PTH).[1] Os primeiros relatos consistentes sobre o HPTP ocorreram em 1930, no Hospital de Massachusetts, e em 1940, com *Fuller Albright*, descrevendo os sintomas clássicos da doença.[2] Em 1970, houve a propagação ao conceito de medicina preventiva, incluindo o perfil bioquímico do cálcio sérico na triagem laboratorial, mudando, assim, o cenário na forma de apresentação do HPTP, que passou a ser diagnosticado em sua forma assintomática na maioria dos casos.[3] Diante desse contexto, a *Mayo Clinic* observou um aumento da patologia em 4-5 vezes, atingindo cerca de 100 mil novos casos por ano.[4-6]

Em países do mundo onde o rastreamento é rotina, 80% dos pacientes manifestam HPTP assintomático.[1] Na América Latina, a apresentação é variável, 47% dos pacientes apresentaram doença assintomática em uma série de 124 pacientes, sendo que 25% apresentaram manifestações esqueléticas.[7] No Brasil, tem sido observado um aumento da incidência de HPTP assintomático,[8] que aumentou de 34% em São Paulo no ano de 2007, e para 82% no Recife no ano de 2013.[4,5]

O HPTP ocorre principalmente a partir dos 50 anos de idade, apresentando maior incidência em mulheres (3-4:1), com predomínio na pós-menopausa.[8,9] A doença é mais comum em pacientes afro-americanos, seguidos por caucasianos e asiáticos. História de radiação em face e em região cervical, principalmente na infância, e uso crônico de lítio aumentam o risco de desenvolvimento da doença.[10,11]

GLÂNDULAS PARATIREOIDES E PARATORMÔNIO

As paratireoides são quatro pequenas glândulas, que pesam cerca de 40 gramas, localizadas normalmente na superfície posterior dos lobos da tireoide. Variações de quantidade (6 até 8 glândulas) e localização anatômica ectópica são comuns. São constituídas pelas células principais, produtoras de PTH, e células oxífilas. O PTH é um polipeptídio de 84 aminoácidos e apresenta meia-vida de 2-4 minutos, devido à rápida metabolização hepática e excreção renal. O hormônio é um regulador central do metabolismo do cálcio e da homeostase óssea, com ação nos osteoclastos, osteócitos e osteoblastos. O efeito fisiológico do PTH no osso é estimular a reabsorção e elevar o cálcio sérico.[12]

Entretanto, em situações em que o hormônio é administrado em baixas doses e de forma intermitente, ele, de forma paradoxal, estimula a formação óssea, como acontece com o uso da teriparatida (agente constituído pelos 34 primeiros aminoácidos da molécula do PTH) no tratamento da osteoporose[13] (ver Figura 2.1 no caderno colorido).

ETIOLOGIA E PATOGÊNESE

O HPTH pode ser causado por um adenoma benigno solitário (80-95% dos casos), por envolvimento multiglandular incluindo múltiplos adenomas ou hiperplasia glandular (5-10%), ou por carcinoma de paratireoide de forma mais rara (<1%).[14] Os adenomas ectópicos oriundos da migração embrionária de tecido paratireoideano, encontrados rotineiramente no mediastino superior, timo, espaço retroesofágico e faringe, também podem ser responsáveis pela hiperprodução[15] (ver Figura 2.2 no caderno colorido).

O tumor paratireoide (adenoma e carcinoma) é monoclonal em sua maioria, sugerindo que essas lesões se originam de uma única célula anormal. Em contrapartida, há prevalência policlonal nas glândulas com hiperplasia.[16,17] A ciclina D1, codificada pelo gene CCND1 no cromossomo 11q13, é o principal oncogene envolvido no rearranjo do DNA nos adenomas paratireoideanos, enquanto que os genes HRPT2 e CDC73 sofrem mutação no carcinoma de paratireoide. Pesquisas recentes demonstram a provável relação de mutações nos genes do receptor sensor do cálcio (CaSR), do receptor da vitamina D e do RET com a tumorigênese da paratireoide.[18]

HIPERPARATIREOIDISMO FAMILIAR

Aproximadamente 2 a 5% dos casos de HPTP estão associados a doença familiar. As desordens genéticas mais comuns associadas são as neoplasias endócrinas múltiplas (tipo 1 e 2), a síndrome hiperparatireoidismo (HPT) — tumor de mandíbula — e o HPT isolado familiar (Tabela 2.1).

Neoplasias Endócrinas Múltiplas (NEM)

É uma doença rara, autossômica dominante, familiar e definida como a ocorrência de dois ou mais tumores endócrinos em um paciente. A neoplasia endócrina múltipla tipo 1 (NEM 1) apresenta-se com tumor ou hiperplasia de paratireoide, tumor na hipófise anterior e neoplasia pancreática associada à proteína menina codificada pelo gene MEN1, localizado no cromossomo 11q13.[19-21] A

TABELA 2.1 Síndromes Genéticas Associadas ao Hiperparatireoidismo Primário

Síndrome	Mutações em genes	Proteína codificada
Neoplasia endócrina múltipla	MEN1	Menina
Síndrome de hiperparatireoidismo Tumor de mandíbula	CDC73/HRPT2	Parafibromina
Hipercalcemia hipocalciúria familiar	CaSR	Receptor sensor de cálcio
Neoplasia múltipla 2,3	RET	C-RET
Neoplasia múltipla 4	CDNK1B	
Hiperaparatireoidismo familiar isolado	–	Parafibromina, menina ou CaSR

hipercalcemia é a primeira manifestação em cerca de 90% dos pacientes.[22] A presença de gastrinomas é frequente e constitui a causa mais importante de morbidade e mortalidade. O tumor de hipófise ocorre em 30% dos casos, com prolactinoma sendo o mais comum.[20,23,24]

A neoplasia endócrina tipo 2 tipo A (NEM 2A, síndrome de Sipple) caracteriza-se pela presença de HPT, feocromocitoma e carcinoma medular de tireoide e ocorre por mutações no proto-oncogene RET, principalmente no códon 634, situado no cromossomo 11q21. O tumor de paratireoide não costuma ocorrer na NEM 2B.[19,25]

A neoplasia endócrina tipo 4 (NEM 4) caracteriza-se por adenomas paratireoides e hipofisários, adrenal, renal e gônadas, com mutação do gene CDNK1B, no cromossomo 12p13.[20,26] Recentemente, estudos têm revelado que até 3% dos pacientes diagnosticados com NEM 1 apresentam, na verdade, alguma mutação do gene CDNK1B, e têm um número maior de tumores, devendo ser considerados como portadores de NEM 4.[20,21,26]

Hipercalcemia Hipocalciúrica Familiar (FHH)

A hipercalcemia hipocalciúrica familiar (FHH) é uma síndrome geneticamente heterogênea, autossômica dominante e benigna, caracterizada por hipercalcemia, hipocalciúria (relação depuração de cálcio/depuração de creatinina <0,01) e níveis de PTH normal ou levemente aumentado. Tais efeitos são devido a uma mutação no CaSR, que reduz a sensibilidade desse receptor ao cálcio ionizado nas paratireoides e rins, levando a aumento discreto do PTH com hipercalcemia, além de excreção urinária de cálcio reduzida e reabsorção tubular renal aumentada.[27,28] Os pacientes normalmente são assintomáticos ou com queixas inespecíficas (vertigem, mialgia, déficit de memória). Pacientes homozigotos apresentam hiperparatireoidismo primário neonatal grave (NSHPT) e exibem também desmineralização óssea. Hoje em dia, sabe-se que o teste genético pode auxiliar no reconhecimento e manejo médico dessas desordens. Diferentemente do HPTP, a FHH não deve ser tratada com paratireoidectomia, tornando-se fundamental o diagnóstico diferencial (vide capítulo sobre Hipercalcemias Não Paratireoideanas).[28,29]

Síndrome do Hiperparatireoidismo – Tumor de Mandíbula (*Hyperparathyroidism – Jaw Tumor*, HPT-JT)

A síndrome do HPT – tumor de mandíbula (em inglês, *hyperparathyroidism – jaw tumor* [HPT-JT]) é uma síndrome rara, autossômica dominante, caracterizada por tumores de paratireoide, fibromas ossificantes em mandíbula e maxila, e menos frequentemente, a presença de tumores uterinos e acometimento renal (tumores de Wilms, cistos renais, hamartomas, adenomas corticais e papilares). Alguns pacientes podem desenvolver, ainda, adenocarcinoma pancreático e tumor de células germinativas testiculares. O carcinoma de paratireoide é relativamente comum nessa síndrome.[30,31] Cerca de 10% dos portadores com diagnóstico genético são assintomáticos. Os fibromas ossificantes de mandíbula representam importante achado no HPT-JT e podem preceder a hipercalcemia. São diferentes do tumor marrom e não se resolvem após paratireoidectomia.[30,32] A síndrome é causada por uma mutação no gene CDC73, localizado no cromossomo q31.2, responsável pela codificação da proteína parafibromina. Mais de 60 mutações germinativas em CDC73 já foram observadas em pacientes com HPT-JT.[15,18,33,34]

Hiperparatireoidismo Familiar Isolado (HFI)

O hiperparatireoidismo familiar isolado (HFI) representa uma manifestação incompleta das formas sindrômicas de HPTP, como NEM1, NEM 2-A, HPT-JT e FHH. Nota-se que mutações em NEM 1, CDC73 ou em CaSR justificam a ocorrência em HFI, contudo, os mecanismos que determinam as expressões fenotípicas dessas mutações continuam a ser elucidados.[18,35-37]

MANIFESTAÇÕES CLÍNICAS

As características clínicas clássicas mais comuns do HPT são nefrolitíase e fratura resultante da redução da massa óssea. Atualmente, a apresentação da doença tornou-se mais sutil, diagnosticada de forma incidental sem sinais ou sintomas típicos (HPT assintomático). Nesse caso, sintomas atípicos da doença podem estar presentes (fadiga, fraqueza muscular e irritabilidade, por exemplo).[15,38,39]

Manifestações Hipercalcêmicas

Manifestações de hipercalcemia só se tornam evidentes quando os níveis de cálcio sérico são superiores a 13 ng/dL. A velocidade da flutuação do cálcio também é um importante preditor de hipercalcemia sintomática, já que uma elevação crônica produz menos sintomas do que uma elevação aguda. Os sintomas típicos de hipercalcemia incluem fadiga, polidipsia, poliúria, déficit de concentração, depressão, constipação intestinal, bradiarritmias, redução de intervalo QT no ECG, lesão renal aguda e coma.[15,40,10]

Manifestações Ósseas

O excesso de PTH reduz a densidade mineral óssea (DMO) ao longo do tempo, devido à maior ativação dos osteoclastos. A gravidade da doença óssea correlaciona-se com a duração e gravidade do HPT. Contudo, mesmo nos casos assintomáticos, a DMO pode reduzir ao longo do tempo. Estudos de biopsia e densitometria óssea demonstraram efeito negativo preferencialmente na espessura óssea cortical e preservação relativa trabecular. Porém, novas técnicas de imagem, que avaliam mais detalhadamente a microarquitetura óssea, como a tomografia computadorizada quantitativa periférica de alta resolução (HRpQCT) e *trabecular bone score* (TBS), demonstraram que ambos os compartimentos cortical e trabecular são afetados na doença. Além disso, dados epidemiológicos demonstram aumento de risco de fratura em ambos os sítios.[15,41-43]

A osteíte fibrosa cística é a complicação óssea clássica do HPT. Entretanto, com a inclusão cada vez maior do cálcio sérico em exames de rotina, essa apresentação da doença está cada vez mais rara.[44] É caracterizada por sinais radiográficos de desmineralização do crânio (aspecto em "sal e pimenta"), reabsorção óssea subperiosteal, principalmente em falanges e em clavícula distal, além de cistos e tumores marrons, também chamados de osteoclastoma, que são lesões líticas localizadas em especial em ossos longos, clavícula e pelve, semelhantes a lesões neoplásicas ou metastáticas. Fraqueza muscular, dores, deformidades e fraturas ósseas também podem estar presentes.[41,42,45-47]

Manifestações Renais

São manifestações frequentes do HPTP. A nefrolitíase e a nefrocalcinose são observadas radiologicamente em mais de 7% dos pacientes assintomáticos. A litíase renal é mais frequente em pacientes jovens, do sexo masculino e ocorre mais naqueles com hipercalciúria.[48] As manifestações renais podem, em última estágio, levar a insuficiência renal. Em estudo prospectivo com 109 pacientes, a paratireoidectomia preveniu o declínio da função renal e reduziu o risco de desenvolvimento de cálculo.[49] A redução da taxa de filtração glomerular tem sido associada à redução da DMO, particularmente em sítios corticais.[42,43,45]

Hiperparatireoidismo Primário Normocalcêmico

O HPTP normocalcêmico (do inglês: Normocalcemic Primary Hyperparathyroidism [NPHPT]) é considerado em pacientes com concentrações normais de cálcio sérico, mas níveis de PTH persistentemente elevados. O diagnóstico só pode ser realizado após a exclusão de causas de HPT secundário e terciário (doença renal crônica avançada). Observa-se HPTP normocalcêmico principalmente em pacientes investigados por baixa DMO.[50]

Lowe e colaboradores avaliaram 37 pacientes com NPHPT e encontraram taxas de prevalência bastante altas de osteoporose (57%), fraturas de fragilidade (11%) e nefrolitíase (14%).[51] Assim, pode se afirmar que a ausência de hipercalcemia não implica que NPHPT seja uma forma leve ou assintomática de HPTP, podendo manifestar características semelhantes ao HPTP hipercalcêmico sintomático ou assintomático.[52]

Os dados são conflitantes e limitados sobre a história natural do NPHPT. Lowe e colaboradores descreveram progressão da doença em 40% dos pacientes,[51] contudo outros estudos não observaram evolução significativa.

A paratireoidectomia é indicada na presença de complicações de PHPT, mesmo que os pacientes sejam normocalcêmicos. Os níveis séricos de cálcio, PTH e creatinina devem ser monitorados anualmente, e a DMO deve ser avaliada a cada 1-2 anos. Em um estudo, a DMO melhorou após a paratireoidectomia.[53] Existem poucos dados disponíveis sobre o impacto da terapia médica em pacientes com doença normocalcêmica, contudo, o tratamento com alendronato melhorou a DMO em uma pequena coorte.[54] A Tabela 2.2 apresenta as causas secundárias de HPT.

Outras Manifestações

Sintomas inespecíficos, como neurocognitivos (depressão, ansiedade, irritabilidade e distúrbio do sono) e cardiovasculares (infarto agudo do miocárdio [IAM], acidente vascular cerebral [AVC] e insuficiência cardíaca congestiva [ICC]) parecem estar implicados ao HPTP. Entretanto, ainda não há evidências de melhora desses sintomas após a paratireoidectomia e, por isso, ela não é recomendada para essa finalidade.[42,45]

Pacientes com HPTP, tanto hiper quanto normocalcêmicos, parecem ser mais propensos a distúrbios metabólicos como obesidade, hipertensão arterial, resistência à insulina, intolerância à glicose, diabetes *mellitus* e hiperlipidemia.[40]

DIAGNÓSTICO E EXAMES DE IMAGEM PARA AVALIAÇÃO DA DOENÇA

A hipercalcemia confirmada associada a níveis elevados ou inapropriadamente normais do PTH definem o diagnóstico do HPTP. A investigação laboratorial deve incluir cálcio sérico (ajustado pela albumina), fósforo, albumina sérica, função renal, 25-OH-vitamina D, PTH e cálcio urinário de 24 horas. Os níveis séricos de fósforo geralmente são baixos em doenças graves e baixo a normais em formas leves. Os marcadores específicos de formação (osteocalcina e fosfatase alcalina óssea) ou reabsorção óssea

---

TABELA 2.2 Causas Secundárias de Hiperparatireoidismo

Doença renal crônica (filtração glomerular <60 mL/min)

Déficit de 25 OHD (< 20 ng/mL)

Hipercalciúria renal

Síndrome de má absorção

Medicações que alterem a homeostase do cálcio (lítio, anticonvulsivantes, bisfosfanatos, denosumabe, hidoclorotiazida, furosemida e fósforo)

Pseudohipoparatireoidismo

(telopeptídeo carboxiterminal do colágeno tipo 1 [CTX]) tendem a estar no intervalo alto ou levemente acima do valor de referência. Hipercalcemia com níveis baixos ou indetectáveis de PTH sugere causas não paratireoideanas de hipercalcemia. A DMO e o estudo de imagem dos rins devem ser solicitados para todos os pacientes com HPTP.[42] Tem-se, a seguir, a fórmula do cálcio corrigido:

$$Cálcio\ Corrigido = Cálcio\ Sérico \\ + [0,8 \times (4 - Albumina\ Sérica)]$$

EXAMES PARA LOCALIZAÇÃO DA LESÃO

A imagem paratireoideana não é um procedimento diagnóstico, sendo recomendada com a finalidade de localização da lesão apenas se houver indicação de intervenção cirúrgica.[42,55]

Ultrassonografia

Na ultrassonografia (US), o adenoma de paratireoide é observado como uma estrutura hipoecogênica, redonda ou oval, bem definida, delimitado por uma linha ecogênica. No adenoma paratireoideano, podem ser encontrados calcificações e cistos, e são mais facilmente observados se estiverem localizados próximos à glândula tireoide ou na porção cervical superior do timo.[55] A sensibilidade é de 76-87%, com valor preditivo de 93-97% e precisão diagnóstica de 88%.[55,56]

Cintilografia com Sestamibi

As células do adenoma paratireoideano são ricas em mitocôndrias com afinidade pelo sestamibi. No tecido tireoideano, o *washout* usado com um único isótopo ^{99m}TC sestamibi possui um clareamento mais rápido se comparado às glândulas paratireoideanas aumentadas, e a retenção do marcador identifica a presença do tecido paratireoideano hiperfuncionante. Assim, esse exame é considerado variável (70-90%) no diagnóstico de HPT.[55,57] A varredura anteroposterior ocorre em 10 a 15 minutos após a administração do isótopo. O *washout* (90-120 min) tardio em uma área bem definida, assim como a retenção do marcador, identifica a presença de paratireoide hiperfuncionante.[55]

A cintilografia de subtração ocorre quando dois isótopos são usados para distinguir a glândula tireoide da paratireoide. A cintilografia de subtração é superior para a identificação de glândulas únicas ou múltiplas. A combinação com TC pode melhorar a localização. A sensibilidade depende da vascularização do adenoma, perfusão e densidade celular. O sestamibi pode ser absorvido tanto em linfonodos benignos (reativos e sarcoidose, por exemplo) quanto em malignos (tumor primário ou metástase), o que pode levar a resultados falso-positivos.[55,57-59]

Tomografia Computadorizada de 4ª dimensão (4D-TC)

A tomografia computadorizada (TC) de quarta dimensão (4D-CT) é a imagem de primeira escolha em alguns cen-

tros da América do Norte. A sensibilidade aumentada permite uma localização precisa do adenoma da paratireoide em locais tópicos e ectópicos, assim como pode determinar doença multiglandular. O protocolo 4D-CT é composto de várias fases (tipicamente de 2 a 4) e imagens em três planos.[60,61] Pacientes com redução da taxa de filtração glomerular e com alergias devem realizar a 4D-CT somente se os benefícios da localização superarem os riscos de administração do contraste iodado e da radiação.[64]

Em estudo recente, 18 pacientes com hiperparatireoidismo normocalcêmico realizaram exames de localização pré-operatória, envolvendo os três métodos (US, cintilografia com sestamibi e 4D-CT) e os resultados foram comparados com os achados intraoperatórios e citopatológicos. Este estudo concluiu que a 4D-CT apresentou melhor sensibilidade para lateralização do adenoma de paratireoide em pacientes com NPHPT (55%), comparado a 22% para US e 11,1% para cintilografia, concluindo melhor sensibilidade da 4D-CT para localização pré-operatória da lesão paratireoidiana em NPHPT.[72]

Ressonância Magnética e Tomografia Computadorizada

Na ressonância magnética (RM), o adenoma aparece como uma massa de tecido com alta intensidade em T2 e baixa a moderada intensidade em T1. A intensidade da paratireoide é aumentada após a administração de gadolínio. Essa substância não deve ser usada em paciente com redução da taxa de filtração glomerular estimada (TFGe), contudo, é comum a indicação para gestantes, devido à ausência de radiação ionizante. A TC convencional com contraste é recomendada na localização das glândulas paratireoides ectópicas, com sensibilidade variando de 46-87%.[55,63]

PARATORMÔNIO POR PUNÇÃO ASPIRATIVA POR AGULHA FINA

A dosagem de PTH na punção aspirativa por agulha fina (PAAF) pode ser indicada na presença de nódulo à US, mas não observado na cintilografia de paratireoide. No adenoma paratireoideano, altos valores de PTH (4.000 pg/mL) ao aspirado são comuns.[55,64]

TRATAMENTO CIRÚRGICO

As indicações para cirurgia em pacientes assintomáticos estão listadas na Tabela 2.3. Pacientes com sintomas clássicos devem ser operados. Exames de imagem para a localização da(s) paratireoide(s) acometida(s) devem ser realizados antes do procedimento.

A paratireoidectomia é o único tratamento definitivo do HPT. Quando realizada por cirurgião experiente exibiu percentual de cura superior a 95% e de complicações muito baixas (< 1-3%). Em estudo de coorte, foi demonstrado melhora da DMO, redução de taxas de fratura e redução acentuada de desenvolvimento de cálculos renais após paratireoidectomia. Ensaios clínicos randomizados observaram melhora de sintomas neurocognitivos após a cirurgia.[55,65]

TABELA 2.3 Indicações Cirúrgicas para o HPTP

<50 anos de idade;

Cálcio sérico >1 mg/dL ou 0,25 mmol/L do limite superior do valor de referência;

T-score ≤–2,5 em coluna lombar, colo do fêmur, quadril ou terço inferior de rádio distal. Fratura em coluna vertebral.

Osteíte fibrosa cística

TFGe menor que 60 mL/min ou hipercalciúria (>400 mg/dia em urina de 24 h);

Nefrolitíase, nefrocalcinose ou alto risco de insuficiência renal ou litíase renal;

**Oferecer paratireoidectomia aos pacientes com dificuldade de acompanhamento médico e por indivíduos com sintomas neurocognivos ou neuropsiquiátricos atribuídos ao hiperparatireoidismo.

A paratireoidectomia exploratória bilateral é a técnica padrão, em que todas as paratireoides são identificadas com a exploração cervical e, se necessária, regiões ectópicas. É indicada principalmente na presença de múltiplas glândulas aumentadas, em que se faz necessária a retirada de três delas e parte daquela com aspecto mais normal.[55,65,66]

Recentemente, cirurgiões revisaram as abordagens cirúrgicas, a fim de simplificar tal procedimento, propondo, assim, a paratireoidectomia minimamente invasiva (PMI). Estudos demonstraram que a PMI apresentou altas taxas de sucesso (95-98%) e sutis complicações (1-3%).[67] Tal abordagem é indicada em pacientes com adenoma solitário e/ou com localização pré-operatória bem definida. A PMI pode ser ampliada para a exploração bilateral se houver suspeita de hiperplasia. Em geral, é a cirurgia convencional nos casos de HPTP familiar.[55,65,66]

A avaliação do nível do PTH em 5 a 15 minutos após a ressecção do adenoma se faz essencial para confirmar a ressecção adequada, confirmada se houver redução de PTH sérico em 50% ou mais do maior valor basal pré-operatório. Alguns autores sugerem, adicionalmente, que o PTH deva cair até dentro dos valores normais de referência. A cura após a paratireoidectomia é definida como o restabelecimento da homeostase normal do cálcio com duração mínima de 6 meses após abordagem cirúrgica. Novas abordagens podem ser necessárias em até 5% dos casos, contudo, devem ser consideradas a gravidade, a localização e a probabilidade de cura.[55,65]

Síndrome da Fome Óssea

A síndrome da fome óssea é definida como uma queda grave na concentração de cálcio total inferior a 2,5 mmol/L e/ou hipocalcemia prolongada por mais de 4 dias após a paratireoidectomia. A hipofosfatemia concomitante, hipomagnesemia e hipercalemia podem estar presentes, e a hipocalcemia e a hipofosfatemia podem persistir por meses. Alterações radiológicas no osso, níveis elevados de fosfatase alcalina, PTH elevado e grande quantidade de osteoclastos na biopsia óssea podem identificar pacientes em risco. O tratamento consiste em doses elevadas de cálcio oral e suplementação de calcitriol. A infusão de pamidronato em dose baixa nos 2 dias que antecedem a intervenção cirúrgica pode prevenir tal síndrome.[68]

Complicações

Os pacientes submetidos à paratireoidectomia exploratória bilateral possuem índices mais elevados de sintomas hipocalcêmicos. Ainda assim, hipoparatireoidismo permanente é incomum. Se acontecer, pode ser necessária a administração de cálcio e calcitriol *ad eternum*. Recentemente, foi aprovado o PTH (1-84) para uso nos pacientes com hipoparatireoidismo, possibilitando um bom controle com a redução das doses de cálcio e calcitriol. O alto custo da medicação, porém, é um fator limitador para o uso.[65]

Outras complicações incluem deficiência na conversão de 25OH-vitamina D em 1,25-di-OH-vitamina D, lesão do nervo laríngeo recorrente e hematoma cervical.[65]

TRATAMENTO MEDICAMENTOSO

Vitamina D e Cálcio

Em estudo randomizado, controlado, sobre a suplementação de 25OHD durante 26 semanas (2.800 UI diário) antes da realização de paratireoidectomia, identificou uma redução significativa de 17% no PTH sérico e um aumento em 2,5% na DMO lombar no grupo tratado. Em ensaio randomizado, a suplementação de vitamina D durante 1 ano reduz os níveis de PTH sérico sem efeitos sobre o cálcio sérico.[4]

Devido ao risco de elevação do cálcio sérico, pacientes com níveis de 25OHD insuficientes ou deficientes devem receber suplementação com cautela. Recomenda-se titulação de 400-800 UI/dia, considerando meta de 25OHD sérica em 30 ng/mL. A ingestão de cálcio deve seguir a diretriz estabelecida à população geral, sem restrições, conforme o Institute of Medicine Guideline.[4,55]

Terapia Antirreabsorção

Estudos confirmam que os bisfosfonatos (alendronato 10 mg/dia ou 70 mg/semana) e a terapia de reposição hormonal (TRH) aumentam a DMO e os marcadores ósseos em pacientes com HPTP. Estudos sobre fraturas ainda não estão disponíveis. Contudo, uma metanálise observou ganho em DMO no quadril e em coluna lombar com o uso da terapia antirreabsortiva.[69] Tais ganhos foram semelhantes àqueles observados com a paratireoidectomia. Os antirreabsortivos devem ser considerados em pacientes com contraindicação cirúrgica que apresentem osteoporose.[42,55]

Cinacalcete

É um agente calcimimético, ou seja, promove o aumento da sensibilidade do CaSR ao cálcio extracelular, diminuindo o PTH sérico e promovendo a reabsorção tubular renal do cálcio. Estudos demonstram que, com o cinacalcete, o cálcio sérico normaliza em 70 a 80% dos pacientes com HPT, com efeito mantido em 5 anos.[67] No entanto, quando interrompido, o cálcio aumenta para seus níveis basais. Essa droga, porém, não afeta a DMO. A terapia combinada de cinacalcete com alendronato foi avaliada retrospectivamente em 12 meses, e resultou em elevação na DMO na coluna lombar, quando comparada ao tratamento com cinacalcete sozinho.[70] Estudo multicêntrico mostrou, em 67 indivíduos com HPT, normalização do cálcio sérico em 75,8% dos pacientes tratados com cinacalcete (p < 0,001 em relação ao placebo).[71] O cinacalcete é uma opção útil em pacientes com sintomas de hipercalcemia em que a doença não pode ser controlada por intervenção cirúrgica, ou quando o procedimento é contraindicado ou nos casos de câncer não ressecável.[42,55,71]

CARCINOMA DE PARATIREOIDE

A paratireoidectomia é o único tratamento curativo. O diagnóstico deve ser considerado em pacientes com nível de PTH bastante elevado e hipercalcemia grave. Em suspeita intraoperatória, a ressecção deve ser completa, evitando-se o rompimento de cápsula e podendo exigir ressecção em bloco de tecidos aderentes, aumentando, assim, a probabilidade de cura. O diagnóstico histológico depende da identificação de angioinvasão e pode ser assistido por biomarcadores. A radioterapia normalmente é reservada como opção para tratamento paliativo.[65]

HIPERPARATIREOIDISMO NA GESTAÇÃO

O HPT é menos comum em mulheres em idade fértil, com prevalência de 8/100.000 mulheres. A hipercalcemia na gravidez pode ser mascarada por vários fatores, incluindo aumento de volume extracelular, baixa albumina sérica e transporte de cálcio ao feto. O HPT na gravidez tem sido associado a hiperêmese, aborto espontâneo, nefrolitíase, crise hipercalcêmica com risco de vida e pancreatite; para o feto, pode ocorrer HPT na gestação decorrente de adenoma solitário da paratireoide, e a USG é o exame de escolha para a localização da lesão. O tratamento é recomendado quando o cálcio sérico estiver acima de 12 mg/dL, e a intervenção deve ser determinada pelo estágio da gestação, gravidade, sintomas de hipercalcemia e preferência da paciente. Se for necessária a realização de paratireoidectomia, ela está indicada no segundo trimestre. Outra opção de tratamento é o cinacalcete.[55]

REFERÊNCIAS

1. Sociedade Brasileira de Endocrinologia e Metabologia, Bandeira F, Griz L, et al.: Diagnosis and management of primary hyperparathyroidism--a scientific statement from the Department of Bone Metabolism, the Brazilian Society for Endocrinology and Metabolism. Arq Bras Endocrinol Metabol. 2013;57(6):406-24.
2. Albright F, Aub JC, Bauer W. Hyperparathyroidism: a common and polymorphic condition as illustrated by seventeen proved cases from one clinic. J Am Med Assoc. 1934;102(16): 1276-87.
3. Cusano NE, Silverberg SJ, Bilezikian JP. Normocalcemic primary hyperparathyroidism. J Clin Densitom. 2013;16(1):33-9.
4. Bandeira L, Bilezikian J. Primary Hyperparathyroidism.F1000Res. 2016;5(F1000 Faculty Rev):1-11.
5. Bilezikian JP, Cusano NE, Khan AA, Liu JM, Marcocci C, Bandeira F. Primary hyperparathyroidism. Nat Rev Dis Primers. Author manuscript; 2017.
6. Ferraz-de-Souza B. The evolution of primary hyperparathyroidism. Arch Endocrinol Metab. 2015;59(5):381-2.

7. Bandeira F, Griz L, Caldas G, Bandeira C, Freese E. From mild to severe primary hyperparathyroidism: the Brazilian experience. Arq Bras Endocrinol Metab. 2006;50(4):657-63.
8. Eufrazino C, Veras A, Bandeira F. Epidemiology of primary hyperparathyroidism and its nonclassical manifestations in the city of Recife, Brazil. Clin Med Insights Endocrinol Diabetes. 2013;6:69-74.
9. Gasser RW. Clinical aspects of primary hyperparathyroidism: clinical manifestations, diagnosis, and therapy. Wien Med Wochenschr. 2013;163(17-18):397-402.
10. Michels TC, Kelly KM. Parathyroid Disorders. American Family Physician. 2013;88(4):249-57.
11. Collier A, Portelli M, Ghosh S, Nowell S, Clark D. Primary hyperparathyroidism: Increasing prevalence, social deprivation, and surgery. Endocr Res. 2017;42(1):31-5.
12. Ribeiro EB. Fisiologia Endócrina. Barueri, SP: Manole; São Paulo: Unifesp; 2012.
13. Bandeira L, Bilezikian JP. Novel Therapies for Postmenopausal Osteoporosis. Endocrinol Metab Clin North Am. 2017;46(1): 207-19.
14. Marcocci C, Cetani F. Clinical practice. Primary hyperparathyroidism. N Engl J Med. 2011;365(25):2389-97.
15. Zanocco KA, Yeh MW. Primary hyperparathyroidism: effects on bone health. Endocrinol Metab Clin North Am. 2017;46(1):87-104.
16. Arnold A, Staunton CE, Kim HG, Gaz RD, Kronenberg HM. Monoclonality and abnormal parathyroid hormone genes in parathyroid adenomas. N Engl J Med. 1988; 318(11):658-62.
17. Friedman, E. Molecular Biology of the Parathyroid. Naveh-Many, T., editor. Plenum Publisher; New York: 2005. p. 128-139.
18. Simonds WF. Genetics of Hyperparathyroidism, Including Parathyroid Cancer. Endocrinol Metab Clin North Am. 2017;46(2):405-18.
19. Eastell R, Brandi ML, Costa AG, et al. Diagnosis of asymptomatic primary hyperparathyroidism: proceedings of the Fourth International Workshop. J Clin Endocrinol Metab 2014;99(10):3570-9.
20. Thakker RV, Newey PJ, Walls GV, et al. Clinical practice guidelines for multiple endocrine neoplasia type 1 (MEN1). J Clin Endocrinol Metab 2012;97(9):2990-3011.
21. Lemos MC, Thakker RV. Multiple endocrine neoplasia type 1 (MEN1): analysis of 1336 mutations reported in the first decade following identification of the gene. Hum Mutat 2008;29(1):22-32.
22. Walls GV, Lemos MC, Javid M, et al. MEN1 gene replacement therapy reduces proliferation rates in a mouse model of pituitary adenomas. Cancer Res. 2012;72(19):5060-8.
23. Hyde SM, Cote GJ, Grubbs EG. Genetics of Multiple Endocrine Neoplasia Type 1/Multiple Endocrine Neoplasia Type 2 Syndromes. Endocrinol Metab Clin North Am. 2017;46(2):491-502.
24. Thakker RV. Genética de tumores da paratireóide. JIM. 2016;280(6):574-83.
25. Kloos RT, Eng C, Evans DB, Francis GL, Gagel RF, Gharib H, et al. Medullary thyroid cancer: management guidelines of the American Thyroid Association. Thyroid. 2009;19(6): 565-612.
26. Occhi G, Regazzo D, Trivellin G, Boaretto F, Ciato D, Bobisse S, et al. A novel mutation in the upstream open reading frame of the CDKN1B gene causes a MEN4 phenotype. PLoS Genet. 2013;9(3):e1003350.
27. Marx SJ, Attie MF, Levine MA, Spiegel AM, Downs RW Jr, Lasker RD. The hypocalciuric or benign variant of familial hypercalcemia: clinical and biochemical features in fifteen kindreds. Medicine (Baltimore) 1981;60(6):397-412.
28. Hendy GN, D'Souza-Li L, Yang B, Canaff L, Cole DE. Mutations of the calcium-sensing receptor (CASR) in familial hypocalciuric hypercalcemia, neonatal severe hyperparathyroidism, and autosomal dominant hypocalcemia. Hum Mutat. 2000;16(4):281-96.
29. Brown EM, Pollak M, Seidman CE, et al. Calcium-ion-sensing cell-surface receptors. N Engl J Med. 1995;333(4):234-40.
30. Jackson CE, Norum RA, Boyd SB, Talpos GB, Wilson SD, Taggart RT, et al. Hereditary hyperparathyroidism and multiple ossifying jaw fibromas: a clinically and genetically distinct syndrome. Surgery. 1990;108(6):1006-12.
31. Chen JD, Morrison C, Zhang C, et al. Hyperparathyroidism-jaw tumour syndrome. J Intern Med 2003;253(6):634-42.
32. Mehta A, Patel D, Rosenberg A, et al. Hyperparathyroidism-jaw tumor syndrome: results of operative management. Surgery 2014;156(6):1315-24.
33. Carpten JD, Robbins CM, Villablanca A, et al. HRPT2, encoding parafibromin, is mutated in hyperparathyroidism-jaw tumor syndrome. Nat Genet 2002;32(4):676-8.

34. Pollak MR, Brown EM, Chou YH, Hebert SC, Marx SJ, Steinmann B, et al. Mutations in the human Ca2 + -sensing receptor gene cause familial hypocalciuric hypercalcemia and neonatal severe hyperparathyroidism. Cell. 1993;75(7):1297-1303.

35. Applewhite MK, Schneider DF. Mild Primary Hyperparathyroidism: A Literature Review. Oncologist. 2014;19(9):919-29.

36. Simonds WF1, James-Newton LA, Agarwal SK, Yang B, Skarulis MC, Hendy GN, et al. Familial isolated hyperparathyroidism: clinical and genetic characteristics of thirty-six kindreds. Medicine (Baltimore). 2002;81(1):1-26.

37. Cetani F, Pardi E, Ambrogini E, et al. Genetic analyses in familial isolated hyperparathyroidism: implication for clinical assessment and surgical management. Clin Endocrinol 2006;64(2):146-52.

38. Bandeira F, Mancini M, Graf H, Griz L, Faria M, Lazaretti-Castro M. Endocrinologia e diabetes. 3ª ed. Rio de Janeiro: MedBook; 2015.

39. Bilezikian JP, Brandi ML, Eastell R, Silverberg SJ, Udelsman R, Marcocci C, et al. Guidelines for the Management of Asymptomatic Primary Hyperparathyroidism: Summary Statement from the Fourth International Workshop. J Clin Endocrinol Metab. 2014;99(10):3561-9.

40. Yener Ozturk F, Erol S, Canat MM, Karatas S, Kuzu I, Dogan Cakir S, et al. Patients with normocalcemic primary hyperparathyroidism may have similar metabolic profile as hypercalcemic patients. Endocr J. 2016;63(2):111-8.

41. Bandeira F, Cusano NE, Silva BC, Cassibba S, Almeida CB, Machado VCC, et al. Bone disease in primary hyperparathyroidism. Arq Bras Endocrinol Metabol. 2014;58(5):553-61.

42. Sociedade Brasileira de Endocrinologia e Metabologia, Bandeira F, Griz L, Chaves N, Carvalho NC, Borges LM, et al. Diagnosis and management of primary hyperparathyroidism--a scientific statement from the Department of Bone Metabolism, the Brazilian Society for Endocrinology and Metabolism. Arq Bras Endocrinol Metabol. 2013;57 (6):406-24.

43. Macfarlane DP, Yu N, Leese GP. Asymptomatic and mild primary hyperparathyroidism. Ann Endocrinol. 2015;76(2):120-7.

44. Miller PD, Bilezikian JP. Bone densitometry in asymptomatic primary hyperparathyroidism. J Bone Miner Res. 2002;17(Suppl 2):N98-102.

45. Bilezikian JP. Hiperparatiroidismo primário. Endotext [Internet]. 2017 [acesso em 2017 Jun 10]. Disponível em: https://www.ncbi.nlm.nih.gov/books/NBK278923/.

46. Syed Z, Khan A. Skeletal effects of primary hyperparathyroidism. Endocr Pract. 2000;6(5):385-88.

47. Khosla S, Melton LJ III, Wermers RA, Crowson CS, O'Fallon W, Riggs BI. Primary hyperparathyroidism and the risk of fracture: a population-based study. J Bone Miner Res. 1999;14(10):1700-07.

48. Silverberg SJ, Clarke BL, Peacock M, Bandeira F, Boutroy S, Cusano NE, Dempster D, Lewiecki EM, Liu JM, Minisola S, Rejnmark L, Silva BC, Walker MD, Bilezikian JP (2014) Current issues in the presentation of asymptomatic primary hyperparathyroidism: proceedings of the Fourth International Workshop. J Clin Endocrinol Metab. 2014;99:3580-94.

49. Tassone F, Guarnieri A, Castellano E, Baffoni C, Attanasio R, Borretta G. Parathyroidectomy halts the deterioration of renal function in primary hyperparathyroidism. J Clin Endocrinol Metab. 2015;100:3069-73.

50. Eastell R, Brandi ML, Costa AG, D'Amour P, Shoback DM, Thakker RV. Diagnosis of asymptomatic primary hyperparathyroidism: proceedings of the Fourth International Workshop. J Clin Endocrinol Metab. 2014;99(10):3570-9.

51. Lowe H, McMahon DJ, Rubin MR, et al. Normocalcemic primary hyperparathyroidism: further characterization of a new clinical phenotype. J Clin Endocrinol Metab. 2007;92(8): 3001-5.

52. Eastell R, Brandi ML, Costa AG, et al.: Diagnosis of asymptomatic primary hyperparathyroidism: proceedings of the Fourth International Workshop. J Clin Endocrinol Metab. 2014;99(10): 3570-9.

53. Koumakis E, Souberbielle JC, Sarfati E, Meunier M, Maury E, Gallimard E, et al. Bone mineral density evolution after successful parathyroidectomy in patients with normocalcemic primary hyperparathyroidism. J Clin Endocrinol Metab. 2013;98(8):3213-20.

54. Cesareo R, Di Stasio E, Vescini F, Campagna G, Cianni R, Pasqualini V, et al. Effects of alendronate and vitamin D in patients with normocalcemic primary hyperparathyroidism. Osteoporos Int. 2015;26(4):1295-302.

55. Khan AA, Hanley DA, Rizzoli R, Bollerslev J, Young JEM, Rejnmark L, et al. Primary hyperparathyroidism: review and recommendations on evaluation, diagnosis, and management. A Canadian and international consensus. Osteoporos Int. 2017;28(1):1-19.

56. Cheung K, Wang TS, Farrokhyar F, Roman SA, Sosa JA. A meta-analysis of preoperative localization techniques for patients with primary hyperparathyroidism. Ann Surg Oncol. 2012;19(2):577-83.

57. Kunstman JW, Kirsch JD, Mahajan A, Udelsman R. Clinical review: Parathyroid localization and implications for clinical management. J Clin Endocrinol Metab. 2013;98(3):902-12.

58. Patel CN, Salahudeen HM, Lansdown M, Scarsbrook AF. Utilidade clínica de ultra-som e 99metra sestamibi SPECT/CT para localização pré-operatória do adenoma paratireoide em pacientes com hiperparatireoidismo primário. Clin Radiol. 2010;65(4):278-87.

59. Philippon M, Guerin C, Taieb D, Vaillant J, Morange I, Brue T, et al. Bilateral neck exploration in patients with primary hyperparathyroidism and discordant imaging results: a single-centre study. Eur J Endocrinol. 2014;170(5):719-25.

60. Starker LF, Mahajan A, Bjorklund P, Sze G, Udelsman R, Carling T. 4D parathyroid CT as the initial localization study for patients with de novo primary hyperparathyroidism. Ann Surg Oncol. 2011;18(6):1723-8.

61. Starker LF, Mahajan A, Bjorklund P, Sze G, Udelsman R, Carling T. 4D parathyroid CT as the initial localization study for patients with de novo primary hyperparathyroidism. Ann Surg Oncol. 2011;18(6):1723-8.

62. Mittman N, Desiraju B, Meyer KB, Chattopadhyay J, Avram MM. Tratamento do hiperparatireoidismo secundário na ESRD: um estudo cruzado de 2 anos de um único centro. Kidney Int Suppl. 2010;117:S33-6.

63. Grayev AM, Gentry LR, Hartman MJ, Chen H, Perlman SB, Reeder SB. Presurgical localization of parathyroid adenomas with magnetic resonance imaging at 3.0 T: an adjunct method to supplement traditional imaging. Ann Surg Oncol. 2012;19(3):981-9.

64. Bilezikian JP, Silverberg SJ. Clinical practice. Asymptomatic primaryhyperparathyroidism. N Engl J Med. 2004;350(17):1746-51.

65. Wilhelm SM, Wang TS, Ruan DT, Lee JA, Asa SL, Duh QY, et al. The American Association of Endocrine Surgeons Guidelines for Definitive Management of Primary Hyperparathyroidism. JAMA Surg. 2016;151(10):959-68.

66. Endo 2016. Meet-the-professor endocrine case management. Washington, DC: Endocrine Society, 2016.

67. Udelsman R, Akerstrom G, Biagini C, Duh QY, Miccoli P, Niederle B, et al. The surgical management of asymptomatic primary hyperparathyroidism: proceedings of the Fourth International Workshop. J Clin Endocrinol Metab. 2014;99(10):3595-606.

68. Jain N, Reilly RF. Síndrome do osso com fome. Curr Opin Nephrol Hypertens. 2017; 26(4):250-55.

69. Sankaran S, Gamble G, Bolland M, Reid IR, Gray A. Efeitos esqueletais das intervenções no hiperparatireoidismo primário leve: uma meta-análise. J Clin Endocrinol Metab. 2010; 95:1653-62.

70. Faggiano A, Di SC, Ramundo V, Severino R, Vuolo L, Coppola A, et al. Cinacalcet em combinação com alendronato normaliza hipercalcemia e melhora a densidade mineral óssea em pacientes Com hiperparatiroidismo primário. Endocrine. 2011;39(3):283-7.

71. Khan A, Bilezikian J, Bone H, Gurevich A, Lakatos P, Misiorowski W, et al. Cinacalcet normaliza o cálcio sérico em um estudo duplo-cego randomizado e controlado por placebo em pacientes com hiperparatiroidismo primário com Contra-indicações para a cirurgia. Eur J Endocrinol. 2015;172(5):527-35.

72. Cunha-Bezerra P, Vieira R, Amaral F, Cartaxo H, Lima T, Montarroyos U, Bandeira F. Better performance of four-dimension computed tomography as a localization procedure in normocalcemic primary hyperparathyroidism. Journal of medical imaging and radiation oncology. 2018 Aug;62(4):493-8.

CAPÍTULO 3

HIPOCALCEMIAS E HIPOPARATIREOIDISMO

**Sabrina da Silva Pereira Damianse • Gilvan Cortês Nascimento •
Viviane Chaves de Carvalho Rocha • Manuel dos Santos Faria**

INTRODUÇÃO

A hipocalcemia é um distúrbio eletrolítico caracterizado por uma concentração de cálcio sérico abaixo do limite inferior da normalidade e está associada a várias doenças. O cálcio participa de diversos processos orgânicos, como contração muscular, neurotransmissão, coagulação sanguínea, ativação de canais iônicos e várias formas de secreção endócrinas e exócrinas.[1]

O cálcio é absorvido pelo intestino e excretado pelas fezes e pela urina. No rim, 98% do cálcio são em geral reabsorvidos pelos túbulos renais. Cerca de 50% do cálcio sérico encontram-se sob a forma ionizada, que é biologicamente ativa e fortemente controlada por mecanismos hormonais. Em torno de 40% estão ligados a proteínas, em especial à albumina e às globulinas, e 10% formam complexos com sais, como bicarbonatos e fosfatos. Mais comumente, a dosagem sérica do cálcio total é utilizada para a avaliação inicial de sua homeostase.[2]

A concentração sérica de cálcio total reflete os níveis de cálcio ionizado na maioria das vezes, no entanto, mudanças na quantidade de proteínas plasmáticas alteram a fração de cálcio ionizado. Na hipoalbuminemia, por exemplo, o nível de cálcio sérico total diminui, e isso pode ser confundido com hipocalcemia. Nesses casos, deve-se estimar o cálcio sérico total pela fórmula: cálcio total corrigido = cálcio sérico total medido + [0,8 × (4,0 – albumina sérica medida)]. As estimativas de cálcio ionizado são ruins porque, além da albumina, mudanças no pH e em outra substâncias na circulação (citrato, fosfato, paraproteínas) podem influenciar a medida do cálcio sérico total e não podem ser corrigidas.

Os níveis séricos de cálcio total normalmente variam entre 8,5 e 10,5 mg/dL (2,12 a 2,62 mmol/L), de forma que níveis abaixo desse são considerados consistentes com hipocalcemia. O intervalo normal de cálcio ionizado é de 4,65 a 5,25 mg/dL (1,16 a 1,31 mmol/L). É sempre importante que a concentração baixa de cálcio sérico ionizado seja confirmada, para que se faça uma avaliação completa da etiologia da hipocalcemia.[3] Nesse contexto, o fosfato, a vitamina D e o paratormônio (PTH) têm papéis fundamentais na homeostase do cálcio sérico e devem fazer parte dessa investigação.

ETIOLOGIA

A hipocalcemia pode ser resultado de uma produção inadequada de PTH, o que denominamos de hipoparatireoidismo, ou ocorrer na presença de glândulas paratireoides normalmente funcionantes, quando outras causas de hipocalcemia, como a deficiência de vitamina D, são caracterizadas por PTH elevado (hiperparatireoidismo secundário).[4] As diversas causas de hipocalcemia estão demonstradas na Tabela 3.1.

Hipoparatireoidismo (Hipocalcemia com Paratormônio Baixo)

A hipocalcemia com PTH baixo ocorre quando há diminuição da secreção de PTH devido à destruição das glândulas paratireoides (autoimune, pós-cirúrgico), desenvolvimento anormal das glândulas paratireoides ou alteração na produção e/ou secreção de PTH (conforme apresentado na Tabela 3.1).

A causa mais comum de hipoparatireoidismo é a cirúrgica, como cirurgia de tireoide ou de paratireoide ou cirurgia radical do pescoço, para câncer de cabeça e pescoço.[4,5] Pode ser transitória, com recuperação em dias, semanas ou meses, permanente, ou até mesmo intermitente. O hipoparatireoidismo transitório ou permanente pode ser decorrente de lesão vascular e/ou de remoção de uma ou mais glândulas paratireoides durante a cirurgia, enquanto que o hipoparatireoidismo intermitente é resultado da reserva diminuída da paratireoide.

O hipoparatireoidismo após a paratireoidectomia também pode ser transitório, resultante da supressão do tecido paratireoide remanescente por hipercalcemia prévia, ou pode ser grave e prolongado, acompanhado de hipofosfatemia, como na síndrome da fome óssea, que se caracteriza pela deposição de cálcio nas lesões ósseas preexistentes.[4,5]

A segunda causa mais frequente da hipocalcemia com PTH baixo talvez seja aquelas causadas por mutações constitutivas ativadoras do receptor sensível de cálcio (CaSR). Essas mutações levam à supressão inadequada da secreção de PTH na presença de níveis séricos subnormais de PTH. A doença se manifesta como hipocalcemia autossômica dominante nas famílias e pode passar despercebida, pois a hipocalcemia em geral é leve. Nesses casos, a hipercalciúria é a característica bioquímica mais marcante, e isso ocorre porque os CaSR ativos nos rins percebem erroneamente as concentrações séricas de cálcio como mais altas, o que aumenta a excreção renal de cálcio.

A destruição mediada por autoimunidade das glândulas paratireoides resulta em hipoparatireoidismo permanente, sendo um componente da síndrome autoimune poliglandular tipo 1 (PAS 1). É resultado de mutações no gene do regulador autoimune (AIRE) e geralmente aparece durante a infância ou adolescência.[4]

Outras causas raras de hipoparatireoidismo que são decorrentes da destruição da glândula paratireoide incluem a irradiação e as doenças infiltrativas das glândulas

TABELA 3.1 Causas de Hipocalcemia

Produção inadequada de paratormônio

Distúrbios genéticos
- Desenvolvimento anormal da glândula paratireoide.
- Síntese inadequada de PTH
- Mutação constitutiva ativadora do receptor sensível de cálcio (CaSR) (hipocalcemia autossômica dominante ou hipoparatireoidismo isolado esporádico

Pós-cirúrgico (tireoidectomia, paratireoidectomia)

Autoimune
- Isolado
- Síndrome poliglandular autoimune tipo 1
- Anticorpos que ativam o CaSR

Infiltração da glândula paratireoide (hemocromatose, talassemia após transfusões, doença de Wilson, granulomatoses, metástases)

Terapia pós-irradiação

Síndrome da fome óssea após paratireoidectomia

Infecção pelo vírus da imunodeficiência adquirida (HIV)

Hipomagnesemia

Produção adequada de PTH (hiperparatireoidismo secundário)

Deficiência de vitamina D (nutricional, má absorção, falta de exposição à luz solar, doença renal crônica, doença hepática)

Resistência à vitamina D (raquitismo dependente de vitamina D tipos I e II)

Resistência ao PTH
- Pseudo hipoparatireoidismo
- Hipomagnesemia

Doença renal

Hiperfosfatemia

Lise tumoral

Pancreatite aguda

Metástases osteoblásticas

Alcalose respiratória aguda

Sepse ou doença grave

Drogas

Inibidores de reabsorção óssea (bisfosfonatos, calcitonina, denosumabe)

Inibidores da bomba de prótons

Cinacalcete

Quelantes de cálcio (ácido etilenodiaminotetracético [EDTA], citrato, fosfato)

Foscarnet (Foscavir®)

Fenitoína

Quimioterápicos (asparaginase, cisplatinum, citosina arabinosídio, doxorrubicina, WR 2721)

Diversos

Sais de gadolínio usados como contraste durante ressonância — particularmente em pacientes com insuficiência renal crônica (IRC).

---

paratireoides (hemocromatose, doença de Wilson, granulomatoses ou câncer metastático).

Os distúrbios genéticos podem ser identificados em lactentes e crianças, consequentes a defeitos associados ao desenvolvimento anormal da paratireoide, incluindo hipoparatireoidismo isolado, hipoparatireoidismo com anomalias congênitas multissistêmicas e hipoparatireoidismo com anormalidades metabólicas congênitas.[4]

Hipocalcemia com paratormônio alto

O PTH aumentado em resposta a baixas concentrações séricas de cálcio, em uma tentativa de mobilizar o cálcio do rim e do osso e aumentar a produção de 1,25-di-hidroxivitamina D, caracteriza essa causa de hipocalcemia.

A deficiência e as alterações no metabolismo da vitamina D são as causas mais comuns da hipocalcemia. As causas de deficiência de vitamina D incluem sua má ingestão ou má absorção, juntamente com a exposição reduzida à luz solar. A causa adquirida mais comum de uma diminuição na produção renal de 1,25-di-hidroxivitamina D é a doença renal crônica (DRC). A hipocalcemia na DRC também ocorre devido à hiperfosfatemia.

A resistência ao PTH é uma causa rara de hipocalcemia. O pseudo hipoparatireoidismo (PHP), que se apresenta na infância, refere-se a um grupo de doenças heterogêneas definidas pela falta de resposta dos órgãos-alvo (rim e osso) ao PTH, devido a uma alteração na via de sinalização PTH pós-receptor[6] (Tabela 3.2).

Outras causas de hipocalcemia com PTH elevado incluem depósito extravascular de cálcio, hiperfosfatemia (diminuição da excreção renal ou insuficiência renal aguda, o aumento da ingestão de fosfato ou excesso de ruptura de tecidos), metástases osteoblásticas, pancreatite aguda, sepse ou doença grave.

Outras Causas de Hipocalcemia

A depleção de magnésio pode causar hipocalcemia por resistência ao PTH, que ocorre quando as concentrações de magnésio sérico ficam abaixo de 0,8 mEq/L (1 mg/dL ou 0,4 mmol/L) ou por diminuição da secreção do PTH, que ocorre em pacientes com hipomagnesemia mais grave. Nessas circunstâncias, a hipocalcemia deve ser corrigida com magnésio. A má absorção, o alcoolismo crônico e a cisplatina são as causas mais comuns de hipomagnesemia. Outras causas, menos comuns, incluem a administração prolongada de fluido parenteral, terapia diurética e administração de aminoglicosídeos.[7]

Algumas drogas também podem levar à hipocalcemia, conforme apresentado na Tabela 3.1. A alcalose respiratória aguda, que aumenta a ligação do cálcio à albumina no sangue, reduz também as concentrações séricas de cálcio ionizado.

A hipocalcemia é comum no recém-nascido, sendo, em geral, transitória, particularmente em lactentes que estão doentes ou apresentam baixo peso ao nascer. A hipocalcemia persistente também pode ocorrer durante o período neonatal e será definida com o tempo de seguimento, de modo que a terapia dirigida à etiologia específica possa ser iniciada.[8]

A infusão intravenosa (IV) de soluções contendo gadolínio, agente de contraste utilizado em ressonância magnética (RM), pode levar a uma pseudo hipocalcemia, especialmente em pacientes com insuficiência renal crônica (IRC). Certos sais de gadolínio interferem no teste laboratorial para a dosagem de cálcio total.[9]

MANIFESTAÇÕES CLÍNICAS

A hipocalcemia pode estar associada a diversas manifestações clínicas, variando de poucos sintomas, se a hipocalcemia for leve, até convulsões, com risco de vida, insuficiência cardíaca refratária ou laringoespasmo, se for grave.

TABELA 3.2 Características do Pseudo Hipoparatireoidismo e Pseudo Pseudo Hipoparatireoidismo

	Hipocalcemia	Osteodistrofia de Albright	Resistência ao PTH	Outras resistências hormonais	Etiologia
Pseudo hipoparatireoidismo tipo Ia	Sim	Sim	Sim	TSH, GHRH, FSH/LH	Mutação no gene GNAS
Pseudo hipoparatireoidismo tipo Ib	Sim	Não	Sim	Parcial ao TSH	Mutação de *imprinting* no gene GNAS
Pseudo hipoparatireoidismo tipo Ic	Sim	Sim	Sim	TSH, FSH/LH	Mutação no gene GNAS
Pseudo hipoparatireoidismo tipo 2	Sim	Não	Sim	Não	Deficiência de vitamina D ou distrofia miotônica
Pseudo pseudo hipoparatireoidismo	Não	Sim	Não	Não	Mutação no gene GNAS (*imprinting* paterno)

Além da gravidade, a cronicidade também determina as manifestações clínicas[10] (Tabela 3.3).

Entre os sintomas de hipocalcemia, tetania, papiledema e convulsões podem ocorrer em pacientes que desenvolvem hipocalcemia aguda.[11] Já as alterações ectodérmicas e dentárias, cataratas, calcificação dos gânglios basais e distúrbios extrapiramidais são características da hipocalcemia crônica. Esses últimos achados são mais comuns em pacientes com hipoparatireoidismo.

Outros fatores que determinam a variação na frequência e na gravidade dos sintomas incluem estado ácido-base, hipomagnesemia e equilíbrio de potássio.[12] A hipocalcemia e a alcalose atuam sinergicamente para causar a tetania. Em contraste, a tetania é incomum entre os doentes com IRC, devido ao efeito protetor da acidose metabólica.

A tetania é manifestada clinicamente por disfunção tanto sensorial como muscular. Os achados físicos clássicos em pacientes com irritabilidade neuromuscular devido à tetania latente são os sinais de Trousseau e Chvostek.

O sinal de Trousseau é o espasmo carpopedal induzido por insuflação de um esfigmomanômetro 20 mmHg acima da pressão arterial sistólica por três minutos. O sinal de Chvostek se define pela contração dos músculos faciais ipsilaterais provocada pela percussão do nervo facial imediatamente anterior à orelha. Embora o sinal de Trousseau seja mais específico do que o de Chvostek, ambos podem ser negativos em pacientes com hipocalcemia.[13,14]

A diminuição do desempenho miocárdico e até mesmo insuficiência cardíaca congestiva (com ou sem hipotensão) reversível com cálcio foram relatados. A hipocalcemia aguda caracteristicamente causa prolongamento do intervalo QT no eletrocardiograma (ECG), o que está associado às despolarizações iniciais e às disritmias.

O papiledema pode ocorrer em pacientes com hipocalcemia independentemente da causa e estar associado à pressão aumentada do líquido cefalorraquidiano (hipertensão intracraniana benigna). Raras vezes, na ausência de papiledema, a neurite óptica (distinguida por diminuição da acuidade visual) está presente.[15]

A hipocalcemia pode causar sintomas psicológicos, particularmente instabilidade emocional, ansiedade e depressão. Menos comuns são os estados de confusão, alucinações e psicose franca, entretanto, todos são reversíveis com o tratamento.[16]

A monilíase ocorre apenas em pacientes com hipoparatireoidismo idiopático, em geral como um componente

TABELA 3.3 Manifestações Clínicas Associadas à Hipocalcemia

Irritabilidade neuromuscular	Neurológicas
Sinal de Chvostek	Sinais extrapiramidais, devido à calcificação dos gânglios da base
Sinal de Trousseau	
Parestesias	
Tetania	Calcificação do córtex cerebral ou cerebelo
Convulsões	
Cãibras musculares	Distúrbios da personalidade
Mialgias	Irritabilidade
Fraqueza muscular	Habilidade intelectual prejudicada
Espasmos laríngeos	
Broncoespasmo	Mudanças inespecíficas do EEG
	Pressão intracraniana (PIC) aumentada
	Parkinsonismo
	Coreoatetose
	Espasmos distônicos

Ectodérmicas	Estado mental
Pele seca	Confusão
Cabelos grosseiros	Desorientação
Unhas frágeis	Psicose
Queda de cabelo	Fadiga
Alopecia	Ansiedade
Hipoplasia do esmalte	Perda de memória
Raízes pré-molares encurtadas	Concentração diminuída
Lâmina dura espessada	
Erupção dentária retardada	
Cáries dentárias	
Eczema atópico	
Dermatite esfoliativa	
Psoríase	
Impetigo herpetiforme	

Músculo liso	Cardíacas	Oftalmológicas
Disfagia	Prolongamento do segmento ST e intervalo QT	Catarata subcapsular
Dor abdominal		Papiledema
Cólica biliar		
Dispneia	Alterações no ECG indicativas de IAM e ou arritmias	
Chiado		
	Insuficiência cardíaca	
	Cardiomiopatia	

EEG: eletroencefalograma; *PIC*: pressão intracraniana; *ECG*: eletrocardiograma; *IAM*: infarto agudo do miocárdio.
Adaptado Schafer AL, Shoback DM. Hypocalcemia: Diagnosis and Treatment. In: De Groot LJ, Chrousos G, Dungan K, *et al.* Endotext [Internet]. 2016.

PARATIREOIDES E METABOLISMO ÓSSEO

TABELA 3.4 Avaliação Laboratorial da Hipocalcemia

	PTH	Ca sérico corrigido	P	Mg	25 (OH)D	1,25 (OH)2D	Cr
Hipoparatireoidismo	Baixo	Baixo	Elevado	Normal	Normal	Normal ou baixo	Normal
Mutação ativadora do CaSR	Normal ou baixo	Baixo	Elevado	Normal	Normal	Normal	Normal
Hipomagnesemia	Normal ou baixo	Baixo	Normal	Baixo	Normal	Normal	Normal
Pseudo hipoparatireoidismo	Elevado	Baixo	Elevado	Normal	Normal	Normal	Normal
Deficiência de vitamina D	Elevado	Baixo ou normal	Baixo ou normal	Normal	Baixo	Normal ou elevado	Normal
DRC	Elevado	Baixo	Elevado	Elevado ou normal	Normal ou baixo*	Baixo	Elevado

*Indivíduos com deficiência nutricional.

da síndrome poliglandular autoimune tipo 1. As unhas, a pele e o trato gastrointestinal são tipicamente envolvidos. Outras manifestações clínicas associadas ao PAS 1 incluem insuficiência adrenal e, com menos frequência, outras doenças autoimunes.[4]

DIAGNÓSTICO

Na avaliação inicial de um paciente com hipocalcemia, é importante repetir a dosagem do cálcio (cálcio sérico total corrigido para albumina ou cálcio ionizado) para ratificar uma verdadeira diminuição na concentração sérica de cálcio. Se disponível, os valores anteriores também devem ser revistos. Se confirmada a concentração sérica baixa de cálcio, é indicada uma avaliação adicional para identificar a causa da hipocalcemia.

A etiologia da hipocalcemia pode estar bem evidente a partir da história clínica e do exame físico do paciente. Quando a causa não é tão clara ou uma etiologia suspeita precisa ser confirmada, outros testes bioquímicos são necessários (Tabela 3.4).

Os testes que podem ser úteis na definição da etiologia da hipocalcemia são o PTH sérico, o mais importante e deve ser realizado em todos os pacientes, além de magnésio sérico, creatinina, fosfato, os metabólitos da vitamina D: calcidiol (25-hidroxivitamina D [25 (OH) D]) e calcitriol (1,25-di-hidroxivitamina D), fosfatase alcalina, amilase e excreção urinária de cálcio e magnésio.[13]

Para os pacientes com suspeita de hipoparatireoidismo autoimune (história pessoal ou familiar de doenças autoimunes, sem história de cirurgia de cabeça e pescoço), a dosagem de autoanticorpos contra as glândulas paratireoides podem ser realizados, mas é pouco disponível.[17] Nas raras ocasiões em que um paciente adulto apresenta hipoparatireoidismo aliado a um componente de PAS 1, como a candidíase, é importante avaliar a função adrenal, para excluir insuficiência adrenal e considerar a avaliação de uma mutação do gene AIRE.[18]

TRATAMENTO

Para pacientes com hipocalcemia aguda leve (cálcio sérico corrigido de 7,5 a 8,0 mg/dL [1,9 a 2,0 mmol/L] ou cálcio sérico ionizado >3,0 a 3,2 mg/dL [0,8 mmol/L]) ou com

TABELA 3.5 Formulações de Cálcio Oral

Sais de cálcio	Composição (mg)	Cálcio elementar (%)	Cálcio elementar (mg)
Carbonato de cálcio	1.250	40	500
Fosfato de cálcio	1.565	39	600
Acetato de cálcio	668	25	167
Citrato de cálcio	950	21	200
Lactato de cálcio	650	13	84
Gluconato de cálcio	1.000	9	90

hipocalcemia crônica, a suplementação oral de cálcio é preferida. Podem ser tratados inicialmente com cálcio elementar, como sais de carbonato de cálcio ou citrato de cálcio (Tabela 3.5).

Pacientes com hipocalcemia muito sintomáticos (espasmo carpopedal, tétano, convulsões, diminuição da função cardíaca ou intervalo QT prolongado) e aqueles assintomáticos com uma diminuição aguda do cálcio sérico corrigido menor ou igual a 7,5 mg/dL, há a necessidade de correção rápida dos níveis de cálcio com a terapia IV de cálcio. Essa via também está indicada em pacientes com hipocalcemia crônica que interromperam a suplementação oral.

Inicialmente, pode-se infundir 10 a 20 mL de gluconato de cálcio a 10% (10 mL = 90 mg de cálcio elementar), a forma preferível de cálcio para administração IV, em 50 a 100 mL de glicose a 5% durante 10 a 20 minutos.[19] Seguido por uma infusão lenta de cálcio elementar de 0,5 a 1,5 mg/kg por hora, em pacientes com hipocalcemia persistente. A dose pode ser ajustada para manter a concentração sérica de cálcio no limite inferior do intervalo normal (Tabela 3.6).

A infusão venosa deve ser mantida até que o paciente inicie o cálcio oral e a vitamina D. Para doentes com hipoparatireoidismo, o calcitriol e o cálcio oral devem ser iniciados o mais rapidamente possível, conforme apresentado na Tabela 3.6. O calcitriol é a preparação preferida de vitamina D para doentes com hipocalcemia aguda grave, devido a seu rápido início de ação. No tratamento de mulheres com hipoparatireoidismo durante a gravidez e lactação, as necessidades de calcitriol podem diminuir.[20]

TABELA 3.6 Tratamento da Hipocalcemia no Hipoparatireoidismo

Crise hipocalcêmica

Dose de ataque: 1 a 2 ampolas (10 a 20 mL) de gluconato de Ca 10% (10 mL = 90 de cálcio elementar) IV diluída em 50 a 100 mL de SG 5% (em 10 a 20 min).

Dose de manutenção: infusão IV de 0,5 a 1,5 mg de Ca elementar/kg por hora; a preparação dessa infusão pode ser feita com 55 mL de gluconato de Ca 10% (equivalente a 495 mg de Ca elementar) em SF 0,9% ou SG 5% para um volume final de 500 mL (1 mg/mL de Ca elementar).

Tratamento oral da hipocalcemia crônica

CÁLCIO[A]	DOSE ADULTO	DOSE CRIANÇA
	1000 a 3000 mg/dia de cálcio elementar em doses divididas — carbonato/fosfato/citrato de cálcio)*	25 a 50 mg/kg de cálcio elementar em doses divididas — carbonato/fosfato/citrato de cálcio)*
VITAMINA D[B]	DOSE ADULTO	DOSE CRIANÇA

Calcitriol	Inicial: 0,25 a 0,5 mcg/dia
	Manutenção: 0,5 a 2 mcg/dia
		Crianças < 1 ano de idade: 0,04 a 0,08 mcg/kg/dia
		Crianças > 1 ano de idade:
		• Inicial: 0,25 mcg/dia
		• Manutenção:
		  • 1 a 5 anos de idade: 0,25 a 0,75 mcg/dia
		  • ≥ 6 anos de idade: 0,25 a 2 mcg/dia

Alfacacidiol	Inicial: 0,25 mcg/dia Manutenção: 0,5 a 1 mcg/dia	Dados insuficientes
Hidroclorotiazida[c] (se hipercalciúria)	Dose adulto 12,5 a 50 mg/dia	Dose criança 0,5 a 1,5 mg/kg/dia (máximo de 50 mg/dia)

Tratamento com PTH recombinante

Dose inicial[d]: 50 μg SC uma vez por dia.
Dose manutenção[e]: pode ser aumentada de 25 μg a 100 μg SC por dia.

SC: subcutâneo.
IV: intravenosa; *SG*: soro glicosado; *SF*: soro fisiológico; *Ca*: cálcio
*Para adultos e crianças, o ajuste da dose é feito de acordo com o controle dos sintomas e manutenção da concentração do cálcio sérico corrigido no limite inferior da normalidade.
[a]A absorção de carbonato de cálcio é otimizada quando ingerido com as refeições e tem o benefício adicional de ligar-se ao fosfato. A absorção do citrato de cálcio independe dos horários das refeições e é preferido em pacientes com acloridria, naqueles submetidos à gastrectomia e em indivíduos que tomam inibidores da bomba de prótons ou agonistas de receptores H_2. Entretanto, o citrato de cálcio não se liga ao fosfato.
[b]O calcitriol deve ser administrado em doses divididas, devido a sua meia-vida curta.
[c]A suplementação de potássio pode ser necessária para compensar a hipocalemia induzida por tiazídicos.
[d]Na fase inicial, a dose de vitamina D é reduzida em 50%, ou inicia-se reduzindo o cálcio oral em 50%.
[e]O objetivo é diminuir ou eliminar o uso de vitamina D ativa, redução do cálcio suplementar para 500 mg por dia e manutenção do cálcio sérico na limite inferior do normal.

Em pacientes com hipomagnesemia, deve ser infundido 2 g (16 mEq) de sulfato de magnésio (2 ampolas a 10% de 10 mL) em 100 mL de soro fisiológico, durante 10 a 20 minutos, seguido de 1 g (8 mEq) em 100 mL de fluido por hora.[21] A reposição de magnésio deve ser continuada enquanto a concentração sérica de magnésio for inferior a 0,8 mEq/L. A hipomagnesemia persistente por perdas gastrointestinais ou renais requer suplementação com magnésio oral de 300 a 400 mg diários, divididos em três doses.

A maioria dos pacientes com hipoparatireoidismo necessita de suplementação de cálcio e vitamina D ao longo da vida (conforme apresentado na Tabela 3.6). Os objetivos da terapia em pacientes com hipoparatireoidismo são aliviar os sintomas e manter a concentração sérica de cálcio no limite inferior da normalidade. O monitoramento do cálcio e fósforo é necessário, no início, semanalmente, até que se atinja uma concentração estável de cálcio sérico. Posteriormente, a monitoração a intervalos de 3 a 6 meses é suficiente.[22]

A hipercalciúria pode limitar o tratamento, devido à perda de efeitos renais de reabsorção de cálcio pelo PTH. Em pacientes que desenvolvem hipercalciúria e/ou têm dificuldades em alcançar o objetivo do cálcio com segurança, diurético tiazídicos podem ser utilizados (conforme abordado na Tabela 3.6).

O tratamento em longo prazo da hipocalcemia em adultos com pseudo hipoparatireoidismo é semelhante às outras formas de hipoparatireoidismo. No entanto, esses pacientes raramente desenvolvem hipercalciúria em terapia com cálcio e vitamina D.[23]

Por outro lado, para pacientes com hipoparatireoidismo crônico que não conseguem manter níveis estáveis de cálcio sérico e urinário com suplementação de cálcio e vitamina D, a adição de PTH humano recombinante (1-84) (PTHrh [1-84]) é uma opção.

O tratamento com PTHrh (1-84) é recomendado para o hipoparatireoidismo crônico de qualquer etiologia, exceto para a hipocalcemia autossômica dominante, de acordo com os critérios mostrados na Tabela 3.7. A decisão de

TABELA 3.7 Indicações para Considerar o Uso de PTHrh* (1-84) no Hipoparatireoidismo

1. Controle inadequado da concentração sérica de cálcio (isso pode ser devido a doenças intercorrentes, aderência, absorção ou mudanças intrínsecas que estão além da fácil correção com cálcio e vitamina D ativa).
2. Medicamentos orais de cálcio/vitamina D necessários para controlar o cálcio sérico ou sintomas excederem 2,5g de cálcio ou mais de 1,5 mcg de vitamina D ativa ou 3 mcg do análogo de vitamina D.
3. Hipercalciúria, cálculos renais, nefrocalcinose, risco de calculose ou *clearence* de creatinina diminuído ou taxa de filtração glomerular menor que 60 mL/min.
4. Hiperfosfatemia e/ou produto cálcio-fósforo que exceda 55 mg^{2}dL^2 (4,4 mmol^{2}L^2).
5. Distúrbio do trato gastrointestinal associado à má absorção.
6. Redução da qualidade de vida.

*PTH recombinante
Adaptada do Brandi, L *et al*. Management of hypoparathyroidism: summary statement and guidelines. JCEM, 2016.

recomendar PTHrh (1-84) deve levar em conta o fato de ser atualmente uma droga de alto custo.[22]

A dose inicial do PTHrh (1- 84) é de 50 µg uma vez por dia, subcutâneo, utilizando uma caneta de injeção multidose, na coxa. Simultaneamente, a dose de vitamina D é reduzida em 50%. A concentração sérica de cálcio é monitorada na primeira semana após o início e sempre que a dose de PTHrh (1-84) é alterada. Os objetivos da terapia com PTHrh (1-84) são a diminuição do uso de vitamina D ativa, a redução do cálcio suplementar para 500 mg por dia e a manutenção do cálcio sérico no limite inferior do normal. Uma abordagem alternativa seria iniciar com a redução do cálcio oral em 50%, em vez do decréscimo da vitamina D ativa[22] (Tabela 3.6).

A dose de PTHrh (1-84) pode ser aumentada de 25 µg a 100 µg por dia. O PTHrh tem uma meia-vida curta, se o tratamento for interrompido, o cálcio e o calcitriol devem ser aumentados, e deve ser realizado monitoramento para hipocalcemia. A concentração sérica de 25-hidroxivitamina D em todos os pacientes deve estar entre 20 ng/mL e 50 ng/mL, especialmente, em indivíduos que estão descontinuando o PTHrh (1-84).

A deficiência de vitamina D (25-hidroxivitamina D <20 ng/mL [50 nmol/L]) requer tratamento oral inicial com 50.000 UI de vitamina D2 ou D3 uma vez por semana durante 6 a 8 semanas e depois de 800 a 1.000 UI de vitamina D3 diariamente. Em alguns países, a vitamina D também está disponível para a administração parenteral (conforme apresentado na Tabela 3.6).

Nos pacientes com hipocalcemia autossômica dominante, o aumento da calcemia com cálcio e vitamina D pode resultar em exacerbação da hipercalciúria, nefrocalcinose e insuficiência renal. Felizmente, a maioria dos pacientes é pouco sintomática e normalmente requer pouca ou nenhuma terapia. O PTHrh aumenta a absorção de cálcio nos túbulos e pode ser uma alternativa se a terapia for necessária.

REFERÊNCIAS

1. Melmed S, *et al*. Williams textbook of endocrinology. 12ª ed. Elsevier Health Sciences, 2015.,
2. Berne RM, Levy MN. Fisiologia. 1996: 823-41.
3. Bushinsky DA, Monk RD. Electrolyte quintet: Calcium. The Lancet. 1998: 306-311.
4. Goltzman D, Cole DEC. Hypoparathyroidism. In , Primer on the Metabolic Bone Diseases, Disorders of Bone Metabolism, 6th ed, Favus, MJ., (Ed), American Society of Bone and Mineral Research, Washington DC 2006. p.216.,
5. Fitzpatrick LA, Arnold A. Hypoparathyroidism. In , Endocrinology, 3rd ed., DeGroot LJ, (Ed), Saunders, Philadelphia 1995. p.1123.
6. Mantovani G. Pseudohypoparathyroidism: Diagnosis and Treatment. J Clin Endocrinol Metab 2011; 96 (10): 3020-3030.
7. Cholst IN, Steinberg SF, Tropper PJ, et al. The influence of hypermagnesemia on serum calcium and parathyroid hormone levels in human subjects. N Engl J Med 1984; 310:1221.
8. Husain SM, et al. Measurement of ionised calcium concentration in neonates. *Archives of disease in childhood* 69.1 Spec No (1993): 77-78.
9. Prince MR, Choyke PL, Knopp MV. More on pseudohypocalcemia and gadolinium-enhanced MRI. N Engl J Med 2004; 350:87.
10. Schafer AL, Shoback DM. Hypocalcemia: Diagnosis and Treatment. In: De Groot LJ, Chrousos G, Dungan K, *et al*. Endotext [Internet]. 2016.
11. Tohme JF, Bilezikian JP. Hypocalcemic emergencies. Endocrinology and metabolism clinics of North America 22.2 (1993): 363-375.
12. Navarro J, et al. Tetany induced on separate occasions by administration of potassium and magnesium in a patient with hungry-bone syndrome. Mineral and electrolyte metabolism 17.5 (1990): 340-344.
13. Cooper MS, Gittoes NJ. Diagnosis and management of hypocalcaemia. BMJ 336. 7656 (2008): 1298.
14. Thakker RV. Hypocalcemia: pathogenesis, differential diagnosis and management. American Society of Bone and Mineral Research, 35 (2006): 213.
15. Bajandas FJ, Smith JL. Optic neuritis in hypoparathyroidism. Neurology 26.5 (1976): 451-451.
16. Lin KF, Chen KH, Huang WL. Organic anxiety in a woman with breast cancer receiving denosumab. General hospital psychiatry 37.2 (2015): 192-e7.
17. Betterle C, Garelli S, Presotto F. Diagnosis and classification of autoimmune parathyroid disease. Autoimmun Rev 2014; 13:417.
18. Wolff AS, Erichsen MM, Meager A, et al. Autoimmune polyendocrine syndrome type 1 in Norway: phenotypic variation, autoantibodies, and novel mutations in the autoimmune regulator gene. J Clin Endocrinol Metab 2007; 92:595.
19. Tohme JF, Bilezikian JP. Diagnosis and treatment of hypocalcemic emergencies. The Endocrinologist 1996; 6:10.
20. Kovacs CS, Kronenberg HM. Maternal-fetal calcium and bone metabolism during pregnancy, puerperium, and lactation. Endocr Rev 1997; 18:832.
21. Neumar, Robert W, *et al*. Part 8: adult advanced cardiovascular life support. Circulation 122.18 suppl 3 (2010): S729-S767.
22. Brandi, L, *et al*. Management of hypoparathyroidism: summary statement and guidelines. The Journal of Clinical Endocrinology & Metabolism 101.6 (2016): 2273-2283.
23. Furukawa Y, Sohn H, Unakami H, Yumita S. Treatment of pseudohypoparathyroidism with 1 alpha-hydroxyvitamin D3. Contrib Nephrol 1980; 22:68.

CAPÍTULO 4

OSTEOPOROSE PÓS-MENOPAUSA

Denise de Sousa Antunes • Aline Alves Lopes • Francisco Bandeira

INTRODUÇÃO

A osteoporose é definida como uma doença esquelética sistêmica caracterizada por baixa massa óssea e deterioração microarquitetural do tecido ósseo, com consequente aumento da fragilidade óssea e suscetibilidade a fratura.[1] A osteoporose pós-menopáusica, ou "idiopática", foi definida por Fuller Albright, em 1940, como a osteoporose sem causas secundárias.[2] Ele propôs que era a consequência da formação óssea prejudicada, devido à deficiência de estrogênio.[3]

Posteriormente, foi proposto o conceito de que existem duas formas de osteoporose, uma relacionada com a deficiência de estrogênio, na menopausa, e outra com a de cálcio e com o envelhecimento do esqueleto. Isso foi substituído pelo conceito atual de que a osteoporose representa um contínuo, no qual múltiplos mecanismos patogênicos convergem para causar a perda de massa óssea e a deterioração microarquitetural da estrutura esquelética. Esses fatores, aliados a um aumento do risco de quedas, contribuem para uma alta incidência de fraturas de fragilidade em pacientes com osteoporose.[3]

EPIDEMIOLOGIA

A prevalência de osteoporose e a incidência de fraturas variam de acordo com o sexo e a raça. As mulheres brancas na pós-menopausa apresentam maior incidência de fraturas. A partir dos 50 anos de idade, 30% das mulheres[4] e 13% dos homens poderão sofrer algum tipo de fratura por osteoporose ao longo da vida.[5] Após os 80 anos de idade, a incidência pode chegar a 70%.[6,7]

FISIOPATOGENIA

A perda óssea em mulheres pós-menopáusicas ocorre em duas fases: uma fase inicial, mais curta, com duração de 3-5 anos, com perda rápida de osso principalmente trabecular (perda óssea relacionada à menopausa) e uma segunda fase, mais longa, de perda mais lenta, com duração de 10 a 20 anos. Para os homens, a perda óssea é relacionada com a idade e envolve compartimentos cortical e trabecular.[8]

Isso explica porque a incidência da fratura nos homens aumenta aproximadamente uma década mais tarde do que nas mulheres e porque as fraturas da fragilidade da coluna vertebral ocorrem mais cedo do que aquelas em outros locais do esqueleto. Os corpos vertebrais são principalmente (cerca de 80%) constituídos por osso trabecular, enquanto os ossos longos e o quadril consistem em especial de osso cortical (80% e 40%, respectivamente).[1]

Além disso, a geometria óssea dos ossos longos difere entre mulheres e homens. No processo de modelagem óssea durante a puberdade, os meninos experimentam uma maior taxa de aposição periosteal na superfície cortical externa sob a influência da testosterona, levando a ossos mais largos e a uma maior espessura cortical. Durante a puberdade, as meninas têm maior aposição periosteal, mas, principalmente, espessamento endocortical de seu osso cortical.[9] A partir da idade adulta jovem, e se estende pouco antes da perimenopausa, a remodelação cortical em mulheres envolve a reabsorção endocortical, que é quase compensada pela aposição perióstica. Quando os níveis de estrogênio diminuem após a menopausa, a reabsorção endocortical é melhorada, enquanto a aposição periosteal é diminuída, traduzindo-se em um córtex mais fino. A terapia de reposição de estrogênio pode prevenir, mas não inverter, a perda óssea cortical. Além do adelgaçamento do córtex, foi identificado um aumento da porosidade cortical.[10,11]

Baixa massa óssea e fragilidade esquelética em adultos podem ser resultado de baixo pico de massa óssea no início da idade adulta e de excesso de perda de massa óssea na vida adulta, ou ambos. Quanto ao pico de massa óssea, cerca de 70 a 80% é geneticamente determinado. Muitos fatores não genéticos contribuem, como nutrição (p. ex.: cálcio, fosfato, proteínas e vitamina D), assim como os hormônios envolvidos no crescimento e na puberdade. Mesmo a deficiência de vitamina D leve/moderada reduz a absorção de cálcio e pode levar ao aumento de reabsorção óssea mediada por paratormônio (PTH). A deficiência de vitamina D também provoca a diminuição da força muscular e do equilíbrio, levando a um aumento do risco de queda.

Uma vez que o pico de massa óssea do adulto é atingido, inicia-se o processo de remodelação óssea (o osso velho é substituído por osso novo). A remodelação é regida pela ação de osteoclastos que reabsorvem osso velho e osteoblastos que produzem osso novo.[1] O recrutamento e a atividade dessas células dependem da participação sistêmica de hormônios e citocinas no local. Os principais reguladores locais da remodelação óssea são o receptor ativador do fator nuclear-kb (RANK), seu ligante, RANKL, e a osteoprotegerina (OPG).[12] Cerca de 95% do cálcio do corpo é incorporado na matriz óssea pela ação de osteoblastos, que produzem colágeno tipo I como principal proteína da matriz óssea.

Nas mulheres, as alterações hormonais que ocorrem durante a perimenopausa e na pós-menopausa estimulam a produção de RANKL (direta e indiretamente), levando à perda óssea acelerada. A taxa média de perda de massa óssea durante esse período é cerca de 1% ao ano.[14] Já a perda de massa óssea relacionada com a idade se inicia na sexta década de vida nos homens e mulheres e procede a um ritmo mais lento, cerca de 0,5% ao ano.

Fraturas osteoporóticas, também chamadas de fraturas de fragilidade, são aquelas que ocorrem por queda da própria altura, sem trauma maior.[15] O tipo mais comum é a fratura vertebral por compressão, que ocorre frequentemente na junção tóraco-lombar (T12-L1) ou na região torácica média (T7-T8). As fraturas osteoporóticas mais frequentes são as do quadril, punho e coluna vertebral, embora a maioria das fraturas em idosos seja pelo menos parcialmente relacionada com a osteoporose.[16]

Estudos mostram que idade mais avançada, história de fratura não vertebral, T-score de densidade mineral óssea (DMO) do colo do fêmur menor, índice de massa corporal (IMC), perda de altura, tarefas domésticas e menos de trinta minutos de atividade física foram significativamente associadas ao aumento da probabilidade de ter uma vértebra fraturada.[17] Essas fraturas podem resultar em aumento da cifose torácica, achatamento da curvatura lordótica, perda de altura e até compressão radicular.

O encurtamento e a contratura da musculatura paravertebral decorrente da redução da altura das vértebras é a principal causa de dor lombar, nessa ocasião, a palpação da região paraespinhal é mais dolorosa do que a própria coluna vertebral. Apesar disso, a maioria das microfraturas vertebrais é assintomática, sendo diagnosticada de maneira incidental em radiografias de tórax e abdômen.[18]

DIAGNÓSTICO

Devem ser investigadas as seguintes pacientes:[19]
- Mulheres com 65 anos de idade ou mais.
- Na pós-menopausa, menores de 65 anos de idade com fatores de risco.
- Com fraturas de fragilidade.
- Com doença ou condição associada a perda de massa óssea.
- Em uso de medicações associadas com baixa massa óssea ou perda óssea.

Para a avaliação de osteoporose, é necessário, na anamnese, investigar: sexo, idade, raça, comorbidades (artrite reumatoide [AR], doença pulmonar obstrutiva crônica [DPOC], diabetes *mellitus* [DM], deficiência de hormônio do crescimento [GH], hiperparatireoidismo, etc.), hábitos de vida (álcool, tabagismo e uso de cafeína), exercício, menarca e menopausa, medicações, dieta, história familiar, dor toracolombar aguda ou crônica e relato de diminuição de estatura.

São fatores de risco para osteoporose: hereditariedade,[20] idade, sexo, sedentarismo, desnutrição, história pessoal de fraturas, retardo puberal e/ou hipogonadismo, menopausa, peso, deficiência de GH/fator de crescimento semelhante à insulina 1 (IGF1), deficiência de vitamina D, depressão, predisposição a quedas, etnia, imobilização, homocisteína elevada.

São fundamentais na avaliação física de pacientes com osteoporose: estatura; peso corporal; presença de hipercifose dorsal; outras deformidades esqueléticas; sinais físicos de doenças associadas à osteoporose.

Quanto aos exames laboratoriais, devem ser descartadas causas secundárias[21] para a osteoporose, portanto, devemos solicitar os seguintes exames:
- Hemograma com velocidade de hemossedimentação (VHS).
- Sumário de urina.
- Calciúria de 24 horas.
- Albumina, cálcio, fósforo, transaminases, fosfatase alcalina, função renal e função tireoidiana.
- PTH.
- 25OHD.
- Teste de cortisol (pós-1mg de dexametasona).
- Imunoeletroforese de proteínas séricas e urinárias.
- Ferro sérico e ferritina.
- Marcadores de reabsorção óssea.
- Anticorpos transglutaminase e antiendomísio e biópsia de intestino delgado.

MARCADORES DE REMODELAÇÃO ÓSSEA

Os marcadores de remodelação óssea não podem ser usados para diagnosticar osteoporose. Sua melhor utilização é para monitorar o tratamento, porém, níveis elevados podem prever taxas mais rápidas de perda óssea e podem ser associados a aumento de risco de fratura independente da DMO na menopausa e em mulheres idosas.

Considera-se como redução satisfatória dos marcadores uma redução de 50% no valor basal para os marcadores urinários ou 30% para os plasmáticos. Esse decréscimo é dose-dependente, alcança o ponto mais baixo no período de 3 meses e mantém-se nesse nível enquanto o paciente está em tratamento.[22]

São marcadores de formação: fosfatase alcalina, osteocalcina e pró-peptídeos do colágeno tipo I.[13] São marcadores de reabsorção: N-telopeptídeo (NTX), C-telopeptídeo (CTX), piridinolinas, hidroxiprolina e fosfatase ácida tartarorresistente.[21]

RADIOGRAFIA SIMPLES

Quanto aos exames de imagem, o diagnóstico de osteoporose mediante radiografia só será possível quando cerca de 30 a 50% da massa óssea já estiver perdida.

Com relação às características na radiografia de coluna, as principais são: adelgaçamento do córtex e aumento da porosidade, aumento da radioluscência, mudança do padrão trabecular, deformidades e fraturas.[23,24]

A osteoporose na coluna pode provocar colapso vertebral, sendo a deformidade mais comum a fratura em formato de cunha. Fraturas centrais por compressão são mais comuns na coluna torácica média.

As fraturas morfométricas são confirmadas por meio da medida da altura anterior, média e posterior dos corpos vertebrais de T4 a L5 e é feito um cálculo da proporção de redução da altura, sendo então definido o grau da fratura.[7] O Método de Genant, conforme descrito na Figura 4.2 no caderno colorido, é o mais utilizado.

Devem ser submetidos à radiografia de coluna vertebral torácica e lombar os seguintes pacientes:[25]

TABELA 4.1	Classificação de Osteoporose pela Densitometria Óssea (Organização Mundial de Saúde [OMS])
Classificação	T-score
Normal	Até -1 DP
Osteopenia	Entre -1 e -2,49 DP
Osteoporose	≤-2,5 DP
Osteoporose grave	≤-2,5 DP + fratura

TABELA 4.2	Avaliação do Escore pelo Osso Trabecular
TBS >1.350	Normal
TBS entre 1.200 e 1.350	Consistente com degradação parcial da microarquitetura
TBS <1.200	Define degradação óssea

- Todas as mulheres com idade igual ou superior a 70 anos, se o T-score da DMO na coluna vertebral, quadril total ou colo do fêmur for menor que -1,0.
- Mulheres de 65 a 69 anos de idade se o T-score da DMO na coluna vertebral, quadril total ou colo do fêmur for menor que -1,5.
- Mulheres menopausadas com fatores de risco específicos: fratura de baixo trauma durante a idade adulta (50 anos de idade); história de perda de altura de 4 cm ou mais; provável perda de altura de 2 cm ou mais e tratamento recente com glicocorticoide ou em curso de longo prazo.

DENSITOMETRIA ÓSSEA NA PRÁTICA CLÍNICA

O diagnóstico de osteoporose na menopausa é confirmado por meio do exame de densitometria óssea (medida da absorção de dupla energia de raios X – DXA) que fornece a densidade de área (g/cm²) e compara também com a DMO de uma população de referência para a mesma idade, sexo e etnia (Z-score) ou com uma população de referência jovem-adulto do mesmo sexo (T-score). A medição da DMO pela DXA é o padrão-ouro para diagnóstico não invasivo de osteoporose. Tem como grande limitação não avaliar a qualidade óssea.

No seguimento do paciente em tratamento para osteoporose, devemos calcular o percentual de perda ou ganho de massa óssea. Uma variação maior que 3% (variação do aparelho) é significativa. Também devemos levar em consideração os artefatos: zíper, botões e calcificações da aorta elevam a DMO; idosos com osteófitos — medida do quadril é mais precisa; gordura em excesso pode falsamente elevar a DMO; e a escoliose acentuada pode reduzir falsamente a DMO.

OUTROS MÉTODOS DE AFERIÇÃO DA DENSIDADE MINERAL ÓSSEA

Escore de Osso Trabecular

O algoritmo do cálculo do escore de osso trabecular (do inglês, trabecular bone score [TBS]) é elaborado a partir das imagens da DXA e é executado a partir de um *software* instalado em densitômetros convencionais. A variação da escala de cinza dos *pixels* que compõem a imagem densitométrica digitalizada é medida de acordo com a intensidade e distribuição espacial. O TBS é derivado das diferenças de nível de cinza entre os pixels. Um TBS elevado está associado a melhor estrutura óssea. Valores de TBS baixos indicam deterioração da microarquitetura trabecular óssea. Ele é útil nas condições associadas a risco aumentado de fraturas mesmo que a DXA mostre que o paciente está dentro da normalidade, como nos pacientes em uso crônico de corticoide.[26,27]

ULTRASSONOMETRIA ÓSSEA

Mede a velocidade de propagação e a atenuação do som, estabelecendo um índice que expressa a "resistência óssea". O calcâneo é o local mais utilizado. Essa preferência ocorre por ser o calcâneo constituído predominantemente por osso trabecular.

Foi idealizada há vários anos, porém, sua exatidão, suas limitações, artefatos e problemas técnicos permanecem desconhecidos. É um método de baixo custo, fácil acesso, livre de radiação e não invasivo. É útil para detectar população de risco.[28]

TOMOGRAFIA COMPUTADORIZADA QUANTITATIVA

A tomografia computadoriza quantitativa (TCQ) mede a DMO volumétrica (DMOv) em g/cm³. É capaz de distinguir o compartimento ósseo cortical e o trabecular e pode medir a DMO, geralmente na coluna e, em alguns equipamentos, no quadril. A acurácia e a precisão não são tão boas quanto a DXA. Pode ser utilizada para monitorar a DMO da coluna em pacientes com alterações estruturais dos elementos posteriores da coluna (p. ex., osteoartrite).

É usada principalmente em pesquisas clínicas para avaliar a estrutura e o tamanho ósseo, além de mudanças nos compartimentos corticais e trabeculares que ocorrem com as mais diversas terapias medicamentosas e/ou doenças do metabolismo ósseo.

QUALIDADE ÓSSEA

A qualidade óssea compreende a composição e a estrutura óssea, que contribuem para sua força, independentemente de sua densidade.[29] É responsável por 20-40% da resistência óssea. Vários fatores interagem para compor a qualidade óssea: *turnover* ósseo, geometria, microarquitetura, mineralização, componente da matriz óssea e mineral, microagres-

PARATIREOIDES E METABOLISMO ÓSSEO

sões. O conceito de qualidade óssea vem sendo amplamente utilizado para justificar a ocorrência de eventos clínicos não explicados pela avaliação da densidade óssea.[30]

Quanto à análise da qualidade óssea, existem métodos não invasivos, como a TC de alta resolução, que avalia a microarquitetura do osso trabecular e cortical do rádio e da tíbia, e métodos invasivos, como a biópsia óssea.

TRATAMENTO

O tratamento está indicado nos seguintes casos:
- Osteoporose (T-score <-2,5)
- Fratura por fragilidade, independentemente do T--score
- T-score entre -1,0 e -2,5 com risco aumentado de fraturas

Fracture Risk Assessment tool (FRAX)

O risco de fraturas é avaliado pelo *Fracture Risk Assessment tool* (FRAX) brasileiro. Esse algoritmo foi desenvolvido pela OMS e associa sete fatores de risco com o resultado da DMO do colo do fêmur ou com o IMC. Ele indica a probabilidade de fratura do quadril e de uma fratura maior (fratura vertebral clínica, antebraço, quadril e ombro) nos 10 anos seguintes. Os pontos de corte para indicação de tratamento em pacientes com osteopenia (para a população americana) são: maior que 3% para fratura de quadril ou 20% para fraturas maiores, em qualquer sítio.

1. Considerar a avaliação do risco de fratura:
   - Em todas as mulheres com idade igual ou superior a 65 anos e todos os homens com 75 anos de idade ou mais.
   - Em mulheres com menos de 65 anos de idade e homens com menos de 75 anos de idade na presença de fatores de risco, por exemplo: fratura de fragilidade anterior; uso atual ou frequente de glicocorticoides sistêmicos; história de quedas; história familiar de fratura de quadril; outras causas de osteoporose secundária; baixo IMC (menos de 18,5 kg/m²), tabagismo; consumo de álcool de mais de 14 unidades por semana para mulheres e mais de 21 unidades por semana para homens.
2. Não avaliar rotineiramente o risco de fratura em pessoas com idade inferior a 50 anos de idade, a menos que tenham grandes fatores de risco (p. ex., uso recente, atual ou frequente de glicocorticóides sistêmicos, menopausa prematura não tratada ou fratura de fragilidade anterior), porque é improvável que sejam de alto risco.[31]

Se o paciente possui densitometria óssea com DP entre -1,5 e -2,5 em coluna lombar ou colo de fêmur, deve-se avaliar o risco de fratura FRAX:
   - Se houver fatores de risco presentes ou se o FRAX for maior que o limiar sugestivo de tratamento, se houver perda óssea ou fratura com tratamento conservador e fraturas morfométricas, então, indica-se tratamento.
   - Se o risco for intermediário, deve-se investigar fraturas morfométricas, e, se estiverem presentes, tratar. Se ausente, reavaliar em 1 a 3 anos.
   - Se o risco for baixo, deve-se reavaliar em 5 anos.

TABELA 4.3 Relação da Idade com o Limiar de Intervenção pelo FRAX	
Idade	Limiar de intervenção (%)
50	7,5
55	10
60	12,5
65	15
70	20
75	25
80	30

TRATAMENTO NÃO MEDICAMENTOSO DA OSTEOPOROSE

Recomendações a Todas as Pacientes

Dieta

A redução do risco de osteoporose e de fraturas é um dos objetivos do tratamento. É necessária a ingestão adequada de cálcio (em torno de 1.000-1.200 mg/dia), vitamina D (mínimo de 800 UI/dia) e proteínas (1 g/kg de peso). Deve-se priorizar a ingesta de cálcio pela alimentação (leite e derivados) — a suplementação deve ser feito somente nos intolerantes ou com ingestão insuficiente.

Atividade física

A atividade física estimula a formação óssea e reduz a reabsorção óssea, além de preservar a força muscular e reduzir os riscos de queda. Caminhadas de 40 a 50 minutos por dia, 4 a 5 vezes por semana, são o mínimo necessário para a manutenção da densidade óssea. A musculação também deve ser recomendada.[32]

Cessar tabagismo e etilismo

O uso de produtos de tabaco é prejudicial para o esqueleto, bem como para a saúde geral. A ingestão de álcool de mais de duas bebidas por dia para mulheres ou três bebidas por dia para homens (sendo uma bebida equivalente a 120 mL de vinho, 30 mL de licor ou 260 mL de cerveja) pode prejudicar a saúde óssea e aumentar o risco de queda.[15]

Medidas para prevenção de quedas:[15]
- Usar tapetes antiderrapantes
- Minimizar a desordem
- Remover os fios soltos
- Instalar corrimãos em banheiros, salões e escadas longas
- Iluminar corredores, escadas e entradas
- Incentivar o paciente a usar sapatos resistentes e de salto baixo
- Recomendar protetores de quadril para pacientes que estão predispostos a cair
- Manter todos os itens ao alcance das mãos e evitar usar ferramentas

TRATAMENTO MEDICAMENTOSO PARA OSTEOPOROSE

TABELA 4.4	**Tratamento Medicamentoso para a Osteoporose**

1. Antireabsortivos
   - Bisfosfonatos
   - SERMs
   - Denosumab
2. Anabólicos (estimuladores da formação óssea)
   - Teriparatide
   - Abaloparatide

TABELA 4.5	**Principais Bisfosfonatos**		
Medicamento	**Dose**	**Frequência**	**Via**
Alendronato	70mg	Semanal	Oral
Risendronato	35mg	Semanal	Oral
Risendronato	150mg	Mensal	Oral
Ibandronato	150mg	Mensal	Oral
Ibandronato	3mg	Trimestral	Intravenoso
Zolendronato	5mg	Anual	Intravenoso

BISFOSFONATOS

Os bisfosfonatos são os medicamentos de primeira escolha na osteoporose pós-menopausa, sendo os mais indicados para a prevenção e tratamento.

São análogos estáveis de pirofosfato que atuam como potentes inibidores da reabsorção óssea por meio da redução do recrutamento e ativação dos osteoclastos e do aumento de sua apoptose. Eles reduzem o índice de remodelamento ósseo, diminuindo tanto a reabsorção como a formação óssea. São incorporados à matriz óssea, apresentando efeito residual após a suspensão do uso. Alguns podem ter residência permanente no osso, como o alendronato e o zolendronato.[33]

Os bisfosfonatos são medicações fracamente biodisponíveis, chegando a 0,6% de absorção por via oral, a qual é ainda reduzida com a ingestão simultânea de alimentos. Cada bisfosfonado possui uma potência diferente e tem efeito dose-dependente.

Os bisfosfonatos orais são contraindicados em casos de disfagia e alterações no esôfago, como acalasia, varizes ou esofagite, nas síndrome disabsortivas (doença inflamatória intestinal, doença celíaca), hipocalcemia, deficiência de vitamina D e na hipersensibilidade à droga. Não podem ser usados se o *clearance* de creatinina for menor que 30 mL/min.

Os bisfosfonatos utilizados na osteoporose pós-menopausa são o alendronato, o risendronato, o ibandronato e o zolendronato. Estudo recente que analisou o tratamento da osteopenia em mulheres pós-menopausa, comparando zolendronato x placebo, duplo cego e randomizado, demonstrou que o grupo que recebeu 4 infusões do ácido zoledrônico (uma infusão de 5mg endovenosa a cada 18 meses), comparado ao grupo placebo, houve redução de fratura por fragilidade: não vertebral (34%), fraturas sintomáticas (27%), fraturas vertebrais (55%), para T-score médio em colo de fêmur de -1,6±0,5 com FRAX de 2,3% para risco de fratura de quadril. Logo, houve benefício do tratamento de mulheres com osteopenia com zolendronato, a partir de T-score de aproximadamente -1,2.[34]

MODULADORES SELETIVOS DO RECEPTOR ESTROGÊNICO

Os SERMs são agentes não esteroides que se ligam ao receptor estrogênico e atuam como agonistas ou antagonistas de acordo com o tecido alvo. Diminuem a reabsorção óssea mediante a inibição dos osteoclastos, via receptores estrogênicos, aumentando os níveis de OPG pelos osteoblastos.

O principal representante é o raloxifeno, na dose de 60 mg/dia. Ele apresenta efeito estrogênico agonista no osso e sobre os lipídios e antagonista nas mamas, além de não estimular o endométrio. É indicado para aquelas pacientes com alto risco para câncer de mama e sem fogachos (alternativa à terapia de reposição hormonal). É contraindicado em pacientes com fogachos e com história de tromboembolismo.

ESTROGÊNIOS

Em situações específicas, o estrógeno (isolado ou associado à progesterona) é eficaz na prevenção da perda óssea associada à menopausa e na redução da incidência de fratura vertebral e não vertebral. A terapia hormonal pode ser utilizada em mulheres com osteoporose pós-menopausa, com menos de 60 anos de idade ou menos de 10 anos de menopausa, preferencialmente na presença de sintomas climatéricos e em baixas doses. No entanto, a terapia hormonal na menopausa não deve ser feita em mulheres com mais de 60 anos com o único objetivo de tratamento de osteoporose. São contraindicados em mulheres com história pessoal ou familiar de câncer de mama ou de neoplasia estrógeno-dependente, sangramento uterino anormal, doença hepática ativa e história prévia ou presença de tromboembolismo venoso.[35,36]

DENOSUMABE

O denosumabe é um anticorpo monoclonal humano contra o RANKL que atua reduzindo a diferenciação, a ativação e a sobrevida dos osteoclastos, ao evitar a ativação do receptor do fator nuclear NFκB (RANK). Na mulher deficiente em estrogênio, há uma regulação positiva do RANKL, resultando em aumento da formação, função e sobrevivência dos osteoclastos, o que leva à perda óssea significativa após a menopausa.[19]

Sua posologia é de 60 mg por via subcutânea (SC) a cada 6 meses. Como efeitos adversos, pode apresentar celulite, erisipela, fratura atípica e eczema.

O denosumabe reduz a incidência de fraturas vertebrais em 68%, de quadril em 40% e não vertebrais em 20%. Pode ser usado em casos de insuficiência renal, pois não é eliminado pelos rins.

TERIPARATIDA

A teriparatida consiste em uma molécula formada pelos primeiros 34 aminoácidos do paratormônio (PTH 1-34) e atua aumentado o número e atividade dos osteoblastos, resultando em formação óssea e melhora de sua arquitetura tanto no osso cortical quanto no esponjoso.

A exposição contínua ao PTH leva a perda óssea importante, principalmente no osso cortical, porém, tem efeito oposto quando seu uso é intermitente.

Nos primeiros meses de uso, a ação da teriparatida é maximamente anabólica e, em torno de apenas 3 meses de uso, tem início o aumento dos marcadores de reabsorção óssea, período esse chamado de "janela anabólica".

A teriparatida reduz o risco de fraturas vertebrais e não vertebrais; entretanto, a sua ação é predominantemente em osso trabecular, com ação mínima em osso cortical. Pode ser usada por até 24 meses e seu efeito persiste por até 30 dias após a interrupção. A dose recomendada é de 20 mcg SC 1 × /dia.

É indicada para casos graves de osteoporose (T-score <-3,0 ou fraturas vertebrais múltiplas) e para pacientes intolerantes aos bisfosfonatos ou que apresentem fratura durante o tratamento antirreabsortivo. Pode ser usado como tratamento sequencial após bisfosfonatos.

ABALOPARATIDA

A abaloparatida é um análogo de PTHrp, é um peptídeo com 34 aminoácidos criado para ser um ativador potente e seletivo da via de sinalização do receptor do hormônio da paratireoide. Ela tem o potencial de reduzir a ocorrência de fraturas vertebrais e não vertebrais e de melhorar a DMO, independentemente da idade, história de fratura anterior ou DMO. Também mostrou maior preservação do osso cortical do que se observa com a teriparatida. A dose é de 80 μg/dia, por via SC.[37]

DRUG HOLIDAYS

As férias medicamentosas (*drug holiday*) a partir de terapia de bisfosfonatos de longo prazo são possíveis, uma vez que estes possuem residência no osso em longo prazo e a DMO parece ser estável quando a terapia é interrompida após 5 anos de uso. Essa interrupção é uma opção para aqueles com risco moderado de fratura, por permitir a recuperação da remodelação óssea e por reduzir o risco de possíveis efeitos prejudiciais de longo prazo da terapia com bisfosfonatos, como o risco de fraturas atípicas.[19]

Sugere-se a reavaliação e a descontinuação da terapia em mulheres que se tornam de baixo risco (T-score >-2 e/ou ausência de fraturas no momento da reavaliação) após um período de 3 a 5 anos de uso de alendronato ou após 5 anos de risendronato ou após 3 anos de tratamento com zoledronato.[38]

Nas mulheres que permanecem em alto risco (T-score ≤-2,5 e presença de fratura no momento da reavaliação) após um tratamento de 3 a 5 anos com bisfosfonato, sugere-se a extensão da terapia com alendronato para até 10 anos ou com risedronato para até 7 anos.[38]

Recomenda-se a extensão da terapia com zoledronato para até 6 anos em mulheres que permanecem em alto risco após um tratamento de 3 anos (T-score ≤-2,5 e presença de fratura no momento da reavaliação).[38]

TERAPIA COMBINADA E SEQUENCIAL

Consiste na combinação de agentes de diferentes mecanismos de ação, usados em associação ou em sequência, na tentativa de aumentar a eficácia do tratamento. O uso sequencial de fármacos é especialmente útil para os pacientes que persistem com T-score ≤-2,5 mesmo após tratamento farmacológico por período de tempo adequado.

Estudos sugerem benefício no uso de bisfosfonatos após o término do tratamento com teriparatida, auxiliando na manutenção da DMO.

Alguns estudos indicam que, nas mulheres pós-menopausadas com osteoporose que passaram de teriparatida para denosumabe, a DMO continuou a aumentar, enquanto a mudança de denosumabe para teriparatida resulta em perda óssea progressiva.[39]

O uso concomitante de denosumabe e teriparatida foi mais eficaz que o emprego isolado desses fármacos, elevando a DMO em colo de fêmur e quadril.[40]

O uso sequencial de medicações antirreabsortivas, como os bisfosfonatos, deve ser evitado, em função do risco de fraturas atípicas.

Não há evidências de que o uso combinado seja superior à monoterapia na presença de fraturas, portanto, sua utilização não deve ser indicada.

MONITORAMENTO

Para o monitoramento do tratamento, indica-se:
- Avaliar a adesão: a não adesão é evidenciada por meio de pequena ou nenhuma modificação dos marcadores ósseos e da densitometria.
- Monitorar marcadores de *turnover* ósseo: solicitá-los após 3 meses do início do tratamento. Os bisfosfonatos reduzem o CTX em 25%, e a teriparatida aumenta em 25% a calcitonina.
- Monitorar a densitometria óssea: usar sempre o mesmo tipo de aparelho. Ganho ou perda de DMO só pode ser considerado caso a variação (2,77 × coeficiente de variação), ultrapassar -5% e +5% de perda óssea. A DXA deve ser solicitada 2 a 3 anos após início de tratamento.

Se ocorrer aumento da DMO ou não houver alteração, considera-se boa resposta à terapêutica, e nova DXA deve ser realizada apenas em 5 anos.

Caso haja redução da DMO ou nova fratura, considera-se não adesão, causas secundárias para osteoporose ou falha de tratamento.

A falha do tratamento é definida por perda de DMO maior que 5% em coluna lombar ou 4% em colo do fêmur em um ano ou segunda fratura por fragilidade ocorrendo durante o tratamento. Recomenda-se considerar a falha do tratamento uma alteração no CTX sérico menor que -25% na terapia de antirreabsorção ou maior que +25% na teriparatida.[38]

PERSPECTIVAS FUTURAS

O romosozumab é anticorpo inibidor de esclerostina que aumenta a formação óssea e reduz a reabsorção óssea. Em mulheres pós-menopáusicas com osteoporose, o romosozumab foi associado a menor risco de fratura vertebral após 12 meses de uso e, após a transição para denosumabe, aos 24 meses.[41] O romosozumabe já foi aprovado para uso clínico no Japão, mas ainda não foi no Brasil. Entretanto, o painel do FDA (Food And Drug Administration) recomenda a sua aprovação. Em estudo envolvendo mulheres pós-menopausicas com fraturas, randomizadas para uso de romosozumabe x alendronato por um ano, e a partir do segundo ano, ambos os grupos recebendo alendronato, o grupo romosozumabe-alendronato, comparado ao grupo alendronato-alendronato, apresentou menor risco de novas fraturas vertebrais (48%), fraturas clínicas (27%) e fraturas não vertebrais (19%). O grupo romosozumabe apresentou maior incidência de eventos cardiovasculares comparado ao alendronato (50 x 38 casos, em números absolutos), sendo estatisticamente não significativo. A ocorrência de osteonecrose de mandíbula foi equivalente entre os grupos (um em cada), enquanto as fraturas atípicas foram mais frequentes no grupo alendronato (2 x 4, para romosozumabe e alendronato, respectivamente).[42]

FRATURAS ATÍPICAS

São consideradas atípicas as fraturas atraumáticas ou de baixo impacto localizadas ao longo da diáfise femoral, da região distal ao trocanter menor até a região proximal ao alargamento supracondilar em pacientes com *turnover* ósseo suprimido. Estão associadas ao uso de bisfosfonatos ou denosumabe. A patogênese ainda é desconhecida.

Diagnóstico

Para o diagnóstico, a fratura deve estar localizada ao longo da diáfise femoral, da região distal ao trocanter menor até a região proximal ao alargamento supracondilar. Além disso, pelo menos 4 dos 5 critérios maiores devem estar presentes. Nenhum dos critérios menores é necessário, mas, às vezes, foram associados a essas fraturas.[43,44]

Critérios maiores:
- A fratura está associada a um traumatismo mínimo ou nenhum, como em uma queda da própria altura ou menos.
- A linha de fratura se origina no córtex lateral e é substancialmente transversal em sua orientação, embora possa tornar-se oblíqua à medida que avança medialmente pelo fêmur.
- Fraturas completas se estendem através de ambos os córtices e podem estar associadas a uma espiga medial; fraturas incompletas envolvem apenas o córtex lateral.
- A fratura não cominutiva ou minimamente cominutiva.
- O espessamento periosteal ou endosteal localizado do córtex lateral está presente no local da fratura (*beaking* ou *flaring*).

Critérios menores:
- Aumento generalizado da espessura cortical das diáfises femorais.
- Sintomas prodrômicos uni ou bilaterais, como dor maçante ou dor na virilha ou coxa.
- Fraturas bilaterais incompletas ou completas de diáfise femoral.
- Consolidação lenta da fratura

Tratamento

Inicialmente, deve-se suspender os bisfosfonatos e o denosumabe, além de otimizar a ingesta de cálcio e vitamina D.

Indicações terapêuticas para fraturas:
- Fraturas completas: tratamento cirúrgico.
- Fraturas incompletas com dor importante: fixação profilática.
- Fraturas incompletas sem dor ou com dor leve: tratamento conservador com uso de órteses, para reduzir o peso e os traumas na região afetada.
- Espessamento periosteal sem fratura: tratamento conservador até não haver edema ósseo à RM ou hiperatividade à cintilografia óssea.

Em um estudo pernambucano com três pacientes que apresentavam fraturas de fêmur com dificuldade de consolidação, foi utilizado ranelato de estrôncio e teriparatida, os quais evidenciaram bons resultados na consolidação das fraturas.[45]

OSTEONECROSE DE MANDÍBULA

Definição

A osteonecrose da mandíbula (ONM) é uma condição em que uma ou mais partes dos maxilares ficam mortas (necróticas) e expostas na boca. Tanto o mandril superior (maxilar) quanto o mandril inferior (mandibular) podem ser afetados. Essa condição pode se desenvolver sem motivo óbvio ou pode seguir uma extração dentária cuja lesão na gengiva não consegue ser curada.[42]

Sinais, Sintomas e Diagnóstico

Muitos pacientes não experimentam sintomas, embora estes possam se desenvolver mais tarde. Em alguns casos, o osso exposto é infectado por bactérias orais, o que pode resultar em dor e inchaço das gengivas circundantes. Fragmentos afiados de osso podem causar úlceras dolorosas na língua. Às vezes, entorpecimento ou dor aguda podem se desenvolver, se o osso necrótico danificar um nervo nos maxilares, ao que é referido como dor neuropática. A osteonecrose da mandíbula não causa câncer nem progride para o câncer. A osteonecrose de mandíbula pode se desenvolver durante ou após o tratamento com medicamentos de fortalecimento ósseo, incluindo bisfosfonatos e denosumab.[44]

Um especialista em cuidados de saúde bucal geralmente pode fazer esse diagnóstico depois de ter uma história médica completa e realizar um exame cuidadoso. O diagnóstico de ONM baseia-se na presença de osso exposto na boca, embora alguns casos apareçam apenas como "espinhas" orais (*gumboils* ou trilhas sinusais) sem osso exposto. A maioria dos casos de ONM não é dolorosa, e os pacientes frequentemente descrevem uma sensação de rugosidade das gengivas na área do osso exposto. Se as gengivas ao redor do osso exposto se infectarem, pode-se notar dor ou um sabor estranho. É raro que casos graves estejam associados a infecções cutâneas, fraturas do maxilar ou dor intensa. Podem ser realizados raios X ou TC para avaliar o quanto a mandíbula foi afetada.[42]

Tratamento

O objetivo do tratamento é reduzir ou eliminar quaisquer sintomas. É necessária uma avaliação da boca com cuidado para quaisquer fragmentos de osso soltos, porque a remoção destes pode auxiliar o processo de cicatrização. Se o paciente não tem sintomas, pode-se realizar apenas o seguimento periódico. Se as gengivas estiverem infectadas, pode ser usado clorexidina e enxertos bucais antibacterianos e antibióticos como amoxicilina/clavulanato ou clindamicina. Os dentes soltos na área podem precisar de extração. Em alguns casos, a cirurgia pode ser recomendada, para corrigir o problema. Os sintomas de dor neuropática podem ser gerenciados com medicamentos que reduzem a atividade nervosa, como clonazepam, gabapentina e carbamezapina.[42]

Embora nem todos os pacientes obtenham cicatrização completa, o tratamento auxiliará a maioria dos pacientes com ONM a viver sem dor ou com sintomas mínimos. Como os bisfosfonatos permanecem nos ossos por anos, os pacientes que têm ou tiveram ONM podem estar em risco aumentado de desenvolver novas áreas de ONM no futuro, especialmente se o osso foi danificado pela cirurgia. Portanto, os benefícios e riscos da cirurgia de gengiva, cirurgia do canal radicular, colocação do implante ou extrações dentárias devem ser cuidadosamente considerados se o paciente tiver ou teve ONM ou estiver em uso de bisfosfonato ou denosumab. Outras opções de tratamento, como o tratamento do canal radicular, pontes ou próteses parciais, em vez de implantes, devem ser consideradas.[42]

REFERÊNCIAS

1. Eastell R, O'Neill TW, Hofbauer LC, Langdahl B, Reid IR, Gold DT, et al. Postmenopausal osteoporosis. Nat Rev Dis Prim [Internet]. 2016;2:16069. Available from: http://www.nature.com/articles/nrdp201669.
2. Khosla S. Update on estrogens and the skeleton. J Clin Endocrinol Metab. 2010;95(8):3569-77.
3. Raisz LG. Science in medicine Pathogenesis of osteoporosis: concepts, conflicts, and prospects. 2005; 115(12).
4. Guerra MTPM, Prado GLM. Osteoporose em mulheres na pós-menopausa: perfil epidemiológico e fatores de risco *. Rev Bras Clin Med. 2010;8(5):386-91.
5. Schwartz a V, Kelsey JL, Maggi S, Tuttleman M, Ho SC, J?nsson P V., et al. International Variation in the Incidence of Hip Fractures: Cross-National Project on Osteoporosis for the World Health Organization Program for Research on Aging. Osteoporos Int [Internet]. 1999 Mar 1;9(3):242-53. Available from: http://link.springer.com/10.1007/s001980050144.
6. Fontes TMP, Araújo LFB de, Soares PRG. Osteoporose no climatério I: epidemiologia, definição, rastreio e diagnóstico. Femina. 2012;40(2):109-16.
7. Bandeira F, Carvalho EF de. Prevalência de osteoporose e fraturas vertebrais em mulheres na pós-menopausa atendidas em serviços de referência. Rev Bras Epidemiol [Internet]. 2007;10(1):86-98. Available from: http://www.scielo.br/scielo.php?script=sci_arttext&pid=S1415-790X2007000100010&lng=en&nrm=iso&tlng=pt.

8. Manolagas SC, O'Brien CA, Almeida M. The role of estrogen and androgen receptors in bone health and disease. Nat Rev Endocrinol [Internet]. 2013 Dec;9(12):699-712. Available from: http://www.ncbi.nlm.nih.gov/pubmed/24042328.
9. Bonjour JP, Chevalley T. Pubertal timing, bone acquisition, and risk of fracture throughout life. Endocr Rev. 2014;35(5):820-47.
10. Szulc P, Seeman E, Duboeuf F, Sornay-Rendu E, Delmas PD. Bone Fragility: Failure of Periosteal Apposition to Compensate for Increased Endocortical Resorption in Postmenopausal Women. J Bone Miner Res [Internet]. 2006;21(12):1856-63. Available from: http://doi.wiley.com/10.1359/jbmr.060904.
11. Nishiyama KK, Macdonald HM, Buie HR, Hanley DA, Boyd SK. Postmenopausal women with osteopenia have higher cortical porosity and thinner cortices at the distal radius and tibia than women with normal aBMD: an in vivo HR-pQCT study. J Bone Miner Res [Internet]. 2010 Apr 19;25(4):882-90. Available from: http://doi.wiley.com/10.1359/jbmr.091020.
12. Hofbauer LC, Schoppet M. Clinical Implications of the Osteoprotegerin / RANKL / RANK System for Bone. J Am Med Assoc. 2004;292(4):490-5.
13. Bandeira F, Costa AG, Soares Filho MA, Pimentel L, Lima L, Bilezikian JP. Bone markers and osteoporosis therapy. Arq Bras Endocrinol Metabol [Internet]. 2014;58(5):504-13. Available from: http://www.scielo.br/scielo.php?script=sci_arttext&pid=S0004-27302014000500504&lng=en&nrm=iso&tlng=en.
14. Russo LAT. Osteoporose pós-menopausa: opções terapêuticas. Arq Bras Endocrinol Metabol [Internet]. 2001;45(4):401-6. Available from: http://www.scielo.br/scielo.php?script=sci_arttext&pid=S0004-27302001000400013&lng=pt&nrm=iso&tlng=pt.
15. Camacho PM, Petak SM, Binkley N, Clarke BL, Harris ST, Hurley DL, et al. American Association of Clinical Endocrinologists and American College of Endocrinology Clinical Practice Guidelines for the Diagnosis and Treatment of Postmenopausal Osteoporosis — 2016. Endocr Pract [Internet]. 2016;22(Supplement 4):1-42. Available from: http://journals.aace.com/doi/10.4158/EP161435.GL.
16. Morin SN, Lix LM, Majumdar SR, Leslie WD. Temporal trends in the incidence of osteoporotic fractures. Curr Osteoporos Rep. 2013;11(4):263-9.
17. Cui L., Chen L, Xia W, Jiang Y, Cui L, Huang W, et al. Vertebral fracture in postmenopausal Chinese women: a population-based study. Osteoporos Int [Internet]. 2017 May 30; Available from: http://www.ncbi.nlm.nih.gov/pubmed/28560474%0Ahttp://link.springer.com/10.1007/s00198-017-4085-1.
18. Fink HA, Milavetz DL, Palermo L, Nevitt MC, Cauley JA, Genant HK, et al. What Proportion of Incident Radiographic Vertebral Deformities Is Clinically Diagnosed and Vice Versa? J Bone Miner Res [Internet]. 2005;20(7):1216-22. Available from: http://doi.wiley.com/10.1359/JBMR. 050314.
19. Group M and OW. Osteoporosis in Menopause. J Obs Gynaecol Can [Internet]. 2014;36(9):839-40. Available from: http://linkinghub.elsevier.com/retrieve/pii/S1701216315304898%0Ahttp://www.ncbi.nlm.nih.gov/pubmed/25222365.
20. Sosa NH De, Athanasiadis G, Malouf J, Laiz A, Marin A, Herrera S, et al. Heritability of bone mineral density in a multivariate family-based study. Calcif Tissue Int. 2014;94(6):590-6.
21. Kamel HK. Postmenopausal osteoporosis: etiology, current diagnostic strategies, and nonprescription interventions. J Manag Care Pharm [Internet]. 2006; 12(6 Suppl A):S4-8. Available from: http://ovidsp.ovid.com/ovidweb.cgi?T=JS&PAGE=reference&D=med5&NEWS=N&AN=17269852%5Cnhttp://ovidsp.ovid.com/ovidweb.cgi?T=JS&PAGE=reference&D=emed7&NEWS=N&AN=2007448459.
22. Saraiva GL, Lazaretti-Castro M. Marcadores Bioquímicos da Remodelação Óssea na Prática Clínica. Arq Bras Endocrinol Metabol [Internet]. 2002;46(1):72-8. Available from: http://www.scielo.br/scielo.php?script=sci_arttext&pid=S0004-27302002000100010&lng=en&nrm=iso&tlng=pt.
23. Link TM. Radiology of Osteoporosis. Can Assoc Radiol J [Internet]. 2016;67(1):28-40. Available from: http://dx.doi.org/10.1016/j.rcl.2010.02.016.
24. Castro GGF de, Risso Neto MI, Zuiani GR, Cavali PTM, Belangero WD, Veiga IG, et al. Vertebral fractures in patients treated for femur proximal third fractures. Coluna/Columna [Internet]. 2014 Sep;13(3):228-31. Available from: http://www.scielo.br/scielo.php?script=sci_arttext&pid=S1808-18512014000300228&lng=en&tlng=en.

25. Osteoporosis TOF. 2014 Issue, Version 1 Release Date: April 1, 2014 2014 Clinician's Guide Update Committee and Organizations Represented NOF acknowledges the following individuals for their prior contribution to the project: 2014;(202).
26. Silva BC, Leslie WD, Resch H, Lamy O, Lesnyak O, Binkley N, et al. Trabecular bone score: A noninvasive analytical method based upon the DXA image. J Bone Miner Res. 2014;29(3):518-30.
27. Harvey NC, Glüer CC, Binkley N, McCloskey E V, Brandi M-L, Cooper C, et al. Trabecular bone score (TBS) as a new complementary approach for osteoporosis evaluation in clinical practice. Bone [Internet]. 2015 Sep;78:216-24. Available from: http://www.sciencedirect.com/science/article/pii/S8756328215001957.
28. Barra FR, Leite AF, Souza PT De, Pereira FB, Paula AP De. Ultrassonometria do calcâneo, densitometria óssea e morfometria vertebral em homens com idade acima de 60 anos. Arq Bras Endocrinol Metabol. 2012;56(6):370-5.
29. Compston J. Bone quality: what is it and how is it measured? Arq Bras Endocrinol Metabol. 2006;50(4):579-85.
30. Fonseca H, Moreira-Gonçalves D, Coriolano HJA, Duarte JA. Bone quality: The determinants of bone strength and fragility. Sport Med. 2014;44(1):37-53.
31. National Clinical Guideline Centre (UK). Osteoporosis: Fragility Fracture Risk. NICE Clin Guidel [Internet]. 2012;No. 146(August). Available from: http://www.ncbi.nlm.nih.gov/pubmed/23285503.
32. Fontes TMP, Araujo LFB, Soares PRG. Osteoporose no climatério II: prevenção e tratamento. Femina. 2012;40(4):218-33.
33. Eriksen EF, Díez-Pérez A, Boonen S. Update on long-term treatment with bisphosphonates for postmenopausal osteoporosis: A systematic review. Bone [Internet]. 2014;58:126-35. Available from: http://dx.doi.org/10.1016/j.bone.2013.09.023.
34. Reid IR, Horne AM, Mihov B, Stewart A, Garratt E, Wong S, Wiessing KR, Bolland MJ, Bastin S, Gamble GD. Fracture prevention with zoledronate in older women with osteopenia. New England Journal of Medicine. 2018 Dec 20;379(25):2407-16.
35. Santen RJ, Allred DC, Ardoin SP, Archer DF, Boyd N, Braunstein GD, Burger HG, Colditz GA, Davis SR, Gambacciani M, Gower BA. Postmenopausal hormone therapy: an Endocrine Society scientific statement. The Journal of Clinical Endocrinology & Metabolism. 2010 Jul 1;95(7_supplement_1):s1-66.
36. Bonnick SL, Harris ST, Kendler DL, McClung MR, Silverman SL. Management of osteoporosis in postmenopausal women: 2010 position statement of The North American Menopause Society. Menopause-the Journal of the North American Menopause Society. 2010 Jan 1;17(1):25-54.
37. Khosla S, Hofbauer LC. Osteoporosis treatment: recent developments and ongoing challenges. Lancet Diabetes Endocrinol [Internet]. 2017; 8587(17). Available from: http://linkinghub.elsevier.com/retrieve/pii/S2213858717301882.
38. Vescini F, Attanasio R, Balestrieri A, Bandeira F, Bonadonna S, Camozzi V, et al. Italian association of clinical endocrinologists (AME) position statement: drug therapy of osteoporosis. J Endocrinol Invest. 2016;39(7):807-34.
39. Leder BZ, Tsai JN, Uihlein A V., Wallace PM, Lee H, Neer RM, et al. Denosumab and teriparatide transitions in postmenopausal osteoporosis (the DATA-Switch study): Extension of a randomised controlled trial. Lancet [Internet]. 2015;386(9999):1147-55. Available from: http://dx.doi.org/10.1016/S0140-6736(15)61120-5.
40. Tsai JN, Uihlein A V, Burnett-Bowie S-AM, Neer RM, Zhu Y, Derrico N, et al. Comparative Effects of Teriparatide, Denosumab, and Combination Therapy on Peripheral Compartmental Bone Density, Microarchitecture, and Estimated Strength: the DATA-HRpQCT Study. J Bone Miner Res [Internet]. 2015 Jan;30(1):39-45. Available from: http://doi.wiley.com/10.1002/jbmr.2315.
41. Cosman F, Crittenden DB, Adachi JD, Binkley N, Czerwinski E, Ferrari S, et al. Romosozumab Treatment in Postmenopausal Women with Osteoporosis. N Engl J Med [Internet]. 2016;375(16):1532-43. Available from: http://www.nejm.org/doi/10.1056/NEJMoa1607948.
42. Saag KG, Petersen J, Brandi ML, Karaplis AC, Lorentzon M, Thomas T, Maddox J, Fan M, Meisner PD, Grauer A. Romosozumab or alendronate for fracture prevention in women with osteoporosis. New England Journal of Medicine. 2017 Oct 12;377(15):1417-27.
43. Saita Y, Ishijima M, Kaneko K. Atypical femoral fractures and bisphosphonate use: current evidence and clinical implications. Ther Adv Chronic Dis [Internet]. 2015;6(4):185-93. Available from: http://taj.sagepub.com/cgi/doi/10.1177/2040622315584114.
44. Donnelly E, Saleh A, Unnanuntana A, Lane JM. Atypical femoral fractures: epidemiology, etiology, and patient management. Curr Opin Support Palliat Care [Internet]. 2012;6(3):348-54. Available from: http://www.pubmedcentral.nih.gov/articlerender.fcgi?artid=4556525&tool=pmcentrez&rendertype=abstract.
45. Carvalho NNC, Voss LA, Almeida MOP, Salgado CL, Bandeira F. Atypical femoral fractures during prolonged use of bisphosphonates: Short-term responses to strontium ranelate and teriparatide. J Clin Endocrinol Metab. 2011;96(9):2675-80.
46. Hellstein JW, Adler R a., Edwards B, Jacobsen PL, Kalmar JR, Koka S, et al. Managing the care of patients receiving antiresorptive therapy for prevention and treatment of osteoporosis Executive summary of recommendations from the American Dental Association Council on Scientific Affairs. J Am Dent Assoc [Internet]. 2011;142(11):1243-51. Available from: http://apps.webofknowledge.com/full_record.do?product=UA&search_mode=MarkedList&qid=7&SID=2Aky82yBm61SEmTEAGw&excludeEventConfig=ExcludeIfFromFullRecPage&page=1&doc=18%5Cnhttp://www.ncbi.nlm.nih.gov/pubmed/22041409.
47. Badros A. Osteonecrosis of the Jaw. 2010;(617):133-49. Available from: http://link.springer.com/10.1007/978-1-60761-554-5.

CAPÍTULO 5

OSTEOPOROSE MASCULINA

Leonardo Bandeira • Barbara Campolina C. Silva

INTRODUÇÃO

A osteoporose é uma doença caracterizada por redução da massa óssea e deterioração da microarquitetura esquelética, resultando em aumento da fragilidade óssea. É a doença osteometabólica mais comum e sua consequência, as fraturas osteoporóticas, aumentam significativamente a morbidade e mortalidade, o que resulta em alto custo para o sistema de saúde. Tradicionalmente uma doença da população feminina, a osteoporose é subvalorizada, subdiagnosticada e subtratada em homens. Apesar de mais comum nas mulheres, a doença ocorre com frequência considerável na população masculina, alcançando uma prevalência de 10 a 22% em homens idosos. Além disso, a morbidade e mortalidade das fraturas nessa população é significativamente maior que nas mulheres, talvez porque ocorrem mais tardiamente (5 a 10 anos mais tarde) e, portanto, em pacientes com mais comorbidades.[1,2]

EPIDEMIOLOGIA

A prevalência de osteoporose — e, consequentemente de fraturas — vem crescendo nas últimas décadas de modo mais acentuado na população masculina do que na feminina. Entre o início dos anos 1990 e meados dos anos 2000, a prevalência de osteoporose e osteopenia dobrou nos homens acima de 50 anos de idade nos EUA, chegando a 4% e 38%, respectivamente.[3]

A frequência de fraturas em homens também é expressiva, e a chance de um homem sofrer uma fratura osteoporótica durante a vida é maior que a de desenvolver um câncer de próstata. Em 2000, 40% das 9 milhões de fraturas que ocorreram no mundo foram em homens.[4] Além disso, projeta-se um aumento de 310% nas fraturas de quadril entre 1990 e 2050 nessa população.

No Brasil, a prevalência de fraturas vertebrais morfométricas foi de 32% em uma coorte de 234 homens acima de 60 anos de idade.[5] Em outro estudo, de 725 homens maiores que 40 anos de idade provenientes das cinco regiões brasileiras, a prevalência de fraturas por fragilidade foi de 12,8%.[6] O aumento da frequência de fraturas osteoporóticas nessa população é de extrema relevância, uma vez que, após uma primeira fratura, o risco de fratura subsequente, assim como o risco de morte, são maiores na população masculina que na feminina.[1] Apesar disso, menos de 10% dos homens com osteoporose recebem tratamento, mesmo quando considerados aqueles com fraturas prévias.[7]

FISIOPATOLOGIA

A menor prevalência da osteoporose masculina quando comparada à feminina pode ser explicada por vários fatores. Os homens apresentam um pico de massa óssea, com densidade mineral óssea (DMO) 8 a 10% maior que o das mulheres. Assim, com o envelhecimento, eles iniciam o processo de perda com uma massa óssea mais elevada. Além disso, o tamanho ósseo é, em geral, maior na população masculina, o que confere uma vantagem mecânica, uma vez que fatores estressores são distribuídos por uma área transversal mais ampla. Essa diferença no tamanho ósseo entre os sexos é explicada pela ação dos andrógenos de aumentar a formação óssea periosteal, levando a uma elevação da área transversal do osso no sexo masculino. Além disso, os andrógenos possibilitam melhor adaptação mecânica do osso durante o processo de envelhecimento. Com o passar da idade, o diâmetro externo do osso aumenta em ambos os sexos, talvez como uma tentativa de compensar o adelgaçamento e o aumento da porosidade cortical. Os homens, apesar de apresentarem maior perda cortical, têm um aumento compensatório mais expressivo do diâmetro do osso, devido à ação dos andrógenos de ampliar a aposição periosteal (ver Figura 5.1A no caderno colorido).[8-10]

Estudos de microarquitetura óssea apontam para outras vantagens esqueléticas na população masculina. Nos homens, o osso apresenta maior número de trabéculas que nas mulheres, e o padrão de perda trabecular resultante do envelhecimento é diferente entre os sexos. Enquanto, nos homens, ocorre, de forma predominante, um adelgaçamento das trabéculas, nas mulheres, decorrem perfurações e perda da conectividade trabecular, características de um estado de reabsorção óssea acelerada que acontece após a menopausa (ver Figura 5.1B no caderno colorido).[8-10] Diferentemente do que ocorre no sexo feminino, no qual a menopausa determina uma queda abrupta dos estrogênios, os andrógenios declinam de forma lenta e gradual no sexo masculino, conferindo menor risco de fratura a essa população. Por outro lado, uma aceleração desse processo pode ocorrer nos homens, mas em idade mais avançada (após os 70 anos). Além disso, a queda abrupta dos níveis de testosterona, secundária ao uso de medicações ou doenças, pode levar a uma perda rápida de massa óssea, semelhante àquela observada em mulheres pós-menopáusicas.

Além da testosterona, as concentrações séricas de estrógenos exercem papel fundamental no esqueleto masculino. A suficiência estrogênica é importante para se atingir o pico de massa óssea, e sua deficiência está diretamente associada ao aumento da remodelação, com consequente perda óssea em homens. Estudos prospectivos multicêntricos demonstraram que a redução do estradiol sérico é um

PARATIREOIDES E METABOLISMO ÓSSEO

TABELA 5.1	Fatores de Risco para Baixa Densidade Mineral Óssea e Fraturas na População Masculina

Idade acima de 70 anos

Raça branca

Baixo índice de massa corporal (IMC)

Tabagismo

Etilismo (diário ou mais de 10 doses por semana)

Diabetes *mellitus*

História familiar de fratura

História prévia de fratura após os 50 anos de idade

História prévia de infarto do miocárdio ou acidente vascular cerebral (AVC)

História de queda, principalmente no último ano

Função neuromuscular prejudicada

Uso crônico de glicocorticoide

Nefrolitíase

Depressão, demência

Medicações (diuréticos de alça, inibidores da recaptação de serotonina [IRS], antidepressivos tricíclicos [ADTs])

Artrite reumatoide (AR)

Hiponatremia

Sarcopenia

---

fator de risco independente para o surgimento de fraturas em homens.[11,12] Além da redução do estradiol, a deficiência de testosterona e o aumento da globulina ligadora de hormônios sexuais (em inglês, *sex hormone-binding globulin* [SHBG]), com consequente redução da testosterona livre estão associados à diminuição da DMO e ao aumento do risco de fraturas.[13,14] Aqueles pacientes que apresentam a combinação de baixos níveis de estradiol e testosterona livre são os que apresentam maior risco.[11-14]

Além dos fatores mecânicos e hormonais, existem aqueles associados especificamente ao envelhecimento, uma vez que, nos homens, a perda óssea ocorre em idade mais avançada. Idosos apresentam elevação de citocinas inflamatórias, levando a um aumento da atividade dos osteoclastos e à inibição dos osteoblastos.[15] Além disso, eles têm maior prevalência de deficiência de vitamina D, por diversos fatores (restrição dietética, menor exposição solar e menor capacidade de conversão cutânea do 7-de-hidrocolesterol em colecalciferol).[16] Outros fatores que aumentam o risco de osteoporose na população masculina estão listados na Tabela 5.1.

ETIOLOGIA

As causas secundárias de osteoporose são mais comuns em homens do que em mulheres pós-menopáusicas. Ainda assim, uma causa específica pode ser encontrada em apenas 40 a 50% dos homens com osteoporose. As principais causas de osteoporose na população masculina são o hipogonadismo, o consumo excessivo de álcool e o uso crônico de glicocorticoides. Outras causas são descritas na Tabela 5.2.

Causas secundárias devem ser investigadas em todos os homens com osteoporose. Além de história clínica minuciosa, uma propedêutica mínima e, em alguns casos, propedêutica direcionada de acordo com a suspeição clínica, deve ser realizada em todos os pacientes (Tabela 5.3). Quando não se

TABELA 5.2	Etiologia da Osteoporose Masculina
Primária	**Secundária**
Osteoporose idiopática	Medicações • Glicocorticoide • Análogos do hormônio liberador de gonadotrofina (GnRH) • Inibidores de aromatase • Anticonvulsivantes • Dose excessiva de levotiroxina • Quimioterápicos
Osteoporose relacionada ao envelhecimento	Distúrbios endocrinológicos • Hiperparatireoidismo • Hipertireoidismo • Hipogonadismo • Hipopituitarismo • Acromegalia • Síndrome de Cushing • Diabetes *mellitus* Distúrbios gastrointestinais • Doença celíaca • Doença inflamatória intestinal • Pós-gastrectomia • Outras síndromes malabsortivas • Cirrose biliar primária Doenças reumatológicas • Artrite reumatoide (AR) • Espondilite anquilosante • Lúpus eritematoso sistêmico (LES) Doenças hematológicas • Mieloma múltiplo • Leucemia, linfoma • Mastocitose • Hemofilia • Talassemia Doenças genéticas • Hipercalciúria idiopática • *Osteogenesis imperfecta* • Hipofosfatasia • Homocistinúria • Síndrome de Klinefelter • Hemocromatose Miscelânea • Deficiência de vitamina D • Doença pulmonar obstrutiva crônica (DPOC) • Pós-transplante • Neoplasia maligna • Insuficiência cardíaca (IC) • Doença renal crônica (DRC) • Uso abusivo de álcool

identifica uma causa específica, a osteoporose é classificada como relacionada ao envelhecimento ou idiopática, dependendo da idade do paciente.[7] Enquanto a primeira ocorre em pacientes acima de 65-70 anos de idade e envolve mecanismos relacionados com a idade avançada, a osteoporose idiopática é encontrada principalmente em homens de meia-idade, e seu mecanismo fisiopatológico ainda não é bem compreendido. A maioria destes pacientes parece apresentar um estado de baixo *turnover*, com redução da formação óssea.[17]

DIAGNÓSTICO

Assim como no sexo feminino, a ferramenta padrão-ouro para o diagnóstico de osteoporose nos homens é a medida da DMO pela absorciometria de raios X de dupla energia

TABELA 5.3 Avaliação Laboratorial em Homens com Osteoporose

Propedêutica mínima

- Hemograma
- Função renal
- Função hepática
- Fosfatase alcalina total
- Cálcio
- Fósforo
- Albumina
- Eletrólitos
- 25OHVitamina D
- Paratormônio (PTH)
- Testosterona total
- Hormônio estimulador da tireoide (TSH)
- Eletroforese de proteínas se houver fratura vertebral ou se for em homens mais idosos
- Urina de 24 horas para dosagem de cálcio, sódio e creatinina

Propedêutica direcionada a anormalidades suspeitas

- Testosterona livre, hormônio luteinizante (LH), hormônio folículo estimulante (FSH)
- Prolactina
- Fator de crescimento semelhante à insulina 1 (IGF-1)
- Cortisol livre urinário, salivar e/ou após supressão com dexametasona
- Perfil de anticorpos para pesquisa de doença celíaca e/ou biópsia de intestino delgado
- Imunofixação sérica, eletroforese de proteínas
- Velocidade de hemossedimentação (VHS), fator antinuclear (FAN), fator reumatoide
- Ferro, ferritina, índice de saturação de transferrina
- Marcadores de remodelação óssea

(DXA). Em homens acima de 50 anos de idade, a doença é definida por um T-score $\leq$-2,5. A recomendação da Sociedade Internacional de Densitometria Clínica (ISCD) é que se utilize a população feminina, entre 20 e 29 anos de idade, como referência para o cálculo do T-*score* em homens.[18] Essa recomendação pode subestimar a prevalência de osteoporose na população masculina, uma vez que o pico de massa óssea é maior em homens que em mulheres. Por outro lado, para uma dada DMO, o risco de fratura é virtualmente idêntico entre homens e mulheres, validando essa recomendação na prática clínica.[19]

O rastreamento da osteoporose em homens por meio da DXA é recomendado para aqueles com 70 anos de idade, ou mais precocemente, em situações de maior risco de fraturas, como hipogonadismo, uso crônico de glicocorticoide, ingesta abusiva de álcool e fratura prévia, entre outros.[20]

Além de ser indicado em homens maiores de 50 anos de idade com T-*score* menor que -2,5, o tratamento anti-osteoporótico pode beneficiar indivíduos com osteopenia (T-*score* entre -1,0 e -2,5), na presença de fatores clínicos de risco que aumentem a probabilidade de fratura. Para essa avaliação, foi criada a ferramenta *Fracture risk assessment tool* (FRAX®), que incorpora fatores de risco bem estabelecidos para o cálculo do risco absoluto de fraturas em 10 anos.[21] A calibração do algoritmo empregado no FRAX® e sua interpretação variam entre os diversos países, pois dependem de dados epidemiológicos locais e do custo-efetividade do tratamento em cada país. Nos EUA, por exemplo, o tratamento farmacológico é indicado se a probabilidade de fratura de quadril for maior que 3% e/ou se o risco de fratura osteoporótica maior for superior a 20% em 10 anos.[20] No Brasil, a ferramenta tornou-se disponível recentemente, e foram propostos limiares de intervenção específicos para cada idade.[22] Além disso, em homens maiores de 50 anos de idade, a presença de fratura por fragilidade do fêmur ou vértebra (independentemente da DMO por DXA) ou de pelve, úmero ou antebraço na vigência de osteopenia, permite o diagnóstico de osteoporose, sendo indicada a terapia farmacológica.[20,23]

A pesquisa de fraturas vertebrais deve ser sempre considerada, uma vez que grande parte delas é assintomática. Essa avaliação pode ser feita por meio de *vertebral fracture assessment* (VFA), realizado no equipamento de DXA, ou pela radiografia lateral da coluna torácica e lombar.[20]

Outras técnicas de imagem que avaliam a microarquitetura óssea, como a tomografia computadorizada periférica quantitativa de alta resolução (HRpQCT) e o *trabecular bone score* (TBS), apesar de não realizarem o diagnóstico da doença, podem ser úteis na avaliação adicional da qualidade óssea no homem. Enquanto a HRpQCT ainda é um instrumento de pesquisa disponível apenas em grandes centros de referência para doenças osteometabólicas, o TBS é disponível a partir da avaliação da imagem de coluna lombar obtida pela DXA, calculado por meio de uma atualização do *software* do aparelho. O TBS foi aprovado pela agência americana Food and Drug Administration (FDA) e pela Agência Nacional de Vigilância Sanitária (ANVISA) e pode ser incorporado ao FRAX® para o cálculo do risco de fraturas.[24]

TRATAMENTO

Não Farmacológico

Aumento na prática de atividade física, limitação na ingesta de álcool, cessação do tabagismo além de suplementação de vitamina D para manter níveis séricos de 25OHD maiores que 30 ng/mL e consumo diário de 1.000 a 1.200 mg de cálcio na dieta ou em forma de suplementos são medidas fundamentais e podem contribuir para redução do risco de fraturas.[20,25] Além disso, se qualquer causa secundária for identificada, esta deve ser prontamente tratada.[20]

Farmacológico

Bisfosfonatos

Os bisfosfonatos são potentes inibidores dos osteoclastos, levando a um efeito antirreabsortivo no osso. Alendronato, risedronato e ácido zoledrônico são os principais representantes dessa classe.[20]

A utilização do alendronato em homens resultou em aumento da DMO em coluna lombar (+7,1%), colo de fêmur (+2,5%) e corpo total (+2,0%), além de redução dos marcadores de *turnover* ósseo e do risco de fraturas vertebrais morfométricas.[26]

O uso do risedronato acarretou aumento significativo da DMO na coluna lombar (+6,5%), colo de fêmur (+3,2%) e fêmur total (+4,4%), além de redução de mais de 60% no risco de fraturas vertebrais em homens. A droga também se mostrou eficaz na prevenção de fraturas não vertebrais.[27]

O ácido zoledrônico foi avaliado em homens com osteoporose primária ou secundária a hipogonadismo em um grande estudo multicêntrico que mostrou redução de 67%

no risco relativo de fraturas vertebrais, além de aumento de DMO e supressão dos marcadores ósseos.[28] Essa medicação é administrada na dose de 5 mg, 1 vez ao ano, por via intravenosa (IV), representando uma boa opção para pacientes com intolerância gastrointestinal aos bisfosfonatos orais.

Recente metanálise comparando os bisfosfonatos em homens sugeriu que o ácido zoledrônico seria o mais efetivo em prevenir fraturas vertebrais, enquanto o risedronato seria o mais efetivo na prevenção de fraturas não vertebrais.[29]

Denosumabe

Assim como os bisfosfonatos, o denosumabe representa uma terapia antirreabsortiva. Seu mecanismo de ação se dá pelo bloqueio do ligante do receptor ativador do fator nuclear-κB (RANKL), resultando na inibição dos osteoclastos. Deve ser administrado na dose de 60 mg, via subcutânea (SC), a cada 6 meses e pode ser usado em pacientes com doença renal crônica (DRC) até o estágio 4 (G4). O denosumabe foi recentemente aprovado pela FDA para uso no sexo masculino. A administração da medicação em homens recebendo terapia de privação androgênica para câncer de próstata levou a um aumento significativo da DMO em relação ao placebo em todos os sítios ósseos (6,7% em coluna lombar, 4,8% em fêmur total, 3,9% em colo de fêmur e 5,5% em rádio distal após 24 meses de tratamento). Houve redução de 62% no risco de fraturas vertebrais e supressão dos marcadores de *turnover* ósseo.[30]

Diferentemente do que se observa com os bisfosfonatos, a suspensão do denosumabe é seguida de rápido aumento dos marcadores de remodelação e perda de massa óssea. Além disso, casos de múltiplas fraturas vertebrais foram descritos após a suspensão do denosumabe em mulheres na pós-menopausa.[31] Por tal motivo, recomenda-se que o tratamento com denosumabe não seja interrompido, ou, que, após sua suspensão, seja iniciado tratamento com outro antirreabsortivo (p. ex.: bisfosfonato).

Teriparatida

A teriparatida (PTH 1-34) é constituída pelos 34 aminoácidos iniciais da molécula do PTH. A droga foi desenvolvida a partir da observação de que o PTH, quando administrado de forma intermitente e em baixas doses, estimula a formação óssea.[2] Assim, a teriparatida é uma medicação osteoanabólica. É administrada de forma subcutânea, na dose de 20 µg diariamente. Seu uso em homens com osteoporose levou a um rápido aumento da DMO. Após um período de 11 meses, observou-se ganho de 5,9% em coluna lombar e de 1,5% em colo de fêmur, além de elevação dos marcadores de remodelação óssea.[32] Dezoito meses após a descontinuação, indivíduos que tinham recebido teriparatida tiveram menor incidência de fraturas vertebrais moderadas e severas que o grupo placebo.[33] Pacientes com osteoporose induzida por glicocorticoide apresentaram maior ganho de DMO e menos fraturas vertebrais com teriparatida do que com alendronato.[34] Para evitar perda de massa óssea, o tratamento com teriparatida deve ser seguido do uso imediato de uma medicação antirreabsortiva (bisfosfonatos, por exemplo). O uso concomitante de ambas as medicações deve ser evitado, já que o efeito anabólico da teriparatida parece ser atenuado pelo agente antirreabsortivo.[20,35] Recomenda-se que o tratamento com teriparatida não ultrapasse 2 anos, devido ao aumento no risco de osteossarcoma demonstrado em ratos. Esse efeito, porém, nunca foi provado em humanos.[2]

A Tabela 5.4 sumariza os principais estudos que avaliaram o efeito dos bisfosfonatos, denosumabe e teriparatida em homens.[26-28,30,32,36-38]

Testosterona

Uma das principais causas de osteoporose no sexo masculino é o hipogonadismo. Sabe-se que a deficiência de testosterona reduz a DMO e aumenta o risco de fraturas em homens,[11,14] o que justificaria seu uso em pacientes hipogonádicos com osteoporose. A reposição de testosterona aumenta a DMO e reduz os marcadores de remodelação óssea em homens com hipogonadismo ou em idosos com níveis reduzidos de testosterona. Por outro lado, o uso de testosterona em idosos com concentrações séricas normais de testosterona não alterou a DMO. Dados em relação à eficácia do tratamento com testosterona na redução de fraturas são limitados.[20,39] As diretrizes da Endocrine Society para a reposição de testosterona na osteoporose masculina estão sumarizadas na Figura 5.2 no caderno colorido.[20]

Outros Fármacos

O uso de outros fármacos para o tratamento da osteoporose (calcitonina, ibandronato, raloxifeno e ranelato de estrôncio) deve ser reservado apenas para homens em que as medicações supracitadas não possam, por algum motivo, ser utilizadas.[20]

Novas Medicações

Anticorpos antiesclerostina: o principal representante dessa classe é o romosozumabe. Ao bloquear a esclerostina, a medicação ativa a via de formação *Wnt*, resultando em uma ação osteoanabólica. Em homens, o romosozumabe levou a aumento de DMO em coluna lombar e fêmur total, além de aumento dos marcadores de formação e diminuição dos marcadores de reabsorção óssea.[40] Foi demonstrado efeito antifratura em mulheres.[41] A medicação está aprovada para uso clínico no Japão, no Brasil ainda não foi aprovada. Entretanto, o painel da FDA recomendou a sua aprovação.

Abaloparatida: a Abaloparatida é um análogo da proteína relacionada com o paratormônio (PTHrP) e, semelhantemente à teriparatida, liga-se ao receptor do PTH, estimulando a formação óssea de forma mais acentuada do que a reabsorção. Sendo assim, também é considerado um agente anabólico. Ainda não há dados publicados sobre o uso da droga em homens. Em mulheres na pós-menopausa, a medicação levou à redução no risco de fraturas vertebrais e não vertebrais.[42] A abaloparatida foi aprovada há pouco pela FDA para uso em mulheres na pós-menopausa com alto risco de fraturas.[43]

CONCLUSÃO

Com o envelhecimento da população, a osteoporose tem sido cada vez mais frequente no sexo masculino. Nos homens, as fraturas levam a maior morbidade e mortalidade

TABELA 5.4 Tratamento Antiosteoporótico em Homens

Referência	Desenho do estudo	População	Intervenção (número de participantes)	Resultado densidade mineral óssea (DMO)	Resultado fratura
Orwoll et al, 2000 (26)	Estudo multicêntrico, randomizado, duplo cego. Desfecho primário: DMO em coluna lombar. Duração: 2 anos.	Total de 241 homens (idade média de 63 anos) com osteoporose primária ou secundária a hipogonadismo, com T-score ≤-2,0 em colo de fêmur OU T-score em coluna lombar ≤-1,0 OU T-score em colo do fêmur ≤-1,0 + fratura osteoporótica. Um terço dos participantes tinham baixas concentrações séricas de testosterona.	Alendronato 10 mg/dia (n = 146) OU placebo (n = 95).	Aumento de DMO com alendronato (p < 0,001) em relação ao placebo: Coluna lombar: +7,1 ± 0,3 vs. +1,8 ± 0,5% Colo de fêmur: +2,5 ± 0,4 vs. -0,1 ± 0,5% Fêmur total: +3,1 ± 0,3 vs. -0,6 ± 0,5% Corpo total +2,0 ± 0,2 vs. +0,4 ± 0,3%.	Redução de fratura vertebral morfométrica com alendronato (0,8 vs. 7,1%; p = 0,02).
Boonen et al, 2009 (36)	Estudo multicêntrico, randomizado, duplo-cego. Desfecho primário: DMO em coluna lombar. Duração: 2 anos.	Total de 284 homens (idade média de 61 anos) com osteoporose primária ou secundária a hipogonadismo, com T-score ≤-2,5 em coluna lombar + T-score ≤-1,0 em colo de fêmur OU T-score ≤-1,0 em coluna lombar + T-score ≤-2,0 em colo de fêmur.	Risedronato 35 mg/semana (n = 191) OU placebo (n = 93).	Aumento de DMO com risedronato em relação ao placebo: Coluna lombar: +5,7 vs. +1,2% (p < 0,0001) Aumento significativo de DMO em colo de fêmur e fêmur total com risedronato em relação ao placebo.	Diferença não significativa entre os grupos.
Ringe et al, 2009 (27)	Estudo aberto, prospectivo, em um único centro, controles pareados com o grupo de estudo. Desfecho primário: incidência de novas fraturas vertebrais e DMO em coluna lombar e fêmur. Duração: 2 anos.	Total de 316 homens (idade média de 56-58 anos) com osteoporose primária ou secundária a hipogonadismo, com T-score ≤-2,5 em coluna lombar e ≤-2,0 em colo de fêmur.	Risedronato 5 mg/dia (n = 158) OU controle (n = 158).	Aumento de DMO com risedronato (p < 0,001) em relação ao placebo: Coluna lombar: +6,5 vs. +2,2% Colo de fêmur: +3,2 vs. +0,6% Fêmur total: +4,4 vs. -0,4%.	Redução na incidência de novas fraturas vertebrais morfométricas com risedronato [14/152 (9,2%) vs. 35/148 (23,6%): redução de risco de 61%, p = 0,0026. Redução na incidência de fraturas não vertebrais com risedronato (11,8 vs. 22,3%; p = 0,032), com redução do risco de 45%.
Boonen et al, 2012 (28)	Estudo multicêntrico, randomizado, duplo-cego. Desfecho primário: novas fraturas vertebrais morfométricas. Duração: 2 anos.	Total de 1.199 homens (idade média de 66 anos) com osteoporose primária ou secundária a hipogonadismo, com T-score ≤-1,5 no colo do fêmur + 1 a 3 fraturas vertebrais ou T-score <-2,5 em coluna lombar ou colo de fêmur ou fêmur total. Entre 24 e 29% dos participantes tinham testosterona <350 ng/dL.	Acido zoledrônico 5mg, IV, anual (n = 588). Placebo (n = 611).	Aumento de DMO com ácido zoledrônico (p < 0,05) em relação ao placebo: Coluna lombar: +7,7vs. +1,6% Colo de fêmur: +3,4 vs. +0,1% Fêmur total: +2,3 vs. +0,2%.	Redução na incidência de novas fraturas vertebrais morfométricas com ácido zoledrônico [1,6% (9/553) vs. 4,9% (28/574): redução do risco de 67% (RR 95% CI, 0,33; 0,16 – 0,70; p = 0,002)].
Smith et al, 2009 (30)	Estudo multicêntrico, randomizado, duplo-cego. Desfecho primário: DMO coluna lombar com 24 meses. Duração: 2 anos (+extensão de 6 meses).	Total de 1.468 homens com câncer de próstata não metastático (idade média de 75 anos), em uso de terapia de privação androgênica, com idade superior a 70 anos OU idade inferior a 70 anos, mas com T-score em coluna ou fêmur menor que -1,0 ou fratura osteoporótica prévia.	Denosumabe 60 mg, SC, semestral (n = 734) OU placebo (n = 734).	Aumento de DMO com denosumabe em relação ao placebo: Coluna lombar: +5,6 vs. -1,0% (p < 0,001). Denosumabe também aumentou significativamente a DMO em colo de fêmur, fêmur total e rádio 33% aos 12, 24 e 36 meses de tratamento.	Redução na incidência de novas fraturas vertebrais morfométricas com denosumabe aos 36 meses [1,5% vs. 3,9%: redução do risco de 62% (RR 95% CI, 0,38; 0,19 – 0,78; p = 0,006)] Redução de fratura vertebral também ocorreu com 12 e 24 meses.

(Continua)

TABELA 5.4	**Tratamento Antiosteoporótico em Homens** *(Cont.)*

Referência	Desenho do estudo	População	Intervenção (número de participantes)	Resultado densidade mineral óssea (DMO)	Resultado fratura
Orwoll et al, 2012 (38)	Estudo multicêntrico, randomizado, duplo–cego. Desfecho primário: DMO coluna lombar em 12 meses. Duração: 1 ano	242 homens (idade média de 65 anos), com T-*score* ≥-3,5 e ≤-2,0 na coluna lombar ou no colo do fêmur OU com T-*score* ≥-3,5 e ≤-1,0 na coluna lombar ou no colo do fêmur associada a pelo menos uma fratura osteoporótica maior prévia.	Denosumabe, 60 mg, SC, bianual (n = 121) OU placebo (n = 121).	Aumento de DMO com denosumabe em relação ao placebo: Coluna lombar: +5,7 *vs.* -0,9% (p < 0,0001). Denosumabe também aumentou significativamente a DMO em colo de fêmur, fêmur total e rádio 33% (p < 0,014).	Diferença não significativa entre os grupos (número insuficiente de fraturas).
Langdahl et al, 2015 (37)	Estudo aberto extensão do estudo anterior (38), com administração de denosumabe por mais 1 ano para os dois grupos de participantes. Desfecho: DMO na coluna lombar, fêmur e rádio 33% e CTX-I com 1 ano (2 anos desde a linha de base) Duração: 1 + 1 ano.	Ver acima. Idade média de 66 anos.	Grupo 1: denosumabe por 2 anos (1 + 1 ano) (n= 111) OU Grupo 2: placebo seguido de denosumabe (1 ano de placebo + 1 ano de denosumabe) (n = 117).	Aumento de DMO nos dois grupos em relação à linha de base, porém, com ganho cumulativo ao término do estudo (2 anos) maior no grupo que recebeu 2 anos de denosumabe, em relação ao grupo que recebeu placebo seguido por denosumabe (p < 0,01): Coluna lombar: +8,0 *vs.* +5,7% Colo de fêmur: +3,4 *vs.* +1,8% Fêmur total: +3,4 *vs.* +2,0% Rádio 33%: +0,7 *vs.* +0,6% (NS).	Diferença não significativa entre os grupos (número insuficiente de fraturas).
Orwoll et al, 2003 (32)	Estudo multicêntrico, randomizado, duplo-cego; Desfecho primário: DMO coluna lombar. Duração: 11 meses.	Total de 437 homens (idade média de 59 anos) com osteoporose primária ou secundária a hipogonadismo, com T-*score* ≤-2,0 em coluna lombar ou fêmur. Quarenta e nove por cento dos participantes tinham baixas concentrações séricas de testosterona.	Teriparatida 20 mcg, SC, diariamente (n = 151) OU teriparatida 40 mcg, SC, diariamente (n = 139) OU placebo (n = 147).	Aumento de DMO com teriparatida (p < 0,001) em relação ao placebo: Coluna lombar: +5,9% (20 mcg) *vs.* +9,0% (40 mcg) *vs* +0,5% (placebo) Colo de fêmur: +1,5% (20 mcg) *vs.* +2,9% (40 mcg) *vs.* +0,3% (placebo) Fêmur total: +1,2% (20 mcg) *vs.* +2,3% (40 mcg) *vs.* +0,5% (placebo). Não houve diferença significativa na DMO do rádio ou no DMO do corpo total.	Diferença não significativa entre os grupos (número insuficiente de fraturas).

que nas mulheres. Apesar disso, a doença é subdiagnosticada e subtratada na população masculina. Aproximadamente 50% desses pacientes têm uma causa secundária de osteoporose, que deve ser sempre investigada. Mesmo em pacientes sem fatores de risco para perda de massa óssea, o rastreamento da osteoporose com DXA é indicado, mas em idade mais avançada do que nas mulheres. O tratamento pode ser realizado com bisfosfonatos, denosumabe ou teriparatida. Reposição com testosterona deve ser considerada no caso de hipogonadismo.

BIBLIOGRAFIA

1. Bliuc D, Nguyen ND, Milch VE, Nguyen TV, Eisman JA, Center JR. Mortality risk associated with low-trauma osteoporotic fracture and subsequent fracture in men and women. JAMA. 2009 Feb 4;301(5):513-21. PubMed PMID: 19190316. Epub 2009/02/05. eng.
2. Bandeira L, Bilezikian JP. Novel Therapies for Postmenopausal Osteoporosis. Endocrinol Metab Clin North Am. 2017 Mar;46(1):207-19. PubMed PMID: 28131134. Epub 2017/01/31. eng.
3. Alswat KA. Gender Disparities in Osteoporosis. Journal of clinical medicine research. 2017 May;9(5):382-7. PubMed PMID: 28392857. Pubmed Central PMCID: PMC5380170. Epub 2017/04/11. eng.
4. Johnell O, Kanis JA. An estimate of the worldwide prevalence and disability associated with osteoporotic fractures. Osteoporos Int. 2006 Dec;17(12):1726-33. PubMed PMID: 16983459. Epub 2006/09/20. eng.
5. Borges CN, de Almeida JM, Lima D, Cabral M, Bandeira F. Prevalence of morphometric vertebral fractures in old men and the agreement between different methods in the city of Recife, Brazil. Rheumatol Int. 2014 Oct;34(10):1387-94. PubMed PMID: 24807694. Epub 2014/05/09. eng.
6. Pinheiro MM, Ciconelli RM, Jacques NdO, Genaro PS, Martini LA, Ferraz MB. O impacto da osteoporose no Brasil: dados regionais das fraturas em homens e mulheres adultos - The Brazilian Osteoporosis Study (BRAZOS). Rev Bras Reumatol [Internet]. 2010 June 14;50(2):113-20.
7. Borba V, Costa T. Osteoporose em homens. In , Bandeira, F., editor. Protocolos clínicos em endocrinologia e diabetes. 2a ed. Rio de Janeiro: Editora Guanabara Koogan; 2017. p. 241-52.
8. Khosla S, Riggs BL, Atkinson EJ, Oberg AL, McDaniel LJ, Holets M, et al. Effects of sex and age on bone microstructure at the ultradistal radius: a population-based noninvasive in vivo assessment. J Bone Miner Res. 2006 Jan;21(1):124-31. PubMed PMID: 16355281. Pubmed Central PMCID: 1352156.
9. Macdonald HM, Nishiyama KK, Kang J, Hanley DA, Boyd SK. Age-related patterns of trabecular and cortical bone loss differ between sexes and skeletal sites: a population-based HR-pQCT study. J Bone Miner Res. 2011 Jan;26(1):50-62. PubMed PMID: 20593413.
10. Seeman E. Invited Review: Pathogenesis of osteoporosis. Journal of applied physiology. 2003 Nov;95(5):2142-51. PubMed PMID: 14555675.
11. LeBlanc ES, Nielson CM, Marshall LM, Lapidus JA, Barrett-Connor E, Ensrud KE, et al. The effects of serum testosterone, estradiol, and sex hormone binding globulin levels on fracture risk in older men. The Journal of clinical endocrinology and metabolism. 2009 Sep;94(9):3337-46. PubMed PMID: 19584177. Pubmed Central PMCID: Pmc2741717. Epub 2009/07/09. eng.
12. Woo J, Kwok T, Leung JC, Ohlsson C, Vandenput L, Leung PC. Sex steroids and bone health in older Chinese men. Osteoporos Int. 2012 May;23(5):1553-62. PubMed PMID: 21318439.
13. Cauley JA, Ewing SK, Taylor BC, Fink HA, Ensrud KE, Bauer DC, et al. Sex steroid hormones in older men: longitudinal associations with 4.5-year change in hip bone mineral density--the osteoporotic fractures in men study. The Journal of clinical endocrinology and metabolism. 2010 Sep;95(9):4314-23. PubMed PMID: 20554716. Pubmed Central PMCID: 2936055.
14. Mellstrom D, Johnell O, Ljunggren O, Eriksson AL, Lorentzon M, Mallmin H, et al. Free testosterone is an independent predictor of BMD and prevalent fractures in elderly men: MrOS Sweden. J Bone Miner Res. 2006 Apr;21(4):529-35. PubMed PMID: 16598372.
15. D'Amelio P, Roato I, D'Amico L, Veneziano L, Suman E, Sassi F, et al. Bone and bone marrow pro-osteoclastogenic cytokines are up-regulated in osteoporosis fragility fractures. Osteoporos Int. 2011 Nov;22(11):2869-77. PubMed PMID: 21116815. Epub 2010/12/01. eng.
16. Lips P. Vitamin D deficiency and secondary hyperparathyroidism in the elderly: consequences for bone loss and fractures and therapeutic implications. Endocr Rev. 2001 Aug;22(4):477-501. PubMed PMID: 11493580. Epub 2001/08/09. eng.
17. Khosla S. Idiopathic osteoporosis--is the osteoblast to blame? The Journal of clinical endocrinology and metabolism. 1997 Sep;82(9):2792-4. PubMed PMID: 9284697. Epub 1997/09/01. eng.
18. 2015 ISCD Official Positions in Adults. Available at http://wwwiscdorg/official-positions/2015-iscd-official-positions-adult/ Assessed on June, 12 2017.
19. Kanis JA, Bianchi G, Bilezikian JP, Kaufman JM, Khosla S, Orwoll E, et al. Towards a diagnostic and therapeutic consensus in male osteoporosis. Osteoporos Int. 2011 Nov;22(11):2789-98. PubMed PMID: 21509585. Pubmed Central PMCID: 3555694.
20. Watts NB, Adler RA, Bilezikian JP, Drake MT, Eastell R, Orwoll ES, et al. Osteoporosis in men: an Endocrine Society clinical practice guideline. The Journal of clinical endocrinology and metabolism. 2012 Jun;97(6):1802-22. PubMed PMID: 22675062. Epub 2012/06/08. eng.
21. Kanis JA, Oden A, Johansson H, Borgstrom F, Strom O, McCloskey E. FRAX and its applications to clinical practice. Bone. 2009 May;44(5):734-43. PubMed PMID: 19195497. Epub 2009/02/07. eng.
22. Zerbini CA, Szejnfeld VL, Abergaria BH, McCloskey EV, Johansson H, Kanis JA. Incidence of hip fracture in Brazil and the development of a FRAX model. Archives of osteoporosis. 2015;10:224. PubMed PMID: 26303038. Epub 2015/08/26. eng.
23. Siris ES, Adler R, Bilezikian J, Bolognese M, Dawson-Hughes B, Favus MJ, et al. The clinical diagnosis of osteoporosis: a position statement from the National Bone Health Alliance Working Group. Osteoporos Int. 2014 May;25(5):1439-43. PubMed PMID: 24577348. Pubmed Central PMCID: 3988515.
24. Silva BC, Leslie WD. Trabecular Bone Score: A New DXA-Derived Measurement for Fracture Risk Assessment. Endocrinol Metab Clin North Am. 2017 Mar;46(1):153-80. PubMed PMID: 28131130. Epub 2017/01/31. eng.
25. Cauley JA, Harrison SL, Cawthon PM, Ensrud KE, Danielson ME, Orwoll E, et al. Objective measures of physical activity, fractures and falls: the osteoporotic fractures in men study. J Am Geriatr Soc. 2013 Jul;61(7):1080-8. PubMed PMID: 23855842. Pubmed Central PMCID: Pmc3713521. Epub 2013/07/17. eng.
26. Orwoll E, Ettinger M, Weiss S, Miller P, Kendler D, Graham J, et al. Alendronate for the treatment of osteoporosis in men. The New England journal of medicine. 2000 Aug 31;343(9):604-10. PubMed PMID: 10979796. Epub 2000/09/09. eng.
27. Ringe JD, Farahmand P, Faber H, Dorst A. Sustained efficacy of risedronate in men with primary and secondary osteoporosis: results of a 2-year study. Rheumatol Int. 2009 Jan;29(3):311-5. PubMed PMID: 18762944. Epub 2008/09/03. eng.
28. Boonen S, Reginster JY, Kaufman JM, Lippuner K, Zanchetta J, Langdahl B, et al. Fracture risk and zoledronic acid therapy in men with osteoporosis. The New England journal of medicine. 2012 Nov;367(18):1714-23. PubMed PMID: 23113482. Epub 2012/11/02. eng.
29. Zhou J, Wang T, Zhao X, Miller DR, Zhai S. Comparative Efficacy of Bisphosphonates to Prevent Fracture in Men with Osteoporosis: A Systematic Review with Network Meta-Analyses. Rheumatology and therapy. 2016 Jun;3(1):117-28. PubMed PMID: 27747517. Pubmed Central PMCID: PMC4999580. Epub 2016/10/18. eng.
30. Smith MR, Egerdie B, Hernandez Toriz N, Feldman R, Tammela TL, Saad F, et al. Denosumab in men receiving androgen-deprivation therapy for prostate cancer. The New England journal of medicine. 2009 Aug 20;361(8):745-55. PubMed PMID: 19671656. Pubmed Central PMCID: PMC3038121. Epub 2009/08/13. eng.
31. Lamy O, Gonzalez-Rodriguez E, Stoll D, Hans D, Aubry-Rozier B. Severe Rebound-Associated Vertebral Fractures After Denosumab Discontinuation: 9 Clinical Cases Report. The Journal of clinical endocrinology and metabolism. 2017 Feb 01;102(2):354-8. PubMed PMID: 27732330.
32. Orwoll ES, Scheele WH, Paul S, Adami S, Syversen U, Diez-Perez A, et al. The effect of teriparatide [human parathyroid hormone (1-34)] therapy on bone density in men with osteoporosis. J Bone Miner Res. 2003 Jan;18(1):9-17. PubMed PMID: 12510800. Epub 2003/01/04. eng.

33. Kaufman JM, Orwoll E, Goemaere S, San Martin J, Hossain A, Dalsky GP, et al. Teriparatide effects on vertebral fractures and bone mineral density in men with osteoporosis: treatment and discontinuation of therapy. Osteoporos Int. 2005 May;16(5):510-6. PubMed PMID: 15322742. Epub 2004/08/24. eng.

34. Saag KG, Zanchetta JR, Devogelaer JP, Adler RA, Eastell R, See K, et al. Effects of teriparatide versus alendronate for treating glucocorticoid-induced osteoporosis: thirty-six-month results of a randomized, double-blind, controlled trial. Arthritis Rheum. 2009 Nov;60(11):3346-55. PubMed PMID: 19877063. Epub 2009/10/31. eng.

35. Kurland ES, Heller SL, Diamond B, McMahon DJ, Cosman F, Bilezikian JP. The importance of bisphosphonate therapy in maintaining bone mass in men after therapy with teriparatide [human parathyroid hormone(1-34)]. Osteoporos Int. 2004 Dec;15(12):992-7. PubMed PMID: 15175844. Epub 2004/06/04. eng.

36. Boonen S, Orwoll ES, Wenderoth D, Stoner KJ, Eusebio R, Delmas PD. Once-weekly risedronate in men with osteoporosis: results of a 2-year, placebo-controlled, double-blind, multicenter study. J Bone Miner Res. 2009 Apr;24(4):719-25. PubMed PMID: 19049326. Epub 2008/12/04. eng.

37. Langdahl BL, Teglbjaerg CS, Ho PR, Chapurlat R, Czerwinski E, Kendler DL, et al. A 24-month study evaluating the efficacy and safety of denosumab for the treatment of men with low bone mineral density: results from the ADAMO trial. The Journal of clinical endocrinology and metabolism. 2015 Apr;100(4):1335-42. PubMed PMID: 25607608.

38. Orwoll E, Teglbjaerg CS, Langdahl BL, Chapurlat R, Czerwinski E, Kendler DL, et al. A randomized, placebo-controlled study of the effects of denosumab for the treatment of men with low bone mineral density. The Journal of clinical endocrinology and metabolism. 2012 Sep;97(9):3161-9. PubMed PMID: 22723310. Epub 2012/06/23. eng.

39. Golds G, Houdek D, Arnason T. Male Hypogonadism and Osteoporosis: The Effects, Clinical Consequences, and Treatment of Testosterone Deficiency in Bone Health. International journal of endocrinology. 2017;2017:4602129. PubMed PMID: 28408926. Pubmed Central PMCID: 5376477.

40. Padhi D, Allison M, Kivitz AJ, Gutierrez MJ, Stouch B, Wang C, et al. Multiple doses of sclerostin antibody romosozumab in healthy men and postmenopausal women with low bone mass: a randomized, double-blind, placebo-controlled study. Journal of clinical pharmacology. 2014 Feb;54(2):168-78. PubMed PMID: 24272917. Epub 2013/11/26. eng.

41. Cosman F, Crittenden DB, Adachi JD, Binkley N, Czerwinski E, Ferrari S, et al. Romosozumab Treatment in Postmenopausal Women with Osteoporosis. The New England journal of medicine. 2016 Sep 18;375(16):1532-43. PubMed PMID: 27641143. Epub 2016/09/20. Eng.

42. Miller PD, Hattersley G, Riis BJ, Williams GC, Lau E, Russo LA, et al. Effect of Abaloparatide vs Placebo on New Vertebral Fractures in Postmenopausal Women With Osteoporosis: A Randomized Clinical Trial. Jama. 2016 Aug 16;316(7):722-33. PubMed PMID: 27533157. Epub 2016/08/18. Eng.

43. Department of Health and Human Services. FDA. Abaloparatide NDA Approval: FDA; 2017 [cited 2017 12-May]. Available from: https://http://www.accessdata.fda.gov/drugsatfda_docs/appletter/2017/208743orig1s000ltr.pdf.

CAPÍTULO 6

DOENÇA DE PAGET DO OSSO (DPO)

Denise de Sousa Antunes • Francisco Bandeira

DEFINIÇÃO

A doença de Paget, também chamada de osteíte deformante, é uma doença do metabolismo ósseo, caracterizada por uma excessiva reabsorção óssea, seguida de um aumento exagerado na formação óssea, originando um tecido ósseo estruturalmente desorganizado.[1]

É causada pela hiperativação dos osteoclastos em um osso específico ou apenas em uma parte óssea específica (monostótica) ou em vários ossos do esqueleto (poliostótica). A doença resulta em expansão óssea e fraqueza estrutural, que pode causar dor, deformidade e uma série de complicações.[2]

EPIDEMIOLOGIA

A maioria dos pacientes é diagnosticada após os 55 anos de idade, com incidência ligeiramente maior nos homens. Pode afetar 3% dos adultos com mais de 40 anos de idade; é frequentemente assintomática e, de maneira geral, progride lentamente. Possui maior incidência no norte da Europa.[1,3,4]

Entre 15% e 30% dos pacientes apresentam história familiar positiva,[5] assim como parentes de primeiro grau de indivíduos com doença de Paget apresentam risco relativo 7 vezes maior de manifestar o distúrbio.[6]

Na cidade do Recife/PE, um estudo em centro de referência em endocrinologia evidenciou uma prevalência de 6,8 por 1 mil pacientes com diagnóstico de doença de Paget. Recife é uma das cidades brasileiras onde a maioria dos casos da doença foi relatada. Noventa por cento dos pacientes são de descendência europeia, sendo predominantemente de origem portuguesa, italiana e holandesa.[7]

PATOGÊNESE

As lesões ósseas pagéticas mostram aumento da reabsorção óssea osteoclástica, que é acompanhada por outras anormalidades, como fibrose da medula, aumento da vascularização do osso e formação de osso aumentada, mas desorganizada.[6] A anomalia primária na doença de Paget é a formação localizada e descontrolada de osteoclastos grandes e altamente ativos.[8]

Histologicamente, essas anormalidades podem dar origem a uma aparência chamada mosaico, porque há uma perda da estrutura lamelar normal. Os osteoclastos são aumentados em número e tamanho em lesões ósseas pagéticas e contêm muito mais núcleos do que o normal. Esses osteoclastos também contêm corpos característicos de inclusão nuclear, que são estruturas microcíclicas que,

em alguns aspectos, se assemelham a partículas de vírus.[8] Os achados são semelhantes às estruturas de diversos paramixovírus, sarampo, vírus sincicial respiratório e o vírus da raiva.

Os osteoclastos de Paget diferem dos osteoclastos normais não somente por seu maior tamanho e pela presença de inclusões virais, mas também porque expressam interleucina 6 (IL-6).[9,10]

O osso pagético frequentemente se distribui com um padrão heterogêneo por todo o esqueleto. Além disso, quando as lesões surgem, elas permanecem estacionárias em um mesmo osso por vários anos; ainda que possam avançar pelo osso com o passar do tempo.[11] Células estromais produzem uma quantidade aumentada de mensageiro do ácido ribonucleico (RNAm) do ligante do receptor ativador do fator nuclear-kb RANKL, se comparadas às celulas estromais de áreas não envolvidas do mesmo paciente.[12]

O desenvolvimento da doença de Paget esporádica e familiar tem sido associada a mutações no domínio associado à ubiquitina (UBA) do gene sequestossomo 1 (SQSTM1/p62). Existem pelo menos 11 mutações separadas da UBA. O SQSTM1/p62 parece estar envolvido na sinalização RANK por seu papel na ativação do NF-κB.[6,13]

CARACTERÍSTICAS CLÍNICAS

Uma apresentação comum da doença de Paget é um achado incidental de uma fosfatase alcalina sérica elevada ou uma radiografia anormal em pacientes que estão sendo submetidos a investigação de outras doenças.[8]

A doença de Paget afeta homens e mulheres quase igualmente, mas os homens tendem a ser mais sintomáticos. Os principais sítios ósseos acometidos são vértebras, ossos longos dos membros inferiores, pelve e crânio. Ver Figura 6.1, no caderno colorido, adaptada da Sociedade Brasileira de Endocrinologia e Metabologia (SBEM).[14]

O sintoma mais comum é a dor óssea e também nas articulações adjacentes, com resultado de artrite degenerativa secundária. Ocorre em uma minoria dos pacientes (cerca de 5%). É uma dor em repouso, que piora à noite e ao se utilizar o membro acometido. Alguns possuem dor autolimitante que pode surgir devido a microfraturas ou lesões líticas localizadas.[1] A dor de origem pagética é difícil de distinguir clinicamente da de origem articular, porém, uma melhora com o uso de bisfosfonatos sugere origem pagética.[13]

As deformidades são a segunda manifestação mais frequente e é a queixa inicial em cerca de 12 a 36% dos pacientes.[14] Pode ser assintomática ou associada a dor mecânica no membro afetado ou no lado contralateral,

TABELA 6.1 Complicações da Doença de Paget

Comuns

Dor óssea
Deformidade óssea
Fratura patológica
Osteoartrite
Surdez

Menos comuns

Estenose espinhal
Síndrome de compressão nervosa

Raros

Hipercalcemia (devido à imobilização no leito)
Hidrocefalia
Paraplegia
Insuficiência cardíaca
Osteossarcoma

TABELA 6.2 Marcadores Bioquímicos de Remodelação Óssea que Estão Aumentados na Doença de Paget

Marcadores de reabsorção óssea

Hidroxiprolina urinária
N-telopeptídeo (NTx) sérico
C-telopeptídeo (CTx) sérico
Desoxipiridinolina

Marcadores de formação óssea

Fosfatase alcalina sérica
Fostatase alcalina óssea específica
Osteocalcina
Pró-peptídeos do colágeno tipo I

decorrente de problemas secundários na marcha. Ocorrem mais comumente no fêmur e na tíbia, causando encurvamento, que é, caracteristicamente, anterolateral, no fêmur, e anterior, na tíbia. A fíbula quase nunca é acometida.[1]

As fraturas de fissuras corticais surgem de forças mecânicas anormais em ossos enfraquecidos. Podem ser assintomáticos ou dolorosos. Eles geralmente permanecem inalterados ao longo do tempo, sem resposta ao tratamento, mas podem progredir para completar a fratura em até 50% dos casos. Têm incidência maior em superfícies convexas dos ossos longos encurvados ou arqueados (sobretudo fêmur e tíbia).[1] A hipervascularização do osso pode causar calor sobre a pele que recobre o osso acometido, e alterações neurológicas podem ocorrer devido ao roubo vascular pela lesão.[6]

Como consequência de Paget no crânio, pode ocorrer a perda da audição, que pode ser condutiva (envolvimento dos ossículos da orelha média) ou neurossensorial (compressão do nervo auditivo ou envolvimento coclear), ou ambos, com envolvimento do osso temporal petroso.

O envolvimento da base do crânio pode produzir impressão basilar e, raramente, compressão do tronco cerebral. Deformidades faciais e problemas dentários são comuns. Tais alterações mecânicas podem levar à nasalização da voz. Uma outra rara consequência é a enoftalmia bilateral. Outras síndromes neurológicas são incomuns, mas incluem vertigem, compressão da medula espinhal e síndromes locais de compressão, como paralisias do nervo craniano e, de modo incomum, hidrocefalia.[1]

A incidência de osteossarcoma está aumentada, porém, é menor que 1%.[1] Há incidência aumentada de hiperparatireoidismo primário. Pacientes com doença cardíaca podem exibir agravamento da insuficiência cardíaca, o que tem sido atribuído a um aumento de fluxo sanguíneo nas lesões de Paget.

DIAGNÓSTICO

Para diagnóstico, habitualmente, verifica-se a dosagem sérica elevada de fosfatase alcalina ou a radiografia do segmento ósseo alterada.[1] A radiografia pode evidenciar imagem de osteosclerose (hiperdensidade) alternada com áreas de osteólise (hipodensidade), expansão óssea, aumento do diâmetro do osso e espessamento cortical, a chamada "osteoporose circunscrita". As lesões osteolíticas, características da fase precoce da doença, são comumente vistas no crânio (osteoporose circunscrita) ou nos ossos longos (lesão em chama de vela).[1,15]

O aumento desses marcadores é proporcional à intensidade, ao tamanho e à quantidade de lesões e pode ser mais pronunciado em pacientes com envolvimento craniano.

Para diagnóstico, também deve-se considerar a história familiar do indivíduo, uma vez que 15 a 30% apresentam história familiar positiva.

Embora a cintilografia isotópica não seja o método de escolha para o diagnóstico da doença de Paget, todos os pacientes com essa patologia devem ter uma cintilografia para avaliar a extensão do envolvimento esquelético. Nesse exame, ocorre o aumento da captação nos locais acometidos.[16] Raramente, os locais acometidos podem não ser evidentes na cintilografia, por possuir baixa atividade de formação óssea. Essas lesões de Paget no crânio são denominadas osteoporose circunscrita.

Também deve-se realizar um audiograma, se houver suspeita de envolvimento do osso petroso ou perda de audição.

Deve-se dosar o cálcio, pois pacientes com doença de Paget e com imobilização no leito podem apresentar hipercalcemia.

A doença de Paget monostótica, particularmente nas vértebras, pode ser de difícil distinção de doença metastática, por isso, deve-se excluir câncer de próstata metastático, que pode simular a doença de Paget. Nos pacientes com doença vertebral, a expansão óssea pode invadir o canal medular, podendo levar a paraplegia.

Deve-se realizar biópsia nos casos atípicos. Osteoclastos gigantes são patognomônicos. Amostras de osso que exibem padrão ósseo em mármore irregular também são diagnósticas.

TIPOS DE DOENÇA DE PAGET

As lesões podem variar desde únicas e monostóticas até o envolvimento de todo o esqueleto. Pelve, fêmur, coluna, crânio e tíbia são os locais mais envolvidos, enquanto mãos e pés raramente são afetados.

TABELA 6.3 Bisfosfonatos Utilizados no Tratamento da Doença de Paget

Substância	Nome comercial	Dose
Etidronato	Didronel	400 mg/dia por 3 meses
Clodronato	Loron, Bonefos	400-1.600 mg/dia via oral por 3-6 meses ou 300 mg/dia intravenoso por 5 dias
Pamidronato	Aredia	60 mg/dia intravenoso por 3 dias
Alendronato	Fosamax	40 mg/dia por 6 meses
Tiludronato	Skelid	40 mg/dia por 3 meses
Risendronato	Actonel	30 mg/dia por 2 meses
Ácido Zolendrônico	Aclasta	5 mg intravenoso (infusão única)

CASOS ATÍPICOS

Alguns pacientes apresentam doença de Paget em localizações atípicas, como: doença monostótica em coluna vertebral, no rádio, nas costelas e nos ossos das mãos e dos pés. O tratamento é feito com bisfosfonatos, exatamente como nas formas típicas.[17-19]

DOENÇA DE PAGET JUVENIL

A doença de Paget juvenil (DPJ) é uma doença rara, causada, em geral, por mutações no gene TNFRSF11B que codifica a osteoprotegerina (OPG). A perda de ação da OPG provoca aumento do *turnover* ósseo generalizado e extremamente rápido. As manifestações clínicas são a deformidade esquelética progressiva, que se desenvolve na infância, e é extra-esquelética, incluindo perda de audição, retinopatia, calcificação vascular e formação de aneurisma da artéria carótida interna. A gravidade do fenótipo parece estar relacionada com a gravidade da desativação do gene TNFRSF11B. A DPJ é caracterizada de modo bioquímico pela atividade da fosfatase alcalina muito alta, bem como por outros marcadores de renovação óssea. Os bisfosfonatos são, em regra, usados para reduzir o *turnover* ósseo e podem melhorar o fenótipo esquelético, se iniciados de forma precoce na infância e continuados pelo menos até o crescimento estar completo.[20]

TRATAMENTO

Deve-se tratar a doença de Paget nos casos de: dor óssea, fraturas, prevenção de deformidades, presença de lesões osteolíticas, prevenção de osteoartrite, surdez, decréscimo de qualidade de vida, compressão medular, perda de sangue, hipercalcemia, sarcoma e em pacientes jovens.[16]

O tratamento específico para a doença de Paget é por meio de medicações que reduzem o *turnover* ósseo. Vários fármacos já foram estudados, porém, os bisfosfonatos demonstraram ser a classe mais eficaz até então.

Os bisfosfonatos são uma classe de drogas relacionadas com o inibidor de mineralização natural, pirofosfato. Eles foram inicialmente desenvolvidos para uso na indústria de detergentes, na qual impedem a formação de cal em tubos. No entanto, em sistemas biológicos, sua estrutura química básica faz com que eles se tornem ligados à superfície de cristais de hidroxiapatita no osso, especialmente nas superfícies que sofrem reabsorção osteoclástica ativa.[16] Os bisfosfonados reduzem a remodelação óssea e a dor óssea nesses pacientes.

O PRISM-EZ foi um estudo que avaliou a eficácia a longo prazo do tratamento intensivo com bisfosfonatos *versus* tratamento sintomático. Inicialmente, os principais resultados de uma análise Intention to treat mostram que a terapia com bisfosfonatos realizada de forma intensiva foi mais eficaz na normalização da fosfatase alcalina do que a terapia sintomática, com 81% dos pacientes que receberam terapia intensiva atingindo níveis de FA normalizados após 2 anos.[21]

No entanto, não houve diferenças clinicamente importantes em relação à qualidade de vida ou à dor óssea entre os dois grupos de tratamento. O tratamento intensivo foi associado a um aumento não significativo do risco de fraturas, procedimentos ortopédicos e eventos adversos sérios. Os resultados desse estudo sugerem que, em pacientes com o diagnóstico de doença de Paget estabelecido, a terapia com bisfosfonatos deve se concentrar no controle de sintomas, em vez da supressão do *turnover* ósseo.[21]

Um outro estudo avaliou a resposta clínica e laboratorial do tratamento com ibandronato oral (150 mg/mês) por 6 meses em 12 pacientes. A intensidade da dor óssea, a fosfatase alcalina e o CTX foram avaliados. Após 6 meses de tratamento, a redução média no CTX foi de $65,24 \pm 28,9\%$, atingindo 80% em 7 pacientes. A redução média da FA foi de $49,21 \pm 37,9\%$, com todos os pacientes com valores normais de FA após o tratamento. Houve uma resposta clínica significativa em todos os pacientes, com marcada melhora na dor óssea.[22]

Após a medicação, deve-se dosar a fosfatase alcalina nos tempos 0, 1, 3, 6 e 12 meses.

A atividade da fosfatase alcalina sérica é o marcador bioquímico mais comum da atividade da doença. Possui boa reprodutibilidade (coeficiente de variação de 10%) e é sensível a mudanças clinicamente importantes na atividade da doença. Aceita-se que uma queda de 25% na atividade da fosfatase alcalina total represente uma resposta de tratamento significativa. Quanto maior a supressão da FA, mais duradoura é a remissão da doença.[16]

A fosfatase alcalina óssea específica é mais sensível e específica que a fosfatase alcalina total, embora essa diferença não seja, provavelmente, de importância clínica para a maioria dos pacientes. As situações em que esse benefício pode ser importante incluem aqueles com doença hepática, com doença monostótica e com fosfatase alcalina total na faixa normal. Nesses indivíduos, deve-se considerar o uso de fosfatase alcalina óssea específica para monitorar o progresso da doença.[16]

Os marcadores urinários da reabsorção óssea, como a deoxipiridinolina ou a hidroxiprolina, respondem mais rapidamente ao tratamento (nadir no prazo de 1 mês pós--tratamento) e também podem indicar recaída antes de ocorrerem alterações na fosfatase alcalina.[16]

Em geral, o tratamento é realizado durante 3 a 5 anos, mas, nos casos muito extensos, pode ser necessário um tratamento prolongado, ou por toda a vida. Apesar de a terapia não melhorar as deformidades já estabelecidas, percebe-se que, com ela, o osso esfria, o metabolismo se reduz e a cintilografia e a FA se normalizam.

O tratamento com bisfosfonatos é mandatório no pré-operatório de cirurgias ósseas eletivas, pois é capaz de reduzir a vascularização do osso e o sangramento no intraoperatório. O ideal é que a cirurgia ortopédica aconteça pelo menos 6 meses após a dose de bisfosfonato.

Pacientes com doença leve a moderada, particularmente os com potencial para complicações (isto é, aqueles com lesões nos ossos que sustentam peso, corpos vertebrais ou base do crânio) podem ser considerados para o tratamento antes que os sintomas se desenvolvam.

Analgésicos, anti-inflamatórios, acupuntura, fisioterapia, hidroterapia e terapia elétrica auxiliam no controle da dor causada pela osteoartrose secundária ou pelas deformidades causadas pela doença (dor do tipo mecânica e não dor por maior atividade metabólica do osso).

SEGUIMENTO

Deve-se realizar dosagens seriadas de fosfatase alcalina total ou óssea específica e de marcadores de reabsorção óssea.[13]

As dosagens de hidroxiprolina urinária podem ser usadas, assim como os níveis séricos ou urinários dos produtos de degradação do colágeno do tipo I, como telopeptídeo-C ou o telopeptídeo-N, ou dosagens de piridinolina ou da desoxipiridinolina na urina.

Considera-se a ocorrência de remissão bioquímica completa quando são atingidos níveis normais de fosfatase alcalina e de remissão parcial quando há queda de mais de 75% em seus níveis entre 3 e 6 meses de tratamento.

Um novo curso de bisfosfonato deverá ser iniciado quando a fosfatase alcalina voltar a se elevar, no caso de normalização prévia, quando houver elevação de mais de 25% em relação ao nível pós-tratamento, ou quando o paciente volta a apresentar sintomas.[16]

Se houver hepatopatia, pode-se continuar o seguimento com a dosagem de P1NP.

Deve-se repetir a radiografia ou cintilografia óssea somente se houver piora ou sintomatologia nova. A cintilografia se mantém captante nas áreas alteradas mesmo após o tratamento adequado e com bom controle clínico e bioquímico da doença.

REFERÊNCIAS

1. Walsh JP. Paget's Disease of Bone. Med J Aust. 2004;181(15):262-5.
2. Ferraz-de-Souza B, Correa PHS. Diagnosis and treatment of Paget's disease of bone: a mini-review. Arq Bras Endocrinol Metabol [Internet]. 2013;57(8):577-82. Available from: http://www.scielo.br/scielo.php?script=sci_arttext&pid=S0004-27302013000800001&lng=en&nrm=iso&tlng=en.
3. Bandeira F, Assunção V, Diniz ET, Lucena CS, Griz L. Characteristics of Paget's disease of bone in the city of Recife, Brazil. Rheumatol Int. 2010;30(8):1055-61.
4. Cooper C, Harvey NC, Dennison EM, Van Staa TP. Update on the epidemiology of Paget's disease of bone. J Bone Miner Res. 2006; 21(SUPPL. 2):10-5.
5. Seton M, Choi HK, Hansen MF, Sebaldt RJ, Cooper C. Analysis of Environmental Factors in Familial Versus Sporadic Paget's Disease of Bone-The New England Registry for Paget's Disease of Bone. J Bone Miner Res [Internet]. 2003 Aug 1;18(8):1519-24. Available from: http://doi.wiley.com/10.1359/jbmr.2003.18.8.1519.
6. Ralston SH. Pathogenesis of Paget's disease of bone. Bone [Internet]. 2008;43(5):819-25. Available from: http://dx.doi.org/10.1016/j.bone.2008.06.015.
7. Reis RL, Poncell MF, Diniz ET, Bandeira F. Epidemiology of Paget's disease of bone in the city of Recife, Brazil. Rheumatol Int. 2012;32(10):3087-91.
8. Ralston SH, Langston AL, Reid IR. Pathogenesis and management of Paget's disease of bone. Lancet. 2008;372(9633):155-63.
9. G D Roodman, N Kurihara, Y Ohsaki, A Kukita, D Hosking, A Demulder, J F Smith and FRS. Interleukin 6. A potential autocrine/paracrine factor in Paget's disease of bone. J Clin Invest. 1992;89(1):46-52.
10. Roodman G, Windle J. Science in medicine-Paget disease of bone. J Clin Invest [Internet]. 2005;115(2):200-7. Available from: http://scholar.google.com/scholar?hl=en&btnG=Search&q=intitle:Science+in+medicine+Paget+disease+of+bone#6.
11. Demulder A, Takahashi S, Singer FR, Hosking DJ, Roodman GD. Abnormalities in osteoclast precursors and marrow accessory cells in Paget's disease. Endocrinology [Internet]. 1993 Nov;133(5):1978-82. Available from: https://academic.oup.com/endo/article-lookup/doi/10.1210/endo.133.5.7691583.
12. Menaa C, Reddy S V., Kurihara N, Maeda H, Anderson D, Cundy T, et al. Enhanced RANK ligand expression and responsivity of bone marrow cells in Paget's disease of bone. J Clin Invest. 2000;105(12):1833-8.
13. Griz L, Caldas G, Bandeira C, Assunção V, Bandeira F. Paget's Disease of Bone. Arq Bras Endocrinol Metab. 2006 tab. 2006;50(1):814-22.
14. Griz L, Fontan D, Mesquita P, Lazaretti-Castro M, Borba VZC, Borges JLC, et al. Diagnosis and management of Paget's disease of bone. Arq Bras Endocrinol Metabol [Internet]. 2014;58(6):587-99. Available from: http://www.scielo.br/scielo.php?script=sci_arttext&pid=S0004-27302014000600587&lng=en&tlng=en.
15. Theodorou DJ, Theodorou SJ, Kakitsubata Y. Imaging of paget disease of bone and its musculoskeletal complications: Self-assessment module. Am J Roentgenol. 2011; 196(6 SUPPL.):64-75.
16. Selby P., Davie MW., Ralston S., Stone M. Guidelines on the management of Paget's disease of bone*. Bone. 2002;31(3):366-73.
17. Gnanasegaran G, Moore AE, Blake GM, Vijayanathan S, Clarke SE, Fogelman I. Atypical Paget's disease with quantitative assessment of tracer kinetics. Clin Nucl Med. 2007;32(10):765-9.
18. Pande KC, Ashford RU, Dey A, Kayan K, McCloskey E V., Kanis JA. Atypical familial paget's disease of bone. Rev du Rhum (Edition Fr. 2001;68(5):439-44.
19. Carvalho AD, Ibiapina JO, Santos LG, Carvalho TCB, Ribeiro MB. Monostotic Paget'S Disease in Lumbar Vertebrae: an Atypical Location. Rev Bras Ortop (English Ed [Internet]. 2010;45(2):200-2. Available from: http://linkinghub.elsevier.com/retrieve/pii/S2255497115302949.
20. Polyzos SA, Cundy T, Mantzoros CS. Juvenile Paget disease. Metabolism [Internet]. 2017 Nov 22;1-12. Available from: https://doi.org/10.1016/j.metabol.2017.10.007.
21. Tan A, Goodman K, Walker A, Hudson J, MacLennan GS, Selby PL, et al. Long-Term Randomized Trial of Intensive Versus Symptomatic Management in Paget's Disease of Bone: The PRISM-EZ Study. J Bone Miner Res. 2017;32(6):1165-73.
22. Voss L, Coimbra B, Bandeira F. Clinical Response to Oral Ibandronate in Paget ' s Disease of Bone. 2016;1:11-4.

CAPÍTULO 7

DOENÇAS ASSOCIADAS À VITAMINA D

Viviane Pereira de Araújo • Francisco Bandeira

INTRODUÇÃO

O osso é composto de 50 a 70% de minerais, 20 a 40% de matriz orgânica, 5 a 10% de água e menos de 3% de lipídios. O conteúdo mineral do osso é constituído principalmente de pequenos cristais de hidroxiapatita — $Ca_{10}(PO_4)_6(OH)_2$ — com pequenas quantidades de carbonato, magnésio e fosfato ácido que são depositados sobre as fibras de colágeno para proporcionar rigidez mecânica e resistência.[1]

A remodelação óssea é constante ao longo da vida, em resposta ao estresse mecânico e à necessidade de cálcio nos fluidos extracelulares, temos a unidade de remodelação composta por osteoclastos e osteoblastos que sequencialmente realizam a reabsorção de osso antigo e a formação de osso novo.[1] O cálcio e o fosfato são liberados no sangue durante a reabsorção e depositados na matrix óssea durante a formação. Sendo parte integrante da homeostase de cálcio e fosfato.[2]

Um adulto saudável contém aproximadamente 1-1,3kg de cálcio, com 99% do cálcio encontrando-se no osso[2] No plasma, cerca de 50% de cálcio está na forma ionizada livre, 40% estão integrados a proteínas plasmáticas e 10% são ligados como ânions, como bicarbonato, fosfato, lactato e citrato.[3]

O cálcio desempenha funções essenciais na sinalização celular, transmissão de impulsos nervosos e contração muscular. Sua concentração sérica varia em uma faixa estreita, com o cálcio total variando de 8,8 a 10,4 mg/dL (2,2-2,6 mmol/L) e o cálcio livre (ionizado) de 4,6-5,3 mg/dL (1,15-1,33 mmol/L) em adultos saudáveis. A forma livre é biologicamente ativa, com sua concentração plasmática sob o controle do hormônio paratireoidiano (PTH) e da 1,25-di-hidroxivitamina D-calcitriol.[4]

Existem duas formas principais de vitamina D: vitamina D2 (ergocalciferol) e vitamina D3 (colecalciferol).[5]

A vitamina D-3 pode ser formada na pele, quando um precursor de colesterol, 7-desidroxicolesterol, é exposto à luz ultravioleta, ou é proveniente de certos alimentos (óleos de fígado de peixe, peixe gordo, gemas e fígado).[5] É convertida enzimaticamente, no fígado, em 25(OH)D, a principal forma circulante, e depois pela 1α-hidroxilase, no rim, para 1,25(OH)D2, a forma biologicamente ativa.[6] A ação primária de 1,25(OH)D2 é promover a absorção intestinal de cálcio, estimulando a formação de proteínas de ligação dentro das células epiteliais intestinais.[5]

As ações deficientes de vitamina D podem resultar da baixa ingestão dietética, má absorção, prejuízo na 25-hidroxilação assim como na 1-hidroxilação de 25(OH)D ou resistência de órgão-alvo a ação da 1,25(OH)2D3.[7]

A Tabela 7.1 apresenta as indicações para a mensuração de vitamina D.

Níveis baixos de vitamina D estão associados ao risco aumentado para doença cardiovascular, diabetes melito tipo 1 (DM1), certos tipos de câncer (colo, mama e próstata), declínio cognitivo, depressão, complicações na gravidez (pré-eclâmpsia, diabetes gestacional, prematuridade, neonatos pequenos para a idade gestacional), doenças autoimunes (artrite reumatoide, doença de Crohn), alergias, quedas em idosos, aumento do turnover ósseo e da perda óssea e aumento do risco de fraturas de fragilidade.[8]

RAQUITISMO

O raquitismo é uma doença que ocorre em indivíduo jovem, em fase de crescimento, no qual há uma falha na mineralização da placa de crescimento e da matriz osteoide, resultando, mais comumente, de condições que causam baixas concentrações crônicas de cálcio e fosfato no fluido extracelular.[9] Entre as causas de raquitismo, podemos citar deficiência de cálcio, fósforo e vitamina D.[9]

Tradicionalmente, o raquitismo pode ser classificado como calcipênico ou fosfopênico.

O raquitismo calcipênico é causado por ingestão inadequada de cálcio ou deficiência de vitamina D, resultando em absorção insuficiente de cálcio intestinal. Pode ser secundário

---

TABELA 7.1 Indicações para Dosar Vitamina D Sérica

- Raquitismo
- Osteomalácia
- Osteoporose
- Doença renal crônica (DRC)
- Insuficiência hepática
- Síndromes de má absorção:
  - Fibrose cística
  - Doença inflamatória intestinal
  - Doença de Crohn
  - Cirurgia bariátrica
  - Enterite pós-radiação
  - Hiperparatireoidismo (HPT)
- Medicações:
  - Anticonvulsivantes, glicocorticoides, antiretrovirais, antifúngicos, colestiramina
- Adultos e crianças afroamericanos e hispânicos
- Gestantes e lactantes
- Idosos com história de queda e fraturas não traumáticas
- Crianças obesas e adultos (índice de massa corporal [IMC] >30 kg/m²)
- Desordens granulomatosas:
  - Sarcoidose
  - Tuberculose
  - Histoplasmose
  - Coccidiomicose
  - Berliose

PARATIREOIDES E METABOLISMO ÓSSEO

TABELA 7.2 Sintomas Clínicos do Raquitismo

Clínica	Raquitismo calcipênico	Raquitismo fosfopênico
Fraqueza muscular	Presente	Ausente
Dor óssea	Comum	Incomum
Extremidades envolvidas	Todos os membros igualmente	Predomínio de MII
Tetania	Pode estar presente	Ausente
Hipoplasia esmalte	Pode estar presente	Ausente
Abscesso dentário	Ausente	Pode estar presente
Cálcio sérico	Normal/baixo	Normal
Fósforo sérico	Baixo	Baixo
Fosfatase alcalina	Muito elevado	Moderadamente elevado
Paratormônio	Elevado	Normal/pouco elevado
Osteopenia/osteíte fibrosa	Presente	Ausente

a defeitos na via metabólica da vitamina D (incapacidade de sintetizar 25-hidroxivitamina D [25(OH)D] ou 1,25-di-hidroxivitamina D [1,25(OH)D2]) ou de resistência do órgão final a 1,25-di-hidroxivitamina D, seu metabolito ativo.[10]

A vitamina D é metabolizada em 25(OH)D por várias enzimas do citocromo P450 (CYP). A 25 hidroxivitamina D circulante é hidroxilada pela enzima 1α-hidroxilase (CYP27B1), no rim, para 1,25 (OH) D2, o metabólito biologicamente ativo. A atividade da CYP27B1 é estimulada tanto pelo paratormônio (PTH) quanto por baixas concentrações séricas de cálcio e fosfato. Sua atividade é inibida pelo fator de crescimento fibroblástico 23 (FGF23), um hormônio que é produzido por osteócitos e que desempenha um papel importante na homeostase do fosfato. O 1,25 (OH) 2D atua em seu receptor nuclear, o VDR, em células intestinais, para promover a absorção gastrointestinal de cálcio e fósforo. Quando a ingestão dietética ou a concentração sérica de cálcio ionizado é baixa, o 1,25 (OH) 2D interage com o VDR em osteoblastos, para induzir a expressão do ativador do receptor da proteína da membrana plasmática do ligando do fator nuclear KB (RANKL). O RANKL liga-se ao RANK, provocando ativação dos osteoclastos, com consequente reabsorção óssea e liberação de cálcio e fósforo na circulação. Tanto 25(OH)D como 1,25(OH)D2 são catabolizados pela 24-hidroxilase (CYP24A1) aos metabólitos inativos, 24,25-di-hidroxivitamina D e ácido calcitroico, respectivamente.[10]

No raquitismo calcipênico, a redução da absorção de cálcio na dieta leva ao aumento dos níveis do PTH sérico. Este, por sua vez, causa internalização e subsequente degradação de proteínas cotransportadoras de fosfato dependentes de sódio (NaPi-2a e NaPi-2c) nos túbulos renais proximais, resultando em perda de fosfato por via renal e consequente hipofosfatemia.[10]

A Tabela 7.2 apresenta os sintomas clínicos do raquitismo em suas duas formas (calcipênico ou fosfopênico).

RAQUITISMO POR DEFICIÊNCIA DE VITAMINA D

A deficiência de vitamina D continua a ser uma causa importante de raquitismo em muitas partes do mundo, sendo uma desordem da criança em crescimento e, portanto, manifesta durante a infância (geralmente <18 meses de idade) e durante o pico de crescimento da adolescência.[11]

Entre os fatores de risco para a deficiência de vitamina D, podem ser citados: residência nas latitudes onde o sol está muito baixo no céu durante os meses de inverno (por exemplo, região do Canadá); presença de poluição atmosférica, limitando o alcance do UVB para atingir o solo,[12] uso de roupas que cobrem a maior parte da área da superfície da pele,[13,14] deficiência de vitamina D em gestantes,[15] hiperpigmentação da pele, com redução da síntese cutânea da vitamina D,[16] assim como ingesta crônica de uma dieta pobre em cálcio, que leva ao hiperparatireoidismo (HPT) secundário. O PTH sérico elevado leva a uma síntese aumentada de 1,25(OH)2D, que é conhecida por degradar 25(OH)D a 24,25(OH) D2 inativo, esgotando, assim, as reservas corporais de vitamina D.[17]

As características clínicas variam conforme a gravidade e a idade de início do raquitismo. As deformidades esqueléticas mais exuberantes são mais comuns na infância. Os bebês com raquitismo em geral desenvolvem deformidades em seus membros portadores de peso. Por exemplo, uma criança que engatinha desenvolve deformidades nos antebraços, enquanto uma criança que anda desenvolve pernas de proa (*genu varum*) ou bate os joelhos (*genu valgum*). Outras características do raquitismo incluem retardo de crescimento, protrusão frontal do crânio e edema de pulsos, joelhos e tornozelos. Um "rosário raquítico" surge, devido à expansão das junções costocondrais, e uma atração diafragmática interna da caixa torácica dá origem ao sulco de Harrison (sulco).[10]

A dentição e o desenvolvimento do esmalte dentário podem estar prejudicados. A irritabilidade, considerada secundária à dor óssea, é uma característica comum em crianças raquíticas. A fraqueza muscular associada à deficiência de vitamina D leva à hipotonia e ao atraso do desenvolvimento motor. Em adolescentes com raquitismo, são comuns sintomas vagos, como dores nos membros inferiores, que são precipitados pela caminhada ou pelo jogo. Há também queixa, secundária à miopatia proximal, de fraqueza muscular, com dificuldade para subir escadas. Sinais exuberantes de raquitismo são raros em adolescentes. Deformidades como *bowlegs* e *knock knees* podem se desenvolver de modo secundário a um longo período de deficiência de vitamina D.[10]

Radiologicamente, o primeiro sinal do raquitismo é a perda da linha crocante, produzida pela zona de calcificação provisória na interface da placa de crescimento epifisária. Essa zona torna-se desgastada, ou "pincelar", e, em estádios mais avançados de raquitismo, torna-se côncava, ou "com forma de copo". A área metafisária também se torna mais larga do que o normal. Essas mudanças metafisárias tendem a ser mais marcadas em crianças que em adolescentes com raquitismo. As características radiológicas do hiperparatireoidismo secundário incluem osteopenia generalizada, reabsorção óssea subperióstica e reação periosteal ao longo da diáfise.[10]

Em crianças com deficiência de vitamina D e raquitismo, as concentrações séricas de 25(OH)D são inferiores a 10 ng/mL e, em geral, menores que 5 ng/mL. No entanto, as concentrações séricas de 25(OH)D podem não ser marcadamente reduzidas em crianças claramente raquíticas que apresentam baixa ingestão dietética de cálcio.[11]

Tratamento

A concentração de 25OHD sérica "ideal" permanece controversa, com definições variando de maior que 50 a maior que 100 nmol/L (20 a 40 µg/L).[18]

A evidência indica que a via oral é preferida à terapia parenteral (terapia de Stoss), devido à restauração mais rápida dos níveis de 25OHD. Tanto a vitamina D2 como a D3 são igualmente eficazes para o tratamento diário, enquanto que a vitamina D3, por ter uma meia-vida mais longa, torna-se preferencial para o tratamento em dose única.[19,20]

Os pacientes com raquitismo nutricional devem ser tratados com vitamina D por um mínimo de 3 meses com uma dose diária de pelo menos 2000 UI (50 µg) se a idade for menor que 12 meses, 3.000-6.000 UI (50-150 µg) se tiverem entre 12 meses e 12 anos, e 6000 UI (150 µg) se tiverem acima de 12 anos.[19,20] Uma dose elevada em posologia única (terapia de Stoss) pode ser usada em ambientes com recursos limitados em lactentes com idade maior que 3 meses, em dose de 50 000 UI (1.250 µg) se a idade estiver entre 3 meses e 12 meses de idade, de 150.000 UI (3.750 µg) para crianças de 12 meses a 2 anos de idade, e 300.000 UI (7.500 µg) se a criança tiver acima de 12 anos de idade.[19,20] Todos os pacientes também devem receber cálcio concomitante (mínimo de 500 mg/dia) como suplementos ou por meio de dieta.

Para a prevenção do raquitismo nutricional e da osteomalácia, é recomendada a dose de 400 UI (10 µg) diariamente para todos os bebês, independentemente do modo de alimentação, desde o nascimento até o mínimo de 12 meses de idade, além de dose de 600 UI (15 µg) diariamente durante a gravidez (juntamente com ferro e ácido fólico). Para grupos de alto risco, como indivíduos com pele escura ou exposição limitada ao sol, deve-se manter a dose diária de 600 UI/dia.[19,20]

Clinicamente, ocorre melhora dos sintomas dentro de 2 semanas após o início do tratamento; em crianças pequenas, o desaparecimento do edema das extremidades distais dos ossos longos (metáfises) ocorre, em geral, em 6 meses. Nesse grupo, a correção completa de deformidades nas pernas pode levar até 2 anos, com os adolescentes requerendo, em geral, correção cirúrgica.[19]

O estudo VITAL (Vitamin D and Omega-3 Trial) foi um estudo randomizado, duplo-cego e controlado por placebo (desenho 2-por-2 fatorial) com o uso de vitamina D3 (colecalciferol, na dose de 2.000 UI por dia) e ácidos graxos marinhos ômega-3 (na dose de 1 g por dia). O grupo placebo foi suplementado com até 800 UI de vitamina D ao dia. O objetivo primário do estudo foi de câncer invasivo e eventos cardiovasculares maiores. Não houve significância estatística em relação ao objetivo primário, porém no objetivo secundário houve redução de mortes por câncer a longo prazo. O uso do ômega-3, com ou sem vitamina D apresentou redução do risco de infarto do miocárdio e de angioplastia coronariana também como objetivos secundários.

A amostra do estudo foi de 12.927 indivíduos randomizados para vitamina D e 12.927 para placebo de vitamina D (6.464 para vitamina D + placebo AG-ômega-3 e 6.463 para vitamina D + ômega-3). No grupo placebo de vitamina D foram randomizados 6.474 para AG-ômega-3 + placebo de vitamina D e 6.470 placebo de AG-ômega-3 + placebo de vitamina D.

Uma conferência internacional sobre controvérsia da suplementação de vitamina D, realizada antes da publicação do estudo VITAL, adotou um posicionamento mais parecido com o IOM.[8]

RAQUITISMO VITAMINA D DEPENDENTE TIPO 1

Em crianças com raquitismo dependente de vitamina D tipo 1 (doença com herança autossômica), as mutações inativantes homozigóticas no gene CYP27B1 levam à ação prejudicada da enzima renal 1α-hidroxilase e, portanto, as concentrações séricas de 1,25(OH)D2 encontram-se diminuídas ou indetectáveis.[22] Crianças afetadas na infância apresentam-se com sintomas graves e sinais de raquitismo. O tratamento com calcitriol ou 1α-hidroxivitamina D (alfacalcidol) é geralmente eficaz na cura do raquitismo.[22]

RAQUITISMO VITAMINA D DEPENDENTE TIPO 2

As crianças com raquitismo hereditário resistente à vitamina D (HVDDR) apresentam mutações homozigóticas no gene VDR, levando à resistência a ações biológicas de 1,25(OH)D2. Dessa forma, esses pacientes apresentam elevadas concentrações séricas de 1,25(OH)D2.[22] As manifestações clínicas incluem hipocalcemia e raquitismo grave durante a infância; com alguns pacientes com mutação específica apresentando, também, alopecia. Outros pacientes com HVDDR podem ter resistência parcial ou completa, dependendo de suas mutações. Algumas crianças respondem ao tratamento com grandes doses de calcitriol ou 1α-hidroxivitamina D (alfacalcidol); contudo; aqueles com resistência severa requerem tratamento com cálcio oral e/ou intravenoso (IV) para curar o raquitismo.[22]

RAQUITISMO FOSFOPÊNICO

Metabolismo do Fosfato

O rim desempenha um papel crucial na regulação da concentração de fosfato sérico, uma vez que mais de 85% do fosfato filtrado pelo glomérulo é reabsorvido. Em seres humanos, dois cotransportadores de fosfato dependentes de sódio renal II NaPi-2a (SLC34A1) e NaPi-2c (SLC34A3) localizados na membrana de escova dos túbulos renais proximais desempenham um papel importante na reabsorção de fosfato do filtrado glomerular.[23] A atividade desses transportadores é diminuída pelo PTH, pela carga de fosfato oral e pelo FGF23. O FGF23 é produzido no osso principalmente por osteócitos, em resposta ao fosfato sérico alto e 1,25(OH)D2. Age sobre os túbulos renais ligando-se à família de receptores FGF (predominantemente FGFR1c),[24] com α-Klotho atuando como seu correceptor.[25] O FGF23 inibe a expressão de cotransportadores de NaPi-2a e NaPi-2c no túbulo renal proximal, inibindo, assim, a reabsorção de fosfato.[23] Também suprime a produção renal de 1,25(OH)D2, por inibição da 1α-hidroxilase, e estimula a atividade da 24-hidroxilase,[26,27] o que, por sua vez, leva à redução da absorção intestinal de fosfato.

Raquitismo hipofosfatêmico ligado ao X (XLH, mutação no gene PHEX).

O raquitismo hipofosfatêmico ligado ao X (XLH) é a forma hereditária mais comum de raquitismo hipofosfatêmico, com incidência de aproximadamente 1 em 20 mil indivíduos. É causada por inativação de mutações no gene PHEX (gene regulador de fosfato no cromossomo X), localizado na posição Xp22 1 no braço curto do cromossomo X, o que leva ao aumento da circulação de concentrações de FGF23. O mecanismo pelo qual a perda da função do PHEX leva ao aumento do FGF23 em XLH não é claro.[28]

Clinicamente, as crianças afetadas desenvolvem o *genu varum* no momento do suporte de peso. A criança frequentemente anda com uma marcha de remoção de caminhos devido à coxa vara, e/ou uma marcha *"in-toeing"* secundária à torção tibial medial. A baixa estatura, com encurtamento desproporcional dos membros inferiores, é uma característica clínica importante em uma criança não tratada. Em contraste com o raquitismo de deficiência de vitamina D, hipotonia, miopatia e tetania estão ausentes em pacientes com XLH. Pacientes com essa condição podem desenvolver abscessos dentários espontâneos na ausência de cáries dentárias. A fusão prematura das suturas cranianas pode levar à distorção da forma do crânio e, ocasionalmente, aumentar a pressão intracraniana. Pacientes com maior idade portadores de XLH também desenvolvem entesopatia ou calcificação heterotópica de tendões, ligamentos e cápsulas articulares. As características radiológicas são em geral piores nos membros inferiores, mostrando córtices grossos e trabéculas grosseiras. O enrolamento, o alargamento e o desgaste das metáfises são comumente menos marcadas do que o observado no raquitismo por deficiência de vitamina D.[10]

Entre as principais alterações bioquímicas em XLH, podemos citar aumento de concentração de FGF23 sérico, hipofosfatemia, concentração sérica normal de 25(OH)D, concentração baixa ou inadequadamente normal de 1,25(OH)D2 em face da hipofosfatemia.[28]

Tratamento

Atualmente, o principal suporte do tratamento dessa condição continua a ser a administração de suplementos de fosfato oral (4-6× ao dia) e 1,25(OH)D2 (calcitriol) (2× dia) ou 1α-hidroxivitamina D (alfacalcidol) (1× dia).[29]

Em um estudo randomizado fase 2, 52 crianças com raquitismo hipofosfatêmico ligado ao X iniciaram o uso de uma nova droga, o burosumab (KRN23), que se liga e inibe o FGF23 circulante. Tais crianças apresentavam idades entre 5 e 12 anos e foram randomizadas para receber burosumab subcutâneo (dose máxima de 2 mg/kg) quinzenal (Q2W) ou mensalmente (Q4W). As radiografias de pulsos e joelhos foram avaliadas por pontuação de gravidade de Thacher Rickets (RSS), com base no grau de anormalidades da placa metafisária e de crescimento, e pela Impressão Global Radiográfica da Mudança, com base em uma escala de 7 pontos (RGI-C; -3 = piora grave; + 2 = cura substancial; + 3 = cura completa.[30]

Verificou-se aumento no nível sérico de fosfato em todos os indivíduos da linha de base (média [DP]: 2,33 [0,356] mg/dL) para níveis normais (3,16 [0,432] mg/dL. A fosfatase alcalina sérica diminuiu, em média, de 98 (76) U/L (p < 0,0001). Os resultados de RSS melhoraram em ambos os grupos Q2W e Q4W, com maior melhora observada em crianças com raquitismo mais severo. O RGI-C indicou raquitismo melhorado em todos os grupos. A velocidade de crescimento aumentou de 5,35 cm/ano nos 2 anos para 5,91 cm/ano (p = 0,0376). Essa nova droga com ação inibitória do FGF23, e consequente melhora do fósforo sérico e raquitismo, foi considerada segura e bem tolerada em crianças com XLH. A maioria dos eventos adversos relacionados com o tratamento foi leve, sendo as reações do local de injeção transitória (37%) mais comuns.[30]

Raquitismo hipofosfatêmico autossômico dominante (ADHR, mutação no gene FGF23).

O Raquitismo hipofosfatêmico autossômico dominante (ADHR) é um distúrbio raro, no qual os pacientes apresentam mutações (R176Q e R179W) no domínio de clivagem de RXXR furina de FGF23, que prejudica a inativação proteolítica de FGF23.[31,32] O gerenciamento de raquitismo hipofosfatêmico no ADHR é idêntico ao recomendado para o XLH. A condição é frequentemente mais leve e pode ocorrer remissão da hipofosfatemia.

Raquitismo hipofosfatêmico autossômico recessivo tipo 1 (ARHR1, mutação do gene DMP1).

O raquitismo hipofosfatêmico autossômico recessivo tipo 1 (ARHR tipo 1) é causado pela inativação de mutações nos genes que codificam a proteína da matriz dentinária-1 (DMP1) em osteócitos, o que resulta em elevadas concentrações plasmáticas de FGF23.[33,34]

Raquitismo hipofosfatêmico autossômico recessivo tipo 2 (ARHR2, mutação do gene ENPP1).

As mutações inativantes homozigóticas do gene que codificam a pirofosfatase ectonucleotídica/fosfodiesterase 1 (ENPP1) demonstraram ser responsáveis pela calcificação arterial generalizada da infância (GACI), o que leva à calcificação de artérias grandes e médias, infarto do miocárdio e, muitas vezes, a morte na primeira infância.[35] Alguns dos pacientes que sobrevivem ao GACI têm raquitismo hipofosfatêmico,[35] que está associado a altas concentrações plasmáticas de FGF23,[36,37] Não está claro como as mutações nos níveis de ENPPI ou pirofosfato extracelular levam a altas concentrações plasmáticas de FGF23.

OSTEOMALÁCIA INDUZIDA POR TUMOR

A osteomalácia induzida por tumor trata-se de uma desordem adquirida e paraneoplásica causada por produtos humorais conhecidos como fosfatoninas produzidas pelos tumores.[38] Os tumores implicados são em geral os mesenquimatosos de ossos longos, extremidade distal, seios nasais e nasofaringe, virilha, entre outros. São comumente benignos, de crescimento lento, com origem predominante do tumor mesenquimal fosfatúrico de tecido conjuntivo misto (PMTMCT).[39] A avaliação bioquímica revela resultados semelhantes aos do XLH. A remoção cirúrgica completa do tumor subjacente proporciona cura definitiva, sendo, dessa forma, muito importante localizar o tumor subjacente. A localização pode ser feita com cintilografia de octreótido, tomografia de emissão de pósitrons de 18F--fluorodeoxiglucose (FDG-PET), ressonância magnética de corpo inteiro (RMI) ou amostragem venosa de corpo inteiro de FGF23. Quando o tumor permanece obscuro, o fosfato e o 1,25(OH)2D3 são fornecidos de forma semelhante à do XLH. Outras terapias utilizadas são o uso de cinacalcet e octreotide.[40] Em pacientes com tumores que não foram retirados ou que estão incompletamente excisados, o tratamento com fosfato e calcitriol pode proporcionar alívio de sintomas.[41]

REFERÊNCIAS

1. B.Clark, Normal bone anatomy and physiology, Clin. J.Am.Soc. Nephrol.3(2008) S131-S139.
2. Song. L, Adv Clin Chem. 2017; 82:1-46. doi: 10.1016/bs. acc.2017.06.005. Epub 2017 Aug 7.
3. J.A.Johnson, R. Kumar, Renal and intestinal calcium transport: roles of vitamin D and vitamin D-dependent calcium binding proteins, Semin. Nephrol. 14(1994) 119-128.
4. J. Blaine, M. Chonchol, M.Levi, Renal control of calcium, phosphate, and magnesium homeostasis, Clin. J.Am.Soc.Nephrol.10(2015) 1257-1272.
5. W. Winter, M Kleerekoper, Bone and mineral metabolismo, in: J. Risteli, L. Risteli, C.A. Burtis, E.R. Ashwood, D. Bruns(Eds), Tietz Textbook of Clinical Chemistry and Molecular Diagnosis, fifth ed., Elsevier Publishing, San Diego, CA, 2012, p.1765.
6. S.Pazirandeh, D.Bruns, Overview of vitamina D, in K.J.Motil, M.K. Drezner (Eds), UpToDate, UpToDate, Waltham, MA, 2016. (uptate: May, 2016). Acessed on June 5, 2016.
7. B.Dawson-Hughes, Vitamin D deficiency in adult: definition, clinical manifestations, and treatment, in: M.K. Drezner, C.J. Rosen (Eds), UpToDate, Up ToDate, Waltham, MA, 2016. (update: March, 2016). Accessed on June 5, 2016.
8. Manson JE, Cook NR, Lee I-M, Christen W, Bassuk SS, Mora S, et al. Vitamin D Supplements and Prevention of Cancer and Cardiovascular Disease. N Engl J Med [Internet]. 2018;NEJMoa1809944. Available from: http://www.nejm.org/doi/10.1056/NEJMoa1809944.
9. Kronenberg HM. Developmental regulation of the growth plate. Nature. 2003; 423:332-6.
10. Mughal, MZ. Rickets. Curr Osteoporos Rep. 2011 Dec; 9(4): 291-9. doi: 10.1007/s11914-011-0081-0
11. Thacher TD, Fischer PR, Strand MA, Pettifor JM. Nutritional rickets around the world: causes and future directions. Ann Trop Paediatr. 2006;26:1-16.
12. Agarwal KS, Mughal MZ, Upadhyay P, Berry J, Mawer EB, J.M. P. The impact of atmospheric pollution on vitamin D status of infants and toddlers in Delhi, India. Arch Dis Chld. 2002; 87: 111-113.
13. Das G, Crocombe S, McGrath M, Berry JL, Mughal MZ. Hypovitaminosis D among healthy adolescent girls attending an inner city school. Archives of Disease in Childhood. 2006; 91 (7): 569-72
14. 13. Van der Meer IM, Karamali NS, Boeke AJ. High prevalence of vitamin D deficiency in pregnant non-Western women in the Hague, Netherlands. Am J Clin Nutr. 2006; 84(2): 350-3.
15. 14. Dijkstra SH, van Beek A, Janssen JW, de Vleeschouwer LH, Huysman WA, van den Akker EL. High prevalence of vitamin D deficiency in newborns of high-risk mothers. Arch Dis Chld Fetal Neonatal Ed. 2007.
16. Clemens TL, Adams JS, Henderson SL. Holick MF Increased skin pigmentation reduces the capacity of skin to synthesize vitamin D3. Lancet. 1982;1:74-6.
17. Clements M R, Johnson L, Fraser D R. A new mechanism for induced vitamin D deficiency in calcium deprivation. Nature 1987. 32562-65.65
18. Prentice A. Vitamin D deficiency: a global perspective. Nutr Rev. 2008; 66(10 Suppl. 2): S153-64
19. Munns CF, Shaw N, Kiely M, Specker BL, Thacher TD, Ozono K, et al. Global consensus recommendations on prevention and management of nutritional rickets. Horm Res Paediatr. 2016; 85(2): 83– 106.
20. Munns CF, Shaw N, Kiely M, Specker BL, Thacher TD, OzonoK, et al. Global consensus recommendations on prevention and management of nutritional rickets. J Clin Endocrinol Metab. 2016; 101(2): 394-415.
21. Munns CF, Shaw N, KielyM, SpeckerBL, Thacher TD, OzonoK, et al. Global consensus recommendations on prevention and management of nutritional rickets. J Clin Endocrinol Metab. 2016; 101(2): 394-415.
22. Malloy PJ, Feldman D. Genetic disorders and defects in vitamin D action. Endocrinol Metab Clin North Am. 2010; 39 (2): 333-46.
23. Bergwitz C & Juppner H. 2010 Regulation of phosphate homeostasis by PTH, vitamin D, and FGF23. Annual Review of Medicine 61 91-104. Most insights gained into the regulation of phosphate homeostasis by these factors (PTH, vitamin D, and FGF23) are derived from human genetic disorders and genetically engineered mice, which are reviewed in this paper.
24. Gattineni J, Bates C, Twombley K, et al. FGF-23 decreases renal NaPi-2a and NaPi-2c expression and induces hypophosphatemia in vivo predominantly via FGF receptor 1. Am J Physiol Renal Physiol. 2009; 297: F282-91.
25. Kuro-O M. Overview of the FGF-23-Klotho axis. Pediatr Nephrol. 2010; 25(4): 583-90
26. Shimada T, Kakitani M, Yamazaki Y, Hasegawa H, Takeuchi Y, Fujita T, et al. Targeted ablation of FGF-23 demonstrates an essential physiological role of FGF-23 in phosphate and vitamin D metabolism. J Clin Invest. 2004; 113:561-8.
27. Perwad F, Zhang MY, Tenenhouse HS, Portale AA. Fibroblast growth factor 23 impairs phosphorus and vitamin D metabolism in vivo and suppresses 25-hydroxyvitamin D-1alphahydroxylase expression in vitro. Am J Physiol Renal Physiol. 2007; 293: F1577-83
28. Hyp_Consortium. A gene (PEX) with homologies to endopeptidases is mutated in patients with X-linked hypophosphatemic rickets. The HYP Consortium. Nat Genet. 1995;11:130-6.
29. Carpenter TO, Imel EA, Holm IA, Jan de Beur SM, Insogna KL. A clinician's guide to X-linked hypophosphatemia. J Bone Miner Res. 2011 Jul; 26(7): 1381-8. This paper briefly reviews the clinical and pathophysiologic features XLH and offers a guide in response to the conference recommendation.
30. ASBMR 2018
31. ADHR consortium Autosomal dominant hypophosphataemic rickets is associated with mutations in FGF-23. Nat Genet. 2000; 26: 345-348.
32. Bai XY, Miao D, Goltzman D, Karaplis AC. The autosomal dominant hypophosphatemic rickets R176Q mutation in fibroblast

growth factor 23 resists proteolytic cleavage and enhances in vivo biological potency. J Biol Chem. 2003; 278:9843-9.

33. Feng JQ, Ward LM, Liu S, Lu Y, Xie Y, Yuan B, et al. Loss of DMP1 causes rickets and osteomalacia and identifies a role for osteocytes in mineral metabolism. Nat Genet. 2006; 38:1310-5.

34. Lorenz-Depiereux B, Bastepe M, Benet-Pages A, Amyere M, Wagenstaller J, Muller-Barth U, et al. DMP1 mutations in autosomal recessive hypophosphatemia implicate a bone matrix protein in the regulation of phosphate homeostasis. Nature Genet. 2006; 38:1248-50.

35. Rutsch F, Ruf N, Vaingankar S, Toliat MR, Suk A, Höhne W, et al. Mutations in ENPP1 are associated with 'idiopathic' infantile arterial calcification. Nat Genet. 2003; 34:379-81.

36. Rutsch F, Böyer P, Nitschke Y, et al. Hypophosphatemia, hyperphosphaturia, and bisphosphonate treatment are associated with survival beyond infancy in generalized arterial calcification of infancy. Circ Cardiovasc Genet. 2008; 1:133-40.

37. Lorenz-Depiereux B, Schnabel D, Tiosano D, Hausler G, Strom TM. Loss-of-function ENPP1 mutations cause both generalized arterial calcification of infancy and autosomal-recessive hypophosphatemic rickets. Am J Hum Genet. 2010; 86:267-72.

38. Rowe P. The wrickkened pathways of FGF-23, MEPE and PHEX. Crit Rev Oral Biol Med 2004;15:264-81.

39. Folpe AL, Fanburg-Smith JC, Billings SD, et al. Most osteomalacia associated mesenchymal tumors are a single histopathologic entity: An analysis of 32 cases and a com prehensive review of the literature. Am J Surg Pathol 2004; 28:1-30.

40. Seufert J, Ebert K, Muller J, Eulert J, Hendrich C, Werener E, et al. Octreotide therapy for tumor induced osteomalacia. N Engl J Med 2001; 345:1883-8.

41. Dhammi IK, Jain AK, Singh AP, Mishra P, Jain S. Oncogenic osteomalacia: Problems in diagnosis and long-term management. Indian J Orthop 2010; 44:453-7.

CAPÍTULO 8

DISTÚRBIO MINERAL E ÓSSEO NA DOENÇA RENAL CRÔNICA

Marcela Sarmento • Leydiane Lima • Francisco Bandeira

INTRODUÇÃO

A doença renal crônica (DRC) é considerada um problema de saúde pública internacional que afeta de 5 a 10% da população mundial.[1] Sua incidência no Brasil tem aumentado significativamente, devido ao número crescente de pacientes diagnosticados, em especial aqueles portadores de diabetes *mellitus* e hipertensão arterial, bem como pelo aumento da longevidade da população.[7] Com o declínio da função renal, surgem alterações do metabolismo mineral e ósseo, denominadas distúrbio mineral e ósseo da doença renal crônica (DMO-DRC), que podem causar desde uma hipocalcemia leve até fraturas, doença óssea histologicamente documentada (osteodistrofia renal - ODR), calcificações extraesqueléticas, sobretudo as vasculares, que são a principal causa da alta taxa de morbidade e mortalidade observada na DRC.[3,4]

O rim saudável é responsável pela reabsorção de cálcio, pela excreção do fósforo e pela produção de vitamina D. Contudo, quando existe uma progressiva perda da função renal, iniciam-se alterações na homeostase do fósforo, cálcio, vitamina D e paratormônio (PTH), além de provocar um desequilíbrio entre a formação e a reabsorção óssea, fundamental na manutenção do metabolismo do tecido ósseo. Essas alterações bioquímicas podem levar ao hiperparatireoidismo (HPT) secundário, resultante dos altos níveis de PTH produzido pelas glândulas paratireoides, determinando uma reduzida expressão dos receptores de cálcio e vitamina D, que os torna menos responsivos às elevações séricas do cálcio e do calcitriol na corrente sanguínea.[1,3] Elaborado em 2009, o KDIGO (Diretrizes Clínicas para o Diagnóstico, Avaliação, Prevenção e Tratamento do Distúrbio Mineral e Ósseo na Doença Renal Crônica), tem como objetivo colaborar com o profissional de saúde envolvido no tratamento de adultos e crianças com DMO-DRC em terapia dialítica ou no pós-transplante renal. O KDIGO foi escrito com base em análises, ensaios clínicos e revisões sistemáticas diversas da literatura mundial e foi atualizado em agosto de 2016.[1,3,9,23,25]

A Tabela 8.1 apresenta a DRC e seus níveis.

FISIOPATOLOGIA

O rim sintetiza a 1,25 di-hidroxivitamina D (calcitriol), o metabólito mais ativo da vitamina D, que, por meio da enzima 1alfa-hidroxilase, transforma-se em 25 hidroxi vitamina D. O calcitriol é responsável pela absorção intestinal de cálcio. Tanto o cálcio como o calcitriol possuem receptores específicos nas paratireoides, podendo ter expressão inibitória na síntese e secreção de PTH. À medida que a função renal piora, a produção de calcitriol também diminui, provocando consecutivas reduções na 25OH vitamina D. A dosagem de calcitriol plasmático pode estar normal em pacientes no estágio inicial ou moderado de DRC, entretanto, os níveis plasmáticos de PTH são em geral aumentados nessa condição. A queda do calcitriol contribui para a patogênese do HPT secundário por mecanismos diretos e indiretos.[2-4]

A Figura 8.1 no caderno colorido, apresenta os mecanismos do cálcio e do fósforo implicados na insuficiência renal crônica.

A homeostase do cálcio é regulada por três órgãos: o intestino, o rim e o osso – caso esse íon se apresente em déficit no organismo, aumenta-se o risco de fraturas e de osteoporose; do contrário, pode-se aumentar o risco de calcificação vascular e eventos cardiovasculares.[25] A dosagem recomendada de ingestão de cálcio é em torno de 1.000 mg/dia para obter um cálcio neutro. O metabolismo do cálcio depende fortemente da interação entre o PTH e a vitamina D, e alterações nesses dois hormônios estão presentes na DRC estágio 3A-5. O cálcio total tende a diminuir durante o curso da DRC, contudo, o cálcio livre permanece inalterado na maioria desses pacientes. Uma série de fatores pode levar a essa hipocalcemia, como, por exemplo, a retenção do fósforo, o aumento do PTH e a diminuição da conversão e produção da 1,25 di-hidroxivitamina D pelo rim, levando a uma menor absorção de cálcio pelo intestino e resistência calcêmica pelo osso. Uma vez que o cálcio é o maior regulador da secreção de PTH, a hipocalcemia persistente é um forte estímulo para o desenvolvimento do HPT secundário.[2-4]

Além do cálcio e do calcitriol, o fósforo também possui importante ação nas paratireoides, estimulando a produção de PTH por meio de um mecanismo pós-transcricional. No rim, o PTH é capaz de inibir a reabsorção tubular de fósforo, provocando fosfatúria.[3,8] Com a evolução da DRC, o fósforo passa a ficar retido pelo rim, entretanto, essa

TABELA 8.1	Estadiamento da Doença Renal Crônica	
Estágios da DRC	**Taxa de filtração glomerular (TFG)**
1	≥ 90
2	60-89
3A	45-59
3B	30-44
4	15-29
5	<15

hiperfosfatemia só se torna evidente quando o ritmo de filtração glomerular diminui 30% do ritmo normal. Nesse meio tempo, o PTH é responsável por eliminar o fósforo urinário, com o objetivo de regular a homeostase interna.

A retenção de fosfato provoca uma diminuição na produção de calcitriol, levando a uma menor absorção de cálcio intestinal, provocando uma hipocalcemia e estimulando a secreção de PTH. Além disso, a hiperfosfatemia está associada a uma resistência da ação do calcitriol na glândula paratireoide, o que também favorece ao surgimento do HPT secundário.

O PTH, produzido pelas glândulas paratireoides, tem como principal função a manutenção da calcemia no corpo. O PTH mantém a homeostase calcêmica por meio de três mecanismos: reabsorção renal de cálcio, ativação da 1 alfa-hidroxilase e reabsorção óssea.[4]

O fator de crescimento fibroblástico 23 (FGF-23) é uma fosfatonina que também está envolvida na regulação do metabolismo mineral e ósseo. Ela é produzida pelos osteoblastos e osteófitos, e tem ação fosfatúrica no rim. Além disso, atua de forma direta na síntese de calcitriol, inibindo a 1alfa-hidroxilase, estimulando o PTH de modo indireto; contudo o FGF-23 também pode inibir de maneira direta a produção de PTH, quando atua em um receptor específico paratireoidiano, junto com um cofator, a proteína Klotho. É importante citar aqui que, quando temos níveis cronicamente elevados do FGF-23, a síntese de calcitriol diminui de modo acentuado, provocando o aumento do hormônio PTH. O FGF-23 é um regulador chave da homeostase da vitamina D e do fósforo, além de um dos indicadores iniciais da progressão da DRC-DMO e de complicações cardiovasculares.[3,6]

A Figura 8.2 no caderno colorido, apresenta o mecanismo de ação do FGF-23.

OSTEODISTROFIA RENAL

O termo osteodistrofia renal (ODR) é caracterizado por desordens do metabolismo ósseo e da qualidade óssea que decorrem de complicações da insuficiência renal crônica. As anormalidades ósseas e do metabolismo ósseo mineral são responsáveis pelo aumento da morbidade e mortalidade em pacientes com DRC. Em particular, a hiperfosfatemia e a elevação de FGF-23 demonstraram uma associação com alto risco de mortalidade.[4,31] Há cinco tipos principais de osteodistrofia renal que são classificadas com base na renovação óssea e na mineralização: leve, osteíte fibrosa, osteomalacia, adinâmica, mista. A doença leve, osteíte fibrosa e doença mista são caracterizadas pelo aumento do *turnover*, mas a doença leve e a osteíte fibrosa têm mineralização normal, enquanto a doença mista tem mineralização anormal. Tanto a osteomalacia e doença adinâmica são caracterizadas pela diminuição do *turnover*, com mineralização anormal na osteomalacia e diminuição da celularidade na doença adinâmica. Do ponto de vista histológico, a ODR varia desde a osteíte fibrosa (doença com alto *turnover* ósseo, alta remodelação, relacionada com o HPT secundário e acompanhada de proliferação de osteoblastos e osteoclastos, além de fibrose medular), osteomalácia (doença de baixa remodelação) até a doença óssea adinâmica (DOA) com baixo *turnover* ósseo, redução da formação óssea e da celularidade. A doença óssea de alto *turnover* é causada principalmente por hiperparati-

reoidismo secundário, enquanto o baixo *turnover* pode ser desencadeado por excesso de secreção de PTH e/ou resistência do osso aos efeitos do PTH. A intoxicação alumínica pode estar associada a qualquer subtipo histológico citado, embora sua relação causal seja mais evidente nas doenças de baixa remodelação.

Existem vários fatores que estão relacionados com o desenvolvimento e progressão da ODR, contudo os mais importantes são o tempo da doença renal de base, a duração da insuficiência renal crônica, o tempo de tratamento dialítico e o tipo de diálise a que o paciente está sendo submetido. Além disso, a patogenia da ODR é multifatorial, podendo exemplificar: hipocalcemia, hiperfosfatemia, baixa produção de $1,25(OH)_2$ vitamina D e resistência periférica à ação do PTH e da vitamina D. Também são descritas anormalidades do *turnover* ósseo, mineralização, volume, crescimento linear ósseo e outras calcificações dos tecidos moles. Essas anormalidades alteram a arquitetura trabecular e cortical, influenciando negativamente na mineralização, *turnover* e estrutura do colágeno ósseo. Juntos, esses fatores aumentam o risco de fratura de 2 a 14 vezes mais que o da população em geral, diminuindo a massa óssea em pacientes com DRC.[32]

A Figura 8.3 no caderno colorido, apresenta o ciclo da DRC-DMO – estágio 3-5.

Pacientes em declínio da função renal (estágios 3A-5) apresentam alterações no *turnover* ósseo que afetam a qualidade do osso e a massa óssea, causando porosidade e afinamento da cortical do osso, osteomalácia, remodelamento anormal com baixo/alto *turnover* e microfraturas. A densitometria óssea (DXA), conforme última revisão do KDIGO, de 2016, é recomendada para predizer o risco de fratura em pacientes com ODR, contudo, a biópsia óssea permanece como padrão-ouro para diagnosticar e direcionar o tratamento do paciente com DRC-DMO. Contudo, a biópsia óssea é um método invasivo, caro, não disponível mundialmente e que necessita profissional capacitado e treinado para realizá-la. A princípio, a biópsia pode ser realizada em qualquer região do corpo, porém, a crista ilíaca é o local de escolha, pois, além do fácil acesso, contém osso cortical e trabecular. Para auxiliar no diagnóstico da ODR, é importante associar os exames de imagem e biópsia aos marcadores séricos de remodelação óssea, como o PTH intacto (embora seus níveis séricos não reflitam fielmente o estado de remodelação óssea.), fosfatase alcalina, pró-colágeno tipo I e telopeptídeo C-terminal (CTX).[31,32]

É importante citar que a maioria dos pacientes com DRC-DMO é assintomática, e, quando se faz o diagnóstico de ODR, a doença já se encontra em um estágio bastante avançado. Quando alguns sinais clínicos aparecem, são classificados como:

- Manifestações músculoesqueléticas: fraturas, rupturas de tendões, dores ósseas, mialgias, fraqueza muscular e periarticular. A maior e mais importante patologia proveniente da doença óssea e metabólica é a fratura de quadril, com alta incidência em pacientes com DRC estágio 5.
- Manifestações extraesqueléticas: desordem sistêmica que afeta tecidos moles, como pele, artérias, veias e valvas cardíacas. Calcificações em coronárias e veias periféricas ocorrem com frequência em pacientes dialíticos e aumentam o risco de mortalidade nesse grupo. A doença cardiovascular é a principal causa de morte em adultos e crianças com DRC.

HIPERPATIREOIDISMO SECUNDÁRIO

À medida que ocorre o declínio da função renal, alterações progressivas no metabolismo mineral e ósseo se iniciam, acometendo os níveis séricos de cálcio, fósforo e dos hormônios reguladores, PTH, calcitriol e FGF-23.[15] Vários são os fatores implicados na fisiopatologia do DMO-DRC que levam ao HPT secundário, contudo, os principais são a diminuição da eliminação renal do fósforo e da produção de calcitriol pelo rim e a hipocalcemia. Essas alterações são mais evidentes a partir do estágio 3 da DRC, levando a complicações graves.[15]

O HPT secundário se instala precocemente no paciente com DRC-DMO, agrava-se durante o tratamento dialítico e, muitas vezes, não se resolve nem mesmo com o transplante renal bem-sucedido. Segundo o Censo de Diálise da Sociedade Brasileira de Nefrologia, existe em torno de 92 mil pacientes em diálise, sendo que aproximadamente 44% destes pacientes são portadores de HPT secundário e cerca de 10% deles estão em fila de espera para o tratamento cirúrgico.[13,14] É importante frisar que a prevalência do HPT secundário nos estágios iniciais da DRC não é conhecida.

A hiperfosfatemia e a hipocalcemia cronicamente presentes no HPT secundário levam a uma reduzida expressão de receptores de cálcio e vitamina D, tornando-as menos responsivas às elevações séricas de cálcio e calcitriol e provocando uma hiperplasia das paratireoides. Essa hiperplasia, inicialmente de padrão difuso, pode evoluir para um padrão nodular por meio de uma degeneração monoclonal, e, como consequência, provoca maior redução da densidade de receptores de cálcio e vitamina D.[3,11] Outros fatores que também contribuem para o HPT secundário são a acidose metabólica e a resistência óssea à ação calcêmica do PTH.

O diagnóstico laboratorial do HPT secundário é por meio da dosagem do PTH intacto. Em pacientes com DRC dialítica, valores do PTH intacto maiores de 550 pg/mL ou entre 300 pg/mL e 550 pg/mL (se houver aumento progressivo dos níveis) são considerados pelas diretrizes nacionais e internacionais de prática clínica como diagnóstico de HPT secundário. Em pacientes na fase de tratamento conservador da DRC, os valores de PTH intacto são controversos e devem ser avaliados de acordo com a evolução do quadro clínico. Além do PTH intacto, as dosagens de cálcio, fósforo, fosfatase alcalina e vitamina D são de extrema importância não só para o diagnóstico da gravidade do HPT secundário, como para seu seguimento clínico. A dosagem da fosfatase alcalina, que é um marcador de remodelação óssea, deve seguir igual à frequência do PTH. A Tabela 8.2 descreve a periodicidade com o qual os exames laboratoriais devem ser pedidos.[5]

A Tabela 8.3 apresenta o valor laboratorial sugerido para níveis séricos de fósforo, cálcio e PTH.

Alguns exames de imagem são necessários para auxiliar no diagnóstico de HPT secundário, como:

- Radiografias de ossos (mãos, crânio, bacia e ossos longos): importante na detecção de calcificações extraósseas.
- Ultrassonografia e cintilografia com sestamibi das glândulas paratireoides, usados, respectivamente, para avaliar a localização e a função dessas glândulas.
- Ecocardiograma e radiografia lateral de abdômen: empregados para detectar calcificações extraesqueléticas, incluindo vasos, valvas cardíacas e miocárdio.
- Dosagem dos níveis séricos de alumínio: para descartar intoxicação alumínica, apesar do abandono do uso de hidróxido de alumínio como quelante de fósforo e do emprego de sistemas eficientes de purificação da água das máquinas de diálise.
- Teste da desferroxamina (DFO): esse teste demonstrou sensibilidade de 87% e especificidade de 95% para a deposição óssea de alumínio quando comparado à biópsia óssea. É feito realizando duas coletas de sangue para determinar o nível sérico de alumínio (antes da primeira sessão de hemodiálise da semana e antes da segunda sessão).
- Biópsia óssea: padrão-ouro para o diagnóstico da doença óssea, seja ela de alta remodelação ou baixa remodelação e, ainda, quando ocorre intoxicação por alumínio. Mas, por ser um exame invasivo, a biópsia

---

TABELA 8.2 Monitorização Laboratorial para Pacientes com DRC-DMO

Estágios da doença renal	TFG (mL/min/1.73 m²)	Fósforo e cálcio sérico	PTH e FA	CALCITRIOL
1	–	–	–	–
2	–	6 meses-1 ano	6 meses-1 ano	BASAL
3	30-59	6-12 meses	BASAL	BASAL
4	15-29	3-6 meses	Cada 6-12 meses	BASAL
5 e 5D	>15 ou diálise	1-3 meses	3-6 meses	BASAL

TABELA 8.3 Níveis Séricos de Fósforo, Cálcio e PTH

Estágios da DRC	RFG (mL/min/1.73 m²)	Fósforo e fósforo sérico	Cálcio sérico	PTH
3	30-59	Manter dentro da faixa normal	Manter dentro da faixa normal	Nível ótimo não conhecido
4	15-29	Manter dentro da faixa normal	Manter dentro da faixa normal	Nível ótimo não conhecido
5 e 5D	< 15 ou diálise	Manter valor menor para o intervalo normal	Manter dentro da faixa normal	PTH = 2-9X Valor

Dar Calcitriol para reduzir PTH. Caso não haja melhora da elevação do PTH: :PARATIREOIDECTOMIA

274 PARATIREOIDES E METABOLISMO ÓSSEO

óssea é recomendada somente em algumas situações especiais, como fraturas inexplicadas, incongruência dos parâmetros bioquímicos, dor óssea persistente, calcificação vascular, hipercalcemia ou hipofosfatemia inexplicada.[5,24] O preparo para a biópsia óssea deve ser feito com a marcação prévia do tecido ósseo com cloridrato de tetraciclina 20 mg/kg/dia por três dias consecutivos, em dois períodos distintos, separados por um intervalo de 10 dias. A biópsia óssea deverá ser realizada até 5 dias após o segundo período de tomada da tetraciclina. A conservação do fragmento ósseo deve ser feita em solução de álcool etílico a 70%, em frasco de vidro protegido da luz.[26]

TRATAMENTO DO HIPERPARATIREOIDISMO

O HPT secundário é uma complicação grave da DRC e que necessita da associação de vários medicamentos e, por vezes, de tratamento cirúrgico para seu controle.[7] Está associado a um alto *turnover* e aumento da mortalidade.[11] O tratamento do HPT secundário consiste em diálise, tratamento não farmacológico e farmacológico, calciméticos ou, até mesmo, paratireoidectomia.

O tratamento não farmacológico do HPT secundário consiste em dieta hipoproteica para evitar o acúmulo de fósforo causado pelo aumento da reabsorção óssea, pela ineficiência da diálise e pela ingestão excessiva desse elemento. Em geral, a necessidade proteica de pacientes em diálise é alcançada com 1 a 1,2 g de proteína/kg/dia e recomenda-se que, do total de proteína, 50% devem ser proteínas de alto valor biológico (em geral de origem animal). Vale ressaltar que a restrição proteica deve sempre ser criteriosa, devido ao risco de desnutrição. Dessa forma, o planejamento dietético para pacientes com hiperfosfatemia deve ser individualizado, levando em consideração a ingestão atual de alimentos fontes de fósforo, a neces-

sidade proteica e os hábitos alimentares.[18] De acordo com as Diretrizes Brasileiras de Prática Clínica para o Distúrbio Mineral e Ósseo na Doença Renal Crônica, nos estágios 3 e 4, recomenda-se a ingestão de fósforo menor que 700 mg/dia (se fósforo >4,6 mg/dL ou PTH acima dos níveis recomendados para o estágio de DRC). Se o paciente apresentar DRC estágio 5, recomenda-se a ingestão de fósforo entre 800 e 1.000 mg/dia (se fósforo >3,5 mg/dL), respeitando a ingestão dietética de 1g de proteína/kg/dia.[10,26]

A terapia medicamentosa disponível para o HPT secundário para a hiperfosfatemia inclui quelantes de fosfato, como carbonato de cálcio, acetato de cálcio ou sevelamer (DRC estágio 5). Eles se ligam e quelam o fósforo na luz intestinal, diminuindo sua absorção no tubo digestivo. Os quelantes de fósforo devem ser ingeridos antes, durante ou imediatamente após as refeições. Contudo, já existem estudos que demonstraram um aumento do risco cardiovascular e da calcificação coronariana associados à suplementação de cálcio.[19,20] Nos dias de hoje, como a mortalidade cardiovascular é predominante entre os pacientes com DRC, tem-se limitado mais o uso de quelantes de cálcio, pelo aumento do risco cardiovascular. A hipovitaminose D também deve ser tratada nos pacientes com DRC estágios 3 e 4, visando reduzir a frequência e a gravidade do HPT secundário.[21] O calcitriol oral também é usado quando se tem um aumento progressivo de PTH sem respostas às medidas aqui citadas, contudo, pacientes com fósforo acima de 5,5 mg/dL e/ou cálcio acima do limite superior do método devem ter essas alterações corrigidas previamente.[11]

A Tabela 8.4 apresenta o tratamento da hiperfosfatemia no paciente com DRC-DMO.

Nos pacientes com DRC estágios 4 e 5, é necessário avaliar os níveis séricos de 25OH vitamina D sempre que os níveis de PTH estiverem acima dos recomendados para o grau de DRC. Em face a níveis de 25OHD abaixo de 30 ng/mL, faz-se necessária a suplementação com ergocalciferol ou colecalciferol e a monitoração dos níveis de cálcio e fósforo a cada 2 meses.[5,26]

TABELA 8.4 Tratamento da Hiperfosfatemia no Paciente com DRC-DMO

Agentes	Vantagens	Desvantagens
Carbonato de cálcio	• Efetivo • Baixo custo • Disponível mundialmente • Serve também para tratar hipocalemia	• Pode aumentar os níveis de cálcio sérico • Pode causar calcificação em tecido moles e suprimir o PTH • Efeitos gastrointestinais
Acetato de cálcio	• Efetivo • Mais barato que o uso de sevelamer e carbonato de lanthanum • Melhor quelante que o carbonato de cálcio • Serve também para tratar hipocalemia	• Mais caro que o carbonato de cálcio • Pode aumentar os níveis de cálcio sérico • Pode causar calcificação em tecidos moles e suprimir o PTH • Efeitos gastrointestinais
Sevelamer-carbonate	• Efeito • Não contém cálcio ou metal • Não é absorvido • Não causa hipercalemia • Redução no LDL colesterol	• Custo elevado • Reportado caos de obstrução e perfuração intestinal • Pode requerer suplementação de cálcio em pacientes com hipocalcemia • Efeitos gastrointestinais
Lanthanum	• Efeito • Não contém cálcio • Não causa hipercalemia • Mastigável	• Custo elevado • Pode requerer suplementação de cálcio em pacientes com hipocalcemia • Potencial de acúmulo de lantânio devido à absorção gastrointestinal (desconhecidas as consequências a longo prazo) • Efeitos gastrointestinais

Adaptado de The National Kideny Foundation and Raymond CB, et al.

Os calcimiméticos, uma das principais estratégias do HPT secundário, foram introduzidos na prática clínica dos pacientes com DRC-DMO há mais de uma década. Eles foram desenvolvidos após a identificação do receptor sensor de cálcio (CaSR) que imita o efeito do cálcio. Esses compostos aumentam a sensibilidade das glândulas paratireoides ao cálcio, produzindo um deslocamento para o PTH-Ca, portanto a concentração de cálcio necessária para inibir a secreção de PTH para 50% é reduzida após a administração calcimimética.[29] Além disso, os calcimiméticos, ao reduzirem o PTH, também reduzem o cálcio, fósforo e o FGF-23.

Um grupo europeu de melhores práticas renais recentemente publicou recomendações contra o uso rotineiro de terapia calcimimética em pacientes em diálise,[12] observando que, ao tratar mil pessoas com cinacalcete durante 1 ano, não obtiveram efeito sobre a mortalidade, impedindo três pacientes somente de sofrer paratireoidectomia cirúrgica, 60 pacientes com episódios de hipocalcemia e 150 pacientes com episódios de náusea. Em resumo, embora o cinacalcete não tenha sido formalmente comprovado como capaz de melhorar a mortalidade cardiovascular, tampouco um efeito positivo foi descartado. No estudo PARADIGM,[11] observaram apenas reduções modestas de PTH com cinacalcete (-12%) e análogos de vitamina D (-7%) como monoterapia. Em uma análise exploratória do PARADIGM, o uso de cinacalcete foi associado a hipocalcemia e redução do FGF-23, enquanto que os análogos de vitamina D foram associados a hipercalcemia, hiperfosfatemia e aumento do FGF23. No estudo EVOL-VE houve um maior risco de hipocalcemia e de eventos adversos gastrointestinais no grupo que usou o cinacalcete em comparação ao placebo.[9,27] De acordo com estudos em animais, a administração calcimimética reduz a calcificação vascular. O estudo ADVANCE foi projetado para avaliar em pacientes dialíticos o efeito dos calcimiméticos mais doses baixas de vitamina D na progressão de calcificação valvar, vascular e cardíaca. Os resultados obtidos sugerem que os calcimiméticos podem retardar a progressão de calcificação, embora o estudo não tenha demonstrado significância.[30] Por fim, a administração de um novo calcimimético intravenoso (IV), denominado etelcalcetide (AMG-416), aprovado na Europa, nos EUA e no Japão, resultou em reduções significativas de PTH. A droga é um calcimimético injetável com meia-vida de eliminação mais longa do que o cinacalcete. A formulação injetável melhora a aderência e reduz a carga de comprimidos. Essa meia-vida mais longa reduz a flutuação de marcadores bioquímicos do metabolismo mineral e ósseo. No entanto, são necessários mais estudos para determinar o impacto do etelcalcetide sobre os resultados clínicos, em especial em comparação com o cinacalcete.[20] Em outro estudo comparando a eficácia entre cinacalcete x etelcalcetide, envolvendo 683 pacientes dialíticos, ocorreu uma redução superior a 50% do valor do PTH naqueles pacientes que usaram etelcalcetide ao longo de 26 semanas.[17]

A Tabela 8.5 apresenta o tratamento de HPT em DRC-DMO.

O que vemos muitas vezes na prática clínica é que diagnóstico do HPT secundário é feito tardiamente, quando já se tem uma doença óssea grave, acompanhada de fraturas, calcificações vasculares e importante deterioração da qualidade de vida. Muitos desses casos já não respondem ao tratamento clínico e, portanto, têm indicação de realizar a paratireoidectomia.[9,22,28]

As indicações clássicas da cirurgia da paratireoide incluem nível sérico de PTH persistentemente acima de 800 pg/mL, associado a:[26,28]

- Hipercalcemia e/ou hiperfosfatemia refratárias ao tratamento clínico (farmacoterapia).
- Hipercalcemia e/ou hiperfosfatemia durante pulso-terapia com calcitriol, a despeito do uso de quelante de fósforo sem cálcio e da redução da concentração de cálcio do dialisato.
- Calcificações extraósseas (tecidos moles e/ou cardiovasculares) ou arteriolopatia urêmica calcificante (calcifilaxia).
- Doença óssea avançada, progressiva e debilitante que não responde ao tratamento clínico.
- Presença de glândulas paratireoides volumosas à ultrassonografia, hiperplasia nodular (peso > 1 g ou volume > 1 cm³).

INTOXICAÇÃO ALUMÍNICA NA DOENÇA RENAL CRÔNICA

O alumínio é um metal de excreção predominantemente renal, e sua intoxicação pode acometer pacientes com DRC pré-dialítica, dialítica ou transplantados renais. Manifestações clínicas, como anemia hipocrômica microcítica, neurotoxicidade, doença óssea associada ao alumínio (em

TABELA 8.5 Tratamento de HPT em DRC-DMO

Agente	Vantagens	Desvantagens
Calcitriol	• Pode ser usado em todos os estágios da DRC • Uso associado ao aumento da sobrevida em todos os estágios da DRC	• Risco de hipercalcemia • Risco de hiperfosfatemia
Análogos da vitamina D ativa (paricalcitol e doxercalciferol)	• Pode ser usado em todos os estágios da DRC • Pode causar menos hipercalcemia e hiperfosfatemia • Uso associado ao aumento da sobrevida na DRC estágio 5	• Risco de hipercalcemia • Risco de hiperfosfatemia
Calcimiméticos (não aprovado para uso em pacientes não dialíticos)	• Mecanismo de ação complementar à vitamina D • Não causa hipercalcemia e hiperfosfatemia	• Caro • Risco de náuseas e vômitos • Risco de hipocalcemia • Uso apenas em pacientes dialíticos

Adaptado do KDIGO 2016 (referência 23).

geral doenças de baixa remodelação óssea – osteomalácia e doença óssea adinâmica), podem ocorrer em caso de intoxicação pelo metal. A intoxicação alumínica pode ocorrer devido ao uso de quelantes de fósforo à base de alumínio, água utilizada para o preparo do dialisato sem adequada purificação, utensílios domésticos contendo alumínio e uso de soluções parenterais. O diagnóstico se faz pelo teste com desferoxamina (Desferal®; DFO) que deve ser realizado anualmente em todos os pacientes com DRC em hemodiálise ou diálise peritoneal.

Para que a intoxicação alumínica não ocorra, é necessário não utilizar quelantes de fósforo à base de alumínio em pacientes com DRC e taxa de filtração glomerular inferior a 60 mL/min/1,73 m². A monitoração da concentração de alumínio na água e no dialisato deve ser feita semestralmente, sendo que esta deve estar abaixo de 5 μg/L.[26]

CONCLUSÃO

Com o aumento do número de pesquisas sobre DRC-DMO e ODR na literatura médica, aumentou-se o número de pacientes recém-diagnosticados, sendo necessária a criação de diretrizes médicas. Estas, baseadas em pesquisas e publicações de grande importância no meio acadêmico, buscam guiar o profissional médico no tratamento de pacientes nefropatas com distúrbio mineral ósseo. É importante frisar aqui que a doença cardiovascular está inserida nesse contexto e que é a responsável direta pela alta taxa de mortalidade presente nessa doença. Por isso, faz-se necessário uma maior atenção e cuidado a esses pacientes, prevenindo o surgimento do HPT secundário e suas complicações.

CONSIDERAÇÕES FINAIS

Além do amento do FGF-23 e sua contribuição para a hipertrofia ventricular esquerda e piora do prognóstico cardiovascular na DRC, elevações das concentrações de esclerostina circulantes inibem a sinalização da via Wnt e, consequentemente, a formação óssea. Isto também contribui para o aumento da calcificação vascular.[33-34]

No que diz respeito aos agentes quelantes de fósforo, além dos citados anteriormente, estão em estudos uma preparação de liberação lenta da niacina (inibidor do co-transportador sódio-fosfato tipo II enteral – NPT2b) e o tenapanor (inibidor do receptor de troca sódio-hidrogênio, isoforma 3 – NHE3), os quais têm demonstrado redução do níveis de fosfato e de FGF-23, principalmente em associação aos quelantes tradicionais.[35]

Como perspectivas futuras, novos calcimiméticos como etelcalcetide utilizado por via intravenosa foi recentemente aprovado para uso clínico em pacientes dialíticos. A redução do PTH circulante é maior do que com cinacalcete.[35]

REFERÊNCIAS

1. Kidney Disease: Improving Global Outcomes (KDIGO) CKD-MBD Work Group. KDIGO clinical practice guideline for the diagnosis, evaluation, prevention, and treatment of chronic kidney disease–mineral and bone disorder (CKD–MBD). Kidney Int Suppl. 2009; 76 (113): S1-S130.,

2. Feehally J, Floege J, Johnson RJ. Comprehensive clinical nephrology. 3ª ed. Canadá: Elsevier; 2007. p. 869-80.
3. Canziani MEF, Kirsztajn GM. Doença renal crônica – manual prático uso diário ambulatorial e hospitalar. 2ª ed. Piracicaba: Livraria Balieiro; 2017. p. 123-31.
4. Gilbert SJ, Weiner DE. National kidney foundation s primer on kidney diseases. 6ª ed. Canadá: Elsevier; 2014. p. 476-8.
5. Carvalho AB, Gueiros AP, Gueiros JE, Neves CL, Karohl C, Sampaio E, et al. Guidelines in bone mineral disorder in chronic kidney disease – addendum chapter 2. J Bras Nefrol. 2012;34(2):199-205.
6. Cunningham J, Locatelli F, Rodriguez M. Secondary hyperparathyroidism: pathogenesis, disease progression, anf therapeutic options. Clin J Am Soc Nephrol. 2011;6(4):913-21.
7. Custódio MR, Canziani MEF, Moysés RMA, Barreto FC, Neves CL, Oliveira RB, et al. Protocolo clínico e diretrizes terapêuticas para o tratamento do hiperparatireoidismo secundário em pacientes com doença renal crônica. J Bras Nefrol. 2013;35(4):308-22.
8. Slatopolsky E. The intact nephron hypothesis: the concept and its implications for phosphate management in CKD – related mineral and bone disorder. Kidney Int Suppl. 2011; 79(121): 3-8.
9. Ketteler M, Elder GJ, Evenepoel P, Ix JH, Jamal AS, LafagéProust MH, et al. Revisiting KDIGO clinical practice guideline on chronic kidney disease-mineral and bone disorder: a commentary from a kidney disease: improving global outcomes controversies conference. Kidney Int. 2015;87(3):502-28.
10. Sherman RA. Hyperphosphatemia in dialysis patients: beyond nonadherence to diet and binders. Am J Kidney Dis. 2016;67(2):182-6.
11. **Lundquist AL, Nigwekar SU**. Optimal Management of Bone Mineral Disorders in Chronic Kidney Disease and End Stage Renal Disease. Curr Opin Nephrol Hypertens. 2016;25(2):120-6.
12. Goldsmith D, Covic A, Vervloet M, Cozzolino M, Nistor I, Chronic Kidney Disease-Mineral Bone Disease (CKD-MBD) working group, et al. Should patients with CKD stage 5D and biochemical evidence of secondary hyperparathyroidism be prescribed calcimimetic therapy? An ERA-EDTA position statement. Nephrol Dial Transplant. 2015;30(5):698-700.
13. Araújo SM, Ambrosoni P, Lobão RR, Caorsi H, Moysés RM, Barreto FC, et al. The renal osteodystrophy pattern in Brazil and Uruguay: an overview. Kidney Int Suppl 2003;(85):54-6.
14. Cronin RE, Quarles LD. Treatment of hyperphosphatemia in chronic kidney disease. In , Berns, J.S., Post, T.W., editors. UpToDate. 17. 2ª ed. Waltham: UpToDate; 2009.
15. Cuppari L, Carvalho AB, Draibe SA. Vitamin D status of chronic kidney disease pa-tients living in a sunny country. J Ren Nutr. 2008;18(5):408-14.
1. Hamano N, Komaba H, Fukagawa M. Etelcalcetide for the treatment of secondary hyperparathyroidism. Expert Opin Pharmacother. 2017;18(5):529-34.
17. Block GA, Bushinsky DA, Cheng S, Cunningham J, Dehmel B, Drueke TB, et al. Effect of etelcalcetide vs cinacalcet on serum parathyroid hormone in patients receiving hemodialysis with secondary hyperparathyroidism: a randomized clinical trial. JAMA. 2017;317(2):156-64.
18. de Carvalho AB, Cuppari L. Controle da hiperfosfatemia na DRC. J Bras Nefrol 2011;33(suppl 1):1-6.
19. Hsia J, Heiss G, Ren H, Allison M, Dolan NC, Greenland P, et al. Calcium/vitamin D supplementation and cardiovascular events. Circulation. 2007;115(7):846-54.
20. Russo D, Miranda I, Ruocco C, Battaglia Y, Buonanno E, Manzi S, et al. The progression of coronary artery calcification in predialysis patients on calcium carbonate or sevelamer. Kidney Int. 2007;72(10):1255-61.
21. Figuiredo-Dias V, Cuppari L, Garcia-Lopes MG, de Carvalho AB, Draibe SA, Ka-mimura MA. Risk factors for hypovitaminosis D in nondialyzed chronic kidney disease patients. J Ren Nutr. 2012;22(1):4-11.
22. Oliveira RB, Silva EN, Charpinel DM, Gueiros JE, Neves CL, Sampaio E de A, et al. Secondary hyperparathyroidism status in Brazil: brazilian census of parathyroidectomy. J Bras Nefrol. 2011;33(4):457-62.
23. Kidney Disease Improving Global Outcomes. Kdigo 2016 clinical practice guideline update on diagnosis, evaluation, prevention and treatment of CKD-MBD - public review draft. 2016 Aug [acesso em 2017 Jun 08];[52 p.]. Disponível em: http://docplayer.net/26250983 -Kdigo-2016-clinical-practice-guideline-update-on-diagnosis-evaluation-prevention-and-treatment-of-ckd-mbd.html.

24. Oliveira RB de, Barreto FC, Custódio MR, Gueiros JEB, Neves CL, Karohl C, et al. Registro Brasileiro de Biópsias Ósseas (REBRABO): desenho, banco de dados e metodologia. J. Bras. Nefrol. [periódico na Internet]. 2014 Jul-Sep [acesso em 2017 May 11]; 36(3):14-21. Disponível em: http://docplayer.com.br/32993964-Registro-brasileiro-de-biopsias-osseas-rebrabo-desenho-banco-de-dados-e-metodologia.html.

25. Hill Gallant KM, Spiegel DM. Calcium Balance in Chronic Kidney Disease. Curr Osteoporos Rep. 2017;15(3):214-21.

26. Carvalho A, Tabegna FGA, Sá CB. Distúrbio mineral e ósseo na doença renal crônica: síntese das diretrizes brasileiras de prática clínica para o distúrbio mineral e ósseo na doença renal crônica. J Bras Nefrol. 2008;(Supl 2):4-42.

27. Moldovan D, Racasan S, Kacso IM, Rusu C, Potra A, Bondor C, et al. Survival after parathyroidectomy in chronic hemodialysis patients with severe secondary hyperparathyroidism. Int. Urol. Nephrol. 2015;47(11):1871-7.

28. Portillo MR, Rodríguez-Ortiz ME. Secondary hyperparthyroidism: pathogenesis, diagnosis, preventive and therapeutic strategies. Rev Endocr Metab Disord. 2017;18(1):79-95.

29. Valle C, Rodriguez M, Santamaría R, Almaden Y, Rodriguez ME, Cañadillas S, et al. Cinacalcet reduces the set point of the PTH-calcium curve. J Am Soc Nephrol. 2008;19(12):2430-6.

30. Raggi P, Chertow GM, Torres PU, Csiky B, Naso A, Nossuli K, et al. The ADVANCE study: a randomized study to evaluate the effects of cinacalcet plus low-dose vitamin D on vascular calcification in patients on hemodialysis. Nephrol Dial Transplant. 2011;26(4):1327-39.

31. Santana APS, Lobão RRS, Draibe AS, Carvalho AB. Revisão: Osteodistrofia renal em pacientes submetidos à diálise peritoneal ambulatorial contínua. J Bras Nefrol. 2002;24(2):97-102.

32. McNerny EMB, Nickolas TL. Bone Quality in Chronic Kidney Disease: Definitions and Diagnostics. Curr Osteoporos Rep. 2017;15(3):207-213.

33. Moe SM, Chertow GM, Parfrey PS, et al. Cinacalcet, fibroblast growth factor-23, and cardiovascular disease in hemodialysis: the Evaluation of Cinacalcet HCl Therapy to Lower Cardiovascular Events (EVOLVE) Trial. Circulation. 2015;132(1):27–39.

34. Hruska KA, Seifert M, Sugatani T. Pathophysiology of the chronic kidney disease-mineral bone disorder. Curr Opin Nephrol Hypertens. 2015;24(4):303–9.

35. Hanudel M. et al. Pathophysiology and Treatment of Chronic Kidney Disease–Mineral and Bone Disorder. IN: Bilezikian J. et at (Eds.) Primer on the Metabolic Bone Diseases and Disorders of Mineral Metabolism, 9th Edition, John Wiley & Sons, Inc., 2019.

PARTE IX

HIPOTÁLAMO E HIPÓFISE

CAPÍTULO 1

MASSAS SELARES

Manoel Martins • Daniel de Castro • Ana Rosa Pinto Quidute • Eveline Gadelha Pereira Fontenele

INTRODUÇÃO

As massas selares constituem um desafio clínico. Essas lesões podem se apresentar como achados incidentais em pacientes assintomáticos, associadas a quadro clínico de excesso ou deficiência hormonal hipofisária ou com sinais e sintomas neurológicos. A maioria dessas lesões corresponde a adenomas hipofisários, porém o diagnóstico diferencial é amplo e inclui lesões neoplásicas, inflamatórias, granulomatosas, congênitas e vasculares. Devido a essa grande diversidade de lesões, é importante que o diagnóstico seja acurado, uma vez que a abordagem terapêutica varia conforme a etiologia.

O diagnóstico correto dessas lesões depende, além da análise das características da imagem, do conhecimento da anatomia da região e da função das estruturas vizinhas, dos diferentes tipos de lesões que podem surgir nessa região, assim como seu quadro clínico associado. Neste capítulo fazemos uma breve introdução sobre os fundamentos da anatomia da região e conceitos sobre os exames de imagem, e em seguida os conceitos clínicos e de imagem mais associados a cada lesão.

CONSIDERAÇÕES GERAIS

O conhecimento da anatomia da região selar e suprasselar é fundamental para a avaliação do estudo de imagem.

A região selar inclui a sela turca e a hipófise. A região parasselar é composta pelos seios cavernosos, cisterna suprasselar, hipotálamo e porção inferior ventral do terceiro ventrículo. Pelo seio cavernoso passam a artéria carótida interna, os nervos cranianos III, IV, VI e os dois primeiros ramos do V. O quiasma óptico se encontra a cerca de 1 cm acima da hipófise.

A sela turca é uma depressão côncava do osso esfenoide, delimitado anteriormente pelo tubérculo selar e processos clinoides anteriores e dorsalmente pelo dorso selar e processos clinoides posteriores. Acima da sela encontra-se o diafragma selar, que consiste em uma cobertura fina de dura-máter.

CONSIDERAÇÕES SOBRE OS EXAMES DE IMAGEM

A ressonância magnética de sela turca é o exame de escolha para avaliação de lesões selares e parasselares.[1] O estudo dinâmico, com a obtenção de várias imagens seriadas segundos após a injeção de gadolínio, é mais sensível para a detecção de tumores menores como microadenomas.[2]

A tomografia computadorizada (TC) é superior à ressonância magnética (RM) para a detecção de calcificações e para avaliar a anatomia óssea. Calcificações são mais comuns em craniofaringiomas, meningiomas, cordomas, teratomas,

gliomas ou aneurismas, mas podem ser encontradas nos adenomas hipofisários.[3] Erosão do assoalho da sela pode ser vista em adenomas, aneurismas intracavernosos, meningiomas da fossa média, cisto de bolsa de Rathke, divertículo aracnoide, e na presença de hipertensão intracraniana.[4]

Na imagem por ressonância magnética a adeno-hipófise normal apresenta intensidade de sinal semelhante ao da substância branca cerebral. Em indivíduos normais, o formato da borda superior da hipófise nos cortes coronais é variável, podendo ser convexa, plana ou côncava. A altura da hipófise pode variar desde 1 a 2 mm até 7 a 8 mm.[5] A adeno-hipófise e a haste hipofisária captam fisiologicamente o meio de contraste por não possuir barreira hematoencefálica.[6] O parênquima hipofisário normal costuma contrastar antes e de forma mais intensa que os adenomas hipofisários. A neuro-hipófise normalmente apresenta um brilho característico nas sequências ponderadas em T1, porém cerca de 10% a 20% dos indivíduos normais não apresentam esse brilho.

Durante a puberdade, gravidez e na menopausa ocorre aumento fisiológico da hipófise. Em meninas, a altura da hipófise pode atingir até 10 mm, achado associado à convexidade visível e aparência esférica nos cortes coronais.[7] Já em meninos o crescimento pode atingir até 7 a 8 mm, sem a aparência esférica. Na gravidez o tamanho da hipófise pode duplicar, podendo a altura chegar a 10 mm, com relato de altura de 12 mm na primeira semana pós-parto. Após esse período a hipófise rapidamente volta ao seu tamanho normal, mesmo em mulheres durante a amamentação.[7]

ADENOMAS HIPOFISÁRIOS

Os adenomas hipofisários são os tumores mais comuns da região selar, correspondendo a cerca de 80% dos tumores dessa região.[8] São classificados de acordo com o tamanho em macroadenomas quando têm mais de 1 cm em sua maior dimensão, sendo os demais chamados de microadenomas. Também são classificados conforme a presença de produção hormonal em funcionantes ou não funcionantes. Assim, o quadro clínico ao diagnóstico pode ser decorrente de uma síndrome clínica de excesso hormonal, de deficiência hormonal, de alterações neurológicas ou de forma incidental.

Na imagem da RM, os adenomas hipofisários apresentam na maioria das vezes sinal hipo ou isointenso em relação ao restante da glândula nas sequências ponderadas em T1 e isointenso em relação ao córtex cerebral nas sequências ponderadas em T2. Macroadenomas com extensão suprasselar frequentemente apresentam o formato de um "boneco de neve", devido ao acinturamento do tumor por ação constritora do diafragma selar.[5] Os adenomas podem apresentar no seu interior áreas císticas, calcificadas ou hemorrágicas.

Após a injeção de contraste, os adenomas apresentam captação reduzida em comparação com a do parênquima

HIPOTÁLAMO E HIPÓFISE

TABELA 1.1	Diagnóstico Diferencial das Lesões Selares e Parasselares

Tumores Benignos

Adenoma

Craniofaringioma

Meningioma

Tumores de neuro-hipófise (pituicitoma, tumores de células granulares)

Outros tumores (shwanoma, gangliocitoma, paraganglioma, neuroblastoma, cordoma, tumores vasculares, tumores de tecido fibroso, gordura, osso, cartilagem, hemangiopericitoma)

Tumores Malignos

Metástase

Germinoma

Tumores hematológicos (linfoma, leucemia, histiocitose, sarcoma mieloide, plasmocitoma)

Tumores melanocíticos

Cistos

Cisto da bolsa de Rathke

Cisto aracnoide

Cisto epidermoide

Lesões Inflamatórias/Infecciosas

Hipofisite

Infecciosas: abscesso, tuberculose, cisticercose, toxoplasmose, micótica

Lesões Vasculares

Aneurisma

Fístula carotídeo-cavernosa

Adaptada de Syro LV, Rotondo F, Moshkin O, Kovacs K. Nonpituitary sellar masses. In: Melmed S. *Pituitary*. 4th ed. Elsevier; 2017.

hipofisário normal.[8,9] Em pacientes com macroadenomas, é possível ver o tecido hipofisário normal normocaptante deslocado lateral ou superiormente.[5]

No estudo dinâmico, os microadenomas apresentam captação reduzida ou atrasada em comparação com a da hipófise normal. Dessa forma, a avaliação dinâmica aumenta a sensibilidade da RM na detecção de lesões pequenas.[10] Outros achados que auxiliam a detecção de lesões muito pequenas incluem a presença de convexidade da borda superior da hipófise e desvio contralateral da haste hipofisária, além de rebaixamento do asssoalho selar.

Adenomas hipofisários podem evoluir com hemorragia intratumoral ou apoplexia. Clinicamente esses pacientes podem se apresentar com um quadro clínico súbito de cefaleia, vômitos, oftalmoplegia e perda visual.[7] Os achados na RM variam de acordo com o estado de oxigenação da hemoglobina, porém uma massa com hipersinal em T1 e T2 é típica. representando meta-hemoglobina extracelular.[11]

CRANIOFARINGIOMAS

Os craniofaringiomas são tumores benignos que se originam dos remanescentes do epitélio escamoso da bolsa de Rathke. Apesar de serem benignos, tendem a recidivar e invadir estruturas adjacentes, o que frequentemente impede sua ressecção completa. São os tumores não gliais mais comuns da infância. Apresentam-se principalmente em duas faixas etárias, a primeira entre os 5 e 14 anos e a segunda entre 65 e 74 anos.[9]

Histologicamente, os craniofaringiomas se classificam em adamantinomatosos e papilares. Os pacientes mais jovens apresentam mais comumente o tipo adamantinomatoso, os quais são em geral tumores complexos com um componente sólido e outro cístico. Esse componente cístico pode apresentar calcificação periférica. A maioria desses tumores é exclusivamente suprasselar (cerca de três quartos dos pacientes). Cerca de 20% dos pacientes apresentam tumores com componentes supra e intrasselar, e apenas 5% são intrasselares.[9]

As lesões em pacientes mais velhos tipicamente são massas sólidas e do tipo papilar. Esses tumores podem apresentar calcificações. O componente cístico pode apresentar intensidade de sinal variada na RM, a depender do conteúdo proteico do cisto. O componente sólido é não específico, com intensidade de sinal intermediário em T1 e iso a hiperintenso em T2. Uma área circunjacente com hipersinal em T2 no parênquima cerebral adjacente pode ser encontrada.[12]

CISTOS DA BOLSA DE RATHKE

Tanto os cistos de Rathke quanto os craniofaringiomas são derivados da bolsa de Rathke. Cistos de Rathke com frequência são assintomáticos, sendo muitas vezes encontrados incidentalmente. No entanto, podem estar associados a distúrbios do campo visual como hemianopsia bitemporal e/ou hipopituitarismo.[13] Diferentemente dos craniofaringiomas, essas lesões tendem a ser menores, intrasselares e não invasivas e, após cirurgia, quando indicada, o risco de recidiva é baixo.[14] Calcificações são incomuns.

Os cistos de Rathke são delimitados por uma camada única de epitélio colunar ou cuboide. Essas lesões podem conter material seroso ou mucoide, e esse conteúdo interfere nas características da imagem. Cistos com conteúdo seroso apresentam densidade baixa na TC e na RM apresentam-se com hipossinal nas sequências ponderadas em T1 e hipersinal nas sequências ponderadas em T2. Cistos com conteúdo mucoide apresentam maior atenuação na TC, e na RM podem ser hiperintensos nas sequências ponderadas em T1. Após contraste, costuma haver captação apenas discreta na parede do cisto.[15]

CISTOS ARACNOIDES

A origem desses cistos é desconhecida, podendo ser secundários a processos inflamatórios prévios como aracnoidite pós-infecciosa. Cerca de 15% dos cistos aracnoides se localizam na região suprasselar. Cistos aracnoides intrasselares são raros.[16] Dependendo de sua localização, podem levar a distúrbios visuais, disfunção endócrina ou hidrocefalia. Cistos aracnoides intrasselares podem mimetizar uma imagem de sela vazia.[16] Nesses casos, um sinal que pode ajudar na diferenciação é o deslocamento da haste hipofisária, que não acontece na sela vazia.

Cistos aracnoides são lesões bem definidas, de contornos lisos, com conteúdo idêntico ao liquor tanto na TC quanto na RM. A TC pode evidenciar remodelamento ósseo. Ao contrário dos craniofaringiomas e dos cistos da bolsa de Rathke, não ocorre calcificação ou realce pós-contraste.[1]

CISTOS EPIDERMOIDES

Cistos epidermoides são lesões congênitas raras, de crescimento lento, que contêm restos celulares, queratina e cristais de colesterol. Eles representam cerca de 2% de todas as massas intracranianas e ocorrem geralmente na quarta ou quinta décadas, podendo levar a distúrbios visuais, hipopituitarismo, diabetes insípido e paralisia de nervos cranianos.

As características dos cistos epidermoides à RM incluem isossinal em relação ao liquor nas sequências ponderadas em T1 e T2 sem realce ao contraste. Na RM, uma característica peculiar dessas lesões é o fato de elas apresentarem restrição da difusão das moléculas de água. Eles podem apresentar um halo calcificado. Os cistos epidermoides se insinuam entre as estruturas, enquanto os cistos aracnoides deslocam as estruturas circunjacentes.[9]

MENINGIOMAS

Estes tumores são originados das células meningoteliais da dura-máter e se localizam na região selar ou suprasselar em cerca de 5% a 10% dos casos. Os meningiomas são os tumores extra-axiais mais comuns. Além disso, eles são os tumores cerebrais primários não gliais mais comuns, compondo cerca de 15% de todos os tumores intracranianos.[17] Nessa região, são os tumores mais comuns depois dos adenomas hipofisários.

Clinicamente, a presença de um tumor associado a alteração visual, sem alterações hormonais e com a sela túrcica de tamanho normal, favorece o diagnóstico de meningioma em relação ao de um macroadenoma.[1] Em geral, o sintoma mais precoce dos meningiomas suprasselares é a alteração visual. Tipicamente, essa alteração visual inicialmente é unilateral, evoluindo posteriormente com progressão contralateral. Outros sintomas comuns incluem cefaleia, convulsões e alterações mentais.

Na RM, os meningiomas geralmente são isointensos em relação à substância cinzenta nas sequências ponderadas em T1 e T2.[8] A captação de contraste costuma ser moderada a intensa e homogênea. Um achado comum nos meningiomas é a cauda dural (*dural tail*), com a captação de contraste estendendo-se a partir do tumor em direção às meninges circunjacentes, porém esse achado não é patognomônico, uma vez que já foi descrito em macroadenomas, especialmente quando hemorrágicos ou logo após a cirurgia, aneurismas perisselares e lesões inflamatórias.[18] Calcificações são encontradas em até 50% dos meningiomas. Outro achado que pode ajudar no diagnóstico é a relação do tumor com a artéria carótida interna, pois os meningiomas tendem a deslocá-la, enquanto macroadenomas tendem a englobar a artéria.[8] Além disso, quando os meningiomas englobam a artéria carótida interna eles tendem a levar a redução de sua luz, o que não ocorre nos macroadenomas.

CORDOMAS

Cordomas são tumores raros que se originam dos remanescentes da notocorda primitiva dentro do clivus em cerca de 39% dos casos.[1] Geralmente estão localizados próximo à sincondrose esfeno-occipital. Em outros casos, esses tumores podem ter outras origens dentro da região selar e parasselar. Os cordomas tipicamente causam destruição óssea com infiltração local. Recidivas são frequentes.[19]

Os cordomas são mais frequentes entre os 30 e 50 anos de idade, com predomínio em homens.[20] O subtipo condroide acomete com maior frequência mulheres em idade mais precoce, calcifica mais frequentemente e tem melhor prognóstico.[9] A diplopia é a queixa inicial mais frequente, secundária à lesão do nervo abducente. Disfunção hormonal não é comum.[1]

A TC e a RM são complementares na avaliação dos cordomas. A TC avalia melhor o envolvimento ósseo e a RM mostra a relação do tumor com as estruturas vizinhas. Os cordomas apresentam tipicamente intensidade de sinal intermediário nas sequências ponderadas em T1 e hipersinal em T2, com realce pós-contraste variável.[20]

HIPOFISITES

Adeno-hipofisite. A hipofisite linfocítica é o tipo mais comum de hipofisite. O padrão de imagem mais comum é o aumento simétrico da hipófise, com sinal iso ou discretamente hipointenso nas sequências ponderadas em T1, e iso ou discretamente hiperintenso nas sequências ponderadas em T2, com realce intenso após injeção de gadolínio,[5] que pode incluir a haste hipofisária. A captação de contraste no estudo dinâmico é retardada em comparação à da hipófise normal.

Infundibuloneuro-hipofisite. Quando a infiltração linfocitária envolve o infundíbulo e a neuro-hipófise ocorre a infundibuloneuro-hipofisite, que pode levar a um quadro de diabetes insípido. A RM pode demonstrar uma massa que capta contraste na hipófise e que pode se estender à região suprasselar e ao seio cavernoso. Pode haver perda do brilho da neuro-hipófise, aumento e espessamento da haste hipofisária, e captação de contraste na dura-máter.[17]

SARCOIDOSE

A sarcoidose é uma doença sistêmica que acomete o sistema nervoso central em 5% a 15% dos casos.[21] É uma doença infiltrativa caracterizada por granulomas não caseosos. A neurossarcoidose acomete principalmente as leptomeninges, mas pode envolver o hipotálamo, haste hipofisária e quiasma óptico. O quadro clínico pode incluir hipopituitarismo, diabetes insípido e sintomas visuais.

Na RM, a sarcoidose pode mimetizar um adenoma hipofisário ou levar a espessamento da haste hipofisária. As lesões são isointensas nas sequências ponderadas em T1, com sinal variável nas sequências ponderadas em T2, com realce uniforme. Costuma haver realce concomitante nas leptomeninges.[22]

TUBERCULOSE

A tuberculose pode se disseminar para o sistema nervoso central, levando mais comumente à meningite basilar. Secundariamente, pode haver a formação de tuberculomas na região selar, parasselar e suprasselar que podem levar a sintomas de disfunção hormonal, neuropatias cranianas ou diabetes insípido.

Na RM, as lesões são isointensas em T1 com sinal variável em T2, com realce intenso. Pode haver espessamento da haste hipofisária e realce das leptomeninges.[1,9]

HISTIOCITOSE DE CÉLULAS DE LANGERHANS

A histiocitose de células de Langerhans é uma desordem histiocítica rara de origem desconhecida caracterizada por proliferação monoclonal de células de Langerhans derivadas de células progenitoras mieloides.[23] O sistema nervoso central é acometido em 6% dos pacientes, principalmente as regiões hipotálamo-hipofisária, pineal, o cerebelo e os gânglios da base.[24] Esses pacientes frequentemente apresentam diabetes insípido ao diagnóstico.[1]

Na RM podem ser encontradas uma massa suprasselar, lesões hipotalâmicas e haste espessada, com hipossinal nas sequências ponderadas em T1 e hipersinal nas sequências ponderadas em T2.[25] As lesões captam contraste de forma intensa. Pode haver também perda do hipersinal da neuro-hipófise.[1]

DOENÇA METASTÁTICA

A doença metastática para a hipófise é um achado comum em necropsias, com incidência relatada de até 26%.[26] O sítio primário mais comum é a mama, seguido do pulmão.[26] Na maioria dos casos, a lesão selar é encontrada em pacientes que já apresentam lesões ósseas ou disseminadas.

Em comparação a pacientes com macroadenomas, os pacientes portadores de doença metastática para a hipófise apresentam com mais frequência paralisia de nervos cranianos e diabetes insípido. Além disso, o diagnóstico de malignidade é sugerido pela rápida progressão da lesão, falha à tentativa de tratamento medicamentoso, história de malignidade e idade avançada. A histopatologia pode não conseguir diferenciar a lesão metastática de um adenoma hipofisário.

O achado de imagem pode ser semelhante ao de um adenoma hipofisário. Em lesões com componente intra e suprasselar, a malignidade é sugerida se a sela não estiver alargada. Além disso, a conexão entre os componentes intra e suprasselar é mais estreita na doença metastática do que no adenoma, uma vez que neste último caso a lesão cresce lentamente e dilata e eventualmente destrói o diafragma selar. Por último, enquanto os adenomas costumam se expandir anteriormente ao recesso infundibular do terceiro ventrículo, a doença metastática tende a invadi-lo.[27]

LESÕES VASCULARES

Aneurismas. Aneurismas das porções cavernosa ou supraclinoide da artéria carótida interna, da artéria comunicante posterior ou da artéria oftálmica podem se apresentar como lesões parasselares ou suprasselares. As manifestações clínicas incluem hipoestesia ou hipoalgesia da face, diplopia e ptose causada por envolvimento do nervo trigeminal e paralisia no nervo oculomotor. Aneurismas grandes podem afetar o nervo óptico ipsilateral causando atrofia e perda visual.[9]

O padrão de imagem pode variar conforme a quantidade de calcificação e trombose no interior do aneurisma. A TC pode mostrar uma lesão hiperdensa com calcificações curvilineares e realce de um lúmen patente. Pode haver remodelamento ósseo da sela túrcica. A RM geralmente auxilia mais no diagnóstico ao demonstrar ausência de sinal de fluxo (*flow void*) secundária ao fluxo rápido através do lúmen e sinal heterogêneo nas regiões com fluxo mais lento e turbulento. Um aneurisma trombosado pode demonstrar sinal heterogêneo nas sequências ponderadas em T1 e T2, a depender do estágio da hemoglobina e grau de calcificação, podendo levar a dificuldades diagnósticas. A angiografia convencional pode ser necessária nos casos em que a angiorressonância não é diagnóstica.

Fístula carotideo-cavernosa. Fístulas carotideo-cavernosas aumentam a pressão nas veias oftálmicas devido à comunicação com o seio cavernoso. Ao mesmo tempo, ocorre redução do fluxo sanguíneo arterial para os nervos cranianos. Dessa forma, os pacientes podem desenvolver paralisia dos nervos cranianos III, IV, V e VI e redução da acuidade visual. O quadro clínico pode incluir exoftalmia pulsátil, sopro ocular e quemose, o que pode levar ao diagnóstico incorreto de conjunvite. Glaucoma secundário é frequente, e diplopia e oftalmoplegia também podem ocorrer.

A TC pode mostrar alargamento do seio cavernoso ipsilateral, das veias oftálmicas e da musculatura extraocular. RM e ângio-RM demonstram um *flow void* ("vazio de fluxo") anormal no seio cavernoso, dilatação dos vasos do seio cavernoso e das veias oftálmicas, convexidade da parede lateral do seio cavernoso e edema orbital. A angiografia revela o desvio do fluxo da artéria carótida para o seio cavernoso.[28]

HAMARTOMAS DO TUBER CINÉRIO

O hamartoma do túber cinério representa micróglia desorganizada e está associado ao hipotálamo, podendo se estender inferiormente para envolver a haste hipofisária e a hipófise. O túber cinério se localiza no aspecto posteroinferior do hipotálamo, anterior aos corpos mamilares. Os pacientes tipicamente apresentam puberdade precoce ou crises gelásticas (risos incontroláveis). Na RM, essas lesões são isointensas em relação à substância cinza nas sequências ponderadas em T1 e com hipersinal nas sequências ponderadas em T2 e podem atingir até 4 cm.[29] A lesão pode ser séssil ou pedunculada, não capta contraste e não apresenta progressão volumétrica ou invasão de estrutura vizinhas. Essas lesões tipicamente não apresentam áreas císticas, calcificações, hemorragias ou realce. Devido à sua apresentação e localização típicas, a imagem geralmente são patognomônicas.

HIPERPLASIA HIPOFISÁRIA

O hipotireoidismo primário pode levar a hiperplasia hipofisária, principalmente em crianças.[1] A hiperplasia regride após o tratamento de reposição com Levotiroxina,[30] em um período que pode variar de uma semana[31] até 1 ano e meio.[32] Compressão de quiasma óptico é rara.[30] Nesses pacientes ocorre tanto hiperplasia de tirotrofos como de lactotrofos, devido ao estímulo do hormônio liberador de tireotrofina (TRH), o que leva à hiperprolactinemia associada.

Também pode ocorrer hiperplasia hipofisária em pacientes com puberdade precoce central, e em pacientes com tumores ectópicos produtores de hormônio liberador de corticotrofina (CRH) ou hormônio liberador do hormônio do crescimento (GHRH).[33]

OUTROS TUMORES

Gangliocitomas são tumores benignos raros que podem se originar da hipófise ou em outros locais da região selar e suprasselar. Tipicamente, esses tumores foram encontrados em associação com adenomas hormonalmente ativos como na doença de Cushing.[34] Na RM não são distinguíveis de macroadenomas.[34]

Tumores de celulares granulares, incluindo mioblastomas e coristomas, e infundibulomas são tumores raros originados da neurohipófise ou do infundíbulo. Em geral não são grandes o suficiente para produzir sintomas, mas podem levar a alteração de campo visual, hipopituitarismo ou hiperprolactinemia. Na RM esses tumores se apresentam como massas da neuro-hipófise ou da haste com isso ou hipossinal em T1 e captam contraste de forma intensa e homogênea.[7]

Linfoma primário da região selar e suprasselar é raro. Linfoma primário da hipófise é mais comum em homens com pico de incidência na sexta década.[35] A apresentação clínica é semelhante ao de outras lesões selares e podem causar neuropatia craniana. Na RM, tipicamente apresentam hipossinal em T1 e T2. O linfoma mais comumente envolve a base do crânio, seios cavernosos e leptomeninges com aparência semelhante ao da doença metastática e outras doenças granulomatosas.[9]

Raramente, um plasmocitoma solitário intrasselar pode mimetizar um adenoma hipofisário.[36] Já foram descritos casos de hemangiopericitoma[37] e rabdomiossarcoma[38] do seio esfenoidal com apresentação semelhante a adenoma hipofisário com cefaleia e perda visual. Melanoma intrasselar primário foi descrito com hipersinal em T1 e hipossinal em T2.[39] Linfoma originado da região parasselar é muito raro, mas pode se apresentar com alteração neurológica.[1,35,40] Schwanomas tipicamente envolvem o ramo vestibular do nervo acústico no ângulo cerebelopontino, mas o nervo trigeminal pode estar envolvido. Nesse caso, o tumor pode se apresentar como uma massa parasselar com hipossinal em relação a substancia cinzenta em T1 e com hipersinal em T2 com contraste homogêneo.[41]

REFERÊNCIAS

1. Freda PU, Post KD. Differential diagnosis of sellar masses. *Endocrinology and Metabolism Clinics of North America* 1999; 28(1):81-117, vi.
2. Tabarin A, Laurent F, Catargi B, Olivier-Puel F, Lescene R, Berge J, et al. Comparative evaluation of conventional and dynamic magnetic resonance imaging of the pituitary gland for the diagnosis of Cushing's disease. *Clinical Endocrinology* 1998; 49(3):293-300.
3. Chambers AA, Lukin R, Tsunekawa N. Calcification in a chromophobe adenoma. Case report. *Journal of Neurosurgery* 1976; 44(5):623-5.
4. Post KD, McCormick PC, Bello JA. Differential diagnosis of pituitary tumors. *Endocrinology and Metabolism Clinics of North America* 1987;16(3):609-45.
5. Bonneville JF. Magnetic resonance imaging of pituitary tumors. *Frontiers of Hormone Research* 2016; 45:97-120.
6. Bonneville JF, Bonneville F, Cattin F. Magnetic resonance imaging of pituitary adenomas. *European Radiology* 2005; 15(3):543-8.
7. Elster AD. Imaging of the sella: anatomy and pathology. *Seminars in ultrasound, CT, and MR* 1993; 14(3):182-94.
8. Go JL, Rajamohan AG. Imaging of the Sella and Parasellar Region. *Radiologic Clinics of North America* 2017; 55(1):83-101.
9. Pisaneschi M, Kapoor G. Imaging the sella and parasellar region. *Neuroimaging Clinics of North America* 2005; 15(1):203-19.
10. Friedman TC, Zuckerbraun E, Lee ML, Kabil MS, Shahinian H. Dynamic pituitary MRI has high sensitivity and specificity for the diagnosis of mild Cushing's syndrome and should be part of the initial workup. Hormone and metabolic research = Hormon- und Stoffwechselforschung. *Hormones et Metabolisme* 2007; 39(6):451-6.
11. Lacomis D, Johnson LN, Mamourian AC. Magnetic resonance imaging in pituitary apoplexy. *Archives of Ophthalmology* 1988; 106(2):207-9.
12. Keil MF, Stratakis CA. Pituitary tumors in childhood: update of diagnosis, treatment and molecular genetics. *Expert Review of Neurotherapeutics* 2008; 8(4):563-74.
13. Rao GP, Blyth CP, Jeffreys RV. Ophthalmic manifestations of Rathke's cleft cysts. *American Journal of Ophthalmology* 1995; 119(1):86-91.
14. Ross DA, Norman D, Wilson CB. Radiologic characteristics and results of surgical management of Rathke's cysts in 43 patients. *Neurosurgery* 1992; 30(2):173-8; discussion 8-9.
15. Nakasu Y, Isozumi T, Nakasu S, Handa J. Rathke's cleft cyst: computed tomographic scan and magnetic resonance imaging. *Acta Neurochirurgica* 1990; 103(3-4):99-104.
16. Hasegawa M, Yamashima T, Yamashita J, Kuroda E. Symptomatic intrasellar arachnoid cyst: case report. *Surgical Neurology* 1991; 35(5):355-9.
17. Zee CS, Go JL, Kim PE, Mitchell D, Ahmadi J. Imaging of the pituitary and parasellar region. *Neurosurgery Clinics of North America* 2003; 14(1):55-80, vi.
18. Cattin F, Bonneville F, Andrea I, Barrali E, Bonneville JF. Dural enhancement in pituitary macroadenomas. *Neuroradiology* 2000; 42(7):505-8.
19. Maira G, Pallini R, Anile C, Fernandez E, Salvinelli F, La Rocca LM, et al. Surgical treatment of clival chordomas: the transsphenoidal approach revisited. *Journal of Neurosurgery* 1996; 85(5):784-92.
20. Larson TC, 3rd, Houser OW, Laws ER, Jr. Imaging of cranial chordomas. *Mayo Clinic Proceedings* 1987; 62(10):886-93.
21. Freda PU, Silverberg SJ, Post KD, Wardlaw SL. Hypothalamic-pituitary sarcoidosis. *Trends in Endocrinology and Metabolism: TEM* 1992; 3(9):321-5.
22. Sherman JL, Stern BJ. Sarcoidosis of the CNS: comparison of unenhanced and enhanced MR images. *AJNR American Journal of Neuroradiology* 1990; 11(5):915-23.
23. Pekic S, Popovic V. Diagnosis of endocrine disease: Expanding the cause of hypopituitarism. *European Journal of Endocrinology* 2017; 176(6):R269-R82.
24. Imashuku S, Kudo N, Kaneda S, Kuroda H, Shiwa T, Hiraiwa T, et al. Treatment of patients with hypothalamic-pituitary lesions as adult-onset Langerhans cell histiocytosis. *International Journal of Hematology* 2011; 94(6):556-60.
25. Tien RD, Newton TH, McDermott MW, Dillon WP, Kucharczyk J. Thickened pituitary stalk on MR images in patients with diabetes insipidus and Langerhans cell histiocytosis. *AJNR* 1990; 11(4):703-8.
26. Morita A, Meyer FB, Laws ER, Jr. Symptomatic pituitary metastases. *Journal of Neurosurgery* 1998; 89(1):69-73.
27. Schubiger O, Haller D. Metastases to the pituitary--hypothalamic axis. An MR study of 7 symptomatic patients. *Neuroradiology* 1992; 34(2):131-4.
28. Uchino A, Hasuo K, Matsumoto S, Masuda K. MRI of dural carotid-cavernous fistulas. Comparisons with postcontrast CT. *Clinical Imaging* 1992; 16(4):263-8.
29. Boyko OB, Curnes JT, Oakes WJ, Burger PC. Hamartomas of the tuber cinereum: CT, MR, and pathologic findings. *AJNR* 1991; 12(2):309-14.
30. Alves C, Alves AC. Primary hypothyroidism in a child simulating a prolactin-secreting adenoma. *Child's nervous system : ChNS : Official Journal of the International Society for Pediatric Neurosurgery* 2008; 24(12):1505-8.
31. Sarlis NJ, Brucker-Davis F, Doppman JL, Skarulis MC. MRI-demonstrable regression of a pituitary mass in a case of primary hypothyroidism after a week of acute thyroid hormone therapy. *The Journal of Clinical Endocrinology and Metabolism* 1997; 82(3):808-11.
32. Goswami R, Tandon N, Sharma R, Kochupillai N. Residual pituitary enlargement in primary hypothyroidism despite 1 1/2 years of L-thyroxine therapy. *Australasian Radiology* 1999; 43(1):121-3.
33. Horvath E. Pituitary hyperplasia. *Pathology, Research and Practice* 1988; 183(5):623-5.
34. Puchner MJ, Ludecke DK, Valdueza JM, Saeger W, Willig RP, Stalla GK, et al. Cushing's disease in a child caused by a corticotropin-releasing hormone-secreting intrasellar gangliocytoma associated with an adrenocorticotropic hormone-secreting pituitary adenoma. *Neurosurgery* 1993; 33(5):920-4; discussion 4-5.

35. Giustina A, Gola M, Doga M, Rosei EA. Clinical review 136: Primary lymphoma of the pituitary: an emerging clinical entity. *The Journal of Clinical Endocrinology and Metabolism* 2001; 86(10):4567-75.

36. Urbanski SJ, Bilbao JM, Horvath E, Kovacs K, So W, Ward JV. Intrasellar solitary plasmacytoma terminating in multiple myeloma: a report of a case including electron microscopical study. *Surgical Neurology* 1980; 14(3):233-6.

37. Morrison DA, Bibby K. Sellar and suprasellar hemangiopericytoma mimicking pituitary adenoma. *Archives of Ophthalmology* 1997; 115(9):1201-3.

38. Jalalah S, Kovacs K, Horvath E, Couldwell W, Weiss MH, Ezrin C. Rhabdomyosarcoma in the region of the sella turcica. *Acta Neurochirurgica* 1987; 88(3-4):142-6.

39. Chappell PM, Kelly WM, Ercius M. Primary sellar melanoma simulating hemorrhagic pituitary adenoma: MR and pathologic findings. *AJNR* 1990; 11(5):1054-6.

40. Koeller KK, Smirniotopoulos JG, Jones RV. Primary central nervous system lymphoma: radiologic-pathologic correlation. *Radiographics* 1997; 17(6):1497-526.

41. Johnsen DE, Woodruff WW, Allen IS, Cera PJ, Funkhouser GR, Coleman LL. MR imaging of the sellar and juxtasellar regions. *Radiographics* 1991; 11(5):727-58.

42. Eduardo DS, Castro JDV, Franco SB. Anormalidades selares e justasselares: achados na ressonância magnética atípicos de doenças comuns e típicos de doenças incomuns. *Radiol Bras.* 2018 Jan/Fev;51(1):45-51.

CAPÍTULO 2

TUMORES HIPOFISÁRIOS AGRESSIVOS

**Heraldo Mendes Garmes • Gilvan Cortês Nascimento •
Sabrina Pereira Damianse • Manuel dos Santos Faria**

INTRODUÇÃO

Adenomas hipofisários são proliferações neoplásicas monoclonais de células da adeno-hipófise e respondem por cerca de 10% a 15% dos tumores intracranianos, sendo o terceiro tipo mais comum após os meningiomas e os gliomas.[1] O diagnóstico dessa neoplasia pode ocorrer de forma incidental, ou seja, quando não suspeitados a partir de uma investigação inicial, em até 20% dos indivíduos, e menos frequentemente quando apresentam um quadro clínico correspondente, com prevalência de cerca de 1 caso por cada 1.000 habitantes.[2] Tais dados demonstram uma ocorrência muito superior ao que era previamente considerado e torna essa neoplasia uma condição comum.[3,4]

Os adenomas da hipófise são classicamente considerados benignos e, em sua maioria, permanecem confinados ao interior da sela túrcica ou apresentam crescimento muito lento, ainda que se estendendo aos tecidos circunjacentes. A despeito disso, cerca de 30% a 45% podem apresentar-se com invasão de compartimentos parasselares e/ou do seio esfenoidal, e um número significativo tem comportamento clinicamente agressivo, pois crescem rapidamente, comprimem estruturas neurológicas vizinhas por invasão maciça e, principalmente, apresentam um padrão de recorrência precoce e/ou múltipla durante o seguimento clínico, a despeito de cirurgia, radioterapia e outras abordagens terapêuticas.[5,6]

Dentre os tumores hipofisários, o carcinoma de hipófise é a forma mais agressiva. Trata-se de uma condição muita rara, de prognóstico ruim, cujo diagnóstico depende da confirmação da presença de metástases no espaço subaracnóideo, parênquima cerebral ou tecidos extraneurais. A resposta terapêutica quase sempre é pobre e parece depender de um diagnóstico precoce e de um tratamento multimodal intensivo.[7]

Os tumores hipofisários agressivos são difíceis de manejar e, consequentemente, várias modalidades terapêuticas podem ser utilizadas, como cirurgias transesfenoidal e transcraniana, agonistas de dopamina e análogos de somatostatina para tipos específicos de adenomas, radioterapia e quimioterapia em alguns casos. Dessa forma, uma terapia multimodal comumente é necessária, buscando controlar o crescimento rápido e impedir as múltiplas recorrências desses tumores.[8,9]

O subgrupo de adenomas de hipófise com comportamento clinicamente agressivo deveria, pelo exposto, ser precocemente identificado, de forma a propiciar um tratamento inicial mais incisivo e/ou um acompanhamento clínico e radiológico mais estrito, com pronta instituição de terapia adjuvante na sua persistência ou recorrência. A despeito dessas considerações, até o presente momento, nenhum marcador clínico, radiológico e histológico é capaz de predizer tal comportamento.[8]

Os tumores hipofisários que se mostram em exames de imagem, muito volumosos à apresentação inicial, ou ainda com invasão de estruturas adjacentes durante o ato cirúrgico, possuem características que apontam para um risco maior de recidiva ou progressão tumoral, visto que são, tecnicamente, de mais difícil ressecção. Obviamente, o aspecto maior a condicionar a evolução do tumor operado será a efetividade da ressecção cirúrgica.[10] No entanto, tumores com tais características, e mesmo com comprometimento da dura-máter ao exame histológico, podem, de fato, responder favoravelmente às terapias instituídas com ausência de recidivas em observação a longo prazo.[9]

As características histológicas dos adenomas hipofisários com escassas figuras de mitose, as atipias citológicas observadas, além do discreto pleomorfismo nuclear, não são capazes de fornecer dados relevantes para o seu manejo clínico, tais como o potencial de evoluir de forma invasiva ou de recidivar após cirurgia.[11,12]

O maior desafio de diagnosticar, manejar e seguir esses pacientes reside no fato de que parece não haver uma correlação confiável entre as características radiológicas e histológicas dos tumores e o seu curso clínico. Em parte, a ausência de correlação ocorre por uma não padronização da terminologia utilizada na caracterização dos tumores de hipófise, e diversos autores empregam de forma indistinta os termos agressivo e invasivo[8] (Quadro 2.1).

QUADRO 2.1 Características de Invasividade e Agressividade dos Adenomas Hipofisários

Invasividade

Invasão de estruturas vizinhas (achados radiológicos, cirúrgicos e histopatológicos).
Invasão do seio esfenoidal e/ou seios cavernosos.
A extensão suprasselar do tumor não é um critério de invasividade.
Knosp graus 3 e 4 (invasão verdadeira dos seios cavernosos).
Macroadenomas podem ser invasivos, porém muitas vezes não são clinicamente agressivos.

Agressividade

Com base no comportamento clínico; prevalência não definida.
Achados atípicos, como atividade mitótica elevada, Ki-67 $\geq$ 3% ou imunopositividade para p53.
Geralmente são adenomas invasivos, macro ou gigantes, com extensão parasselar e/ou invasão óssea (do clivo).
Exceções: Microadenomas secretores de ACTH que podem ser muito agressivos e tumores intrasselares que apresentam taxa elevada de recorrência ou resposta terapêutica insatisfatória.
Podem compartilham características histológicas comuns com carcinomas de hipófise, embora não metastáticos.

HIPOTÁLAMO E HIPÓFISE

Na busca de marcadores biológicos de agressividade tumoral, vários fatores foram estudados até o presente. No entanto, ainda não está estabelecida a real importância de tais marcadores como preditores de comportamento agressivo nesses tumores.[13]

Neste capítulo, além de descrever os marcadores de agressividade tumoral, serão abordadas as características clínicas, diagnósticas e terapêuticas dos adenomas hipofisários agressivos e do carcinoma de hipófise.

MARCADORES DE AGRESSIVIDADE TUMORAL

Os critérios anatomopatológicos atuais não conseguem confirmar a presença de malignidade nos tumores hipofisários ou sequer predizer um comportamento agressivo deles. Assim, a infiltração da dura-máter não reflete um caráter metastático, sendo comumente encontrada em adenomas de hipófise com padrão de crescimento indolente. A proliferação celular tem importância relativa na agressividade tumoral, assim como o pleomorfismo celular e a presença de necrose e hemorragias.[5,14] A atividade mitótica parece ser o melhor critério histológico para diferenciar adenomas de tumores invasivos e de carcinomas, apesar de todas as limitações, pois, quanto mais mitoses por campo, maior a agressividade; tumores agressivos apresentam mais de duas mitoses por campo e carcinomas apresentam pelo menos seis mitoses por campo.[15] Por tais limitações, temos a motivação para a investigação imuno-histoquímica, genética e de biologia molecular, com o propósito de relacionar mecanismos de tumorigênese com o comportamento biológico desses tumores.

O uso de marcadores de proliferação como ferramenta prognóstica na avaliação de tumores hipofisários é muito debatido na literatura. A taxa de proliferação celular pode ser mensurada através do antígeno Ki-67, que é definido por um protótipo anticorpo monoclonal denominado MIB-1 (*Molecular Imunnology Borstel*) que o identifica por meio da técnica de imuno-histoquímica.[16]

O antígeno Ki-67 é uma proteína expressa no ciclo celular, em células com potencial proliferativo, considerada um marcador biológico dos mais relevantes a predizer o comportamento tumoral, com papel essencial no prognóstico e direcionamento terapêutico utilizado em diversas neoplasias.[17] No tocante aos adenomas hipofisários, Ki-67 apresenta um papel controverso, com diversos estudos demonstrando correlação entre a sua expressão e o comportamento tumoral, sobretudo no que diz respeito à recorrência desses tumores.[18-20] Por outro lado, alguns autores não conseguiram demonstrar qualquer correlação nesse sentido.[21,22]

Parte das inconsistências descritas sobre o papel prognóstico do Ki-67 nos tumores de hipófise pode ser creditada a problemas metodológicos nos diferentes estudos, enquanto as restrições pertinentes ao Ki-67 envolvem desde fatores pré-analíticos com diferenças em protocolos de imuno-histoquímica até características biológicas como heterogeneidade intratumoral de proliferação celular levando a diferentes valores, a depender da amostra obtida de um mesmo tumor[19,23] (Quadro 2.2).

A maioria dos adenomas hipofisários apresenta índice de marcação do Ki-67 de menos de 1% a 2%, e não há

QUADRO 2.2 Características do Antígeno Ki-67

Vantagens

- Discrimina entre células em fase de proliferação e em fase quiescente
- Indicador de prognóstico
- Ki-67 ≥ 3% associado a comportamento clínico agressivo (*cut-off* usado para definir adenoma hipofisário atípico. (OMS, 2004)

Desvantagens

- Achados inconsistentes relacionados aos protocolos nos diferentes laboratórios
- Achados de valores diferentes em diferentes amostras de um mesmo tumor (heterogeneidade intratumoral)
- Técnica para mensuração não padronizada (*hot spots vs.* campos aleatórios)

---

consenso acerca de qual índice poderia identificar tumores com alto risco de recorrência. Diferentes *cut-offs* são propostos, variando de 1,3% a 10% e, por vezes, adaptados ao subtipo tumoral. Todavia, índices de 3% ou mais são os mais utilizados e associados aos tumores agressivos.[13]

Outro marcador investigado é o gene supressor tumoral p53, localizado no cromossomo 17 (17p13.1), que codifica a proteína p53 (fosfoproteína 53), essencial para a multiplicação celular e que tem um papel importante relacionado ao bloqueio do ciclo celular sinalizando correções a mutações.[24] Comumente mutado em vários tipos de cânceres, parece não apresentar mutação no carcinoma hipofisário, porém a sua expressão nuclear no tecido tumoral correlaciona-se com sua a agressividade. Thapar *et al.* demonstraram expressão do p53 em 7 de 7 carcinomas, em 15% dos adenomas invasivos e em nenhum adenoma benigno,[25] embora outros estudos não tenham obtido resultados semelhantes.[26] Ademais, o valor prognóstico do p53 é também controverso, visto que um método confiável de quantificação ainda não foi validado[8] (Quadro 2.3).

O índice de Ki-67 e a expressão do p53 associados à atividade mitótica fazem parte dos critérios da Organização Mundial da Saúde de 2004 para o diagnóstico de tumores atípicos da hipófise[27] (Tabela 2.1). Todavia, há dificuldades com a interpretação e aplicação dessa classificação, que nunca foi validada em um contexto clínico.

Na busca contínua de um biomarcador para a identificação precoce de agressividade tumoral, várias moléculas foram avaliadas: fatores de crescimento e seus receptores, com destaque para uma forma truncada do FGFR-4 que

---

QUADRO 2.3 Características da Proteína p53

Vantagens

- Os níveis elevados de p53 estão associados à agressividade clínica
- A positividade para p53 é um dos critérios para a definição de adenomas hipofisários atípicos. (OMS, 2004)
- Uma marcação mais elevada é encontrada em carcinomas da hipófise

Desvantagens

- Falta de padronização de um método de quantificação de sua expressão
- Critérios diferentes para definir a amostra como p53 positivo ou negativo

2 TUMORES HIPOFISÁRIOS AGRESSIVOS

TABELA 2.1	Classificação dos Tumores Hipofisários[13,27]		
	Típicos	Atípicos	Carcinoma
Critérios OMS	Ki-67 < 3%	Ki-67 > 3%	Ki-67 > 3%
	Mitoses ausentes ou infrequentes	Mitoses aumentadas	Mitoses aumentadas
	Marcação p53 ausente	Extensa marcação p53	Extensa marcação p53
			Metástases
Tamanho	Micro/macroadenomas	Micro/macroadenomas	Macroadenomas
Invasão	Variável	Presente	Presente

tem demonstrado induzir invasão dos tumores hipofisários em modelos animais *in vivo*; enzimas proteolíticas do tipo proteínas matrizes, como a metaloproteinase 9 (MMP 9), que estão mais elevadas em tumores invasivos e fatores angiogênicos, sobretudo o PTTG, que se correlaciona com invasão em vários tipos tumorais.[8,28-29]

Adicionalmente, temos moléculas de adesão como a E-cadherin, um marcador potencial de agressividade. A transição epitelial-mesenquimal (EMT) é um fenótipo tecidual caracterizado por ruptura da adesão celular e motilidade tecidual, estando associada com a invasão e disseminação celular em vários tipos de câncer de origem epitelial. A E-cadherin é o principal fator de adesão celular no tecido epitelial e a sua *down-regulation* é o marco da EMT, levando à desestabilização da arquitetura celular.[30] No entanto, ainda não há evidências suficientes para a utilização rotineira desse e de outros marcadores como base para condutas diagnósticas e terapêuticas.

Em conclusão, até o momento apenas o índice de Ki-67 > 3% e a expressão do p53 no tecido tumoral hipofisário sugerem agressividade, e um tumor com tais características merece maior atenção, devendo ser cuidadosamente monitorado e/ou mais precocemente manejado.[13,29]

ADENOMAS HIPOFISÁRIOS AGRESSIVOS

No que diz respeito à apresentação dos prolactinomas, não há um quadro clínico que seja específico de adenomas que seguirão um curso clínico benigno em relação àqueles com comportamento agressivo, assim como nenhum parâmetro laboratorial faz tal distinção. Observa-se grande variação dos níveis de prolactina nos adenomas agressivos, com superposição de valores em relação a macroprolactinomas que são totalmente responsivos à terapia padrão.[13,31]

A despeito das semelhanças, os prolactinomas agressivos manifestam, em geral, algum grau de efeito massa com comprometimento do campo visual e/ou cefaleia de maior intensidade, enquanto os exames de imagem comumente demonstram adenomas de grandes dimensões com invasão dos seios cavernosos, mas nem todas as avaliações comprovam essa relação.[32] Sabe-se que em homens os prolactinomas são maiores e mais agressivos do que em mulheres e que os densamente granulados têm evolução pior do que os esparsamente granulados.

A maioria dos pacientes com prolactinomas que seguem um curso benigno responde muito bem à terapia padrão com agonistas dopaminérgicos, com normalização dos níveis de prolactina e redução marcante do seu volume tumoral sob doses usuais de agonistas dopaminérgicos,

porém um pequeno grupo não o faz e é considerado resistente ao uso dessa classe de medicamentos.

Embora não exista um consenso quanto à definição de resistência aos agonistas dopaminérgicos, a falta de controle dos níveis séricos de prolactina e/ou redução de volume tumoral < 50% com doses usuais de cabergolina de até 2,0 mg/semana ou bromoergocriptina de até 7,5 mg/dia é aceita como resistência.[33] Assim, doses mais altas de agonista dopaminérgico em uma situação clínica de difícil controle hormonal e/ou cursando com aumento do volume tumoral são características comuns a tumores agressivos. No entanto, mecanismos celulares diversos, tais como polimorfismos descritos no receptor da dopamina, podem ser responsáveis pela resistência medicamentosa em alguns pacientes, não necessariamente conferindo um curso agressivo e/ou resistência do tumor a outras abordagens terapêuticas.[34,35] Assim, prever o comportamento agressivo dos prolactinomas continua a ser um desafio para os endocrinologistas.

Nos pacientes sem resposta ao tratamento clínico em doses usuais, a opção terapêutica seria a retirada cirúrgica do tumor, cujo resultado depende do seu tamanho e grau de invasão local. Contudo, um incremento da dose até o máximo tolerado pode ser tentado nos prolactinomas agressivos e resultar em controle em um número significativo de pacientes[36] (Tabela 2.2). A radioterapia e os quimioterápicos podem ser reservados para pacientes sem controle clínico e serão discutidos no final deste capítulo.

Cerca de 10% dos adenomas hipofisários produtores de ACTH são macroadenomas, e na doença de Cushing

TABELA 2.2	Posologia Utilizada no Tratamento Convencional dos Tumores Hipofisários Funcionantes

Prolactinomas

- Cabergolina: 0,25 a 3 mg/semana; ocasionalmente até 11 mg/semana (ou até doses máximas toleradas)

Somatotropinomas

- Lanreotida autogel/depósito: 60-120 mg/mês SC
- Octreotida de liberação de ação prolongada (LAR): 10-40 mg/mês IM

Corticotropinomas

- Pasireotide 600-900 mg SC duas vezes ao dia

Tireotropinomas

- Lanreotida autogel/depósito: dose individualizada
- Octreotida de liberação de ação prolongada (LAR): dose individualizada

o tamanho do tumor está relacionado a um pior prognóstico.[37] A síndrome de Nelson é outra situação clínica na qual é observado um comportamento mais agressivo dos corticotropinomas e que pode ocorrer após adrenalectomia bilateral para resolução do hipercortisolismo. Estudos relatam como fatores de risco para essa progressão tumoral corticotrópica a presença de remanescente tumoral em exames de imagem, a ausência de radioterapia e a duração reduzida do hipercortisolismo prévios à adrenalectomia, assim como níveis elevados de ACTH 1 ano após essa abordagem.[38]

Os adenomas de células de Crooke são uma variante histológica do adenoma produtor de ACTH, que exibem as características morfológicas da modificação hialina de Crooke (acúmulo de citoqueratina perinuclear em mais de 50% das células tumorais) e apresentam comportamento mais agressivo do que os adenomas clássicos. Embora raros, representam 4,4% a 14% dos adenomas corticotrópicos e, em geral, são maiores e mais invasivos, resistentes à cirurgia e radioterapia e recorrem com maior frequência, podendo ainda desenvolver metástases.[39]

Tumores corticotrópicos mais agressivos e com múltiplas recorrências também podem ocorrer em contexto dos chamados corticotropinomas silenciosos, nos quais observa-se uma positividade variável do ACTH à imuno-histoquímica, na ausência de quadro clínico e bioquímico de hipercortisolismo. Relatos adicionais ainda apontam para uma característica marcante desses tumores: uma tendência maior à invasão dos seios cavernosos.[40]

Os pacientes com tumores produtores de ACTH devem ser submetidos a cirurgia como terapia de primeira linha, e os que recorrem após a primeira cirurgia podem responder a uma segunda cirurgia ou terapia com cabergolina ou pasireotide. Este último é a única droga aprovada por órgãos regulatórios nos Estados Unidos para tratamento da doença de Cushing com normalização dos níveis de cortisol em até um quarto dos pacientes, contudo não há dados sobre a resposta tumoral[41] (Tabela 2.2).

A utilização de drogas que bloqueiam a síntese de cortisol é uma terapia adicional para corticotropinomas, e, nesse sentido, no Brasil, o cetoconazol está disponível e pode ser utilizado em doses de 600 a 1.200 mg/dia, sendo indispensável o acompanhamento criterioso desses pacientes quanto ao risco de hepatotoxicidade.[42] Além da radioterapia, que demora para trazer resultados, a adrenalectomia bilateral pode ser indicada nos casos mais graves, a despeito da sua morbidade, como terapia salvadora de pacientes com múltiplas comorbidades.

Os adenomas agressivos produtores de GH têm uma prevalência de difícil determinação, mas que pode variar de 4,5% a 31%, não sendo possível distingui-los daqueles com comportamento benigno quantos aos sintomas e sinais presentes. No entanto, tendem a se apresentar com grandes dimensões e invasão importante dos seios cavernosos, tornando sua resolução por meio de cirurgia improvável[43] (Quadro 2.4). Nesse sentido, são fatores pré-operatórios preditores de insucesso da cirurgia: idade jovem, níveis de GH muito elevados, invasão extrasselar e diâmetro acima de 15 mm. Em particular, pacientes com somatotropinomas ≥ 40 mm raramente obtêm controle hormonal devido à extensão extrasselar.[43]

Os análogos da somatostatina constituem a terapia farmacológica mais eficaz na acromegalia e controlam

---

> **QUADRO 2.4 Características de Agressividade dos Somatotropinomas**
>
> 1. Clínicas: Crescimento rápido, idade abaixo de 30 anos ao diagnóstico, progressão tumoral significativa em estudos seriados de imagem ou resistência à terapia com análogos de somatostatina.
> 2. Imagem: Extensão extrasselar (especialmente infrasselar), incluindo a invasão do seio cavernoso como indicado pelos graus 3 e 4 de Knosp.
> 3. Histopatológicas: Índice elevado de Ki-67, expressão de p53 e figuras de mitose (critérios da OMS para adenomas atípicos), assim como o subtipo escassamente granulado ou invasão dural na análise histopatológica.

o crescimento tumoral em um número significativo de casos com normalização dos níveis de GH e IGF1 em até metade dos pacientes (Tabela 2.2). A resposta a esses análogos depende da expressão tumoral dos receptores de somatostatina tipos 2 e 5, todavia, mesmo pacientes com expressão aumentada desses receptores podem não ser responsivos, indicando um defeito pós-receptor nas células tumorais de alguns desses acromegálicos.[44] Assim, embora somatotropinomas agressivos demonstrem tendência à resistência farmacológica, um número expressivo de pacientes apresenta tumores que são total ou parcialmente resistentes à farmacoterapia, todavia com boa resposta a outras modalidades terapêuticas.

Do ponto de vista histológico, os tumores produtores de GH podem ser divididos em densamente e esparsamente granulados, com comportamento clínico distinto.[8,45] Os termos densamente e esparsamente granulados se referem à extensão da expressão imuno-histoquímica dos hormônios ou da densidade de grânulos secretórios observados por meio da microscopia eletrônica. Os adenomas densamente granulados crescem lentamente e são bem diferenciados; já os esparsamente granulados são mal diferenciados, apresentam crescimento rápido e invasivo, incidem mais frequentemente em jovens e respondem mal ao tratamento com análogos da somatostatina.[45]

Os somatotropinomas diagnosticados na infância são, em geral, maiores e mais agressivos do que nos adultos e deve ser investigada a presença de mutação do gene AIP, que ocorre em 20,5% dos pacientes pediátricos e em 11,7% daqueles com menos de 30 anos com adenomas aparentemente esporádicos.[46-48] Tais mutações são comuns nos casos de acromegalia familiar (20% a 30%) e se correlacionam com agressividade tumoral, porém são raras em tumores esporádicos.[48] No entanto, em avaliação de pacientes com tumor esporádico produtor de GH que não responderam aos tratamentos cirúrgico e clínico com análogos da somatostatina, encontrou-se a mutação do gene do AIP em 8% de 50 casos, indicando um efeito desta mutação na ausência de resposta às terapias instituídas.[49] Além disso, através de imuno-histoquímica, a baixa expressão do AIP nos somatotropinomas parece estar relacionada com o caráter invasivo desses tumores.[50]

Nos pacientes com somatotropinomas que não respondem à terapia cirúrgica ou com análogos da somatostatina, pode-se tentar a associação com agonistas dopaminérgicos, buscando o controle da doença antes da realização de radioterapia e/ou nova cirurgia. Vale a pena ressaltar que o uso do antagonista do receptor do GH, pegvisomant, consegue reverter o quadro clínico dependente do excesso de IGF-1 na grande maioria dos pacientes com a doença em atividade, mas deve ser usado com cautela em contexto de tumores agressivos.[51]

Os tumores não funcionantes representam aproximadamente um terço dos tumores hipofisários, e em sua maioria têm crescimento extremamente lento e podem ser acompanhados apenas por meio de exames de imagem seriados.[2] A imuno-histoquímica é positiva para gonadotropinas na maioria dos casos, mas pode apresentar positividade para outros hormônios hipofisários ou ser negativa.[13] O aspecto de células indiferenciadas (*null cells*) representa, em geral, formas mais agressivas.[52] A terapia com agonista dopaminérgico e análogos da somatostatina não induz a uma redução tumoral significativa na maioria dos casos, e até o desenvolvimento de novos medicamentos que consigam reduzir o tamanho do tumor a cirurgia e a radioterapia são as principais armas terapêuticas a serem utilizadas em pacientes que apresentem crescimento tumoral com compressão de estruturas adjacentes à hipófise.[53,54]

Mais raramente, adenomas produtores de gonadotropinas e tirotropina podem apresentar comportamento mais agressivo. Nesse sentido, foi publicado o caso de uma paciente com tumor produtor de FSH que respondeu positivamente ao tratamento com antagonista do GnRH, droga que merece ser mais bem estudada nesses casos.[55]

CARCINOMA DE HIPÓFISE

Epidemiologia e Etiopatogenia

Carcinomas de hipófise são definidos como tumores com origem na glândula hipofisária que exibem metástases sistêmicas e/ou depósitos tumorais que não apresentam contiguidade com o tumor selar primário.[7] É difícil estabelecer a incidência desses tumores em decorrência de sua raridade. Estima-se que respondam por 0,1% a 0,2% dos tumores hipofisários analisados cirurgicamente.[56]

O diagnóstico inicial dessas lesões é quase invariavelmente de adenoma para depois confirmar-se como carcinoma, quando da comprovação de metástases, e raramente originam-se de adenomas inativos, mas sim de recidivantes e invasivos.[7] Apresentam um quadro clínico resultante do efeito massa exercido pelo tumor, mas também específico do excesso hormonal, e são, na sua maioria, produtores de ACTH e prolactina. Não obstante, podem secretar TSH e, de forma incomum, GH e gonadotrofinas.[7,52,57]

Os carcinomas hipofisários não apresentam diferenças quanto ao gênero dos pacientes e são diagnosticados na maioria dos casos por volta da quinta década de vida (44 anos de idade, em média) com tempo de latência em torno de 7 anos entre o diagnóstico inicial de adenoma e a confirmação de carcinoma, podendo estender-se por longos períodos, como 27 anos ou mais.[52,58]

Embora a etiologia dos carcinomas hipofisários não esteja definida, algumas hipóteses são postuladas. Assim, em decorrência de neurocirurgia e/ou radioterapia prévias, o tecido tumoral e estruturas adjacentes podem sofrer alterações que levariam à disseminação hematogênica e/ou subaracnóidea para tecidos cerebrospinhais e sítios distantes.[58,59] Todavia, a hipótese mais aceita seria a da progressão gradual de um adenoma de crescimento lento para um macroadenoma invasivo/agressivo e, por fim, para carcinoma, visto que as características histológicas semelhantes, a presença dos mesmos marcadores biológicos e a origem monoclonal dos tumores primários e das metástases secundárias são compatíveis com essa hipótese. Adicionalmente, a possibilidade do desenvolvimento de um novo tumor, a partir do tecido hipofisário normal, não pode ser descartada.[60]

A patogenia desses tumores também não é bem esclarecida, pois os adenomas hipofisários são de origem monoclonal, indicando a presença de alteração genética intrínseca como base para a patogênese e, nesse sentido, estudos foram realizados com o objetivo de encontrar alterações cromossômicas responsáveis pela sua patogênese. Aberrações cromossômicas são mais frequentes nas metástases do que no tumor primário, como se passa com o oncogene H-RAS, que assim não estaria envolvido com a tumorigênese primária da hipófise.[61,62] Da mesma forma, oncogenes e genes supressores tumorais foram avaliados, porém os mecanismos exatos envolvidos ainda não estão esclarecidos.

Diagnóstico e Quadro Clínico

Do ponto de vista histológico, os carcinomas são indistinguíveis dos adenomas, visto que características como hipercelularidade, pleomorfismo celular, quantidade de mitoses, necrose, hemorragia e invasão local não conseguem confirmar o caráter maligno desses tumores.[8,14,15] Portanto, o diagnóstico de carcinoma em um paciente com tumor hipofisário depende da confirmação da presença de critérios expostos no Quadro 2.5.[63]

Em geral, o carcinoma de hipófise é precedido pela história clínica de um macroadenoma hipofisário que, em determinado momento, começa a apresentar aumento significativo do tamanho ou uma recidiva precoce após terapia cirúrgica e/ou radioterapia, evidenciando o caráter agressivo do tumor.[7,58]

Quanto aos sintomas dependentes do excesso de secreção hormonal, são semelhantes aos dos adenomas. Os níveis séricos hormonais também não conseguem diferenciar os casos de malignidade. No entanto, a persistência de concentrações hormonais significativamente elevadas ou crescimento do tumor após terapia adequada, como observado em prolactinomas (sobretudo em previamente responsivos), indica a necessidade de investigação quanto à presença de metástases.[7,58]

Embora a maioria dos carcinomas produtores de ACTH apresente um quadro clínico típico da síndrome

---

QUADRO 2.5 Critérios Diagnósticos de Carcinoma Hipofisário

1. Confirmação histológica do tumor hipofisário primário.
2. Deve ser excluído outro tumor de qualquer outro tipo histológico.
3. Devem estar presentes metástases a distância (não contíguas) à lesão primária.
4. As características histológicas e/ou os marcadores expressos pelas metástases devem ser similares ao tumor primário.

de Cushing, dois subtipos tumorais, o corticotropinoma silencioso e o adenoma de células de Crooke, são caracteristicamente mais agressivos e sofrem malignização com maior frequência.[64,65]

Em algumas situações peculiares, torna-se evidente a hipótese diagnóstica de carcinoma hipofisário. Primeiramente, quando um paciente com tumor hipofisário não apresenta restos tumorais em exames de imagem após a realização de cirurgia, mas o quadro clínico do excesso hormonal persiste devido à secreção hormonal por metástases, ou, ainda, quando em um exame de imagem solicitado por outro motivo, acidentalmente detecta-se metástase do carcinoma hipofisário em um paciente com antecedentes de macroadenoma hipofisário agressivo.[58]

Os sintomas neurológicos pela compressão das estruturas adjacentes à hipófise variam de um quadro típico como cefaleia, comprometimento de campo visual, diminuição da acuidade visual e distúrbios oculomotores a sintomas menos comuns como hipoacusia ou ataxia.[59]

As metástases atingem mais comumente o SNC, incluindo córtex cerebral, cerebelo, ângulo cerebelo-pontino, medula espinhal, cauda equina e espaço subaracnóideo.[66] Já as metástases viscerais, que parecem desenvolver-se por via hematogênica ou linfática, podem atingir vários órgãos, como fígado, ossos, linfonodos, pulmões, coração, pâncreas, olhos, rins, ouvidos, útero e ovários.[67]

Além da tomografia computadorizada e da ressonância magnética, normalmente utilizadas para diagnóstico de imagem, a cintilografia e a tomografia com emissão de pósitrons (PET) podem ajudar na detecção de metástases em pacientes com suspeita da doença.[68]

TRATAMENTO DOS ADENOMAS AGRESSIVOS E CARCINOMAS HIPOFISÁRIOS

Os tumores agressivos e carcinomas de hipófise, particularmente este último, apresentam um prognóstico reservado, a despeito da terapia multimodal máxima empregada. Pacientes que apresentam metástases restritas ao SNC têm sobrevida média de 30 meses, enquanto aqueles já com metástases sistêmicas sobrevivem em torno de apenas 12 meses.[7]

A terapia dos tumores agressivos e carcinomas de hipófise é fundamentada na ressecção cirúrgica, que tem como objetivo a retirada da massa tumoral na quantidade maior permitida (*debulking*), levando em consideração os danos possíveis. Nesse contexto, torna-se imperiosa a presença de um cirurgião com vasta experiência em cirurgia de hipófise, de modo a reduzir, significativamente, as complicações e dados de mortalidade.[69,70]

Visto que tais tumores comumente se estendem e invadem estruturas parasselares como o clivo, os seios cavernosos e o piso selar, essa terapia raramente é curativa, embora seja importante para prolongar ao máximo a sobrevida dos pacientes. Ademais, muitas vezes uma ressecção extensa do tumor é obtida promovendo-se uma descompressão das estruturas com redução significativa de morbidades.[7,13]

Múltiplas cirurgias podem ser empregadas, portanto, à medida que as lesões progridam, seja precedendo ou juntamente a outras modalidades de tratamento, levando ao controle, ainda que parcial, do tumor.[13,70] A retirada cirúrgica das metástases, quando possível, também é um importante fator prognóstico de sobrevida nesses pacientes.[68]

Devido à presença de restos tumorais decorrentes de ressecções cirúrgicas subtotais ou de tumores em contínua expansão, a radioterapia pode ser utilizada no manejo dessas lesões, visto que tem o poder de reduzir o índice de multiplicação celular, prevenindo a reexpansão dos resíduos tumorais tratados ou reduzindo a velocidade de crescimento dos tumores primários em progressão ou de suas metástases.[10,70] Dessa forma, essa terapia, por oferecer a possibilidade de controle em longo prazo do crescimento tumoral, deve ser discutida em todos os pacientes com tumor hipofisário agressivo.[70]

A terapia de radiação de feixe externo fracionado (EBRT) e a radiocirurgia estereotáxica (SRS) são altamente efetivas em tumores hipofisários, muito embora haja poucos dados disponíveis nos fenótipos mais agressivos aqui tratados.[13] Uma comparação adequada da eficácia dessas modalidades de radioterapia não é possível, em decorrência de protocolos variados quanto a técnicas utilizadas, doses de radiação administrada, entre outros fatores.[71] Apesar da limitação dos dados, resultados favoráveis com SRS são mais frequentes em pacientes com mais de 50 anos de idade, em tumores com menos de 5 cm^3 de volume e em pacientes sem irradiação prévia.[72]

A despeito de a radioterapia ser amplamente aceita como efetiva em reduzir o risco de recorrência, os seus resultados precisam ser comparados com a história natural da progressão tumoral após uma ressecção incompleta. Portanto, o seu efeito real é de difícil quantificação devido à falta de estudos randomizados nessa área.[73]

O uso da radiação ionizante nas metástases de SNC parece induzir regressão parcial em casos isolados. Não existem estudos clínicos demonstrando que essa terapia aumenta a sobrevida de pacientes com carcinoma de hipófise e, de fato, a radioterapia desempenha um papel paliativo no manejo dos carcinomas, parecendo não alterar o prognóstico reservado comum a essas neoplasias.[7,13]

Em contraste com a cirurgia dos tumores hipofisários agressivos, em que múltiplas abordagens podem ser empregadas, a repetição da radioterapia, por risco de levar à necrose dos tecidos irradiados, deve ser avaliada cuidadosamente em conjunto com oncologistas e radioterapeutas com *expertise* na área.[7,70] Assim procedendo, é possível avaliar se doses adicionais de radiação devem ser utilizadas para tumores previamente irradiados em progressão.[70]

Uma proposição de diretriz recente é a de que a radioterapia adjuvante deve ser adicionalmente considerada em remanescente de tumor invasivo clinicamente relevante com marcadores patológicos (Ki-67 alto/contagem de mitoses aumentada/p53 positivo) que indique forte comportamento agressivo.[70]

Os efeitos colaterais da radiação ionizante são bem conhecidos. O hipopituitarismo (e suas morbidades) é praticamente universal no seguimento a longo prazo. Mortalidade prematura decorrente do hipopituitarismo e de injúria vascular própria à irradiação dos tecidos é observada, assim como tumores cerebrais malignos secundários.[74] Portanto, tais efeitos devem ser claramente explicados e a decisão terapêutica compartilhada com o paciente.[70]

Quanto ao tratamento farmacológico, os agonistas dopaminérgicos e análogos da somatostatina são as drogas mais utilizadas para adenomas hipofisários, e menos de 10% dos macroprolactinomas e somatotropinomas apresentam resistência completa a eles, sem quaisquer respostas hormonal/tumoral.[70,75] Nesse grupo de adenomas fármaco-resistentes, em sua maioria agressivos, e sobretudo em carcinomas hipofisários, o papel dessas drogas, ainda que em doses máximas toleradas, é, com raras exceções, muito limitado e apresenta benefícios mínimos.[76,77]

Embora o uso da temozolamida (TMZ) necessite de avaliações adicionais, com um número maior de pacientes e mais longo seguimento, este agente alquilante mostrou ser, até o momento, a melhor opção para o bloqueio da agressividade de tumores de hipófise.[57,70] A TMZ é um agente citotóxico 100% absorvido por via oral, e praticamente toda a dose administrada é eliminada após 8 horas da ingestão. No pH normal, é transformada em seu metabólito ativo 5-(3-metiltriazeno)-imidazol-4-carboxiamida (MTIC). Por atravessar a barreira hematoencefálica, atingindo o sistema nervoso central, é efetiva para outros tumores sólidos intracranianos.[57,78]

A MTIC age adicionando grupamentos metila (daí o termo alquilante) à base guanina do DNA na posição O6, induzindo o pareamento incorreto com a timina, o que promove o dano do DNA e leva, em última instância, à apoptose celular. A resistência à TMZ parece ocorrer devido ao excesso da enzima 0-6-metilguanina-DNA metil-transferase (MGMT), uma enzima reparadora do DNA que pode remover os grupamentos metila incorporados à base guanina pela MTIC.[57,79]

Avaliações iniciais nesse campo terapêutico demonstraram uma relação inversa entre a expressão de MGMT no tecido tumoral e a resposta à terapia com TMZ.[79] Por conseguinte, a avaliação da expressão de MGMT por imuno-histoquímica do tumor poderia ser realizada antes do início da terapia buscando predizer a resposta ao tratamento. Contudo, estudos posteriores não observaram quaisquer relações entre a expressão enzimática e a resposta terapêutica com TMZ, de forma que, devido à inconsistência dos dados disponíveis e à ausência de outras terapias efetivas, o *status* MGMT não é considerado adequado para selecionar pacientes para essa terapia.[57,80] Assim, atualmente a decisão pelo uso da TMZ está baseada em aspectos clínicos[57,81] (Quadro 2.6).

Para tumores hipofisários, a temozolamida é comumente administrada como monoterapia em um padrão

cíclico. A dose convencional é de 150-200 mg/m^2 por 5 dias, repetida a cada 28 dias em um ciclo. A mielossupressão é a toxicidade mais severa e dose-limitante.[70] Outros efeitos adversos são geralmente leves e consistem em fadiga, náuseas e vômitos, o que faz com que a temozolamida seja bem tolerada em relação a outros quimioterápicos.[57,79]

A eficácia da terapia com TMZ nos tumores hipofisários agressivos e carcinomas vem sendo descrita em diversos relatos, com uma taxa de resposta geral de 42% quando calculada a partir de séries de casos com cinco ou mais casos e considerando resposta positiva como redução de volume tumoral.[57] Essa taxa de resposta geral e por subtipo tumoral está descrita na Tabela 2.3.

Um grande estudo multicêntrico francês recentemente publicado com 43 casos demonstra números similares de resposta (51,2%), cujos critérios seriam redução tumoral superior a 30% e/ou queda acima de 50% dos níveis hormonais nos tumores clinicamente funcionantes. Adicionalmente, esse estudo demonstra um aumento significativo da sobrevida dos pacientes. Em respondedores, a sobrevida média foi de 44 meses, significativamente maior do que os 16 meses observados em não respondedores.[52]

A recorrência/progressão dos tumores agressivos e carcinomas hipofisários é relativamente frequente, mas com números muito díspares nas diferentes séries, podendo variar de 27% a 67%.[57] No estudo multicêntrico francês citado, com seguimento médio de 5 meses (0-57 meses), 10 dos 22 pacientes previamente respondedores apresentaram recorrência.[52]

A quimioterapia combinada com capecitabina prévia à TMZ tem sido estudada em alguns casos com resposta parcial de longa duração, que é possivelmente relacionada a um sinergismo na resposta apoptótica quando a TMZ é administrada após o pré-tratamento com capecitabina em comparação com o seu uso isolado.[82] Outras combinações foram avaliadas com bevacizumab, talidomida, BCNU e pasireotide, todas em um número muito pequeno de casos e com respostas pouco animadoras, de forma que, no momento atual, combinações de quimioterápicos com TMZ não parecem ser superiores ao seu uso como monoterapia.[70]

Em pacientes sob radioterapia e com rápida progressão tumoral, a TMZ pode ser adicionada ao esquema terapêutico, no chamado protocolo de Stupp, com eficácia de 76%. Essa estratégia é baseada em dados experimentais que apontam para um efeito sensibilizador da TMZ à radiação. Embora os dados sejam muito incipientes e limitados a 17 pacientes relatados na literatura, essa estratégia é sugerida por recente diretriz europeia.[70]

Nos pacientes que apresentam recorrência tumoral após terem sido submetidos à TMZ, um segundo curso da medicação deve ser tentado, a despeito do pequeno número de casos relatados e das baixas taxas de resposta obtidas, visto que as terapias alternativas disponíveis têm eficácia limitada.[70]

Um subgrupo de pacientes apresenta progressão tumoral sob TMZ e, para eles, outras terapias citotóxicas sistêmicas devem ser consideradas. Uma variedade de drogas já foi utilizada no tratamento de tumores/carcinomas pituitários agressivos, das quais a lomustina (CCNU) em combinação com 5-fluorouracil (5-FU), em decorrência de sua capacidade de penetrar no cére-

---

QUADRO 2.6 Tumores Hipofisários com Indicação para Tratamento com Temozolomida

- Carcinomas hipofisários.
- Prolactinomas agressivos resistentes aos agonistas dopaminérgicos e que demonstrem crescimento tumoral após cirurgia e radioterapia.
- Corticotropinomas agressivos nos quais cirurgias e/ou radioterapia não sejam curativas.
- Adenomas não funcionantes recorrentes que apresentem crescimento persistente após uma ou mais cirurgias e radioterapia (ainda que esses subtipos tumorais apresentem uma resposta diminuída à temozolomida).

HIPOTÁLAMO E HIPÓFISE

TABELA 2.3 **Frequência de Resposta à Temozolomida de acordo com os Subtipos de Tumores Hipofisários (em Duas Publicações Recentes)**

Autor[ano]	Subtipos (n)	Resposta ao tratamento com TMZ	
		Sim – completa ou parcial (n)	Não – estável ou progressão da doença (n)
Halevy[2017]*	PRL (27)	44% (12)	56% (15)
	ACTH (34)	56% (19)	44% (15)
	GH (8)	38% (3)	62% (5)
	NF (27)	22% (6)	78% (21)
	OUTROS (4)	50% (2)	50% (2)
Total		42% (42)	58% (58)
Lasolle[2017]**	PRL (13)	54% (7)	46% (6)
	ACTH (23)	52% (12)	48% (11)
	GH (3)	0% (0)	100% (3)
	GH/PRL (3)	100% (3)	0% (0)
	Imunonegativos (1)	0% (0)	100% (1)
Total		51,2% (22)	48,8% (21)

*Halevy C, Benjamin CW. *Pituitary*, 2017. **Lasolle H, *et al. European Journal of Endocrinology*, 2017. *TMZ*, temozolomida; *PRL*, prolactina; *ACTH*, hormônio adrenocorticotrófico; *GH*, hormônio de crescimento; *NF*, não funcionante.

bro, tem sido mais comumente empregada. Todas as evidências são baseadas em relatos de casos e não há dados sobre a regressão completa do tumor, mas, em alguns casos, regressão parcial e/ou estabilização, geralmente transitórias, foram alcançadas.[83]

As vias Raf/MEK/ERK e PI3K/Akt/mTOR parecem estar implicadas na tumorigênese hipofisária e são, portanto, alvos terapêuticos potenciais.[84] Diversas linhas de pesquisa sugerem que novas terapias direcionadas para essas vias podem ser úteis para o controle dos tumores hipofisários, embora estudos com everolimus não tenham obtido sucesso.[70,85] Além disso, algumas evidências dão suporte ao uso de inibidores de tirosina quinase (com alvo na via EGFR), tais como o lapatanib, no tratamento desses tumores, ainda demonstrando pouca eficácia.[86] Em adição, o tratamento dirigido ao fator de crescimento endotelial vascular (VEGF) com o bevacizumab foi tentado com sucesso em alguns pacientes.[87]

Os receptores de somatostatina são amplamente expressos em diferentes subtipos de tumor hipofisário. Ademais, a absorção hipofisária de 68Ga-DOTATATE ou outros análogos de somatostatina radiomarcados foi demonstrada em PET-CT, sugerindo que a terapia com radionuclídeo para receptor de peptídeo (PPRT) poderia ser uma opção para esses tumores, incluindo metástases hipofisárias. Alguns estudos com poucos pacientes demonstraram resultados variáveis.[70]

Em pacientes com metástases isoladas (hepática/óssea/linfonodos), terapias locorregionais devem ser consideradas, independentemente das decisões quanto à necessidade de tratamento sistêmico.[70]

Como perspectivas futuras para o manejo dos tumores agressivos da hipófise teremos uma melhor definição do papel do temozolamida como agente terapêutico, a partir de estudos clínicos randomizados com maior número de pacientes e tempo prolongado de seguimento. Além disso, a utilização de diferentes esquemas, com a possibilidade de uso em um número maior de ciclos ou em doses menores e de forma contínua. A associação de temozolomida com outras drogas, como capecitabina e pasireotide, assim como o uso combinado à radioterapia, também necessita de melhor definição em coortes com maior número de pacientes, ambos com potencial para melhorar as taxas de resposta clínica. Por fim, terapias dirigidas para vias de sinalização relacionadas com a tumorigênese hipofisária, como os inibidores da tirosina quinase e terapia com radionuclídeos (PPRT), devem ser exploradas em estudos clínicos adicionais.

REFERÊNCIAS

1. Scheithauer BW, et al. Pathobiology of pituitary adenomas and carcinomas. *Neurosurgery* 2006; 59:341-53.
2. Aflorei ED, Korbonits M. Epidemiology and etiopathogenesis of pituitary adenomas. *J Neurooncol* 2014; 117:379-94.
3. Gold EB. Epidemiology of pituitary adenomas. *Epidemiol Rev* 1981; 3:163-83.
4. Asa SL, Ezzat S. Aggressive pituitary tumors or localized pituitary carcinomas: Defining pituitary tumors. *Expert Review of Endocrinology & Metabolism* 2016; 11(2):149-162.
5. Meij BP, et al. The long-term significance of microscopic dural invasion in 354 patients with pituitary adenomas treated with trans sphenoidal surgery. *J Neurosurg* 2002; 96(2):195-208.
6. Zada G, et al. Atypical pituitary adenomas: incidence, clinical characteristics, and implications. *J Neurosurg* 2011; 114(2):336-44.
7. Heaney AP. Clinical review: Pituitary carcinoma: difficult diagnosis and treatment. *J Clin Endocrinol Metab* 2011; 96(12):3649-60.
8. Di Leva A, et al. Aggressive pituitary adenomas – diagnosis and emerging treatments. *Nat Rev Endocrinol* 2014; 10:423-35.
9. Chatzellis E, et al. Aggressive pituitary tumors. *Neuroendocrinology* 2015; 101(2):87-104.
10. Hsu DW, et al. Significance of proliferating cell nuclear antigen index in predicting pituitary adenoma recurrence. *J Neurosurg* 1993; 78(5):753-61.
11. Kontogeorgos G. Predictive markers of pituitary adenoma behavior. *Neuroendocrinology* 2006; 83(3-4):179-88.
12. Gejman R, Swearingen B, Hedley-whyte ET. Role of Ki-67 proliferation index and p53 expression in predicting progression of pituitary adenomas. *Hum Pathol* 2008; 39(5):758-66.
13. Heaney A. Management of aggressive pituitary adenomas and pituitary carcinomas. *J Neurooncol* 2014; 117(3):459-68.
14. Thapar K, Kovacs K, Muller P. Clinical-pathologic correlations of pituitary tumors. *Baillieres J Clin Endocrinol Metab* 1995; 9:243-270.
15. Pernicone PJ, et al. Pituitary carcinoma: a clinicopathologic study of 15 cases. *Cancer* 1997; 79(4):804-12.
16. Schlüter C, et al. The cell proliferation-associated antigen of antibody Ki-67: a very large, ubiquitous nuclear protein with numerous

repeated elements, representing a new kind of cell cycle-maintaining proteins. *J Cell Biol* 1993; 123(3):513-22.

17. Li LT, et al. Ki67 is a promising molecular target in the diagnosis of cancer (review). *Mol Med Rep* 2015; 11(3):1566-72.

18. Thapar K, et al. Assessment of mitotic activity in pituitary adenomas and carcinomas. *Endocr Pathol* 1996; 7(3):215-221.

19. Salehi F, et al. Ki-67 in pituitary neoplasms: a review-part I. *Neurosurgery* 2009; 65(3):429-37.

20. Righi A, et al. A classification tree approach for pituitary adenomas. *Hum Pathol* 2012; 43(10):1627-37.

21. Hentschel SJ, et al. P53 and MIB-1 immunohistochemistry as predictors of the clinical behavior of nonfunctioning pituitary adenomas. *Can J Neurol Sci* 2003; 30(3):215-9.

22. Chacko G, et al. The clinical significance of MIB-1 labeling index in pituitary adenomas. *Pituitary* 2010; 13(4):337-44.

23. Blank A, et al. Interlaboratory variability of MIB1 staining in well-differentiated pancreatic neuroendocrine tumors. *Virchows Arch* 2015; 467(5):543-50.

24. Fassnacht M, et al. Adrenocortical carcinoma: a clinician's update. *Nature Reviews Endocrinology* 2011; 7(6):323-335.

25. Thapar K, et al. p53 expression in pituitary adenomas and carcinomas: correlation with invasiveness and tumor growth fractions. *Neurosurgery* 1996; 38(4):765-70.

26. Gandour-Edwards R, et al. Biologic markers of invasive pituitary adenomas involving the sphenoid sinus. *Modern Pathology* 1995; 8:160-4.

27. Lloyd RV, et al. Pituitary tumors: Introduction. In: Delellis RA, et al. *World Health Organization Classification of Tumors. Pathology and Genetics of Tumours of Endocrine Organs.* 1st ed. Lyon: IARC Press; 2004. p. 10-13.

28. Sav A, et al. Biomarkers of pituitary neoplasms. *Anticancer Res* 2012; 32(11):4639-54.

29. Mete O, Ezzat S, Asa SL. Biomarkers of aggressive pituitary adenomas. *J Mol Endocrinol* 2012; 49(2):69-78.

30. Evang JA, et al. Reduced levels of E-cadherin correlate with progression of corticotroph pituitary tumours. *Clin Endocrinol* 2011; 75:811-818.

31. *Zemmour I, et al. Aggressive and malignant prolactin pituitary tumors: pathological diagnosis and patient management. Pituitary* 2013; V16(4):515-22.

32. Moraes AB, et al. Giant prolactinomas: the therapeutic approach. *Clin Endocrinol* 2013; 79(4):447-56.

33. Molitch, ME. Management of medically refractory prolactinoma. *J Neurooncol* 2014; 117:421-28.

34. Shimazu S, et al. Resistance to dopamine agonists in prolactinoma is correlated with reduction of dopamine D2 receptor long isoform mRNA levels. *Eur J Endocrinol* 2012; 166(3):383-90.

35. Filopanti M, et al. Dopamine D2 receptor gene polymorphisms and response to cabergoline therapy in patients with prolactin-secreting pituitary adenomas. *Pharmacogenomics J* 2008; 8(5):357-63.

36. Ono M, et al. Prospective study of high dose cabergoline treatment of prolactinomas in 150 patients. *J Clin Endocrinol Metab* 2008; 93(12):4721-7.

37. Mampalam TJ, Tyrrell JB, Wilson CB. Transsphenoidal microsurgery for Cushing disease. A report of 216 cases. *Ann Intern Med* 1988; 109(6):487-9.

38. Assié G, et al. Corticotroph tumor progression after adrenalectomy in Cushing's Disease: A reappraisal of Nelson's syndrome. *J Clin Endocrinol Metab* 2007; 92(1):172-9.

39. Rotondo F, et al. Atypical, invasive, recurring Crooke cell adenoma of the pituitary. *Hormones* (Athens) 2012; 11(1):94-100.

40. Jahangiri A, et al. A comprehensive long-term retrospective analysis of silent corticotrophic adenomas versus hormone-negative adenomas. *Neurosurgery* 2013; 73:8-17.

41. Colao A, et al. A 12-month 1074 phase 3 study of pasireotide in Cushing's disease. *N Engl J Med* 2012; 366(10):914-24.

42. Fleseriu M, Castinetti F. Updates on the role of adrenal steroidogenesis inhibitors in Cushing's syndrome: a focus on novel therapies. *Pituitary* 2016; 19(6):643-653.

43. Donoho DA, et al. Management of aggressive growth hormone secreting pituitary adenomas. *Pituitary* 2017; 20.1:169-178.

44. Kasuki L, et al. Resistance to octreotide LAR in acromegalic patients with high SSTR2 expression: analysis of AIP expression. *Arq Bras Endocrinol Metab* 2012; 56(8):501-6.

45. Yamada S, et al. Growth hormone-producing pituitary adenomas: correlations between clinical characteristics and morphology. *Neurosurgery* 1993; 33(1):20-7.

46. Personnier C, et al. Clinical features and treatment of pediatric somatotropinoma: case study of an aggressive tumor due to a new AIP mutation and extensive literature review. *Horm Res Paediatr* 2011; 75(6):392-402.

47. Tichomirowa MA, et al. High prevalence of AIP gene mutations following focused screening in young patients with sporadic pituitary macroadenomas. *Eur J Endocrinol* 2011; 165(4):509-15.

48. Gadelha MR, et al. Genetics of pituitary adenomas. *Front Horm Res* 2013; 41:111-40.

49. Oriola J, et al. Germline mutations of AIP gene in somatotropinomas resistant to somatostatin analogues. *Eur J Endocrinol* 2012; 168(1):9-13.

50. Kasuki L, et al. Low aryl hydrocarbon receptor-interacting protein expression is a better marker of invasiveness in somatotropinomas than Ki-67 and p53. *Neuroendocrinology* 2011; 94(1):39-48.

51. Giustina A, et al. Pegvisomant in acromegaly: an update. *J Endocrinol Invest* 2017 Jun; 40(6):577-89.

52. Lasolle H, et al. Temozolomide treatment can improve overall survival in aggressive pituitary tumors and pituitary carcinomas. Eur J Endocrinol 2017 Jun; 176(6):769-77.

53. Bevan JS, et al. Dopamine agonists and pituitary tumor shrinkage. *Endocr Rev* 1992; 13(2):220-40.

54. de Bruin TW, et al. Clinically nonfunctioning pituitary adenoma and octreotide response to long term high dose treatment, and studies in vitro. *J Clin Endocrinol Metab* 1992; 75(5):1310-17.

55. Garmes HM, et al. A pituitary adenoma secreting follicle-stimulating hormone with ovarian hyperstimulation treatmente using a gonadotropin releasing hormone antagonist. *Fertil Steril* 2012; 97(1):231-4.

56. Scheithauer BW, et al. Pituitary carcinoma. In: Delellis RA, et al. World Health Organization Classification of Tumors. Pathology and Genetics of Tumours of Endocrine Organs. 1st ed. Lyon: IARC Press; 2004. p. 36-39.

57. Halevy C, Whitelaw BC. How effective is temozolomide for treating pituitary tumours and when should it be used? *Pituitary* 2017; 20(2):261-6.

58. Kaltsas GA, et al. Diagnosis and management of pituitary carcinomas. *J Clin Endocrinol Metab* 2005; 90:3089-99.

59. Zhou Q, Chang H, Gao Y, Cui L. Tumor-to-tumor metastasis from pituitary carcinoma to radiation-induced meningioma. *Neuropathology* 2013; 33(2):209-12.

60. Melmed S. Pathogenesis of pituitary tumors. *Nat Rev Endocrinol* 2011 May; 7(5):257-66.

61. Pei L, Melmed S, Scheithauer B, Kovacs K, Prager D. H-ras mutations in human pituitary carcinoma metastases. *J Clin Endocrinol Metab* 1994; 78(4):842-6.

62. Cryns VL, Alexander JM, Klibanski A, Arnold A: The retinoblastoma gene in human pituitary tumors. *J Clin Endocrinol Metab* 1993; 77(3):644-6.

63. Lübke D, Saeger W. Carcinomas of the pituitary: definition and review of the literature. *Gen Diagn Pathol* 1995; 141(2):81-92.

64. Kovács GL, et al. ACTH-secreting Crooke cell carcinoma of the pituitary. *Eur J Clin Invest* 2013; 43(1):20-26.

65. Moshkin O, et al. Aggressive silent corticotroph adenoma progressing to pituitary carcinoma: the role of temozolomide therapy. *Hormones* (Athens) 2011; 10(2):162-7.

66. Kaltsas GA, Grossman AB. Malignant pituitary tumors. *Pituitary* 1998; 1:69-8.

67. Lopes MB, Scheitauer BW, Schiff D. Pituitary carcinoma: diagnosis and treatment. *Endocrine* 2005; 28:115-121.

68. Greenman Y, et al. Remission of acromegaly caused by pituitary carcinoma after surgical excision of growth hormone-secreting metastasis detected by 111-indium pentetreotide scan. *J Clin Endocrinol Metab* 1996; 81(4):1628-33.

69. Ciric I, et al. Complications of transsphenoidal surgery: results of 1009 a national survey, review of the literature, and personal experience. *Neurosurgery* 1997; 40(2):225-237.

70. Raverot G, et al. Clinical Practice Guidelines for the Management of Aggressive Pituitary Tumours and Carcinomas ESE (*in press*).

71. Ding D, Starke RM, Sheehan JP. Treatment paradigms for pituitary adenomas: defining the roles of radiosurgery and radiation therapy. *J Neurooncol* 2014; 117(3):445-57.

72. Starke RM, Williams BJ, Jane JA, Sheehan JP. Gamma Knife surgery for patients with nonfunctioning pituitary macroadenomas: predictors of tumor control, neurological deficits, and hypopituitarism. *J Neurosurg* 2012; 117(1):129-35.

73. Loeffler JS, Shih HA. Radiation therapy in the management of pituitary adenomas. *J Clin Endocrinol Metab* 2011; 96(7):1992-2003.

74. Ayuk J, Stewart PM. Mortality following pituitary radiotherapy. *Pituitary* 2009; 12(1):35-9.

75. Delgrange E, Daems T, Verhelst J, Abs R, Maiter D. Characterization of resistance to the prolactin-lowering effects of cabergoline in macroprolactinomas: a study in 122 patients. *Eur J Endocrinol* 2009; 160(5): 747-52.

76. Muhr C, et al. Malignant prolactinoma with multiple intracranial metastases studied with positron emission tomography. *Neurosurgery* 1988; 22(2):374-9.

77. Mixson AJ, et al. Thyrotropin-secreting pituitary carcinoma. *J Clin Endocrinol Metab* 1993; 76(2):529-33.

78. Newlands ES, et al. Temozolomide: a review of its discovery, chemical properties, pre-clinical development and clinical trials. *Cancer Treat Rev* 1997; 23(1):35-61.

79. McCormack AI, Wass JA, Grossman AB. Aggressive pituitary tumours: the role of temozolomide and the assessment of MGMT status. *Eur J Clin Invest* 2011; 41(10):1133-48.

80. Raverot G, et al. Pituitary carcinomas and aggressive pituitary tumours: merits and pitfalls of temozolomide treatment. *Clin Endocrinol* (Oxf) 2012 Jun; 76(6):769-75.

81. Syro LV, et al. Treatment of pituitary neoplasms with temozolomide: a review. *Cancer* 2011 Feb 1; 117(3):454-62.

82. Zacharia BE, et al. High response rates and prolonged survival in patients with corticotroph pituitary tumors and refractory Cushing disease from capecitabine and temozolomide (CAPTEM): a case series. *Neurosurgery* 2014; 74(4):E447-55; discussion E55.

83. Dudziak K, et al. Pituitary carcinoma with malignant growth from first presentation and fulminant clinical course – case report and review of the literature. *J Clin Endocrinol Metab* 2011; 96(9): 2665-9.

84. Dworakowska D, Grossman AB. The pathophysiology of pituitary adenomas. *Best Pract Res Clin Endocrinol Metab* 2009; 23(5): 525-41.

85. Donovan LE, et al. Widely metastatic atypical pituitary adenoma with mTOR pathway STK11(F298L) mutation treated with everolimus therapy. *CNS Oncol* 2016; 5(4):203-9.

86. Cooper O, et al. Prolactinoma ErbB receptor expression and targeted therapy for aggressive tumors. *Endocrine* 2014; 46(2):318-27.

87. Ortiz LD, et al. Anti-VEGF therapy in pituitary carcinoma. *Pituitary* 2012; 15(3):445-9.

CAPÍTULO 3

SÍNDROMES POLIÚRICAS

Ana Rosa Pinto Quidute • Tadeu Gonçalves de Lima •
Eveline Gadelha Pereira Fontenele • Manoel Ricardo Alves Martins

DEFINIÇÃO

Poliúria, derivado do grego *polys* = muito, *ouron* = urina, é o termo médico que descreve o aumento do volume urinário ao longo do dia. Deve-se ter cuidado na avaliação para diferenciá-la da polaciúria, do grego *pollakis* = frequente, *ouron* = urina, que representa o aumento da frequência urinária, sem necessariamente indicar aumento do volume urinário, e da nictúria, do grego *nyctus* = noite, *ouron* = urina, que indica a necessidade de acordar à noite para urinar. Embora essas entidades possam ocorrer simultaneamente, apresentam significados clínicos e diagnósticos bastante diferentes.[1,2]

A definição clássica de poliúria contempla volumes urinários acima de 3.000 mL em 24 horas[2] ou, para crianças menores, volumes acima de 2 L/m² de superfície corpórea.[2] Outras definições são débitos urinários acima de 2 mL/kg/h ou 80 mL/m²/h. Definições mais liberais relatam poliúria como a presença de diurese excessiva para o quadro clínico do paciente.

FISIOPATOLOGIA

Regulação Fisiológica da Arginina-vasopressina (AVP, Vasopressina) ou ADH (Hormônio Antidiurético)

O controle do volume urinário é um mecanismo complexo, que depende da osmolalidade plasmática, da capacidade renal de concentrar a urina e da percepção da sede, bem como do acesso à água.[2]

A arginina-vasopressina (AVP), ou hormônio antidiurético (ADH), é sintetizada como um pré-hormônio pelos neurônios magnocelulares nos núcleos supraóptico e paraventricular do hipotálamo. Após sua síntese, é transportada por axônios para a hipófise posterior, onde é armazenada. Os principais reguladores da secreção de AVP são os osmorreceptores e os receptores de volume ou barorreceptores. Alterações fisiológicas ou patológicas no volume sanguíneo e na pressão arterial (estímulo hemodinâmico) ou na osmolalidade promovem a liberação ou inibição da secreção de AVP já armazenada.[3] Em indivíduos normais, a secreção de AVP é mínima quando a osmolalidade do plasma é inferior a 280 mosm/kg. No entanto, quando a osmolalidade se eleva acima desse nível, a secreção de AVP aumenta proporcionalmente. Pequenas elevações da osmolalidade plasmática (1%) são capazes de elevar até 1 pg/mL as concentrações plasmáticas de AVP[3-5] promovendo aumento da água livre corpórea. Quando a osmolalidade plasmática atinge cerca de 295 mOsmoL/kg, a secreção de AVP se torna máxima.

Náusea e vômitos são também potentes estimuladores da secreção de AVP, podendo elevar seus níveis séricos até 500 pmol/L (normal de 0-5 pmol/L). Outro estímulo capaz de levar à liberação desse hormônio, é a tração de alças intestinais, podendo contribuir para a presença de distúrbios hidroeletrolíticos no pós-operatório de cirurgias abdominais.

A AVP atua nas células alvo por meio da ativação de pelo menos dois diferentes tipos de receptores, V1 e V2. Os receptores V1 são os encontrados nas células da musculatura lisa dos vasos, hepatócitos e na hipófise anterior. Os receptores V1 são os responsáveis pelo efeito vasoconstritor da AVP, e nos túbulos renais (membrana basolateral do tubo coletor) os receptores V2 (codificados pelo gene AVPR2), por sua vez, são acoplados à proteína G, agindo na regulação por meio da adenilato ciclase. A ativação da adenilciclase leva à hidrólise de ATP em AMPc, sendo o aumento deste último que leva a uma cascata de eventos que culmina com a inserção de canais de água, aquaporinas (AQP), na membrana luminal das células tubulares (ver Figura 3.1 no caderno colorido). A água é reabsorvida transcelularmente após a fosforilação da AQP2 e passará à membrana apical (via canal da AQP2), e vai deixar a membrana basolateral através dos canais das AQP3 e AQP4.[6] Portanto, ocorre um aumento da reabsorção de água para o interstício medular hipertônico, com excreção de uma urina maximamente concentrada.

Adicionalmente, a AVP estimula a liberação de ACTH,[7-9] por ação nos receptores hipofisários específicos V1b, que são diferentes dos V2 e V1a (vascular).[10] Essa via ativa o inositol trifosfato diacil glicerol proteína quinase C, estimulando transitoriamente a liberação intracelular de cálcio.

Diferentes mediadores químicos têm a capacidade de regular a secreção de AVP. A cafeína e a nicotina são agentes estimuladores da secreção de AVP, como alguns fármacos: carbamazepina, clorpropamida. O álcool inibe a liberação do AVP, justificado o aumento de diurese observado durante o uso abusivo da substância.[5] Outro mecanismo renal importante para o controle do volume urinário é a reabsorção de eletrólitos por meio de bombas iônicas. Esse mecanismo ocorre principalmente no túbulo contorcido proximal (responsável por aproximadamente 60% da reabsorção de sódio, absorção de outros solutos como glicose e bicarbonato), no segmento ascendente espesso da alça de Henle (responsável por cerca de 25% a 30% da reabsorção de sódio) e no néfron distal sensível à aldosterona, que é a responsável pela regulação mais delicada do volume circulante efetivo.[1,2]

A expressão da aquaporina 2 (AQP-2) promove a passagem passiva da água para o meio hiperosmolar criado por meio de mecanismo de reabsorção de solutos nos outros segmentos do néfron, principalmente na alça de Henle.

298 HIPOTÁLAMO E HIPÓFISE

TABELA 3.1 Diagnóstico Diferencial de Poliúrias

Diurese por solutos

Hiperglicemia
↑ ingesta proteica
Sobrecarga de solutos (iatrogenia)
Drogas (p. ex., diuréticos, manitol, iSGLT-2, contraste iodado)
Doença renal tubulointersticial (p. ex., pós-obstrutiva, pós-NTA)

Diurese aquosa

Polidipsia primária	DI central	DI nefrogênico
Psicogênica	*Congênita*	*Hereditárias*
Esquizofrenia,TAB	*Adquirida*	*Metabólicas*: hipercalcemia, hipocalemia, IRC
Reajuste do centro da sede		*Doenças sistêmicas*: sd. Sjögren, amiloidose, nefropatia falciforme
(hipotálamo lateral)		*Drogas*: lítio, cidofovir, foscarnet, demeclociclina, anfotericina B, aminoglicosídeos

IRC, insuficiência renal crônica; *iSGLT2*, inibidor da proteína transportadora de sódio e glicose-2; *NTA*, necrose tubular aguda; *TAB*, transtorno afetivo bipolar. (Elaborada pela autora.)

A junção desses mecanismos é capaz de promover aumento da concentração urinária para níveis de até 1.200 mOsm/kg.[1]

Perturbações desse intricado equilíbrio envolvendo hipotálamo, hipófise e diversos segmentos renais podem levar a alterações da homeostase da água, resultando em poliúria.

Diagnóstico Diferencial

As principais causas de poliúria estão resumidas na Tabela 3.1 no caderno colorido. Podem ser divididas em incapacidade de concentrar a urina (diurese aquosa) e incapacidade de reabsorver solutos com poder osmótico, levando a uma passagem passiva de água para o meio intratubular (diurese por solutos).

Diurese por Solutos

A diurese por solutos é uma das principais causas de poliúria na população geral. Caracteriza-se por aumento do volume urinário (poliúria) por passagem passiva de água para o meio intratubular devido à presença de elevada concentração de solutos com poder osmótico e consequente formação de urina hiperosmolar.[1,11]

Diabetes *mellitus* descompensado e uso de diuréticos são as principais causas de poliúria em adultos, e a hiperglicemia também é a principal causa de poliúria na população pediátrica.[1] Quando a glicemia ultrapassa a capacidade de reabsorção do túbulo contorcido proximal ocorre passagem passiva de água para o meio intratubular, levando a aumento do volume urinário. Inibidores da proteína transportadora de sódio-glicose tipo 2 (SGLT-2) impedem a reabsorção de glicose e provocam poliúria por mecanismos similares.

A maioria dos diuréticos utilizados na prática clínica habitual (diuréticos de alça, tiazídicos, antagonistas da aldosterona) atua inibindo a reabsorção de sódio em diversos pontos da estrutura do néfron. Essa maior concentração de sódio no meio intratubular leva a uma diminuição de reabsorção de água, aumentando o volume urinário. Diuréticos osmóticos, como o manitol, promovem aumento da osmolalidade do meio intratubular, levando à passagem passiva de água e aumento do volume urinário.[1]

Outra causa que merece atenção é a relacionada aos defeitos de absorção relacionados à desobstrução nos casos de insuficiência renal pós-renal.[12] Nesses casos, podemos observar defeitos na reabsorção de agentes osmóticos por alterações tubulares e também observamos diminuição da resposta do rim à ação do ADH (diabetes *insipidus* nefrogênico). A disfunção tubular na fase de recuperação da necrose tubular aguda pode levar à poliúria por mecanismos semelhantes.[12]

Diurese Aquosa

A poliúria com urina hipo-osmolar é característica da incapacidade renal de concentrar a urina, resultando no aumento da excreção de água livre. A diurese aquosa pode ser decorrente do aumento da ingesta hídrica (polidipsia primária), defeito na produção ou liberação do ADH (DI central) ou alterações da resposta renal ao ADH (DI nefrogênico).[12]

Polidipsia Primária

Na polidipsia primária observa-se um aumento patológico da ingesta hídrica que leva à poliúria por incapacidade renal de concentrar a urina. O mecanismo exato relacionado à desregulação dos centros osmorreguladores da sede ainda são desconhecidos, mas existem relatos de lesões nas regiões laterais do hipotálamo em alguns casos.[12]

A polidipsia psicogênica é considerada uma das principais causas de polidipsia primária. Apresenta forte correlação com quadros neuropsiquiátricos prévios, principalmente a esquizofrenia, e esses pacientes podem apresentar grande ingesta hídrica, levando à poliúria e a distúrbios hidroeletrolíticos.[12,13]

Diabetes Insipidus Central (DIC)

O diabetes *insipidus* (DI) é uma síndrome caracterizada por poliúria hipotônica e polidipsia associada a graus variáveis de hipertonicidade plasmática. A densidade e osmolalidade urinárias encontram-se em níveis inferiores a 1.010 e 300 mOsm/kg, respectivamente. O DI pode ocorrer por diferentes mecanismos fisiopatológicos.[12,14]

Diabetes *insipidus* central (DIC), neurogênico ou hipotalâmico se devem à deficiência parcial ou total de vasopressina e constituem a causa mais frequente de DI. Quanto à etiologia, pode ser congênito ou adquirido. As formas congênitas são raras, mas o DIC familiar tem sido descrito, geralmente de herança autossômica dominante ou recessiva, por mutações do gene que codificam a AVP ou a sua proteína de ligação intracelular. Autores relataram a perda progressiva da secreção de AVP em uma família brasileira portadora da forma autossômica dominante, em que o acúmulo da proteína truncada nos corpos neuronais dos neurônios magnocelulares na região supraóptica e núcleos paraventriculares do hipotálamo causaria degeneração neuronal (citotoxicidade) e perda progressiva da capacidade de produção do AVP.[15] Assim, o quadro de poliúria poderá evoluir com o passar dos anos e se tornar mais intenso.

A síndrome de Wolfram (SW) é uma síndrome rara que consiste na associação de diabetes *mellitus*, diabetes *insipidus* e atrofia óptica. Apresentada posteriormente por Pilley e Thompson com o termo DIDMOAD (*Diabetes Insipidus central, Diabetes Mellitus, Optic Atrophy* e *Deafness*), caracteriza-se por ser uma doença em que estão presentes o diabetes *insipidus* central (73%), diabetes *mellitus* (100%), atrofia óptica (100%) e surdez sensorioneural (62%). Outros achados comuns são alterações do trato urinário e distúrbios neurológicos. Tem padrão de herança autossômico recessivo com penetrância incompleta e expressividade variável.[16] O gene *WFS1*, localizado no cromossomo 4p16.1, foi descrito em 1994 como um dos genes responsáveis pela SW. Esse gene codifica uma proteína (wolframina) de 890 aminoácidos. Apesar de rara, deve ser lembrada nas situações em que a poliúria se mantém em pacientes com diabetes *mellitus* compensado, como também pode levar à maior dificuldade no manuseio do controle glicêmico por persistência de quadro de desidratação. A maioria dos pacientes com SW tem diabetes *mellitus* e graus variáveis de disfunção da bexiga em combinação com diabetes *insipidus*.

Quanto às formas adquiridas, 75% dos casos são secundários a trauma ou lesões do SNC. Tumores, metástases, doenças granulomatosas e infecciosas levam ao DIC por infiltração da haste hipofisária, bloqueando a passagem de AVP para o sistema porta hipofisário e neuro-hipófise ou por destruição dos corpos neuronais hipotalâmicos. Na histiocitose, além da poliúria hiposmolar e do espessamento da haste, pode ser detectada lesão histiocítica por cintilografia óssea, como em um caso relatado no qual a lesão estava em ramo da mandíbula.[17] A hipofisite linfocitária pode mimetizar lesão tumoral hipofisária e se apresentar com quadro de DIC. A utilização de glicocorticoide para reverter o processo inflamatório não é consensual e pode estar associada a outras disfunções hipofisárias, como hiperprolactinemia transitória.[18]

A poliúria hipotônica é uma complicação comum no pós-operatório de pacientes submetidos à cirurgia transesfenoidal, ocorrendo em 18% a 31% dos pacientes, sendo fatores de risco para o desenvolvimento de DIC transitório a perda de liquor no intraoperatório, cirurgias para cisto de Rathke e craniofaringioma.[19] Quanto à evolução, o DIC pós-cirúrgico pode ser transitório (maioria), permanente ou trifásico. Somente 2% a 10% dos pacientes apresentam poliúria prolongada, quando 80% a 90% dos neurônios secretores de AVP nos núcleos supraóptico e paraventricular degeneram bilateralmente, resultando em DIC permanente.[5]

Quase sempre o DIC transitório tem início nas primeiras 24 a 48 h da cirurgia, e usualmente reverte dentro de alguns dias. Tanto o DIC transitório quanto a primeira fase do padrão trifásico de secreção de AVP se devem a uma disfunção temporária dos neurônios produtores de AVP, decorrente de trauma sobre conexões entre os corpos magnocelulares e as terminações nervosas na hipófise posterior, ou do impacto de alterações vasculares sobre o axônio no suprimento sanguíneo da haste e neuro-hipófise. A forma transitória reverte quando há recuperação dos neurônios secretores de AVP. O padrão trifásico é relativamente incomum e ocorre em 3,4% dos pacientes. Em 1,1% dos pacientes podem ocorrer apenas as duas primeiras fases.[5]

A primeira fase tem uma duração típica de 5 a 7 dias e é seguida por uma segunda fase, antidiurética, por secreção descontrolada e inapropriada de hormônio antidiurético (SIADH) por tecido neuro-hipofisário degenerado ou por neurônios magnocelulares cujos axônios foram danificados. Nessa fase, a urina se torna concentrada e o volume urinário reduz drasticamente. A administração excessiva de água nesse período ocasionará hiponatremia e hiposmolalidade. A duração da segunda fase é variável (2 a 14 dias). Na terceira fase observa-se o retorno do quadro de DIC, geralmente 10-14 dias do pós-operatório ou trauma, podendo ser de caráter transitório ou permanente.[20] A presença de hipotireoidismo e de hipoadrenalismo pode mascarar a poliúria do diabetes *insipidus* por reduzir o *clearance* de água livre.

Uma outra causa rara de DI ocorre em gestantes e está relacionada com a produção aumentada de vasopressinas e pela placenta. Geralmente acontece no terceiro trimestre de gestação e apresenta remissão espontânea 2 a 3 semanas após o parto.[21]

A abordagem diagnóstica do DIC deve envolver a realização de exames complementares (dosagens hormonais, ressonância nuclear magnética da região hipotálamo-hipofisária, cintilografia óssea, estudo genético) para o estabelecimento da etiologia[12,22] (ver Figura 3.2 no caderno colorido). No entanto, cerca de 15% a 25% dos casos de DIC são idiopáticos, por degenerescência das células secretoras de AVP do núcleo hipotalâmico.[22] A utilização de teste de salina hipertônica como estímulo osmótico para liberação de AVP pode ser útil na diferenciação dos tipos de DI.[23]

Diabetes Insipidus Nefrogênico (DIN)

O diabetes *insipidus* nefrogênico é uma doença caracterizada pela insensibilidade renal à arginina-vasopressina (AVP) e pode ser congênita (hereditária) ou adquirida. Os mecanismos para o desenvolvimento de DIN estão relacionados a alterações nos principais sítios de ação da AVP.

No DIN congênito, as primeiras manifestações podem ocorrer precocemente nas primeiras semanas de vida. A criança pode apresentar quadros de convulsão por desidratação e hipernatremia, além de irritabilidade e choro constante. Evolui com retardo do desenvolvimento neuropsicomotor e baixo peso. Uma queixa habitual das mães é a sensação de aumento da temperatura corporal, que pode ser confundida com febre de origem obscura e levar ao uso inadvertido de antibióticos.[24]

Aproximadamente 90% das formas hereditárias estão relacionadas às mutações no gene do receptor V2 renal receptor-2 arginina-vasopressina (*AVPR2*), que se caracteriza por herança recessiva ligada ao X[25] e leva a uma diminuição da atividade da adenilciclase; e 10% correspondem a uma mutação no gene da aquaporina-2, que leva à incapacidade de transportar água nos ductos coletores renais. Essas mutações apresentam um padrão de herança autossômica dominante ou recessiva, sendo causas raras de poliúria na infância.[26]

O uso de fármacos é a principal causa de DIN. Nesse contexto destaca-se o uso de carbonato de lítio para o tratamento de transtorno afetivo bipolar (TAB)[27] e a demeclociclina.[28] Esses fármacos entram nas células do tubo coletor, interferindo na ação renal da AVP. O DIN secundário ao uso de lítio é comum em pacientes psiquiátricos, com ingestão não monitorizada, podendo o distúrbio continuar após a parada do fármaco.[29] O mecanismo fisiopatológico consiste no bloqueio da atividade da adenil ciclase. O lítio interfere na formação do AMPc nas células do túbulo coletor, impedindo a exocitose da aquaporina, levando à diminuição da sua expressão nos ductos renais.[29,30] A resistência renal à ação antidiurética da vasopressina determina um quadro de poliúria intensa e de início abrupto. O diagnóstico diferencial deve ser feito com polidipsia psicogênica que pode estar presente em 10% a 40% dos pacientes portadores de esquizofrenia.[29,31]

Distúrbios metabólicos como a hipercalcemia e a hipocalemia levam à inibição direta da ação do AVP nos rins e promovem estímulo para a produção de prostaglandina E2, molécula que antagoniza os efeitos da AVP e do peptídio natriurético.[24] A hipercalcemia pode interferir na produção do AMPc do túbulo coletor, levando à resistência à ação do ADH. Na forma crônica, a hipercalcemia pode levar à nefrocalcinose com consequente lesão tubular e diminuição de resposta ao hormônio antidiurético.[24] A poliúria é observada quando a concentração de cálcio plasmático se encontra persistentemente acima de 11 mg/dL.

A doença policística renal se associa com a ação deficiente da AVP. Assim, devem fazer parte da investigação diagnóstica dos quadros de poliúria a solicitação dos eletrólitos e a realização de ultrassonografia de vias urinárias.

A incapacidade do rim de concentrar a urina é uma das principais manifestações da nefropatia da anemia falciforme, podendo se manifestar já na primeira infância. A destruição da *vasa recta* da medula renal causada pelos episódios de falcização altera a formação do gradiente osmótico na medula renal, responsável pela passagem passiva de água na alça ascendente da alça de Henle e no ducto coletor, e provoca resistência à ação do ADH. Inicialmente reversível com transfusões e aumento da hemoglobina fetal, o defeito pode se tornar irreversível com o tempo. Diversas doenças sistêmicas também podem ser causa de diabetes *insipidus* nefrogênico (ver Figura 3.3 no caderno colorido). Assim, diferentes condições podem levar à diminuição ou ausência de resposta renal à ação do AVP (ver Figura 3.3 no caderno colorido).

Tanto na polidipsia primária quanto no DIC, os pacientes podem desenvolver um estado de DIN funcional por causa do fenômeno de "medula lavada", devido ao persistente aumento do fluxo tubular renal provocado pela manutenção de uma alta ingestão de líquidos. Nessa situação a resposta à desmopressina pode ser limitada, mimetizando um DIN. O diagnóstico diferencial entre DIN parcial e polidipsia primária é muitas vezes difícil.

São importantes a dosagem de AVP e o teste de restrição hídrica.[32]

Diagnóstico

Investigação Diagnóstica

A avaliação do paciente com poliúria pode ser bastante simples na maioria dos casos. Em diversas situações a anamnese e o exame físico podem ser capazes de distinguir diferentes tipos de poliúria, sendo necessária apenas uma avaliação complementar básica para elucidar o diagnóstico.[1] Em alguns casos, no entanto, podem ser necessárias avaliações adicionais mais específicas, e a diferenciação entre formas parciais de algumas patologias ou associação de patologias pode ser bastante complexa.

História e Exame Físico

Na avaliação dos casos de poliúria, o primeiro passo é a sua confirmação. Apesar de conceitualmente diferentes, há grande potencial de confusão entre a poliúria e a polaciúria.[1] A polaciúria está presente nos casos de poliúria, mas mais frequentemente se associa a distúrbios primários do trato urinário inferior, como infecções urinárias ou hiperplasia prostática benigna.

A confirmação do aumento do volume urinário habitualmente é realizada em ambiente ambulatorial, mas em casos selecionados podem ser necessárias internação hospitalar e sondagem vesical.[1,2]

Além do volume eliminado, também é necessário avaliar o grau de sede e quantificar o volume de líquidos ingeridos a fim de avaliar a possibilidade de polidipsia primária. Casos isolados associados a doenças psiquiátricas podem necessitar de observação intensiva em ambiente hospitalar.

A natureza específica de alterações da ingesta pode oferecer pistas diagnósticas importantes. A preferência pela ingestão de líquidos gelados pode ser indicativa da presença de DIC. O aumento da ingesta proteica é uma causa frequentemente subestimada em pacientes internados, e já foram descritos casos em pacientes ambulatoriais.[2]

No contexto de pacientes ambulatoriais deve-se avaliar principalmente diabetes *mellitus* descompensado, uso de drogas como diuréticos ou lítio e alterações da ingesta hídrica. Pacientes internados apresentam poliúria frequentemente relacionada a aumento do aporte hídrico e de solutos, bem como disfunções tubulares associada à desobstrução urinária ou fase de recuperação da necrose tubular aguda. História de trauma cranioencefálico, eventos agudos do sistema nervoso central ou neoplasias sugerem DIC, principalmente quando os sintomas ocorrem de forma abrupta.[2]

A avaliação da história patológica pregressa e da história medicamentosa é um importante elemento na avaliação da poliúria. Diabetes *mellitus*, anemia falciforme, doenças psiquiátricas e doenças sistêmicas como amiloidose, hiperparatireoidismo e sarcoidose devem ser ativamente questionadas. História de cirurgias do sistema nervoso central, trauma cranioencefálico e complicações obstétricas deve também ser avaliada. Na história medicamentosa o uso de diuréticos, lítio, inibidores de SGLT-2, fenitoína e outras drogas que possam estar relacionadas à poliúria deve ser avaliado.

O exame físico deve focar inicialmente na avaliação do volume circulante efetivo, de forma a detectar possíveis sinais de desidratação por perda de grandes volumes de água livre. A presença de síndrome metabólica pode sinalizar risco para diabetes *mellitus*, e outros sinais de doenças sistêmicas devem ser observados, como a síndrome *sicca*, que aponta para o diagnóstico de síndrome de Sjögren, ou macroglossia, como um sinal de amiloidose.

Exames Complementares e Testes Diagnósticos

Após a confirmação da existência de poliúria devemos prosseguir a investigação para excluir as causas metabólicas, presença de doença renal prévia (doença policística etc.) ou induzida por alguns fármacos (uso abusivo de diuréticos com finalidade de perda de peso, AINES e outros). Exames complementares são necessários para esclarecer o mecanismo fisiopatológico básico relacionado à alteração do volume urinário.

Devido à elevada prevalência na população, a possibilidade de diabetes *mellitus* deve ser sempre investigada, bem como a avaliação de alguma causa sugerida pela anamnese e exame físico. Outros testes iniciais devem avaliar a osmolalidade e o conteúdo hidroeletrolítico sérico e urinário.

Na avaliação inicial é necessário, portanto, dosar glicemia, cálcio total e iônico, eletrólitos e osmolalidade plasmática e urinária. Em seguida, testes funcionais específicos poderão ser necessários para o diagnóstico diferencial das causas de DIC ou DIN. As indicações e critérios são apresentados na Tabela 3.2.

A diurese osmótica é caracterizada pelo aumento da osmolalidade urinária (> 300 a 350 mOsm/kg), refletindo o maior conteúdo de solutos na urina eliminada. A determinação de eletrólitos na urina pode ajudar a diferenciar o soluto relacionado. Se a osmolalidade medida for semelhante à osmolalidade calculada através da determinação dos eletrólitos urinários (2 × concentrações de sódio e potássio urinários), indica-se a presença de diurese por eletrólitos, que leva a pensar em causas iatrogênicas, disfunção tubular ou uso de diuréticos. Se houver uma grande diferença entre as osmolalidades medida e a calculada, é possível inferir a presença de um soluto não eletrolítico como manitol, ureia, glicose ou contrastes radiológicos.[33]

Se a osmolalidade urinária estiver reduzida (< 250 a 300 mOsm/kg), caracteriza-se a presença de uma diurese aquosa. Nesse contexto, a osmolalidade sérica pode ser um bom indicador diagnóstico. Na **polidipsia primária** se observa uma osmolalidade sérica normal ou diminuída, demonstrada pela presença de hiponatremia. A confirmação diagnóstica é feita com a normalização dos níveis eletrolíticos e do volume urinário após privação hídrica.[5]

Nos casos de diabetes *insipidus*, a perda de água livre leva ao aumento da osmolalidade plasmática, que pode ser demonstrada por hipernatremia. Como o mecanismo da sede é extremamente eficiente na regulação do volume plasmático, por vezes é necessária restrição do acesso à água livre para demonstrar a hiperosmolalidade sérica. O teste de restrição hídrica com avaliação da resposta ao ADH também é necessário para a diferenciação entre diabetes *insipidus* central e nefrogênico.[5] Um algoritmo para investigação de poliúria está representado na Figura 3.4 no caderno colorido.

Teste de Restrição Hídrica

Geralmente realizado com o paciente no ambiente hospitalar, o teste de restrição hídrica tem por objetivo avaliar a resposta renal à poliúria mediante a interrupção do acesso à água livre.

TABELA 3.2 Avaliação Laboratorial para Diagnóstico de Diabetes *Insipidus*

Testes Diagnósticos	Indicação/Procedimento/Critérios
Jejum Hídrico Simplificado	Crianças: fazer coleta matinal de Osm_p e Osm_u basal e após jejum hídrico de 2 horas, e comparar com os padrões de normalidade (Richman *et al.*,1981). 1. Se Osm_u < 300 mOsm/kg e Osm_p > 295 mOsm/kg: fazer prova terapêutica com dDAVP 2. Se Osm_u > 300 mOsm/kg ou Osm_p < 295 mOsm/kg: é indicado o teste de jejum prolongado ou salina hipertônica.
Jejum Hídrico Prolongado	Início: 8 h, paciente normoidratado. Basal (0'): peso corporal, Osm_p, Osm_u. Iniciar jejum hídrico. Cada hora: Osm_u Cada 2 h: Osm_p. Critérios para suspensão 1) Perda de peso > 3% a 5% e Osm_p >300 mOsm/kg 2) ΔOsm_u <30 mOsm/kg em 3 medidas seguidas 3) Osm_p > 305 mOsm/kg. Na presença de um dos critérios, aplicar DDAVP intranasal: 10 µg (< 2 anos, 20 µg (> 2 anos) e 40 µg (adolescentes e adultos).
Infusão Salina Hipertônica (Teste ideal para diagnóstico diferencial das formas parciais de diabetes *insipidus* e polidipsia primária)	Manhã, normoidratado em jejum alimentar noturno com acesso normal a água livre até o início do teste. Início: 8 h, Infusão de salina a 5% (0,06 mL/kg/min em 2h). Coleta (membro contralateral) Dosagem de AVP e Osm_p nos tempos 15', 0', 30', 60', 90' e 120' Cada 30': PA e pulso. Critérios para suspensão: Osm_p > 310 mOsm/kg. Interpretação: DIC completo: Osm_p >330-340 mOsm/kg, sem elevação de AVP (<1,5 pg/mL). DIC parcial: resposta intermediária de AVP (1,5-2,5 pg/mL), apesar da Osm_p >310 mOsm/kg. DIN: AVP >2,5 pg/mL, podendo ocorrer hiper-resposta da secreção de AVP (20-30 pg/mL). Contraindicação: cardiopatas e hipertensos e crianças < 8 anos.

AVP: vasopressina; *DDAVP:* desmopressina; *DIC:* diabetes *insipidus* central; *DIN:* diabetes *insipidus* nefrogênico; *Osm_p:* osmolalidade plasmática; *Osm_u:* osmolalidade urinária. (Fontes: Elias, et al, 1998 (ref. 23), Antunes-Rodrigues JB (ref. 5); adaptada pela autora.)

302 HIPOTÁLAMO E HIPÓFISE

TABELA 3.3	Fármacos com Potencial Terapêutico no DIN
Fármacos de uso potencial	**Mecanismo de ação proposto para tratamento do DI**
Clopidogrel	Inibe o receptor P2Y12-R, resultando em aumento da atividade AC, e aumenta a abundância de AQP2.
Metformina	Estimula AMPc para fosforilar e ativar AQP2.
Erlotinib, sinvastatina e sildenifil	Estimulam a inserção de AQP2 na membrana plasmática apical por meio do cGMP.
ONO-AE1-329 (ONO)	Estimula o prostanoide EP4, receptor (EP4) que estimula AC que fosforila a ureia e transportadores AQP2.

AC, adenilciclase; *AMPc*, adenosina monofosfato cíclico; *AQP2*, aquaporina-2; *DI*, diabetes *insipidus*; *EP4*: P2Y12-R. (Fonte: Sands JM, Klein JD (ref. 29); adaptada pela autora.)

E, se necessário, avaliar a resposta renal ao uso da desmopressina (DDAVP). Cuidado especial deve ser tomado para evitar desidratação grave, que pode acontecer em pacientes com defeitos graves na capacidade de concentração renal.

O protocolo clínico do Ministério da Saúde recomenda que o teste seja iniciado pela manhã, principalmente em pacientes com grandes volumes de diurese, com a pesagem do paciente, esvaziamento vesical, avaliação da osmolalidade urinária e medida da osmolalidade e sódio séricos. Em seguida, a ingesta hídrica deve ser suspensa, a avaliação clínica do volume circulante efetivo, peso e osmolalidade urinária realizada a cada hora, e a dosagem dos valores de sódio e osmolalidade séricas efetuada a cada 2 horas. Se o paciente apresentar sinais de hipovolemia ou perda de peso maior que 3%, a avaliação de eletrólitos e osmolalidade deverá ser antecipada.

O aumento da osmolalidade urinária (>600 mOsm/kg) exclui a possibilidade de diabetes *insipidus*, e o teste deve ser interrompido. A presença de hipernatremia >147 mEq/L ou osmolalidade plasmática >295 mOsm/kg sugere a presença de diabetes *insipidus*, sendo indicado administrar DDAVP 5 a 10 mcg por via nasal ou 1 mcg por via subcutânea com reavaliação em 2 horas para diferenciar entre DIC ou DIN.[5]

Aumentos expressivos de osmolalidade urinária (>100%) são característicos da forma completa de DIC. Elevações mais modestas podem ser observadas no DIC parcial (15% a 50%) ou no DIN parcial (10% a 45%). Pacientes com DIN completo geralmente apresentam aumento inexpressivo da osmolalidade urinária (<10%).

Tratamento da Poliúria no DI

A reposição hormonal é feita com DDAVP, que deve ser iniciada na menor dose, sendo importante a vigilância do volume de ingestão de líquidos e observação do volume urinário após a primeira aplicação para realizar ajuste na dose. As crianças devem receber a medicação sempre supervisionadas por um adulto. Em lactentes e neonatos o uso de DDAVP pode levar a risco de hiponatremia, e nessa população o uso de diuréticos tiazídicos é recomendável.

Diuréticos tiazídicos são usados "para tratar DIN. O mecanismo do efeito paradoxal antidiurético dos diuréticos tiazídicos não é bem compreendido. Essas drogas diminuem a reabsorção renal distal de sódio, levando ao aumento da excreção e contração do volume extracelular, reabsorção de água e sódio no túbulo proximal, com consequente diminuição na produção de urina. Assim, a combinação do uso de tiazídicos e fórmulas alimentares com baixo teor de soluto visam minimizar o risco de hiponatremia associada ao uso de análogos de vasopressina.

Um estudo recente,[34] em uma coorte neonatos, lactentes e crianças pequenas tratadas com diuréticos tiazídicos para DI central, demonstrou a segurança dessa classe de diuréticos para o tratamento de crianças nessa faixa etária. Deve-se recomendar a monitorização dos níveis de cálcio devido ao risco de hipercalcemia, como também atenção aos níveis de potássio durante a ocorrência de outras doenças (infecções virais ou bacterianas).

O tratamento sem a concomitante redução de ingestão de líquidos pode levar à retenção de água e/ou ao desenvolvimento de hiponatremia acompanhada ou não de sintomas específicos como dor de cabeça, náusea, vômito, ganho de peso e, em casos mais graves, convulsões.

A DDAVP é comercializada em quatro tipos de apresentação: solução intranasal (0,1 mg/1 mL), *spray* nasal (10 μ/*puff*), comprimidos (0,1 e 0,2 mg) e injetável (4 μg). A dose deve ser fracionada em 2 a 3 aplicações diárias, iniciando no período noturno e proporcionado melhor qualidade de vida por reduzir a poliúria.

No tratamento do DIN utiliza-se diurético tiazídico.[34] O indivíduo é orientado a manter uma dieta hipossódica. Outra opção é a indometacina, cujo mecanismo de ação antidiurética se deve à inibição da síntese de prostaglandinas que antagonizam a ação da AVP (por inibição da síntese de AMPc intracelular). Todas essas opções terapêuticas reduzem algo em torno de 50% do volume urinário inicial. O uso de indometacina é limitado na prática clínica em virtude de seus efeitos colaterais, como dano renal, hemorragia digestiva e agranulocitose. Avanços no estudo da fisiologia renal podem fornecer importantes pistas sobre o funcionamento do rim e sugerir novas opções terapêuticas para tratamento do DIN.[35] Recentemente, novas estratégias farmacológicas, com utilização de fármacos já disponíveis e outros em testes, estão sendo avaliados para o tratamento do DIN. A Tabela 3.3 apresenta um resumo dos mecanismos de ação mais discutidos e aceitos.

REFERÊNCIAS

1. Grimaldi A. Polidipsia-poliúria. *EMC – Tratado de Medicina* 2012; 16(2):1-2.
2. Bhasin B, Velez JCQ. Evaluation of polyuria: the roles of solute loading and water diuresis. *American Journal of Kidney Diseases* 2016; 67(3):507-11.
3. Elias LL, Antunes-Rodrigues J, Elias PC, Moreira AC. Effect of plasma osmolality on pituitary-adrenal responses to corticotropin-releasing hormone and atrial natriuretic peptide changes in central diabetes insipidus. *The Journal of Clinical Endocrinology & Metabolism* 1997; 82(4):1243-7.
4. Verbalis JG. Diabetes insipidus. *Reviews in Endocrine & Metabolic Disorders*. 2003; 4(2):177-85.
5. Antunes-Rodrigues J, Picanço-Diniz D, Valença M, McCann S. *Neuroendocrinologia básica e aplicada*. Rio de Janeiro: Guanabara Koogan; 2005.
6. Saito T, Ishikawa S-e, Sasaki S, Nakamura T, Rokkaku K, Kawakami A, et al. Urinary excretion of aquaporin-2 in the diagnosis of central

diabetes insipidus. *The Journal of Clinical Endocrinology & Metabolism* 1997; 82(6):1823-7.

7. Gillies G, Linton E, Lowry P. Corticotropin releasing activity of the new CRF is potentiated several times by vasopressin. *Nature* 1982; 299(5881):355-7.

8. Antoni FA, Holmes MC, Makara GB, Kárteszi M, László FA. Evidence that the effects of arginine-8-vasopressin (AVP) on pituitary corticotropin (ACTH) release are mediated by a novel type of receptor. *Peptides* 1984; 5(3):519-22.

9. Tanoue A, Ito S, Honda K, Oshikawa S, Kitagawa Y, Koshimizu T-a, et al. The vasopressin V1b receptor critically regulates hypothalamic-pituitary-adrenal axis activity under both stress and resting conditions. *Journal of Clinical Investigation* 2004; 113(2):302.

10. Baertschi A, Friedli M. A novel type of vasopressin receptor on anterior pituitary corticotrophs? *Endocrinology* 1985; 116(2): 499-502.

11. Biagetti B, Vinagre I, Webb S. Protocolo diagnóstico del síndrome de poliuria y polidipsia. *Medicine-Programa de Formación Médica Continuada Acreditado* 2008; 10(13):883-5.

12. Robertson GL. Diabetes insipidus: Differential diagnosis and management. *Best Practice & Research Clinical Endocrinology & Metabolism* 2016; 30(2):205-18.

13. Dundas B, Harris M, Narasimhan M. Psychogenic polydipsia review: etiology, differential, and treatment. *Current Psychiatry Reports* 2007; 9(3):236-41.

14. Kalra S, Zargar AH, Jain SM, Sethi B, Chowdhury S, Singh AK, et al. Diabetes insipidus: The other diabetes. *Indian Journal of Endocrinology and Metabolism* 2016; 20(1):9.

15. Elias PC, Elias LL, Torres N, Moreira AC, Antunes-Rodrigues J, Castro M. Progressive decline of vasopressin secretion in familial autosomal dominant neurohypophyseal diabetes insipidus presenting a novel mutation in the vasopressin-neurophysin II gene. *Clinical Endocrinology* 2003; 59(4):511-8.

16. Ribeiro MRF, Crispim F, Vendramini MF, Moisés RS. Síndrome de Wolfram: da definição às bases moleculares. *Arq Bras Endocrinol Metab* 2006; 50(5):839-44.

17. Costa Studart Soares E, Quidute A, Gurgel Costa F, Costa Gurgel M, Negreiros Nunes Alves A, Sá Roriz Fonteles C. Monostotic Langerhans' cell histiocytosis in a child with central diabetes insipidus. *Journal of Clinical Pediatric Dentistry* 2012; 36(4):377-81.

18. Farrant MT, Nair S, Miller SC. Lymphocytic hypophysitis vs germinoma in a 16 year old girl presenting with central diabetes insipidus: A diagnostic challenge. Hypophysitis, sellar masses, craniopharyngioma, TSH and FSH adenomas. *Endocrine Society* 2015. p. FRI-474-FRI-.

19. Nemergut EC, Zuo Z, Jane Jr JA, Laws Jr ER. Predictors of diabetes insipidus after transsphenoidal surgery: a review of 881 patients. *Journal of Neurosurgery* 2005; 103(3):448-54.

20. Loh JA, Verbalis JG. Diabetes insipidus as a complication after pituitary surgery. *Nature Reviews Endocrinology* 2007; 3(6):489.

21. Hime MC, Richardson JA. Diabetes insipidus and pregnancy: Case Report, incidence and review of literature. *Obstetrical & Gynecological Survey* 1978; 33(6):375-9.

22. Batista SL, Moreira AC, Antunes-Rodrigues J, Castro MD, Elias LL, Elias PC. Clinical features and molecular analysis of arginine-vasopressin neurophysin II gene in long-term follow-up patients with idiopathic central diabetes insipidus. *Arquivos Brasileiros de Endocrinologia & Metabologia* 2010; 54(3):269-73.

23. Elias PC, Elias LL, Moreira AC. Padronização do teste de infusão de salina hipertônica para o diagnóstico do diabetes insípido com dosagem de vasopressina plasmática. *Arq Bras Endocrinol Metab* 1998; 42(3):198-204.

24. Khositseth S, Charngkaew K, Boonkrai C, Somparn P, Uawithya P, Chomanee N, et al. Hypercalcemia induces targeted autophagic degradation of aquaporin-2 at the onset of nephrogenic diabetes insipidus. *Kidney International* 2017; 91(5):1070-87.

25. Morello J-P, Bichet DG. Nephrogenic diabetes insipidus. *Annual Review of Physiology.* 2001; 63(1):607-30.

26. Rocha JL, Friedman E, Boson W, Moreira A, Figueiredo B, Liberman B, et al. Molecular analyses of the vasopressin type 2 receptor and aquaporin-2 genes in Brazilian kindreds with nephrogenic diabetes insipidus. *Human Mutation* 1999; 14(3):233.

27. Garofeanu CG, Weir M, Rosas-Arellano MP, Henson G, Garg AX, Clark WF. Causes of reversible nephrogenic diabetes insipidus: a systematic review. *American Journal of Kidney Diseases* 2005; 45(4):626-37.

28. Khanna A (ed.). Acquired nephrogenic diabetes insipidus. *Semin Nephrol* 2006 May; 26(3):244-8.

29. Angrist BM, Gershon S, Levitan SJ, Blumberg AG. Lithium-induced diabetes insipidus-like syndrome. *Comprehensive Psychiatry* 1970; 11(2):141-6.

30. Oliveira JL, et al. Nefrotoxicidade por lítio. *Rev Assoc Med Bras* [online]. *Revista da Associação Médica Brasileira* 2010; 56(5):600-6.

31. Devuyst O (ed.). Physiopathology and diagnosis of nephrogenic diabetes insipidus. *Ann Endocrinol (Paris)* 2012 Apr; 73(2):128-9. doi: 10.1016/j.ando.2012.03.032. Epub 2012 Apr 13.

32. Bockenhauer D, Bichet DG. Pathophysiology, diagnosis and management of nephrogenic diabetes insipidus. *Nature Reviews Nephrology* 2015; 11(10):576-88.

33. Cukiert A, Liberman B. *Neuroendocrinologia clínica e cirúrgica*. São Paulo: Lemos Editorial; 2002.

34. Al Nofal A, Lteif A. Thiazide diuretics in the management of young children with central diabetes insipidus. *The Journal of Pediatrics* 2015; 167(3):658-61.

35. Sands JM, Klein JD. Physiological insights into novel therapies for nephrogenic diabetes insipidus. *American Journal of Physiology-Renal Physiology* 2016; 311(6):F1149-F52.

CAPÍTULO 4

HIPERPROLACTINEMIA

Karine Almeida

INTRODUÇÃO

A hiperprolactinemia é uma anormalidade laboratorial caracterizada por níveis elevados da prolactina (PRL), hormônio produzido pela hipófise anterior cuja principal função é a lactação. É a alteração endócrina mais comum do eixo hipotalâmico-hipofisário, predominando no sexo feminino.[1,2] Tem prevalência bastante variável, a depender da população estudada, em torno de 0,4% numa amostra de indivíduos saudáveis, com taxas significativamente mais elevadas em pacientes com sintomas possivelmente relacionados à hiperprolactinemia, chegando a 70% ou mais em mulheres com galactorreia e amenorreia. Nos homens, a prevalência é maior nos portadores de disfunção erétil e ejaculação precoce (3% a 10%).[1,2,3] A incidência anual é de 23,9 por 100.000 indivíduos; porém, é mais frequente em mulheres entre 25 e 34 anos.[4,5] A hiperprolactinemia pode ser decorrente de causas fisiológicas, patológicas ou farmacológicas. Dentre as causas patológicas, os adenomas das células lactotróficas (prolactinomas) correspondem a 40% de todos os tumores pituitários. Independentemente da etiologia, a hiperprolactinemia pode resultar em hipogonadismo, infertilidade, galactorreia ou permanecer assintomática.[4,6,7]

FISIOPATOLOGIA

A prolactina é um hormônio polipeptídico sintetizado e secretado pelos lactotrofos que correspondem a 15% a 25% das células funcionantes da hipófise anterior. A secreção da PRL está principalmente sob o controle inibitório da dopamina produzida pelas células tuberoinfundibulares (TIDA) e pelo sistema dopaminérgico túbero-hipofisário hipotalâmico.[8-10] A dopamina chega à hipófise através do sistema portal hipotalâmico-hipofisário, onde irá se ligar aos receptores dopaminérgicos tipo D2 exercendo seu efeito inibitório sobre a secreção da PRL. A PRL, por sua vez, regula a própria secreção por meio do mecanismo de retroalimentação negativa, aumentando a atividade da tirosina hidroxilase na síntese da dopamina pelas células TIDA. Outros fatores podem atuar inibindo a secreção da PRL, como o ácido gama-aminobutírico (GABA), endotelina-1, fator de crescimento transformador β (TGF-β1) e a calcitonina. Secundariamente, alguns fatores podem atuar estimulando a secreção da PRL, como o hormônio liberador da tireotrofina (TRH), o hormônio liberador do GH (GHRH), peptídeo intestinal vasoativo (VIP), fator de crescimento epidermal, ocitocina, opioides e estrógeno.[8,11] O estrógeno estimula tanto a transcrição do gene da PRL quanto a sua secreção, justificando os maiores níveis deste hormônio nas mulheres. O gene do receptor da PRL é um membro da superfamília das citocinas localizado no cromossomo 5p13. O receptor da PRL possui dois sítios ligantes que são críticos para a formação do complexo ligante–receptor e a subsequente sinalização, promovendo a fosforilação da tirosina proteica e ativação da quinase JAK2 e STAT 1-5. Os receptores da PRL são expressos não só no tecido mamário, mas também na pituitária, fígado, córtex adrenal, rins, próstata, ovários, testículos, intestino, epiderme, pâncreas, miocárdio, pulmão, cérebro e linfócitos.[8]

CARACTERÍSTICAS DA PROLACTINA

A PRL é um hormônio hipofisário de meia-vida curta e secreção episódica, com 4 a 14 pulsos nas 24 h, apresentando valores mais elevados no período do sono noturno e queda ao despertar, com níveis menores no final da manhã.[8,11,12] Tem níveis mais elevados no sexo feminino, decrescendo com a idade em ambos os sexos. É um hormônio heterogêneo, apresentando-se nas seguintes isoformas, de acordo com o peso molecular: monomérica (23 kDa), dimérica (*big prolactina* — 45 a 60 kDa) e macroprolactina (*big big prolactina* — 150 a 170 kDa). A isoforma mais prevalente é a monomérica, seguida da dimérica, sendo a macroprolactina a menos frequente, correspondendo a menos de 5% da prolactina total circulante.[2,3,13] A macroprolactina é constituída pelo complexo PRL monomérica–imunoglobulina IgG. Em cerca de 10% a 25% dos indivíduos com hiperprolactinemia a macroprolactina pode ser a isoforma predominante, possuindo baixa atividade biológica.[14]

ETIOLOGIA

A hiperprolactinemia pode decorrer de causas não patológicas (fisiológicas e farmacológicas) e causas patológicas (endócrinas e não endócrinas). Além dessas, a hiperprolactenemia também pode ser decorrente do aumento da macroprolactina (hipermacroprolactinemia).

CAUSAS FISIOLÓGICAS

Algumas condições fisiológicas podem levar à hiperprolactinemia; entre elas estão: gravidez, amamentação, estresse, exercício, coito e sono.[2,15] Durante a gravidez a glândula pituitária pode duplicar seu volume, resultando no aumento do número de lactotrofos e elevação dos níveis da PRL em cerca de 10 vezes.[8]

CAUSAS FARMACOLÓGICAS

Várias drogas, através de diferentes mecanismos, podem elevar os níveis da PRL, sendo o uso delas a causa mais comum de hiperprolactinemia não fisiológica.[3] Qualquer droga que atue interferindo sobre o sistema dopaminérgico hipotalâmico ou nos receptores dopaminérgicos pode induzir hiperprolactinemia.[4] Dentre as medicações que podem levar ao aumento da PRL, as mais comumente envolvidas são os neurolépticos e os antidepressivos. Um trabalho multicêntrico brasileiro demonstrou que essas medicações foram a causa da hiperprolactinemia em 82,2% dos casos, sendo as mais frequentemente envolvidas o haloperidol, as fenotiazinas, a risperidona e os antidepressivos tricíclicos.[16] A risperidona age como antagonista do receptor da dopamina, sendo um potente estimulador da PRL; já outros antipsicóticos atípicos, como a clozapina, olanzapina e o aripiprazol, agem exercendo menor efeito antagônico nos receptores dopaminérgicos com menor potencial de elevação dos níveis da PRL.[17-19] Apesar de alguns pacientes com hiperprolactinemia droga-induzida apresentarem-se assintomáticos, as mulheres podem desenvolver galactorreia e amenorreia, e os homens, diminuição da libido e disfunção erétil.[20,21] Existem relatos de perda de massa óssea em mulheres com hiperprolactinemia secundária ao uso de antipsicóticos.[22] Das mulheres em uso de contraceptivo oral com altas doses de estrógeno, 20% a 30% podem apresentar aumento da prolactina.[23] Quando possível, na suspeita de hiperprolactinemia droga-induzida, a medicação deve ser interrompida por 3 dias e a dosagem da PRL repetida. Caso a interrupção da medicação não seja possível ou segura, o paciente deverá ser submetido à RM para descartar massa selar. Se a hiperprolactinemia medicamentosa for confirmada, deverá ser tentada uma medicação alternativa.[4,8] É importante estar atento ao fato de que a presença de hiperprolactinemia em pacientes sob uso de droga que potencialmente eleve os níveis da PRL não descarta causa patológica concomitante; por isso, é necessário considerar outras desordens e avaliar a necessidade de RM. Nenhum tratamento é necessário para pacientes assintomáticos com hiperprolactinemia droga-induzida. Caso a droga não possa ser interrompida ou substituída e o paciente apresente sintomas de hipogonadismo ou perda de massa óssea, deverão ser consideradas estrogenoterapia ou reposição da testosterona.[4] Nos casos em que a substituição ou interrupção do antipsicótico não seja possível, o tratamento com agonistas dopaminérgicos não é recomendado pela possibilidade de exacerbação da psicose.[24]

CAUSAS PATOLÓGICAS

Causas Tumorais

Os prolactinomas são os adenomas hipofisários mais comuns, responsáveis por até 40% dos casos.[4] Tumores mistos da hipófise produtores da PRL (GH e PRL, GH e TSH, GH e ACTH), assim como outros tumores da região hipotalâmico-hipofisária que comprimam a haste hipofisária (pseudoprolactinomas), com consequente interrupção do bloqueio inibitório da dopamina, levam à hiperprolactinemia. Mais raramente, metástases hipofisárias (mama, pulmões, rim e tireoide) podem acarretar aumento dos níveis da PRL.[15] A produção ectópica da PRL como causa de hiperprolactinemia é extremamente rara, sendo descrita hiperprolactinemia sintomática decorrente de carcinoma de células renais, carcinoma cervical uterino, linfoma não Hodgkin e teratoma ovariano.[3]

Desordens do Eixo Hipotalâmico-hipofisário

As lesões dessa região que acometem a haste hipofisária podem comprometer o tônus inibitório da dopamina sobre a prolactina, levando à hiperprolactinemia. Dentre essas lesões, podemos citar: lesões infiltrativas (sarcoidose, tuberculose, granulomatose), traumas, aneurismas, síndrome da sela vazia, radioterapia etc.[2,3,25]

Doenças Sistêmicas

Algumas patologias não endócrinas podem acarretar aumento dos níveis da PRL. Cerca de 40% dos pacientes portadores de hipotireoidismo primário e 22% daqueles com hipotireoidismo subclínico podem apresentar hiperprolactinemia moderada.[15,26] No hipotireoidismo o aumento dos níveis do TRH estimula a síntese da PRL, havendo ainda uma menor sensibilidade do lactotrofo à dopamina e diminuição do *clearance* da PRL. Com a normalização da função tireoidiana ocorre regressão da hiperprolactinemia. Pacientes com insuficiência renal também podem apresentar hiperprolactinemia, que pode acometer até 80% dos indivíduos em hemodiálise, sendo causada pela redução do *clearance* da PRL e desordem na regulação da secreção hipotalâmica da PRL.[2,4,27] Hiperprolactinemia também pode ser encontrada na insuficiência adrenal e nos casos de cirrose hepática, principalmente na forma alcoólica.[3,15,28] A correlação entre SOP e hiperprolactinemia é controversa; alguns estudos recentes não demonstraram tal associação.[29,30]

Causas Neurogênicas

O estímulo das vias neurais aferentes através dos nervos intercostais ou cordão espinhal levam à liberação reflexa da PRL. Tal mecanismo é responsável pela hiperprolactinemia em lesões traumáticas ou irritativas da parede torácica (herpes-zóster, cirurgias, queimaduras) ou do cordão espinhal (siringomielia, *tabes dorsalis*, tumores extrínsecos).[15,31]

Hiperprolactinemia Idiopática

É assim denominada quando não se identifica a causa determinante da hiperprolactinemia e o aumento dos níveis da PRL é geralmente inferior a 100 ng/dL.[8] Em até 10% dos casos, os pacientes com diagnóstico inicial de hiperprolactinemia idiopática (HI) podem, na verdade, ser portadores de microprolactinomas não identificados pelas técnicas radiológicas disponíveis, os quais raramente progridem para macroadenoma. Nesses casos, metade dos indivíduos permanece com os níveis de PRL estáveis e em até um terço há normalização da PRL.[3,4,31]

MACROPROLACTINEMIA

A macroprolactinemia é uma condição caracterizada pela predominância da macroprolactina (PRL de alto peso molecular) como isoforma circulante, ocorrendo em cerca de 25% dos indivíduos hiperprolactinêmicos.[25] Predomina no sexo feminino, podendo acometer qualquer faixa etária, mas sua prevalência na população é incerta.[32,33] A PRL funciona como antígeno levando à produção de autoanticorpos anti-PRL. Esses autoanticorpos diminuem a bioatividade e o *clearance* da PRL induzindo a macroprolactinemia.[34,35] A macroprolactina tem baixa atividade biológica, fato que justifica a ausência de sintomas em indivíduos portadores de macroprolactinemia verdadeira, ou seja, aqueles em que as concentrações séricas da PRL monomérica estão dentro do limite da normalidade, levando a uma dissociação clinicolaboratorial.[36] A macroprolactinemia é uma condição que deve ser suspeitada em pacientes hiperprolactinêmicos que não apresentem sintomas típicos e/ou evidência de tumor pituitário no exame de imagem (RM).[37,38] A macroprolactinemia não descarta outras causas de hiperprolactinemia que podem dificultar ou retardar o diagnóstico preciso, levando a investigação e tratamento inadequados.

QUADRO CLÍNICO

As manifestações clínicas mais típicas da hiperprolactinemia são a galactorreia e os sintomas associados ao hipogonadismo. A galactorreia é a manifestação clínica mais característica, podendo ser constante, intermitente ou apenas manifestar-se à expressão papilar. Está presente em 30% a 60% das mulheres e em 14% a 33% dos homens com prolactinomas.[3,31] No entanto, pode haver galactorreia em um terço das mulheres normoprolactinêmicas, caracterizando a galactorreia idiopática.[2] A hiperprolactinemia causa o hipogonadismo hipogonadotrófico, tendo como mecanismo principal a inibição da secreção pulsátil do hormônio liberador de gonadotrofinas (GnRH), além de inibir diretamente a esteroidogênese gonadal.[12] Nas mulheres os sintomas relacionados ao hipogonadismo são irregularidade menstrual e amenorreia, e nos homens ejaculação precoce e disfunção erétil. Infertilidade, diminuição da libido e perda da massa óssea estão presentes em ambos os sexos. A hiperprolactinemia é uma importante causa de infertilidade na prática clínica, promovendo nas mulheres ciclos anovulatórios e nos homens alterações da espermatogênese.[39] Alguns estudos demonstraram que apenas a reposição hormonal isolada com testosterona não foi eficaz na melhora da libido em homens hiperprolactinêmicos, havendo melhora após o uso de agonistas dopaminérgicos (AD), o que fala a favor de um efeito direto da PRL sobre a libido.[40] A redução da densidade mineral óssea está relacionada a fraturas vertebrais em ambos os sexos.[41,42] Outras manifestações relacionadas à hiperprolactinemia são obesidade e síndrome metabólica. Essa relação é ainda controversa; no entanto, alguns autores encontraram melhora nos parâmetros de resistência insulínica e diminuição do peso após um período de uso dos AD.[43-45] Hirsutismo, acne, ansiedade e depressão são outros achados também citados em pacientes hiper

prolactinêmicos.[2,12] Além de todas essas manifestações, os pacientes com macroprolactinomas ou pseudoprolactinomas podem apresentar sintomas compressivos decorrentes da expansão tumoral, como cefaleia, rinorreia liquórica, diminuição ou perda da visão, hemianopsia bitemporal e outras complicações mais raras, como convulsão, exoftalmia, hidrocefalia e apoplexia hipofisária.[2]

DIAGNÓSTICO LABORATORIAL

O diagnóstico de hiperprolactinemia deve ser estabelecido através da dosagem sérica da PRL, a qual deve estar acima do limite superior da normalidade; é recomendada sua mensuração em pacientes com sintomas e sinais relacionados com a hiperprolactinemia. Os valores de referência são maiores nas mulheres, mas geralmente inferiores a 25 ng/dL.[4,12] Atividade física vigorosa e estimulação mamária devem ser evitadas ao menos 30 min antes da dosagem da PRL, assim como estresse durante a venopunção. Uma única dosagem da PRL é suficiente para estabelecer o diagnóstico quando os valores estão elevados; no entanto, diante de elevações modestas a mensuração da PRL deve ser obtida em ocasiões diferentes.[3,4] A intensidade da elevação dos níveis da PRL é útil para o estabelecimento da etiologia. Valores mais elevados da PRL são observados nos prolactinomas; nestes, os níveis da PRL são proporcionais ao volume tumoral.[2,3,12] Nos macroprolactinomas habitualmente são encontrados valores de PRL > 250 ng/dL; nos microprolactinomas os valores situam-se entre 100 e 200 ng/dL.[4,16,46] Pode ocorrer discrepância entre os valores da PRL e o volume tumoral nos casos de prolactinomas císticos e macroprolactinomas com "efeito gancho".[12] Na verdade, esse efeito é um artefato laboratorial caracterizado por níveis falsamente baixos da PRL em ensaios que utilizam dois sítios de ligação. Os níveis extremamente elevados da PRL saturam os anticorpos que se ligariam a esses sítios do antígeno, impedindo a formação dos "complexos sanduíche", subestimando os níveis da PRL.[2,47] Para evitar tal efeito deve ser feita nova dosagem da PRL sérica após diluição do soro em 1:100, podendo haver elevação significativa da PRL. Diante de um macroadenoma com níveis modestos de PRL a diluição é recomendada.[48,49] Se após a diluição não ocorrer a elevação esperada o diagnóstico mais provável é de um pseudoprolactinoma, sendo mais frequentes os adenomas clinicamente não funcionantes (ACNF). Num estudo multicêntrico brasileiro sobre hiperprolactinemia entre 82 pacientes com ACNF, 82% tinham níveis de PRL < 100 ng/dL.[16] Os demais tumores da região selar têm comportamento semelhante.[50,51] Na presença de macroprolactinoma, a acromegalia deve ser investigada através da dosagem do IGF-1, já que 30% a 40% dos somatotropinomas secretam prolactina.[3] Dissociação clinicolaboratorial também é encontrada nos casos de macroprolactinemia, em que a principal isoforma circulante é uma PRL de alto peso molecular e baixa atividade biológica que não necessita de tratamento. O método padrão-ouro para quantificação da macroprolactina é a cromatografia líquida em coluna de gel-filtração; no entanto, é um método complexo e dispendioso. Atualmente, o método mais utilizado para pesquisa da macroprolactinemia é o da precipitação com polietilenogligol (PEG).[2,52,53] Esse método precipita a macroprolactina reduzindo seus níveis no sobrenadante. A quantidade de PRL existente no sobrenadante é mensurada; caso haja recuperação < 40%, há predominância da macroprolactina; se a recuperação for > 60%, o diagnóstico é de hiperprolactinemia monomérica. Esse método identifica cerca de 80% dos casos de hiperprolactinemia.[2,3,54] Novos ensaios por quimioluminescência têm demonstrado menor reação cruzada com a macroprolactina.[55] A pesquisa da macroprolactinemia em todos os casos de hiperprolactinemia é defendida por alguns autores, já que alguns estudos demonstraram que tal conduta pode evitar investigação inapropriada e atraso no diagnóstico, além de ser custo-efetiva e alterar a abordagem em até 20% dos pacientes hiperprolactinêmicos.[56]

AVALIAÇÃO RADIOLÓGICA

A RM é o exame de escolha na avaliação por imagem dos pacientes com hiperprolactinemia. Está indicada quando causas fisiológicas, farmacológicas e secundárias a doenças sistêmicas estão excluídas.[2] A RM possui excelente acurácia na identificação dos macroprolactinomas, pseudoprolactinomas e microprolactinomas. No entanto, microadenomas hipofisários podem ser encontrados ocasionalmente em até 10% da população geral.[3,57] O achado de adenoma hipofisário no paciente hiperprolactinêmico não necessariamente indica a presença de um prolactinoma, já que podemos estar diante de uma hiperprolactinemia secundária a outras causas (drogas, doenças sistêmicas, macroprolactinemia) associada a um incidentaloma hipofisário.[3,38]

É importante enfatizar que o hipotireoidismo primário pode ocasionar hiperplasia da hipófise com consequente aumento do volume dessa glândula, o que pode levar equivocadamente ao diagnóstico de prolactinoma ou pseudoprolactinoma, sendo este aumento de volume reversível com o uso da levotiroxina.[50,58,59]

TRATAMENTO

O tratamento da hiperprolactinemia visa restaurar a função gonadal e a fertilidade, além do controle da massa tumoral.[12] Pode ser medicamentoso, cirúrgico ou por irradiação.[25]

AGONISTAS DOPAMINÉRGICOS

Esta classe medicamentosa constitui-se na terapia de escolha nos pacientes sintomáticos portadores de microprolactinomas e macroprolactinomas, por promover controle dos níveis da PRL, restauração da função gonadal e redução do volume tumoral.[4,12] Dentre os agonistas dopaminérgicos (AD), os mais utilizados são a cabergolina (CAB) e a bromocriptina (BCR). Uma revisão sistemática coordenada pela Endocrine Society para avaliação dos efeitos do tratamento com os AD em pacientes com hiper-

prolactinemia demonstrou benefícios consistentes com o uso dessa classe, observando-se proporção média dos seguintes resultados: redução do volume tumoral em 62% dos casos (20% a 100%); resolução dos defeitos em campo visual em 67% (33% a 100%); resolução da amenorreia em 78% (70% a 100%); resolução da infertilidade em 53% (10% a 100%); melhora da disfunção sexual em 67% (6% a 100%); resolução da galactorreia em 86% (33% a 100%) e normalização dos níveis PRL em 68% (40% a 100%).[4] A cabergolina (CAB) é a droga de escolha, já que apresenta maior tolerabilidade e eficácia do que a bromocriptina (BRC), por ter maior afinidade pelos receptores dopaminérgicos D2.[25] A dose inicial recomendada da CAB é de 0,25 a 0,5 mg/semana, devendo ser reajustada conforme a resposta.[25,60] A CAB promove normalização dos níveis séricos da PRL em mais de 85% dos casos e redução tumoral em cerca de 80%.[61-63] O seguimento dos pacientes que iniciam o uso dos AD deve incluir: dosagem da PRL 1 mês após o início da terapia para ajuste de dose; repetição da RM em 1 ano (ou 3 meses em pacientes com macroprolactinoma, caso os níveis da PRL permaneçam elevados com a terapia ou no caso do surgimento de novos sintomas como galactorreia, distúrbios visuais, cefaleia e outras desordens hormonais); exame do campo visual em pacientes com macroadenomas; avaliação e abordagem das comorbidades (perda de massa óssea, galactorreia persistente com níveis normais de PRL e reserva hormonal hipofisária). Em pacientes assintomáticos portadores de microprolactinomas o tratamento não é recomendado, já que raramente há risco de aumento do volume tumoral.[4] Mulheres na pré-menopausa portadoras de microprolactinomas em amenorreia e que não desejam engravidar podem ser tratadas com contraceptivos orais, que são de menor custo e têm menor potencial de efeitos adversos.[64,65] Os efeitos adversos mais comuns com o uso dos AD são náuseas, vômitos e hipotensão postural, sendo mais raros congestão nasal, câimbras e distúrbios psiquiátricos.[12] Em alguns estudos, o uso de doses elevadas da CAB (acima de 3 mg/dia), administradas por mais de 6 meses, foi associado a doença valvar cardíaca em pacientes com doença de Parkinson.[66]

A CAB é um agonista do receptor 5HT2B, que, quando ativado, promove proliferação dos fibroblastos, podendo causar disfunção valvar.[12] No entanto, estudos mais recentes não demonstraram associação entre o uso da CAB e maior incidência de doença valvar cardíaca nos pacientes hiperprolactinêmicos em uso de doses habituais dos AD.[67,68] Por ser tema ainda controverso, a necessidade da realização do ecocardiograma deve ser avaliada nos pacientes que necessitam de doses mais elevadas da CAB por período de tempo prolongado, naqueles que possuem sopro cardíaco audível ao exame, e nos indivíduos com mais de 50 anos.[2,69] O tempo de tratamento com os AD também é tema de discussão. As taxas de hiperprolactinemia recorrente após a retirada desses medicamentos é bastante variável, sendo maior com a BRC em comparação com a CAB.[61] Vários estudos sugerem a descontinuação do tratamento, com interrupção após 2 anos, nos pacientes normoprolactinêmicos e com redução significativa do volume tumoral.[70-73] Sexo e idade não se correlacionaram com recorrência da hiperprolactinemia, sendo o diâmetro máximo tumoral durante o tratamento com a cabergolina o melhor preditor de recorrência após a retirada da CAB.[71]

RESISTÊNCIA AOS AGONISTAS DOPAMINÉRGICOS (AD)

Embora os agonistas dopaminérgicos tenham comprovada eficácia na normalização dos níveis da PRL, na melhora dos sintomas relacionados à hiperprolactinemia e redução do volume tumoral, alguns indivíduos não respondem satisfatoriamente a esses agentes.[74] Os prolactinomas podem exibir vários graus de responsividade, que podem ir desde uma resposta completa a uma total resistência aos AD; e pode haver ainda resposta variável de um mesmo indivíduo a diferentes tipos de AD.[61] No entanto, a maioria dos pacientes responde às doses habituais, com normalização dos níveis da PRL e redução do volume tumoral.[73] Considera-se resistência aos AD quando ocorre falha na normalização dos níveis da PRL sob uso da dose máxima tolerada do AD e a não redução tumoral de pelo menos 50% do volume tumoral.[6] Falha na restauração da fertilidade em pacientes que estão recebendo dose padrão dos AD também pode refletir resistência. Os pacientes podem ser parcialmente resistentes, necessitando de doses maiores que as habituais, e outros podem apresentar respostas divergentes, com normalização dos níveis da PRL e não redução do volume tumoral ou vice-versa.[2,4] Raramente, pacientes que inicialmente apresentem boa resposta aos agonistas dopaminérgicos podem se tornar resistentes.[4] Os mecanismos de resistência a essa classe medicamentosa vêm sendo mais esclarecidos. A maioria dos prolactinomas resistentes apresenta diminuição dos sítios de ligação dos receptores D2 nos lactotrofos.[75] Outras alterações encontradas foram: níveis mais baixos da isoforma curta em relação à isoforma longa, ligação anormal do receptor D2 à proteína Gsα2i e diminuição da expressão do RNAm do receptor D2.[61] Os microadenomas apresentam menor resistência aos agonistas dopaminérgicos que os macroadenomas; 10% dos pacientes com microadenoma e 18% dos pacientes com macroadenoma não apresentam normalização dos níveis da PRL com o uso da cabergolina, sendo observada maior resistência nos pacientes do sexo masculino.[76,77] A resistência também é maior com o uso da BRC (cerca de 25%).[78] Nos casos de resistência em pacientes sob uso da BRC, deverá ser feita a troca pela CAB; tal conduta promove a normalização dos níveis da PRL em 80% dos pacientes não responsivos à BRC.[79] Naqueles que já fazem uso da CAB e não respondem à dose usual, esta deve ser aumentada gradativamente de acordo com os níveis da PRL, devendo-se atentar ao fato de que pacientes em uso de altas doses dessa droga devem preferencialmente ser monitorizados com relação às valvulopatias. Caso não haja resposta com o uso de altas doses da cabergolina, recomenda-se o tratamento cirúrgico, através da cirurgia transesfenoidal, podendo-se associar a radioterapia em casos de tumores mais agressivos.[4]

Já os prolactinomas malignos são muito raros, com poucos casos descritos na literatura.[80,81] São assim definidos quando apresentam metástases intra ou extracerebrais, já que histologicamente não é possível distinguir entre adenoma e carcinoma.[4] O prognóstico não é favorável, já que o tratamento é difícil, sendo a sobrevida de aproximadamente 1 ano.[82] Cirurgia descompressiva pode ser necessária, e o tratamento quimioterápico é pouco eficaz. A temozolamida é um agente alquilante que tem se mostrado eficaz em casos de tumores hipofisários agressivos ou malignos, mas, por ser um fármaco tóxico, só deve ser utilizada na ausência de resposta às demais opções terapêuticas.[83,84]

PROLACTINOMAS E GESTAÇÃO

Nas pacientes portadoras de prolactinomas que engravidam e estão sob o uso dos AD é recomendada a suspensão desses fármacos, tendo em vista que tanto a CAB quanto a BRC atravessam a barreira placentária.[4] Embora a maior parte dos trabalhos não demonstrem danos fetais, a literatura é escassa.[85,86] Nos microprolactinomas a probabilidade de crescimento tumoral durante a gravidez é pequena, no entanto o risco torna-se maior nas portadoras de macroprolactinomas.[87] As portadoras de microadenomas devem ser acompanhadas através de exame físico trimestral. Em caso de surgimento ou piora do quadro de cefaleia e presença de alterações visuais, devem ser feitos exame do campo visual e RM sem gadolínio. Nas gestantes portadoras de macroadenomas é prudente manter o uso dos AD, principalmente se o tumor for invasivo ou próximo ao quiasma óptico. Nesses casos, a BRC é a droga de escolha pela maior experiência com o seu uso. Pacientes intolerantes à BRC podem fazer uso da CAB. As mulheres que desejam engravidar e não apresentam redução tumoral com o uso dos AD ou não toleram o seu uso devem ser esclarecidas quanto aos possíveis benefícios do tratamento cirúrgico antes da gestação.[4]

CIRURGIA E RADIOTERAPIA

O tratamento cirúrgico dos prolactinomas está indicado nos casos de macroprolactinomas com sintomas compressivos, na ausência de resposta aos AD, visando à descompressão e à redução da massa tumoral.[2] A radioterapia tem uso bastante restrito e pode ser indicada nos prolactinomas que não responderam aos tratamentos anteriores, porém tem efeito demorado e pouco eficaz.[83]

PROLACTINOMAS E MENOPAUSA

A menopausa parece ter um efeito benéfico na história natural da hiperprolactinemia devido ao declínio dos níveis de estrógeno.[85] Alguns estudos demonstraram normalização dos níveis da PRL e redução tumoral na menopausa, mesmo após interrupção dos AD.[86,87] Tais evidências favorecem a interrupção do uso dos AD na menopausa; no entanto, na presença de macroadenomas invasivos a continuidade do tratamento é recomendada, assim como no caso de macroprolactinomas detectados durante a menopausa.[88]

REFERÊNCIAS

1. Bandeira F, Korbonitz M, Guimarães AC, Grossman A, Hiperprolactinemia. In: Bandeira F, et al. (eds.). *Endocrinologia e diabetes*. 2ª ed. Rio de Janeiro: Medsi; 2003. p. 105-116.
2. Vilar L, Naves LA, Fleseriu M. Avaliação diagnóstica da hiperprolactinemia. In: Vilar L, et al. (eds.). *Endocrinologia clínica*. 6ª ed. Rio de Janeiro: Guanabara Koogan; 2016. p. 33-51.
3. Vilar L, Fleseriu M, Bronstein MD. Challenges and pitfalls in the diagnosis of hyperprolactinemia. *Arq Bras Endocrinol Metab* 2014; 58(1):9-22.
4. Melmed S, Casanueva FF, Hoffman AR, et al. Diagnosis and treatment of hyperprolactinemia: An Endocrine Society clinical practice guideline. *J Clin Endocrinol Metab* 2011; 96(2):273-288.
5. Kars M, Souverein PC, Herings RM, Romijn JA, Vanderbroucke JP, de Boer A, Dekkers OM. Estimated age-and sex-especific incidence and prevalence of dopamine agonist-treated hyperprolactinemia. *J Clin Endocrinol Metab* 2009; 94:2729-2734.
6. Gilliam MP, Molitch ME, Lombardi G, Colao A. Advances in the treatment of prolactinomas. *Endocrine Rev* 2006; 27:485-534.
7. Schlechte JA. Clinical practice. Prolactinomas. *N Engl J Med* 2003; 349:2035-2041.
8. Kaiser U, Ho KKY. Pituitary physiology and diagnostic evaluation. In: Melmed S, et al (eds.). Williams Textbook of Endocrinology. 13ª ed. Philadelphia: Elsevier; 2016 p.176-187.
9. Liu JW, Ben JN. Prolactin-releasing activity of neurohipohypophysial hormones: structure-function relationship. *Endocrinology* 1994; 134:114-118.
10. Horseman ND. Prolactin. In: DeGroot LJ, et al (eds.). *Endocrinology*. 4th ed. Philadelphia: W.B. Saunders; 2001. p. 209-220.
11. Molina PE, Ashman R. Adeno-hipófise. In: Molina PE, et al. (eds.). *Fisiologia endócrina*. 4ª ed. Porto Alegre: AMGH; 2014. p. 66-72.
12. Glezer A, Bronstein MD. Prolactinoma. *Arq Bras Endocrinol Metab* 2014; 58(2):118-123.
13. Shimatsu A, Hattori N. Macroprolactinemia: diagnostic, clinical, and pathogenic significance. *Clinical Dev Immunol* 2012; 2012: 167132.
14. Glezer A, Soares CR, Vieira JG, Gianella-Neto D, Ribela MT, Goffin V, et al. Human macroprolactin displays low biological activity via its homologous receptor in a new sensitive bioassay. *J Clin Endocrinol Metab* 2006; 91(3):1048-1055.
15. Molitch ME. Disorders of prolactin secretion. *Endocrinol Metab Clin North Am* 2001; 30:585-610.
16. Vilar L, Freitas MC, Naves LA, Casulari LA, Azevedo M, Montenegro Jr R, et al. Diagnosis and management of hyperprolactinemia: results of a Brazilian multicenter study with 1234 patients. J Endocrinol Invest 2008; 31(5):436-444.
17. Szarfman A, Tonning JM, Levine JG, Doraiswamy PM. Atypical anti-psychotics and pituitary tumors: a pharmacovigilance study. *Pharmacoterapy* 2006; 26:748-758.
18. Volavka J, Czobor P, Cooper TB, Sheitman B, Lindemyer JP, et al. Prolactin levels in schizophrenia and schizoaffective disorder patients treated with clozapine, olanzapine, risperidone, or haloperidol. *J Clin Psychiatry* 2004; 65:57-61.
19. Lu ML, Shen WW, Chen CH. Time course of the changes in anti-psychotics-induced hyperprolactinemia following the switch to aripiprazole. *Prog Neuropsychopharmacol Biol Psychiatry* 2008; 32:1978-1981.
20. Cutler AJ. Sexual dysfunction and antipsychotic treatment. *Psychoneuroendocrinology* 2003; 28(Suppl 1):69-82.
21. Smith S, Wheller MJ, Murray R, O'Keane V. The effects of antipsychotic-induced hyperprolactinemia on the hypothalamic-pituitary-gonadal axis. *J Clin Psychopharmacol* 2002; 22:109-114.
22. Ataya K, Mercado A, Kartaginer J, Abassi A, Moghissi KS. Bone density and reproductive hormones in patients with neuroleptic-induced hyperprolactinemia. *Fertil Steril* 1998; 50:876-881.
23. Luciano AA, Sherman BM, Chapler FK, Hauer KS, Wallace RB. Hyperprolactinemia and contraception: a prospective study. *Obstet Gynecol* 1985; 506-510.
24. Tollin SR. Use of the dopamine agonists bromocriptine and cabergoline in the management of the risperidone-induced hyperprolactinemia in patients with psychotic disorders. *J Endocrinol Invest* 2000; 23:765-770.
25. Glezer A, Bronstein M. Hiperprolactinemia. In: Bandeira F, et al. (eds.). *Endocrinologia e diabetes*. 3ª ed. Rio de Janeiro: Medbook; 2015. p. 55-61.
26. Hekimsoy Z, Kafesciler S, Guçlu F, Ozman B. The Prevalence of hyperprolactinemia in overt and subclinical hypothyroidism. *Endocr J* 2010; 57(12):1011-1015.
27. Sievertsen GD, Lim VS, Nakawatase C, Frohman LA. Metabolic clearance and secretion rates of human prolactin in normal subjects and in patients with chronic renal failure. *J Clin Endocrinol Metab* 1980; 50:846-852.
28. Glezer A, Bronstein MD. Approach to the patient with persistent Hyperprolactinemia and negative sellar imaging. *J Clin Endocrinol Metab* 2012; 97(7): 2211-2216.
29. Filho RB, Domingues L, Naves L, Ferraz E, Alves A, Casulari LA. Polycystic ovary syndrome and hyperprolactinemia are distinct entities. *Gynecol Endocrinol* 2007; 23(5):267-272.
30. Robin G, Catteau-Jonard S, Young J, Dewailly D. Physiopathological link between polycystic ovary syndrome and hyperprolactinemia: myth or reality? *Gynecol Obstet Fertil* 2011; 39(3):141-145.
31. Bronstein MD. Disorders of prolacuyin secretion and prolactinomas. In: DeGroot LJ, Jameson JL (eds.). *Endocrinology*. 6ª ed. Philadelphia: Saunders/Elsevier; 2010. p. 333-357.
32. Vallete-Kasic S, Morange-Ramos I, Selim A, Gunz G, Morange S, Enjalbert A, et al. Macroprolactinemia revisited; a study on 106 patients. *J Clin Endocrinol Metab* 2002; 87(2):581-588.
33. Vilar L, Moura E, Candas V, Gusmão A, Campos R, Leal E, et al. Prevalence of macroprolactinemia among 115 patients with hyperprolactinemia. *Arq Bras Endocrinol Metab* 2007; 51(1): 86-91.
34. Kasum M, Oreskovic S, Zec I, Jezek D, Tomic V, Gall V, et al. Macroprolactinemia: new insights in hyperprolactinemia. *Biochem Med* (Zagreb) 2012; 22(2):171-179.
35. Shimatsu A, Hattori N. Macroprolactinemia: diagnostic, clinical, and pathogenic significance. *Clin Dev Immunol* 2012; 2012:167132.
36. Gibney J, Smith TP, McKenna TJ. Clinical relevance of macroprolactin. *Clin Endocrinol* 2005; 62:633-643.
37. Gibney J, Smith TP, McKenna TJ. The impact of clinical practice of routine screening for macroprolactin. *J Clin Endocrinol Metab* 2005; 90(7):3927-3932.
38. Isik S, Berker D, Tutuncu YA, Ozuguz U, Gokay F, Erden G, et al. Clinical and radiological findings in macroprolactinemia. *Endocrine* 2012; 41(2):327-333.
39. De Rosa M, Zarilli S, Di Sarno A, Milano N, Gaccione M, Boggia B et. al. Hyperprolactinemia in men: clinical and biochemical features and response to treatment. *Endocrine* 2003; 20(1-2):75-82.
40. Buvat J, Maggi M, Gooren L, Guay AT, Kaufman J, Morgentaler A, et al. Endocrine aspects of male sexual dysfuctions. *J Sex Med* 2010; 7(4 Pt 2): 1627-56.
41. Mazziotti G, Porcelli T, Mormando M, De Menis E, Bianchi A, Mejia C, et al. Vertebral fractures in males with prolactinoma. *Endocrine* 2011; 39(3):288-93.
42. Mazziotti G, Porcelli T, Mormando M, De Menis E, Bianchi A, Mejia C, et al. High prevalence of radiological vertebral fractures in women with prolactin-secreting pituitary adenomas. *Endocrine* 2011; 39(3):288-93.
43. Berinder K, NyströmT, Höybye C, Hall K, Hulting AL. Insulin sensitivity and lipid profile in prolactinoma patients before and after normalization of prolactin by dopamine agonist therapy. *Pituitary* 2011; 14(3):199-207.
44. Naliato EC, Violante AH, Gaccione M, Caldas D, Lamounier Filho A, Loureiro CR, et al. Body fat in men with prolactinoma. *J Endocrinol Invest* 2008; 31(11): 985-990.
45. Dos Santos Silva CM, Barbosa FR, Lima GA, Warszawski L, Fontes R, Domingues RC, et al. BMI and metabolic profile in patients with prolactinoma before and after treatment with dopamine agonist. *Obesity* (Sliver Spring) 2011; 19(4):800-805.
46. Mancini T, Casnueva FF, Giustina A. Hyperprolactinemia and prolactinomas. *Endocrinol Metab Clin North Am* 2008; 37:67-99.
47. Frieze TW, Mong DP, Koops MK. "Hook effect" in prolactinoma: case report and review of literature. *Endocr Practice* 2002; 8:296-303.
48. Barkan AL, Chandler WF. Giant pituitary prolactinoma with falsely low serum prolactin: the pitfall of the high-dose "hook effect": case report. *Neurosurgery* 2008; 42:913-915.
49. Petakov MS, Damjonoviae SS, Nikoliae-Duroviae MM, Dragojloviae ZL, Obradoviae S, Gligoroviae MS, Simiae MZ, Popoviae VP. Pituitary adenomas secreting large amounts of prolactine may give false low values in immunoradiometric assays. The hook effect. *J Endocrinol Invest* 1998; 21:184-188.
50. Karavitaki N, Thanabalasingham G, Shore HC, Trifanescu R, Ansorge O, Meston N, et al. Do the limits of serum prolactin in

disconnection hyperprolactinemia need re-definition? A study of 226 patients with histollogically verified non-functioning pituitary macroadenoma. *Clin Endocrinol* (Oxf) 2006; 65(4):524-9.

51. Behan LA, O Sullivan EP, Glynn N, Woods C, Crowley RK, Tun TK, et al. Serum prolactin concentration at presentation of non-functioning pituitary macroadenomas. *J Endocrinol Invest* 2013; 36(7):508-514.

52. Donadio F, Barbieri A, Angioni R, Mantovani G, Beck-Peccoz P, Spada A, Lania AG. Patients with macroprolactinemia: clinical and radiological features. *Eur J Clin Invest* 2007; 37:552-557.

53. McKenna TJ. Should macroprolactin be measured in all hyper-prolactinaemic sera? *Clin Endocrinol* (Oxf) 2009; 71:466-469.

54. Smith TP, Suliman AM, Fahie-Wilson MN, Mckenna TJ. Gross variability in the detection of prolactin in sera containing big big prolactin (macroprolactin) by commercial immunoassays. *J Clin Endocrinol Metab* 2002; 87(12):5410-5415.

55. Vieira JGH, Tachibana TT, Ferrer CM, et al. Hyperprolactinemia: new assay more specific for the monomeric form does not eliminated screening for macroprolactin with polyethylene glycol precipitation. *Arq Bras Endocrinol Metab* 2010; 54(9):856-857.

56. Wallace IR, Satti N, Courtney H, et al. Ten-year clinical follow-up of a cohort of 51 patients with macroprolactinemia estabilishes it as a benign variant. *J Clin Endocrinol Metab* 2010; 95(7):3268-3271.

57. Vilar L, Azevedo MF, Barisic G, Naves LA. Pituitary incidentalomas. *Arq Bras Endocrinol Metab* 2005; 49(5):651-656.

58. Vilar L, Gusmão A, Moura E, et al. Associação de prolactinoma e hipotiroidismo primário. Relato de um caso. *Arq Bras Endocrinol Metab* 2004; 48(Suppl 2):S469.

59. Atchison JA, Lee PA, Albright AL. Reversible suprasellar pituitary mass secondary to hypothyroidism. *JAMA* 1989; 262(22):3175-3177.

60. Auriemma RS, Pivonelo R, Colao A. Tratamento dos prolactinomas. In: Vilar L, et al. (eds.). *Endocrinologia clínica*. 6ª ed. Rio de Janeiro: Guanabara Koogan; 2016. p. 52-76.

61. Gilliam MP, Molitch ME, Lombardi G, et al. Advances in the treatment of prolactinomas. *Endocr Rev* 2006; 27:485-534.

62. Colao A, Savastano S. Medical treatment of prolactinomas. *Nat Rev Endocrinol* 2011; 7:267-278.

63. Klibanski A. Clinical practice. Prolactinomas. *N Engl J Med* 2010; 362:1219-1226.

64. Corenblum B, Donovan L. The safety of physiological estrogen plus progestin replacement therapy and with oral contraceptive in women with pathological hyperprolactinemia. *Fertil Steril* 1993; 59:671-673.

65. Testa G, Vegetti W, Motta T, Alagna F, Bianchedi D, Carlucci C, Bianchi M, Parazzini F, Crosignani PG. Two-year treatment with oral contraceptives in hyperprolactinemic patients. *Contraceptive* 1998; 58:69-73.

66. Valassi E, Klibanski A, Biller BMK. Potencial cardiac valve effects of dopamine agonists in hyperprolactinemia. *J Clin Endocrinol Metab* 2010; 95(3):1025-1044.

67. Drake WM, Stiles CE, Bevan JS, et al. A follow-up study of the prevalence of valvular heart abnormalities in hyperprolactinemic patients treated with cabergoline. *J Clin Endocrinol Metab* 2016; 101(11):4189-4194.

68. Steffensen C, Maegbaek ML, Lauberg P, et al. Heart valve disease among patients with hyperprolactinemia: a nationwide population-based cohort study. *J Clin Endocrinol Metab* 2012; 97(5):1629-1634.

69. Boguszewski CL, dos Santos CM, Sakamoto KS, et al. A comparison of cabergoline and bromocriptine on the risk of valvular heart disease in patients with prolactinomas. *Pituitary* 2012; 15:44-49.

70. Biswas M, Smith J, Jadon D, McEwan P, Rees DA, Evans LM, Scanlon MF, Davies JS. Long-term remission following withdrawal of dopamine agonist therapy in subjects with microprolactinomas. *Clin Endocrinol* 2005; 63:26-31.

71. Colao A, Di Sarno A, Cappabianca P, Di Somma C, Pivonello R, Lombardi G. Withdrawal of long-term cabergoline therapy for tumoral and nontumoral hyperprolactinemia. *N Engl J Med* 2003; 349:2023-2033.

72. Dekkers OM, Lagro J, Burman P, Jørgensen JO, Romijn JA, Pereira AM. Recurrence of hyperprolactinemia after withdrawal of dopamine agonists: systematic review and meta-analysis. *J Clin Endocrinol Metab* 2010; 95:43-51.

73. Kharlip J, Salvatori R, Yenokyan G, Wand GS. Recurrence of hyperprolactinemia after withdrawal of long-term cabergoline therapy. *J Clin Endocrinol Metab* 2009; 94:2428-2436.

74. Molitch ME. Dopamine resistance of prolactinomas. *Pituitary* 2003; 6:19-27.

75. Molitch ME. Manuseio dos prolactinomas resistentes. In: Vilar L, et al. (eds.). *Endocrinologia clínica*. 6a ed. Rio de Janeiro: Guanabara Koogan; 2016. p.77-83.

76. Di Sarno A, Landi ML, Cappabianca P, Di Salle F, Rossi FW,Pivonello R, Di Somma C, Faggiano A, Lombardi G, Colao A. Resistance to cabergoline as compared with bromocriptine in hyperprolactinemia: prevalence, clinical definition, and therapeutic strategy. *J Clin Endocrinol Metab* 2001; 86:5256-5261.

77. Ono M, Miki N, Kawamata T, Makino R, Amano K, Seki T, Kubo O, Hori T, Takano K. Prospective study of high-dose cabergoline treatment of prolactinomas in 150 patients. *J Clin Endocrinol Metab* 2008; 93:4721-4727.

78. Webster J, Piscitelli G, Polli A, Ferrari CI, Ismail I, Scanlon MF. A comparison of cabergoline and bromocriptine in the treatment of hyperprolactinemic amenorrhea. Cabergoline Comparative Study Group. *N Engl J Med* 1994; 331:904-909.

79. Colao A, Di Sarno A, Sarnacchiaro F, Ferone D, Di Renzo G, Merola B, Annunziato L, Lombardi G. Prolactinomas resistant to standard dopamine agonists respond to chronic cabergoline treatment. *J Clin Endocrinol Metab* 1997; 82:876-883.

80. Kaltsas GA, Nomikos P, Kontogeorgos G, Buchfelder M, Grossman AB. Clinical review: diagnosis and management of pituitary carcinomas. *J Clin Endocrinol Metab* 2005; 90:3089-3099.

81. Kars M, Roelfsema F, Romijn JA, Pereira AM. Malignant prolactinoma: case report and review of the literature. *Eur J Endocrinol* 2006; 155:523-534.

82. Popadiæ A, Witzmann A, Buchfelder M, Eiter H, Komminoth P. Malignant prolactinoma: case report and review of the literature. *Surg Neurol* 1999; 51:47-54; discussion 54-55.

83. Molitch ME. Management of medically refractory prolactinoma. *J Nerooncol* 2014; 117:421-428.

84. Whitelaw BC, Dworakowsca D, Thomas NQ, et al. Temozolomide in the management of dopamine-agonist prolactinomas. *Clin Endocrinol* (Oxf) 2012; 76:877-886.

85. Katznelson L, Riskind PN, Saxe VC, Klibanski A. Prolactin pulsatile characteristics in postmenopausal women. *J Clin Endocrinol Metab* 1998; 83(3):761-764.

86. Mallea-Gil MS, Manavela M, Alfieri A, et al. Prolactinomas: evolution after menopausa. *Arch Endocrinol Metab* 2016; 60(1):42-46.

87. Karunakaran S, Page RC, Wass JA. The effect of the menopause on prolactin levels in patients with hyperprolactinemia. *Clin Endocrinol* (Oxf) 2001; 54(3):295-300.

88. Iacovazzo D, De Marinis L. Treatment of hyperprolactinemia in postmenopausal women: pros. *Endocrine* 2015; 48:76-78.

CAPÍTULO 5

ACROMEGALIA

**Alyne Layane Pereira Lemos • Sérgio Ricardo de Lima Andrade •
Aline Alves Lopes • Francisco Bandeira**

INTRODUÇÃO

A acromegalia é uma desordem que resulta em hipersecreção persistente do hormônio do crescimento (do inglês: Growth Hormone - [GH]), causada na maioria das vezes por um adenoma hipofisário. O GH estimula a produção hepática do fator de crescimento semelhante à insulina (do inglês: Insulin like Growth factor 1 [IGF-1]), responsável pela maioria das manifestações clínicas. É uma doença crônica, progressiva e rara, com elevada morbidade e mortalidade, comparada à população geral.[1,2] Estima-se que na Europa a prevalência seja de 30 a 70 indivíduos por milhão. Acomete pacientes entre a 4ª e 5ª décadas de vida, sem diferença entre os gêneros.[3,4] Quando a doença se inicia antes do fechamento das epífises é chamada de gigantismo.[1]

ETIOLOGIA

A maioria dos casos de acromegalia resulta da hipersecreção do hormônio do crescimento pela glândula hipofisária, responsável por 98% dos casos. Também chamados de somatotropinomas, os adenomas produtores de GH são tumores benignos, na maioria macroadenomas (tumores com mais de 1 cm). Os somatotropinomas podem ser classificados em cinco subtipos, descritos na Tabela 5.1. A doença pode ocorrer na presença de um fator familiar ou associada a outras anormalidades endócrinas, como na neoplasia endócrina múltipla tipos 1 e 4 (NEM 1 e NEM 4), síndrome de McCune-Albright, complexo de Carney e adenoma hipofisário familiar isolado (FIPA). Além disso, tumores ectópicos produtores de GH e hormônio liberador do hormônio de crescimento [GHRH] podem se manifestar como acromegalia.[1,3,5,6] A Tabela 5.2 ilustra as principais características dessas síndromes. A gênese do tumor hipofisário é complexa e implica várias anormalidades na expressão do fator de crescimento e na regulação do controle do ciclo celular. Várias mutações foram descritas.

As mutações na ativação somática da subunidade da proteína G alfa (G estimuladora - Gs) são encontradas em até 40% dos tumores secretores de GH. Esses casos são mais sensíveis ao tratamento com os análogos da somatostatina. Pacientes que expressam o *pituitary tumor-transforming gene* (PTTG) têm maior risco de invasão tumoral.[1,3,7]

FISIOPATOGENIA

Cerca de 95% dos casos de acromegalia são devidos a um tumor hipofisário produtor de GH. O GH é produzido pelas células somatotrópicas em estímulo à ação do GHRH hipotalâmico. O GH, quando liberado, atua nos hepatócitos estimulando a produção de IGF-1. Este é o responsável pelas manifestações clínicas típicas da acromegalia. O IGF-1, juntamente com esteroides e fatores de crescimento parácrinos, realiza o *feedback* negativo da liberação de GH. O GH também é suprimido pela sinalização da somatostatina, e, por isso, os análogos de somatostatina fazem parte do arsenal terapêutico da acromegalia. Em casos raros (menos de 5%) um tumor hipotalâmico ou tumores neuroendócrinos podem liberar em excesso o GHRH, estimulando as células somatotróficas da hipófise a produzir e liberar o GH.[1,3,6]

APRESENTAÇÃO CLÍNICA

As manifestações clínicas estão associadas à elevação do IGF-1 e do GH. O quadro é insidioso, podendo preceder em cerca de 4 a 10 anos a descoberta da doença.[1,2] Os sistemas afetados pelo excesso do hormônio do crescimento e suas manifestações estão listadas na Tabela 5.3.

O paciente pode apresentar prognatismo, protrusão frontal, acentuação das pregas nasolabiais e frontais, espessamento da pele e aumento da oleosidade e porosidade cutânea. Algumas dessas características constituem a fáscies

TABELA 5.1	**Principais Tipos de Somatotropinomas**

Tipo	Características
Densamente granulado	Densos grânulos secretórios em abundância na microscopia eletrônica, tumores de crescimento lento e pouco agressivos. Comum na faixa etária mais avançada.
Esparsamente granulado	Poucos grânulos secretórios, mais agressivos e com pior resposta ao tratamento medicamentoso e acometimento de pacientes mais jovens.
Adenomas mistos	Compostos por dois tipos celulares distintos: um secretor de GH e o outro de prolactina.
Adenoma mamossomatotrófico	Composto de células que conseguem secretar GH e prolactina.
Adenoma acidofílico de células-tronco	Tumor que secreta mais prolactina que GH. São mais raros, têm crescimento rápido e são mais invasivos.

TABELA 5.2 Causas de Acromegalia

Síndrome familiar	Gene responsável	Características clínicas
NEM tipo 1	MEN1 (menin) 11q13 e CDKN1B	Adenoma hipofisário associado a adenomas de paratireoide e tumores neuroendócrinos pancreáticos.
NEM tipo 4	Mutação CDKNB1	Adenoma hipofisário, adenoma de paratireoide associado a tumores renais, adrenais e órgãos reprodutivos. Também é chamado de NEM - X.[8]
Síndrome de McCune-Albright	GNAS 20 q13	Pode apresentar outras anormalidades endócrinas, como puberdade precoce, tireotoxicose e síndrome de Cushing, além de displasia fibrosa poliostótica e pigmentação cutânea "café com leite".
Complexo de Carney	PRKAR1A 17q22-24	Associado a nódulos tireoidianos, mixomas, pigmentação cutânea e tumores gonadais.
FIPA	Mutação da proteína de interação do receptor Aril Hidrocarbonato (AIP) em 20%, mas desconhecido na maioria dos casos.	Pacientes jovens, com idade inferior a 40 anos. Apresenta macroadenomas com extensão extrasselar. Menos frequentemente controlado por cirurgia ou análogos da somatostatina.

acromegálica. A mudança das feições é lenta e progressiva, sendo visualizada por meio da análise de fotografias do paciente (ver Figuras 5.1 e 5.2 no caderno colorido).[1,2,9]

A hipertensão ocorre em mais de 40% dos pacientes, geralmente é leve e controlada com anti-hipertensivos usuais. O acometimento cardíaco é o maior responsável pela mortalidade nos pacientes com acromegalia. A cardiomiopatia está presente na maioria dos pacientes.[5] A hipertrofia do miócito é biventricular e concêntrica, comprometendo principalmente o ventrículo esquerdo. As alterações morfológicas podem levar a arritmias, hipercinesia, aumento da frequência cardíaca, disfunção sistólica e diastólica, e, finalmente, insuficiência cardíaca.[3] As val-

TABELA 5.3 Características Clínicas da Acromegalia

Cutânea	Pele oleosa Hiperidrose Acantose *nigricans*
Musculoesqueléticas	Prognatismo, protrusão frontal Artralgia, osteoartrite Miopatia, dor crônica Fraturas vertebrais e perda da qualidade óssea
Cardiovascular	Hipertensão arterial Cardiomiopatia Hipertrofia ventricular esquerda Arritmias Insuficiência cardíaca
Metabólica	Diabetes *mellitus* Intolerância à glicose
Gastrointestinal	Polipose colônica Alterações dentárias (afastamento dos incisivos, má oclusão de mandíbula)
Respiratório	Apneia do sono Macroglossia Obstrução das vias aéreas superiores
Visceromegalias	Cardiomegalia Hepatomegalia Esplenomegalia
Neurológico	Síndrome do túnel do carpo Aneurismas cerebrais Cefaleia
Outros	Prejuízo na qualidade de vida

vulopatias ocorrem em estágios mais avançados da doença e acometem principalmente as valvas aórtica e mitral. A doença coronariana não está bem definida no paciente acromegálico, mesmo na presença de vários fatores de risco (dislipidemia, diabetes *mellitus*, disfunção endotelial).[1,2,7,9]

O diabetes é mais frequente nos pacientes acromegálicos em relação à população geral e é responsável pelo aumento da mortalidade. O GH elevado leva à resistência periférica à insulina, hiperinsulinemia e diminuição da captação periférica de glicose. A prevalência de diabetes *mellitus* nesses pacientes pode chegar a 52% em alguns estudos.[10]

Pacientes acromegálicos apresentam alto risco para neoplasias, já evidenciados em vários estudos, envolvendo diversos órgãos: mama, estômago, próstata, cólon e tireoide, sendo os dois últimos os mais frequentes. Estudo recente evidenciou que há maior prevalência de câncer de tireoide dentre os acromegálicos, comparado à população geral, mas ainda não é possível afirmar o mesmo para o câncer de cólon. Embora os acromegálicos apresentem maior risco para pólipos colônicos, estudos mostram que as taxas de neoplasia de cólon são semelhantes à população geral.[11,12]

O hipogonadismo está presente em aproximadamente 50% dos pacientes. Pode ocorrer nos casos de hipopituitarismo ou na vigência de hiperprolactinemia. O hipopituitarismo é encontrado em até 40% dos casos decorrentes de compressão da haste hipofisária, destruição do tecido hipofisário por compressão tumoral ou até mesmo consequente ao tratamento cirúrgico ou radioterápico. A hiperprolactinemia deve ser investigada como causa do hipogonadismo.[5]

A artropatia afeta cerca de 75% dos pacientes, principalmente idosos e mulheres, e é a principal causa de morbidade na acromegalia. Acomete grandes e pequenas articulações e vértebras. As alterações articulares podem ser irreversíveis, a depender do tempo de doença e ausência de tratamento.[5] A síndrome do túnel do carpo também está presente. Os pacientes apresentam dor crônica, que afeta negativamente a qualidade de vida. Miller *et al.* avaliaram 58 pacientes acromegálicos quanto a queixas musculoesqueléticas; 90% deles relataram dor musculoesquelética, osteoartrite de quadril esteve presente em 84% e osteoartrite de joelhos em 34%.[13] A qualidade óssea é diminuída, mesmo com a densidade preservada. Podem ocorrer fraturas vertebrais, que estão em estreita relação com o sexo masculino, hipogonadismo e atividade de doença acromegálica (caracterizada por persistência dos níveis hormonais de GH e IGF-1 elevados a despeito do tratamento).[14] Há perda trabecular e ganho de osso cortical. Mãos e pés se tornam aumentados, com alargamento e espessamentos dos dedos (dedos em salsicha). As características radiográficas de pés e mãos são visualizadas nas Figuras 5.3 e 5.4 no caderno colorido.

A apneia do sono é uma condição subestimada e pode estar presente em até 70% dos pacientes. Decorre do crescimento dos tecidos moles adjacentes as vias aéreas, causando obstrução.[3] É uma das causas do agravamento da hipertensão e necessita de avaliação cuidadosa. A apneia pode não se resolver completamente, mesmo com o tratamento adequado da acromegalia, necessitando de avaliação com cirurgião maxilofacial e especialistas do sono e muitas vezes terapia específica com ventilação com pressão positiva [BiPAP, CPAP].[5,15] A macroglossia contribui para a obstrução das vias aéreas superiores e pode dificultar a intubação durante o procedimento cirúrgico.[3]

A qualidade de vida nesses pacientes é prejudicada tanto pelo excesso quanto pela deficiência do hormônio do crescimento. O questionário de qualidade de vida da acromegalia deve ser utilizado para acompanhar esses pacientes.[5]

DIAGNÓSTICO

Os níveis séricos de IGF-1 e de GH encontram-se persistentemente elevados na acromegalia. A dosagem do IGF-1 sérico é o teste inicial indicado em todos os pacientes suspeitos de acromegalia, seja por manifestações clínicas ou massa hipofisária.[1-3,7] Pacientes com várias comorbidades, como apneia do sono, diabetes *mellitus* tipo 2, artrite debilitante, síndrome do túnel do carpo, hiperidrose e hipertensão arterial, mesmo sem características típicas de acromegalia, devem realizar a dosagem de IGF-1. A dosagem de GH basal não deve ser feita de rotina devido à sua pulsatilidade. Nesse caso, a dosagem do GH deve ser feita após a sobrecarga de glicose por meio do teste oral de tolerância à glicose. É o padrão ouro para o diagnóstico de acromegalia, pois mostra a falta de supressão normal da concentração sérica de GH durante a hiperglicemia. São administrados 75 g de dextrose e é dosado o GH com 30, 60, 90 e 120 minutos. Níveis superiores a 0,4μg/L são muito sugestivos de acromegalia. Entretanto, alguns ensaios laboratoriais apresentam baixa acurácia para GH < 1μg/L, por isso, a Endocrine Society recomenda, em seu consenso de 2014,

TABELA 5.4 Diagnóstico de Acromegalia

Teste	Valores de diagnóstico
IGF-1 sérico	• Elevado em relação à faixa etária
GH basal	• GH basal ≥0,4 μg/L
	• GH >5 μg/L em homens e GH >10 μg/L em mulheres, associado a um IGF-1 elevado, confirma acromegalia, sem necessidade de dosar GH após TOTG.
Dosagem de GH após teste oral de tolerância à glicose com 75 g	• GH > 0,4 μg/L ou > 1μg/L, para ensaios ultrrassensíveis ou convencionais, respectivamente associado a um IGF-1 elevado, confirmam o diagnóstico
	• A Endocrine Society considera normal o ponto de corte de GH < 1 μg/L em vigência de hiperglicemia confirmada

que o diagnóstico seja feito utilizando o ponto de corte de GH >1μg/L para o nadir do GH na sobrecarga glicêmica, com hiperglicemia comprovada. Valores de GH dosado aleatoriamente menor que 0,4 μg/L associados a IGF-1 normal excluem o diagnóstico.[1-3,7] O diagnóstico deve ser realizado em indivíduos que apresentem características clínicas típicas do excesso do hormônio do crescimento (Tabela 5.3). Pacientes com IGF-1 elevado para a faixa etária, associado a dosagem de GH sérico acima de 5,0 μg/L em homens e acima de 10 μg/L em mulheres confirmam o diagnóstico de acromegalia, não sendo necessária a realização da dosagem do GH após supressão com TOTG. A Tabela 5.4 faz um resumo dos exames diagnósticos.

A ressonância magnética de sela túrcica com contraste é a imagem preferencial para a documentação da massa hipofisária. O exame é realizado após o diagnóstico laboratorial. A maioria dos pacientes cursam com macroadenoma (lesão com mais de 1 cm). A tomografia computadorizada pode ser usada em casos que a ressonância é contraindicada.

A dosagem de testosterona é necessária para avaliação do hipogonadismo. Os pacientes podem apresentar baixos níveis de globulina de ligação dos hormônios sexuais, tornando o diagnóstico bioquímico difícil. Assim, a avaliação dos sintomas é importante.[5]

Na acromegalia, o rastreio de comorbidades associadas se faz necessário. A Tabela 5.5 lista os principais exames e a periodicidade de solicitação. Deve ser feito o rastreio dos fatores de risco para osteoporose: pesquisa da deficiência de vitamina D, ingestão inadequada de cálcio, uso de glicocorticoides e hipogonadismo.[5] O rastreio dos pólipos colônicos na acromegalia é realizado através da

TABELA 5.5 Exames para o Rastreio de Doenças Associadas a Acromegalia

Exame	Rotina	Comorbidade avaliada
Colonoscopia	Deve ser realizada a cada 5 anos em pacientes com pólipos	Polipose intestinal e carcinoma colorretal
Ultrassonografia de tireoide	Anualmente	Nódulos e/ou neoplasia de tireoide
Radiografia de coluna vertebral	Anualmente	Avaliação de fraturas
Ecocardiograma e eletrocardiograma	Anualmente	Cardiopatias
Glicemia de jejum e Hba1c	A cada 6 meses	Diabetes *mellitus*
Testosterona total sérica	Anualmente	Hipogonadismo
Cortisol sérico, T4l, prolactina	Anualmente	Avaliar hipopituitarismo

TRATAMENTO

O manejo da acromegalia visa melhorar sintomas e qualidade de vida, diminuir o tamanho do tumor, reduzir comorbidades como síndrome da apneia obstrutiva do sono (SAOS), HAS, artralgia, síndrome do túnel do carpo, correlatas à hipersecreção de GH, e reduzir mortalidade a níveis semelhantes aos da população geral.[7,16,17]

As metas de tratamento são reduzir IGF-1 para níveis normais ajustados a idade e sexo; GH < 1,0 ng/mL, aleatório ou após TOTG, segundo critérios da Endocrine Society; ou GH < 2,5 ng/mL, conforme preconiza a Associação Americana de Endocrinologistas Clínicos (do inglês, American Association of Clinical Endocrinologists – AACE).[7,16,18,19] Se forem utilizados os ensaios ultrassensíveis, como espectrometria de massa, o ponto de corte para controle de doença é GH < 0,4 µg/L.[17]

O tratamento de escolha é a cirurgia transesfenoidal (CTE) para ressecção do adenoma pituitário secretor de GH, e quando não for possível, deve ser considerada a cirurgia transcraniana. Em casos selecionados, nos quais a cirurgia seja contraindicada, pode-se associar opções terapêuticas, usar tratamento clínico como única opção e/ou indicar radioterapia (ver Algoritmo 5.1 no caderno colorido).[7,16,17]

CIRURGIA TRANSESFENOIDAL

Considerada de primeira linha para rápido controle de GH e IGF-1, a CTE tem seu sucesso dependente do tamanho tumoral, dos níveis hormonais pré-operatórios, da ressecção da pseudocápsula do tumor, da experiência do cirurgião e da invasão de seio cavernoso, sendo este o principal fator relacionado.[7,16,17,21] Macroadenomas hipofisários invasivos têm taxa de remissão abaixo de 50%, enquanto 80% dos portadores de microadenomas não invasivos apresentam controle de doença.[17] Uma recente metanálise encontrou resultados semelhantes: remissão em 74,2% em casos de microadenomas não invasivos, 76,4% em macroadenomas não invasivos e apenas 47,6% em macroadenomas invasivos.[21]

A AACE aconselha realizar TOTG e dosar IGF-1 12 semanas ou mais após CTE para verificar doença residual.[15] Por sua vez, a Endocrine Society recomenda medidas de GH randômico e IGF-1 nesse mesmo período, submetendo o paciente a TOTG se GH randômico > 1 ng/mL. Esta última entidade também recomenda ressonância magnética (RM) de sela ou tomografia (se a RM for contraindicada), nesta mesma época para verificar doença invasiva residual.[7] Dos pacientes, 40% a 60% apresentam remissão duradoura quando submetidos apenas à CTE, porém há casos de recidiva mesmo após 5 a 10 anos de remissão bioquímica.[16]

As potenciais complicações dessa modalidade terapêutica são epistaxe, sinusites, congestão nasal e alterações gustatórias e olfatórias.[7,16]

A CTE promove maior remissão quando se compara a tratamento clínico, 67% vs. 45%, principalmente quando se observam períodos maiores que 24 meses.[17] Caso não se atinja controle de doença após a CTE, aconselha-se a terapia clínica, de preferência usando combinação de drogas, apesar de 26% a 64% dos pacientes nesta situação não atingirem remissão e 45% continuarem em doença descontrolada.[16]

TRATAMENTO CLÍNICO

Esta modalidade de tratamento é considerada adjuvante à CTE, porem é bem indicada aos refratários a este procedimento, aos pobres candidatos cirúrgicos devido à invasão de estruturas vizinhas, portadores de tumores irressecáveis e aos que não desejam procedimentos invasivos. Pode ser feito utilizando-se análogos da somatostatina, agonistas dopaminérgicos e antagonistas dos receptores de GH.[7,16,17]

Análogos da Somatostatina

São as principais drogas do arsenal terapêutico clínico para a acromegalia. Estão indicadas como tratamento adjuvante após a cirurgia, para pacientes que persistem com resíduo tumoral ou níveis de GH e IGF-1 ainda elevados. Também são indicados para pacientes com comorbidades importantes que não possam realizar o procedimento cirúrgico.[7,16] Inibem a secreção de GH ao se ligarem aos receptores da somatostatina em vários tecidos[16,22] e são capazes de normalizar IGF-1 em até 70% dos casos, reduzindo o tamanho tumoral.[16] São aprovados pela Food and Drug Administration (FDA) para uso o octreotide de liberação rápida e lenta, além de lanreotide e pasireotide de liberação lenta, que proporcionam ação prolongada (Tabela 5.6).[16,22] Apesar de serem as drogas de escolha para tratamento da acromegalia, mais de 50% dos pacientes não atingem controle bioquímico em monoterapia, necessitando de terapia combinada.[16] Seu uso também está respaldado, apesar de não consensual, no manejo pré-operatório de tumores grandes e não completamente ressecáveis, para reduzir tamanho tumoral e secreção de GH.[7,16,23] Macroadenomas minimamente invasivos são os que mais se beneficiam dessa aplicação.[16,23] Os principais efeitos colaterais desta classe são desconforto no local da injeção, dor abdominal, náusea, vômitos e diarreia.[7,16] Fármacos de primeira geração podem ocasionar litíase biliar e os de segunda geração, tolerância diminuída à glicose e diabetes mellitus.[17]

Agonistas Dopaminérgicos

Ligam-se aos receptores dopamina-2 nas células somatotróficas pituitárias, reduzindo a secreção de GH e, consequentemente, de IGF-1.[15] Podem ser usados antes da terapia clínica com análogos de somatostatina em caso de doença em moderada atividade, apresentando IGF-1 e GH em níveis modestos.[7,15,16] A droga mais utilizada deste grupo é a cabergolina, por oferecer maior controle bioquímico e menos efeitos colaterais.[7,15] Apesar de não ser a primeira linha para tratamento de acromegalia,[24] essa droga reduz em 50% GH e/ou IGF-1 e em 33% o tamanho tumoral, em média. A bromocriptina, outra representante desta classe, raramente é usada devido ao pobre controle de doença mesmo em uso de altas doses e ao elevado índice de efeitos colaterais.

TABELA 5.6 Análogos da Somatostina

Análogo da somatostatina	Geração de fármaco e receptores de maior afinidade	Via de administração	Dose	Período de administração	Considerações
Octreotide	1ª geração Receptores SST2	SC	100-200 mcg 8-12 h	8-12 h	Baixa permeabilidade intestinal, porém mais estável contra peptidases intestinais [a]
Octreotide liberação prolongada	1ª geração Receptores SST2	IM	10, 20 ou 30 mg	28 dias	Controla 50% a 70% dos casos; reduz GH em 56% e IGF-1 em 55%; reduz o tamanho tumoral em 40% a 90% [a]
Lanreotide liberação prolongada	1ª geração Receptores SST2	IM	30 mg	10-14 dias	Solução supersaturada em baixo volume [b]
Lanreotide liberação prolongada	1ª geração Receptores SST2	SC	60, 90 ou 120 mg	28 dias	Controla 50% a 70% dos casos; reduz GH em 56% e IGF-1 em 55%; reduz o tamanho tumoral em 40% a 90% [a]
Pasireotide liberação prolongada	2ª geração Receptores SST1, SST2, SST3, SST5 (maior afinidade pelo último)	IM	40 ou 60 mg	28 dias	Melhor controle bioquímico se comparado ao octreotide (31,3% *vs.* 19,2%)

Essas drogas apresentam menor potência em promover o controle hormonal, comparado aos análogos de somatostatina,[13] e o sucesso do tratamento com agonistas dopaminérgicos depende dos níveis iniciais de IGF-1, da duração do tratamento, da prolactina basal e, menos importante, da dose de cabergolina.[16] Os principais efeitos colaterais desta classe de fármacos são intolerância gastrointestinal, cefaleia e hipotensão.[7,15] A ocorrência de valvopatia secundária a altas doses de cabergolina em acromegálicos é controversa, porém comprovada nos portadores de doença de Parkinson.[12,16,24]

Antagonistas do Receptor de GH

O pegvisomanto, representante desta classe, reduz os níveis de IGF-1 ao bloquear os efeitos teciduais do excesso de GH. Está indicado a pacientes que apresentaram pouca resposta à CTE, radioterapia (RT), ao tratamento clínico[7,15] e para aqueles com sinais e sintomas moderados a graves por conta de hipersecreção de GH.[7] Seu uso leva à normalização de IGF-1 em 76% a 97% dos casos,[15] sem diferença significativa em monoterapia ou terapia combinada.[16,26] Melhor controle de doença é alcançado naqueles que apresentam GH e IGF-1 basais mais baixos. Obesidade e IGF-1 > 2,7 × limite superior de normalidade são condições preditoras de resistência ao pegvisomanto.[26] O sucesso do tratamento e a titulação da dose desta droga devem ser avaliados pela queda dos níves de IGF-1.[16] Como o adenoma pituitário não é alvo desta medicação, deve-se monitorizar seu tamanho frequentemente, uma vez que tais tumores costumam crescer durante monoterapia com pegvisomanto, apesar de, na maiora das vezes, ser um aumento não significativo, em pacientes com grandes resíduos tumorais ou com tumor localizado muito próximo ao quiasma óptico, o possível crescimento da lesão pode causar compressão do quiasma e o uso do pegvisomanto deve ser evitado. Ou se não houver controle hormonal adequado em monoterapia, adicionar ao pegvisomanto os análogos de somatostatina ou cabergolina, medicações com efeitos antiproliferativos e de redução tumoral.

Ressalta-se que em pacientes usuários de pegvisomanto, o acompanhamento hormonal deve ser feito com a dosagem do IGF-1, pois o GH sérico permanecerá elevado.[7,13] O principal efeito colateral desta droga é a elevação transitória da função hepática em 5% dos casos.[7,13]

Terapia Combinada

Indicada para aqueles que não apresentam resposta ao tratamento clínico ou para os que demonstram resultados parciais em relação à terapia medicamentosa vigente.[7,15] A terapia combinada proporciona uma significativa remissão bioquímica, apesar de não ser efetiva em todos os pacientes. Dentre as opções disponíveis, associar cabergolina a análogos da somatostatina reduz níveis de IGF-1 em 42% se comparada à monoterapia com tais análogos,[16] além de diminuir IGF-1 em 40% a 50% dos pacientes tratados.[24] Cabergolina e pegvisomanto, este último na dose de 10mg/dia, reduzem IGF-1 em 68%,[15,16] e tal associação permite o uso de baixa dose deste antagonista do receptor de GH.[24] Outra combinação terapêutica efetiva é a associação de análogos da somatostatina à baixa dose de pegvisomanto, diminuindo IGF-1 em 95%.[12] O pegvisomanto em monoterapia, usado em pacientes com baixa resposta aos análogos da somatostatina ou em terapia combinada, é a melhor opção para o controle de doença, principalmente em tratamentos de longa duração.[15]

RADIOTERAPIA

Praticamente considerada como última opção terapêutica para a acromegalia, a radioterapia é indicada para casos nos quais há doença residual após cirurgia, falha de CTE associada a tratamento clínico ou ausência de resposta a tratamento medicamentoso primário em monoterapia ou em combinação. A radioterapia pode se dar através da forma convencional fracionada ou da radiocirurgia estereotáxica (RCE).[7,15] A radioterapia convencional fracionada apresenta um tempo variável para a resposta clínica, o que pode acontecer em até 10 anos,[15] necessitando associação a outras modalidades terapêuticas enquanto seu efeito pleno não é estabelecido.[16] Além disso, podem ser gerados tumores secundários à radiação, como meningiomas e gliomas, e expor o paciente ao risco de hipopituitarismo e déficit cognitivo.[15] Por sua vez, a RCE pode ser administrada sob a forma *gamma knife surgery*, proporcionando uma rápida remissão bioquímica com baixo risco de hipopituitarismo, ou *cyber knife therapy*, similarmente eficaz à *gamma knife* e que utiliza um acelerador linear que emprega prótons a alta energia.[7,15] A RCE é mais indicada do que a radioterapia convencional, exceto se houver um grande tumor residual após CTE ou uma massa muito próxima ao quiasma óptico que impossibilitem usar radiações acima de 8 Gy.[7] Apesar de a taxa de remissão após o uso da RCE ser de 10% a 60% em 15 anos, esta modalidade de RT ainda apresenta menor tempo de remissão e tratamento do que a convencional. O rastreio anual de IGF-1, GH e hipopituitarismo é necessário após RT.[7]

PERDA DE SEGUIMENTO

O seguimento do tratamento de acromegalia é longo. Como, em sua maioria, os pacientes são oligo ou assintomáticos, 1 entre cada 5 pacientes costumam perder o seguimento, mesmo que 88% apresentem doença ativa no momento de seu afastamento terapêutico.[15]

TRATAMENTO NA GRAVIDEZ

Aconselha-se sempre o uso de métodos contraceptivos durante o tratamento para acromegalia, porém, se houver intenso desejo de gestação, os análogos de somatostatina e o pegvisomanto devem ser suspensos dois meses antes da concepção. Se necessário o uso de algum fármaco para tratamento da acromegalia, deve-se preferir o octreotide de curta ação. No período gestacional não se aconselha o uso de fármacos, exceto se for necessário controlar o tamanho tumoral ou cefaleia. Neste caso, deve-se utilizar a cabergolina, segura para o feto. Durante a gravidez, é preciso monitorizar seriadamente o campo visual em portadores de macroadenomas, uma vez que pode haver aumento do volume tumoral. Não são necessárias avaliações seriadas de GH e IGF-1, naturalmente elevados durante a gestação pelo aumento dos níveis de GH placentários, já que os ensaios não distinguem GH pituitário e placentário. Durante a gestação, há um modesto risco de diabetes devido ao aumento da resistência insulínica em portadores de acromegalia e doença hipertensiva gestacionais. Apesar de a Endocrine Society não recomendar o uso de pegvisomanto durante a gestação por ausência de dados que demonstrem a segurança deste fármaco, ele pode ser uma opção terapêutica sem prejuízos ao feto.[7]

PERSPECTIVAS GERAIS

Novas opções terapêuticas para a acromegalia estão em análise. Elas são apresentadas a seguir.

Somatoprim

Este novo análogo da somatostatina liga-se aos receptores SST2, SST4 e SST5 nas células somatotróficas pituitárias, reduzindo a secreção de GH *in vitro* e em pacientes que não respondem ao octreotide.[15]

Octreotide Subcutâneo

Embora ainda necessite de maiores estudos, a opção subcutânea injetaria pequenos volumes e propiciaria a liberação prolongada desta droga.[15]

Octreotide Via Oral

Apesar da conveniente via de administração, sistemas baseados em emulsão ainda não se provaram eficientes em reduzir GH e IGF-1, sendo ainda preferíveis as opções convencionais.[15]

Temozolamida

Ainda com papel indefinido no tratamento de acromegalia, este quimioterápico alquilante para tumores pituitários agressivos pode ter algum benefício na redução de GH e IGF-1.[15]

REFERÊNCIAS

1. Pinho LKJ de, Warszawski L, Gadelha MR. Acromegalia. In: *Endocrinologia e diabetes*. 3ª ed. Rio de Janeiro: Medbook; 2015. p. 62-76.
2. Katznelson L, Atkinson JLD, et al. Acromegaly Task Force. AACE Guidelines. *AACE Acromegaly Task Force* 2011.
3. Capatina C, Wass JAH. Acromegaly. *J Endocrinol* 2015; 226(2): T141-60.
4. Fernandez-Rodriguez E, Casanueva FF, Bernabeu I. Update on prognostic factors in acromegaly: Is a risk score possible? *Pituitary* 2015; 18(3):431-40.
5. Melmed S, Casanueva FF, Klibanski A, Bronstein MD, Chanson P, Lamberts SW, et al. A consensus on the diagnosis and treatment of acromegaly complications. *Pituitary* 2013; 16(3):294-302.
6. Melmed S. Science in medicine Acromegaly pathogenesis and treatment. 2009; 119(11).
7. Katznelson L, Laws ER, Melmed S, Molitch ME, Murad MH, Utz A, et al. Acromegaly: An endocrine society clinical practice guideline. *J Clin Endocrinol Metab* [Internet]. 2014;99(11):3933-51. Disponível em: https://academic.oup.com/jcem/article-lookup/doi/10.1210/jc.2014-2700.
8. Thakker RV. Multiple endocrine neoplasia type 1 (MEN1) and type 4 (MEN4). Molecular and cellular endocrinology. 2014 Apr 5;386(1-2):2-15.
9. Zarool-hassan R, Conaglen HM, Conaglen J V, Elston MS. Symptoms and signs of acromegaly: an ongoing need to raise awareness among healthcare practitioners. 2016;157-63.
10. Dreval AV, Trigolosova IV, Misnikova IV, Kovalyova YA, Tishenina RS, Barsukov IA, et al. Prevalence of diabetes mellitus in patients with acromegaly. *Endocr Connect* [Internet] 2014; 3(2):93-8. Disponível em: http://www.endocrineconnections.com/cgi/doi/10.1530/EC-14-0021.
11. Dagdelen S, Cinar N, Erbas T. Increased thyroid cancer risk in acromegaly. Pituitary. 2014 Aug 1;17(4):299-306.
12. Boguszewski CL, Ayuk J. Management of endocrine disease: acromegaly and cancer: an old debate revisited. European Journal of Endocrinology. 2016 Oct 1;175(4):R147-56.10,11.
13. Miller A, Doll H, David J, Wass J. Impact of musculoskeletal disease on quality of life in long-standing acromegaly. *Eur J Endocrinol* 2008; 158(5):587-93.
14. Mazziotti G, Biagioli E, Maffezzoni F, Spinello M, Serra V, Maroldi R, et al. Bone turnover, bone mineral density, and fracture risk in acromegaly: A meta-analysis. *J Clin Endocrinol Metab* 2015; 100(2):384-94.

15. Akkoyunlu ME, İlhan MM, Bayram M, Taşan E, Yakar F, Özçelik HK, Karakose F, Kart L. Does hormonal control obviate positive airway pressure therapy in acromegaly with sleep-disordered breathing?. Respiratory medicine. 2013 Nov 1;107(11):1803-9.

16. Shanik MH. Limitations of current approaches for the treatment of acromegaly. *Endocrine Practice* 2015; 22(2):210-219.

17. Chanson P. Medical treatment of acromegaly with dopamine agonists or somatostatin analogs. *Neuroendocrinology* 2016; 103(1):50-58.

18. Schilbach K, Strasburger CJ, Bidlingmaier M. Biochemical investigations in diagnosis and follow up of acromegaly. *Pituitary* 2017; 20(1):33-45.

19. Kousoula K, Farmaki K, Skoglund T, Olsson DS, Johannsson G, Trimpou P, et al. The impact of adjustments to the diagnostic criteria for biochemical remission in surgically treated patients with acromegaly. *Growth Hormone & IGF Research* 2017; 36:16-21.

20. Kousoula K, Farmaki K, Skoglund T, Olsson DS, Johannsson G, Trimpou P, et al. The impact of adjustments to the diagnostic criteria for biochemical remission in surgically treated patients with acromegaly. *Growth Hormone & IGF Research* 2017; 36:16-21.

21. Anik I, Cabuk B, Gokbel A, Selek A, Cetinarslan B, Anik Y, et al. Endoscopic Transsphenoidal Approach for Acromegaly with Remission Rates in 401 Patients: 2010 Consensus Criteria. *World Neurosurgery* 2017; 108:278-290.

22. Briceno V, Zaidi HA, Doucette JA, Onomichi KB, Alreshidi A, Mekary RA, et al. Efficacy of transsphenoidal surgery in achieving biochemical cure of growth hormone-secreting pituitary adenomas among patients with cavernous sinus invasion: a systematic review and meta-analysis. *Neurological Research* 2017; 39(5):387-398.

23. Fattah S, Brayden DJ. Progress in the formulation and delivery of somatostatin analogs for acromegaly. *Therapeutic Delivery* 2017; 8(10):867-878.

24. Duan L, Zhu H, Xing B, Gu F. Prolonged preoperative treatment of acromegaly with Somatostatin analogs may improve surgical outcome in patients with invasive pituitary macroadenoma (Knosp grades 1-3): a retrospective cohort study conducted at a single center. *BMC Endocrine Disorders* 2017; 17(1):55.

25. Kuhn E, Chanson P. Cabergoline in acromegaly. *Pituitary* 2017; 20(1):121-128.

26. Ragonese M, Grottoli S, Maffei P, Alibrandi A, Ambrosio MR, Arnaldi G, et al. How to improve effectiveness of pegvisomant treatment in acromegalic patients. *Journal of Endocrinological Investigation* 2017:1-7.

CAPÍTULO 6

Síndrome de Cushing

Sergio Ricardo de Lima Andrade • Bruno César Caldas • Daniella Maria do Rego • Francisco Bandeira

INTRODUÇÃO

A síndrome de Cushing (SC) resulta da exposição crônica ao excesso de glicocorticoides tanto de fontes medicamentosas quanto da produção endógena. Até o dado momento, a confirmação do hipercortisolismo, a identificação de suas causas e o alcance do melhor tratamento ainda são desafios para a medicina, uma vez que suas manifestações variam entre as formas subclínicas, cíclicas, leves e severas. Embora a epidemiologia não esteja totalmente determinada, estima-se uma incidência de 0,7 a 2,4 casos por milhão de habitantes por ano. Os estudos sugerem crescente, porém variável, prevalência da doença em pessoas portadoras de diabetes *mellitus* tipo 2 não controlado, hipertensão e osteoporose de início precoce. A síndrome está associada a maior mortalidade e prejuízo na qualidade de vida, devido à ocorrência de comorbidades (ver Figura 6.1 no caderno colorido).[1]

ETIOLOGIA

A causa mais comum de SC é a iatrogênica, causada pela prescrição de glicocorticoides. Já a superprodução endógena é uma condição incomum e pode ser subdividida em ACTH-dependente (aproximadamente 80%) ou ACTH-independente (20%). As principais causas de SC endógena, contendo algumas de suas peculiaridades, são mostradas nas Tabelas 6.1 e 6.2.

Mortalidade

A maior causa de morte são as doenças cardiovasculares, como infarto do miocárdio e acidente vascular cerebral, seguidas por doenças infecciosas, como sepse e outras doenças, além de casos de suicídios associados a alterações psiquiátricas relacionadas com a síndrome. Os principais fatores preditivos de mortalidade são a idade avançada ao diagnóstico, presença de doença ativa e sua duração e presença de comorbidades, em especial hipertensão e diabetes. Esses dados podem ser confirmados em uma metanálise de seis estudos relacionados a portadores da doença de Cushing, que mostrou mortalidade aumentada (taxa de mortalidade padronizada 1,84, 95% IC 1,28-2,65, com mortalidade ainda maior naqueles com doença persistente ou recorrente (3,73, 2,32-6,01); e em contraste com aqueles que atingiram remissão hormonal no pós-operatório, nos quais a mortalidade não se mostrou diferente da população geral (taxa de mortalidade padronizada 1,23, 95% IC 0,51-2,97.[2] No entanto, uma grande coorte mais recente[3] – que incluiu 343 portadores de SC e 34.300 controles – mostrou que a mortalidade geral (HR 1,6, 95% IC 1,3-2,1) e o risco de infarto do miocárdio (HR 3,6, 95% IC 2,4-5,5) permaneceram elevados durante o seguimento a longo prazo, mesmo no subgrupo considerado curado após cirurgia.

Em pacientes com doença dependente da glândula adrenal, as maiores causadoras de morte são as doenças cardiovasculares e cerebrovasculares, tromboembolismo, infecções e suicídios. A taxa de mortalidade apresenta grande variabilidade entre as doenças benignas; porém, esse risco é substancialmente maior naqueles com carcinoma adrenal, acima de 48 vezes (95% IC 30,75-71,42).[1]

A elevada mortalidade da síndrome é consequência direta das múltiplas comorbidades que afetam os pacientes. As principais injúrias e comorbidades que se acumulam e aumentam o risco do paciente são descritas a seguir.

SC e Síndrome Metabólica

A SC desencadeia uma forma específica de síndrome metabólica (SM). As principais vias metabólicas são mostradas na Figura 6.2 no caderno colorido. Há um acúmulo de gordura visceral e, consequentemente, expressão de obesidade central, em detrimento da gordura subcutânea, o que pode estar relacionado à expressão diferencial da enzima 11β-hidroxiesteroide desidrogenase tipo 1, que converte a cortisona inativa em cortisol – ativo – nos tecidos. Porém, os dados são inconclusivos. Há relatos de que a gordura visceral nos pacientes com SC é estrutural e funcionalmente diferente daquela presente na população

---

TABELA 6.1 Condições Associadas ao Hipercortisolismo na Ausência de Síndrome de Cushing

Condições que podem apresentar características típicas de SC*

Gravidez

Depressão e outras doenças psiquiátricas

Dependência alcoólica

Resistência aos glicocorticoides

Obesidade mórbida

Diabetes *mellitus* mal controlado

Condições que geralmente não apresentam características típicas de SC*

Estresse físico (hospitalização, cirurgia, dor)

Desnutrição / anorexia nervosa

Exercício físico crônico intenso

Amenorreia hipotalâmica

Excesso de CBG (aumenta cortisol sérico, mas não o urinário)

*SC: síndrome de Cushing.

HIPOTÁLAMO E HIPÓFISE

TABELA 6.2	Causas de Síndrome de Cushing Endógena	
ACTH-dependente	**Proporção**	**Considerações**
Doença de Cushing • Adenoma corticotrópico	70% a 80%	50% não são vistos na RM*
ACTH ectópico		
• Tu neuroendócrino maligno	4%	ACTH muito alto
• Tu neuroendócrino benigno	6%	Pode responder aos testes dinâmicos
CRH ectópico	Muito raro	Causa hiperplasia corticotrópica
ACTH-independente		
Adrenal unilateral		
• Adenoma	10% a 20%	A maioria secreta apenas cortisol
• Carcinoma	5% a 7%	Secretam cortisol e andrógenos
Adrenal bilateral	1% a 2%	
Hiperplasia macronodular bilateral	<2%	Secreção modesta de cortisol Pode ter secreção andrógenos e mineralocorticoide combinados
Hiperplasia micronodular bilateral	<2%	Adrenais de tamanho normal
- Doença adrenocortical nodular pigmentada primária	Rara	frequentemente com testes paradoxais (Liddle e CLU**)
Síndrome de McCune-Albright	Rara	

RM: ressonância magnética; CLU: cortisol livre urinário.
Adatada de Lacroix, A. Cushing's syndrome. *Lancet* 2015.

geral, apresentando células maiores, maior atividade da lipase lipoproteica e capacidade lipolítica diminuída.[3] De fato, o aumento patológico do IMC está entre as apresentações mais comuns da doença, sendo o excesso de peso visto em 57% a 100% dos pacientes. A obesidade visceral mantém íntima relação com as alterações metabólicas da síndrome, havendo, inclusive, uma relação direta entre a razão cintura/quadril (outro marcador de obesidade visceral), hipertensão, hiperglicemia e aumento da concentração de insulina plasmática.[4] Um dado interessante é a persistência dos comemorativos da SM mesmo após a remissão do hipercortisolismo (algumas evidências mostram persistência de 1 a 5 anos após remissão cirúrgica), o que pode ser atribuído de forma não conclusiva à reposição de glicocorticoides naqueles que se apresentam com hipopituitarismo após cirurgia.[4,5]

SC e Doença Cardiovascular

O alto índice de mortalidade por doenças cardiovasculares na SC é, tradicionalmente, atribuído ao dano crônico causado por hipertensão, aterosclerose vascular e remodelamento cardíaco. Ambas as pressões, sistólica e diastólica, estão aumentadas, havendo prejuízo na queda fisiológica no período noturno. Há risco elevado de infarto do miocárdio (*hazard rato* [HR] 2,1, 95% IC 0,5-8,6) e de insuficiência cardíaca (6,0, 2,1-17,1). A aterosclerose da SC é devida não somente à resistência insulínica, mas a outros fatores, como o dano direto do excesso de glicocorticoide ao endotélio. A SC está associada a um risco 10 vezes maior de tromboembolismo venoso devido à diátese trombótica, que hoje contribui de forma consistente para as causas de morte cardiovascular. Um estudo retrospectivo mostrou redução da morbimortalidade por eventos trombóticos de forma significativa utilizando terapia antitrombótica profilática,[6] que é recomendada no período pós-operatório e

no cateterismo de seios petrosos inferiores. Ainda nesse contexto, a hipocalemia – presente em mais da metade dos pacientes com SC ectópico ou síndrome do ACTH ectópico (SAE) e em grande parte daqueles com doença grave – tem destaque no aumento da mortalidade por predispor a taquiarritmias supraventriculares. O distúrbio eletrolítico é acompanhado por alcalose metabólica com depleção de cloreto não responsiva à reposição salina e hipomagnesemia, que pode predispor a arritmias ventriculares malignas (ver Figura 6.3 no caderno colorido).[7]

SC e Doenças Imunológicas

A SC está associada a imunossupressão durante a fase ativa da doença, deixando o paciente suscetível a infecções. O excesso de glicocorticoides afeta tanto a imunidade humoral quanto a celular. Ocorre um desequilíbrio nas respostas Th1/Th2 que pode contribuir para os relatos de exacerbações de doenças autoimunes após remissão, sendo a tireoidite autoimune a mais comum (10% a 60%).[8] A alta frequência de infecções oportunistas está relacionada ao tempo de exposição à doença e à sua gravidade. Devido ao efeito imunossupressor causado pela ação anti-inflamatória do hormônio, a contagem de leucócitos ou a temperatura corporal não são bons indicadores clínicos de infecção ativa. Um estudo de coorte mostrou que a prevalência de infecções estava aumentada naqueles com SC (HR 2,4, 95% IC 1,0-5,9), sendo maior no primeiro ano que antecede a cirurgia (HR 5,7, 2,2-14,4), atingindo um pico nos primeiros 3 meses após a cirurgia (HR 38,2, 95% IC 16,9-86,1), o que sugere um efeito cumulativo que se exacerba após a cirurgia.[9]

SC e Doenças Musculoesqueléticas

Tem sido descrita uma piora no *status* ósseo em 64% a 100% dos pacientes com SC. Osteopenia ocorre em

40% a 78%, osteoporose em 22% a 57% e fraturas em 11% a 76% dos pacientes. Os homens têm maior prevalência de osteoporose (40% *vs.* 20%, 0 < 0,05) e de fraturas vertebrais (52% *vs.* 18%; p <0,001) em comparação com as mulheres,[10] sugerindo um efeito negativo adicional da deficiência de testosterona. Os prejuízos sobre o osso podem ainda ser agravados pela miopatia (diminuição do efeito trófico do músculo). Muitos estudos prospectivos com seguimento após 1 ano de remissão mostraram melhora progressiva da DMO.[1]

A miopatia é descrita com frequência, principalmente nas partes proximais dos membros inferiores, e pode levar meses a anos para se resolver. O excesso hormonal induz atrofia das fibras do tipo 2 por mecanismos anti-anabólicos e catabólicos, por exemplo, com o impedimento da captação de aminoácidos, reprimindo a ação do IGF-1 na via da rapamicina. A reversibilidade da miopatia após remissão cirúrgica ou farmacológica e a importância de intervenções preventivas como, o uso de anabólicos ou atividade física, necessitam de maiores investigações.[11]

SC e Doenças Neuropsiquiátricas

As doenças neuropsiquiátricas são comorbidades severas na SC, sendo as mais comuns depressão maior (50% a 81%), ansiedade (66%) e transtorno bipolar (30%). Independentemente do tipo de tratamento, a resolução do hipercortisolismo nem sempre se acompanha de resolução completa, sugerindo efeitos adversos irreversíveis no sistema nervoso central. O tratamento específico dessas comorbidades deve ser empregado, como o uso de antidepressivos tricíclicos, inibidores da recaptação de serotonina e benzodiazepínicos. O seguimento a longo prazo e a investigação periódica cuidadosa de sintomas neuropsiquiátricos e cognitivos sempre devem ser considerados tanto na fase ativa quanto após remissão.[12]

SC e Desordens do Sistema Reprodutivo

Libido reduzida (24% a 90%), hipogonadismo em homens (50% a 75%) e irregularidades menstruais em mulheres (43% a 80%) são os achados mais frequentes (ver Figura 6.4 no caderno colorido). A fertilidade também está seriamente prejudicada nesses pacientes. Em mulheres, os sintomas clínicos e sinais da SC podem lembrar muito bem os da síndrome dos ovários policísticos (SOP), como hirsutismo, acne, oligomenorreia, resistência insulínica e obesidade. O diagnóstico diferencial de SC leve e SOP geralmente é difícil, sendo muitas mulheres inicial e erroneamente diagnosticadas com SOP. Frequentemente, as duas síndromes coexistem e a última pode estar relacionada a um aumento do cortisol livre urinário e cortisol sérico da meia-noite. As pacientes com níveis mais altos de testosterona provavelmente são portadoras de SOP e aquelas com níveis muito altos (comumente com virilização) devem ser rastreadas para carcinoma adrenal. As anormalidades são reversíveis após remissão da SC, havendo muito mais de 150 relatos de gravidez pós-tratamento.[13]

APRESENTAÇÃO CLÍNICA

Quando o hipercortisolismo é severo, os sinais e sintomas são inegáveis: fraqueza muscular proximal, perda de massa muscular das extremidades com aumento da gordura em abdome, dorso e face, além de estrias violáceas largas. No entanto, a maioria desses sinais e sintomas são comuns na população geral e nem todos estão presentes. Como resultado, aqueles com doença moderada ou cíclica podem passar despercebidos. Os pacientes são comumente encaminhados a outras especialidades, e o acúmulo de comorbidades é o que geralmente leva ao diagnóstico – muitas vezes de forma tardia. Alguns pacientes podem ter hipercortisolismo, de forma sustentada ou intermitente, decorrente de desordens não neoplásicas que estimulam o eixo hipotálamo-hipófise-adrenal. Esses casos são formalmente conhecidos como pseudo-Cushing e podem compartilhar características clínicas e bioquímicas indistinguíveis da SC.[14]

Com o aumento rápido do número de obesos na população geral, deve-se atentar para a diferenciação entre casos de obesidade isolada e de síndrome metabólica em portadores de SC não diagnosticada. A prevalência de casos não identificados chega a 75 por 1 milhão de habitantes. As chances de um indivíduo obeso, hipertenso, que apresente hirsutismo, diabetes tipo 2 e dislipidemia ter SC é de aproximadamente 1 em 500. A síndrome metabólica específica da doença pode ser diferenciada da que é relacionada à obesidade pelos sintomas catabólicos do hipercortisolismo: pele fina (espessura menor que 2 mm), equimoses (maiores que 1 cm e não relacionadas a trauma) e osteopenia/osteoporose (Tabela 6.3).[15]

DIAGNÓSTICO

Além dos casos em que os achados são fortemente consistentes com SC (fraqueza muscular proximal, estrias violáceas largas), o rastreamento deve ser realizado nos casos a seguir.[16]

- Pacientes com achados não usuais para a idade, como hipertensão em jovens.
- Apresentações severas inexplicadas, como hipertensão resistente e osteoporose grave, independentemente da idade.
- Crianças com crescimento reduzido e ganho de peso.
- Achado de incidentaloma adrenal.

O *guideline* da Endocrine Society[17] para o diagnóstico da SC recomenda que a administração exógena de corticoides (orais, retais, inalatórios, cutâneos, oculares, progestágenos em altas doses e sua potencialização por antirretrovirais) seja sempre considerada e excluída antes de se realizar os testes. Esse *guideline* recomenda o uso de 2 dos 3 testes: cortisol livre urinário (CLU), cortisol salivar da meia-noite (CSaN) ou teste de supressão com 1 mg de dexametasona à noite (TSD-1) ou 2 mg/dia em 48 horas. Devido à variabilidade do hipercortisolismo na SC, recomenda-se pelo menos duas aferições no CLU ou CSaN. Os pacientes com alta probabilidade pré-teste e que possuam dois testes anormais são diagnosticados como portadores da SC. Já aqueles com possível Cushing subclínico, apresentação clínica modesta ou respostas conflitantes podem necessitar

TABELA 6.3 Sinais e Sintomas da Síndrome de Cushing

Achados que comumente se relacionam à SC*

Equimoses espontâneas	Sintomas
Pletora facial	
Fraqueza muscular proximal	
Estrias violáceas > 1 cm	
Crianças com obesidade e crescimento retardado	

Achados que podem estar presentes na SC* e na população geral / menos específicos

Depressão	Giba em dorso	Hipertensão
Fadiga	Face arredondada	Incidentalomas adrenais
Ganho de peso	Obesidade	Osteoporose vertebral
Dor lombar	Pele fina	Síndrome dos ovários policísticos
Perda de libido	Edema periférico	Diabetes tipo 2
Perda de memória	Acne	Hipocalemia
Irritabilidade / insônia	Hirsutismo	Infecções não usuais
Anormalidades menstruais	Regeneração da pele prejudicada	
	Virilização em meninas	

*SC: síndrome de Cushing.
Adaptada de Nieman LK, et al.[11]

de testes adicionais ou seguimento com cortisol salivar/ UFC seriadamente.

Os testes com uso de dexametasona baseiam-se na perda da supressão do eixo hipofisário com baixas doses da medicação (para todos os tipos de SC) e podem ser afetados por drogas que induzam ao *clearance* de dexametasona hepático (como rifampicina, carbamazepina, álcool) ou que aumentem os níveis de globulina ligadora de cortisol (CBG), como estrógenos (Tabela 6.4).

O teste com 0,5 mg de dexametasona de 6/6 horas, por 48 horas (Liddle 1) – com resultados positivos > 1,8 μg/ dL – se mostra melhor (até mesmo que o CLU) para os casos de condições psiquiátricas, álcool e diabetes, que podem levar a um pseudo-Cushing. O CLU, por outro lado, está livre dessas interferências, porém deve ser evitado em pacientes nefropatas (perde a validade se a creatinina mensurada em urina de 24 horas for menor que

1,5 g para homens e 1,0 g para mulheres). Com relação ao CSaN, que tem relação direta com os níveis plasmáticos de cortisol naquele momento, deve-se ter em mente que sua acurácia se baseia no ciclo circadiano do cortisol (que, em condições normais, chega ao seu nadir por volta da meia-noite, voltando a se elevar em torno das 3 h), o que está perdido na SC. Assim, alguns pacientes com ciclo perturbado (doenças críticas, depressão, trabalhadores por turnos) também podem ter tal ciclo afetado e ainda assim não apresentarem SC. Uma vantagem específica de se mensurar o cortisol livre salivar é que os níveis de CBG não alteram a filtração salivar de esteroides, não sofrendo, assim, interferência de contraceptivos orais.[18]

Nos casos em que a clínica se mostra evidente e severa, um cortisol sérico excessivamente elevado ou um CLU > 4 vezes o limite superior da normalidade não são necessários testes adicionais. Por outro lado, quando apenas um dos

TABELA 6.4 Testes bioquímicos utilizados no manejo da síndrome de Cushing e suas principais questões a serem consideradas na interpretação

Parâmetro	Amostra	Utilidade	Variabilidade
Cortisol livre urinário	Secreção circadiana total	Diagnóstico Seguimento	Influência dos metabólitos do cortisol Interferência de medicações Variabilidade dia-a-dia Dificuldades na coleta da urina de 24 horas
Cortisol salivar	Meia-noite	Diagnóstico Seguimento Resposta ao tratamento	Variabilidade dia-a-dia
Cortisol sérico	Manhã	Após ressecção cirúrgica	CBG aumentada (ex : contraceptivos)
	Meia-noite	Diagnóstico	CBG aumentada Variabilidade circadiana / estresse
	Após dose alta ou baixa de dexametasona	Diagnóstico Seguimento Resposta ao tratamento	CBG aumentada Variabilidade no clearance de dexametasona Polimorfismos no receptor glicocorticóide
ACTH plasmático	Matinal	Diagnóstico diferencia	Caráter pulsátil / meia-vida curta
	Após estimulo com CRH durante cateterismo	Diagnóstico diferencial	**Sem variabilidade específica**

TABELA 6.5 Testes Bioquímicos Utilizados no Manejo da Síndrome de Cushing e suas Principais Questões a Serem Consideradas na Interpretação

Parâmetro	Amostra	Utilidade	Variabilidade
Cortisol livre urinário	Secreção circadiana total	Diagnóstico Seguimento	Influência dos metabólitos do cortisol Interferência de medicações Variabilidade dia a dia Dificuldades na coleta da urina de 24 horas
Cortisol salivar	Meia-noite Manhã	Diagnóstico Seguimento Resposta ao tratamento Após ressecção cirúrgica	Variabilidade dia a dia CBG aumentada (p. ex., contraceptivos)
Cortisol sérico	Meia-noite Após dose alta ou baixa de dexametasona	Diagnóstico Diagnóstico Seguimento Resposta ao tratamento	CBG aumentada Variabilidade circadiana / estresse CBG aumentada Variabilidade no clearance de dexametasona Polimorfismos no receptor glicocorticóide
ACTH plasmático	Matinal Após estímulo com CRH durante cateterismo	Diagnóstico diferencial Diagnóstico diferencial	Caráter pulsátil / meia-vida curta Sem variabilidade específica

dois testes preconizados se encontra alterado (e a suspeita é baixa) ou quando os testes são negativos, porém a suspeita clínica é alta, recomenda-se realizar testes adicionais como o teste da dexametasona-CRH ou cortisol sérico da meia-noite. O primeiro, mais preciso para casos de pseudo-Cushing, usa o mesmo princípio do teste com 2 mg/dia por 48 horas, com a teoria de que pacientes com tumor hipofisário (doença de Cushing) responderiam a uma dose de CRH, com aumento de ACTH e cortisol após 15 min (o que não ocorre nas pessoas saudáveis). Já o segundo necessita de internação por 48 horas para se evitar falso-positivos por estresse, e o ponto de corte para paciente com suspeita forte, dormindo ou no máximo até 10 min após acordar, é de 1,8 µg/dL, valor que passa a ser 7,5 µg/dL se o paciente estiver acordado[18] (ver Fluxograma 6.1 no caderno colorido).

Situações Especiais/Considerações

- Gravidez: sugerido CLU (> 3 vezes o limite superior de normalidade) e não usar testes com dexametasona.[13,17]
- Epilépticos: não fazer testes com dexametasona.[17]
- Insuficiência renal: utilizar teste com 1 mg de dexametasona, não fazer CLU como teste inicial.[17]
- SC cíclica: CLU ou CSaN, se preciso, de forma repetida, em detrimento dos testes com supressão de dexametasona.[17]
- Incidentaloma adrenal: teste de 1 mg dexametasona ou cortisol da meia-noite[17,19] (Tabela 6.5).

A avaliação da secreção autônoma de cortisol em incidentalomas adrenais levando em consideração o teste com 1 mg de dexametasona como passo inicial segue esta recomendação: são considerados positivos para secreção autônoma aqueles que apresentarem cortisol > 5 µg/dL. Aqueles com cortisol entre 1,9 µg/dL e 5 µg/dL e uma outra alteração bioquímica (CLU alterado, ACTH plasmático baixo, cortisol salivar/sérico da meia-noite elevados) são classificados como possível secreção autônoma. Esses grupos devem prosseguir na confirmação de hipercortisolismo, principalmente nos pacientes com comorbidades que podem estar relacionadas a esta condição.[19] Esta desordem é também conhecida como síndrome de Cushing subclínico (CSC) e não está associada a sintomas típicos de hipercortisolismo. A prevalência de CSC em incidentalomas adrenais varia entre 5% e 24% na maioria dos estudos e depende do critério bioquímico de diagnóstico adotado.[19]

PESQUISA ETIOLÓGICA DO HIPERCORTISOLISMO

Confirmado o hipercortisolismo, o próximo passo é detectar se a produção excessiva dos glicocorticoides é dependente ou não da produção de ACTH, através da dosagem sérica deste hormônio.

DOSAGEM SÉRICA DE ACTH

Esta dosagem serve para definir a síndrome como ACTH-dependente, apresentando-se com níveis hormonais normais ou elevados, geralmente acima de 20 pg/mL, na doença de Cushing e bastante elevados em casos de secreção ectópica; ou ACTH-independente, com valores hormonais baixos ou indetectáveis, geralmente abaixo de 10 pg/mL, indicando produção adrenal.[16,17,20,21] Em casos de ACTH plasmático entre 10 e 20 pg/mL, pode-se confirmar tal valor através do teste de estímulo com CRH ou desmopressina[16,20] (ver Fluxograma 6.2 no caderno colorido). Em geral, o hipercortisolismo de etiologia adrenal corresponde a 5% dos casos e o de origem ectópica, a 1%.[22]

Como o ACTH apresenta dificuldades técnicas para sua fiel aferição, devem ser tomados cuidados como uso de tubos siliconados contendo anticoagulante EDTA, centrifugação refrigerada, adição de inibidores de proteases e rápida análise. Também deve-se usar um método laboratorial confiável e repetir a dosagem de ACTH para confirmar o exame prévio. Por conta disso e por existirem casos de síndrome de Cushing com ACTH dentro da faixa de normalidade, este hormônio não é um bom parâmetro para indicar remissão.[18]

TESTE DE SUPRESSÃO COM DEXAMETASONA 8 MG

Este teste consiste em fornecer alta dose de dexametasona às 23 h e dosar cortisol plasmático às 8 h da manhã do dia seguinte, a fim de verificar se houve supressão dos níveis deste glicocorticoide.[21] Supressão maior que 50% fala a favor de doença de Cushing, a ser confirmada por RM sela túrcica; se supressão < 50%, possibilidade de tumor adrenal ou síndrome do ACTH ectópico.[23] A Endocrine Society recomenda contra este teste, uma vez que portadores de SC podem ter resultados falso-negativos, e outros autores o consideram ultrapassado e arcaico.[17,24] Deve-se atentar também para o risco de psicose após alta dose de glicocorticoides.[23] Por tais motivos, não recomendamos este teste.

TESTE DO CRH

Administra-se 100 µcg de CRH em adultos ou 01 µcg/kg em crianças, de forma endovenosa (IV) em bólus, e dosa-se ACTH e cortisol séricos nos tempos –5, –1, 15, 30 e 45 minutos. Adenomas corticotrópicos respondem a este teste elevando os hormônios em questão, o que não é visto na síndrome do ACTH ectópico e nos tumores adrenais.[21,25] Obtêm-se como teste positivo para doença de Cushing uma elevação de ACTH em 35% entre os minutos 15 e 30 e uma elevação de 20% no cortisol sérico entre os minutos 30 a 45.[21] Quando os testes do CRH/desmopressina e o de dexametasona 8 mg são usados no diagnóstico, há aumento de sensibilidade e especificidade em relação a um único teste adotado.[20,21,26]

TESTE DA DESMOPRESSINA

Administra-se 10 µcg de desmopressina IV e dosa-se ACTH e cortisol séricos nos tempos –15, 0, 15, 30, 45 e 60 minutos. Tal teste vem sendo mais utilizado por ser mais barato que o do CRH, apesar de ter acurácia inferior. Portadores de adenomas corticotrópicos respondem a este teste elevando os hormônios em questão, em geral, mais de 20% para o cortisol e mais de 35% para o ACTH.[27] Na síndrome do ACTH ectópico, costuma haver respostas menores aos testes estimulatórios quando comparado à doença de Cushing, porém há descrições de aumentos de ACTH em até 50% na SAE.[28]

CATETERISMO BILATERAL DOS SEIOS PETROSOS INFERIORES

Através do cateterismo de veias femorais ou jugulares,[20,21] instala-se finos cateteres nos seios petrosos inferiores, administra-se 01 µcg/kg de CRH (ou 100 µcg de CRH) ou 10 µcg de desmopressina em veia periférica e dosa-se ACTH nos tempos –1, 3, 5 e 10 minutos em sítio periférico e nos referidos seios.[21] O gradiente de ACTH entre os seios e a periferia > 2:1 em estado basal ou > 3:1 estimulado pelo CRH/desmopressina fala a favor de doença de Cushing (ver Fluxograma 6.2 no caderno colorido). Caso os gradientes sejam menores, de aproximadamente 1:1, SAE é a hipótese mais apropriada.[15,20,21] Apesar de ser considerado o teste padrão-ouro na diferenciação entre DC e SAE,[24] já existem relatos dando conta de falso-positivos e falso-negativos neste exame, com evidência de gradiente positivo para DC em 56% a 69% dos cateterismos.[29] Outra atualização mostra que menos de 10% dos cateterismos podem evidenciar falso-negativos.[24]

A prolactina pode ser usada como parâmetro de confiabilidade da existência de adenomas corticotróficos hipofisários quando não se acha um gradiente positivo para DC. Por isso, esta deve ser dosada durante o cateterismo e em um sítio periférico. Sua aferição também serve para evidenciar o bom posicionamento dos cateteres durante o exame e descartar drenagem venosa anômala da hipófise, duas grandes causas de falso-negativo ao exame.[24]

Alguns centros estão utilizando a dosagem de ACTH obtida do seio cavernoso, com boa confiabilidade, porém menor precisão em relação às medidas dos seios petrosos inferiores.[20]

Em revisão publicada recentemente, Loriaux[15] propõe uma nova via de abordagem do paciente com suspeita de SC com base na população obesa e na problemática do diagnóstico diferencial entre portadores de síndrome metabólica devido à obesidade *vs.* pacientes metabólicos da SC utilizando como critérios clínicos os achados antianabólicos que são inerentes ao último grupo. No que se refere aos testes confirmatórios, o autor preconiza o CLU como teste de rastreio inicial, com ponto de corte de 60 µg por dia para se evitar falso-positivos em pacientes com depressão. Se o paciente apresentar este teste positivo, acompanhado por obesidade, hipertensão, DM2, hirsutismo, pele fina, osteopenia e equimoses, a chance de ser portador de SC é de 100%. De acordo com sua estimativa de valor preditivo positivo de apenas 0,4% do teste de supressão com dexametasona, Loriaux afirma que este teste não tem valor na avaliação e tratamento do paciente. Nesta revisão, aqueles com ACTH elevado devem se submeter, em seguida, a um cateterismo de seios petrosos inferiores (apesar de muitas autoridades sugerirem que um hipercortisolismo ACTH-dependente que apresente adenoma pituitário bem definido não necessita deste exame invasivo). A justificativa para tal é evitar que um paciente com foco ectópico tenha um eventual incidentaloma pituitário diagnosticado como causador da doença, levando a uma cirurgia transesfenoidal desnecessária (ver Fluxograma 6.2 no caderno colorido).

DIAGNÓSTICO POR IMAGEM

RM sela túrcica

Indicado para todos os casos de hipercortisolismo ACTH-dependente, este exame pode ser falso-negativo quando o responsável por tal secreção é um microadenoma menor que 6 mm. A RM é mais sensível que a TC, 50% a 60% *vs.* 40% a 50%, respectivamente. É preciso ter cuidado para respeitar os passos do algoritmo investigativo, uma vez que não é raro encontrar incidentalomas hipofisários e atribuir a eles, erroneamente, a responsabilidade pela doença de Cushing.[21] Em casos de dúvida diagnóstica mesmo utilizando a RM sela túrcica em casos sugestivos de doença de Cushing ACTH-dependente, o cateterismo bilateral de seios petrosos inferiores está indicado.[29]

IMAGEM DAS ADRENAIS

São indicadas TC ou RM em situações de hipercortisolismo ACTH-independente para investigação de etiologia adrenal.[15,21,29]

INVESTIGAÇÃO POR IMAGEM NA SÍNDROME DO ACTH ECTÓPICO

O carcinoma pulmonar de pequenas células e tumores neuroendócrinos, como tumores carcinoides brônquicos, neoplasia de ilhotas pancreáticas, carcinomas tímicos, feocromocitoma e carcinoma medular de tireoide, são os principais responsáveis pela secreção ectópica de ACTH.[30,31] Na propedêutica diagnóstica estão indicadas TC ou RM cervical, torácica e abdominal.[22] Alguns tumores podem não ser detectados por esses métodos de imagem por serem muito pequenos, não sendo infrequente sua detecção após anos do início da investigação. Em tais casos, estão indicados meios diagnósticos como PET-scan, tomografia por emissão de pósitrons por fóton único (SPECT), tomografia por emissão de pósitrons com 18-fluorodeoxiglicose (FDG-PET) ou cintilografia com ^{111}In-pentetreotida (OctreoScan®).[21]

TRATAMENTO

A SC, como uma doença multissistêmica, deve ser prontamente tratada assim que diagnosticada. Alguns dos objetivos de sua abordagem terapêutica são normalizar o eixo hipotálamo-hipofisário-adrenal (HHA), reduzir a ação dos glicocorticoides, controlar as comorbidades associadas e, sobretudo, eliminar o fator causal, elevando, desta forma, a qualidade de vida dos pacientes.[29]

O tratamento de eleição para a SC é a abordagem cirúrgica das lesões geradoras de ACTH ou de cortisol, estejam elas localizadas no centro ou na periferia do eixo.[16] Porém, em casos nos quais o procedimento cirúrgico não possa ser empregado ou falhe, lança-se mão de terapias alternativas para tentar controlar o nível sérico de glicocorticoides (ver Fluxogramas 6.3 e 6.4 no caderno colorido).

TRATAMENTO CIRÚRGICO

Considerando que a maioria dos casos de SC é secundária a adenomas hipofisários produtores de ACTH, condição esta conhecida por doença de Cushing (DC), a adenomectomia transesfenoidal é o método de eleição para o tratamento de tal patologia (ver Fluxograma 6.3 no caderno colorido). Para casos de tumores que acometem o seio cavernoso, antes consideradas irressecáveis, a cirurgia endoscópica endonasal mostrou bons resultados para a exérese de adenomas e menor taxa de complicações em um recente estudo de coorte.[32]

Caso haja localização de lesões ectópicas secretoras de ACTH, deve-se ressecá-las, e, se não houver metástases, a taxa de remissão é de aproximadamente 76%.[36]

Nos casos em que o cateterismo de seios petrosos inferiores é utilizado, a hemi-hipofisectomia curou apenas 50% dos pacientes em um estudo.[33]

Alguns cuidados pós-cirúrgicos são importantes. Deve-se monitorizar o sódio sérico pelo elevado risco de hiponatremia entre o 5º e o 14º dia de pós-operatório, bem como atentar para a possibilidade de eventos tromboembólicos nas primeiras 4 semanas após a cirurgia. Coagulopatias podem ocorrer até 1 ano após o procedimento. É importante também dosar níveis séricos de prolactina e T4 livre após 1 a 2 semanas do procedimento cirúrgico, uma vez que o hipercortisolismo decorrente da SC pode gerar déficits hormonais transitórios ou permanentes. Pode ocorrer diabetes *insipidus*, sendo transitório em 22% dos pacientes e por longo prazo em 6,4%.[25] Indica-se solicitar imagem de hipófise, especialmente ressonância magnética de sela túrcica, 1 a 3 semanas após o procedimento cirúrgico, para que sirva de parâmetro para futuras comparações.[34] Caso haja manutenção de níveis baixos de prolactina, deve-se aventar a hipótese de pan-hipopituitarismo ou rastreá-lo proximamente, já que o déficit deste hormônio é um preditor para essa patologia.[35]

Quando a glândula adrenal é a responsável pela SC devido a lesões tumorais ou hiperplasias, a adrenalectomia unilateral passa a ser o método de escolha para controle dos níveis de glicocorticoides, com praticamente 100% de cura.[36] Dá-se preferência à técnica laparoscópica, exceto se houver contraindicações, pelo menor risco de morbidade pós-cirúrgica[37] (ver Fluxograma 6.4 no caderno colorido).

Em casos de hiperplasia adrenal macronodular bilateral (HAMB) a adrenalectomia bilateral laparoscópica é o tratamento de escolha, podendo-se optar por ressecção seletiva caso seja uma lesão única, bem delimitada e em paciente idoso.[38] A síndrome de McCune-Albright deve ter a mesma abordagem cirúrgica, uma vez que pode fazer parte do espectro da HAMB em crianças.[39] A adrenalectomia bilateral laparoscópica também é indicada em doença nodular pigmentada adrenal primária. Neste grupo de pacientes, deve-se fazer rastreio periódico para doença do complexo de Carney, especialmente pesquisando mixoma atrial.[40]

Nos casos de excisão cirúrgica de tumores produtores de ACTH, a reposição de glicocorticoides deve permanecer por 6 a 12 meses após o sucesso cirúrgico, quando o eixo hipotálamo-hipofisário-adrenal tenha se recuperado; nos casos de adrenalectomia unilateral, por até 18 meses; e se houver adrenalectomia bilateral, deve-se repor glicocorticoides e mineralocorticoides por toda a vida.[41] O corticosteroide de eleição para reposição é a hidrocortisona, na dose de 10-12 mg/m^2/dia, dividida em 2 ou 3 tomadas, sendo a primeira ao acordar pela manhã.[42]

Medidas de cortisol basal sérico feitas trimestralmente ou testes de estímulos com ACTH obtidos após a medida de cortisol basal ultrapassar o valor de 7,4 mcg/dL (200 nmol/L) podem ser utilizados para verificar a recuperação do eixo HHA. Caso haja valores de cortisol acima de 18 mcg/dL (500 nmol/L) em qualquer uma das medidas, o eixo está recuperado.[34]

Critérios de Remissão e Recorrência Pós-cirúrgicos

Em relação à excisão de adenomas hipofisários produtores de ACTH em adultos, apesar de não haver muitos valores consensuais, os casos de remissão estão mais associados a microadenomas – 73% a 76% – do que a macroadenomas

HIPOTÁLAMO E HIPÓFISE

TABELA 6.6	Taxas de Remissão Precoce e Recorrência 10 Anos após CTE	
Após CTE*	Remissão precoce**	Recorrência em 10 anos
Microadenomas	73-80%	23%
Macroadenomas	43%	33%

*CTE: cirurgia transesfenoidal.
**1 semana após procedimento.
Adaptada de Nieman LK, Biller BMK, Findling JW, Murad MH, Newell-Price J, Savage MO, et al. Treatment of Cushing's syndrome: An Endocrine Society clinical practice guideline. *Transl Endocrinol Metab* [Internet] 2015; 100(8):2807-31.

– média de 43%,[43] quando se usa como ponto de corte as medidas de CLU < 28-56 nmol/d (< 10-20 mcg/d) ou cortisol sérico basal < 5 mcg/dL (< 138 nmol/L) após 1 semana do procedimento cirúrgico[34] (Tabela 6.6). Recente estudo prospectivo aponta nível de cortisol sérico > 5 mcg/dL no segundo dia pós-operatório em uso de glicocorticoide exógeno como remissão bioquímica.[25] Dados recentes mostram que a taxa de remissão precoce pós-cirurgia transesfenoidal é de 80% em relação a microadenomas e que a presença de lesões com extensão além da hipófise e da sela túrcica guardaram relação com a recidiva tardia da doença.[44] Pacientes nos quais não foram visualizadas lesões à ressonância magnética tiveram taxas de remissão precoce e recidiva tardia semelhantes às daqueles que apresentaram microadenomas ao exame de imagem.[44] Em uma coorte prospectiva, 61,7% dos pacientes tratados com CTE obtiveram remissão de longa duração, 16% apresentaram doença persistente e 22% conseguiram remissão, porém com recaídas.[45]

Para pacientes com CS cíclica, leve ou aqueles controlados com tratamento clínico pré-cirúrgico, o critério de remissão dá-se através das medidas de cortisol sérico noturno ou cortisol salivar à meia-noite em níveis baixos, demonstrando a normalidade da secreção do cortisol.[46]

É mais prudente falar em remissão à cura quando nos referimos à síndrome de Cushing, visto o elevado percentual de recorrência desta patologia. Em adultos, a taxa de recorrência em 10 anos varia de 15% a 66%, sendo os macroadenomas hipofisários mais responsáveis por tal estatística do que os microadenomas – 33% *vs.* 23%[43] (Tabela 6.6). Recente estudo prospectivo aponta taxa de recorrência de 9,8% em 32,7 ± 15,2 meses.[25] Medidas elevadas de cortisol sérico e salivar à meia-noite podem ser o primeiro indício de recidiva da doença.[47] Porém, ainda não se sabe se há benefício em tratar pacientes com tais elevações laboratoriais sem correspondência clínica.[34]

TRATAMENTOS DE SEGUNDA LINHA

São utilizados quando não se obtém resultados satisfatórios com a abordagem cirúrgica ou quando há contraindicações ao procedimento. Em meio às diversas alternativas, a melhor escolha deve contemplar julgamento clínico, disponibilidade de recursos, efeitos adversos das terapias, supostas interações medicamentosas, urgência em atingir a normalização dos níveis séricos de cortisol, idade, sexo, preferências do paciente, dentre outras.[48] Muitas vezes, é necessário combinar terapias alternativas a fim de se obter um bom controle para a síndrome de Cushing.[34,45]

ADRENALECTOMIA BILATERAL

Indicada para casos refratários à terapia direcionada à hipófise, adenomas bilaterais produtores de cortisol, tumores metastáticos ou ocultos ou em situações nas quais haja risco de morte para o paciente.[49,50] Deve-se ter em mente a possibilidade do desenvolvimento de síndrome de Nelson após este procedimento, por isso deve-se reavaliar periodicamente o paciente em busca de hiperpigmentação de pele, monitorizar níveis plasmáticos de ACTH e solicitar imagens de hipófise.[34,51] Um estudo recente aponta a incidência desta síndrome em 41,6% após tal procedimento.[45] A adrenalectomia bilateral laparoscópica é o padrão-ouro para a excisão cirúrgica de tumores adrenais secretores de acometimento bilateral e não deve ser feita em casos de grandes tumorações, maiores que 6-8 cm, localmente invasivos, ou tumores malignos. Nestes casos, deve ser feita a abordagem aberta. A adrenalectomia robótica é uma modalidade promissora de cirurgia laparoscópica, segura e com baixas taxas de conversões cirúrgicas, porém não deve ser usada em suspeita de neoplasias por falta de evidências que sustentem seu uso.[50]

REPETIÇÃO DA CIRURGIA TRANSESFENOIDAL

Reservada para casos em que houve ressecção incompleta da lesão hipofisária ou nova evidência de manutenção da lesão. Nesta nova abordagem é maior a chance de hipopituitarismo, mas há melhor controle do hipercortisolismo quando se compara a outros métodos de segunda linha.[34] Geralmente, costuma ser uma opção bastante usada, com dados mostrando remissão inicial em 66,6% dos pacientes reoperados e remissão prolongada em 33,3% deles.[45]

RADIOTERAPIA/RADIOCIRURGIA

Designada para os casos de falência da CTE, tumor irressecável, efeito de massa intracraniano, invasão ocasionada pelos adenomas corticotrofos ou Cushing recorrente. É importante verificar se a terapia medicamentosa controlará os níveis de glicocorticoides enquanto esta modalidade terapêutica atinge seu ponto ótimo, que pode demorar meses a anos para se estabelecer.[34]

Em geral, as formas mais usadas de radioterapia (RT) são a RT convencional e a RT estereotáxica. A RT convencional utiliza um acelerador linear, irradiando várias partes encefálicas além do tumor.[34] A RT estereotáxica, método interligado à ressonância magnética, usa radiação mais centrada na lesão, poupando a vizinhança. Um método em que se usa uma única dose de RT estereotáxica é denominado radiocirurgia. Porém, para sua execução, são necessários vários milímetros de distância entre a lesão e o quiasma óptico pelo risco de neuropatia óptica. Há a sugestão que a radiocirurgia controle o hipercortisolismo mais rapidamente do que a RT convencional, porém ainda

TABELA 6.7 Inibidores da Esteroidogênese – Dose, Mecanismo de Ação e Efeitos Adversos

Droga	Dose	Mecanismo de ação	Efeitos adversos
Cetoconazol	400-1.200 mg/dia ÷ 3-4	Inibição de enzimas citocromo P450	• Elevação enzimas hepáticas • Intolerância TGI • Hipogonadismo e ginecomastia em homens
Metirapona	500 mg-6 g/dia ÷ 3-4	Bloqueia enzimas CYP11B1 e CYP11B2	• Hipocalemia • HAS • Intolerância TGI • Hirsutismo, acne, edema
Mitotano	Inicial: 250 mg Usual: 500 mg-8 g/dia	Bloqueia enzimas CYP11A1, CYP11B1, CYP11B2 e 5α-redutase	• Efeitos neurológicos, déficit memória • Anorexia • Hipercolesterolemia • Intolerância TGI • Elevação enzimas hepáticas • Teratogenicidade
Etomidato	Bólus 3-5 mg + infusão contínua 0,03-0,1 mg/kg/h Titular para cortisol 10-20 μcg/dL Monitorizar cortisol 4-6 h	Bloqueia enzimas CYP11A1, CYP11B1 e CYP17A1	• Distonia, mioclonias, hipnose • Hipotensão • Náusea, vômito • Insuficiência adrenal
Levocetoconazol	Ainda em estudos	Bloqueia enzimas CYP11B1 e CYP51A1	• Elevação enzimas hepáticas • Náusea, cefaleia
Osilodrostat	Ainda em estudos	Bloqueia enzimas CYP11B1 e CYP11B2	• Hirsutismo • Cefaleia • Hipocalemia • Fadiga

Adaptada de Fleseriu M, Castinetti F. Updates on the role of adrenal steroidogenesis inhibitors in Cushings syndrome: a focus on novel therapies. Pituitary. 2016;19(6):643-53; Fleseriu M, Molitch ME, Gross CE, Schteingart D, Brooks Vaughan T, Biller BMK. A new therapeutic approach in the medical treatment of cushing's syndrome: Glucocorticoid receptor blockade with mifepristone. *Endocr Pract* [Internet]. 2013; 19(2):313-26.

nada confirmado.[34] Sugere-se também que a RT convencional seja mais eficiente para evitar recidiva que a radiocirurgia, bem como mais eficaz para controlar tamanho tumoral comparado à cortisolemia.[52] Uma coorte retrospectiva sugere remissão inicial em 58,3% dos pacientes radiados e remissão prolongada em 41,6% deles.[45]

O acompanhamento periódico do paciente submetido a tratamento radioterápico é necessário, uma vez que há risco de desenvolver insuficiência adrenal em uso do tratamento clínico, neuropatia óptica e outras neuropatias cranianas, hipopituitarismo e neoplasias secundárias.[34,53]

TERAPIA CLÍNICA

Inibidores da Esteroidogênese

Recomendados como primeira opção para o tratamento de lesões ectópicas secretoras de ACTH ocultas ou metastáticas, como segunda opção para redução da hipercortisolemia após CTE ou RT/radiocirurgia[34] e como auxiliar no tratamento de carcinoma adrenocortical.[54] Esta classe de medicamentos pode levar a hipoadrenalismo e gerar intolerância gastrointestinal como efeito adverso, que pode ser confundida com sintomas de insuficiência adrenal (Tabela 6.7). É muito comum a interação medicamentosa entre várias drogas, uma vez que os inibidores da esteroidogênese podem bloquear ou inibir a enzima hepática CYP3A4[55] (Tabela 6.8).

Cetoconazol

Inibe a esteroidogênese gonadal e adrenal,[54] reduzindo o nível circulante de cortisol independentemente de dose ou

TABELA 6.8 Interações Medicamentosas com Inibidores da Esteroidogênese

Inibidor da esteroidogênese	Interação medicamentosa
Cetoconazol	Estatinas, anticoagulantes orais, ciclosporina, tacrolimus
Mitotano	Estatinas, anticoagulantes orais, ciclosporina, tacrolimus
Etomidato	Bloqueador dos canais de cálcio, benzodiazepinicos, opióides
Levocetoconazol	Estatinas, anticoagulantes orais, ciclosporina, tacrolimus

Adaptada de Fleseriu M, Castinetti F. Updates on the role of adrenal steroidogenesis inhibitors in Cushings syndrome: a focus on novel therapies. *Pituitary* 2016;19(6):643-53.

duração de tratamento, mas não tem boa eficácia em síndrome do ACTH ectópico.[56] Pode ser usado em monoterapia. A elevação das enzimas hepáticas é prevista com o uso desta droga ou o aumento de sua dose, sendo recomendada suspensão quando a dose ultrapassa o nível de três vezes acima do limite superior de normalidade[34] (Tabela 6.7). Pode ser combinada à metirapona para realizar melhor controle do nível sérico dos glicocorticoides.[49,57] O controle bioquímico é obtido em 9,5% dos usuários desta droga.[45] Uma revisão sistemática aponta normalização de cortisol livre urinário em 50% dos pacientes. O uso é *off-label* nos Estados Unidos para tratamento de SC por não ser aprovada pela FDA, porém é aprovada pela União Europeia.[54]

Metirapona

Droga bastante usada em gestantes portadoras de síndrome de Cushing, sem prejuízo para o feto, apesar da ausência de regulamentação para tal fim.[58] Controla os níveis séricos de cortisol em até 75% dos casos.[59] Deve-se utilizar este fármaco junto às refeições para evitar intolerância gastrointestinal. É comum o aparecimento de acne, hirsutismo, hipocalemia e hipertensão secundários ao acúmulo dos precursores mineralocorticoides[34] (Tabela 6.6).

Pode ser combinada ao cetoconazol para melhor controle do nível sérico dos glicocorticoides.[49,57] O uso é *off-label* nos Estados Unidos para tratamento de SC por não ser aprovada pela FDA, porém é aprovada pela União Europeia.[54]

Mitotano

Usado preferencialmente como citotóxico para carcinoma adrenal, este fármaco é utilizado em dose menor para controle de hipercortisolismo,[54] mas não em monoterapia. Acumula-se no tecido adiposo, e deve-se elevar semanalmente sua dose para que o cortisol livre urinário atinja níveis toleráveis, o que demora em média 6 meses.[60] Atua aumentando a proteína carreadora de cortisol, aumentando o cortisol total, porém diminuindo suas frações livres.[61] Tem boa eficácia quando associada a RT. Mulheres devem evitar engravidar até seus níveis séricos chegarem a patamares seguros, já que esta droga é teratogênica[62] (Tabela 6.6).

Etomidato

Este indutor anestésico, quando usado em doses sub-hipnóticas, inibe a esteroidogênese em 12 a 24 horas,[63] promovendo rápidos efeitos para pacientes graves, em estados de emergência e que tenham alguma impossibilidade de utilização da via enteral.[64] Deve-se titular a dose para se obter concentrações séricas de cortisol entre 10 e 20 mcg/dL (280-560 nmol/L) (Tabela 6.6).

Levocetoconazol

Em estudos pré-clínicos em ratos e em pacientes diabéticos tipo 2, este promissor fármaco mostrou-se mais eficaz do que a mistura racêmica de cetoconazol ou seu enantiômero, alcançando os mesmos efeitos clínicos usando menores doses. Bloqueia enzimas-chave da síntese de cortisol pela adrenal, incluindo CYP11B1, via final desta cascata[54] (Tabela 6.7).

Osilodrostat

Mostrou-se mais potente do que a metirapona, apresentando maior meia-vida e atingindo boas reduções de cortisol, aldosterona e seus precursores. Estudos de fase III ainda estão em desenvolvimento[54] (Tabela 6.7).

NEUROMODULADORES DE LIBERAÇÃO DE ACTH

Usados para pacientes que não se submeterão a cirurgia ou que apresentaram falência a ela. Têm ação direta nos tumores corticotrofos ao inibirem a produção de ACTH.[34]

Cabergolina

Este agonista dopaminérgico com alta afinidade para receptores D2 da dopamina tem o poder de reduzir níveis de cortisol sérico por inibição direta nos adenomas corticotróficos, uma vez que tais lesões apresentam receptores para a dopamina[65] (Tabela 6.9). Foram descritos vários casos na literatura em que a cabergolina obteve sucesso em monoterapia, porém, em vários casos também publicados, houve associação com pasireotide ou cetoconazol para se alcançar o efeito desejado.[66] Dados mais recentes apontam que 20% a 25% dos pacientes com síndrome de Cushing respondem bem a doses baixas de cabergolina, sem muitos efeitos adversos, e que nenhum parâmetro único, como cortisol livre urinário ou prolactina sérica, foi capaz isoladamente de predizer resposta a esta terapia.[67] Portanto, mais estudos são imprescindíveis para estabelecer um protocolo de tratamento combinado que envolva esta droga.[34]

Pasireotide

Este agonista da somatostatina atua fortemente nos receptores SST1 e SST5 presentes nos adenomas corticotróficos, reduzindo a secreção de ACTH, tamanho tumoral e controlando o cortisol livre urinário. É um ligante mais forte do que o octreotide.[68] O cortisol salivar da meia-noite e o cortisol livre urinário podem ser usados como fer-

---

TABELA 6.9 Neuromoduladores de Liberação do ACTH – Dose, Mecanismo de Ação e Efeitos Adversos

Droga	Dose	Mecanismo de ação	Efeitos adversos
Cabergolina	1-7 mg/sem.	Ligação aos receptores D2 dopaminérgicos em adenomas corticotrofos	• Tontura • Astenia • Efeitos TGI
Pasireotide	600-900 μcg 12/12h	Ligação aos receptores SST1 e SST5 em adenomas corticotrofos	• Hiperglicemia • Colelitíase ↑ QT • Náusea • Diarreia

Adaptada de Fleseriu M, Molitch ME, Gross CE, Schteingart D, Brooks Vaughan T, Biller BMK. A new therapeutic approach in the medical treatment of Cushing's syndrome: Glucocorticoid receptor blockade with mifepristone. *Endocr Pract* [Internet]. 2013; 19(2):313-26.

TABELA 6.10 Antagonistas dos Glicocorticoides – Dose, Mecanismo de Ação e Efeitos Adversos

Droga	Dose	Mecanismo de ação	Efeitos adversos
Mifepristona	300-1.200 md/dia	Ligação aos receptores D2 dopaminérgicos em adenomas corticotrofos	Tontura, astenia Efeitos TGI Cefaleia HAS, hipocalemia Abortivo, espessamento endometrial

Adaptada de Fleseriu M, Molitch ME, Gross CE, Schteingart D, Brooks Vaughan T, Biller BMK. A new therapeutic approach in the medical treatment of Cushing's syndrome: Glucocorticoid receptor blockade with mifepristone. *Endocr Pract* [Internet]. 2013; 19(2):313-26.

TABELA 6.11 Uso dos Neuromoduladores de Liberação do ACTH

Tumores produtores de ACTH	Receptores	Opções terapêuticas
Eixo HHA*	SST1 e SST5 Receptores dopaminérgicos	Pasireotide Cabergolina
Ectópico	SST2 Receptores dopaminérgicos	Octreotide Cabergolina

*HHA: hipotálamo-hipófise-adrenal.
Adaptada de Nieman LK, Biller BMK, Findling JW, Murad MH, Newell-Price J, Savage MO, et al. Treatment of cushing's syndrome: An endocrine society clinical practice guideline. *Transl Endocrinol Metab* [Internet]. 2015; 100(8):2807-31.

ramentas de monitorização do tratamento.[48] Apresenta como um efeito dos efeitos adversos hiperglicemia em 73% dos pacientes e aumento de hemoglobina glicada, que retornam aos níveis basais quando o tratamento é suspenso[34,69] (Tabela 6.9).

ANTAGONISTAS DOS GLICOCORTICOIDES

Para pacientes que não se submeterão a cirurgia ou que apresentaram falência a ela e que sejam diabéticos ou intolerantes à glicose.[34]

Mifepristona

Também tem função de antiprogestínico e seu efeito deve ser avaliado pela melhora do diabetes e perda de peso. Também pode levar a sintomas de insuficiência adrenal, exacerbações clínicas por acúmulo de mineralocorticoides e ação antiprogestínica como o espessamento endometrial[70] (Tabela 6.10).

TRATAMENTO PARA SÍNDROME DO ACTH ECTÓPICO

Como tumores ectópicos secretores de ACTH têm receptores dopaminérgicos e SST2 bastante funcionantes, há boas evidências de que cabergolina e octreotide bloqueariam eficazmente a liberação deste hormônio.[71] Pode-se usar a cabergolina em monoterapia ou terapia combinada com octreotide com bons resultados[72] (Tabela 6.11).

Uma alternativa à secreção ectópica de ACTH por metástase de carcinoma medular de tireoide seria o uso de inibidores da tirosino-quinase, como vandetanib e sorafenib, obtendo efeito antissecretório, mas não reduzindo o tamanho tumoral.[34,73]

SEGUIMENTO A LONGO PRAZO

Acompanhar periodicamente o paciente tratado por síndrome de Cushing por toda a vida é necessário, uma vez que a taxa de recidiva é alta e também pode haver sequelas estabelecidas de comorbidades originadas pelo hipercortisolismo. Uma parcela dos acometidos pode desenvolver doenças inflamatórias ou autoimunes secundárias, como hipotireoidismo, artrite reumatoide, doença celíaca, doença de Crohn, psoríase, dentre outras.[74] Em 25% dos pacientes, diabetes e excesso de peso não se resolveram após remissão do Cushing.[75] Há descrições na literatura que relatam que pacientes, mesmo curados, apresentaram sequelas cognitivas irreversíveis como ansiedade, depressão, transtorno obsessivo-compulsivo e déficit de atenção.[76]

REFERÊNCIAS

1. Pivonello R, Isidori AM, De Martino MC, Newell-Price J, Biller BM, Colao A. Review complications of Cushing's syndrome: state of the art. 6; 8587(16). *Lancet Diabetes Endocrinol* 2016 Jul; 4(7):611-29. doi: 10.1016/S2213-8587(16)00086-3. Epub 2016 May 10.
2. Graversen D, Vestergaard P, Stochholm K, Gravholt CH, Jørgensen JO. Mortality in Cushing's syndrome: a systematic review and meta-analysis. *Eur J Intern Med* 2012 Apr; 23(3):278-82. doi: 10.1016/j.ejim.2011.10.013. Epub 2011 Nov 15.
3. Lee M, Pramyothin P, Karastergiou K, Fried SK. Deconstructing the roles of glucocorticoids in adipose tissue biology and the development of central obesity. *Biochim Biophys Acta* 2014 Mar; 1842(3):473-81. doi: 10.1016/j.bbadis.2013.05.029.
4. Faggiano A, Pivonello R, Spiezia S, Martino MCDE, Filippella M, Somma CDI, et al. Cardiovascular risk factors and common carotid artery caliber and stiffness in patients with Cushing's disease during active disease and 1 year after disease remission. 2015; 88:2527-33.
5. Colao A, Pivonello R, Spiezia S, Faggiano A, Ferone D, Filippella M, et al. Persistence of increased cardiovascular risk in patients with cushing's disease after five years of successful cure. *J Clin Endocrinol Metab* 1999; 84(8):2664-72.
6. Boscaro M, Sonino N, Scarda A, Barzon L, Fallo F, Sartori MT, et al. Anticoagulant prophylaxis markedly reduces thromboembolic complications in Cushing's syndrome. *J Clin Endocrinol Metab* 2002 Aug; 87(8):3662-6.

7. Pivonello R, Isidori AM, De Martino MC, Newell-Price J, Biller BM, Colao A. Review complications of Cushing's syndrome: state of the art. 6; 8587(16). *Lancet Diabetes Endocrinol* 2016 Jul; 4(7):611-29. doi: 10.1016/S2213-8587(16)00086-3.

8. Colao A, Pivonello R, Filippella M, Ferone D, Somma C Di, Cerbone G. Increased prevalence of thyroid autoimmunity in patients successfully treated for Cushing' s disease. *Clin Endocrinol (Oxf)* 2000 Jul; 53(1):13-9.

9. Jørgensen JOL, Cannegieter SC, Ehrenstein V, Vandenbroucke JP, Pereira AM, Sørensen HT. Multisystem Morbidity and Mortality in Cushing's Syndrome: a Cohort Study. 2013; (C):1-9.

10. Strasburger CJ, Chanson P, Valassi E, Santos A, Yaneva M, Wass JAH, et al. The European Registry on Cushing's syndrome: 2-year experience. Baseline demographic and clinical characteristics. *Eur J Endocrinol* 2011; 165:383-92.

11. Minetto MA, Lanfranco F, Motta G, Allasia S, Arvat E, Antona GD. Steroid myopathy: Some unresolved issues. *J Endocrinol Invest* 2011; 370-5.

12. Pereira AM, Tiemensma J, Romijn JA. Neuropsychiatric disorders in Cushing's syndrome. *Neuroendocrinology* 2010; 92(suppl 1):65-70.

13. Bronstein MD, Machado MC, Fragoso M. Management of pregnant patients with Cushing's syndrome. *Eur J Endocrinol* 2015; 173:85-91.

14. Findling JWHR. Differentiation of pathologic/neoplastic hypercortisolism (Cushing syndrome) from physiologic/non-neoplastic hypercortisolism (formerly known as pseudo-Cushing syndrome). 2002; 4190(c):1-30.

15. Loriaux DL. Diagnosis and differential diagnosis of Cushing's syndrome. *N Engl J Med* [Internet]. 2017; 376(15):1451-9. Disponível em: http://www.nejm.org/doi/10.1056/NEJMra1505550.

16. Lacroix A, Feelders RA, Stratakis CA, Nieman LK. Cushing's syndrome. *Lancet* 2015;.

17. Nieman LK, Biller BMK, Findling JW, Newell-Price J, Savage MO, Stewart PM, et al. The diagnosis of Cushing's syndrome: An endocrine society clinical practice guideline. J Clin Endocrinol Metab. 2008 tab. 2008;93(5):1526-40.

18. Pecori Giraldi F, Ambrogio AG. Variability in laboratory parameters used for management of Cushing's syndrome. *Endocrine* 2015;50(3):580-9.

19. Paschou SA, Kandaraki E, Dimitropoulou F. Subclinical Cushing's syndrome in patients with bilateral compared to unilateral adrenal incidentalomas: a systematic review and meta-analysis. *Endocrine* 2016; 51(2):225-35.

20. Bansal V, Asmar N, Selman W, Arafah B. Pitfalls in the diagnosis and management of Cushing's syndrome. *Neurosurg Focus* [Internet]. 2015; 38(February):1-11. Disponível em: http://thejns.org/doi/abs/10.3171/2014.11.FOCUS14704.

21. Lindsay JR, Nieman LK. Differential diagnosis and imaging in Cushing's syndrome. *Endocrinol Metab Clin North Am* 2005; 34(2):403-21.

22. Allen BC, Francis IR. Adrenal imaging and intervention. *Radiol Clin N Am* 2015; 53:1021-35.

23. Newell-Price J, Trainer P, Besser M, Grossman A. The diagnosis and differential diagnosis of Cushing's syndrome and pseudo-Cushing's states. *Endocr Rev* 1998; 19(5):647-72.

24. Raff H. Cushing syndrome update on testing. *Endocrinol Metab Clin N Am* 2015; 44(1):43-50. doi: 10.1016/j.ecl.2014.10.005.

25. Cebula H, Baussart B, Villa C, Assié G, Boulin A, Foubert L, et al. Efficacy of endoscopic endonasal transsphenoidal surgery for Cushing's disease in 230 patients with positive and negative MRI. *Acta Neurochir* (Wien) [Internet]. 2017. Disponível em: http://link.springer.com/10.1007/s00701-017-3140-1.

26. Ritzel K, Beuschlein F, Berr C, Osswald A, Reisch N, Bidlingmaier M, Schneider H, Honegger J, Geyer LL, Schopohl J, Reincke M. ACTH after 15 min distinguishes between Cushing's disease and ectopic Cushing's syndrome: a proposal for a short and simple CRH test. *Eur J Endocrinol* 2015 Aug; 173(2):197-204. doi: 10.1530/EJE-14-0912.

27. Rollin GAF, Costenaro F, Gerchman F, Rodrigues TC, Czepielewski MA. Evaluation of the DDAVP test in the diagnosis of Cushing's disease. *Clin Endocrinol* (Oxf) 2015; 82(6):793-800.

28. Vilar L, Freitas MC, Faria M, Montenegro R, Casulari LA, Naves LBO. Pitfalls in the diagnosis of Cushing's syndrome. *Arq Bras Endocrinol Metab* 2007; 51(8):1207-16.

29. Nieman LK, Biller BMK, Findling JW, Murad MH, Newell-Price J, Savage MO, et al. Treatment of Cushing's syndrome: an Endocrine Society Clinical Practice Guideline. J Clin Endocrinol Metab 2015; Aug;100(8):2807-31. doi: 10.1210/jc.2015-1818.

30. Zhang H, Zhao J. Ectopic Cushing syndrome in small cell lung cancer: A case report and literature review. Thorac Cancer [Internet]. 2017;8(2):114-7. Disponível em: http://doi.wiley.com/10.1111/1759-7714.12403.

31. Flynn E, Baqar S, Liu D, Ekinci EI, Farrell S, Zajac JD, De Luise M, Seeman E. Bowel perforation complicating an ACTH-secreting phaeochromocytoma. *Endocrinol Diabetes Metab Case Rep* 2016. doi: 10.1530/EDM-16-0061.

32. Koutourousiou M, Vaz F, Filho G, Fernandez-miranda JC, Stefko ST. Endoscopic endonasal surgery for tumors of the cavernous sinus: A series of 234 patients. *World Neurosurg* 2017 Jul; 103:713-732. doi: 10.1016/j.wneu.2017.04.096. Epub 2017 Apr 24.

33. Liu C, Lo JC, Dowd CF, Wilson CB, Kunwar S, Aron DC, et al. Cavernous and inferior petrosal sinus sampling in the evaluation of ACTH-dependent Cushing's syndrome. *Clin Endocrinol* (Oxf) 2004; 61(4):478-86.

34. Nieman LK, Biller BMK, Findling JW, Murad MH, Newell-Price J, Savage MO, et al. Treatment of cushing's syndrome: An endocrine society clinical practice guideline. Transl Endocrinol Metab [Internet]. 2015;100(8):2807-31. Disponível em: http://www.embase.com/search/results?subaction=viewrecord&from=export&id=L607452684%0Ahttp://dx.doi.org/10.1210/jc.2015-1818.

35. Mukherjee A, Murray RD, Teasdale GM, Shalet SM. Acquired prolactin deficiency (APD) after treatment for Cushing's disease is a reliable marker of irreversible severe GHD but does not reflect disease status. *Clin Endocrinol* (Oxf) 2004; 60(4):476-83.

36. Park HS, Roman SA, Sosa JA. Outcomes from 3144 adrenalectomies in the United States: which matters more, surgeon volume or specialty? *Arch Surg* 2009;144(11):1060-7.

37. Chiodini I, Morelli V, Salcuni AS, Eller-Vainicher C, Torlontano M, Coletti F, et al. Beneficial metabolic effects of prompt surgical treatment in patients with an adrenal incidentaloma causing biochemical hypercortisolism. *J Clin Endocrinol Metab* 2010; 95(6):2736-45.

38. Xu Y, Rui W, Qi Y, Zhang C, Zhao J, Wang X, et al. The role of unilateral adrenalectomy in corticotropin-independent bilateral adrenocortical hyperplasias. *World J Surg* 2013; 37(7):1626-32.

39. Collins MT, Singer FR, Eugster E. McCune-Albright syndrome and the extraskeletal manifestations of fibrous dysplasia. *Orphanet J Rare Dis* [Internet]. 2012;7 Suppl 1(Suppl 1):S4. Disponível em: http://www.ncbi.nlm.nih.gov/pubmed/22640971%5Cnhttp://www.pubmedcentral.nih.gov/articlerender.fcgi?artid=PMC3359955.

40. Anathea C. Powell, MD, Constantine A. Stratakis, MD, DSc, Nicholas J. Patronas, MD, Seth M. Steinberg, PhD, Dalia Batista, MD, H. Richard Alexander, MD, James F. Pingpank, MD, Meg Keil, RN, David L. Bartlett, MD, and Steven K. Libutti M. Surgical management of Cushing Syndrome secondary to micronodular adrenal hyperplasia. *Surgery* 2008 Jun; 143(6): 750-758.

41. Avgerinos PC, Chrousos GP, Nieman LK, Oldfield EH, Loriaux DL, Cutler GB. The corticotropin-releasing hormone test in the postoperative evaluation of patients with Cushing's syndrome. *J Clin Endocrinol Metab* [Internet]. 1987; 65(5):906-13. Disponível em: http://press.endocrine.org/doi/abs/10.1210/jcem-65-5-906.

42. Grossman A, Johannsson G, Quinkler M, Zelissen P. Perspectives on the management of adrenal insufficiency: Clinical insights from across Europe. *Eur J Endocrinol* 2013; 169(6):165-76.

43. Alexandraki KI, Kaltsas GA, Isidori AM, Storr HL, Afshar F, Sabin I, et al. Long-term remission and recurrence rates in Cushing's disease: predictive factors in a single-centre study. *Eur J Endocrinol* 2013; 168(4):639-48.

44. Johnston PC, Kennedy L, Hamrahian AH, Sandouk Z, Bena J, Hatipoglu B, et al. Surgical outcomes in patients with Cushing's disease: the Cleveland clinic experience. *Pituitary* [Internet]. 2017; (123456789). Disponível em: http://link.springer.com/10.1007/s11102-017-0802-1.

45. Espinosa-de-los-Monteros AL, Sosa-Eroza E, Espinosa E, Mendoza V, Arreola R, Mercado M. Long-term outcome of the different treatment alternatives for recurrent and persistent Cushing's disease. *Endocr Pract* [Internet]. 2017;(aop):EP171756.OR. Disponível em: http://journals.aace.com/doi/10.4158/EP171756.OR.

46. Valassi E, Biller BMK, Swearingen B, Pecori Giraldi F, Losa M, Mortini P, et al. Delayed remission after transsphenoidal surgery in patients with Cushing's disease. *J Clin Endocrinol Metab* [Internet]. 2010; 95(January):601-10. Disponível em: http://www.ncbi.nlm.nih.gov/pubmed/20080848.

47. Danet-Lamasou M, Asselineau J, Perez P, Vivot A, Nunes ML, Loiseau H, et al. Accuracy of repeated measurements of late-night salivary cortisol to screen for early-stage recurrence of Cushing's disease following pituitary surgery. *Clin Endocrinol* (Oxf) 2015; 82(2):260-6.

48. Findling JW, Fleseriu M, Newell-Price J, Petersenn S, Pivonello R, Kandra A, et al. Late-night salivary cortisol may be valuable for assessing treatment response in patients with Cushing's disease: 12-month, Phase III pasireotide study. *Endocrine* 2016; 54(2):516-23.

49. Corcuff JB, Young J, Masquefa-Giraud P, Chanson P, Baudin E, Tabarin A. Rapid control of severe neoplastic hypercortisolism with metyrapone and ketoconazole. *Eur J Endocrinol* 2015; 172(4):473-81.

50. Paduraru DN, Nica A, Carsote M, Valea A. Adrenalectomy for Cushing's syndrome: do's and don'ts. *J Med Life* 2016 Out-Dez; 9(4):334-341.

51. Owßald A, Plomer E, Dimopoulou C, Milian M, Blaser R, Ritzel K, et al. Favorable long-term outcomes of bilateral adrenalectomy in Cushing's disease. *Eur J Endocrinol* 2014; 171(2):209-15.

52. Wilson PJ, Williams JR, Smee RI. Cushing's disease: a single centre's experience using the linear accelerator (LINAC) for stereotactic radiosurgery and fractionated stereotactic radiotherapy. *J Clin Neurosci Off J Neurosurg Soc Australas* 2014; 21(1):100-6.

53. Echendu CW, Carpenter LS. Radiation therapy in the management of pituitary tumors. *Int Ophthalmol Clin* [Internet]. 2016; 56(1):41-50. Disponível em: http://jcem.endojournals.org/content/96/7/1992. abstract%5Cnhttp://www.ncbi.nlm.nih.gov/pubmed/26626931.

54. Fleseriu M, Castinetti F. Updates on the role of adrenal steroidogenesis inhibitors in Cushing's syndrome: a focus on novel therapies. *Pituitary* 2016; 19(6):643-53.

55. Fleseriu M, Molitch ME, Gross CE, Schteingart D, Brooks Vaughan T, Biller BMK. A new therapeutic approach in the medical treatment of cushing's syndrome: Glucocorticoid receptor blockade with mifepristone. *Endocr Pract* [Internet]. 2013; 19(2):313-26. Disponível em: http://www.embase.com/search/results?subaction=viewrecord&from=export&id=L368855858%5Cnhttp://dx.doi.org/10.4158/EP12149.RA%5Cnhttps://gsk.worldcat.org/openurlresolver?sid=EMBASE&issn=1530891X&id=doi:10.4158/EP12149.RA&atitle=A+new+therapeutic+approach+in.

56. Engelhardt D, Jacob K, Doerr HG. Different therapeutic efficacy of ketoconazole in patients with Cushing's syndrome. *Klin Wochenschr* 1989; 241-7.

57. Valassi E, Crespo I, Gich I, Rodríguez J, Webb SM. A reappraisal of the medical therapy with steroidogenesis inhibitors in Cushing's syndrome. *Clin Endocrinol* (Oxf) 2012; 77(5):735-42.

58. Schiemer R, Latibeaudiere M, Close C, Fox R. Type 2 diabetes identified in pregnancy secondary to Cushing's syndrome. *J Obstet Gynaecol* 2011; 31(6):541.

59. Verhelst JA, Trainer PJ, Howlett TA, Perry L, Rees LH, Grossman AB, et al. Short and long term responses to metyrapone in the medical management of 91 patients with Cushing's syndrome. *Clin Endocrinol* (Oxf) 1991; 35(2):169-78.

60. Baudry C, Coste J, Khalil RB, Silvera S, Guignat L, Guibourdenche J, et al. Efficiency and tolerance of mitotane in Cushing's disease in 76 patients from a single center. *Eur J Endocrinol* 2012; 167(4):473-81.

61. Alexandraki KI, Kaltsas GA, Le Roux CW, Fassnacht M, Ajodha S, Christ-Crain M, et al. Assessment of serum-free cortisol levels in patients with adrenocortical carcinoma treated with mitotane: A pilot study. *Clin Endocrinol* (Oxf) 2010; 72(3):305-11.

62. Kroiss M, Quinkler M, Lutz WK, Allolio B, Fassnacht M. Drug interactions with mitotane by induction of CYP3A4 metabolism in the clinical management of adrenocortical carcinoma. *Clin Endocrinol* (Oxf) 2011; 75(5):585-91.

63. Klinik M, Kinderklinik HMS, Kiel WGSDC. Infusion of low dose etomidate: Correction of hypercortisolemia in patients with Cushing's syndrome and dose-response relationship in normal subjects. 2015; 70(5):1426-30.

64. Pædiatric S. Use of intravenous etomidate to control acute psychosis induced by the hypercortisolaemia in severe paediatric Cushing's disease. *Horm Res Paediatr* 2011; 441-6.

65. de Bruin C, Feelders RA, Waaijers AM, van Koetsveld PM. Differential regulation of human dopamine D2 and somatostatin receptor subtype expression by glucocorticoids in vitro. *J Mol Endocrinol* 2009 Jan; 42(1):47-56. doi: 10.1677/JME-08-0110.

66. Feelders RA, De Bruin C, Pereira AM, Romijn JA, Netea-Maier RT, Hermus AR, Zelissen PM DJR. Pasireotide alone or with cabergoline and ketoconazole in Cushing's disease. N Engl J Med; 2010 May 13; 362(19):1846-8. doi: 10.1056/NEJMc1000094.

67. Ferriere A, Cortet C, Chanson P, Delemer B, Caron P, Chabre O, et al. Cabergoline for Cushing's disease: a large retrospective multicenter study. *Eur J Endocrinol* [Internet] 2017; 176(3):305-14. Disponível em: http://www.eje-online.org/lookup/doi/10.1530/EJE-16-0662.

68. A 12-month phase 3 study of pasireotide in Cushing's disease. Colao A1, Petersenn S, Newell-Price J, Findling JW, Gu F, Maldonado M, Schoenherr U, Mills D, Salgado LR, Biller BM. Pasireotide B2305 Study Group. *N Engl J Med* 2012 Aug 2012; 23: 367(8):780.

69. Yedinak CG, Hopkins S, Williams J, Ibrahim A, Cetas JS, Fleseriu M. Medical therapy with pasireotide in recurrent Cushing's disease: experience of patients treated for at least 1 year at a single center. *Front Endocrinol* (Lausanne) [Internet] 2017; 8. Disponível em: http://journal.frontiersin.org/article/10.3389/fendo.2017.00035/full.

70. Fleseriu M, Biller BMK, Findling JW, Molitch ME. Mifepristone, a glucocorticoid receptor antagonist, produces clinical and metabolic benefits in patients with Cushing's syndrome. J Clin Endocrinol Metab 2012 June; 97(6): 2039-49. doi: 10.1210/jc.2011-3350.

71. de Bruin C, Pereira AM, Feelders RA, Romijn JA, Roelfsema F, Sprij-mooij DM, et al. Coexpression of dopamine and somatostatin receptor subtypes in corticotroph adenomas. *J Clin Endocrinol Metab* 2009 Apr; 94(4):1118-24. doi: 10.1210/jc.2008-2101.

72. Pivonello R, de Martino MC, Cappabianca P, de Leo M, Faggiano A, Lombardi G, et al. The medical treatment of Cushing's disease: Effectiveness of chronic treatment with the dopamine agonist cabergoline in patients unsuccessfully treated by surgery. *J Clin Endocrinol Metab* 2009 Jan; 94(1):223-30. doi: 10.1210/jc.2008-1533.

73. Acth E, Hormone A, Barroso-Sousa R, Lin CS, Kulcsar MA, Fragoso MC, et al. Complete resolution of hypercortisolism with sorafenib in a patient with advanced medullary thyroid carcinoma. *Thyroid.* 2014 Jun; 24(6):1062-6. doi: 10.1089/thy.2013.0571.

74. Mota F, Murray C, Ezzat S. Overt immune dysfunction after Cushing's syndrome remission: A consecutive case series and review of the literature. *J Clin Endocrinol Metab* 2011 Oct; 96(10):E1670-4. doi: 10.1210/jc.2011-1317.

75. Feelders RA, Pulgar SJ, Kempel A, Pereira AM. The burden of Cushing's disease: clinical and health-related quality of life aspects. *Eur J Endocrinol* 2012 Sep;167(3):311-26. doi: 10.1530/EJE-11-1095.

76. Sonino N, Fallo F, Fava GA. Psychosomatic aspects of Cushing's syndrome. *Rev Endocr Metab Disord* 2010 Jun; 11(2):95-104. doi: 10.1007/s11154-009-9123-7.

CAPÍTULO 7

HIPOPITUITARISMO

Manuel dos Santos Faria • Gilvan Cortês Nascimento • Sabrina da Silva Pereira Damianse • André Murad Faria

CONSIDERAÇÕES GERAIS

O hipopituitarismo é uma condição médica complexa associada a morbidade e mortalidade significativas. Consiste em uma deficiência permanente, não necessariamente irreversível, de um ou mais hormônios secretados pela glândula hipófise. Apresenta prevalência e incidência de 30 a 45 casos por 100.000 habitantes e de 1,2 a 4,2 casos por 100.000 habitantes/ano, respectivamente.[1] Esses dados estão provavelmente subestimados à luz de estudos mais recentes.[2]

As manifestações clínicas do hipopituitarismo são variadas e, muitas vezes, inespecíficas, sendo necessário um alto índice de suspeição clínica, visto que a identificação dessa condição torna-se, eventualmente, vital no contexto da prevenção e do diagnóstico da insuficiência adrenal (IA) aguda. O comprometimento de mais de um hormônio pode ocorrer de forma concomitante ou em sequência. A rigor, a falência hipofisária costuma obedecer, mas com inúmeras exceções, a uma sequência com o seguinte encadeamento: GH, LH/FSH, TSH, ACTH e prolactina.[3] O prejuízo da secreção de TSH e ACTH reflete, usualmente, um dano mais grave, ao passo que a deficiência de prolactina é incomum, exceto nos casos de necrose hipofisária pós-parto e algumas causas de origem genética.

A despeito dos esquemas de reposição hormonal convencionalmente utilizados, estudos contemporâneos relatam um aumento de morbidade e de mortalidade vascular em decorrência de hipopituitarismo por diversas causas.[4] Adicionalmente, relatos da literatura apontam para uma incapacidade aumentada, altos custos de cuidados e redução significativa da qualidade de vida dos pacientes acometidos por essa condição.[5]

ETIOLOGIA

São inúmeras as causas de hipopituitarismo (Quadro 7.1). Os fatores etiológicos são determinantes na apresentação clínica dessa condição. Como exemplo, a apoplexia hipofisária promove um quadro de emergência médica com a possibilidade de crise adrenal e perda súbita de visão; por outro lado, nos adenomas hipofisários funcionantes predominam os estigmas próprios da hipersecreção hormonal correspondente; sintomas de hipocortisolismo e hipotireoidismo central resultantes do efeito massa desses tumores podem permanecer não reconhecidos por um longo período de tempo.[6,7]

DIAGNÓSTICO DO HIPOPITUITARISMO

Aspectos Clínicos Gerais

O quadro clínico do hipopituitarismo depende da magnitude da insuficiência hipofisária, da combinação de hormônios acometidos e da velocidade de instalação dos déficits hormonais, além de fatores próprios ao paciente, como faixa etária e sexo, e da causa que leva à disfunção hipofisária (Quadro 7.2).

A apresentação clínica pode se dar de maneira sutil, sendo o cansaço o primeiro e único sintoma associado a uma anemia que é reflexo da hipofunção da medula óssea. Quando de início lento, não raramente pode levar anos para ser reconhecido, com as alterações não sendo percebidas pelos próprios familiares ou atribuindo-se às queixas clínicas causas de origem não hipofisária. Ocasionalmente, o hipopituitarismo pode manifestar-se de forma aguda, com o paciente relatando debilidade acentuada, distúrbio de consciência, confusão, estupor e coma. Esse quadro dramático reflete uma falência hormonal extensa.[6,7]

Visto que a deficiência do GH é geralmente subclínica nos adultos, as manifestações do hipogonadismo são as mais frequentes; já em crianças, o comprometimento do crescimento linear decorrente do déficit de GH é o dado mais característico. Os tumores hipofisários costumam estar associados à elevação de prolactina, a qual, frequentemente, causa hipogonadismo, ainda que a secreção de gonadotropinas seja adequada.[6-8]

ASPECTOS CLÍNICOS DE DEFICIÊNCIAS ISOLADAS

Deficiência de GH

É um dos déficits mais comuns nas doenças da hipófise. Em crianças, leva a baixa estatura e retardo do desenvolvimento ósseo. A aparência do recém-nascido é normal, embora micropênis, naqueles do sexo masculino, e convulsões resultantes de hipoglicemia possam estar presentes. Retardo do crescimento intrauterino, icterícia prolongada e defeitos da linha média facial sugerem causa congênita. O reconhecimento dessa condição é mais comum a partir do primeiro ano de vida, com a redução da velocidade do crescimento (VC) como um sinal precoce. As crianças tendem a apresentar distribuição troncular da gordura e traços corporais e faciais imaturos, com um aspecto angelical e ainda uma voz típica, aguda como a de um soprano.[9]

335

QUADRO 7.1 Causas de Hipopituitarismo

Neoplasias

Adenoma pituitário
Carcinoma pituitário
Germinoma
Astrocitoma
Pituicitoma
Craniofaringioma
Ependimoma
Meningioma
Glioma
Cordoma
Cistos (bolsa de Rathke, aracnoide, epidermoide e dermoide)
Metástases (pulmão, mama etc.)

Dano cerebral

Traumatismo cranioencefálico
Radioterapia/Radiocirurgia
Neurocirurgia

Distúrbios genéticos/Mutações em fatores de transcrição

Deficiências hormonais hipofisárias combinadas:
HESX1; OTX2; LHX3/4; SOX2/3; PROP1; PIT-1 (POU1F1)
Defeitos isolados
Infecciosas
Bacterianas
Fúngicas
Parasitárias
Tuberculose
Sífilis

Infiltrativas/Inflamatórias

Autoimune (hipofisite linfocítica, anticorpos antipituitária e
    POUF-1)
Hipofisite xantomatosa
Hemocromatose
Granulomatosa (granulomatose com poliangiite e
    sarcoidose)
Histiocitose de células de Langerhans
Granuloma de células gigantes

Causas vasculares

Necrose hipofisária pós-parto (síndrome de Sheehan)
Apoplexia de tumor hipofisário (síndrome de sela vazia
    secundária)
Aneurisma da artéria carótida interna
Anemia falciforme
Hemorragia subaracnoide

Causas funcionais hipotalâmicas

Estresse psicogênico/anorexia nervosa/síndrome de má
    absorção
Doenças sistêmicas (insuficiência renal, hepática e diabetes
    mellitus descompensado)
Medicações: opiáceos; glicocorticoides; acetato de
    megestrol; análogos de somatostatina
Hormônios tireoidianos e bloqueadores CTLA-4
Síndrome da sela vazia primária

Em adultos, a deficiência de GH pode estar presente desde a infância ou ocorrer somente nessa fase como uma condição adquirida. Apresentam clínica inespecífica, que depende da magnitude do déficit, sendo mais bem avaliados após a reposição hormonal otimizada de outros eixos. De maneira geral, demonstram acúmulo de gordura visceral com redução da massa muscular e dislipidemia associada que determinam um perfil metabólico adverso. Além disso, relatam uma sensação reduzida de bem-estar, adinamia, redução da densidade mineral óssea (DMO) e alterações psicológicas com comprometimento da qualidade de vida.[10]

QUADRO 7.2 Quadro Clínico do Hipopituitarismo

Eixo Corticotrófico

Déficit crônico: fadiga, palidez cutânea, anorexia,
    emagrecimento, náusea, hipoglicemia e hiponatremia.
Déficit agudo: fraqueza, tontura, náusea, vômito, colapso
    circulatório, febre e choque.
Crianças: crescimento/desenvolvimento inadequados,
    retardo puberal.

Eixo Tireotrófico

Adultos: astenia, adinamia, constipação, intolerância ao
    frio, queda de cabelo, pele seca, bradicardia, rouquidão,
    anemia e hipercolesterolemia.
Crianças: baixa velocidade de crescimento com retardo de
    maturação óssea.

Eixo Gonadotrófico

Mulheres: oligo/amenorréia, redução da libido, dispareunia,
    infertilidade, osteoporose e aterosclerose prematura.
Homens: perda da libido, disfunção erétil, humor deprimido,
    diminuição de massa magra com acúmulo troncular de
    gordura, redução dos pêlos corporais e osteoporose.
Crianças: atraso puberal.

Eixo Somatotrófico

Crianças: redução da velocidade do crescimento e da
    maturação óssea.
Adultos: redução de massa muscular com acúmulo visceral
    de gordura, fadiga, qualidade de vida comprometida,
    dislipidemia e aterosclerose prematura.
Diabetes Insípido
Polidipsia (mecanismo da sede preservado)
Poliúria, nictúria

Deficiência de Gonadotrofinas (FSH e LH)

Essa deficiência com frequência é a mais precocemente diagnosticada e, ocasionalmente, apresenta-se de modo isolado nas lesões da adeno-hipófise. Sua prevalência pode ser de até 95% em pacientes com tumores selares e após cirurgia ou radioterapia.[11] Comumente ocorre como resultado da interferência no eixo gonadal pelos prolactinomas.

O quadro clínico do hipogonadismo difere, obviamente, entre os sexos e quando do momento de acometimento, se prévio ou não à puberdade. Nos pré-púberes, nenhum sintoma ou sinal óbvio está presente. É importante enfatizar que micropênis associado ou não a criptorquidismo sugere hipogonadismo congênito.[12] Adolescentes do sexo feminino apresentam amenorreia primária e ausência do desenvolvimento mamário, enquanto em mulheres adultas há uma secreção reduzida de estradiol que resulta em infertilidade e oligo/amenorreia. Atrofia da genitália e diminuição do volume mamário são observadas em casos de longa evolução, assim como redução de pelos axilares e pubianos, sobretudo quando de comprometimento concomitante do eixo corticotrófico, com redução dos andrógenos adrenais, também correlacionados a uma DMO reduzida.[13]

O *deficit* gonadotrófico em homens resulta em diminuição da libido, disfunção erétil e espermatogênese comprometida. Testículos reduzidos de volume com consistência amolecida, assim como uma redução de pelos corporais e sexuais, evidenciada como uma frequência diminuída do ato de barbear-se, são achados comuns a uma evolução mais arrastada. Obesidade abdominal e perda do tônus muscular podem ser marcantes, assim como redução da

DMO.[14] Em adolescentes o atraso puberal é um achado comum, conquanto a deficiência seletiva desse eixo sem comprometimento do GH pode levar a um crescimento linear excessivo diante do não fechamento das epífises ósseas, com o desenvolvimento de hábito eunucoide.

Deficiência de TSH

Um aspecto relevante em pacientes com hipotireoidismo de origem central é a presença concomitante de outros déficits hormonais, sendo rara a sua ocorrência isolada. Assim, as manifestações clínicas são a expressão dessa interação. Em crianças, o hipotireoidismo, mais comumente, leva a um retardo de crescimento e da maturação óssea, enquanto adultos apresentam um quadro similar ao da doença tireoidiana primária, não obstante o grau de infiltração seja menos proeminente.[15]

Deficiência de ACTH

Na sequência usual da falência dos hormônios hipofisários, o ACTH é, usualmente, o último a ser comprometido, sendo rara a sua ocorrência isolada, como visto na hipofisite linfocítica.[3] Não obstante, pode estar presente em até um terço dos casos de hipopituitarismo.[16]

O hipoadrenalismo manifesta-se geralmente de forma insidiosa e inespecífica com astenia, lassidão, anorexia, náuseas, hipotensão postural e emagrecimento (Quadro 7.2). Episódios hipoglicêmicos podem ocorrer devido a um comprometimento da gliconeogênese. No entanto, é importante ressaltar que, mesmo na deficiência severa de ACTH/cortisol, sobretudo em contexto de déficit de GH e TSH, o paciente pode não apresentar quaisquer sintomas, sendo necessário alto índice de suspeita clínica e mandatória a avaliação laboratorial.[17]

Diferentemente do dano primário da adrenal, a pele e as mucosas dos pacientes acometidos não são hiperpigmentadas, pois há déficit concomitante de MSH. Da mesma forma, a regulação dos eletrólitos é menos comprometida e a desidratação com hiperpotassemia não são achados clínicos comuns, conquanto a secreção de aldosterona esteja preservada nos pacientes com deficiência de ACTH. A hiponatremia, quando presente, é discreta e dilucional em sua origem, decorrente da secreção aumentada de ADH devida ao hipocortisolismo.[16]

Nas mulheres, em especial, o déficit de ACTH resulta em deficiência dos andrógenos adrenais, levando à perda de pelos corporais, sexuais e à diminuição da libido. Em meninas os eventos da puberdade ocorrem normalmente, porém os pelos pubianos não se desenvolvem.

Deficiência de Prolactina

O único efeito clínico conhecido da secreção diminuída da prolactina é a inibição da lactação em mulheres no puerpério, quando pode ser a queixa principal na síndrome de Sheehan. Sua deficiência é incomum, pois trata-se do único hormônio hipofisário que está sob controle inibitório hipotalâmico e sugere um dano hipofisário mais grave, podendo ocorrer somente após destruição da pituitária, como bem demonstrado na disfunção hipofisária após radioterapia, própria do efeito tardio e direto da radiação sobre a hipófise.[18]

Deficiência de Hormônio Antidiurético

O diabetes insípido de origem central ocorre quando a secreção de vasopressina pela hipófise posterior é insuficiente para promover a concentração urinária adequada. Promove poliúria e polidipsia quando o mecanismo da sede está preservado. Caso contrário, como observado em algumas lesões hipotalâmicas, a ausência de polidipsia leva a desidratação e hipernatremia graves e ameaçadoras à vida.[6-8]

INVESTIGAÇÃO DO HIPOPITUITARISMO

Avaliação Hormonal

O diagnóstico do hipopituitarismo pode ser realizado, frequentemente, por meio da dosagem simultânea dos hormônios das glândulas-alvo e da hipófise. Cada eixo deve ser avaliado em pacientes suspeitos de perda completa ou parcial da função hipofisária (Quadro 7.3). Níveis

QUADRO 7.3 Critério para Deficiência Hormonal (Hipopituitarismo)

Eixo Somatotrófico

GH	Sem valor diagnóstico
IGF-1	Normal baixo/ baixo
ITT	GH: <10 ng/mL (RIA); <7 ng/mL
Crianças	(IRMA); <5 ng/mL (IFMA)
Adultos	GH: <3 ng/mL(RIA); <5,1 ng/mL(imunoquimioluminescente)
Teste do glucagon	
Crianças	< 7-10 µg/L
Adultos	< 2,5 - 3 µg/L
Teste da clonidina	
Crianças (somente)	< 7-10 µg/L

Eixo Gonadotrófico

Mulheres	
Idade reprodutiva	FSH e LH: normal (inapropriadamente normal) ou baixo, estradiol baixo
Pós-menopausa	FSH e LH: normal ou baixo
Homens	FSH e LH: normal (inapropriadamente normal) ou baixo Testosterona: baixa

Eixo Tireotrófico

T4 livre	Baixo ou normal baixo
TSH	Baixo, normal ou discretamente elevado

Eixo Corticotrófico

Cortisol matinal	< 3,0 ng/mL (< 82,8 nmol/L)
ACTH matinal	Normal ou baixo (IA secundária)
ITT	Pico de cortisol < 18,1-20 ng/mL
Corticotrofina (dose padrão)	Cortisol < 18,1-20 ng/mL após 30-60 minutos
Corticotrofina (baixas doses)	Cortisol < 18,1 ng/mL após 30 minutos

Hormônio Antidiurético

Teste de restrição hídrica	Osmolalidade plasmática >295 mOsm/L com urina inapropriadamente hipotônica (osmolalidade urinária/osmolalidade plasmática < 2)

GH, hormônio do crescimento; IGF-1, fator de crescimento semelhante à insulina 1; ITT, teste de tolerância à insulina; RIA, resposta insulínica aguda; IFMA, imunofluorimetria; FSH, hormônio foliculoestimulante; LH, hormônio luteinizante; ACTH, hormônio adrenocorticotrófico.

HIPOTÁLAMO E HIPÓFISE

TABELA 7.1 Protocolos de Testes Dinâmicos para Investigação de Deficiências Hormonais da Hipófise Anterior (GH e ACTH) e Posterior (ADH)

Testes provocativos	Doses	Tempos de coleta	Efeitos adversos/desvantagens
GH			
Clonidina (somente para crianças)	5 µg/kg, até 250 µg, VO	GH: 0, 30, 60 e 90 minutos	Sonolência; resultados falso negativos
ITT	Insulina regular 0,05-0,15 UI/kg, IV	GH e glicose: -30, 0, 30, 60 e 120 minutos.	Hipoglicemia grave; requer supervisão médica
Glucagon	0,03 mg/kg (até 1 mg) IM/SC; se > 90 kg, 1,5 mg	GH e glicose: 0, 30, 60, 90, 120, 150, 180, 210 e 240 minutos	Hipoglicemia tardia; teste muito prolongado; obesidade pode atenuar a resposta
GHRH + Arginina (somente para adultos)	GHRH 1 µg/kg até 100 µg, IV em bólus + infusão de arginina 0,5 g/kg até 35 g, IV, em 30 minutos	GH: 0, 30, 45, 60, 75, 90, 105 e 120 minutos	Resultados falso negativos em caso de dano hipotalâmico; influenciado pela obesidade. Não é disponível no Brasil
ACTH			
ITT	Insulina regular 0,05-0,15 UI/kg, IV	Cortisol e glicose: -30, 0, 30, 60 e 120 minutos	Hipoglicemia grave; requer supervisão médica
Corticotrofina em dose padrão	$ACTH_{1-24}$ 250 µg IV/IM	Cortisol: 0, 30 e 60 minutos	Resultados falso positivos na IA parcial e/ou de início recente (atrofia adrenal é necessária)
Corticotrofina em baixas doses	$ACTH_{1-24}$ 1 µg IV	Cortisol: 0 e 30 minutos	Resultados falso positivos na IA parcial e/ou de início recente (atrofia adrenal é necessária)

Teste Dinâmico	Procedimento	Efeitos adversos/desvantagens
ADH		
Teste de restrição hídrica	O teste começa às 8 h e nada é permitido VO por 8h; o PC é medido no início do teste e a cada hora juntamente com o volume urinário; Osm plasmática e urinária são medidas a cada 2-3 h. Às 16 h é administrado DDAVP® 2 µg e o paciente pode beber livremente. Nota 1: Se Osm plasmática > 305 mOsm/kg ou se perda de 3% PC com Osm plasmática > 305 mOsm/kg, administre DDAVP® mais cedo. Nota 2: Se o volume urinário não reduz e/ou razão Osm urinária / Osm plasmática <2, mas Osm plasmática < 295 mOsm/kg, continuar restrição hídrica por mais 1 hora e medir Osm plasmática e urinária e então administrar DDAVP®. Continuar a medir Osm e volume urinários a cada 60 min nas próximas 4 h, após DDAVP®. Se perda > 3% de PC ocorrer, interromper o teste.	Dificuldade em diferenciar DI hipotalâmico parcial da polidipsia primária.

GH, hormônio do crescimento; ACTH, hormônio adrenocorticotrófico; ADH, hormônio antidiurético; ITT, teste de tolerância à insulina; GHRH, hormônio liberador do hormônio do crescimento; VO, via oral; IV, intravenoso; IM, intramuscular; SC, subcutâneo; IA, insuficiência adrenal; PC, peso corporal; Osm, osmolalidade; VP, vasopressina; DI, diabetes insípido.

séricos baixos ou inapropriadamente normais dos hormônios hipofisários associados a níveis também baixos dos hormônios periféricos indicam hipopituitarismo. As dosagens de FSH, LH, testosterona (em homens), estradiol (em mulheres), prolactina, TSH, T4 livre, ACTH, cortisol matinal e fator de crescimento semelhante à insulina 1 (IGF-1) formam os parâmetros basais a serem avaliados. Adicionalmente, testes provocativos são necessários em grande parte dos casos para documentar o hipopituitarismo, particularmente para avaliar a reserva secretória do GH e o eixo adrenal[6-7] (Tabela 7.1).

Deficiência de GH

A deficiência de GH em adultos e a encontrada em crianças são entidades clínicas diversas cujo diagnóstico laboratorial é debatido na literatura médica, pois faltam testes com adequada acurácia diagnóstica.[19] Os níveis séricos de GH apresentam grande flutuação, já que sua liberação é pulsátil, o que torna a dosagem basal desprovida de valor clínico. Já o IGF-1 e o IGFBP-3, ainda que tenham valor como exames iniciais, são pouco específicos, pois estão diminuídos em várias situações clínicas, como na desnutrição, e têm baixa sensibilidade, visto que em indivíduos com deficiência

parcial os valores estão normais em até um terço dos casos.[9] Logo, esses dados devem ser avaliados em conjunto com critérios clínicos que ganham precedência nessa análise.

Crianças suspeitas para deficiência de GH devem ser investigadas por meio de testes provocativos da secreção de GH. A confirmação do diagnóstico ocorre, em geral, quando em dois testes com estímulos diferentes ocorre um pico máximo de liberação de GH inferior ao valor de corte estabelecido para o método empregado (Quadro 7.3). O teste de tolerância à insulina (ITT) utiliza insulina regular com dosagem de GH, glicemia e cortisol que, ao provocar um quadro de hipoglicemia, abaixo de 40 mg/dL, desperta uma resposta máxima de GH a ser avaliada. Um teste adicional a ser empregado depende da experiência de cada centro, e em nosso serviço utilizamos o teste da clonidina.[20] Em crianças mais suscetíveis aos riscos de hipoglicemia induzida pela insulina, o teste do glucagon é uma opção adequada que promove a secreção de GH por um mecanismo ainda não compreendido, atribuído a uma possível ativação da via noradrenérgica central.[21]

Deve-se dispensar atenção a pacientes com disfunção neurossecretória de GH que ocorre, sobretudo, após radioterapia e TCE e se caracteriza por secreção espontânea de GH reduzida na presença de pico de GH preservado aos testes provocativos. Nessa condição, a avaliação integrada da pulsatilidade de GH pode ser ferramenta diagnóstica útil.

Em adultos, as manifestações clínicas são sutis e inespecíficas e, portanto, são investigados os indivíduos com conhecido dano hipotalâmico e/ou hipofisário (estrutural, TCE, radiação), aqueles com deficiência de outros eixos hipofisários e, adicionalmente, com déficit de GH de início na infância que devem ser reavaliados na vida adulta, salvo se apresentarem como etiologia lesão estrutural irreversível ou distúrbio genético confirmados.[22]

Pacientes com lesão hipotalâmico-hipofisária conhecida e deficiência de pelo menos três eixos hormonais apresentam probabilidade >95% de deficiência de GH, alcançando 99% de probabilidade quando de quatro eixos acometidos; portanto, o diagnóstico é fundamentado em dados clínicos sugestivos e comprometimento de hormônios hipofisários associados à dosagem de IGF-1 e/ou testes provocativos subnormais.[22]

Nos casos de deficiência de GH de início na vida adulta, um teste único em contexto de distúrbio hipotalâmico-hipofisário e déficit adicional confirmado em pelo menos um eixo hipofisário é suficiente para o diagnóstico, ao passo que o diagnóstico da deficiência isolada de GH requer pelos menos dois testes provocativos.[22]

A dosagem de IGF-1 é útil como procedimento inicial, apesar das suas várias limitações descritas. Um valor normal de IGF-1 não afasta o diagnóstico, pois cerca de 20% de pacientes com deficiência de GH apresentam tal resposta, enquanto um valor abaixo da variação normal em contexto de lesão hipotalâmico-hipofisária e três ou mais eixos hipofisários acometidos é confirmatório de deficiência severa de GH em adultos.[22-23]

Os testes provocativos mais estabelecidos são o ITT e, até recentemente, enquanto disponível, o teste de GHRH-arginina. O ITT, apesar dos riscos potenciais, ainda é considerado padrão-ouro diagnóstico para deficiência de GH em adultos. Picos de GH inferiores a 3-5,1 ng/mL são diagnósticos dessa condição (Tabela 7.1). Esse teste está contraindicado nos pacientes com relato de doença coronariana e cerebrovascular, convulsões e achados eletrocardiográficos anormais.[22] Devido aos riscos potenciais da hipoglicemia, estaria menos indicado na avaliação de pacientes para o hipopituitarismo após traumatismo cranioencefálico.

A produção da formulação comercialmente disponível de GHRH foi descontinuada em 2008 nos Estados Unidos e em inúmeros outros países, de forma que há muitos anos esse teste já não se encontra disponível para uso clínico. Por tal razão, o teste do glucagon vem sendo cada vez mais utilizado e a experiência crescente com o seu uso o coloca como uma boa escolha quando outros testes são contraindicados ou estão indisponíveis e permite a avaliação da reserva de ACTH/cortisol e GH, apresentando poucos efeitos colaterais com mínimas contraindicações. No entanto, seus pontos de corte precisam ser mais bem estabelecidos em obesos e sua acurácia é questionável em casos de intolerância à glicose.[22-23]

Deficiência de Gonadotrofinas (FSH e LH)

A abordagem diagnóstica do hipogonadismo em pacientes com distúrbios hipotalâmico-hipofisários deve levar em conta o sexo e a faixa etária do paciente acometido, pois,

usualmente, o diagnóstico na infância não é viável, posto que não ocorreu maturação do eixo gonadotrófico e os métodos atuais não permitem a distinção entre o normal e o patológico.

Na investigação de hipogonadismo após a puberdade, a presença de ciclo menstrual regular e valores de estradiol plasmático dentro da variação do normal em mulheres, assim como contagem espermática adequada e dosagem normal de testosterona em homens, torna improvável o acometimento do eixo gonadotrófico. Nos quadros de hipopituitarismo, as dosagens de gonadotrofinas apresentam valores diminuídos ou inapropriadamente normais, juntamente com repetidas dosagens de testosterona em homens e de estradiol nas mulheres abaixo de valores normais. Essa investigação deve ocorrer na ausência de doenças agudas e subagudas que podem comprometer a avaliação hormonal, sendo a exclusão da hiperprolactinemia um passo essencial.[13-14]

A avaliação do eixo gonadotrófico em mulheres na pós-menopausa é de fácil realização, visto que nessa condição ocorre elevação fisiológica de gonadotrofinas devido à falência ovariana e a dosagem de FSH normal/baixa caracteriza o acometimento central.[13]

Deficiência de TSH

O hipotireoidismo de origem central é causado por macroadenomas hipofisários em cerca de 50% dos casos e pode ocorrer em até 65% dos pacientes submetidos à radioterapia para tumores cerebrais.[11-15] A avaliação do eixo tireotrófico é baseada na mensuração dos níveis séricos basais de TSH e dos hormônios tireoidianos. No paciente que apresenta nível de TSH normal, baixo ou ligeiramente elevado e associado a uma redução de T4 livre em dosagens repetidas, o diagnóstico está confirmado, a não ser que a presença de uma doença grave promova alterações em níveis hormonais próprias do "eutireóideo doente".[11]

Mais comumente na síndrome de Sheehan pode ocorrer a perda do ritmo circadiano do TSH com aumento paradoxal dos seus níveis séricos. Desse modo, nessa condição podem ser observadas concentrações séricas diminuídas de T4 livre associadas a níveis mais elevados de TSH.[20] As alterações descritas do TSH são atribuídas a uma redução crítica da população de tireotrofos, assim como a um decréscimo da sua atividade biológica com imunoatividade relativamente preservada devido à sialização dessa molécula.[24]

A despeito das flutuações em seus níveis plasmáticos, o TSH estará sempre inapropriado para os valores de T4 livre e, em contraste com o hipotireoidismo primário, tais hormônios não guardam uma relação entre si. Assim, a dosagem isolada de TSH não tem valor no diagnóstico e monitoramento do eixo tireotrófico em pacientes com suspeita de disfunção hipofisária.[11]

Pacientes com hipotireoidismo primário usualmente necessitam de níveis de T4 livre normal/alto para normalização de TSH e, assim, um grupo de pacientes, da ordem de 10% a 18%, pode apresentar hipotireoidismo central, ainda que com T4 livre normal baixo, mas dentro da referência normal.[25] Nesse contexto, um alto nível de suspeição clínica é recomendado e o tratamento é indicado se os sintomas forem sugestivos. A avaliação do T3 não acrescenta informação diagnóstica, com valores comumente dentro da faixa de normalidade, e não há um papel nos dias atuais para o teste com TRH.[11]

Deficiência de ACTH

Aos ensaios atuais de ACTH faltam a acurácia necessária para o diagnóstico de IA secundária.[26] Enquanto níveis basais de cortisol podem ser de valor diagnóstico, frequentemente apresentam respostas dentro da faixa de normalidade.[17] Assim, testes provocativos são geralmente necessários para avaliar a resposta adrenal.

A secreção de cortisol segue um ritmo circadiano, atingindo níveis mais altos nas primeiras horas da manhã e mais baixos por volta da meia-noite. Assim, a dosagem aleatória de cortisol sérico pode não refletir as alterações do eixo corticotrófico. Ademais, alterações nos níveis de CBG, frequentemente vistos na prática clínica, podem mascarar o diagnóstico de hipoadrenalismo central. Não obstante, níveis de cortisol entre 8 e 9 horas da manhã podem ser medidos como primeiro passo nessa avaliação, e resultados inferiores a 3 ng/mL, em contexto de doença hipofisária (e afastado o uso exógeno de glicocorticoides), são diagnósticos de IA secundária; na ausência de doença hipotálamo-hipofisária conhecida, esse achado de cortisol baixo associado a ACTH matinal com valores dentro da faixa de normalidade ou subnormais também confirmam o diagnóstico.[17] Cortisol matinal com valor >15 ng/mL provavelmente exclui IA.[11]

Os testes dinâmicos estão indicados para avaliar a reserva do eixo corticotrófico quando os valores de cortisol matinal se situam entre 3 e 15 ng/mL. O ITT é considerado padrão-ouro por avaliar o eixo completo. A hipoglicemia é um poderoso agente estressor que provoca uma resposta dos hormônios envolvidos na contrarregulação da glicose, dos quais o cortisol é preponderante. Valores inferiores a 18,1 ng/mL de cortisol plasmático como resposta à hipoglicemia são indicadores de deficiência corticotrófica[11] (Quadro 7.3).

A IA secundária persistente promove atrofia adrenal e redução da expressão de receptores de ACTH na sua superfície. Assim, o teste com ACTH sintético (cortrosina) pode ser usado para o diagnóstico dessa condição, pois essa glândula não responderia ao estímulo de forma adequada após aplicação de 1 ou 250 µg de cortrosina. Entre as suas limitações, pacientes com IA parcial ou de início recente podem responder ao teste, com resultados falso-negativos. É importante frisar que todos esses testes devem ser realizados após pelo menos 48 horas de retirada de glicocorticoides exógenos em decorrência de possível interferência na dosagem de cortisol.[11]

DEFICIÊNCIA DE HORMÔNIO ANTIDIURÉTICO (ADH)

O diabetes *insipidus* pode ser diagnosticado a partir de um contexto clínico apropriado, como, por exemplo, em pacientes com distúrbio hipofisário conhecido, quando outras causas de poliúria (p. ex., diabetes *mellitus* ou uso de diuréticos) forem excluídas. O sódio sérico está comumente na metade superior da variação do método, mas hipernatremia não é vista em pacientes com o mecanismo da sede intacto e que estejam em condições de tomar água.[6-8]

Em situações nas quais o diagnóstico não é óbvio, torna-se necessário o teste de restrição hídrica (Tabela 7.1). Nos pacientes com DI completo, a osmolalidade plasmática é elevada com uma urina inapropriadamente hipotônica, e, naqueles com quadros parciais, passos adicionais são necessários para o diagnóstico, incluindo um teste terapêutico com desmopressina.[11]

AVALIAÇÃO NEUROLÓGICA E NEUROFTALMOLÓGICA

Na investigação dos transtornos anatômicos de estruturas selares e parasselares, os procedimentos neurorradiológicos e neuroftalmológicos são cruciais para uma acurada avaliação do diagnóstico do hipopituitarismo.[8]

A ressonância nuclear magnética (RNM) é, atualmente, o melhor procedimento de imagem na investigação das massas selares. Após a confirmação do hipopituitarismo, a RNM deve ser realizada para confirmar ou excluir tumores ou outras lesões da região hipotálamo-hipofisária. Quando a RNM não está disponível, a tomografia computadorizada (TC) se coloca como uma alternativa razoável. O uso de contrastes enseja distinguir as diferenças da densidade entre um tecido vascular e um tecido relativamente avascular, de forma que adenomas hipofisários, bem como outras massas selares como craniofaringiomas e meningiomas, usualmente captam contraste em menor grau que a hipófise normal. A RNM tem mostrado resultados superiores em relação à TC na identificação de microadenomas hipofisários e nas alterações sutis da haste hipofisária.[6-8]

Pacientes com tumores hipofisários devem ser cuidadosamente seguidos para que seja possível a identificação precoce de crescimento com compressão do quiasma óptico, visto que tumores da fossa anterior com extensão suprasselar, superior e lateralmente, podem produzir a compressão dessa estrutura com comprometimento visual. A frequência da avaliação visual deve ser individualizada e baseada nas dimensões do tumor e em suas relações com estruturas críticas. O perímetro de Goldman é útil na identificação dos defeitos de campo visual e é utilizado no acompanhamento dos déficits.[3,6-8]

TRATAMENTO DO HIPOPITUITARISMO

O tratamento deve ser direcionado à causa do hipopituitarismo com possibilidade para cirurgia, radioterapia e tratamento medicamentoso. Nos prolactinomas, agonistas da dopamina costumam ser eficientes. Nos tumores hipofisários com expansão suprasselar e sintomas compressivos, notadamente os adenomas não funcionantes, o tratamento deve ser cirúrgico, podendo ser seguido de radioterapia com a finalidade de tentar impedir o recrudescimento da massa tumoral.[8,20]

Um outro aspecto terapêutico deve ser o da reposição dos hormônios hipofisários deficitários (Quadro 7.4). A seguir, serão descritas as estratégias otimizadas de reposição hormonal com as interações possíveis.

QUADRO 7.4 Regimes de Substituição Hormonal no Hipopituitarismo

Deficiência de GH
Adultos: terapia com GH na dose, SC, de 0,1-0,2 mg em idosos; 0,2-0,3 mg em adultos; 0,4-0,5 mg, em pessoas mais jovens; ajuste baseado na resposta clínica, efeitos adversos e níveis de IGF-1 que devem ser mantidos na metade superior do intervalo normal. A dose média de manutenção é de 0,5 mg/dia.
Crianças: terapia com GH a dose inicial de 0,16-0,24 mg/kg/semana (22-35 µg/kg/dia ou 0,1 UI/kg/dia, divididas em 6 a 7 vezes por semana), SC, com individualização da dose subsequente até obter a menor dose efetiva. Durante a puberdade, a dose recomendada será de 0,7 mg/kg/sem.[27] Ajuste baseado na resposta da velocidade do crescimento e níveis de IGF-1 que devem ser mantidos 1 DP acima da média.

Deficiência de FSH/LH
Adultos do sexo masculino: 75-100 mg de cipionato de testosterona, IM, semanalmente ou 150-200 mg a cada duas semanas; ésteres de testosterona 250 mg, IM, a cada 2 semanas; 1g de undecanoato de testosterona, IM, a cada 3 meses; 2,5 a 5 g de gel de testosterona a 1% aplicado diariamente sobre a pele. Outra opção: 60 mg/dia de solução tópica de testosterona a 2%.
Crianças/desenvolvimento puberal (meninos): crianças com micropenis: três cursos de cipionato de testosterona 25 mg, IM, mensalmente. Outros três cursos podem ser repetidos, se necessário. Em torno dos 13 anos de idade, cipionato de testosterona 25-50 mg, IM, aplicado mensalmente; aumentar a dose a cada 6-12 meses até atingir o nível de substituição do adulto (3-5 anos).
Adultos do sexo feminino: contraceptivo oral com 20-35 µg de etinilestradiol; estrogênio conjugado 0,625-1,25 mg; valerato de estradiol 1-2 mg ou aplicação transdérmica de estradiol 50-100 µg/d. Adicionar progestágeno no caso de útero presente.
Desenvolvimento puberal (meninas): em torno dos 11 anos de idade, estrogênio conjugado com 0,15 mg por dia ou 0,30 mg em dias alternados; etinilestradiol 2,5-5 µg ou 17 β-estradiol 5µg/kg por dia, ou adesivos de estrogênio com 25 µg de 17β-estradiol (0,08-0,12 µg/kg/d) pode ser subdividido em 6-8 fragmentos. Após 6 meses ou em caso de spotting ou sangramento menstrual, devem ser adicionados progestágenos cíclicos.

Deficiência de TSH
Adultos: Levotiroxina: a dose média é de 1,6 µg/kg/dia. Comumente, a dose inicial é de 75-125 µg/d na maioria dos casos (em idosos, começar com 25 µg/d). Ajustar a dose com base na resposta clínica e nos níveis de T4 livre sérico. Os níveis de T4 livre sérico devem estar na metade superior do intervalo de referência (ver texto).
Crianças: < 6 meses: 8-10 µg/kg /d; 6-12 meses: 6-8 µg/kg/d; 1-5 anos: 5-6 µg/kg/d; 6-12 anos: 4-5 µg/kg/d.

Deficiência de ACTH
Adultos: hidrocortisona duas a três vezes por dia: mais comumente 10 mg de manhã cedo, 5 mg no meio do dia e 5 mg no início da noite; prednisolona 2,5-5 mg/d; prednisona 2,5-5 mg/d. Ajuste baseado de acordo com o contexto/quadro clínico: dobre ou triplique a dose oral em caso de atividades físicas ou doença febril leve. Use dose parenteral (IV/IM) se ocorrem vômitos, diarréia ou cirurgia (hidrocortisona, 200-300 mg/d em 3-4 doses divididas). DHEA 25-50 mg/dia em mulheres sintomáticas.
Crianças: hidrocortisona oral 10-24 mg/m²/d ou acetato de cortisona 13,5-32 mg/m²/d ou prednisolona 3-5 mg/m²/d; de uma forma geral, a dexametasona não é utilizada.

Deficiência de ADH
Adultos: Desmopressina: comece com 5-10 mcg como uma dose única à noite, antes de dormir. Aumentar até que não haja nicturia (incrementos de 5-10 mcg). Adicione uma dose pela manhã se poliuria estiver presente durante o dia. Eventualmente, outra dose pode ser administrada durante a tarde. Equivalência da solução nasal para pílulas: 2,5-5 mcg (nasal) = 100 mcg (comprimido). A titulação de dose é necessária se a preparação for alterada.
Crianças (abaixo dos 12 anos de idade): As mesmas doses iniciais de desmopressina, mas as doses diárias máximas são de 30 mcg (nasais) e 0,8 mg (oral).

GH, hormônio do crescimento; IGF-1, fator de crescimento semelhante à insulina 1; DP, desvio padrão; IM, intramuscular; TSH, hormônio estimulante da tireoide; ACTH, hormônio adrenocorticotrófico; DHEA, deidroepiandrosterona; ADH, hormônio antidiurético.

Deficiência de GH

O emprego do GH humano biossintético está indicado nos casos de deficiência comprovada desse hormônio. A dose inicial recomendada na criança é de 0,16-0,24 mg/kg/semana (22-35 µg/kg/dia ou 0,1 UI/kg/dia), e no adolescente em puberdade a dose é de até 0,7 mg/kg/sem, divididas em 6 a 7 vezes por semana, por via SC, à noite.[27] O principal objetivo da terapia nessa faixa etária é promover o crescimento, com a finalidade de aquisição de uma estatura final adequada. A eficácia do tratamento é avaliada de acordo com parâmetros clínicos, sobretudo uma VC normal. A dosagem de IGF-1 também é útil na monitorização do tratamento e deve se situar na metade superior do método (1,5 a 2 DP acima da média para a idade e/ou estágio de Tanner em adolescentes).[28] Os efeitos adversos dessa terapia são relativamente raros e entre os mais graves incluem-se artralgia, edema em membros inferiores e hipertensão intracraniana idiopática (pseudotumor *cerebri*), que ocorrem mais frequentemente no início da terapia e decorrem da retenção hidrossalina.

A reposição de GH em adultos tem sua indicação precisa nos pacientes sintomáticos, a despeito da reposição otimizada de outros hormônios hipofisários e com deficiência grave de GH confirmada. A dose inicial recomendada varia de acordo com a faixa etária[22] (Quadro 7.4). A monitorização do tratamento deve ser realizada pela dosagem sérica de IGF-1, com valores apropriados para idade e sexo, com ajuste gradativo ao longo de 4 a 8 semanas. A dose média requerida para manutenção é de 0,5 mg/dia e, usualmente, mulheres requerem doses maiores de GH para atingir o alvo de IGF-1, em decorrência da resistência à ação do GH pelo estrógeno.[29]

Os efeitos terapêuticos do GH incluem alterações na composição corpórea com redução de tecido adiposo visceral e ganho de massa magra, melhora do perfil cardiovascular com redução de colesterol total e do LDL-colesterol; ganho de massa óssea e relato de melhora significativa da qualidade de vida.[30] Entretanto, dados consistentes sobre o uso de GH e mortalidade cardiovascular ainda são escassos na literatura médica. Edema periférico, artralgias e mialgias estão entre os efeitos adversos mais comuns. A reposição com GH pode levar à intolerância à glicose em pacientes que apresentam tendência ao DM tipo 2 e pode ser necessário ajuste terapêutico nos já diabéticos. Ajustes terapêuticos podem, também, fazer-se necessários em pacientes sob L-tiroxina e glicocorticoides (Tabela 7.2).

342 HIPOTÁLAMO E HIPÓFISE

TABELA 7.2 Interações entre o Hormônio do Crescimento e os demais Hormônios Hipofisários (Impactos Diagnóstico e Terapêutico)

Reposição hormonal	Interação entre os eixos hormonais	Impacto esperado	Mecanismo de ação
Hormônio do crescimento	**CORTICOTRÓFICO** GH suprime a conversão de cortisona para cortisol.	Possível incremento da dose de corticoide nos tratados; possível diagnóstico de IA nos pacientes com baixa reserva adrenal.	O GH inibe a ação da enzima 11β-hidroxiesteroide desidrogenase tipo 1 responsável pela conversão de cortisona em cortisol.
	TIREOTRÓFICO GH aumenta a conversão de T4 para T3 com redução dos níveis de T4 livre.	Possível aumento da dose de L-tiroxina nos tratados; possível diagnóstico de HC em um subgrupo de pacientes.	O GH promove uma ação consistente de conversão periférica de T4 em T3 com queda dos níveis de T4 livre por mecanismos ainda não completamente elucidados.
	GONADOTRÓFICO Estrógeno oral promove resistência hepática à geração de IGF-1.	Possível aumento da dose de GH nas mulheres sob reposição estrogênica oral.	O estrógeno oral promove resistência à ação hepática do GH com menor secreção de IGF-1.

Ref.: 42-48, 53. IA, insuficiência adrenal; HC, hipotiroidismo central.

Esse tratamento é contraindicado em pacientes com retinopatia proliferativa, hipertensão intracraniana benigna e nos pacientes com neoplasia maligna ativa.[22]

Deficiência de Gonadotrofinas (FSH e LH)

Nos casos de hipogonadismo masculino, quando a infertilidade não é o problema principal, a substituição androgênica está indicada, pois restaura a libido, previne a anemia, aumenta a DMO e a força muscular, enquanto reduz o tecido adiposo e melhora a autoestima e a sensação de bem-estar. São contraindicações à terapia o câncer de mama e de próstata, induração ou nódulo palpável de próstata, sintomas de HPB severa e PSA >3 ng/mL sem avaliação especializada, além de hematócrito >50%, apneia do sono obstrutiva não tratada e ICC classe III ou IV.[14]

A via utilizada para a reposição com testosterona depende da disponibilidade da droga, das preferências do paciente, considerações farmacocinéticas e custos da terapia. O uso de testosterona oral, embora disponível em muitos países, apresenta biodisponibilidade reduzida e variabilidade intra e interindividual substancial quanto à sua absorção, de forma que é cada vez menos utilizada nos dias atuais.[8,14]

As injeções intramusculares de depósito são 17β-ésteres de testosterona, como o enantato e o cipionato de testosterona, que tem sido a preparação padrão para a terapia com testosterona ao longo de décadas, demonstrando ser uma reposição adequada com eficácia e segurança comprovadas. São poucos os efeitos adversos próprios ao seu uso, de forma que, em caso de grandes flutuações séricas de testosterona e correspondente expressão clínica de acne e alterações de humor, por exemplo, pode ser adequado reduzir a dosagem e aumentar a frequência das aplicações.[31] Outra formulação de depósito IM é o undecanoato de testosterona, que tem duração de efeito acentuadamente mais longa (meia-vida de 34 dias) e traz a proposta de níveis séricos de testosterona relativamente estáveis ao longo de 3 meses, sem as indesejáveis flutuações observadas com os ésteres previamente citados e, portanto, com um perfil de efeitos colaterais mais aceitável.[32]

O uso de sistemas transdérmicos de substituição de testosterona parece ser mais fisiológico, pois mimetiza as variações diurnas da testosterona na corrente circulatória. Mais recentemente disponível em nosso meio, o gel de testosterona apresenta o melhor perfil farmacocinético de todas as formulações disponíveis e pode alcançar concentrações séricas estáveis de testosterona dentro da variação normal, com um sistema não invasivo de aplicação tópica em um único momento do dia. Uma limitação do uso é a potencial transferência do gel para mulheres e crianças através de contato pela pele. Uma vantagem adicional, sobretudo para os pacientes idosos, seria uma queda rápida dos níveis séricos quando da retirada da medicação por efeitos adversos como elevação do hematócrito e aumento prostático.[33] Outras apresentações terapêuticas, ainda não disponíveis em nosso meio, são os *pellets* subcutâneos, adesivos não escrotais e um sistema bucal de liberação controlada de testosterona.

Em mulheres hipogonádicas, a deficiência estrogênica requer reposição para alívio dos sintomas, tais como a perda da libido e dispareunia, assim como para a prevenção da osteoporose.[13] Estudos epidemiológicos demonstram claramente que mulheres com deficiência hipofisária apresentam mortalidade cardiovascular elevada quando permanecem hipogonádicas, havendo reversão desses achados quando da reposição estrogênica.[4] Assim, está bem estabelecida a necessidade de reposição estrogênica em mulheres jovens até a idade em que a menopausa normalmente ocorre.[34]

A potência biológica de 20 µg de etinilestradiol é comparável à de 1,25 mg de estrógenos conjugados e 100 µg de estradiol transdérmico. Diversos esquemas de reposição estrogênica podem ser utilizados, e, em razão do risco de câncer endometrial, torna-se necessário acrescentar um agente progestacional como o acetato de medroxiprogesterona[13] (Quadro 7.4).

O uso transdérmico de estradiol parece ser preferível, ante as preparações orais, por eliminar o efeito de primeira passagem hepática e consequente síntese de proteínas de fase aguda e fatores pró-coagulatórios que contribuem para um maior risco cardiovascular.[35] Ademais, há maior disponibilidade da testosterona livre aos tecidos, pois não ocorre incremento da SHBG comum ao uso oral e propicia uma dosagem menor de GH, visto que o estrógeno oral promove resistência à síntese de IGF-1 pelo GH no fígado.[36]

Ressalte-se que a terapia de reposição hormonal, tanto no homem quanto na mulher, deve ser iniciada após meticulosa consideração das contraindicações e precauções concernentes à terapêutica androgênica e estrogênica.[14] No caso de nanismo hipofisário, a terapêutica de reposição gonadal deve ser postergada até o crescimento longitudinal ter sido alcançado com o uso do hormônio do crescimento.

Deficiência de TSH

É fundamental avaliar o eixo corticotrófico antes de iniciar a terapia com levotiroxina (L-T4), posto que a tiroxina aumenta o metabolismo do cortisol pelo fígado e, dessa forma, o tratamento do hipotireoidismo pode precipitar crise addisoniana em pacientes com IA latente[6-8] (Ver "Interações entre os hormônios repostos no hipopituitarismo" mais adiante e a Tabela 7.3).

Em pacientes com deficiência de TSH, a L-T4 em uma dose diária média de 1,6 µg/kg, VO, é o agente de preferência.[37] A resposta terapêutica deve ser avaliada pela sensação de bem-estar transmitida pelo paciente e pelos níveis séricos de T4 livre, que devem se situar dentro da faixa de normalidade, na metade superior do método, a depender da idade e comorbidades do paciente.[15]

Deficiência de ACTH

Não há consenso acerca da posologia apropriada, do regime de administração e da monitorização da terapia de reposição com glicocorticoides nos pacientes com deficiência de ACTH.[17] Estudos mais recentes evidenciam que a produção diária de cortisol em adultos normais é de cerca de 6 a 11 mg/m^2 de superfície corporal.[38] Assim, a reposição usual pode ser feita com hidrocortisona na dose de 15 a 20 mg ao dia, com maior parte da dose diária ao despertar, a fim de tentar prevenir sintomas de náuseas, astenia e outros decorrentes de hipocortisolismo nas primeiras horas da manhã.[16] Esse esquema busca reproduzir a produção endógena de cortisol; no entanto, dados recentes demonstram que em um subgrupo de pacientes essa dosagem é excessiva e pode levar a substancial morbida-

de.[39] Esses pacientes com deficiência parcial de ACTH se beneficiariam de doses de até 10 mg/dia de hidrocortisona. Outros esquemas estão recomendados em casos de indisponibilidade, custos e conveniência com doses equivalentes de glicocorticoides.

O monitoramento da terapia com glicocorticoides é baseado na resposta clínica do paciente, pois nenhum parâmetro laboratorial é adequado. Sintomatologia persistente de astenia, anorexia e náuseas pode indicar reposição insuficiente de corticoides, enquanto aumento de peso e intolerância à glicose sugerem reposição excessiva.[16]

Como os pacientes com hipocortisolismo não respondem com a elevação necessária de cortisol em resposta ao estresse, torna-se necessário um ajuste posológico que deve ser realizado de acordo com a singularidade da situação clínica[16] (Quadro 7.4).

A reposição androgênica nas pacientes com IA é controversa. Os estudos apresentam resultados conflitantes quanto à sua eficácia e há problemas com as preparações farmacêuticas de DHEA quanto à segurança. O tratamento deve ser reservado para pacientes muito sintomáticas, a despeito da reposição otimizada de outros hormônios, com a perspectiva de uma melhora apenas discreta a moderada e a possibilidade de efeitos adversos significativos.[8,40]

Deficiência de Hormônio Antidiurético (ADH)

Os esquemas terapêuticos com desmopressina (DDAVP), um análogo da vasopressina, devem ser individualizados de acordo com as necessidades dos pacientes e tendo-se em mente a variabilidade de absorção da droga. Desde que poliúria e nictúria comprometam a qualidade de vida, esse análogo da vasopressina deve ser prescrito para a maioria dos pacientes com DI, embora um subgrupo portador de DI parcial possa preferir nenhum tratamento.[2]

Em pacientes com o mecanismo da sede intacto e tratados em nível ambulatorial, devem ser utilizadas as menores doses que preservem o repouso à noite e causem mínimas alterações dos hábitos cotidianos diurnos. Cerca de um quarto desses pacientes apresenta hiponatremia leve decorrente da incapacidade de reverter o efeito antidiurético da medicação quando a ingestão de líquidos excede as

TABELA 7.3	**Interações entre a L-tiroxina e os demais Hormônios Hipofisários (Impactos Diagnóstico e Terapêutico)**		
Reposição hormonal	**Interação entre os eixos hormonais**	**Impacto esperado**	**Mecanismo de ação**
L-tiroxina	**CORTICOTRÓFICO** Reposição de L-tiroxina acelera o metabolismo do cortisol	Possível diagnóstico de IA com risco de CA; exclusão de IA necessária antes da prescrição L-tiroxina	L-tiroxina promove o clearance do cortisol, podendo desencadear CA naqueles com reserva adrenal comprometida
	SOMATOTRÓFICO HC pode atenuar a resposta de GH a um estímulo (teste provocativo)	Excesso diagnóstico de deficit de GH; necessário manejo do HC antes dos testes provocativos	O hipotireoidismo compromete a dinâmica do GH inibindo picos quando de estímulos, ainda que vigorosos
	GONADOTRÓFICO Reposição oral com estrógeno eleva TBG	Possível aumento, por vezes significativo (cerca de 30%), da dose de L-tiroxina	O estrógeno oral eleva a TBG, proteína carreadora dos hormônios tireoidianos, com redução das suas frações livres

Ref.: 15, 53-54. CA, crise adrenal; HC, hipotireoidismo central; IA, insuficiência adrenal; TBG, globulina ligadora de tiroxina.

TABELA 7.4 Interações entre os Glicocorticoides e os demais Hormônios Hipofisários (Impactos Diagnóstico e Terapêutico)

Reposição hormonal	Interação entre os eixos hormonais	Impacto esperado	Mecanismo de ação
Glicocorticoides	**AVP** Glicocorticoides aumentam o clearance renal de água livre	Diagnóstico de DI parcial até então mascarado pela IA	O clearance de água livre comprometido pela deficiência de cortisol mascara o quadro de poliúria esperado no déficit de AVP.
	TIREOTRÓFICO Glicocorticoides em doses fisiológicas/farmacológicas suprimem o TSH	Alteração nos níveis mensurados do TSH, mas ajuste desnecessário de L-tiroxina no HC	Glicocorticoides reduzem os níveis de RNAm do TRH no hipotálamo humano
	GONADOTRÓFICO Reposição com estrógeno oral eleva CBG	Elevação do cortisol sérico total pode mascarar o diagnóstico laboratorial de IA	Estrogenoterapia oral eleva o cortisol sérico total via aumento da CBG com a qual é carreado no sangue, comprometendo a avaliação da reserva adrenal

Ref.: 49-52. AVP, arginina vasopressina; CBG, globulina de ligação a cortisol; DI, diabetes insípido; HC, hipotireoidismo central; IA, insuficiência adrenal; TRH, hormônio liberador de tireotrofina.

necessidades e, portanto, devem ser educados quanto aos riscos da superdosagem.[41]

Interações entre os Hormônios Repostos no Hipopituitarismo

Um aspecto muito relevante quanto ao manejo do hipopituitarismo diz respeito às interações que podem ocorrer entre os diferentes eixos hormonais hipofisários, seja com repercussão direta na posologia utilizada dos hormônios repostos, seja com impacto no diagnóstico clínico e laboratorial[15,42-54] (Tabelas 7.2, 7.3 e 7.4). De forma mais acentuada se dá o impacto da terapia L-tiroxina no eixo corticotrófico com possibilidades de risco à vida, como anteriormente descrito. Igualmente importante é a ação do GH nos eixos tireotrófico e corticotrófico, que tem implicações diagnósticas e terapêuticas.

REFERÊNCIAS

1. Regal M, et al. Prevalence and incidence of hypopituitarism in an adult Caucasian population in northwestern Spain. *Clin Endocrinol* (Oxf) 2001; 55(6):735-40.
2. Schneider HJ, et al. Hypopituitarism. *Lancet* 2007; 369(9571):1461-70.
3. Abboud CF. Anterior pituitary failure. In: In: Melmed S (ed.). *The Pituitary*. 1st ed. Oxford: Blackwell Science; 1995. p. 341-412.
4. Tomlinson JW, et al. Association between premature mortality and hypopituitarism. West Midlands Prospective Hypopituitary Study Group. *Lancet* 2001; 357(9254): 425-31.
5. Ehrnborg C, et al. Cost of illness in adult patients with hypopituitarism. *Pharmacoeconomics* 2000;17:621-628.
6. Van Aken MO, Lamberts SW. Diagnosis and treatment of hypopituitarism: an update. *Pituitary* 2005; 8(3-4):183-91.
7. Toogood AA, Stewart PM. Hypopituitarism: clinical features, diagnosis, and management. *Endocrinol Metab Clin North Am* 2008; 37(1):235-61, x. doi: 10.1016/j.ecl.2007.
8. Faria M, Nascimento GC, Faria AM, Martins MRA. Hypopituitarism. In: Bandeira F, et al. (eds.). Endocrinology and Diabetes: a problem-oriented approach. New York: Springer Science & Business Media; 2013.
9. Richmond EJ, Rogol AD. Growth hormone deficiency in children. *Pituitary* 2008; 11(2):115-20.
10. Carroll PV, et al. Growth hormone deficiency in adulthood and the effects of growth hormone replacement: a review. Growth Hormone Research Society Scientific Committee. *J Clin Endocrinol Metab* 1998; 83(2):382-95.

11. Fleseriu M, et al. Hormonal replacement in hypopituitarism in adults: an Endocrine Society Clinical Practice Guideline. *The Journal of Clinical Endocrinology & Metabolism* 2016; 101(11): 3888-921.
12. Bin-Abbas B, et al. Congenital hypogonadotropic hypogonadism and micropenis: effect of testosterone treatment on adult penile size why sex reversal is not indicated. *J Pediatr* 1999; 134(5):579-83.
13. Stuenkel CA, et al. Treatment of symptoms of the menopause: an Endocrine Society Clinical Practice Guideline. *J Clin Endocrinol Metab* 2015;100(11):3975-4011.
14. Bhasin S, et al. Testosterone therapy in men with androgen deficiency syndromes: an Endocrine Society clinical practice guideline. *J Clin Endocrinol Metab* 2010; 95(6):2536-59.
15. Persani L. Clinical review: central hypothyroidism: pathogenic, diagnostic, and therapeutic challenges. *J Clin Endocrinol Metab* 2012; 97(9):3068-78.
16. Bancos I, et al. Diagnosis and management of adrenal insufficiency. *Lancet Diabetes Endocrinol* 2015; 3(3):216-26.
17. Arlt W, Allolio B. Adrenal insufficiency. *Lancet* 2003; 361(9372):1881-93.
18. Toledano Y, Lubetsky A, Shimon I. Acquired prolactin deficiency in patients with disorders of the hypothalamic-pituitary axis. *J Endocrinol Invest* 2007; 30(4):268-73.
19. Strasburger CJ, Bidlingmaier M. How robust are laboratory measures of growth hormone status? *Horm Res* 2005; 64(Suppl 2):1-5.
20. Faria M, Nascimento GC, Montenegro, RM. Hipopituitarismo. In: Bandeira F, et al. (eds.). *Endocrinologia e diabetes*. 3. ed. Rio de Janeiro: MedBook; 2015.
21. Leong KS, et al. An audit of 500 subcutaneous glucagon stimulation tests to assess growth hormone and ACTH secretion in patients with hypothalamic-pituitary disease. *Clin Endocrinol* (Oxf) 2001; 54(4):463-8.
22. Molitch ME, et al. Evaluation and treatment of adult growth hormone deficiency: an Endocrine Society clinical practice guideline. *J Clin Endocrinol Metab* 2011; 96(6): 1587-609.
23. Biller BM, et al. Sensitivity and specificity of six tests for the diagnosis of adult GH deficiency. *J Clin Endocrinol Metab* 2002; 87(5):2067-79.
24. Oliveira JH, et al. Investigating the paradox of hypothyroidism and increased serum thyrotropin (TSH) levels in Sheehan's syndrome: characterization of TSH carbohydrate content and bioactivity. *J Clin Endocrinol Metab* 2001; 86(4):1694-9.
25. Koulouri O, et al. Diagnosis and treatment of hypothyroidism in TSH deficiency compared to primary thyroiddisease: pituitary patients are at risk of under-replacement with levothyroxine. *Clin Endocrinol* (Oxf) 2011;74(6):744-9.
26. Cooper MS, Stewart PM. Diagnosis and treatment of ACTH deficiency. *Rev Endocr Metab Disord* 2005; 6(1):47-54.
27. Grimberg A, DiVall S, A, Polychronakos C, Allen D, B, Cohen L, E, Quintos J, B, Rossi W, C, Feudtner C, Murad M, H: Guidelines for Growth Hormone and Insulin-Like Growth Factor-I Treatment in Children and Adolescents: Growth Hormone

Deficiency, Idiopathic Short Stature, and Primary Insulin-Like Growth Factor-I Deficiency. Horm Res Paediatr 2016;86:361-397. doi: 10.1159/000452150

28. Mauras N, et al. High dose recombinant human growth hormone (GH) treatment of GH-deficient patients in puberty increases near-final height: a randomized, multicenter trial. Genentech, Inc., Cooperative Study Group. *J Clin Endocrinol Metab* 2000; 85(10):3653-60.

29. Johannsson G, et al. The individual responsiveness to growth hormone (GH) treatment in GH-deficient adults is dependent on the level of GH-binding protein, body mass index, age, and gender. *J Clin Endocrinol Metab* 1996; 81(4):1575-81.

30. Beauregard C, et al. Growth hormone decreases visceral fat and improves cardiovascular risk markers in women with hypopituitarism: a randomized, placebo-controlled study. *J Clin Endocrinol Metab* 2008; 93(6):2063-71.

31. Schulte-Beerbuhl M, Nieschlag E. Comparison of testosterone, dihydrotestosterone, luteinizing hormone, and follicle-stimulating hormone in serum after injection of testosterone enanthate of testosterone cypionate. *Fertil Steril* 1980; 33(2):201-3.

32. Schubert M, et al. Intramuscular testosterone undecanoate: pharmacokinetic aspects of a novel testosterone formulation during long-term treatment of men with hypogonadism. *J Clin Endocrinol Metab* 2004; 89(11):5429-34.

33. Swerdloff RS, et al. Serum testosterone (T) level variability in T gel -treated older hypogonadal men: treatment monitoring implications. *J Clin Endocrinol Metab* 2015; 100(9):3280-7.

34. King J, et al. Hormone replacement therapy and women with premature menopause–a cancer survivorship issue. *Eur J Cancer* 2011; 47(11):1623-32.

35. Menon DV, Vongpatanasin W. Effects of transdermal estrogen replacement therapy on cardiovascular risk factors. *Treat Endocrinol* 2006; 5(1):37-51.

36. Leung KC, et al. Estrogen regulation of growth hormone action. *Endocr Rev* 2004; 25(5):693-721.

37. Slawik M, et al. Thyroid hormone replacement for central hypothyroidism: a randomized controlled trial comparing two doses of thyroxine (T4) with a combination of T4 and triiodothyronine. *J Clin Endocrinol Metab* 2007; 92(11):4115-22.

38. Esteban NV, et al. Daily cortisol production rate in man determined by stable isotope dilution/mass spectrometry. *J Clin Endocrinol Metab* 1991; 72(1):39-45.

39. Ragnarsson O, et al. The relationship between glucocorticoid replacement and quality of life in 2737 hypopituitary patients. *Eur J Endocrinol* 2014; 171(5):571-9.

40. Wierman ME, et al. Androgen therapy in women: a reappraisal: an Endocrine Society Clinical Practice Guideline. *J Clin Endocrinol Metab* 2014; 99(10):3489-510.

41. Behan LA, et al. Abnormal plasma sodium concentrations in patients treated with desmopressin for cranialdiabetes insipidus: results of a long-term retrospective study. *Eur J Endocrinol* 2015; 172(3):243-50.

42. Stewart PM, Toogood AA, Tomlinson JW. Growth hormone, insulin-like growth factor-I and the cortisol-cortisone shuttle. *Horm Res* 2001; 56(suppl 1):1-6.

43. Giavoli C, et al. Effect of recombinant human growth hormone (GH) replacement on the hypothalamic-pituitary-adrenal axis in adult GH-deficient patients. *J Clin Endocrinol Metab* 2004; 89(11):5397-401.

44. Martins MR, et al. Growth hormone replacement improves thyroxine biological effects: implications for management of central hypothyroidism. *J Clin Endocrinol Metab* 2007; 92(11):4144-53.

45. Jørgensen JO, et al. Growth hormone administration stimulates energy expenditure and extrathyroidal conversion of thyroxine to triiodothyroninein a dose-dependent manner and suppresses circadian thyrotrophin levels: studies in GH-deficient adults. *Clin Endocrinol (Oxf)*1994; 41(5): 609-14.

46. Agha A, et al. Unmasking of central hypothyroidism following growth hormone replacement in adult hypopituitary patients. Clin Endocrinol (Oxf). 2007;66(1):72-7.

47. Gibney J, et al. Comparison of the metabolic effects of raloxifene and oral estrogen in postmenopausal and growth hormone-deficient women. *J Clin Endocrinol Metab* 2005; 90(7):3897-903.

48. Cook DM. Growth hormone and estrogen: a clinician's approach. *J Pediatr Endocrinol Metab* 2004; 17(suppl 4):1273-76.

49. Linas SL, et al. Role of vasopressin in the impaired water excretion of glucocorticoid deficiency. *Kidney Int* 1980;18(1):58-67.

50. Haugen BR. Drugs that suppress TSH or cause central hypothyroidism. *Best Pract Res Clin Endocrinol Metab* 2009; 23(6):793-800.

51. Alexopoulou O, et al. Clinical and hormonal characteristics of central hypothyroidism at diagnosis and during follow-up in adult patients. *Eur J Endocrinol* 2004; 150(1):1-8.

52. Qureshi AC, Bahri A, Breen LA, et al. The influence of the route of oestrogen administration on serum levels of cortisol-binding globulin and total cortisol. *Clin Endocrinol (Oxf)* 2007;66(5):632-5.

53. Filipsson H, Johannsson G. GH replacement in adults: interactions with other pituitary hormone deficiencies and replacement therapies. *Eur J Endocrinol* 2009; 161(suppl 1):S85-S95.

54. Stagnaro-Green A, et al. Guidelines of the American Thyroid Association for the diagnosis and management of thyroid disease during pregnancy and postpartum. *Thyroid* 2011; 21(10):1081-1125.

PARTE **X**

ENDOCRINOLOGIA PEDIÁTRICA

CAPÍTULO 1

DISTÚRBIO DE DIFERENCIAÇÃO SEXUAL

Maria Paula Bandeira • Sergio Ricardo de Lima Andrade • Leonardo Bandeira

INTRODUÇÃO

Os distúrbios da diferenciação sexual (DDS) estão caracterizados quando não se pode identificar prontamente o sexo do recém-nascido ao se examinar a genitália externa.[1,2] Esta ambiguidade não é considerada emergência médica em si, mas uma emergência social. Witchel, Selma Feldman. "Disorders of Sex Development." Best Practice & Research Clinical Obstetrics & Gynaecology (2017).

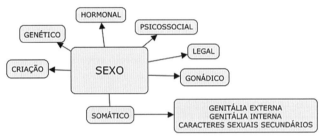

ALGORITMO 1.1 ■ Componentes do sexo.

Os DDS ocorrem em aproximadamente 1:2.000 – 1:5.500 nascidos-vivos, porém podem ser diagnosticados apenas na adolescência sob forma de atraso puberal ou desenvolvimento de caracteres sexuais secundários heterossexuais.[1-3]

DIFERENCIAÇÃO SEXUAL NORMAL

A diferenciação sexual normal depende de inúmeros processos sequenciais regulados por genes localizados tanto nos cromossomos sexuais quando em autossomos. A primeira etapa desse processo ocorre no momento da fertilização, com a determinação do sexo genético (46 XY ou 46 XX). Até a sexta semana de gestação, o embrião humano possui gônadas bipotenciais.[2]

O feto tem a tendência inerente para desenvolver genitália feminina – é o que ocorre quando há ausência de gônadas.[2]

Os ductos de Müller começam a se formar durante a sexta semana de gestação como uma invaginação do epitélio celômico, e dão origem aos órgãos internos femininos; já os ductos de Wolff darão origem aos órgãos internos masculinos.

- Ductos de Müller: trompas de falópio, útero e porção proximal da vagina.
- Ductos de Wolff: epidídimo, ducto deferente, vesícula seminal e ductos ejaculatórios.[2]

A evolução da genitália interna masculina ocorre por conta da produção do hormônio antimülleriano (AHM), que induzirá a regressão dos ductos de Müller durante a oitava semana de gestação. O desenvolvimento dos ductos de Wolff depende de alta concentração de testosterona, produzida pelas células de Leydig locais (ação parácrina), seguida da ação do HCG e LH, posteriormente.[2]

A evolução da genitália interna feminina se dá pela ausência de testosterona e de AHM, que induzem a regressão dos ductos de Wolff e possibilitam o desenvolvimento dos ductos de Müller.[2]

- Oitava semana de idade gestacional (IG): início da diferenciação da genitália externa em masculina a partir da presença de andrógenos (di-hidrotestosterona).[2]
- Décima semana de IG: início da diferenciação da genitália externa em feminina por ausência de fatores determinantes da diferenciação masculina somados à presença de dois cromossomos X íntegros.

A formação da genitália externa masculina se completa durante a décima quarta semana de IG, enquanto a feminina termina em torno da vigésima semana IG.

Genitália externa:
- Tubérculo genital: transforma-se em pênis no embrião masculino e em clitóris no embrião feminino.
- Pregas lábioescrotais: transformam-se em escroto no embrião masculino e em grandes lábios no embrião feminino.
- Pregas urogenitais: transformam-se em uretra peniana no embrião masculino e em pequenos lábios no embrião feminino.[2]

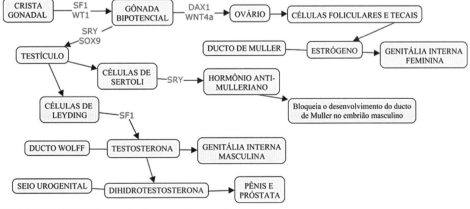

ALGORITMO 1.2 ■ Diferenciação sexual normal.

349

TABELA 1.1	Tamanho Peniano (cm) Relacionado com Idade	
Idade	Média	DP
RN < 30 sem	2,5	0,4
34 sem	3,0	0,4
Termo	3,5	0,4
0-5 meses	3,9	0,8
6-12 meses	4,3	0,8
1-2 anos	4,7	0,8
2-3 anos	5,1	0,9
3-4 anos	5,5	0,9
4-5 anos	5,7	0,9
5-6 anos	6,0	0,9
6-7 anos	6,1	0,9
7-8 anos	6,2	1,0
8-9 anos	6,3	1,0
9-10 anos	6,3	1,0
10-11 anos	6,4	1,1
Adulto	13,3	1,6

A ambiguidade genital ocorre quando qualquer dos processos fundamentais para a diferenciação sexual não ocorre corretamente.[1,2]

DEFINIÇÃO

A apresentação clínica é bastante variável, porém alguns sinais chamam atenção e, na presença deles, a genitália deverá ser investigada.

Uma genitália é considerada ambígua se apresentar uma ou mais das seguintes características:
- História familiar de DDS.
- Discordância entre fenótipo e cariótipo.
- Genitália ambígua obvia.[1,2]

Em genitália aparentemente masculina:
- Gônadas não palpáveis/criptorquidia bilateralmente.
- Gônadas pequenas < 0,8 cm.
- Presença de hipospádia perineal ou hipospádia leve somada à criptorquidia.
- Micropênis (< 2,5 DP da média para idade), comprimento < 2,5 cm ou diâmetro < 0,9cm (Tabela 1.1).
- Presença de massa inguinal que poderá corresponder a útero ou trompas.[1,2]

Em genitália aparentemente feminina:
- Gônadas palpáveis em bolsa labioescrotal.
- Clitoromegalia (diâmetro > 0,6 cm ou 0,9 cm de comprimento).
- Fusão de lábio posterior.
- Presença de massa inguinal que possa corresponder a testículos.[1,2]

DIAGNÓSTICO

A avaliação inicial do paciente com genitália ambígua inicia-se por uma história pregressa e familiar colhida com detalhes, exame físico, exames laboratoriais do eixo hipotálamo-hipófise-gônada e exames de imagem para avaliar genitália interna além do cariótipo.

Sempre questionar sobre consanguinidade, infertilidade, amenorreia em pacientes mais velhos, história de desidratação ou distúrbio hidroeletrolítico na infância

TABELA 1.2	Escala de Prader na Avaliação da Genitália Ambígua
	DESCRIÇÃO
PRADER I	Aumento isolado do falo
PRADER II	Aumento do falo associado à fusão posterior de saliências labioescrotais
PRADER III	Aumento de falo associado à fusão quase completa das saliências labioescrotais e presença de seio urogenital com abertura perineal
PRADER IV	Falo de aspecto peniano associado à fusão completa de saliências labioescrotais, presença de seio urogenital com abertura perineal em base de falo
PRADER V	Aspecto de falo peniano bem desenvolvido associado à fusão completa de saliências labioescrotais, presença de seio urogenital com abertura em corpo de falo ou balânica

(Hiperplasia Adrenal Congênita), uso de medicamentos virilizantes ou feminilizantes durante a história gestacional.

O exame físico deve avaliar presença de sinais sugestivos para síndromes genéticas, pressão arterial, pilificação corpórea, estadiamento puberal, acne, dimorfismos, estado de hidratação e exame físico detalhado da genitália.[1,3] A classificação de Prader é utilizada para analisar o grau de virilização da genitália (Tabela 1.2).[4]

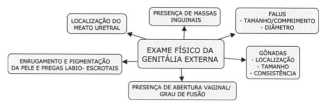

ALGORITMO 1.3 ■ Exame físico genitália externa.

A avaliação hormonal deverá ser realizada até os seis meses de idade, enquanto o lactente se encontra com o eixo HHG ainda ativado, minipuberdade. Solicitar glicemia de jejum, eletrólitos (mais fidedigno após 4 dias de vida), testosterona total, diidrotestosterona (DHT), LH e FSH, 17 OH progesterona (dosagem mais fidedigna após 36h de vida), androstenediona e atividade da renina plasmática.[1-5] Após essa idade, o eixo adormece e só volta a apresentar níveis hormonais detectáveis depois da puberdade e durante a vida adulta. Em meninos pré-púberes, a dosagem de testosterona deve ser realizada por meio de teste com estímulo utilizando a gonadotrofina coriônica. Caso o RN com alta suspeição para sexo masculino ou ausência de cariótipo 46 XX e baixos níveis séricos de testosterona total, indica-se teste de estímulo com hCG: administrar hCG 1.000–1.500 U, intramuscular, uma vez ao dia por três dias consecutivos e dosar testosterona total, DHT e androstenediona ao quarto dia.[1]

Em neonatos masculinos normais, a mediana de testosterona total nos primeiros dias de vida é 550 ng/dL, e a partir da primeira semana cai para 140 ng/dL, atingindo valores baixos (menores do que 20 ng/dL) do quarto até o sexto mês.[1,5]

Os exames de imagens solicitados partem desde ultrassonografia (US) abdominal e pélvica, passando por genitografia, ressonância magnética (RM) até biópsia de gônada.
- US: avalia a presença de gônadas abdominais e de resquícios müllerianos.

- Genitografia: avalia a presença de vagina e sua relação com a uretra.
- RM: pode ajudar na localização das gônadas.

É importante estabelecer um diagnóstico definitivo para que o plano terapêutico seja instituído. A definição do sexo de criação deverá levar em conta a adaptação futura, considerando reconstrução genital cirúrgica, resposta ao tratamento hormonal, atividade sexual, fertilidade, risco de malignização das gônadas, associado ao cariótipo. Em pacientes portando genitália ambígua, podemos usar uma ferramenta clínica para diagnóstico chamada escala de masculinização externa. Se ela for maior que 11, provavelmente estamos diante de um recém-nascido do sexo masculino.[1,6]

CLASSIFICAÇÃO

Como a HAC é a causa mais comum de DDS no recém-nascido, a investigação diagnóstica deve partir dessa hipótese e seguir para caminhos de doenças mais raras, de acordo com os resultados (Tabela 1.3).

DDS – cromossomo sexual
- 47 XXY – Síndrome de Klinefelter.
- 45, XO – Síndrome de Turner.
- 45, X0/46, XY – disgenesias gonadais.

DDS XY
1. Por desordem do desenvolvimento gonadal:
   - DDS ovotesticular (hermafroditismo verdadeiro)
   - Disgenesia gonadal pura e parcial
2. Por desordem na síntese ou ação androgênica:
   - Mutação do receptor de LH (aplasia ou hipoplasia das células de Leydig)
   - Defeitos na síntese de testosterona: síndrome de Smith-Lemi-Opitz, deficiência de 3-beta-hidroxiesteroide-desidrogenase tipo 2, deficiência da 17-alfa-hidroxilase/17,20 – liase, seficiência da 17-beta-hidroxiesteroide desidrogenase tipo 3, deficiência da POR
- Deficiência de 5-alfa-redutase tipo 2
- Persistência dos ductos de Müller
- Síndrome da insensibilidade androgênica
- Regressão testicular

DDS XX
1. Por desordem do desenvolvimento gonadal:
   - DDS ovotesticular (hermafroditismo verdadeiro)
   - Disgenesia gonadal pura e parcial
2. Por excesso androgênico:
   A. Fetal:
   - HAC: deficiência da 3-beta-hidroxiesteroide-desidrogenase tipo 2, deficiência da 21- hidroxilase, deficiência da 11-beta-hidroxilase
   - Mutação nos receptores de corticoide
   B. Fetoplacentária:
   - Deficiência de aromatase
   - Deficiência de oxiredutase (POR)
   C. Materna:
   - Tumor materno virilizante
   - Drogas androgênicas[1,2]

PRINCIPAIS DISTÚRBIOS DE DIFERENCIAÇÃO SEXUAL

Disgenesia Gonadal

Pura (46 XX, 46 XY, 45 X)

Gônada em fita, sem função. Apresenta genitália externa e interna feminina, sem ambiguidade genital. Descoberta comumente por amenorreia primária ou hipogonadismo. Deve-se avaliar a possibilidade de malignização da gônada

TABELA 1-3 Classificação das DDS		
DDS por alteração cromossômica	**DDS 46XX**	**DDS 46XY**
Síndrome de Klinefelter e variantes (47 XXY)	Distúrbios de desenvolvimento testicular 1. Disgenesia gonadal associada ou não a mutação / deleção do *SRY* 2. DDS ovotesticular 3. Regressão testicular	Distúrbios do desenvolvimento ovariano 1. Disgenesia gonadal 2. DDS ovotesticular 3. DDS testicular (*SRY* + ou duplicação do *SOX9*)

Síndrome de Turner e variantes (45 X)	Distúrbios de síntese androgênica
	1. Mutações no receptor do LH
	2. Síndromed de Smith-Lemli-Opitz
	3. Deficiência da proteína reguladora da esteroidogenese (StAR)
	4. Deficiência da P450 scc (CYP11A1)
	5. Deficiência da 3-beta-hidroxiesteroide-desidrogenase tipo 2 (HSD3B2)
	6. Deficiência da 17-beta-hidroxiesteroide desidrogenase 3 (HSD17B3)
	7. Deficiência da 5-alfa-redutase 2 (SRD5A2)
		Excesso de andrógenos
		1. Fetal (HAC virilizante)
		  • Deficiencia da 21-hidroxilase (CYP21A2)
		  • Deficiciencia de 3-beta-hidroxiesteroide desidrogenase 2 (HSD3B2)
		  • Deficiência de 11-beta-hidroxilase (CYP11B1)
		  • Resistência a glicocorticoides
		2. Fetoplacentária
		  • Deficiência de aromatase (CYP19)
		  • Deficiência da P450 oxidorredutase (POR)
		3. Materna
		  • Tumores virilizantes
		Drogas

Disgenesias gonadais mistas (45 X/46 XY)	Distúrbios na ação androgênica 1. Sd de insensibilidade aos andrógenos 2. Drogas e disruptores endócrinos	Outros 1. Agenesia/hipoplasia mülleriana 2. Anormalidades uterinas 3. Atresia vaginal 4. Adesão labial
Quimerismo (46 XX/46 XY)	Outros 1. Síndrome da persistência dos ductos müllerianos 2. Hipogonadismo hipogonadotrófico congênito 3. Associado a baixo peso ao nascer 4. Exposição materna a estrógenos e progestogênios	

Parcial (46 XY OU 45 X/46 XY)

Apresenta uma gônada em fita e um testículo disgenético contralateral ou dois testídulos disgenéticos; o fenótipo varia de feminino a masculino. Sempre que possível, opta-se pelo sexo feminino. Deve ser realizada a gonadectomia, reposição hormonal e cirurgias de correção ou aumento do canal vaginal.[1,4]

DDS Ovotesticular (46 XX, 46 XY)

Antigo hermafroditismo verdadeiro. Caracteriza-se pela presença de tecido testicular e ovariano no mesmo indivíduo. Pode apresentar ovário em um lado e testículo do outro ou ovotestis que contém os dois tecidos na mesma gônada. A maioria dos casos apresenta cariótipo 46 XY com gene SRY negativo. O quadro clínico é bastante variável, indo de homem fértil até mulher fértil. Comumente se apresenta com ambiguidade genital predominantemente masculina. O tratamento depende da época da descoberta e do grau de diferenciação sexual.[1]

Homem XX – Sexo Reverso

Apresentam-se com genitália normal, microrquidia bilateral, podem desenvolver ginecomastia e ser inférteis. Pode ocorrer translocação SRY e a histologia evidenciar disgenesia dos túbulos seminíferos, fibrose peritubular e ausência de espermatogônias. O sexo de escolha é sempre o masculino, porém com prognóstico de infertilidade.[1,2]

DDS XY por Desordem na Síntese/Ação Androgênica

Chamado de pseudo-hermafroditismo masculino, caracteriza-se por indivíduos com cariótipo 46 XY e virilização ausente ou deficiente em genitália interna ou externa. Ocorre por deficiência na biossíntese de andrógenos adrenais, por alteração na síntese ou metabolismo da testosterona.

- MUTAÇÃO DO RECEPTOR DE LH: hipoplasia ou agenesia das células de Leydig testiculares resulta em deficiência na produção de testosterona. Os níveis de testosterona são baixos e não respondem a estímulo com HCG; os níveis de LH são altos.[1]
- DEFICIÊNCIA DE 5-ALFA-REDUTASE TIPO 2: enzima responsável pela conversão de testosterona em DHT. Apresentam genitália ambígua. O diagnóstico é sugerido pelo aumento da relação testosterona/di-hidrotestosterona.[1]
- DEFICIÊNCIA DA 17-BETA-HIDROXIESTEROIDE-DESIDROGENASE TIPO 3: genitália ambígua associada a hipertensão arterial, altos níveis de pregnenolona e aldosterona; baixos níveis de DHEA.[1]
- PERSISTÊCIA DOS DUCTOS DE MÜLLER: fenótipo masculino com criptorquidia bilateral e presença de ducto de Müller secundário à deficiência de AHM.[1,2]
- SÍNDROME DA INSENSIBILIDADE ANDROGÊNICA: na forma completa, apresenta genitália aparentemente feminina com gônada palpável ou hérnia inguinal (testículo). A vagina apresenta-se curta e evolui com amenorreia durante a puberdade, sem desenvolvimento de pelos pubianos. A forma parcial tem ampla variedade de apresentação.[1]
- SÍNDROME DA REGRESSÃO TESTICULAR: caracteriza-se por ausência de gônadas, útero, trompas e porção superior da vagina. O fenótipo depende da fase de desenvolvimento embriológico em que ocorreu a regressão testicular.

DDS XX por Excesso Androgênico

Pode ocorrer durante a fase fetal, por causa feto-placentária ou por causa exógena/tumor produtor de andrógenos materno.

- DEFICÊNCIA DE AROMATASE: autossômica recessiva. Na ausência de aromatase, o estrógeno não pode ser sintetizado na placenta, de modo que grandes quantidades de androstenediona e testosterona passam para a circulação causando virilização fetal e materna. O tratamento consiste em reposição estrogênica.[1]
- DEFICIÊNCIA DE OXIREDUTASE (POR): autossômica recessiva. É a forma mais complexa de HAC, pois afeta a atividade de diversas enzimas esteroidogênicas, que mantêm atividade parcial, determinando perfil variável de secreção de esteroides. Ao nascimento, os meninos apresentam-se com subvirilização, e as meninas com grau elevado de virilização. Pode vir acompanhada de malformações ósseas. Por conta da variabilidade de perfil hormonal, seu diagnóstico é dado por sequenciamento genético.[1] Para os portadores de HAC, devemos tratar a patologia.[1] Não há consenso a respeito da idade para proceder correção cirúrgica no DDS, e sua indicação deve ser individualizada.[2,3] Caso haja disgenesia gonadal, está indicada gonadectomia.[3,4] Em casos de síndromes de insensibilidade aos andrógenos, tais como a síndrome de Refeinstein (um tipo de insensibilidade parcial), está indicado rastrear tecido gonadal masculino e promover sua exérese devido ao maior risco de neoplasia.[7] Durante a puberdade, a terapia de reposição hormonal deve ser oferecida respeitando a identidade de gênero do paciente.[3]

REFERÊNCIAS

1. Ahmed S, Faisal, et al. "Society for Endocrinology UK guidance on the initial evaluation of an infant or an adolescent with a suspected disorder of sex development (Revised 2015)". Clinical endocrinology 2016;84(5):771-88.
2. Witchel Selma Feldman. "Disorders of Sex Development". Best Practice & Research Clinical Obstetrics & Gynaecology 2017;.
3. Lee Peter A, et al. "Global disorders of sex development update since 2006: perceptions, approach and care". Hormone research in paediatrics 2016;85(3):158-80.
4. Makiyan Zograb. "Systematization of ambiguous genitalia". Organogenesis 2016;12(4):169-82.
5. Tomlinson C, et al. "Testosterone measurements in early infancy". Archives of Disease in Childhood-Fetal and Neonatal Edition 2004;89(6):F558-9.
6. Ahmed, S. Faisal. The Initial Approach to Evaluating Atypical Genitalia. Endocrine Society. Meet-the-Professor Endocrine Case Management 2018. 305 pp; Washington, DC, 2018.
7. Turan Volkan, et al. "Incomplete androgen insensitivity (Reifenstein syndrome)-a case report". Journal of the Turkish German Gynecological Association 2010;11(2):110.

CAPÍTULO 2

BAIXA ESTATURA

Margaret Cristina da Silva Boguszewski • Adriane de André Cardoso Demartini

INTRODUÇÃO

O crescimento de uma criança reflete uma complexa interação entre sua condição de saúde, aspectos nutricionais, genéticos e hormonais. Três períodos de crescimento são considerados mais intensos: intrauterino, os primeiros dois anos de vida e a puberdade. Diminuição do ritmo de crescimento e baixa estatura podem ser sinais precoces de problemas de saúde, devendo ser investigados como tal.

Baixa estatura é definida como comprimento ou altura 2 desvios-padrão (DP) ou mais abaixo da média esperada para idade e sexo para determinada população; é considerada severa se 3 DP ou mais abaixo da média.[1] Altura abaixo do 3° percentil (−1,88 DP) também é considerada baixa estatura,[1] assim como altura 2 DP ou mais abaixo da estatura alvo.[1,2] A estatura alvo é calculada acrescentando 6,5 cm à média da altura dos pais no caso dos meninos, ou subtraindo 6,5 cm para as meninas.[3] Recomenda-se que a altura dos pais seja aferida pelo profissional de saúde.

Além da altura absoluta, a velocidade de crescimento em cm/ano é um importante parâmetro clínico, e deve ser calculada a partir de duas medidas de altura obtidas com intervalo de pelo menos seis meses. Uma criança que cresce dois anos ou mais com uma velocidade de crescimento igual ou abaixo do 25° percentil tende a diminuir o percentil da altura. Mesmo se a altura não estiver abaixo do 3° percentil ou −2 DP, a manutenção da velocidade de crescimento abaixo da esperada para a idade justifica uma avaliação clínica apropriada.[1]

ETIOLOGIA DA BAIXA ESTATURA

A Tabela 2.1 indica causas de baixa estatura. A baixa estatura familiar (BEF) e o retardo constitucional do crescimento e da puberdade (RCCP) foram agrupados como variantes do normal, apesar de alguns autores considerarem como subcategorias da baixa estatura idiopática (BEI).[4] Algumas das causas serão comentadas a seguir.

Baixa Estatura Familiar

A BEF caracteriza-se por altura abaixo do −2DP, geralmente com velocidade de crescimento normal. O início da puberdade ocorre em idade habitual e a idade óssea é concordante com a idade cronológica. Um ou ambos os pais apresentam baixa estatura, frequentemente abaixo do 10° percentil. A avaliação laboratorial não demonstra alterações.

RETARDO CONSTITUCIONAL DO CRESCIMENTO E DA PUBERDADE

O RCCP caracteriza-se por tamanho adequado ao nascimento, altura abaixo do alvo familiar, puberdade de início tardio, mas de evolução normal, história familiar de puberdade tardia e ausência de sintomas ou sinais de outras doenças sistêmicas. A diminuição da velocidade de crescimento

---

TABELA 2.1 Etiologia da Baixa Estatura

I. Variantes do normal
   A. Baixa estatura familiar
   B. Retardo constitucional do crescimento e da puberdade

II. Patológica
   C. Nutricional
      1. Desnutrição hipocalórica
      2. Doença inflamatória intestinal crônica
      3. Doenças disabsortivas
      4. Doença celíaca
   D. Alterações hormonais
      1. Hipotireoidismo
      2. Deficiência de hormônio de crescimento
      3. Excesso de cortisol
   E. Defeitos cromossômicos
      1. Síndrome de Turner
      2. Síndrome de Down
   F. Atraso do crescimento intrauterino/pequeno para a idade gestacional
      1. Origem fetal
      2. Origem materna (tabagismo, hipertensão arterial)
      3. Síndromes dismórficas (Russell-Silver, de Lange, Seckel, Dubowitz, Bloom)
   G. Alterações ósseas
      1. Acondroplasia
      2. Condrodistrofias
      3. Raquitismo
      4. Outras
   H. Alterações metabólicas
      1. Mucopolissacaridose
      2. Outras doenças de acúmulo
   I. Doenças crônicas
      1. Renal
      2. Hepática
      3. Cardíaca
      4. Pulmonar (fibrose cística, asma)
      5. Hematológica
      6. Diabetes *mellitus* tipo 1 mal controlado
      7. Infecções crônicas
   J. Psicossocial
   K. Nascimento prematuro
   L. Induzida por drogas
      1. Glicocorticoides
      2. Estrogênios/androgênios em altas doses
      3. Dextroamfetamina

III. Idiopática

Adaptado de Grimberg & Lifshitz.[1]

354 ENDOCRINOLOGIA PEDIÁTRICA

pode ser observada desde os 3 a 5 anos de idade,[1] podendo ficar abaixo do 25° percentil. Será menor quanto mais tardio o início da puberdade (ver Figura 2.1 no caderno colorido). Diferente da BEF, a idade óssea está atrasada em dois anos ou mais, fazendo com que a previsão de altura adulta seja adequada para o potencial genético. Indivíduos com BEF podem apresentar puberdade tardia com consequente diminuição do DP da altura. A diminuição da velocidade de crescimento já nos primeiros anos de vida aumenta o risco de a altura adulta ficar abaixo do potencial genético.[5]

Doenças Crônicas

O baixo ganho de peso secundário a doenças sistêmicas crônicas pode comprometer o crescimento. As doenças inflamatórias intestinais que cursam com má-absorção podem levar a um estado de desnutrição proteico-calórica. Doença de Crohn e retocolite ulcerativa apresentam um processo inflamatório com produção de citocinas, diminuição do apetite, má-absorção intestinal, perdas intestinais excessivas, aumento do gasto energético e necessidade de uso crônico de corticoides. A diminuição da velocidade de crescimento pode acontecer antes mesmo da perda de peso. A intolerância ao glúten pode se manifestar na forma clássica com diarreia crônica e perda de peso importante, ou apenas com diminuição da velocidade de crescimento, baixa estatura e atraso no início da puberdade.

Alterações Hormonais

As alterações hormonais que mais comumente afetam o crescimento incluem o hipotireoidismo, a deficiência de hormônio de crescimento e o hipercortisolismo.[1,2,6] São caracterizadas por ganho de peso sem correspondente ganho em altura. A tireoidite de Hashimoto é a causa mais comum de hipotireoidismo adquirido na infância e adolescência. Os sinais clínicos incluem aumento do volume da glândula tireoide, sonolência, obstipação, queda de cabelos, além de aumento desproporcional do peso em relação à altura. O hipotireoidismo congênito identificado por meio da triagem neonatal será causa de baixa estatura se não tratado adequadamente.

A deficiência de hormônio de crescimento pode ser idiopática, congênita (alterações genéticas, deficiência associada a defeitos de linha média e a defeitos estruturais do cérebro) ou adquirida (trauma, infecções e tumores do sistema nervoso central, irradiação, entre outras). Se presente desde os primeiros dias de vida, poderá cursar com icterícia neonatal prolongada, hipoglicemia e, nos meninos, micropênis. Quando manifesta nos primeiros anos de vida, além da baixa estatura e/ou diminuição da velocidade de crescimento, algumas outras manifestações podem estar presentes, como bossa frontal, hipodesenvolvimento dos ossos da face, dentição atrasada e aumento da gordura subcutânea com diminuição da massa muscular. Em crianças com mais idade, a diminuição da velocidade de crescimento e a estatura abaixo do alvo familiar podem ser as únicas manifestações.

No hipercortisolismo, além da desaceleração do crescimento e do ganho de peso, podem estar presentes queixas de cansaço, aumento da pilificação corporal, hipertensão arterial, cãibras, face de lua cheia, estrias. O excesso de cortisol pode ser decorrente do uso crônico de corticoide (iatrogênico), de doença hipofisária (doença de Cushing) ou tumor adrenal. Medicamentos de uso tópico com corticoides usados inadvertidamente por tempo prolongado podem comprometer o crescimento.

Síndrome de Turner

Alteração genética relativamente frequente que afeta aproximadamente uma em cada 2.500 meninas nascidas vivas. O tamanho ao nascimento é menor do que o esperado, e é frequente a presença de linfedema de mãos e pés e pescoço alado no período neonatal. A baixa estatura e a falência ovariana são as principais manifestações na infância e adolescência. Outros sinais como palato ogival, implantação baixa de orelhas, *cubitus valgo* e hipertelorismo mamário tornam-se mais evidentes com o avançar da idade. O achado de coarctação de aorta em menina com baixa estatura sugere o diagnóstico de síndrome de Turner. O diagnóstico tardio é frequente, após o término do crescimento. Na população brasileira, a média de altura adulta em mulheres com síndrome de Turner não tratadas com hormônio de crescimento é de 145,5 cm.

Recomenda-se a realização do cariótipo em culturas de sangue periférico com análise de no mínimo 30 células para confirmar o diagnóstico. Aproximadamente 50% das meninas com síndrome de Turner apresentam constituição cromossômica 45,X (monossomia do cromossomo X); 30% a 40% apresentam mosaicismo cromossômico, presença de duas ou mais linhagens com constituições cromossômicas diferentes (exemplos 45,X/46,XX ou 45,X/47,XXX ou 45,X/46,XY). Anomalias estruturais do cromossomo X também são frequentes, com ou sem mosaicismo, como casos decorrentes de isocromossomo do braço longo do X [46,X,i(Xq) ou 45,X/46,X,i(Xq)], deleção [46,X,del(X)] e cromossomo X em anel [45,X/46,X,r(X)].[7]

Pequeno para a Idade Gestacional

Crianças com peso e/ou comprimento ao nascimento abaixo do −2DP para a idade gestacional são consideradas nascidas pequenas para a idade gestacional (PIG). Em algumas é possível identificar a ocorrência de retardo de crescimento intrauterino. A maioria das crianças nascidas PIG apresenta recuperação espontânea do crescimento durante os dois primeiros anos de vida. Aproximadamente 10% não apresentam recuperação espontânea do crescimento e permanecem com baixa estatura. A presença de sinais dismórficos pode sugerir síndromes genéticas que devem ser cuidadosamente investigadas. Algumas alterações cromossômicas contraindicam o tratamento da baixa estatura em crianças nascidas PIG.

Prematuridade

Cerca de 15 milhões de crianças nascem prematuras anualmente ao redor do mundo, e o Brasil está na décima posição entre os países em que mais nascem crianças prematuras.

Considera-se prematuro o recém-nascido com idade gestacional inferior a 37 semanas e como prematuro extremo quando nascido com menos de 28 semanas completas de gestação. Cerca de 70% das crianças nascidas prematuras apresentam recuperação espontânea do crescimento nos primeiros três anos de vida, porém algumas podem permanecer com baixa estatura durante a infância e adolescência, atingindo estatura adulta inferior ao seu potencial genético. O risco de baixa estatura é maior nos prematuros nascidos PIG.

Até o momento, não existe uma curva de crescimento ideal para monitorar o crescimento de crianças nascidas prematuras. A curva de Fenton & Kim de 2013, de característica fetal-neonatal, é recomendada para recém-nascidos a partir de 22 semanas de gestação até 10 semanas após o termo, facilitando o ajuste do crescimento à prematuridade, recomendado até os 3 anos de idade (ver Figura 2.2 no caderno colorido).

Alterações Ósseas

Caracterizada por baixa estatura desproporcionada, quando existe um desequilíbrio entre a altura total (AT) e a altura sentada (AS), é representada por acondroplasia, a displasia óssea mais frequente. Caracteriza-se por baixa estatura importante, aumento do perímetro cefálico, bossa frontal, base nasal achatada, dedos das mãos curtos (mãos em "tridente"). Dezenas de outras formas de displasia óssea foram descritas e doenças que cursam com alteração da mineralização óssea também levam a um crescimento desproporcionado, como no raquitismo hipofosfatêmico.

Baixa Estatura devido a Mutações Heterozigóticas dos Genes ACAN

Aggrecans são o maior grupo de proteinoglicanos nas cartilagens das articulações e das placas de crescimento; as moléculas são expressas por condrócitos e são cruciais durante o crescimento. Mutações heterozigóticas nos genes ACAN, que codificam essas proteínas, foram descritas como causa de displasias esqueléticas leves, que se apresentam clinicamente como baixa estatura com idade óssea avançada e parada precoce do crescimento, embora a puberdade ocorra em tempo normal. A transmissão é autossômica dominante e pode haver história de osteoartrite de início precoce.[8,9]

Baixa Estatura Idiopática

Caracterizada por tamanho adequado ao nascimento, ausência de doença sistêmica subjacente, secreção de hormônio de crescimento normal, é considerada um diagnóstico de exclusão. As proporções corporais devem ser cuidadosamente avaliadas, uma vez que mutações do gene SHOX e outros genes podem ser a causa da baixa estatura, especialmente quando a relação AS/AT está aumentada.

AVALIAÇÃO DA CRIANÇA COM QUEIXA DE BAIXA ESTATURA

Anamnese

Além do detalhamento da história do crescimento, a história clínica deve ser a mais completa possível.[10] A evolução da gestação deve ser verificada, se saudável ou se com intercorrências como diabetes gestacional, uso de medicamentos, tabagismo ou consumo de bebidas alcóolicas. Idade gestacional em semanas, condições ao nascimento,

peso e comprimento e evolução nos primeiros dias de vida (icterícia, hipoglicemia, micropênis) são informações necessárias para alguns diagnósticos de baixa estatura. Informações sobre condições nutricionais, psicossociais, escolares, doenças crônicas na primeira e segunda infância, infecções de repetição, diarreia e/ou má absorção e uso frequente de medicamentos, incluindo medicamentos de uso tópico, devem ser obtidas. Altura, puberdade e saúde dos pais fazem parte da avaliação, assim como altura e condições de saúde dos familiares mais próximos (avós e tios). O crescimento anterior deve ser revisado com a obtenção de medidas prévias de peso e de altura.

Auxologia

As medidas de peso, comprimento/altura e perímetro cefálico devem ser aferidas em todas as crianças, estando estas com o mínimo de roupas possível. Crianças de até 2 anos de idade e aquelas com incapacidade motora devem ser medidas na posição horizontal em superfície rígida com auxílio de um segundo examinador. Entre 2 e 3 anos de idade é recomendável obter o comprimento na posição horizontal e também a altura na posição vertical, para possibilitar a comparação com medidas anteriores e posteriores. Após essa idade, a criança deverá ser medida em pé com estadiômetro fixo na parede. No mínimo duas medidas devem ser obtidas e, se observada uma diferença maior que 4 mm entre elas, uma terceira medição é recomendada.

Outras medidas corporais auxiliam no esclarecimento da causa da baixa estatura. Alterações da AS frequentemente são encontradas nas crianças com displasias ósseas, portadoras de defeitos no gene SHOX e meninas com síndrome de Turner. Para obter a AS, manter a criança sentada em superfície plana de altura conhecida (60 cm), com a coluna apoiada no estadiômetro, mantendo um ângulo reto entre o tronco e as coxas e entre estas e as pernas (ver Figura 2.3 no caderno colorido). Da altura obtida, subtrair os 60 cm para se obter a AS.[11]

Faz-se a relação AS/AT, que deve ser ao redor de 0,7 ao nascimento e 0,5 ao término do crescimento. Um DP da relação AS/AT maior que 2 indica menor crescimento dos membros (baixa estatura desproporcionada), sinal importante de alterações do gene SHOX (ver Figura 2.4 no caderno colorido).

Para obtenção da envergadura, manter a criança em pé contra uma superfície lisa e medir a distância entre as pontas dos dedos médios com os braços horizontalmente alinhados. A relação habitual envergadura/altura é a medida da altura ± 3,5 cm. Para medir o segmento inferior (SI) ou distância púbis-planta, com o paciente em pé, palpar a sínfise púbica e medir desse ponto verticalmente até o solo. A relação SI/segmento superior é de aproximadamente 1,7 em recém-nascidos, diminuindo progressivamente até 0,9 em adultos saudáveis.

Exame Físico

O exame físico deve ser minucioso. Dados vitais e aparelhos e sistemas devem ser avaliados de maneira sistemática. Observar a presença de sinais dismórficos em mãos (p. ex., braquidactilia, clinodactilia, metacarpos curtos), cabeça e pescoço (p. ex., pescoço curto, palato em ogiva, defeitos de linha média), membros (p. ex., desvio cubital, deformidade de Madelung, genu valgo), assimetria corporal, hiperteloris-

ENDOCRINOLOGIA PEDIÁTRICA

TABELA 2.2 Investigação Inicial da Baixa Estatura

Exame	Para excluir
Hemograma	Anemia, infecções
Creatinina, sódio, potássio, cálcio, fósforo, fosfatase alcalina, proteína total e frações, ferro, ferritina	Insuficiência renal, desordens do metabolismo de cálcio e fósforo, doenças disabsortivas
T4 livre, TSH	Hipotireoidismo
Anticorpos antiendomísio e antitransglutaminase (tipo IgA), IgA total	Doença celíaca
IGF-1	Deficiência de hormônio de crescimento
Gasometria venosa, pH urinário (0-3 anos)	Acidose tubular renal
Urinálise	Alteração renal
Cariótipo nas meninas	Síndrome de Turner
Radiografia mão e punho esquerdo	

Adaptado de Hokken-Koelega, et al.[13]

mo mamário, manchas e trofismo da pele, distribuição da gordura, entre outros. As características da genitália e o estádio puberal devem ser avaliados e classificados.

Curvas de Crescimento

As medidas obtidas devem ser plotadas em curvas de crescimento específicas. Existem curvas de construção longitudinal (crianças com várias medidas obtidas em intervalos regulares durante um determinado período de tempo), transversal (crianças medidas uma única vez) e mista. As curvas longitudinais são as mais indicadas para monitorar o crescimento, principalmente durante a puberdade, porém demandam muito tempo para serem atualizadas. Já as curvas transversais são recomendadas para avaliação de grandes grupos populacionais e para monitorar o crescimento antes da puberdade. As curvas da Organização Mundial da Saúde (OMS) são consideradas mistas (combinação de coleta de dados longitudinal com crianças saudáveis avaliadas do nascimento até os 24 meses de idade, e transversal, com crianças avaliadas entre 18 e 71 meses de idade) e de caráter prescritivo, uma vez que trazem um padrão de crescimento a ser seguido, em especial nos dois primeiros anos de vida. A plotagem das medidas disponíveis nas curvas de crescimento é de extrema valia e orienta o diagnóstico.

Avaliação Laboratorial

Uma vez confirmada a baixa estatura ou a velocidade de crescimento inapropriadamente baixa para a idade, exames específicos são recomendados (Tabela 2.2).[12,13] Quando o exame clínico sugerir, a avaliação laboratorial deve ser direcionada para a patologia em questão, ganhando tempo no diagnóstico e evitando-se alto custo, pois um estudo recente mostrou que 98,7% dos pacientes referidos com estatura abaixo do 3° percentil e com exame físico normal não apresentaram nenhuma anormalidade detectada por exames laboratoriais ou radiológicos.[14] Exames específicos podem ser necessários, como o cariótipo nas meninas com baixa estatura e suspeita de síndrome de Turner. A confirmação da deficiência de GH é feita por meio de testes provocativos. Entre os exames de imagem, radiografia de mão e punho para avaliar a idade óssea, radiografia do esqueleto para avaliar displasias ósseas, ressonância magnética da região hipotálamo-hipofisária na deficiência de hormônio de crescimento.

TRATAMENTO

Não é o objetivo deste capítulo discutir o tratamento das diferentes causas de baixa estatura. Quando uma deficiência hormonal é identificada, a reposição hormonal deve ser iniciada. Algumas situações não têm ainda um tratamento definido com bons resultados, como as displasias ósseas.

REFERÊNCIAS

1. Grimberg A, Lifshitz F. Worrisome growth. *In*: Lifshitz F (ed.). *Pediatric Endocrinology*. 50.ed. New York: Informa Heathcare; 2007. v.2. p.1-50.
2. Kaplowitz PB. Short stature. *In*: McInerny TK, Adam HM, Campbell D, Kamat DM, Kelleher KJ, Hoekelman RA (eds.). *Textbook of Pediatric Care*. Washington, D.C.: American Academy of Pediatrics; 2009. p.1727-30.
3. Tanner JM. *Growth at adolescence*. 2.ed. Oxford: Blackwell; 1962.
4. Ismail H, Ness K. Evaluation of short stature in children. *Pediatr Ann.* 2013;42(11):217-22.
5. Wehkalampi K, Vangonen K, Laine T, Dunkel L. Progressive reduction of relative height in childhood predicts adult stature below target height in boys with constitutional delay of growth and puberty. *Horm Res.* 2007;68(2):99-104.
6. Cooke DW, Divall SA, Radovick S. Normal and aberrant growth in children. In: Melmed S, Polonsky KS, Larsen PR, Kronenberg HM (eds.). Williams Textbook of Endocrinology. 13.ed. Philadelphia: Elsevier; 2016. p.964-1073.
7. Levitsky LL, Luria AH, Hayes FJ, Lin AE. Turner syndrome: update on biology and management across the life span. *Curr Opin Endocrinol Diabetes Obes.* 2015;22(1):65-72.
8. Nilsson O, Guo M H, Dunbar N, et al. Short stature, accelerated bone maturation, and early cessation due to heterozygous aggrecan mutations. *J Clin Endocrinol Metab.* 2014;99(8):E15510-8.
9. Quintos J B, Guo M H, Dauber A. Idiopathic short stature due to novel heterozygous mutation of the aggrecan gene. *J Pediatr Endocrinol Metab.* 2015; 28(7-8):927-32.
10. Amin N, Mushtaq T, Alvi S. Fifteen-minute consultation: The child with short stature. *Arch Dis Child Educ Pract Ed.* 2015; 100(4):180-4, 203.
11. Fredriks AM, van Buuren S, van Heel WJ, Dijkman-Neerincx RH, Verloove-Vanhorick SP, Wit JM. Nationwide age references for sitting height, leg length, and sitting height/height ratio, and their diagnostic value for disproportionate growth disorders. *Arch Dis Child.* 2005;90(8):807-12.
12. Hintz RL, Hochberg Z. Failure to thrive. *In*: Hochberg Z (ed.). *Practical Algorithms in Pediatric Endocrinology*. 2.ed. Haifa: Karger; 2007. p.2-3.
13. Hokken-Koelega AC. Diagnostic workup of the short child. *Horm Res Paediatr.* 2011;76(Suppl 3):6-9.
14. Sisley S, Trujillo MV, Khoury J, Backeljauw P. Low incidence of pathology detection and high cost of screening in the evaluation of asymptomatic short children. *J Pediatr.* 2013;163(4):1045-51.

CAPÍTULO 3

PUBERDADE ATRASADA

Carolina Cardoso • Maria Paula Bandeira • Francisco Bandeira

INTRODUÇÃO

Puberdade é mais uma fase no contínuo desenvolvimento da função gonadal e da ontogênese do sistema hipotalâmico-hipofisário-gonadal desde o feto até a completa maturação sexual e fertilidade. Durante a puberdade, características sexuais secundárias aparecem, e o crescimento súbito do adolescente ocorre, resultando no notável dimorfismo sexual do indivíduo maduro. A fertilidade é alcançada, e profundos efeitos psicológicos se sucedem.[1] Essas mudanças resultam da estimulação das gônadas pelas gonadotrofinas hipofisárias e consequente aumento na produção de esteroide gonadal. Estudos longitudinais demostram que fatores relacionados ao período fetal, neonatal e na infância podem estar relacionadas com alterações no processo de puberdade.

Puberdade tardia é definida clinicamente pela ausência ou desenvolvimento incompleto de características sexuais secundárias numa idade normalmente estabelecida de 2 a 3 DP acima da idade média de início da puberdade, algo em torno de 12 a 13 anos para as meninas (para o desenvolvimento mamário)[2] e de 13 a 14 anos para os meninos (para o aumento testicular).[3-6] O estadiamento clínico da puberdade pode ser realizado pelos critérios de James Tanner (Tabela 3.1).

CLASSIFICAÇÃO

Funcionalmente, a puberdade tardia pode ser dividida em desordens que cursam com altas concentrações séricas de LH e FSH — o hipogonadismo primário e/ou defeitos nos seus receptores gonadais são as principais causas — e desordens que cursam com níveis baixos ou normais de LH e FSH séricos — a diminuição da secreção de gonadotrofinas estimuladas pelo GnRH (hipogonadismo secundário) são as principais causas. A seguir encontram-se as causas mais comuns do retardo puberal (Tabela 3.2).

RETARDO CONSTITUCIONAL NO CRESCIMENTO E PUBERDADE (RCCP)

Considerada a maior causa de atraso no crescimento e puberdade, corresponde à condição em que meninas e meninos saudáveis entram na puberdade após os 13 anos e 14 anos, respectivamente. História familiar na maioria dos casos revela mães que tiveram atraso na menarca ou pais (ou tios) que entraram na puberdade tardiamente (14-18 anos). Estima-se que essa condição acometa mais os meninos (63%) do que as meninas (30%).[7,8] Em geral, a estatura final é menor que a predita e a combinação de baixa estatura genética e atraso constitucional leva a uma baixa estatura mais pronunciada na idade adulta.

O fenótipo de um paciente com RCCP é de um menino com idade entre 14 e 15 anos com baixa estatura em relação ao percentil para a idade cronológica, porém concordante com sua idade óssea (IO), a qual se encontra atrasada. Esses pacientes têm velocidade de crescimento reduzida para a idade cronológica devido à diminuição transitória e funcional da secreção de GH e seus secretagogos, como o GHRH. A deficiência de hormônios sexuais causa diminuição transitória de GH e da secreção de IGF-1, normalizando no decorrer da puberdade. A fisiopatologia envolve um atraso na reativação do pulso gerador de GnRH hipotalâmico, o qual é controlado pela kisseptina

TABELA 3.1	Estágios de Tanner do Desenvolvimento Puberal		
Pelos (meninos e meninas) Estágio	**Mamas (meninas)** Estágio	**Genitália (meninos)** Estágio
P1 – pré-puberal, sem pelos (pode haver presença de pequena penugem)	M1 – pré-púberes (pequena projeção do mamilo)	G1 – pré-púberes (testículos < 2,5 cm ou < 3 mL)
P2 – pelos longos e esparsos, discretamente pigmentados, lisos ou enrolados, na base do pênis ou grandes lábios	M2 – botão mamário, com elevação da mama e do mamilo, aumento do diâmetro areolar	G2 – aumento dos testículos saco escrotal, com a pele deste sendo mais espessa e pigmentada
P3 – pelos mais grossos e escuros espalhados abaixo da sínfise púbica	M3 – maior aumento da mama e aréola, porém sem separação nítida	G3 – aumento do pênis, primeiro em comprimento; aumentos dos testículos e saco escrotal mais escuro
P4 – pelos do tipo adulto, porem cobrindo menor área da genitália, não atingindo a região das coxas	M4 – elevação da aréola e mamilo formando um segundo monte acima da mama	G4 – maior aumento do pênis principalmente e largura e da glande, saco escrotal e testículos maiores
P5 – pelos do tipo adulto em qualidade e quantidade, tomando toda região púbica e raiz das coxas	M5 – estágio maduro, com projeção apenas do mamilo	G5 – genitália adulta

TABELA 3.2 Causas de Puberdade Tardia

Hipogonadismo hipergonadotrófico (primário) – FSH e LH altos	Hipogonadismo hipogonadotrófico (secundário) – FSH e LH normal/alto
Anormalidades cromossômicas (síndrome de Turner, síndrome de Klinefelter, síndrome de Noonan	*Desordens do SNC:* tumores (craniofaringiomas, germinomas, gliomas, astrocitomas, meningiomas, tumores hipofisários – inclui MEN-1, prolactinomas
Disgenesias gonadais	*Deficiência funcional de gonadotrofina:* atraso constitucional da puberdade, doença sistêmica crônica, doença aguda, má nutrição, hipotireoidismo, hiperprolactinemia, diabetes mellitus, doença de Cushing, anorexia nervosa, bulimia, fibrose cística, AIDS, doença renal crônica, anemia falciforme, talassemias, doença intestinal inflamatória
Autoimunes ou pós-infecciosas	*Doenças infiltrativas:* doença granulomatosa, hemocromatose,
Pós-trauma ou pós-cirurgia	Trauma craniano
Quimioterapia ou radioterapia	Apoplexia hipofisária
Menopausa precoce	Drogas: maconha
Mutação receptor LH	*Deficiência isolada de GnRH:* hipogonadismo hipogonadotrófico sem anosmia, síndrome de Kallmann associada com hipoplasia adrenal congênita
Galactosemia	Associado a síndromes genéticas: Prader-Willi, Laurence Moon e Bardet-Biedl
Resistência ovariana, defeitos testiculares na biossíntese de esteroide, defeitos ovarianos da biossíntese de esteroides, doença dos ovários policísticos	Formas idiopáticas e genéticas de deficiências de múltiplos hormônios hipofisários (inclui mutação PROP1)
Mutação no receptor de FSH	Malformações congênitas frequentemente associadas com anomalias craniofaciais

via seu receptor (GRP 54), resultando numa deficiência na liberação desse hormônio e, por conseguinte, a baixa estimulação na produção de gonadotrofinas hipofisárias. A taxa de crescimento antes do início real da puberdade nesses pacientes geralmente é incompatível com a idade cronológica, mas a velocidade de crescimento geralmente atinge os níveis normais após o início da puberdade.[9]

O diagnóstico diferencial de RCCP e hipogonadismo hipogonadotrófico isolado (HHI) muitas vezes torna-se difícil. Uma história familiar de puberdade atrasada é fortemente sugestiva de RCCP.[10-12] Adolescentes com RCCP podem ter adrenarca e pubarca atrasadas, juntamente com atraso no desenvolvimento gonadal, enquanto os indivíduos com HHI são mais propensos a ter atraso apenas do desenvolvimento gonadal, apresentando estatura normal ou acima do padrão familiar, além de traços eunucoides, mesmo na ausência do estirão de crescimento puberal. A adrenarca ocorre em tempo normal no paciente com HHI, enquanto na RCCP ocorre de maneira tardia, evidenciada pelas baixas concentrações de DHEA-S para a idade cronológica.

DOENÇAS SISTÊMICAS CRÔNICAS, NUTRICIONAIS OU OUTROS TRANSTORNOS HORMONAIS

Muitas condições sistêmicas podem ocasionar atraso no crescimento e na puberdade, e o adequado tratamento dessas condições faz-se mandatório antes de se considerar outras causas do retardo.

Distúrbios que levam à desnutrição (bulimia nervosa, doença inflamatória intestinal, doença celíaca), além de doenças crônicas (doença renal, *diabetes mellitus*, fibrose cística, asma), podem levar ao hipogonadismo hipogonado-

trópico funcional, por efeitos diretos sobre a função da unidade hipotálamo-hipófise ou das gônadas.[13]

Atletas submetidos a regimes de treinos extenuantes são protótipos de pacientes com retardo de puberdade e amenorreia hipotalâmica, devido à inibição do pulso gerador de GnRH.[14-17]

As causas endócrinas mais comuns no retardo puberal são representadas por hipotireoidismo hipofisário, síndrome de Cushing, hiperprolactinemia, talassemias e anemia falciforme. O hipotireoidismo pode retardar o início da puberdade ou da menarca. O tratamento com levotiroxina inverte esse padrão, mas é provável que haja uma perda permanente de estatura se o diagnóstico for atrasado.

HIPOGONADISMO HIPOGONADOTRÓFICO

Hipogonadismo Hipogonadotrófico Isolado (HHI)

Um defeito envolvendo o gerador de pulso GnRH ou gonadotrofos sem lesão anatômica causa deficiência seletiva de gonadotrofinas, produzindo HHI.[17] Em meninos, a presença de micropênis ou testículos que não descem ou ambos os sinais são evidência de uma deficiência fetal de testosterona causada pela deficiência de gonadotrofina. As concentrações de esteroides sexuais gonadais e gonadotrofinas são baixas, a secreção pulsátil de LH está praticamente ausente e a resposta de LH à administração de agonistas de GnRH ou mesmo GnRH é deficiente na forma severa.[18]

A forma mais comum de HHI ocorre na síndrome de Kallmann, em que anosmia ou hiposmia resultante de agenesia ou hipoplasia dos lobos olfativos está associada à deficiência de GnRH.[19] A prevalência é de 1:10.000 homens e 1:40.000 mulheres. Nos meninos, ocorre com frequência criptorquidismo uni ou bilateral, além de poderem apresentar micropênis (≤ −2,5 DP), testículos reduzidos de tamanho, ausência de pelos faciais e pubarca tardia.[20] Outros defeitos que podem estar associados incluem malformações craniofaciais (fenda labial e fenda palatina), distúrbios convulsivos, metacarpos curtos, pé cavo, perda auditiva neurossensorial, malformações renais (hipoplasia ou agenesia renal unilateral).[21]

Outra condição clínica que pode ocorrer é a deficiência isolada na secreção de LH (síndrome do eunuco fértil), com consequente deficiência na produção de testosterona e alterações na espermatogênese — de origem idiopática, relacionada a mutações no gene da subunidade beta do LH ou secundário a tumores hipotalâmicos.

PAN-HIPOPITUITARISMO

Condição clínica caracterizada por história sugestiva ou detecção de deficiências múltiplas nos hormônios hipotalâmicos ou hipofisários (gonadotrofinas, GH, TSH e ACTH), de origem genética ou adquirida, demonstradas em testes de avaliação hipofisária ou exames de imagem (RM). As causas adquiridas mais comuns incluem tumor de região hipotalâmica-hipofisária, sequela de cirurgia e radioterapia. O início tardio de deficiência hipofisária e uma combinação de deficiências hormonais das hipófises anterior e posterior são fortemente sugestivas da presença de tumor no SNC.

Entre os tumores, o craniofaringioma é o tumor cerebral mais comum associado à disfunção hipotálamo-pituitária e infantilismo sexual, representando 80% a 90% das neoplasias encontradas na hipófise.[22] Os sintomas geralmente ocorrem entre os 6 e 14 anos e incluem dor de cabeça, distúrbios visuais, baixa estatura, *diabetes insípidos*, vômitos e fraqueza de um ou mais membros. São comuns deficiências de gonadotrofinas, GH, tirotrofina (TSH, hormônio estimulador da tireoide), ACTH e arginina vasopressina. A concentração sérica de prolactina é normal ou aumentada. Idade óssea atrasada é comum e pode indicar o início do crescimento tumoral.

Germinomas e outros tumores de células germinativas do SNC são os tumores extraselares mais comuns que surgem na região hipotalâmica supraselar e na região pineal e que comumente causam infantilismo sexual. As incidências máximas ocorrem durante a infância e na segunda década de vida. São encontrados mais frequentemente em homens.[23] Polidipsia e poliúria são os sintomas mais comuns, seguidos por dificuldades visuais e anormalidades de crescimento e puberdade ou distúrbios do movimento. A determinação da concentração de hCG no fluido espinal e no soro e a avaliação dos níveis de α-fetoproteína proporcionam marcadores tumorais úteis em crianças e adolescentes com tumores de células germinativas.

A presença de adenomas hipofisários pode ser responsável por manifestações de hipogonadismo, variando de completa ausência de desenvolvimento puberal ao hipogonadismo parcial. As queixas principais na presença de macroadenomas são cefaleia e distúrbios visuais. Em casos de prolactinomas, o hipogonadismo é resultante da inibição da secreção de GnRH pela hiperprolactinemia, e quando maiores, também por compressão da haste hipofisária.[24,25]

A irradiação do SNC para o tratamento de tumores, leucemia ou neoplasias da cabeça e face pode resultar no início gradual da falência hipotálamo-pituitária.[26] Embora a deficiência de GH seja o distúrbio hormonal mais comum resultante da irradiação, deficiência de gonadotropina, hipotireoidismo e diminuição da densidade óssea também ocorrem.[27]

Outras causas de pan-hipopituitarismo incluem: histiocitose das células de Langerhans, granulomas decorrentes de tuberculose ou sarcoidose, lesões vasculares do SNC, traumatismos e hidrocefalia.

CONDIÇÕES DIVERSAS

Diversas síndromes dismórficas podem se apresentar com hipogonadismo primário. Um exemplo é a síndrome de Prader-Willi (SPW), um distúrbio autossômico dominante causado por deleção paterna envolvendo o braço longo do cromossomo 15 na região q11-q13, com incidência de 1 caso em cada 15.000 a 30.000 indivíduos. As manifestações clínicas incluem retardo de crescimento intrauterino, hipotonia fetal, hiporreflexia, dificuldade de alimentação e letargia num primeiro momento, seguida de melhora gradual na hipotonia e desenvolvimento progressivo de hiperfagia e obesidade nos primeiros anos. Outras características incluem baixa estatura, retardo mental leve a moderado e instabilidade emocional. Meninos afetados geralmente têm micropênis e criptorquidismo (100% em uma grande série),[28] e um escroto subdesenvolvido (69%) é comum. Amenorreia ocorre em cerca de metade dos casos (53%), e as menstruações são irregulares. A redução de peso pode levar à menarca em algumas mulheres, porque a obesidade grave pode desempenhar um papel na puberdade.

A síndrome de Bardet-Biedl está ligada a alterações em 16 genes, que representam 80% dos casos. Os achados são atraso no desenvolvimento, paraplegia espástica, polidactilia, obesidade (geralmente no início da infância) e displasia renal. O hipogonadismo é característico e os meninos são inférteis, como são a maioria das mulheres. A síndrome de Biemond II tem características semelhantes, com coloboma de íris, hipogenitalismo, obesidade, polidactilia e atraso no desenvolvimento, mas é uma entidade distinta.

HIPOGONADISMO HIPERGONADOTRÓPICO

Nessa categoria incluem-se condições que levam ao infantilismo sexual causado por distúrbios gonadais primários. As formas mais comuns de falência gonadal primária estão associadas a anormalidades cromossômicas sexuais (síndrome de Turner e Klinefelter), embora possam decorrer de disgenesias gonadais ou danos gonadais autoimunes, traumáticos ou induzidos por medicações.[29,30]

Síndrome de Klinefelter

A síndrome de Klinefelter (disgenesia tubular seminífera) e suas variantes ocorrem em aproximadamente 1:1.000 homens e são as formas mais comuns de hipogonadismo masculino.[30,31] O genótipo é tipicamente 47 XXY, mas podem ocorrer mosaicismos. Nessa síndrome, observa-se aumento do FSH e LH devido à ausência de retroalimentação (feedback) negativa pelos esteroides gonadais. Na maioria dos casos ocorre desenvolvimento puberal parcial em idade adequada para o início da puberdade porque a função das células de Leydig é caracteristicamente menos afetada. Entretanto, os testículos são pequenos (< 6 mL) e fibróticos, ocorre ausência de espermatogênese e a genitália externa não se desenvolve adequadamente.

A associação de vários achados, como corpo com proporções eunucoides, ginecomastia, pênis pequeno, estatura elevada em relação aos pais e distúrbios de comportamento no início da puberdade, pode sugerir o diagnóstico, porém a confirmação geralmente é feita por cariotipagem. O tratamento envolve um aconselhamento cuidadoso com reposição de testosterona a longo prazo para proporcionar o surgimento da puberdade e a fusão epifisária, e para que, na vida adulta, sejam alcançadas as necessidades físicas e psicológicas do indivíduo.

Síndrome de Turner

É a causa mais comum de hipogonadismo em meninas, com incidência de 1:3.000 mulheres.[32] Caracteriza-se pela ausência ou perda parcial da cromátide sexual (disgênese gonadal – 45, X) que é o cariótipo encontrado em aproximadamente 60% dos casos. A baixa estatura é causada pela perda de um gene SHOX (*short estature homeobox*), localizado na região pseudoautossomal (PAR1) dos braços curtos dos cromossomos X (p22) e Y (p11.3) e que codifica um fator osteogênico. Consiste na causa mais comum de falência ovariana primária que leva ao surgimento de marcada elevação nos níveis de gonadotrofinas na adolescência. Além da baixa estatura, as meninas apresentam infantilismo sexual, amenorreia primária e alterações somáticas típicas. Os ovários são disgenéticos, em fita e fibrosos, e o útero é infantil. Contudo, algumas meninas, especialmente aquelas com mosaicismo do cromossomo sexual, apresentam poucas ou repentinas características. Acredita-se que em torno de 10% a 20% das meninas com Turner iniciarão a puberdade espontaneamente, enquanto 90% a 95% necessitarão de reposição hormonal para que a puberdade seja completada. O diagnóstico se dá muitas vezes por meio de cariótipo linfocitário. Em meninas com mosaicismo, o diagnóstico pode ser difícil sem uma análise das diferentes fontes celulares (biópsia de pele para cultura de fibroblastos). Essas pacientes devem ter um acompanhamento cuidadoso por equipe multidisciplinar, uma vez que anormalidades cardiovasculares como coarctação de aorta, valvulopatia aórtica e de veias pulmonares podem estar presentes em até metade dos casos, representado causas importantes de mortalidade precoce nessas pacientes.

Síndrome de Noonan

Indivíduos com síndrome de Noonan apresentam um fenótipo muito parecido com a síndrome de Turner.[33] Características que os diferenciam daqueles com síndrome de Turner incluem fácies triangulares, *pectus excavatum*, doença cardíaca direta (por exemplo, estenose pulmonar, comunicação interatrial) em comparação com a doença cardíaca esquerda na síndrome de Turner; cardiomiopatia hipertrófica, variados defeitos de coagulação sanguínea e aumento da incidência de retardo mental. As mulheres com síndrome de Noonan apresentam função ovariana normal. Os meninos têm diferenciação normal de genitais externos, mas apresentam criptorquidia, com hipoplasia e deficiência da função das células de Leydig. A puberdade muitas vezes é atrasada. Tem origem autossômica dominante,[33] e uma mutação no gene PTPN11 foi identificada na banda cromossômica 12q24.1, mas pelo menos três outras mutações genéticas estão envolvidas.

Disgenesias Gonadais

Pacientes com disgenesia gonadal XY frequentemente apresentam genitália feminina, com ou sem sinais de virilização, infantilismo sexual, estatura normal ou alta, hábito eunucoide, gônadas em fita e desenvolvimento de derivados mullerianos (útero e trompas).[34,35] A forma incompleta dessa síndrome pode cursar com graus variáveis de genitália ambígua. O risco de transformação maligna nos testículos disgenéticos é alto; a gonadectomia é indicada de rotina. O fenótipo das portadoras de disgenesia gonadal pura XX inclui estatura normal, infantilismo sexual, amenorreia primária e gônadas em fita.[34] Nas formas parciais dessa síndrome pode-se encontrar ovários hipoplásicos, os quais produzem estrogênios em quantidade suficiente para desenvolvimento mamário ou até mesmo menarca, seguida de amenorreia secundária. A transformação maligna das gônadas é rara e a gonadectomia não está indicada de rotina.

Agenesia gonadal é incomum, mais frequente em meninos, e resulta de uma regressão testicular durante a vida intrauterina ("síndrome de regressão testicular").

Hipoplasia gonadal pode resultar de falha dos receptores de gonadotrofinas, que pode ser também mecanismo da "síndrome dos ovários resistentes". Amputação no gene do receptor do FSH é causa rara de hipogonadismo. Esses pacientes apresentaram contagem de espermatozoides e níveis baixos de inibina B, com níveis altos de FSH. Mutações nos receptores de LH resultam na hipoplasia das células de Leydig e deficiência de testosterona no primeiro trimestre intrautero, resultando em graus variáveis de pseudo-hermafroditismo masculino.[36]

Outras Causas de Hipogonadismo Hipergonadotrófico

Mutações nos genes que codificam as enzimas necessárias para a biossíntese de testosterona levam a um decréscimo congênito em sua síntese e secreção. Essas mutações são raras e envolvem as enzimas responsáveis pela quebra da cadeia do colesterol, como a 3β-hidroxiesteroide desidrogenase e a 17α-hidroxilase, ambas presentes nas glândulas adrenais e nos testículos, além da 17β-hidroxiesteroide desidrogenase, presente apenas nos testículos. Por determinarem diminuição na produçao de testosterona desde o primeiro trimestre de gestação, essas mutações levam à virilização incompleta.

Falência gonadal iatrogênica pode ocorrer após quimioterapia com agentes gonadotóxicos, radioterapia ou cirurgias. Pode ser de origem traumática, pós-infeciosas, autoimunes ou metabólicas. Orquite pelo vírus da parotidite é a causa infeciosa mais comum de falência gonadal. A ooforite autoimune, causa rara de falência ovariana, às vezes está associada à doença de Addison e a outras endocrinopatias autoimunes.

DIAGNÓSTICO

Uma vez que a maior parte desses distúrbios têm em comum um defeito funcional na secreção de GnRH e/ou em sua ação, nenhum teste isolado, exceto um acompanhamento ao longo do tempo, distingue de maneira confiável os pacientes com atraso constitucional da puberdade de outras causas de puberdade tardia, particularmente a deficiência congênita de GnRH.[37-39]

História

A história ajuda a determinar se o desenvolvimento puberal é totalmente ausente ou começou e depois cessou. Assim, a avaliação do padrão de crescimento do paciente até o momento da avaliação é crítica. A avaliação deve ser dirigida à possibilidade de distúrbios nutricionais, doenças crônicas ocultas (por exemplo, doença inflamatória intestinal crônica, anorexia nervosa ou doença hepática) que possam afetar o gerador de pulso GnRH hipotalâmico[40] e anormalidades hormonais.

Exame Físico

Avaliações cuidadosas de altura, peso, extensão do braço e características sexuais secundárias são os aspectos mais importantes do exame físico. Os primeiros sinais de desenvolvimento sexual desapercebidos pelo paciente (como o crescimento testicular) podem sugerir diagnóstico e evitar reavaliações desnecessárias na criança normal. Muitas vezes a altura seriada e as medições testiculares feitas ao longo de um ou dois anos ajudarão a esclarecer o diagnóstico. Tanto a altura em pé quanto a extensão do braço devem ser medidas. Uma extensão do braço que ultrapassa a altura em mais de 5 cm (ou seja, proporções corporais eunucoides) sugere fechamento epifisário tardio secundário ao hipogonadismo. A velocidade e o ganho na altura devem ser cuidadosamente documentados por pelo menos seis meses.

As características sexuais secundárias devem ser encenadas de acordo com os critérios de Tanner.[41] Atenção particular também deve ser dada à simetria dos testículos, pois tumores gonadais podem ocorrer em vários transtornos intersexuais que se apresentam na puberdade com desenvolvimento gonadal assimétrico e defeitos na maturação sexual. Altas concentrações séricas de LH e FSH estão associadas a várias causas de doença gonadal, chamadas de hipogonadismo primário e/ou defeitos nos seus receptores na membrana das células gonadais.

Estudos de Imagem

Uma radiografia da mão esquerda e punho para avaliar a idade óssea pode ser obtida na visita inicial para avaliar a maturação esquelética e repetida ao longo do tempo, se necessário. O raio X basal fornece informações valiosas sobre a relação entre a idade cronológica e a maturação esquelética, o potencial para o futuro crescimento esquelético e permite uma predição da altura adulta. Pacientes com atraso constitucional da puberdade tipicamente têm idades ósseas de 12 a 13,5 anos, mas raramente progridem além dessa idade sem a presença de níveis puberais de esteroides gonadais, uma vez que esteroides sexuais são necessários para o fechamento epifisário.

Quando os achados clínicos e dos exames laboratoriais sugerem distúrbios hipotalâmico-hipofisário ou gonadal, outros estudos de imagem como tomografia computadorizada ou RNM podem ajudar.

Testes Hormonais

Na avaliação hormonal, medidas aleatórias de LH e FSH séricas, em conjunto com estradiol (meninas) ou testosterona (meninos), devem ser obtidas para distinguir entre hipogonadismo primário e secundário.[42] O teste de estimulação de GnRH não é recomendado porque não ajuda a distinguir entre estes distúrbios, uma vez que existe uma sobreposição significativa de respostas de LH e FSH entre os dois grupos de doentes.[51,52] Na maioria dos pacientes, a distinção entre deficiência congênita de GnRH e atraso constitucional da puberdade permanece ambígua e pode ser resolvida apenas com o tempo e observações em série. Uma medida aleatória da prolactina sérica deve ser obtida para detectar a hiperprolactinemia, que pode apresentar clinicamente como a puberdade "parada". Um nível elevado de prolactina pode resultar de um adenoma lactotrófico (prolactinoma) ou de qualquer desordem hipotalâmica ou pituitária que interrompa a inibição hipotalâmica da secreção de prolactina. A hiperprolactinemia deve ser seguida pela imagem do SNC do hipotálamo e da região da hipófise pela RM.

Devem ser obtidos testes para o hipotireoidismo, que atrasa a puberdade por mecanismos ainda desconhecidos, particularmente se a velocidade de crescimento diminuir repentinamente e a idade óssea for marcadamente atrasada. Uma concentração sérica elevada de hormônio estimulante da tireoide (TSH) é a marca registrada do hipotireoidismo primário. No entanto, os valores são normais ou baixos quando o hipotireoidismo é um resultado da doença hipotalâmica ou hipofisária. Como resultado, o T4 livre sérico deve ser medido se houver suspeita de doença do SNC.

Exames Adicionais

Dependendo dos achados clínicos e dos resultados dos testes hormonais, a avaliação pode ser completada com:
1) Medição dos andrógenos suprarenais, especialmente o sulfato de desidroepiandrosterona (DHEAS), um esteroide sexual quase exclusivamente de origem adrenal, pode ajudar a distinguir entre deficiência congênita de GnRH e atraso constitucional da puberdade. Pacientes com deficiência de GnRH são mais propensos a ter maturação adrenal normal (isto é, adrenarca) e concentrações séricas normais de andrógenos adrenais do que pacientes com RCCP,[50] mas os valores nos dois grupos muitas vezes se sobrepõem.
2) Um cariótipo ou hibridização genômica comparativa (CGH) deve ser realizado em todos os pacientes com

362 ENDOCRINOLOGIA PEDIÁTRICA

TABELA 3.3 Exames de Investigação

Investigação	Interpretação
Taxa de crescimento	No início da puberdade, em ambos os sexos uma taxa de crescimento < 3 cm/ano
Estagios de Tanner	Meninas; início da telarca (m²) Meninos: volume testicular >3 mL
Volume testicular	Volume testicular > 3 mL (> ou igual a 2,5 cm) indica puberdade central
Idade óssea	Geralmente visto em RCCP. Atraso de > 4 anos, investigar patologia secundária
Análises bioquímicas	Bioquímica geral, LH, FSH, testosterona (meninos) IGF1, TSH, T4 livre, triagem para doença celíaca e doença inflamatória intestinal. Testes adicionais podem ser necessários com base na história familiar e sintomas
LH/FSH	Geralmente são mais baixos no HH que RCCP. LH é melhor marcador de iniciação puberal que FSH
IGF-1	Usado para rastreamento de deficiência de GH (DGH) associada. O aumento de seus valores durante o acompanhamento ou tratamento com esteroides sexuais torna o diagnóstico de DGH menos provável. São necessários testes provocativos do GH para confirmar sua deficiência
Testosterona (meninos)	Dosagem matinal > 20 ng/dL geralmente prediz desenvolvimento puberal nos 12 a 15 meses seguintes
Teste do GnRH	Picos de LH pós-estímulo entre 6 e 8 UI/L indicam início da puberdade central. No RCCP, o teste é positivo. No HH geralmente baixo, depende da gravidade da doença
Prolactina sérica	Níveis elevados podem levar a TU hipotálamo-hipofisários, levando a HH. Outras deficiências hormonais podem estar presentes.
RNM cerebral	Avaliação de TU hipotálamo-hipofisário

hipogonadismo primário para avaliar a possibilidade de síndrome de Klinefelter em meninos e síndrome de Turner em meninas. Esses pacientes raramente se apresentam com puberdade tardia como achado isolado, porque quase todos os pacientes têm outros achados físicos que sugerem essas doenças.

TERAPIA

Princípios Gerais

Se um transtorno subjacente específico pode ser identificado (Tabela 3.3), a terapia deve ser direcionada para esse transtorno. Entretanto, na maioria dos pacientes a distinção entre deficiência congênita de GnRH e atraso constitucional da puberdade permanece incerta e pode ser resolvida apenas com observações em série.

Em vista dessas dificuldades diagnósticas, a abordagem terapêutica inicial é semelhante para ambos os distúrbios.[43,44] As duas opções principais são:

1) "Espera vigilante", com apoio psicológico para o paciente e a família;
2) Administração de esteroides gonadais.

A terapia hormonal a curto prazo com testosterona em meninos e com estrogênio em meninas pode ser apropriada quando o atraso puberal é severo ou as preocupações psicossociais do paciente sobre o atraso desempenham um papel proeminente que não pode ser resolvido apenas por reafirmação e educação. Exceto em circunstâncias excepcionais, a terapêutica deve ser restrita a meninos com idade superior a 14 anos e às meninas com mais de 12 anos que mostram poucos ou nenhum sinal de puberdade e estão expressando uma considerável preocupação com seu atraso. O uso a curto prazo de testosterona exógena em meninos ou estrogênio em meninas não parece ter quaisquer sequelas a longo prazo, exceto pelo potencial de maturação esquelética, que pode resultar em alguma perda de altura adulta. As metas terapêuticas no curto prazo incluem:

1) Obtenção de características sexuais secundárias adequadas à idade para melhorar a preocupação do doente com sua aparência em relação aos pares.
2) Indução de um surto de crescimento sem induzir o fechamento epifisário prematuro. Esse objetivo requer monitoramento longitudinal frequente (por exemplo, a cada seis meses) da idade óssea durante a terapia.
3) Indução potencial de uma "reversão" de sua deficiência de GnRH, seja congênita ou funcional. Foi demonstrado que a terapia hormonal com esteroides sexuais induz a puberdade mesmo nos casos em que a deficiência de GnRH é de etiologia genética.[45]

Os objetivos de longo prazo da terapia, se o diagnóstico revelar deficiência isolada de GnRH, são manter as concentrações séricas de esteroides sexuais dentro da faixa normal de adultos e, eventualmente, induzir a fertilidade se e quando o paciente desejar.

Terapia com Testosterona

Testosterona pode ser administrada por diversas vias, e as preferências do paciente devem ser consultadas (Tabela 3.4). No RCCP, a terapia consiste no uso de baixas doses de testosterona (100-150 mg mensais de enantato de testosterona intramuscular) por três a seis meses, podendo ser repetido por mais três meses.[11] Embora alguns relatos indiquem que o início tardio da puberdade pode comprometer a altura do adulto 46, a maioria dos estudos indica que a altura não é adversamente afetada, particularmente se a duração da terapia com esteroides sexuais é breve.[46-49]

Em pacientes com hipogonadismo permanente, as doses iniciais devem ser baixas (50-100 mg mensais) e aumentadas (50 mg a cada seis meses até a dose final de 200-300 mg) conforme o surgimento dos caracteres sexuais secundários e crescimento, visando alcançar o desenvolvimento puberal normal. Aproximadamente 10% dos pacientes com deficiência de GnRH parecem sofrer uma reversão espontânea mais tarde na vida após exposição a

TABELA 3.4 Tipos de Testosterona

Testosterona	Via de administração	Dose de reposição
Cipionato de testosterona	IM	200 mg/ 2 a 4 semanas
Ésteres de testosterona	IM	250 mg/ 2 a 4 semanas
Undecanoato de testosterona	IM	1.000 mg/ 12 em 12 semanas
	Oral	2 cápsulas (2 a 4 doses/dia)
Implantes de testosterona	Subcutâneo	3 a 4 cápsulas/ 3 a 6 meses
Testosterona *patch*	Tópica	5 mg/ 2 vezes por semana
Testosterona gel	Tópica	5 g/dia
Solução alcoólica de testosterona	Tópica	60 a 90 mg/dia
Testosterona bucal	Tópica	1 cápsula/ 12 em 12 horas

TABELA 3.5 Tipos de Estrógeno

Estrógeno	Via de administração	Dose para induzir puberdade	Dose para reposição
Estradiol micronizado	Oral	0,25 mg/dia	1 a 2 mg/dia
17-β estradiol	Adesivo transdérmico	6,25 µg/dia, 2 vezes na semana	100 a 200 µg/dia
	Gel transdérmico	0,1 mg	1,5 a 2 mg/dia
Estrógenos conjugados	Oral	0,07 a 0,3 mg/dia	0,625 a 1,25 mg/dia
Etinilestradiol	Oral	–	20 µg/dia
Valerato de estradiol	Oral	–	2 a 3 mg/dia

esteroides sexuais. Essa reversão é anunciada pelo aumento testicular ou pela capacidade de manter uma concentração normal de testosterona sem o tratamento.[45]

Terapêutica com Estrogênios

Em mulheres, o estrogênio pode ser administrado por via oral ou por via transdérmica, inicialmente com doses inferiores àquelas utilizadas em terapia de substituição em adultos (estradiol micronizado 0,25 mg/dia ou o transdérmico 14 mcg/dia).

Os progestágenos são iniciados após desenvolvimento substancial das mamas que não se restrinja apenas às aréolas, uma vez que o início prematuro da terapia com progestina pode comprometer o crescimento mamário final.

A primeira escolha para a terapia é a progesterona oral micronizada 200 mg do 1º ao 12º dia do mês, para mimetizar o ciclo menstrual. Uma vez que o crescimento das mamas se estabilizou durante a avaliação seriada e a menstruação foi estabelecida, a terapia com estrogênio pode ser interrompida intermitentemente por períodos de um a três meses para determinar se a menstruação espontânea ocorre, o que deve acontecer em meninas com atraso constitucional. Como nos meninos, o hipogonadismo persistente além dos 18 anos é altamente sugestivo de deficiência congênita de GnRH. Nesse momento, deve ser iniciada a terapêutica de substituição completa de adultos com estrogênio e progesterona.

Terapia do Hormônio do Crescimento

O valor da terapia do hormônio do crescimento em pacientes sem deficiência documentada de hormônio do crescimento é controverso. As concentrações séricas de hormônio de crescimento e IGF-1 são geralmente baixas em pacientes com atraso constitucional da puberdade, e o aumento ocorre na resposta à terapia com testosterona ou estrogênio. Os pacientes com deficiência congênita de GnRH normalmente não são deficientes em hormônio de crescimento e não se beneficiam da terapia com sua reposição, uma vez que os esteroides sexuais provocam esses aumentos em seu eixo de crescimento. Embora a administração do hormônio do crescimento seja menos provável de induzir o fechamento epifisário do que os esteroides sexuais e, portanto, pode adicionar à altura do adulto, as crianças com puberdade tardia crescem bem quando tratados com esteroides sexuais sozinhos.

REFERÊNCIAS

1. Grumbach MM. Onset of puberty. *In*: Berenberg SR. *Puberty, Biologic, Social, Components*. H. E. Stenfert Kroese: Leiden, The Netherlands; 1975:1
2. Herman-Giddens ME, Slora EJ, Wasserman RC, et al. Secondary sexual characteristics and menses in young girls seen in office practice: a study from the Pediatric Research in Office Settings network. *Pediatrics*. 1997;99:505-12.
3. Tanner JM, Davies PS. Clinical longitudinal standards for height and height velocity for North American children. *J Pediatr*. 1985;107(3):317-29.
4. Herman-Giddens ME, Steffes J, Harris D, et al. Secondary sexual characteristics in boys: data from the Pediatric Research in Office Settings Network. *Pediatrics*. 2012;130(5):e1058-68.
5. Karpati AM, Rubin CH, Kieszak SM, Marcus M, Troiano RP. Stature and pubertal stage assessment in American boys: the 1988-1994 Third National Health and Nutrition Examination Survey. *J Adolesc Health*. 2002;30(3):205-12.
6. Sun SS, Schubert CM, Liang R, et al. Is sexual maturity occurring earlier among U.S. children? *J Adolesc Health*. 2005;37(5):345-55.
7. Sedlmeyer IL, Palmert MR. Delayed puberty: analysis of a large series from na academic center. *J Clin Endrocrinol Metab*. 2002 ;87(4):1613-20.
8. Sedlmeyer IL, Hirschhorn JN, Palmert MR. Pedigree analysis of constitucional delay of growth and maturation: determination of familial aggregation and inheritance patterns. *J Clin Endocrinol Metab*. 2002;87(12):5581-6.

9. Du Caju MV, Op De Beeck L, Sys SU, Hagendorens MM, Rooman RP. Progressive deceleration in growth as an early sign of delayed puberty in boys. *Horm Res.* 2000;54(3):126-30.

10. Palmert MR, Dunkel L. Delayed Puberty. *N Engl J Med.* 2012;366(5):443-53.

11. Wehkalampi K, Widén E, Laine T, Palotie A, Dunkel L. Patterns of inheritance of constitutional delay of growth and puberty in families of adolescente girls em boys referred to specialist pediatric care. *J Clin Endocrinol Metab.* 2008;93(3):723-28.

12. Swenne I. Weight requirements for return of menstruations in teenage girls with eating disorders, weight loss and secondary amenorrhoea. *Acta Paediatr.* 2004;93(11):1449-55.

13. Beccuti G, Ghizzoni L. Normal and abnormal puberty. In: De Groot LJ, Chrousos G, Dunkan K, et al. (eds.). Endotext. South Dartmouth (MA): MD Text.com, Inc.; 2000-2015. Disponível em: http://www.ncbi.nlm.nih.gov/books/NBK279024.

14. Toogod AA, Stewart PM. Hypopituitarism: clinical features, diangnoses, and management. *Endocrinol Metab Clin North Am.* 2008;37:235-61.

15. Layman LC. Hypogonadotropic Hypogonadism. *Endocrinol Metab Clin North Am.* 2007; 36(2):283-96.

16. Alvarez-Escolá C, Fernánde-Rodríguez E, Recio-Córdova JM, et al. Consensus document of the Neuroendrocrinology área of the Spanish Society of Endorcrinology and Nutrition on Management of hypopituitarism during transition. *Endocrinol Nutr.* 2014; 61(2):68.e1-11.

17. Gordon C. Clinical practice. Functional hypothalamic amenorrhea. *N Engl J Med.* 2010;363(4):365-71.

18. Silveira LF, Latronico AC. Approach to the patient with hypogonadotropic hypogonadism. *J Clin Endocrinol Metab.* 2013;98(5):1781-8.

19. Kallmann F, Schonfeld WA, Barrera SW. Genetic aspects of primary eunuchoidism. *Am J Ment Defic.* 1944;48:203-36.

20. Van Dop C, Burstein S, Conte FA, Grumbach MM. Isolated gonadotropin deficiency in boys: clinical characteristics and growth. *J Pediatr.* 1987;111(5):684-92.

21. Kirk JMW, Grant DB, Besser GM, et al. Unilateral renal aplasia in X-linked Kallmann's syndrome. *Clin Genet.* 1994;46(3):260-2.

22. Keil MF, Stratakis CA. Pituitary tumors in childhood: update of diagnosis, treatment and molecular genetics. *Expert Rev Neurother.* 2008;8(4):563-74.

23. Schneider DT, Calaminus G, Koch S, et al. Epidemiologic analysis of 1,442 children and adolescents registered in the German germ cell tumor protocols. *Pediatr Blood Cancer.* 2004;42(2):169-75.

24. Calao AM. Pituitary adenomas in childhood. *In:* De Groot LJ, Chrousos G, Dungan K, et al. (ed.). *Endotext* [internet]. South Dartmouth (MA): MD Text.com, Inc.; 2000-2013. Disponível em: http://www.ncbi.nlm.nih.gov/books/NBK279057.

25. Liu Y, Yao Y, Xing B, et al. Prolactinomas in children under 14. Clinical presentation and long-term follow-up. *Childs Nerv Syst.* 2015;31(6):906-16.

26. Frisk P, Arvidson J, Gustafsson J, Lonnerholm G. Pubertal development and final height after autologous bone marrow transplantation for acute lymphoblastic leukemia. *Bone Marrow Transplant.* 2004;33(2):205-10.

27. Gurney JG, Kadan-Lottick NS, Packer RJ, et al. Endocrine and cardiovascular late effects among adult survivors of childhood brain tumors: Childhood Cancer Survivor Study. *Cancer.* 2003;97(3):663-73.

28. Crino A, Schiaffini R, Ciampalini P, et al. Hypogonadism and pubertal development in Prader-Willi syndrome. *Eur J Pediatr.* 2003;162(5):327-33.

29. Theodoropoulou A, Markou KB, Vagenakis GA, et al. Delayed but normally progressed puberty is more pronounced in artistic compared with rhythmic elite gymnasts due to the intensity of training. *J Clin Endocrinol Metab.* 2005;90(11):6022-7.

30. Achermann JC, Hughes IA. Disorders of sex development. *In:* Melmed S, Polonsky KS, Larsen PR, Kronenberg HM. *Williams Textbook of Endocrinology.* 12.ed. Philadelphia, PA: WB Saunders; 2011. p.868-934.

31. Aksglaede L, Link K, Giwercman A, et al. 47, XXY Klinefelter syndrome: clinical characteristics and age-specific recommendations for medical management. *Am J Med Genet C Semin Med Genet.* 2013; 163C(1):55-63.

32. Ranke MB. Optimising the management of Turner syndrome. *Ballieres Clin Pediatr.*1996;4:295-307.

33. Achermann JC, Hughes IA. Disorders of sex development. *In:* Melmed S, Polonsky KS, Larsen PR, Kronenberg HM. *Williams Textbook of Endocrinology.* 12.ed. Philadelphia, PA: WB Saunders; 2011. p.868-934.

34. Guercio G, Rey RA. Fertility issues in the management of patients with disorders of sex development. *Endocr Dev.* 2014;27:87-98.

35. Hughes IA. Disordes of sex development: a new definition and classification. *Best Pract Res Clin Endocrinol Metab.* 2008;22:119-34.

36. Latronico AC, Anast J, Arnhold IJ, et al. Brief report: testicular tivating mutations of the luteinizing hormone-receptor gene. *N Engl J Med.* 1996;334(8):507-12.

37. Rosenfield RL. Clinical review 6: Diagnosis and management of delayed puberty. *J Clin Endocrinol Metab.* 1990;70(3):559-62.

38. Kaplowitz PB. Delayed puberty. *Pediatr Rev.* 2010;31(5):189-95.

39. Boepple PA. Precocious and delayed puberty. *Curr Opin Endocrinol Diabetes.* 1995;2:111.

40. Marshall JC, Kelch RP. Low dose pulsatile gonadotropin-releasing hormone in anorexia nervosa: a model of human pubertal development. *J Clin Endocrinol Metab.* 1979;49(5):712-8.

41. Tanner JM, Whitehouse RH. Clinical longitudinal standards for height, weight, height velocity, weight velocity, and stages of puberty. *Arch Dis Child.* 1976;51(3):170-9.

42. Wu FC, Butler GE, Kelnar CJ, Huhtaniemi I, Veldhuis JD. Ontogeny of pulsatile gonadotropin releasing hormone secretion from midchildhood, through puberty, to adulthood in the human male: a study using deconvolution analysis and an ultrasensitive immunofluorometric assay. *J Clin Endocrinol Metab.* 1996; 81(5):1798-805.

43. Brook CG. Management of delayed puberty. *Br Med J (Clin Res Ed).* 1985;290(6469):657-8.

44. Richman RA, Kirsch LR. Testosterone treatment in adolescent boys with constitutional delay in growth and development. *N Engl J Med.* 1988;319(24):1563-7.

45. Raivio T, Falardeau J, Dwyer A, et al. Reversal of idiopathic hypogonadotropic hypogonadism. *N Engl J Med.* 2007;357(9):863-73.

46. Albanese A, Stanhope R.;1; Predictive factors in the determination of final height in boys with constitutional delay of growth and puberty. *J Pediatr.* 1995;126(4):545-50.

47. Butler GE, Sellar RE, Walker RF, Hendry M, Kelnar CJ, Wu FC. Oral testosterone undecanoate in the management of delayed puberty in boys: pharmacokinetics and effects on sexual maturation and growth. *J Clin Endocrinol Metab.* 1992;75:37-44.

48. Büyükgebiz A. Treatment of constitutional delayed puberty with a combination of testosterone esters. *Horm Res.* 1995;44(Suppl 3):32-4.

49. Arrigo T, Cisternino M, Luca De F, et al. Final height outcome in both untreated and testosterone-treated boys with constitutional delay of growth and puberty. *J Pediatr Endocrinol Metab.* 1996; 9(5):511-7.

50. Copeland KC, Paunier L, Sizonenko PC. The secretion of adrenal androgens and growth patterns of patients with hypogonadotropic hypogonadism and isiopathic delayed puberty. *J Pediatr.* 1977;91(6):985-90.

51. Kelch RP, Hopwood NJ, Marshall JC. Diagnosis of gonadotropin deficiency in adolescents: limited usefulness of a standard gonadotropin-releasing hormone test in obese boys. *J Pediatr.* 1980;97(5): 820-4.

52. Harman SM, Tsitouras PD, Costa PT, et al. Evaluation of pituitary gonadotropic function in men: value of luteinizing hormone-releasing hormone response versus basal luteinizing hormone level for discrimination of diagnosis. *J Clin Endocrinol Metab.* 1982;54: 196-200.

CAPÍTULO 4

PUBERDADE PRECOCE

Lílian Barbosa de Souza

INTRODUÇÃO

Puberdade é o período de transição entre a infância e a idade adulta durante o qual ocorrem a maturação do eixo hipotálamo-hipófise-gônadas, o surgimento de caracteres sexuais secundários, a aceleração do crescimento (estirão puberal) e, por fim, o desenvolvimento da capacidade reprodutiva. O primeiro sinal puberal nas meninas é o desenvolvimento mamário; já nos meninos, é o aumento do volume testicular.[1,2]

O marco neuroendócrino para o início da puberdade é o aumento na circulação porto-hipofisária, tanto na amplitude quanto na frequência, da secreção pulsátil do hormônio liberador de gonadotrofina (GnRH), o qual sofre a ação de neurônios que secretam substâncias estimulatórias (kisspeptina, dopamina, noradrenalina, serotonina, glutamato) e inibitórias (ácido gama-aminobutírico e neuropeptídeo Y, entre outros). O GnRH, secretado pelo hipotálamo, estimula a produção e a liberação das gonadotrofinas hormônio luteinizante (LH) e hormônio foliculoestimulante (FSH) pela hipófise anterior (ver Fluxograma 4.1 no caderno colorido).

O LH, no sexo masculino, atua favorecendo a produção de testosterona pelas células de Leydig, enquanto no sexo feminino a ação conjunta desse hormônio com o FSH é responsável pelo crescimento folicular e pela ovulação. Por sua vez, a função do hormônio folículo-estimulante nos homens se refere à espermatogênese (ver Fluxograma 4.2 no caderno colorido).[3,4]

Puberdade precoce é definida como o aparecimento de caracteres sexuais secundários antes dos 8 anos de idade nas meninas e antes dos 9 anos nos meninos.[5,6]

No entanto, alguns estudos sugerem uma redução no limite de idade para o sexo feminino (7 anos nas caucasianas e 6 anos nas afro-americanas), entre eles o estudo de Herman-Giddens, que avaliou o desenvolvimento puberal em 17.707 garotas americanas entre 3 e 12 anos.[1,7]

Além disso, o padrão puberal pode sofrer influência de fatores genéticos, ambientais, socioeconômicos, nutricionais e de tendências familiares.[6]

Uma em cada 5.000 crianças apresenta puberdade precoce, que é mais frequente em meninas do que em meninos (razão de 10:1), bem como nas etnias negra e mexicano-americana não hispânicas.[8-10]

CLASSIFICAÇÃO

A puberdade precoce pode se manifestar como uma variante do desenvolvimento puberal normal.

Telarca Precoce Isolada

Desenvolvimento mamário isolado, uni ou bilateralmente, sem outros sinais de ação estrogênica. É considerada uma condição benigna, que aparece com maior frequência em menores de 2 anos de idade e geralmente regride espontaneamente; entretanto, em cerca de 13%-20,5% dos casos pode evoluir para puberdade precoce completa.[10-12]

Pubarca Precoce Isolada

Aparecimento isolado de pelos pubianos, podendo-se observar, ainda, pelos axilares, aumento da velocidade de crescimento, idade óssea discretamente avançada e elevação de hormônios adrenais. Crianças com essa condição devem ser investigadas para excluir hiperplasia adrenal congênita. As meninas que apresentam pubarca precoce isolada têm, ainda, maior incidência de síndrome dos ovários policísticos e síndrome metabólica.[10,13,14]

Menarca Precoce Isolada

Sangramento vaginal isolado, sem outros sinais puberais ou avanço da idade óssea. Manipulação/traumatismo, infecções genitais, abuso sexual, ingestão de estrógenos exógenos estão entre os diagnósticos diferenciais.[10]

Quando associada a alguma condição patológica, a puberdade precoce classifica-se em puberdade precoce central (PPC), também chamada de verdadeira/dependente de gonadotrofinas, ou puberdade precoce periférica (PPP), conhecida como pseudopuberdade precoce/independente de gonadotrofinas (ver Fluxograma 4.3 no caderno colorido).[10]

PUBERDADE PRECOCE CENTRAL

A puberdade precoce central (PPC) resulta da ativação prematura do eixo hipotálamo-hipófise-gônadas, levando a níveis puberais de gonadotrofinas e estimulação gonadal, com consequente desenvolvimento progressivo de caracteres sexuais secundários, aceleração do crescimento e idade óssea avançada, o que determina prejuízo na estatura final.[6,10,15]

A PPC predomina no sexo feminino, com uma incidência estimada de 1:5.000 a 1:10.000 entre meninas americanas, chegando a 1:500 entre dinamarquesas.[6,16,17] Ocorre sempre na forma isossexual, ou seja, as características sexuais e o sexo do paciente são concordantes.[10]

Recentemente, têm sido estudadas mutações do sistema kisspeptina e do gene MKRN3, que estariam ligadas à patogênese da PPC.

A produção de kisspeptina leva a um aumento na liberação de GnRH. Rara mutação ativadora no receptor da kisspeptina ou KISS1R (mutação p.R386P) foi descrita em menina brasileira de 7 anos de idade, com PPC, que apresentava níveis máximos de pico de LH estimulados por GnRH. Os estudos *in vitro* mostraram ativação pro-

365

QUADRO 4.1 Etiologia da Puberdade Precoce Central

Sem anormalidades do SNC
- Causas genéticas: mutações ativadoras no KISS1/KISS1R, mutações inibitórias no MKRN3
- Secundário a exposição crônica a esteroides sexuais
- Secundário a exposição a desreguladores endócrinos (ésteres de ácido ftálico, bisfenol A, pesticidas, fitoestrógenos)
- Idiopática

Com anormalidades do SNC
- Tumores (adenoma hipofisário secretor de LH, craniofaringioma, neurofibroma, entre outros)
- Malformações congênitas: hamartomas hipotalâmicos (PPC está presente em cerca de 80%), cisto aracnoide, displasia septo-óptica, outras
- Doenças adquiridas: infecções e processos inflamatórios do SNC

SNC, sistema nervoso central; LH, hormônio luteinizante; PPC, puberdade precoce central.

longada das vias de sinalização intracelular em resposta à kisspeptina, em decorrência dessa mutação.[6,10,15]

Com relação ao gene MKRN3, o primeiro com efeito inibitório sobre a secreção de GnRH, foram identificadas mutações em famílias com PPC envolvendo pacientes de ambos os sexos e de diferentes etnias.[6,10]

Etiologia

A etiologia principal da PPC é diferente entre os gêneros. Cerca de 70%-95% dos casos em meninas é idiopático, ou seja, não apresentam um fator causal de ativação do eixo. Já os meninos têm maior probabilidade de apresentar alguma patologia como causa (Quadro 4.1).[6,10,15]

PUBERDADE PRECOCE PERIFÉRICA

Na puberdade precoce periférica (PPP), ao contrário do que ocorre na PPC, a maturação puberal não se dá como resultado da ativação central do eixo hipotálamo-hipófise-gônadas, mas sim em decorrência da síntese gonadal, adrenal ou exógena de esteroides sexuais. Suas causas dividem-se em genéticas ou adquiridas, forma iso ou heterossexual, e podem diferir entre os sexos masculino e feminino (Quadro 4.2).[10,18,19]

DIAGNÓSTICO

História Clínica

Investigar a história patológica pregressa, início e velocidade de progressão dos caracteres sexuais secundários, uso de medicamentos, história familiar, presença de sintomas neurológicos.[20]

Exame Físico

Avaliar peso, altura, velocidade de crescimento, palpação tireoidiana, alterações cutâneas, exame neurológico e do abdome. Volume testicular/genitália masculina, desenvolvimento mamário e pelos pubianos devem ser estadiados de acordo com os critérios de Marshall e Tanner (Quadro 4.3).[20-22]

Avaliação Hormonal

A avaliação hormonal inicial inclui a dosagem de gonadotrofinas (LH e FSH) e esteroides sexuais (estradiol/testosterona). Valores de LH basal acima de 0,6 UI/L, pelo método de imunofluorescência, ou de 0,3 UI/L, pela quimioluminescência (mais sensível), são suficientes para estabelecer o diagnóstico de PPC, não se fazendo necessários outros testes laboratoriais. Por outro lado, em caso de valores inferiores aos supracitados, deve-se proceder ao teste de estímulo com 100 µg de GnRH e coletas de LH e FSH subsequentes (tempos 0, 15, 30, 45 e 60 minutos). Outras dosagens hormonais, tais como função tireoidiana, 17-OH-progesterona e sulfato de deidroepiandrosterona (SDHEA), devem ser realizadas a depender do quadro clínico do paciente (Quadro 4.4).[20,23,24]

Exames de Imagem

Radiografia de mão e punho esquerdos: para avaliação da idade óssea/maturação óssea.

Ultrassonografia pélvica: para avaliação dos volumes uterino e ovariano, presença de massas pélvicas (cistos, tumores). Um volume ovariano maior que 1,5 cm^3 é sugestivo de estímulo gonadotrófico.

Ressonância magnética de encéfalo: indicada em todos os pacientes para descartar PPC orgânica.[20,25]

QUADRO 4.2 Etiologia da Puberdade Precoce Periférica

	Sexo feminino	Sexo masculino
Isossexual	- Cistos ovarianos autônomos: secreção transitória de estrogênios - Tumor ovariano/adrenal feminizante: raros na infância - Sd McCune-Albright: mutações ativadoras no gene GNAS1; tríade clássica – manchas café com leite, displasia óssea poliostótica, PPP - Hipotireoidismo primário: reversível com reposição de levotiroxina	- Tumores testiculares*: geralmente benignos - Tumores secretores de hCG*: germinomas, teratomas, hepatoblastomas - Tumores adrenais* - Hipotireoidismo primário* - Hiperplasia adrenal congênita** - Hipoplasia adrenal congênita**: mutação no gene DAX1 - Sd McCune-Albright** - Testotoxicose**: PP familiar limitada ao sexo masculino; mutação ativadora do gene do receptor de LH
Heterossexual	- Hiperplasia adrenal congênita: mutações inibitórias dos genes CYP21A2, CYP11, HSDB2 - Tumor ovariano/adrenal virilizante	- Tumor testicular/adrenal feminizante* - Sd do excesso de aromatase**

*Causas adquiridas
**Causas genéticas
PP, puberdade precoce; hCG, gonadotrofina coriônica humana; LH, hormônio luteinizante.

QUADRO 4.3 Estadiamento de Tanner

Genitália – Meninos	Mamas – Meninas	Pelos pubianos
G1 genitália infantil	**M1** mamas infantis (apenas elevação da papila)	**P1** ausência de pelos ou leve penugem
G2 aumento do volume testicular (>4 mL), com modificação de coloração e textura da bolsa escrotal	**M2** surgimento do broto mamário, com elevação da aréola e papila, formando pequena elevação; aumento do diâmetro areolar	**P2** pelos longos, levemente pigmentados, lisos ou pouco encaracolados, em base do pênis e ao longo dos grandes lábios
G3 pênis aumenta em comprimento; maior aumento de testículos e bolsa escrotal	**M3** maior aumento das mamas e aréolas, sem separação de contornos	**P3** pelos mais grossos, escuros e encaracolados, em sínfise púbica
G4 pênis cresce em comprimento e principalmente em diâmetro; desenvolvimento da glande e sulco balano-prepucial; maior aumento testicular e pigmentação da bolsa escrotal	**M4** projeção das aréolas e papilas, formando uma segunda saliência (duplo contorno)	**P4** pelos do tipo adulto, em toda a região púbica, mas sem atingir face interna das coxas
G5 genitália adulta	**M5** mamas adultas	**P5** distribuição adulta, alcançando face interna de coxas

QUADRO 4.4 Avaliação Hormonal de Puberdade Precoce

Método	Protocolo	Valores
ICMA[24]	Pico de LH	>0,3 UI/L
ICMA[24]	LH após 100 µg de GnRH	>5 UI/L
IFMA[23]	Pico de LH	>0,6 UI/L
IFMA[23]	LH após 100 µg de GnRH	>6,9 UI/L (meninas) >9,6 UI/L (meninos)

ICMA, método quimioluminescência; IFMA, método imunofluorimétrico; LH, hormônio luteinizante; GnRH, hormônio liberador de gonadotrofina.

TRATAMENTO

Puberdade Precoce Central

A terapêutica de escolha para a PPC são os análogos do GnRH, que, quando usados cronicamente, suprimem a síntese de gonadotrofinas com consequente dessensibi-lização do receptor de GnRH, redução na liberação de LH e FSH e bloqueio da produção de esteroides sexuais. O principal critério clínico para o tratamento com esses fármacos é o desenvolvimento puberal progressivo e a aceleração do crescimento, que deve ser documentada por 3-6 meses antes do início da terapia com a GnRH, exceto nos casos em que a criança se encontrar (ou já tiver passado) no estágio III de Tanner e apresentar avanço da idade óssea.

As indicações mais comuns de bloqueio da puberdade são desenvolvimento puberal rápido e progressivo; prejuízo da estatura final, determinado por um dos seguintes critérios: previsão de altura abaixo do percentil 3 ou abaixo do alvo genético ou desvio padrão para idade óssea menor que -2 ou potencial de perda de altura durante o seguimento. Razões psicossociais também devem ser levadas em consideração como justificativa para a realização do bloqueio puberal.

Entre os objetivos do tratamento, destacam-se a inter-rupção do desenvolvimento sexual até a idade normal de início da puberdade e a desaceleração da maturação óssea, a fim de preservar o potencial de estatura normal.[15,18,20,26-29]

Os tipos de análogos de GnRH disponíveis estão des-critos no Quadro 4.5.

QUADRO 4.5 Análogos de GnRH Disponíveis e suas Características

	Ação rápida	Depot mensal	Depot trimestral	Implante subdérmico
Dose	3-4 vezes/dia (intranasal) ou todos os dias (subcutânea)	A cada 28 dias	A cada 90 dias	A cada ano
Pico de concentração sérica	10-45 min	4 horas	4-8 horas	1 mês
Início da supressão terapêutica	2-4 semanas	1 mês	1 mês	1 mês
Vantagem	Quick on/off	Dose e eficácia bem estudadas	Menos injeções	Não são necessárias injeções
Desvantagem	Múltiplas doses diárias	Injeções dolorosas	Injeções dolorosas	Requer procedimento cirúrgico para inserção e remoção
Apresentações	Nafarelina *spray* nasal 800 µg; Buserelina *spray* nasal 20-24 µg/kg ou SC 1200-1800 µg; Leuprolida SC 50 µg/kg; Deslorelina SC 4-8 µg/kg; Histrelina SC 8-10 µg/kg; Triptorelina SC 20-40 µg/kg	Goserelina 3,6 mg; Leuprolida 3,75 mg; Leuprolida 7,5 mg; Leuprolida 11,25 mg; Leuprolida 15 mg; Triptorelina 3 ou 3,75 mg	Goserelina 10,8 mg; Leuprolida 11,25 mg; Leuprolida 22,5 mg; Triptorelina 11,25 mg	Histrelina 50 mg

*SC = subcutâneo.

QUADRO 4.6 Monitoramento do Tratamento da PPC

Parâmetro	Comentário
Estadiamento puberal e avaliação do crescimento	A cada 3-6 meses
Idade óssea	A cada 6-12 meses
LH após 100 µg GnRH	<2,0 UI/L[30]
LH após leuprolida depot 7,5 mg	<2,3 UI/L[31]
	<2,5 UI/L[32]
	<3,0 UI/L[33]
	<4,5 UI/L[34]

LH, hormônio luteinizante; GnRH, hormônio liberador de gonadotrofina.

QUADRO 4.7 Tratamento da PPP

Tumores ovarianos, tumores testiculares, tumores adrenais, tumores secretores de hCG	Tratamento cirúrgico + quimioterapia/radioterapia, se necessário
Hipotireoidismo primário	Reposição de levotiroxina
Sd McCune-Albright	Antiandrogênios: ciproterona Progestogênios: medroxiprogesterona Inibidor da enzima do citocromo P450: cetoconazol Inibidores da aromatase: testolactona (1ª geração), fadrozol (2ª geração), anastrozol (3ª geração), letrozol (3ª geração) Moduladores seletivos do receptor de estrogênio: tamoxifeno Bloqueador de receptor de estrogênio: fulvestrant No sexo masculino: antiandrogênio + inibidor da aromatase
Hiperplasia adrenal congênita	Glicocorticoide Antiandrogênios Inibidores da aromatase
Testotoxicose	Cetoconazol Antiandrogênios Inibidores da aromatase

O Quadro 4.6 descreve alguns dos parâmetros para monitoramento do tratamento.

Puberdade Precoce Periférica

O tratamento da PPP é feito direcionado para a etiologia subjacente, conforme mostra o Quadro 4.7.[18]

REFERÊNCIAS

1. Cesario SK, Hughes LA. Precocious puberty: a comprehensive review of literature. *J Obstet Gynecol Neonatal Nurs.* 2007;36(3):263-74.
2. Dunkel L, Quinton R. Transition in endocrinology: induction of puberty. *Eur J Endocrinol.* 2014;170(6):R229-39.
3. Plant TM. Neuroendocrine control of the onset of puberty. *Front Neuroendocrinol.* 2015;38:73-88.
4. Ojeda SR, Lomniczi A, Mastronardi C, et al. Minireview: the neuroendocrine regulation of puberty: is the time ripe for a systems biology approach? *Endocrinology.* 2006;147:1166-74.
5. Brito VN, Spinola-Castro AM, Kochi C, et al. Central precocious puberty: revisiting the diagnosis and therapeutic management. *Arch Endocrinol Metab.* 2016;60(2):163-72.
6. Macedo DB, Brito VN, Latronico AC. New causes of central precocious puberty: the role of genetic factors. *Neuroendocrinology.* 2014;100(1):1-8.
7. Herman-Giddens ME, Slora EJ, Wasserman RC, et al. Secondary sexual characteristics and menses in yuong girls seen in office practice: a study from the Pediatric Research in Office Settings network. *Pediatrics.* 1997;99:505-12.
8. Partsch C, Sippell W. Pathogenesis and epidemiology of precocious puberty. Effects of exogenous estrogens. *Hum Reprod Update.* 2001;7:292-302.
9. Wen Y, Liu SD, Lei X, et al. Association of PAEs with Precocious Puberty in Children: A Systematic Review and Meta-Analysis. *Int J Environ Res Public Health.* 2015;12(12):15254-68.

10. Abreu AP, Kaiser UB. Pubertal development and regulation. *Lancet Diabetes Endocrinol.* 2016;4(3):254-64.
11. Volta C, Bernasconi, Cisternino M, et al. Isolated premature thelarche and thelarche variant: clinical and auxological follow-up of 119 girls. *J Endocrinol Invest.* 1998;21(3):180-3.
12. Pasquino AM, Pucarelli I, Passeri F, et al. Progression of premature thelarche to central precocious puberty. *J Pediatr.* 1995;126:11-4.
13. Potau N, Riqué S, Eduardo I, et al. Molecular defects of the CYP21 gene in Spanish girls with isolated precocious pubarche. *Eur J Endocrinol.* 2002;147(4):485-8.
14. Ibanez L, Diaz R, Lopez-Bermejo A, et al. Clinical spectrum of premature pubarche: links to metabolic syndrome and ovarian hyperandrogenism. *Rev Endocr Metab Disord.* 2009;10:63-76.
15. Chen M, Eugster EA. Central Precocious Puberty: Update on Diagnosis and Treatment. *Paediatr Drugs.* 2015;17(4):273-81.
16. Partsch CJ, Heger S, Sippell WG. Management and outcome of central precocious puberty. *Clin Endocrinol.* 2002;56:129-48.
17. Teilmann G, Pedersen CB, Jensen TK, et al. Prevalence and incidence of precocious pubertal development in Denmark: an epidemiologic study based on national registries. *Pediatrics.* 2005;116:1323-8.
18. Schoelwer M, Eugster EA. Treatment of Peripheral Precocious Puberty. *Endocr Dev.* 2016;29:230-9.
19. Zvonarˇová Skalická J, Pilka R. Peripheral precocious puberty. Ceska Gynekol. Fall 2016;81(5):377-383.
20. Berberogˇlu M. Precocious puberty and normal variant puberty: definition, etiology, diagnosis and current management. *J Clin Res Pediatr Endocrinol.* 2009;1(4):164-74.
21. Marshall WA, Tanner JM. Variations in pattern of puberal changes in girls. *Arch Dis Child.* 1969;44:291-303.
22. Marshall WA, Tanner JM. Variations in the pattern of pubertal changes in boys. *Arch Dis Child.* 1970;45:13-23.
23. Brito VN, Batista MC, Borges MF, et al. Diagnostic value of fluorometric assays in the evaluationof precocious puberty. *J Clin Endocrinol Metab.* 1999;84:3539-44.
24. Neely EK, Hintz RL, Wilson DM, et al. Normal ranges for immunochemiluminometric gonadotropin assays. *J Pediatr.* 1995;127:40-6.

25. Badouraki M, Christoforidis A, Economou I, et al. Evaluation of pelvic ultrasonography in the diagnosis and differentiation of various forms of sexual precocity in girls. *Ultrasound Obstet Gynecol.* 2008;32:819-27.

26. Mul D, Hughes IA. The use of GnRH agonists in precocious puberty. *Eur J Endocrinol.* 2008;159 Suppl 1:S3-8.

27. Guaraldi F, Beccuti G, Gori D, Ghizzoni L. Management of endocrine disease: Long-term outcomes of the treatment of central precocious puberty. *Eur J Endocrinol.* 2016;174(3):R79-87.

28. Carel JC1, Eugster EA, Rogol A, et al. Consensus statement on the use of gonadotropin-releasing hormone analogs in children. *Pediatrics.* 2009;123(4):e752-62.

29. Heger S, Sippell WG, Partsch CJ. Gonadotropin-releasing hormone analogue treatment for precocious puberty. Twenty years of experience. *Endocr Dev.* 2005;8:94-125.

30. Lawson ML, Cohen N. A single sample subcutaneous luteinizing hormone (LH)-releasing hormone (LHRH) stimulation test for monitoring LH supression in children with central precocious puberty receiving LHRH agonists. *J Clin Endocrinol Metab.* 1999;84:4536-40.

31. Brito VN, Latronico AC, Arnhold IJ, et al. A single luteinizing hormone determination 2 hours after depot leuprolide is useful for therapy monitoring of gonadotropin-dependent precocious puberty in girls. *J Clin Endocrinol Metab.* 2004;89:4338-42.

32. Demirbilek H, Alikasifoglu A, Gonc NE, et al. Assessment of gonadotrophin suppression in girls treated with GnRH analogue for central precocious puberty; validity of single luteinizing hormone measurement after leuprolide acetate injection. Clin Endocrinol (Oxf). 2012;76:126-30.

33. Bhatia S, Neely EK, Wilson DM. Serum luteinizing hormone rises within minutes after depot leuprolide injection: implications for monitoring therapy. *Pediatrics.* 2002;109:E30.

34. Badaru A, Wilson DM, Bachrach LK et al. Sequential comparisons of one-month and three-month depot leuprolide regimens in central precocious puberty. *J Clin Endocrinol Metab.* 2006;91:1862-7.

CAPÍTULO 5

OSTEOGENESIS IMPERFECTA

Ana Carolina Miranda • Alyne Layane Pereira Lemos • Francisco Bandeira

INTRODUÇÃO

Osteogenesis imperfecta (OI) é um distúrbio do tecido conjuntivo hereditário causado por defeito quantitativo ou qualitativo do colágeno tipo 1 levando à fragilidade óssea. A gravidade da doença apresenta-se bastante variável, desde formas letais, com fraturas intrauterinas, até formas suaves, que se manifestam apenas como osteoporose prematura ou perda mineral óssea pós-menopausa grave. É a doença genética óssea mais comum, com incidência estimada de aproximadamente 1:20.000 nascimentos.[1]

PATOGÊNESES

A OI é mais comumente causada por mutações em genes que codificam as cadeias alfa-1 (col1A1) e alfa-2 (col1A2) de colágeno tipo I[2] ou proteínas envolvidas na modificação pós-tradução de colágeno de tipo I. O colágeno tipo I é uma proteína estrutural da matriz extracelular do osso, tendão, ligamento, pele e esclera. A qualidade óssea defeituosa explica muitos aspectos clínicos da doença.

CLASSIFICAÇÃO

Sillence *et al.* (1979) definiram quatro categorias de OI (numeradas na ordem em que foram descritas pela primeira vez) com base na fratura, gravidade e consequente deformidade, cor escleral, herança padrão e ausência ou presença de anormalidade auditiva.[2] Os autores observaram que nos tipos de OI havia diferenças adicionais que alteraram a morbidade da desordem da doença. Desde então, o sistema Sillence foi desenvolvendo categorias adicionais, que podem ser observadas na Tabela 5.1.[3] Mesmo dentro das categorias, a doença pode demonstrar heterogeneidade, severidade e morbidade variáveis. A maioria das formas de OI são autossômicas dominantes. Raramente, doença autossômica recessiva foi descrita.

MANIFESTAÇÕES CLÍNICAS

As manifestações clínicas podem variar entre os membros da família com a mesma mutação.[4-7] Um membro pode ser significativamente afetado clinicamente, enquanto outro com a mesma mutação pode ter função normal devido à alteração em um gene específico. Isso não resulta, necessariamente, em um diagnóstico clínico claro, mas sugere que pode ter defeitos em outros componentes do tecido conjuntivo para expressar completamente a síndrome genética da OI clinicamente observável.

As manifestações clínicas de OI incluem:
- Baixa estatura.
- Esclera azulada.
- Dentes opalescentes que se desgastam rapidamente (dentinogênese imperfeita).
- Fraturas excessivas ou atípicas (ossos frágeis).
- Escoliose.
- Deformidades do crânio basilar, que podem causar compressão nervosa ou outros sintomas neurológicos.
- Perda auditiva (geralmente detectada na infância posterior ao início da idade adulta).
- Aumento da frouxidão de ligamentos e da pele.
- Ossos de Wormianos (ossos pequenos e irregulares ao longo das suturas cranianas).

Manifestações Esqueléticas

Em um estudo, as fraturas mais comumente associadas foram as fraturas do úmero transversais, do olécrano e da diáfise do úmero, enquanto as fraturas fisárias e supracondilianas do úmero foram menos propensas.[8] A OI é caracterizada por fraturas, mais comumente de ossos longos. Fraturas como as de costelas levam a deformidades da parede torácica e insuficiência pulmonar em lactentes com o tipo II, que geralmente morrem no útero ou na infância adiantada. As deformidades dos membros podem se desenvolver tanto antes quanto após as fraturas, e tendem a diminuir após a adolescência e aumentar após idade adulta com o surgimento de osteoporose prematura ou acelerada após a menopausa. As mulheres são propensas à perda óssea importante após a gravidez e a amamentação. O envelhecimento e a inatividade física também aceleram a osteoporose relacionada à OI. A hipermobilidade das articulações de mãos, punhos e pés pode causar dor e diminuição da função, requerendo intervenção ortopédica. Os ossos do crânio de Wormian são encontrados afetados em aproximadamente 60% dos indivíduos e são correlacionados com o genótipo específico (geralmente com substituições de glicina na cadeia α1 e muitas vezes com cadeia α2). A baixa estatura é comum e pode correlacionar-se com o gene mutado, a localização da mutação no gene e a substituição de aminoácidos.[9,10] Escoliose e cifose também são comuns. Densidade mineral óssea avaliada por absorciometria de raios X de energia dupla geralmente é baixo e é mais grave em pessoas com mutações da cadeia α1.[10,11]

Manifestações Extraesqueléticas

Algumas manifestações extraesqueléticas estão associadas a vários tipos de OI e podem ser subclínicas. Uma das

ENDOCRINOLOGIA PEDIÁTRICA

TABELA 5.1 Categorias da Osteogenesis Imperfecta[3]

TIPO	EXPRESSÃO CLÍNICA	ASPECTO CLÍNICO TÍPICO
I	Leve	Altura normal ou levemente baixa; esclera azulada; sem alterações dentárias e perda auditiva de proximadamente 50%.
II	Letal	Múltiplas e várias fraturas em costelas e ossos longos ao nascer, deformidades graves; ossos achatados e hipodensos; esclera escura e DI.
III	Grave	Baixa estatura acentuada; face triangular; escoliose grave; esclera azul ao nascimento, tornando-se normal com a idade e DI; perda auditiva é frequente.
IV	Moderada	Baixa estatura moderada; escoliose leve a moderada; esclera branca a acinzentada; DI.
V	Moderada	Baixa estatura leve a moderada; esclera normal; sem DI; deslocamento da cabeça do rádio; membrana interóssea mineralizada; calo ósseo hiperplásico.
VI	Moderada a grave	Baixa estatura moderada; escoliose; esclera normal; sem DI; excesso de osteoide e lamelas ósseas como escamas de peixe.
VII	Moderada	Baixa estatura leve; úmero e fêmur curtos; coxa vara; esclera e dentes normais.
VIII	Grave/Letal	Baixa estatura grave; fragilidade óssea extrema.
IX	Grave/Letal	Baixa estatura grave; deformidades ósseas severas com múltiplas fraturas; esclera azulada e DI.
X	Severa	Deformidades graves; esclera azul; DI presente; litíase biliar.
XI	Moderada	Deformidades graves; esclera variável; DI ausente; presença de contraturas musculares.
XII	Moderada	Fraturas recorrentes; deformidades ósseas leves; esclera normal e sem DI; com erupção dentária retardada.
XIII	Leve a moderada	Fraturas recorrentes; esclera normal e sem DI; hipermobilidade articular.

DI, dentiogênese imperfeita.

características mais importantes é a coloração das escleras, que pode variar de branco normal, cinza para azul claro/azul escuro. Os bebês podem ter escleras mais escuras ao nascer, que vão ficando mais claras com a idade.

Escleras azuis são encontradas em aproximadamente 50% dos tipos de OI e parecem estar relacionadas com a fina espessura da córnea central, que também pode predispor ao glaucoma.[12,13] Além disso, indivíduos com OI podem desenvolver catarata, ectopia lentis (comum em distúrbios do tecido conjuntivo como OI) e presbiopia.[14] Dentinogenesis imperfecta (DI) resulta na descoloração dos dentes com anormal formação dentária, como coroas bulbosas e raízes curtas. O esmalte é de estrutura normal, embora haja aumento do risco de fissuras e perda de dentes. A DI tende a ser pior nos dentes primários que na dentição secundária. Está presente em vários tipos de OI com aproximadamente 80% das pessoas acometidas com os Tipos II e III. Além disso, outros distúrbios dentários podem ocorrer, como má oclusão e erupção dental anormal.[15] A perda de audição pode ocorrer em até 50% dos indivíduos com OI aos 50 anos de idade. Inicialmente, trata-se de um defeito na condução, mas como a perda auditiva progride, emerge uma componente neurossensorial significativa. Isto ocorre em razão da otosclerose, fratura dos ossículos, bem como da degeneração neural.[16,17] Como o colágeno tipo 1 é uma chave componente do tecido cardiovascular, indivíduos com OI apresentam um risco aumentado de desenvolver anormalidades cardíacas, principalmente o Tipo III, distúrbios valvulares aórticos e mitral, como também dilatação da raiz aórtica.[18]

Em presença de escoliose, fraturas vertebrais e esternal-progressivas, doença pulmonar restritiva pode se desenvolver, predispondo para pneumonias com piora da morbidade e mortalidade.[19,20] As sequelas neurológicas também são comuns. Crianças com OI podem ter macrocefalia e hidrocefalia, requerendo shunting. Aproximadamente 8% a 25% desenvolvem impressão basila secundária, uma desordem por invaginação basilar caracterizada pela projeção do contorno do forame magno no interior da fossa craniana posterior devido à hipertensão intracraniana. Pode resultar em sinais neurológicos e depressão respiratória, causados por compressão direta do tronco cerebral, da cervical superior e nervos cranianos. É tratada geralmente por neurocirurgiões e cirurgiões ortopédicos com descompressão e estabilização da junção crânio-cervical.[21] Muitas pessoas com invaginação basilar são assintomáticos; outros desenvolvem sintomas, incluindo apneia do sono, cefaleia, nistagmo, paralisia do nervo craniano, ataxia e até quadriparesia.[22] Mais de 1/3 dos indivíduos com OI têm hipercalciúria, que está associada a um aumento do risco de cálculos renais.[23]

DIAGNÓSTICO

O diagnóstico é baseado nos sinais e sintomas da doença. Geralmente, é direto em indivíduos com fragilidade óssea, história familiar positiva ou várias manifestações extraesqueléticas.[24] No entanto, na ausência dessas características, o diagnóstico geralmente é difícil. A estrutura e a quantidade de colágeno de tipo I podem ser determinadas *in vitro* a partir de cultura de fibroblastos usando uma biópsia de fragmento da pele. Quantidade ou qualidade anormais de colágeno tipo I estão presentes em aproximadamente 90% dos casos de OI. Análise de sequência de DNAc (que requer biópsia cutânea para cultura de fibroblastos) ou teste de DNA genômico de glóbulos brancos para mutações em *COL1A1 e COL1A2* pode detectar 90% ou mais de todas as mutações de colágeno tipo I.[25,26] Estudos negativos não excluem o diagnóstico, devido aos tipos de OI que não estão associados a mutações de colágeno tipo I (alguns do tipo II) e a taxa falso negativo de aproximadamente 10%.

O diagnóstico pré-natal baseia-se principalmente nos achados do ultrassom fetal que é realizado principalmente no segundo trimestre, mas a avaliação estrutural fetal do final do primeiro trimestre é cada vez mais comum com os avanços na imagem de ultrassonografia transvaginal e o uso generalizado da avaliação da translucência nucal.[27]

Os parâmetros bioquímicos do metabolismo ósseo e mineral são geralmente normais em OI. Altos níveis de fosfatase alcalina sérica foram relatados nos tipos V e VI da OI, refletindo mineralização óssea prejudicada. A hipercalciúria é comum em crianças OI; a magnitude reflete a gravidade da doença esquelética. As crianças com hipercalciúria eram de estatura mais baixa e tiveram maior taxa de fraturas ao longo da vida em comparação com as crianças com OI com a excreção urinária de cálcio normal. No entanto, sua função renal não foi comprometida. Os marcadores de formação óssea (propeptídeo C-terminal de procolágeno de tipo I) podem ser menores, e os marcadores de reabsorção óssea (C-telopeptídeo de colágeno tipo I) podem ser maiores em OI, particularmente em pacientes gravemente afetados.[28-30]

Diagnóstico Diferencial

O diagnóstico diferencial inclui abuso infantil, raquitismo, osteomalácia e outras síndromes esqueléticas raras.

Abuso Infantil

Crianças apresentando múltiplas fraturas em vários estágios de cura, semelhante a crianças com tipos de OI moderados a graves. História inconsistente com as lesões, falta ou demora na procura de cuidados médicos, hemorragias retinianas, hematoma subdural e padrões característicos de contusões. É necessário avaliar a frequência, o padrão e os estágios das fraturas suspeitas.[31]

Osteomalácia

Pode levar a fraturas, fraqueza muscular, elevação da fosfatase alcalina e dor óssea. O achado radiológico mais comum é a densidade mineral óssea reduzida. Não apresenta esclera azulada e a audição é normal.[32]

Raquitismo

Pode apresentar deformidades ósseas, elevação da fosfatase alcalina, mineralização óssea defeituosa com crescimento lento de estatura. Em algumas formas, a formação dentária é anormal. Os pacientes não apresentam alterações de esclera, e a perda auditiva é incomum. Os achados radiográficos no raquitismo são característicos e incluem maior largura da placa epífise, margens nebulosas irregulares da metáfise distal e supercrescimento metafisário marginal.[32]

Outras Síndromes Esqueléticas

Outras síndromes esqueléticas com fragilidade óssea moderada a grave e/ou deformidade incluem:[33]

- Osteoporose juvenil idiopática: é uma forma não hereditária de osteoporose transitória e isolada na infância que ocorre em crianças pré-puberais, previamente saudáveis.[34]
- Síndrome de Bruck: um distúrbio autossômico recessivo.[33] Ao contrário de OI, pessoas com síndrome de Bruck também apresentam contraturas articulares congênitas.
- Síndrome de osteoporose-pseudoglioma: é um distúrbio autossômico recessivo. Pode apresentar fraturas e distúrbios visuais desde o nascimento.[34,35]
- Doença de Paget juvenil: doença autossômica recessiva. Os pacientes apresentam fosfatase alcalina sérica aumentada, que distingue da OI, na qual a fosfatase alcalina geralmente é baixa.[33,37]
- Displasia fibrosa poliostótica: é a forma extrema de displasia fibrosa poliostótica (síndrome de McCune-Albright), causada por uma mutação somática no gene da proteína estimuladora de nucleotídeo guanina (*GNAS1*).[33,38] É caracterizada por lesões de vidro cístico ou molhado em todos os ossos.
- Síndrome de Cole-Carpenter: o padrão de herança é desconhecido. Caracteriza-se por osteoporose, baixa estatura, craniossinostose, hidrocefalia e proptose.[39]

TRATAMENTO

O tratamento de doenças genéticas, como a OI, ainda não tem cura. A variabilidade clínica e funcional dessa entidade requer abordagem abrangente por uma equipe multidisciplinar, na qual devem constar ortopedistas, fisioterapeutas, endocrinologistas, pediatras, entre outros. O tratamento depende da sua gravidade da doença e da idade do paciente, e tem como objetivos reduzir a incidência de fraturas, prevenir as deformidades dos ossos longos e a escoliose, minimizar a dor crônica e maximizar a mobilidade e outras capacidades funcionais, adotando estratégias que otimizem a independência e facilitem a integração social do paciente, mais do que a melhoria exclusiva dos déficits musculares e/ou articulares. O tratamento assenta em três pilares fundamentais: terapêutica médica, com a utilização de bifosfonatos; cirurgia ortopédica, com a colocação de cavilhas endomedulares em caso de fratura; e reabilitação.

Terapia Farmacológica

Bisfosfonatos

Os bisfosfonatos são análogos estáveis do pirofosfato e são potentes inibidores da reabsorção óssea e do *turnover* ósseo, com diminuição da dor óssea, e podem aumentar a mobilidade e diminuir o futuro risco de fratura. Os relatos sobre o tratamento com bisfosfonatos em crianças com OI são encorajadores, com diminuição da frequência de fraturas de até 100% em estudos observacionais.[40-42] Eles são o principal suporte da terapia de prevenção de fratura farmacológica para a maioria das formas de OI, exceto para o tipo VI, em que a mineralização óssea é defeituosa.

Pamidronato

O pamidronato é o bisfosfonatos mais utilizados em estudos clínicos para OI, administrado por via intravenosa em

ENDOCRINOLOGIA PEDIÁTRICA

ciclos de três dias consecutivos em intervalos de dois a quatro meses, com doses variando de 0,5 a 1 mg/kg/dia, dependendo da idade, com uma dose anual correspondente de 9 mg/kg. A dose mínima eficaz deve ser utilizada cuidadosamente com uma monitorização da geometria vertebral, fraturas dos ossos longos e densidade mineral óssea antes de iniciar um novo ciclo de tratamento.[40]

Não parece haver efeitos adversos a curto prazo sobre a qualidade óssea ou a consolidação das fraturas, apesar da redução significativa da taxa de remodelação óssea com o tratamento com bifosfonatos. A supressão crônica da remodelação óssea em crianças com OI não parece estar associada a quaisquer efeitos prejudiciais na taxa de crescimento linear. No entanto, parece que a maior parte do benefício da terapêutica com pamidronato ocorre durante os primeiros dois a quatro anos de terapia. No entanto, é prudente reservar seu uso para pacientes cujos benefícios clínicos sejam suscetíveis de compensar os riscos a longo prazo, ou seja, pacientes com deformidades dos ossos longos, fraturas vertebrais por compressão, e ≥ 3 fraturas por ano, uma vez que os efeitos a longo prazo do pamidronato são desconhecidos.[40-42]

Ácido Zoledrônico

O tratamento com ácido zoledrônico intravenoso tem o benefício da infusão a cada seis meses, em vez de a cada dois a quatro meses, como ocorre com o pamidronato. A segurança e a eficácia da terapia com o ácido zoledrônico foram menos avaliadas que o pamidronato.[42]

Avaliação e Monitoramento Pré-tratamento

Não existem *guidelines* nem protocolos para avaliação e acompanhamento pré-tratamento quando se utilizam bisfosfonatos em crianças com OI. O tratamento é individualizado com base em fatores como idade do paciente, severidade da doença e resposta ao tratamento anterior. A ingestão de cálcio e a vitamina D são baseadas na dose diária recomendada para a idade da criança (700-1.300 mg/dia de cálcio e 400 a 600 unidades para a vitamina D). Se a dieta for inadequada, a criança deve ser suplementada antes do tratamento com bisfosfonatos. Índices da homeostasia do cálcio (por exemplo, níveis de cálcio, fósforo, PTH) e função renal devem ser avaliados antes do início do tratamento e seguidos a cada seis a 12 meses.[40]

Hormônio do Crescimento

O hormônio do crescimento (GH) age sobre a placa de crescimento e também estimula a função dos osteoblastos, por meio de fator de crescimento semelhante à insulina-1 (IGF-1) e da proteína de ligação de IGF-3 (IGFBP-3). O GH pode ser benéfico em pacientes com um defeito quantitativo do colágeno, mas seu papel não tem sido claramente definido. Em um único estudo, 30 crianças pré-púberes com OI (tipos I, III e IV) apresentaram densidade mineral óssea (DMO) e velocidade de crescimento significativamente maiores no grupo que recebeu GH em comparação com o grupo controle, embora nenhuma diferença tenha sido observada na taxa de risco de fratura. O aumento na idade óssea foi similar em ambos os grupos.[43]

Tratamento Cirúrgico

As deformidades ósseas e as fraturas recorrentes são normalmente tratadas com estabilização intramedular com ou sem osteotomias corretivas. Osteotomias devem ser simples, de preferência únicas, e realizadas sob visão direta com o máximo cuidado no manuseio dos tecidos. Em crianças com formas graves de OI (por exemplo, tipo III), o uso de órteses nas extremidades inferiores deve ser considerado para corrigir deformidades e fornecer proteção. As fraturas curam normalmente em cerca de 85% dos pacientes com OI.[44,45]

Atividade Física e Dieta

Avaliação nutricional e intervenção são fundamentais para garantir a ingestão adequada de cálcio, fósforo e vitamina D. A ingestão calórica é importante, particularmente em adolescentes e adultos com formas graves de OI. A fisioterapia sob a forma de programas de reabilitação integral deve ser direcionada para a melhoria da mobilidade articular e o desenvolvimento da força muscular. As estratégias dependem da idade e são destinadas a promover o desenvolvimento motor amplo e maximizar a independência funcional.[46]

Cuidados Psicossociais

Indivíduos com OI se sentem estigmatizados por serem fisicamente diferentes, de acordo com a gravidade da doença, a história natural e o grau em que isso afeta sua aparência física e sua socialização. No longo prazo, as medidas psicossociais são importantes nos cuidados desses pacientes. Os pais podem ter sido suspeitos de maus tratos, quando o diagnóstico é tardio, o que leva a um sentimento de culpa, frustração e ansiedade. Equilibrar o risco de fratura com o desempenho das atividades rotineiras, tais como ir à escola, pode ser difícil. A adolescência pode ser algo particularmente problemático, quando a preocupação com a aparência, o desenvolvimento sexual e a aceitação pelos pares são fundamentais. Durante a idade adulta, os problemas relacionados com imobilidade e dependência social e financeira tornam-se mais proeminentes.[40]

REFERÊNCIAS

1. Marini JC. Osteogenesis imperfecta: comprehensive management. *Adv Pediatr.* 1988;35:391-426.
2. Prockop DJ, Kivirikko KI. Heritable diseases of collagen. *N Engl J Med.* 1984;311(6):376-86.
3. Van Dijk FS, Sillence DO. Osteogenesis imperfecta: clinical diagnosis, nomenclature and severity assessment. *Am J Med Genet A.* 2014; 164A(6):1470-81.
4. Byers PH. Disorders of collagen biosynthesis and structure. *In*: Scriver C, Beaudet AL, Valle D, Sly W (eds.). *The metabolic and molecular bases of inherited disease.* 8.ed. New York: McGraw-Hill, 2001. p.5241.
5. Rauch F, Glorieux FH. Osteogenesis imperfecta. *Lancet.* 2004;363(9418):1377-85.
6. Osteogenesis imperfecta. *In*: Wilson GN, Cooley WC (eds.). Preventive management of children with congenital anomalies and syndromes. Cambridge: Cambridge University Press, 2000. p.256.
7. Cremin B, Goodman H, Spranger J, Beighton P. Wormian bones in osteogenesis imperfecta and other disorders. *Skeletal Radiol.* 1982;8(1):35-8.

8. Peddada KV, Sullivan BT, Margalit A, Sponseller PD. Fracture Patterns Differ Between Osteogenesis Imperfecta and Routine Pediatric Fractures. J Pediatr Orthop 2018; 38:e207.

9. Semler O, Cheung MS, Glorieux FH, Rauch F. Wormian bones in osteogenesis imperfecta: correlation to clinical findings and genotype. *Am J Med Genet A.* 2010; 152A(7):1681-7.

10. Ben Amor IM, Glorieux FH, Rauch F. Genotype-phenotype correlations in autosomal dominant osteogenesis imperfecta. *J Osteoporos.* 2011;2011:540178.

11. Harrington J, Sochett E, Howard A. Update on the evaluation and treatment of osteogenesis imperfecta. *Pediatr Clin North Am.* 2014;61(6):1243-57.

12. Evereklioglu C, Madenci E, Bayazıt YA, Yılmaz K, Balat A, Bekir NA. Central corneal thickness is lower in osteogenesis imperfecta and negatively correlates with the presence of blue sclera. *Ophthalmic Physiol Opt.* 2002;22(6):511-5.

13. Dimasi D, Chen J, Hewitt A, et al. Novel quantitative trait loci for central corneal thickness identified by candidate gene analysis of osteogenesis imperfecta genes. Hum Genet. 2010;127(1):33-44.

14. Chau FY, Wallace D, Vajaranant T, et al. Osteogenesis imperfecta and the eye. *In ,* Sponseller JRSHBHGD, editor. *Osteogenesis Imperfecta.* San Diego: Academic, 2014. p.289-303.

15. O'Connell AC, Marini JC. Evaluation of oral problems in an osteogenesis imperfecta population. *Oral Surg Oral Med Oral Pathol Oral Radiol Endod.* 1999;87(2):189-96.

16. Santos F, McCall AA, Chien W, Merchant S. Otopathology in osteogenesis imperfecta. *Otol Neurotol.* 2012;33(9):1562-6.

17. Paterson CR, Monk EA, McAllion SJ. How common is hearing impairment in osteogenesis imperfecta? *J Laryngol Otol.* 2001;115(4):280-2.

18. Bonita RE, Cohen IS, Berko BA. Valvular heart disease in osteogenesis imperfecta: presentation of a case and review of the literature. *Echocardiography.* 2010;27(1):69-73.

19. Marini J. Osteogenesis imperfecta. *In:* De Groot LJ, Beck-Peccoz P, Chrousos G, et, al. (eds.). *Endotext.* South Dartmouth: MDText.com, Inc.; 2000.

20. LoMauro A, Pochintesta S, Romei M, et al. Rib cage deformities alter respiratory muscle action and chest wall function in patients with severe osteogenesis imperfecta. *PLoS ONE.* 2012;7(4):e35965.

21. Sillence DO. Craniocervical abnormalities in osteogenesis imperfecta: genetic and molecular correlation. *Pediatr Radiol.* 1994;24(6):427-30.

22. Ibrahim AG, Crockard HA. Basilar impression and osteogenesis imperfecta: a 21-year retrospective review of outcomes in 20 patients. *J Neurosurg Spine.* 2007;7(6):594-600.

23. Vetter U, Pontz B, Zauner E, Brenner RE, Spranger J. Osteogenesis imperfecta: a clinical study of the first tem years of life. *Calcif Tissue Int.* 1992;50:36-41.

24. Rauch F, Glorieux FH. Osteogenesis imperfecta. *Lancet.* 2004;363:1377.

25. Wenstrup RJ, Willing MC, Starman BJ, Byers PH. Distinct biochemical phenotypes predict clinical severity in nonlethal variants of osteogenesis imperfecta. *Am J Hum Genet.* 1990;46(5):975-82.

26. Körkkö J, Ala-Kokko L, De Paepe A, et al. Analysis of the COL1A1 and COL1A2 genes by PCR amplification and scanning by conformation-sensitive gel electrophoresis identifies only COL1A1 mutations in 15 patients with osteogenesis imperfecta type I: identification of common sequences of null-allele mutations. *Am J Hum Genet.* 1998;62(1):98-110.

27. Greeley CS, Donaruma-Kwoh M, Vettimattam M, et al. Fractures at diagnosis in infants and children with osteogenesis imperfecta. *J Pediatr Orthop.* 2013;33(1):32-6.

28. Santili C, Akkari M, Waisberg G, Bastos Junior JO, Ferreira WM. Clinical, radiographic and laboratory evaluation of patients with osteogenesis imperfecta. Rev Assoc Med Bras (1992). 2005;51(4):214-20.

29. Chines A, Petersen DJ, Schranck FW, Whyte MP. Hypercalciuria in children severely affected with osteogenesis imperfecta. J Pediatr. 1991; 119(1 Pt 1):51-7.

30. Chines A, Boniface A, McAlister W, Whyte M. Hypercalciuria in osteogenesis imperfecta: a follow-up study to assess renal effects. *Bone.* 1995;16(3):333-9.

31. Greeley CS, Donaruma-Kwoh M, Vettimattam M, Lobo C, Williard C, Mazur L. Fractures at diagnosis in infants and children with osteogenesis imperfecta. *J Pediatr Orthop.* 2013;33(1):32-6.

32. Pitt MJ. Rickets and Osteomalacia are still around. *Radiol Clin North Am.* 1991;29(1):97-118.

33. Rauch F, Glorieux FH. Osteogenesis imperfecta. *Lancet.* 2004;363:1377-85.

34. Smith R. Idiopathic juvenile osteoporosis: experience of twenty-one patients. Br *J Rheumatol.* 1995;34:68-77.

35. Pyott SM, Tran TT, Leistritz DF, et al. WNT1 mutations in families affected by moderately severe and progressive recessive osteogenesis imperfecta. *Am J Hum Genet.* 2013;92(4):590-7.

36. Glorieux FH, Ward LM, Rauch F, et al. Osteogenesis imperfecta type VI: a form of brittle bone disease with a mineralization defect. *J Bone Miner Res.* 2002;17:30-8.

37. Whyte MP, Obrecht SE, Finnegan PM, et al. Osteoprotegerin deficiency and juvenile Paget's disease. *N Engl J Med.* 2002;347:175-84.

38. Cole DE, Fraser FC, Glorieux FH, et al. Panostotic fibrous dysplasia: a congenital disorder of bone with unusual facial appearance, bone fragility, hyperphosphatasemia, and hypophosphatemia. *Am J Med Genet.* 1983;14(4):725-35.

39. Cole DE, Carpenter TO. Bone fragility, craniosynostosis, ocular proptosis, hydrocephalus, and distinctive facial features: a newly recognized type of osteogenesis imperfecta. *J Pediatr.* 1987;110(1):76-80.

40. Bishop N. Characterising and treating osteogenesis imperfecta. Early Hum Dev. 2010;86(11):743-6.

41. Nick Bishop (ed.). 14th OI Foundation Scientific Meeting. New Treatments in Osteogenesis Imperfecta, 2014.

42. Dwan K, Phillipi CA, Steiner RD, Basel D. Bisphosphonate therapy for osteogenesis imperfecta. Cochrane Database Syst Rev. 2014;7:CD005088.

43. Antoniazzi F, Monti E, Venturi G, et al. GH in combination with bisphosphonate treatment in osteogenesis imperfecta. *Eur J Endocr.* 2010;163(3):479-87.

44. Esposito P, Plotkin H. Surgical treatment of osteogenesis imperfecta: current concepts. *Curr Opin Pediatr.* 2008;20(1):52-7.

45. Monti E, Mottes M, Fraschini P, et al. Current and emerging treatments for the management of osteogenesis imperfecta. *Ther Clin Risk Manag.* 2010;6:367-81.

46. Cole DE. Psychosocial aspects of osteogenesis imperfecta: an update. *Am J Med Genet.* 1993;45(2):207-11.

PARTE I

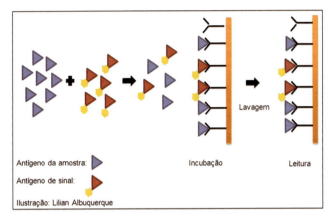

FIGURA 1-1 ■ Imunoensaio competitivo.

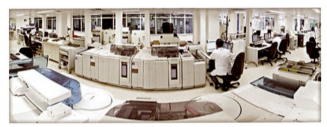

FIGURA 1-2 ■ Exemplo de um laboratório clínico. Fonte: DASA.

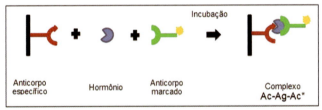

FIGURA 1-3 ■ Imunoensaio sanduíche.

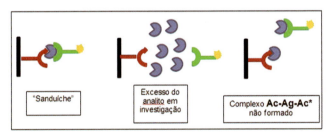

FIGURA 1-4 ■ Efeito gancho.

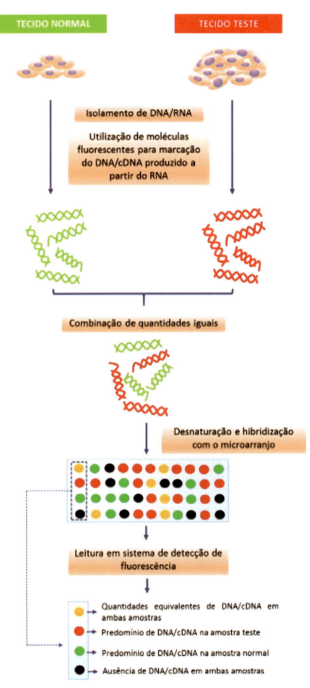

FIGURA 2-1 ■ Representação esquemática da análise genômica em microarranjo.

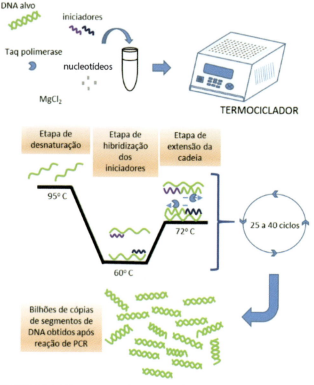

FIGURA 2-2 ■ Representação esquemática da PCR. Os reagentes são misturados em um microtubo e então colocados em um termociclador. As etapas de desnaturação, hibridização e anelamento são repetidas entre 25 e 40 vezes. Ao final da reação, existirão bilhões de cópias de um determinado segmento de DNA.

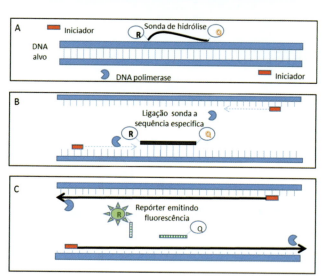

FIGURA 2-4 ■ Sistema de detecção baseado em sondas de hidrólise (*Taqman*) utilizados em ensaios de PCR em tempo real. (**A**) Componentes principais da reação. (**B**) A sequência de oligonucleotídeos da sonda faz pareamento complementar com a sequência alvo. (**C**) Durante a atividade de extensão da enzima polimerase ocorre a remoção da extremidade 5´, liberando o repórter, que passa a emitir fluorescência detectada pelo termociclador.

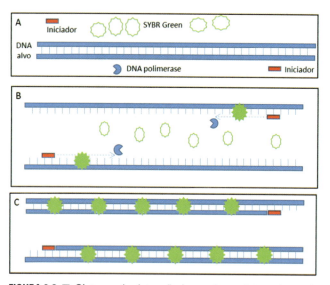

FIGURA 2-3 ■ Sistema de detecção baseado em intercalante de DNA (SYBR Green®) utilizados em ensaios de PCR em tempo real. (**A**) Componentes principais da reação. (**B**) Durante a fase de extensão as moléculas de SYBR Green começam a se ligar à dupla fita em formação. (**C**) As novas moléculas dupla fita ficam ligadas ao SYBR Green® e emitem fluorescência captada pelo termociclador.

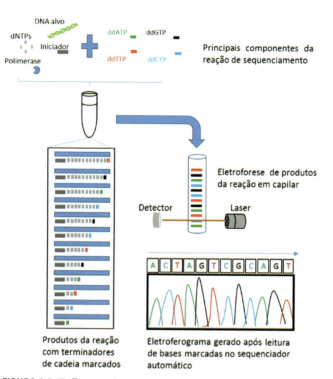

FIGURA 2-5 ■ Etapas de sequenciamento automatizado, utilizando ddNTPs fluorescentes terminadores de cadeia. A reação gera fragmentos de diferentes tamanhos, cada um com o último dideoxinucleotídeo marcado com fluorescência específica. A amostra é submetida a eletroforese em capilar, onde os produtos da reação migram de acordo com tamanho. O sistema de detecção a laser faz a leitura dos ddNTPs fluorescentes e geram um padrão visual (eletroferograma) de resultado de sequenciamento, mostrando a cadeia de nucleotídeos da sequência analisada.

PARTE II

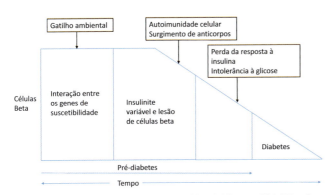

FIGURA 1-1 ■ História natural do DM1. Atkinson MA. The Pathogenesis and Natural History of Type 1 Diabetes. *Cold Spring Harbor Perspectives in Medicine.* 2012;2(11): a007641. doi:10.1101/cshperspect.a007641.

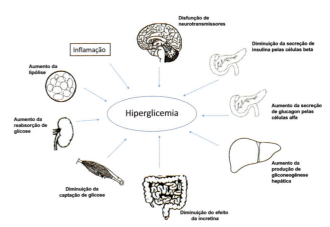

FIGURA 1-2 ■ Noneto de DeFronzo. Adaptado de DeFronzo RA. *Diabetes* 2009;58:773–795

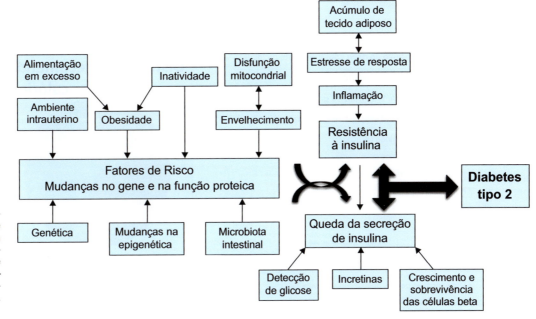

FIGURA 1-3 ■ Fisiopatogenia do DM2. Adaptado de Doria A, Patti M-E, Kahn CR. The Emerging Genetic Architecture of Type 2 Diabetes. *Cell metabolism.* 2008;8(3):186-200. doi:10.1016/j.cmet.2008.08.006.

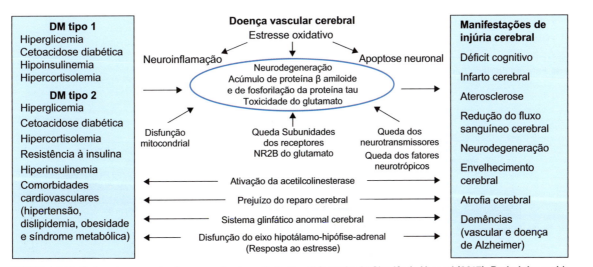

FIGURA 1-4 ■ Fisiopatogenia do dano cerebral no diabetes. Adaptado de Sherifa A. Hamed (2017): Brain injury with diabetes mellitus: evidence, mechanisms and treatment implications, Expert Review of Clinical Pharmacology, DOI: 10.1080/17512433.2017.1293521

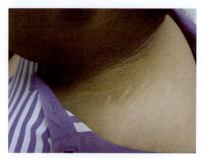

FIGURA 1-5 ■ Acantose *nigricans*.

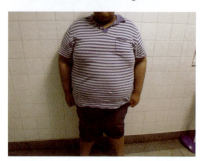

FIGURA 1-6 ■ Obesidade.

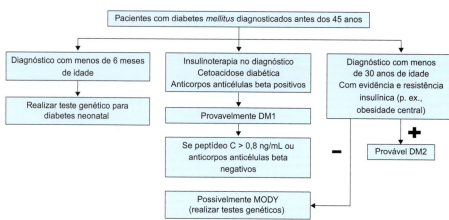

FIGURA 1-7 ■ Diagnóstico do diabetes tipo MODY. Adaptado de: Kim S-H. Maturity-Onset Diabetes of the Young: What Do Clinicians Need to Know? *Diabetes & Metabolism Journal*. 2015;39(6):468-477. doi:10.4093/dmj.2015.39.6.468.

Idade (elevação progressivo do risco com o aumento da idade)

Sobrepeso/obesidade (IMC ≥ 25 kg/m²)

Antecedentes familiares de DM (primeiro grau)

Antecedentes pessoais de alterações metabólicas:

- HbA1c ≥ 5,7% (método HPLC)
- Síndrome dos ovários policísticos
- Hipertrigliceridemia
- Hipertensão arterial sistêmica
- Acantose *nigricans*
- Doença cardiovascular aterosclerótica
- Uso de medicamentos hiperglicemiantes

Antecedentes obstétricos:

- Duas ou mais perdas gestacionais prévias
- Diabetes *mellitus* gestacional
- Polidrâmnio
- Macrossomia (recém-nascido anterior com peso ≥ 4.000g)
- Óbito fetal/neonatal sem causa determinada
- Malformação fetal

FIGURA 2-1 ■ Fatores de risco para hiperglicemia na gravidez.[2,5,6]

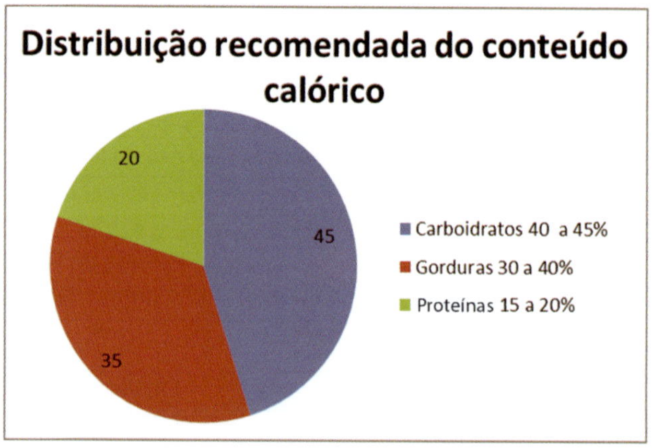

Distribuição recomendada do conteúdo calórico

- Carboidratos 40 a 45%
- Gorduras 30 a 40%
- Proteínas 15 a 20%

FIGURA 2-3 ■ Distribuição recomendada do conteúdo calórico.[21]

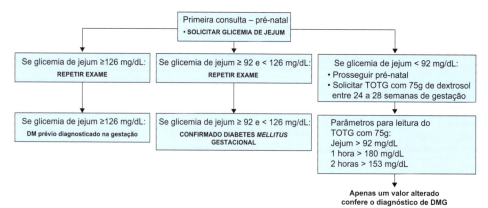

FIGURA 2-2 ■ Fluxograma para diagnóstico de DMG.[6]

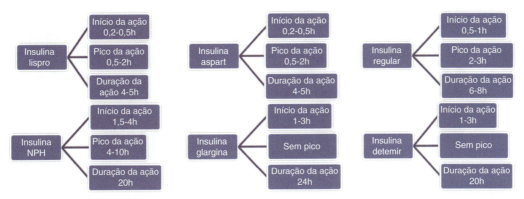

FIGURA 2-4 ■ Insulinoterapia.[17,35]

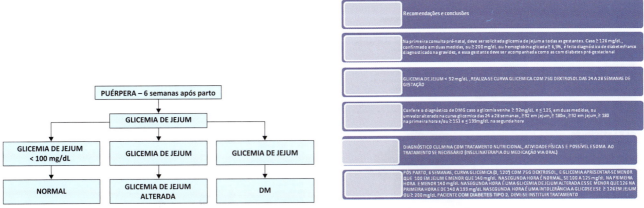

FIGURA 2-5 ■ Fluxograma para gerenciamento pós-parto.[6]

FIGURA 2-6 ■ Conclusões.[10]

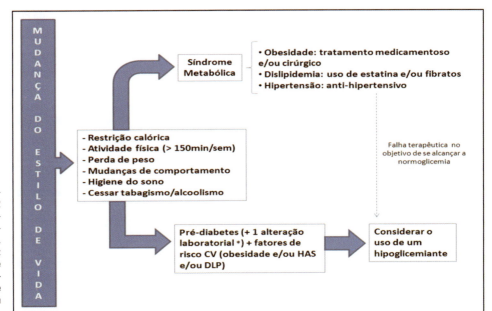

FIGURA 3-1 ■ Sugestão de fluxograma para prevenção de DM2 em pacientes com fatores de risco, síndrome metabólica e pré-diabetes. (CV, cardiovascular; HAS, hipertensão arterial sistêmica; DLP, dislipidemia.) *Glicemia de jejum entre 100 e 125 mg/dL, glicemia 2 h pós-dextrosol 75g entre 140 e 199 mg/dL e hemoglobina glicada entre 5,7 e 6,4%.

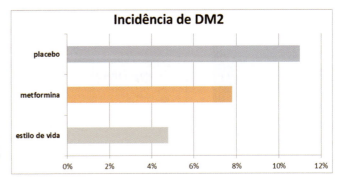

FIGURA 3-2 ■ Incidência de DM2 nos grupos mudança do estilo de vida, metformina e placebo do estudo *Diabetes Prevention Program* (*DPP*). Adaptada do estudo *DPP*, publicado no *N Engl J Med* 2002; 346:393-406.

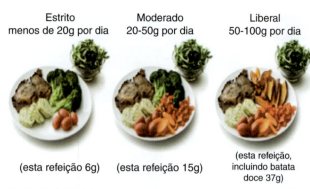

FIGURA 4-1 ■ Refeições com variadas quantidades de carboidrato. Adaptado da aula Low carb da Professora Ana Paula Pujol.

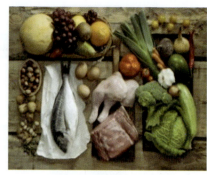

FIGURA 4-2 ■ Alimentos inclusos na dieta Low carb. Adaptado da aula Low carb da Professora Ana Paula Pujol.

CARNES
Bacon
Sobrecoxa de frango
Pernil de porco
Costela de porco
Bife a rolê
Carne moída
Peito de frango
Alcatra pedaço
Atum sólido em água
Camarão
Salame italiano
Presunto
Peito de peru

OVOS E LATICÍNIOS
Nata
Manteiga
Creme de leite
Queijo mussarela
Parmesão ralado
Queijo minas padrão
Requeijão
Cream cheese
Ovos

VEGETAIS
Folhas verdes
Pepino
Tomate

Cebola
Alho
Pimentão
Abobrinha
Berinjela
Abóbora menina
Brócolis
Couve flor
Chuchu
Vagem
Couve manteiga
Repolho
Salsa/cebolinha

FRUTAS
Morango
Abacate
Coco seco ralado
Limão

CASTANHAS
Amêndoas
Macadâmias
Nozes
Castanha do pará
Castanha de caju
Farinha de amêndoas

CONSERVAS
Azeitonas
Ovos de codorna
Alcaparras
Champignon
Pepino
Palmito

TEMPEROS, CONDIMENTOS E MOLHOS
Mostarda
Ketchup sem açúcar
Molho inglês
Molho de tomate
Shoyu Light (sem açúcar)
Maionese
Leite de coco
Cacau em pó
Pimenta do reino
Curry
Cominho
Páprica
Adoçante
Azeite de oliva
Vinagre
catchup sem açúcar

DOCES
Gelatina sem açúcar
Chocolate > 70% Cacau

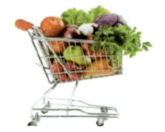

FIGURA 4-3 ■ Lista de supermercado para dieta Low carb. Adaptado da aula Low carb da Professora Ana Paula Pujol.

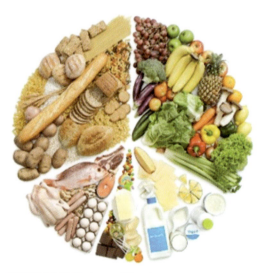

FIGURA 4-4 ■ Prato equilibrado.

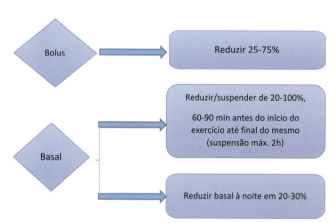

FIGURA 5-1 ■ Fluxograma de ajuste de insulina para usuários de bomba de infusão contínua.[32-36]

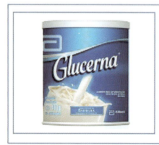
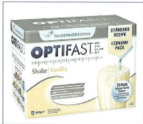
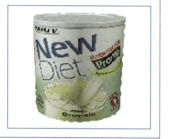

FIGURA 4-5 ■ Substitutos de refeições.

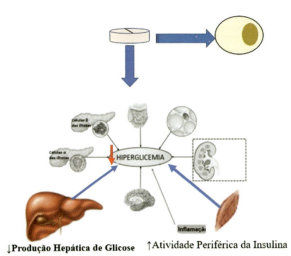

FIGURA 6-1 ■ Mecanismo de ação da metformina. A absorção da metformina ocorre no intestino delgado, ação máxima 1-2 horas após a ingestão e meia-vida de 1-5 horas. A via de eliminação é renal em 90%, através da filtração glomerular ou secreção tubular.[7] Na célula, a metformina reduz a gliconeogênese hepática pela inibição do complexo 1 da cadeia respiratória mitocondrial, levando à ativação da via AMP quinase (AMPK), reduzindo a oxidação de ácidos graxos e espécies reativas de oxigênio, com melhora da biodisponibilidade do óxido nítrico, função endotelial e fluxo sanguíneo vascular. A ativação do AMPK aumenta a enzima GLUT4 e a glicogênio sintetase, e consequentemente os níveis de GLP1, que, por meio da sinalização hepática, promove produção de insulina e redução do glucagon. As biguanidas suprimem a sinalização do glucagon hepático, diminuindo a produção de AMP cíclico. A metformina no íleo terminal pode induzir a má absorção do ácido biliar, com potencial estímulo para a liberação de incretinas, permitindo o atraso do esvaziamento gástrico, diminuição da acomodação gástrica e aumento da saciedade.[1]

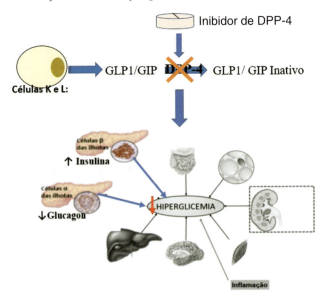

FIGURA 6-2 ■ Mecanismo de ação do IDPP-4. As gliptinas são rapidamente absorvidas após a administração oral. Os inibidores do DPP4 agem inibindo a degradação enzimática dos hormônios intestinais GIP e GLP-1, produzidos pelas células K e L, prolongando seus efeitos incretínicos, aumentando a secreção de insulina e reduzindo o glucagon na presença de glicose.[7] A excreção dos inibidores do DDP4 é realizada por via renal, com exceção da linagliptina, que ocorre no nível intestinal.

FIGURA 6-3 ■ Mecanismo de ação do ISGLT-2. O SGLT2 é uma proteína com 672 aminoácidos, exclusiva da borda em escova no segmento S1 do túbulo contorcido proximal, com alta capacidade de reabsorção da glicose (90%), por um mecanismo dependente de sódio e contra um gradiente de concentração. A inibição da SGLT-2 diminui a reabsorção de glicose e aumenta a excreção urinária (perda de 200-300 calorias ao dia), melhorando assim o controle glicêmico.

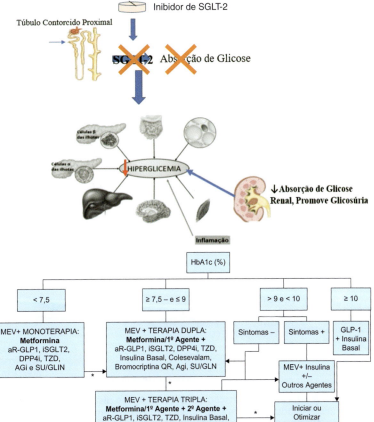

FLUXOGRAMA 6-1 ■ Tratamento de DM2 de acordo com valor de HbA1c. *Ausência de meta em 3 meses. Adaptado de *Diabetes Care*, Vol. 40, Supplement 1, January 2017. T2D Alghorithm, Executive Summary. Endocr. Patrct. AACE, 2017.

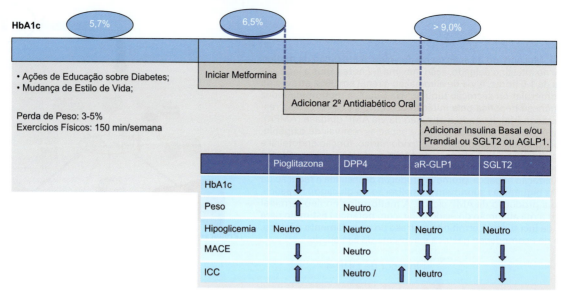

ALGORITMO 6-1 ■ Tratamento de DM2 de acordo com HbA1c. Tabela adaptada JAMA, Março: 2017.

	Disfunção Endotelial Subclínica/Normal	Aterosclerose	Sd. Coronariana Aguda	ICC	Peso Obeso	Sobrepeso
eGFR 90-60 mL/min/1.73m² (CKD I-II)	Metformina, Pioglitazona, DPP4-I, aGLP-1, SGLT2-I, Insulina, Sulfonilureia	Metformina, SGLT2-I, aGLP-1, Pioglitazona, DPP4-I, Insulina, Gliclazida	Insulina DPP4-I aGLP-1	SGLT2-I DPP4-I aGLP-1 Insulina	Metformina aGLP-1 SGLT2-I	Metformina SGLT2-I aGLP-1 Pioglitazona
eGFR 59-30 mL/min/1.73m² (CKD III)	Metformina, Pioglitazona, SGLT2-I, aGLP-1, DPP4-I, Gliclazida, Insulina	Metformina, aGLP-1, SGLT2-I, Pioglitazona, DPP4-I, Insulina, Gliclazida	Insulina DPP4-I aGLP-1	SGLT2-I DPP4-I aGLP-1 Insulina	Metformina aGLP-1 SGLT2-I	Metformina SGLT2-I aGLP-1 Pioglitazona
eGFR 29-15 mL/min/1.73m² (CKD IV)	Pioglitazona DPP4-I Insulina	Pioglitazona DPP4-I Insulina	DPP4-I Insulina	DPP4-I Insulina	DPP4-I	DPP4-I
eGFR <15mL/min/1.73m² (CKD V)	Pioglitazona DPP4-I Insulina	Pioglitazona DPP4-I Insulina	DPP4-I Insulina	DPP4-I Insulina	DPP4-I	DPP4-I

ALGORITMO 6-2 ■ Tratamento de DM2 com base em comorbidades cardíacas, renais, peso e desfechos cardiovasculares. Adaptado: Avogaro A. et. Al. Cordiovasc. Diabetol. Agosto de 2016 11;15 (1):111. Bandeira F (Ed.) Protocolos Clínicos em Endocrinologia e Diabetes, 2JIEdirBo, 2017.

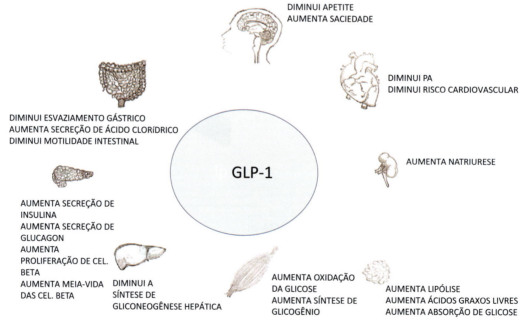

FIGURA 7-1 ■ Mecanismo de ação do ar-GLP1. Ações pleotrópicas do GLP-1 nos tecidos periféricos. A maioria dos efeitos do GLP-1 poderá ser mediada pela interação direta com GLP1-R em tecidos específicos. Todavia, algumas das ações do GLP-1 (nomeadamente no fígado, tecido adiposo e muscular) provavelmente ocorrem através de mecanismos indiretos.

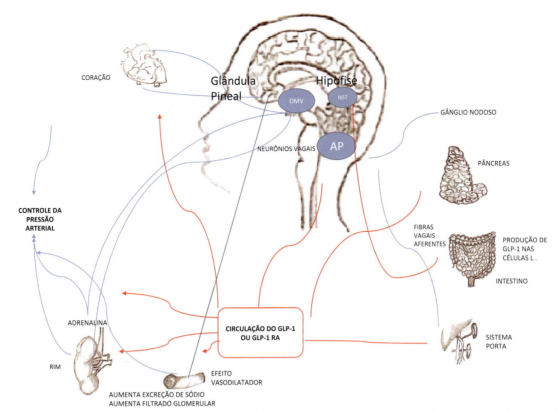

FIGURA 7-2 ■ Possíveis mecanismos através dos quais o GLP-1 poderá modelar a pressão arterial. O GLP-1 e os análogos podem atingir órgãos alvo diretamente e também atuar em nível central, na área postrema, e estimular fibras vagais aferentes (via GLP-1R no intestino e na veia porta). A sinalização do tronco cerebral e do hipotálamo resulta na ativação de vias vagais eferentes e neurônios do sistema simpático. Esses eventos podem modelar a pressão arterial ao afetarem o tônus vascular, a frequência cardíaca, a secreção de catecolaminas pela medula adrenal e, em nível renal, excreção de sódio e produção de urina. O GLP-1 circulante aumenta os níveis circulantes de insulina por ativação dos GLP-1R no pâncreas, o que leva a vasodilatação e redução da glicemia, inibindo a disfunção endotelial causada pela hiperglicemia. AP: área postrema; DMV: núcleo motor dorsal do vago; GLP-1: *glucagon-like peptide* 1; GLP-1R: receptores do *glucagon-like peptide* 1; NTS: núcleo do trato solitário.

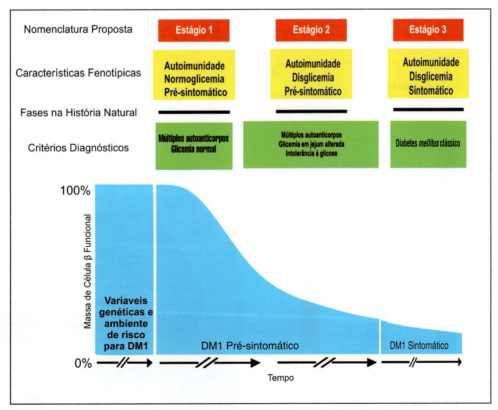

FIGURA 8-1 ■ Estágios do DM1. Adaptada de *Diabetes Care* 2015; 38:1964-1974.

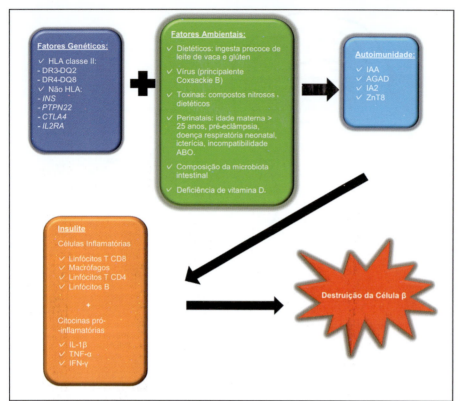

FIGURA 8-2 ■ Patogênese do DM1A.

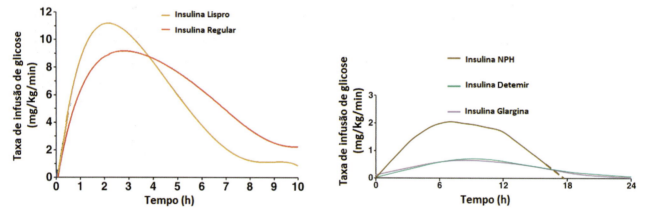

FIGURA 9-1 ■ Curvas de farmacodinâmica de insulinas rápidas e insulinas de longa duração. Adaptada de Arnolds S, et al. *Int J Clin Pract*, 2010.

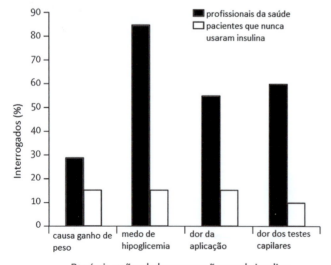

FIGURA 9-2 ■ Razões pelas quais profissionais de saúde e pacientes podem ser refratários ao tratamento com insulina. Adaptada de Nakar et al.[12]

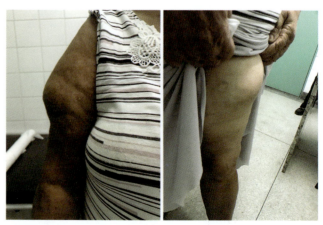

FIGURA 9-3 ■ Lipodistrofias em locais de aplicação de insulina.

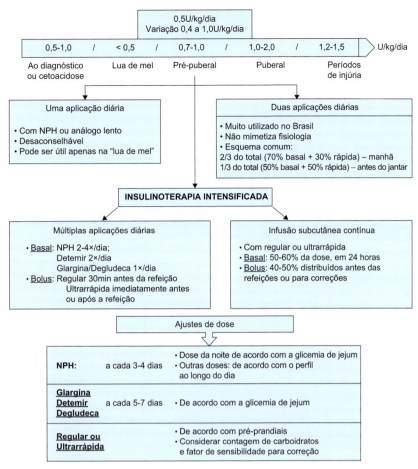

FLUXOGRAMA 9-1 ■ Insulinoterapia no paciente com diabetes tipo 1.

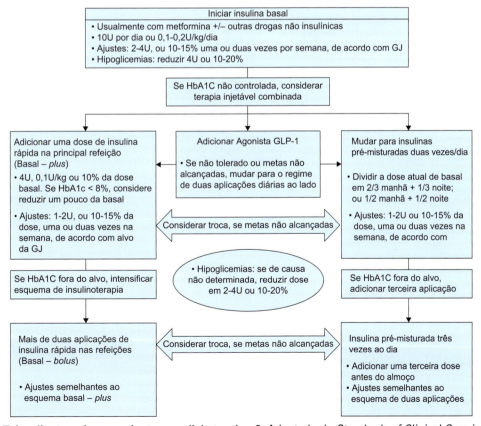

FLUXOGRAMA 9-2 ■ Insulinoterapia no paciente com diabetes tipo 2. Adaptado de *Standards of Clinical Care in Diabetes* – 2017. American Diabetes Association.

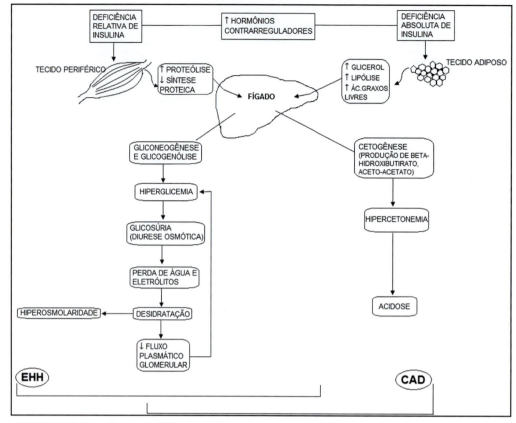

FIGURA 10-1 ■ Patogênese da CAD e do EHH.

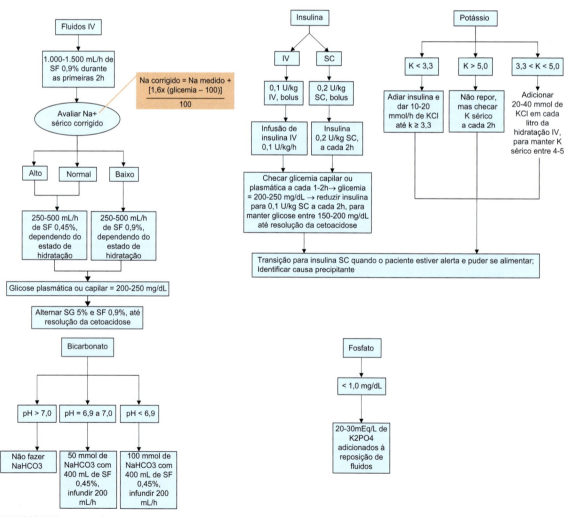

FLUXOGRAMA 10-1 ■ Conduta nos pacientes adultos com CAD e EHH.

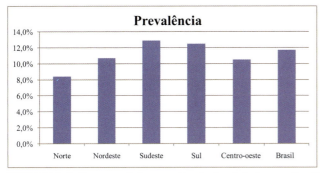

FIGURA 11-1 ■ Percentual da prevalência de diabetes no Brasil em 2012.

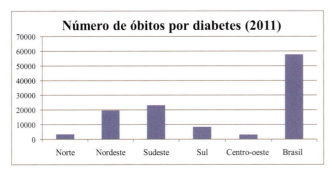

FIGURA 11-2 ■ Número de óbitos atribuídos diretamente ao diabetes no Brasil em 2011.

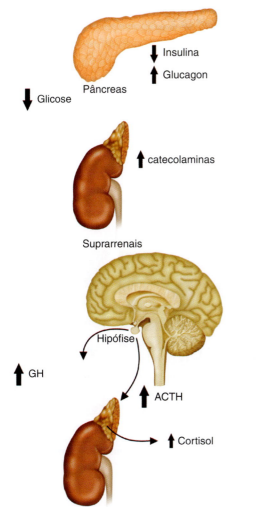

FIGURA 12-1 ■ Mecanismos compensatórios para reversão de hipoglicemia. Adaptada de Desimone ME, Weinstock RS. *Non-Diabetic Hypoglycemia* 2016; 4.

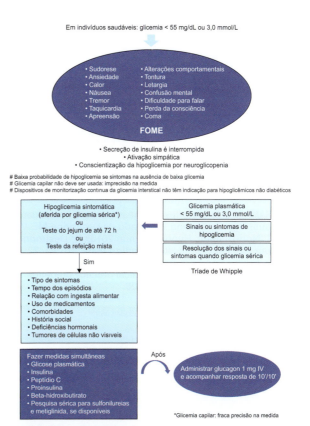

FLUXOGRAMA 12-1 ■ Abordagem diagnóstica de hipoglicemia em pacientes não diabéticos. Adaptado de Desimone ME, Weinstock RS. *Non-Diabetic Hypoglycemia*, 2016; 4.

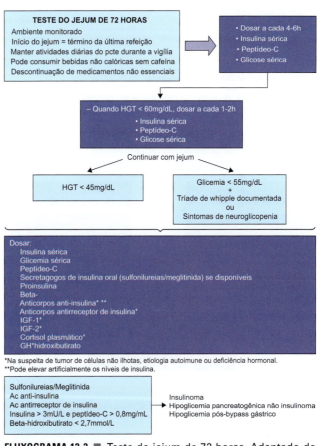

FLUXOGRAMA 12-2 ■ Teste do jejum de 72 horas. Adaptado de Desimone ME, Weinstock RS. *Non-Diabetic Hypoglycemia*, 2016; 4; Desimone ME, Weinstock RS. *Pancreatic Islet Function Tests*, 2015;1-22; Cryer PE, et al. Evaluation and management of adult hypoglycemic disorders: An endocrine society clinical practice guideline. *J Clin Endocrinol Metab* 2009; 94(3):709-28. *Na suspeita de tumor de células não ilhotas, etiologia autoimune ou deficiência hormonal. **Pode elevar artificialmente os níveis de insulina.

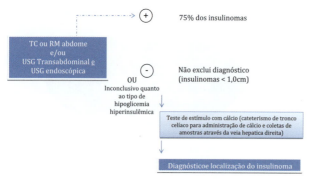

- USG pancreática intra-operatória: pode ser utilizada para localizar pequenos insulinomas até então indetectados

FLUXOGRAMA 12-3 ■ Métodos diagnósticos para investigação de hiperinsulinismo endógeno. Adaptado de Desimone ME, Weinstock RS. Non-Diabetic Hypoglycemia. 2016;(4); Desimone ME, Weinstock RS. Pancreatic Islet Function Tests. 2015;1–22; Cryer PE et al. Evaluation and management of adult hypoglycemic disorders: An endocrine society clinical practice guideline. J Clin Endocrinol Metab. 2009;94(3):709–28.

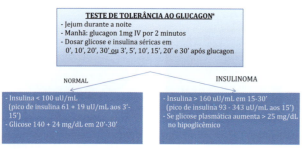

Exceções:
1) *Falso ⊕ para insulinoma:* cirróticos com anastomose portocaval, obesos, portadores de acromegalia ou tumores de células não-ilhotas – hemangiopericitomas e sarcoma meníngeo, usuários de sulfonilureias e aminofilina.
2) *Falso ⊖ para insulinoma:* usuários de diazóxido, hidrocloratiazida e difenil-hidantoína; falha de hipersecreção de insulina em portadores de insulinoma – 8% dos pacientes.
3) *Portadores de desnutrição e doença hepática* podem elevar a insulina, mas não a níveis de insulinoma.

* Complementar a investigação etiológica da hipoglicemia
* Pode induzir hipoglicemia, náuseas e vômitos em 90-180min.

FLUXOGRAMA 12-4 ■ Teste de tolerância ao glucagon. Adaptado de Desimone ME, Weinstock RS. *Pancreatic Islet Function Tests*, 2015; 1-22.

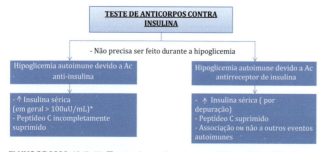

FLUXOGRAMA 12-5 ■ Teste de anticorpos anti-insulina. *No insulinoma, geralmente insulina sérica < 100 uU/mL Adaptado de Desimone ME, Weinstock RS. *Non-Diabetic Hypoglycemia*, 2016; 4.

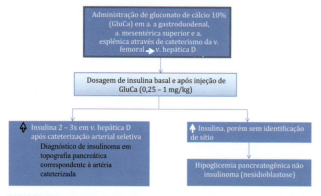

FLUXOGRAMA 12-6 ■ Administração arterial de cálcio. Adaptado de Desimone ME, Weinstock RS. *Non-Diabetic Hypoglycemia*, 2016; 4.

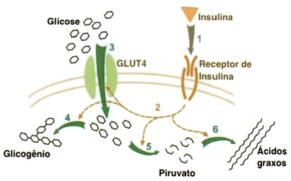

FIGURA 13.1 ■ Regulação da captação da glicose no tecido periférico mediada pela insulina através da expressão do transportador de glicose 4 (GLUT4).

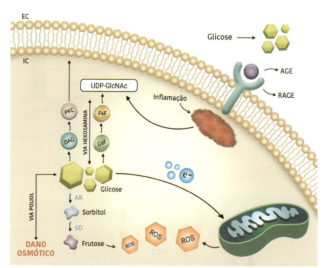

FIGURA 14-1 ■ Os aspectos fisiopatológicos da neuropatia diabética resultam de dano osmótico, alterações inflamatórias e disfunção oxidativa através de diferentes mecanismos ou vias. Mecanismos de fisiopatologia intracelular. IC: intracelular; EC: extracelular; AR: aldose redutase; SD: sorbitol desidrogenase; UDP-GlcNAc: UDP-N-acetil glucosamina; DAG: diacilglicerol; PKC: proteína C quinase; ROS: espécies reativas de oxigênio; AGE: produtos finais de glicação avançada; RAGE: receptor de produtos finais de glicação avançada.

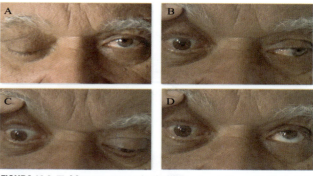

FIGURA 14-2 ■ Mononeuropatia do III nervo craniano direito (oftalmoparesia dolorosa). (**A**) Ptose palpebral. (**B**) Paresia do músculo reto medial. (**C**) Paresia do músculo reto inferior. (**D**) Paresia do músculo reto superior. Observe que não houve acometimento pupilar (pupilas isocóricas).

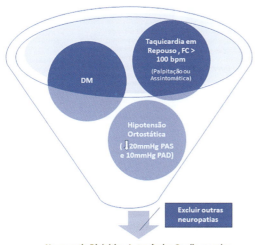

FIGURA 15-1 ■ Fluxograma NAC. Neuropatia diabética autonômica cardiovascular.

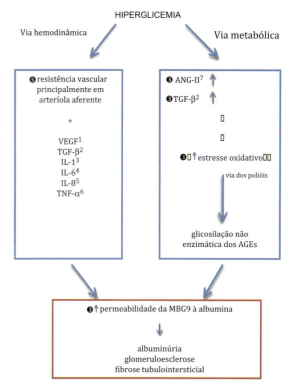

FIGURA 16-1 ■ Gênese da nefropatia diabética – vias metabólica e hemodinâmica. 1: fator de crescimento vascular endotelial; 2: fator de crescimento tumoral beta; 3: interleucina-1; 4: interleucina-6; 5: interleucina-8; 6: fator de necrose tumoral alfa; 7: angiotensina II; 8: produtos finais de glicosilação avançada; 9: membrana basal glomerular.

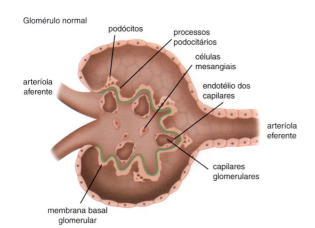

FIGURA 16-2 ■ Alterações estruturais glomerulares na nefropatia diabética.

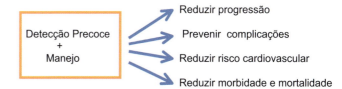

FIGURA 16-3 ■ Importância da detecção precoce e do tratamento da nefropatia diabética.

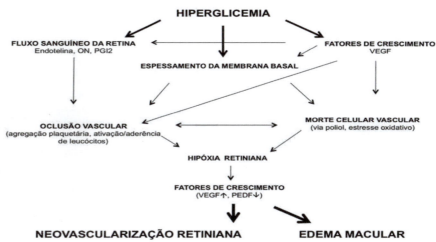

FIGURA 17-1 ■ Ilustração da fisiopatogenia da retinopatia diabética, que tem como uma das principais consequências a neovascularização da retina. ON: óxido nítrico; PGI2: prostaciclina; TGFβ: fator transformador de crescimento beta; VEGF: fator de crescimento endotelial vascular; AGEs: *advanced glycation end products*; PEDF: fator derivado do epitélio pigmentado.

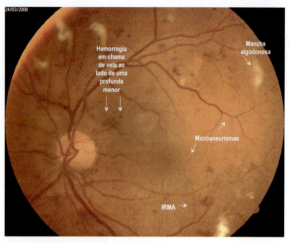

FIGURA 17-2 ■ Retinografia ilustrando a presença de hemorragias na camada profunda da retina associada a outra em chama de vela. Observam-se também mancha algodonosa, microaneurismas e anormalidade microvascular intrarretiniana (IRMA).

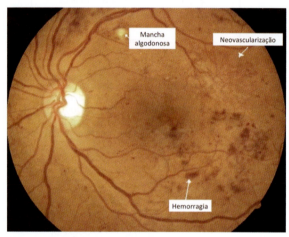

FIGURA 17-3 ■ Retinografia ilustrando a presença de hemorragia em chama de vela, mancha algodonosa e grande neovaso retiniano na região temporal superior.

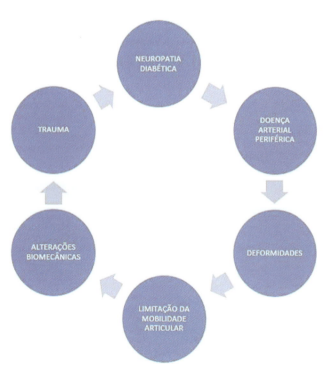

FIGURA 18-1 ■ Fatores de risco para o pé diabético.

Passo 1- avaliação	Passo 2- classificação	Passo 3-seguimento
• Limpeza + desbridamento • Avaliar sinais flogísticos, estado neurológico e vascular • Solicitar RX + EXAMES LAB	• LEVE: ATB oral e de pequeno espectro ; orientação quanto ao curativo e órteses ; • GRAVES: internamento + repor fluidos e eletrólitos + hemocultura para decidir esquema terapêutico de amplo espectro e parenteral + observar marcadores inflamatórios	• CASOS LEVES E MODERADOS • Melhora : considerar a retirada do ATB e reavaliar semanalmente até a cura • Piora: considerar resistência, osteomielite ou abscesso/rever cultura / avaliar aderência / considerar RNM ,internação e nova cultura • CASOS GRAVES : • Melhora: ATB oral + tto ambulatorial • Piora :definir extensão do dano com RNM ou exploração cirúrgica / rever cultura /considerar ampliar espectro ou cirurgia ou amputação

FIGURA 18-2 ■ Manejo no tratamento do pé diabético.

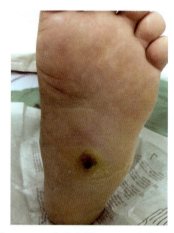

FOTO 18-1 ■ Úlcera em pé diabético associada a trauma.

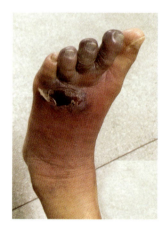

FOTO 18-2 ■ Pé isquêmico.

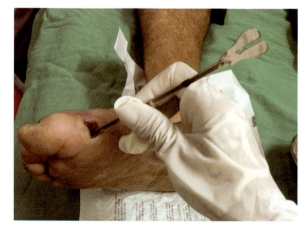

FOTO 18-3 ■ Teste da sonda óssea.

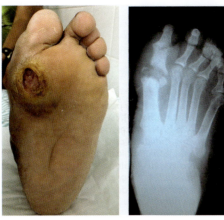

FIGURA 18-4 ■ Osteomielite no pé diabético.

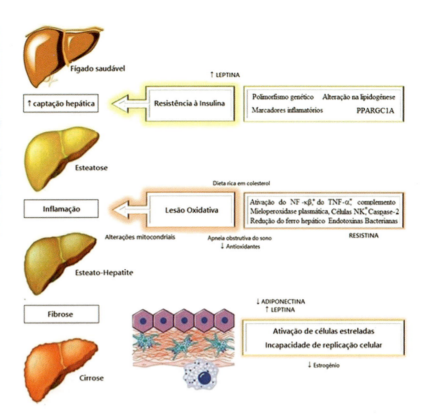

FIGURA 19-1 ■ Patogênese da doença hepática gordurosa não alcoólica.

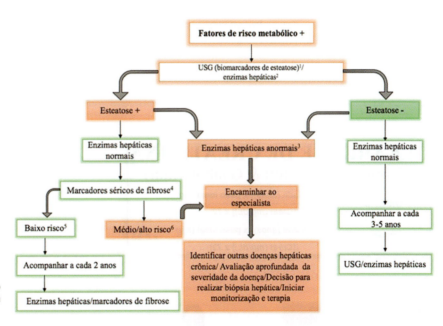

FIGURA 19-2 ■ Fluxograma para avaliação e monitorização da gravidade na presença da DHGNA e fatores de risco metabólicos.

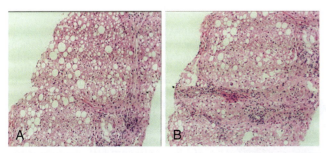

FIGURA 19-3 ■ (**A** e **B**) Hematoxilina-eosina 100×. Esteato-hepatite não alcoólica. Fragmento de tecido hepático exibindo balonização de hepatócitos, esteatose macro e microvesicular, septos fibrosos e infiltrado inflamatório misto.

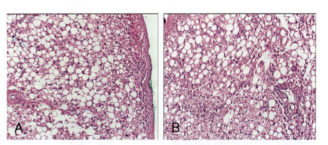

FIGURA 19-4 ■ (**A** e **B**) Hematoxilina-eosina 100×. Esteato-hepatite não alcoólica. Esteatose macrovesicular e infiltrado inflamatório misto na zona 3. (Créditos: Laboratório Vesalius de Anatomia Patológica, Brasília-DF.)

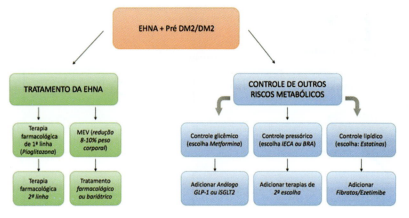

FIGURA 19-5 ■ Algoritmo para manejo de pacientes com diagnóstico de EHNA e portadores de pré-DM2 ou DM2. EHNA: esteato-hepatite não alcoólica; DM2: diabetes *melittus* tipo 2; MEV: modificação de estilo de vida; IECA: inibidor da enzima conversora da angiotensina; BRA: bloqueador do receptor de angiotensina; GLP-1: *glugacon-like peptide*; iSGLT2: inibidor do cotransportador de sódio-glicose tipo 2. Adaptada da referência 1.

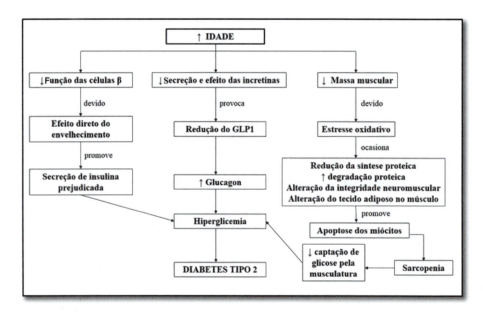

FIGURA 20-1 ■ Fisiopatologia do diabetes no idoso.

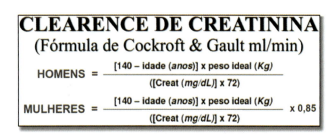

FIGURA 20-2 ■ *Clearance* de creatinina: fórmula de Cockroft & Gault.

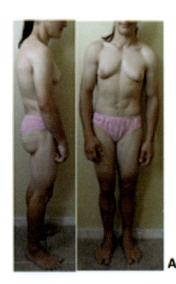
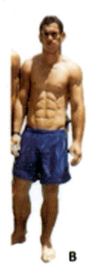
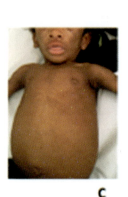

FIGURA 21-1 ■ Características clínicas de pacientes com lipodistrofias. (A) Paciente com lipodistrofia parcial congênita: a ausência de gordura em membros deixa mais evidente a musculatura. (B) Paciente com lipodistrofia generalizada congênita com mutação no gene da seipina (BSCL2). É evidente a ausência de tecido gorduroso subcutâneo. Apresenta também fácies acromegaloide. (C) Paciente com LGC diagnosticado aos 10 meses de idade. Nas crianças, o abaulamento abdominal é frequente e em geral decorrente de hepatomegalia. Observa-se também resistência insulínica importante, com acantose *nigricans* axilar visível.

PARTE VI

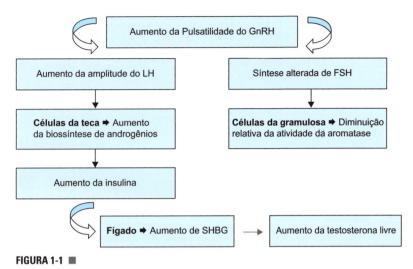

FIGURA 1-1 ■

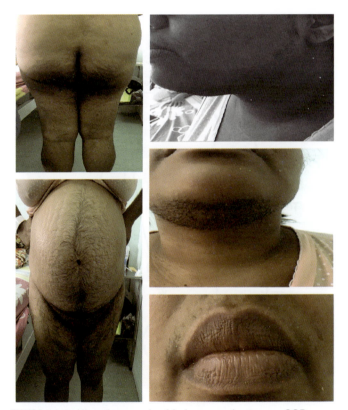

FIGURA 1-2 ■ Hirsutismo e obesidade em paciente com SOP.

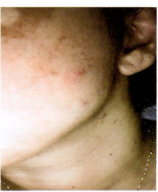

FIGURA 1-3 ■ Presença de acne em mulher com SOP.

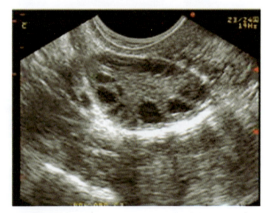

FIGURA 1-4 ■ Ultrassom transvaginal de um ovário policístico.

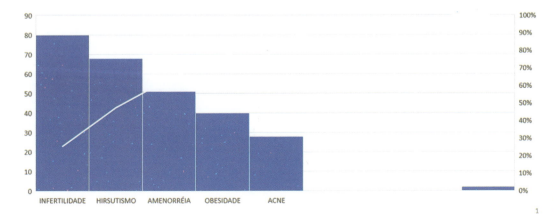

GRÁFICO 1-1 ■ Prevalência dos sinais e sintomas clínicos de SOP.

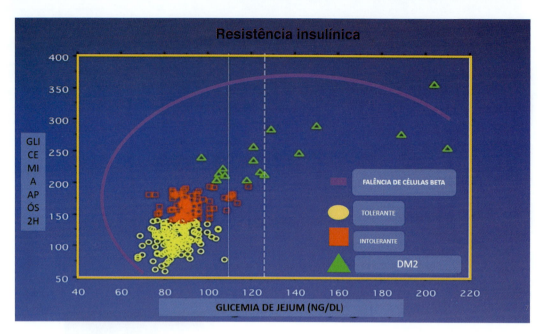

GRÁFICO 1-2 ■ Distribuição da tolerância à glicose.

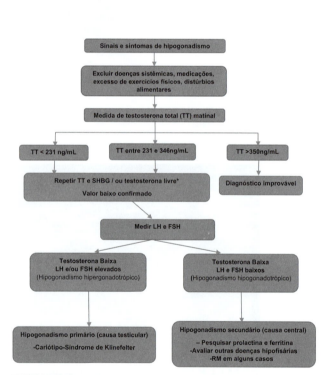

FLUXOGRAMA 3-1 ■ Avaliação do hipogonadismo. LH: hormônio luteinizante; FSH: hormônio foliculoestimulante; SHBG: globulina de ligação dos hormônios sexuais. *Método de diálise de equilíbrio ou calculada. Adaptada de Dean et al., 2015.[62]

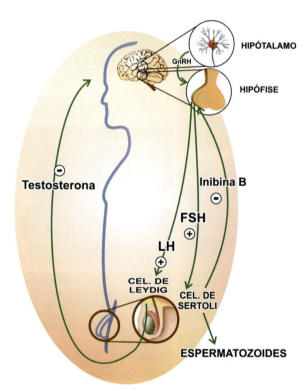

FIGURA 3-1 ■ Representação do eixo hipotalâmico-hipofisário-gonadal. GnRH: hormônio liberador de gonadotrofinas; LH: hormônio luteinizante; FSH: hormônio foliculoestimulante; cel: células; + feedback positivo; – feedback negativo.

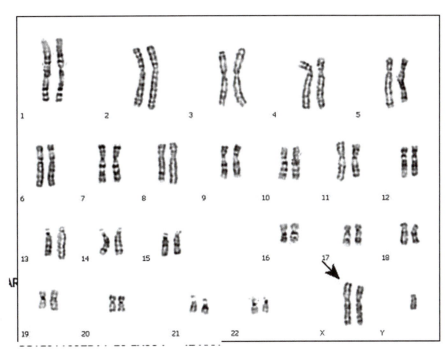

FIGURA 3-2 ■ Cariótipo de leucócitos periféricos de um paciente com 47,XXY, síndrome de Klinefelter. Seta mostrando o cromossomo X extranumerário. (Imagem gentilmente cedida pela Profa. Dra. Paula Frassinetti V. de Medeiros, médica geneticista da Universidade Federal de Campina Grande.)

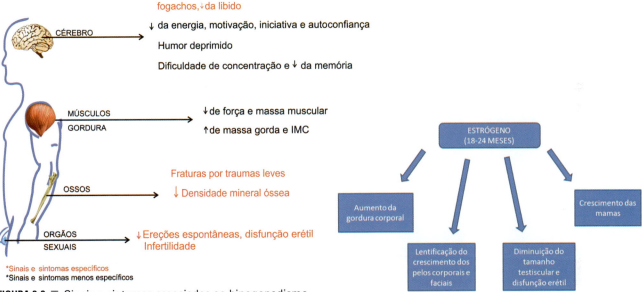

FIGURA 3-3 ■ Sinais e sintomas associados ao hipogonadismo. IMC: índice de massa corpórea. Adaptada de Bhasin et al., 2010.[58]

FLUXOGRAMA 4-2 ■ Efeitos do estrógeno.

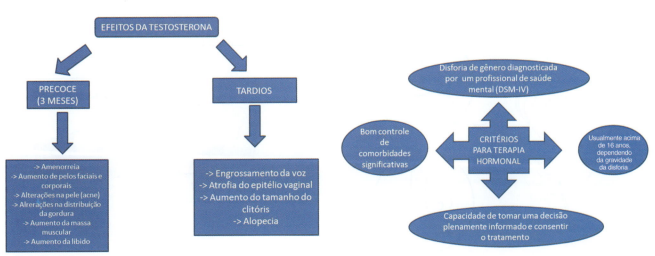

FLUXOGRAMA 4-1 ■ Efeitos da testosterona.

GRÁFICO 4-1 ■ Orientações para início da terapia hormonal.

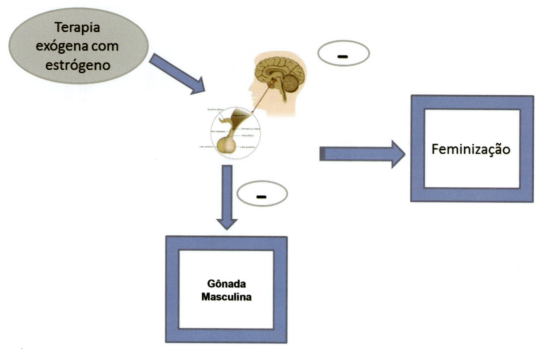

GRÁFICO 4-2 ■ Terapia hormonal para mulheres trans.

PARTE VII

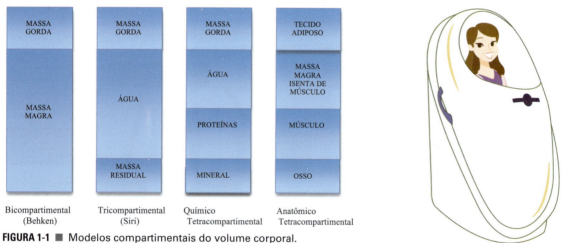

FIGURA 1-1 ■ Modelos compartimentais do volume corporal.

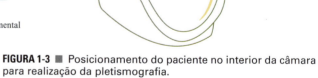

FIGURA 1-3 ■ Posicionamento do paciente no interior da câmara para realização da pletismografia.

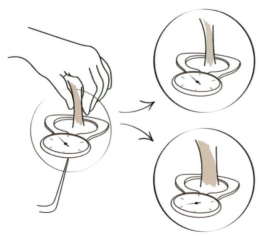

FIGURA 1-2 ■ Posicionamento correto do adipômetro para avaliação da dobra tricipital.

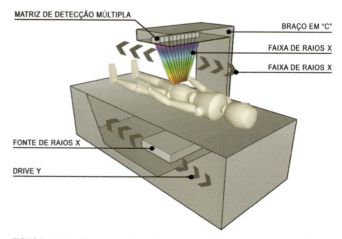

FIGURA 1-4 ■ Esquematização dos componentes do aparelho DXA.

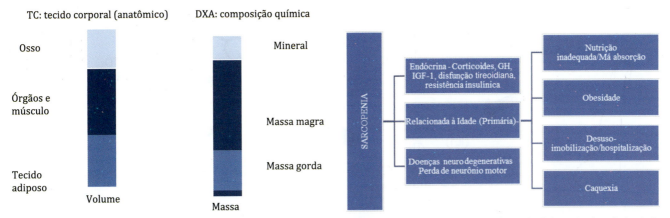

FIGURA 1-5 ■ Comparação entre TC e DXA.

FIGURA 3-1 ■ Mecanismos de sarcopenia. Adaptado da referência 8.

PARTE VIII

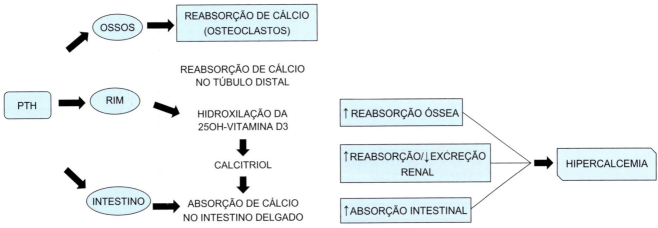

FIGURA 1-1 ■ Participação do PTH no metabolismo do cálcio.

FIGURA 1-2 ■ Mecanismos fisiológicos que levam à hipercalcemia.

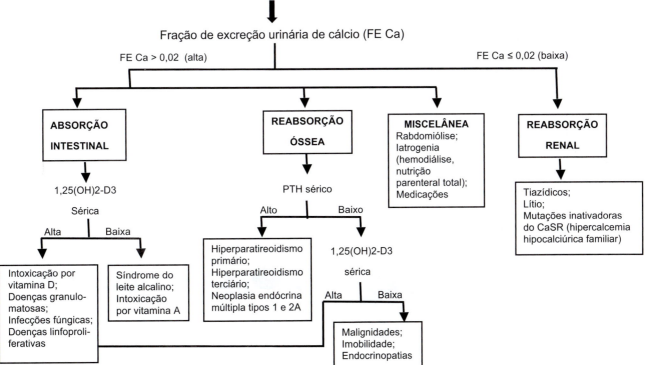

FLUXOGRAMA 1-1 ■ Algoritmo diagnóstico da hipercalcemia. Adaptado de Tsai WC, Wang WJ, et al. Surviving a crisis of immobilization hypercalcemia. J Am Geriatr Soc. 2012 Sep;60(9):1778-80.

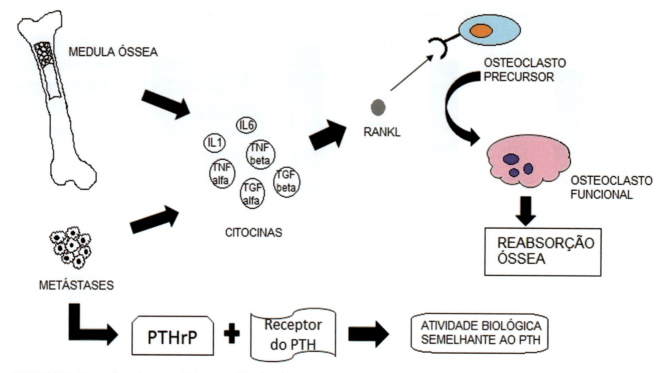

FIGURA 1-3 ■ Hipercalcemia secundária e osteólise local (neoplasias sólidas).

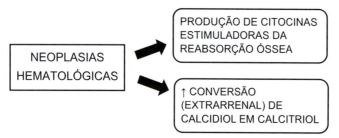

FIGURA 1-4 ■ Mecanismos de hipercalcemia nas neoplasias hematológicas.

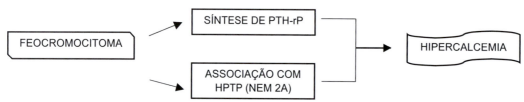

FIGURA 1-6 ■ Mecanismos de hipercalcemia no feocromocitoma.

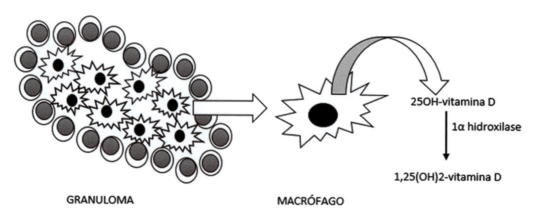

FIGURA 1-7 ■ Mecanismo de hipercalcemia em doenças granulomatosas (sarcoidose e tuberculose).

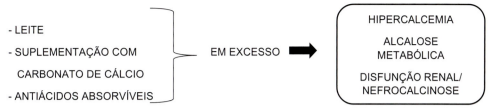

FIGURA 1-8 ■ Excesso de cálcio e alterações renais I.

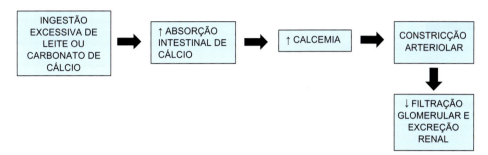

FIGURA 1-9 ■ Excesso de cálcio e alterações renais II.

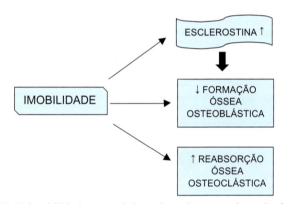

FIGURA 1-10 ■ Imobilidade e papel da esclerostina na reabsorção óssea.

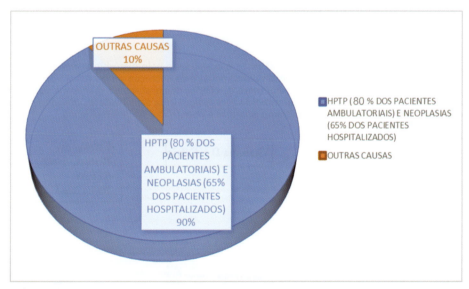

GRÁFICO 1-1 ■ Distribuição percentual das causas de hipercalcemia.

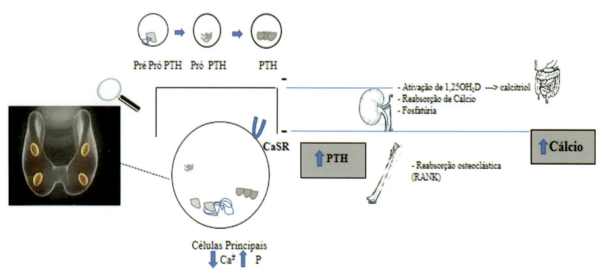

FIGURA 2-1 ■ Metabolismo do PTH: O PTH é sintetizado como um pré-pró-hormônio nos ribossomos. No retículo endoplasmático, ocorre a clivagem, formando o pró-PTH, que sofre mais uma clivagem por meio da enzima farina, no aparelho de Golgi, gerando o PTH ativo. O cálcio ionizado (Ca⁻) controla a secreção de PTH por meio do receptor sensor de cálcio extracelular (CaSR), expresso também na tireoide, células tubulares renais (controle da homeostase do cálcio), intestino e cérebro. Quando o cálcio plasmático aumenta, ele se liga ao CaSR, ativando-o e inibindo a secreção de PTH; quando o cálcio plasmático está baixo, o sensor de cálcio fica inativo e o PTH intacto é liberado. O calcitriol (1,25-di-hidroxi-vitanuna O) também inibe a expressão do PTH, contudo a elevação de fosfato reduz a formação de calcitriol e cálcio, estimulando a secreção de PTH. O PTH atua nos rins, elevando a calcemia, aumentando a reabsorção de cálcio no tubular renal (ramo espesso da alça de Henle e túbulo distal) e inibindo a reabsorção de fosfato (fosfatúria), e na conversão de vitamina D em calcitriol, com consequente aumento da absorção intestinal (duodeno e jejuno) do cálcio e fosfato. O calcitriol age ainda nos ossos, potencializando os efeitos do PTH sobre a reabsorção óssea.

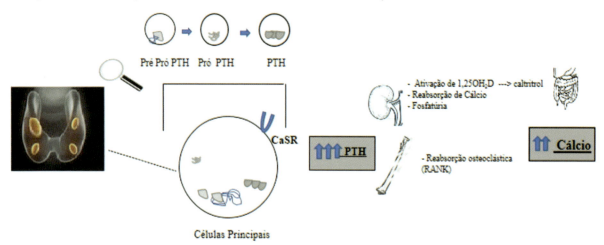

FIGURA 2-2 ■ PATOGÊNESE DO HIPERPARATIREOIDISMO: O HPTP é ocasionado pelo distúrbio homeostático da síntese e secreção de PTH, induzindo o aumento da proliferação das células da paratireoide e da secreção de hormônio paratireoidiano pelas células individuais. Na hiperplasia paratireoidiana, o aumento do número de células da paratireoide mantém a sua sensibilidade normal ao cálcio. Nos adenomas paratireoidianos, as células da paratireoide apresentam uma sensibilidade inferior à normal na ação inibitória do cálcio. Tais condições dão origem ao hiperparatireoidismo primário e podem causar hipercalcemia.

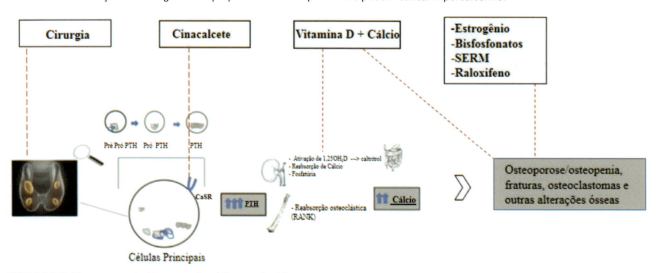

FIGURA 2-3 ■ Tratamento do hiperparatireoidismo primário.

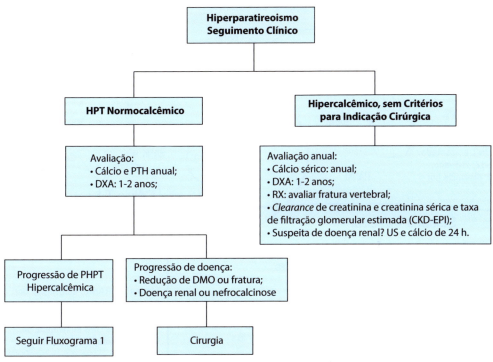

FLUXOGRAMA 2-1 ■ Fluxograma do seguimento clínico no hiperparatireoidismo primário.

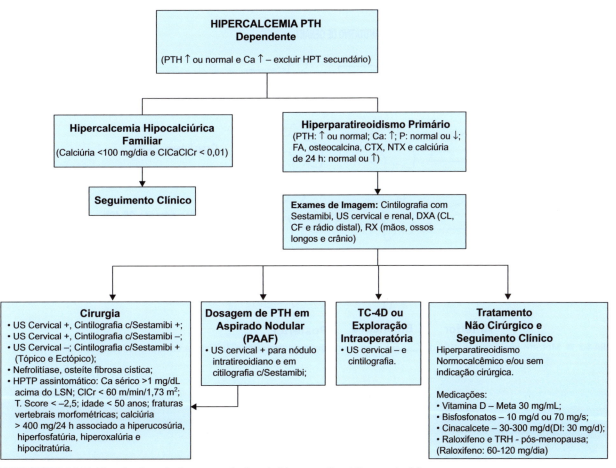

FLUXOGRAMA 2-2 ■ Manejo diagnóstico e terapêutico do hiperparatireoidismo primário.

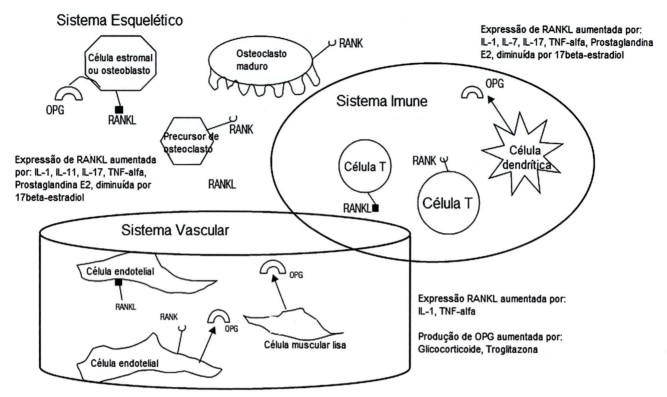

FIGURA 4-1 ■ Processo de reabsorção óssea: o sistema RANK/RANKL/OPG.[13]

FIGURA 4-2 ■ Método semiquantitativo de Genant para a avaliação da gravidade da fratura vertebral. Modificado de (24).

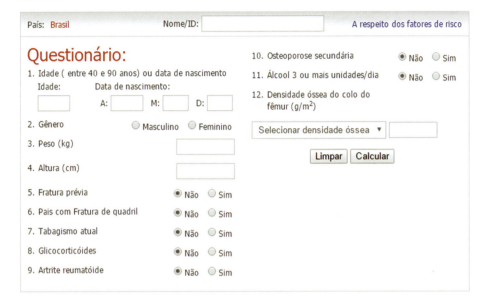
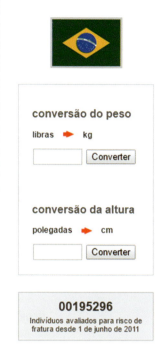

FIGURA 4-3 ■ Instrumento de cálculo do FRAX brasileiro.

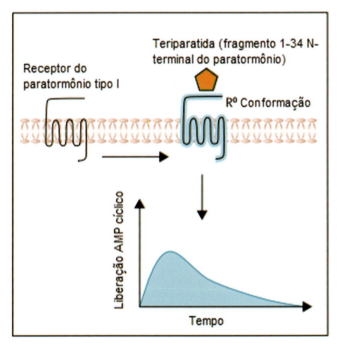
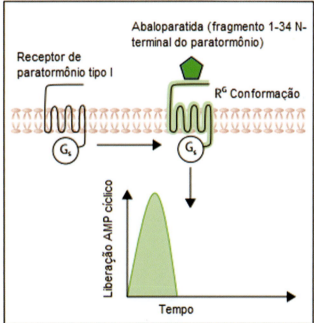

FIGURA 4-4 ■ Diferença entre os mecanismos de ação da teriparatida e da abaloparatida.[35]

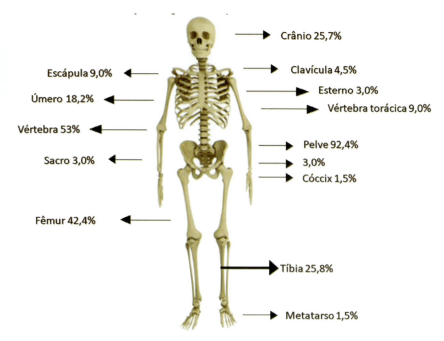

FIGURA 5-1 ■ Sítios de envolvimento ósseo na doença de Paget óssea.

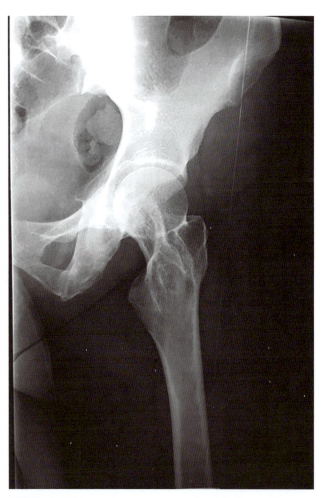

FIGURA 5-2 ■ Notar espessamento cortical e o trabeculado grosseiro no terço proximal do fêmur esquerdo e no ramo isquiopubiano.

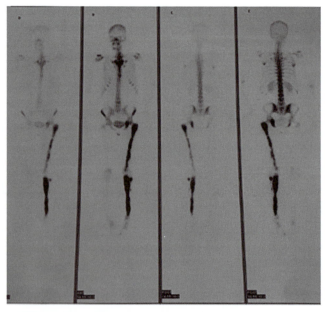

FIGURA 5-3 ■ Cintilografia óssea da mesma paciente da Figura 5.2 mostrando hipercaptação do MDP-TC99 em todo o fêmur e tíbia esquerdos e ramo isquiopubiano.

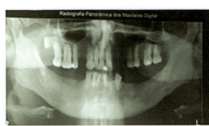
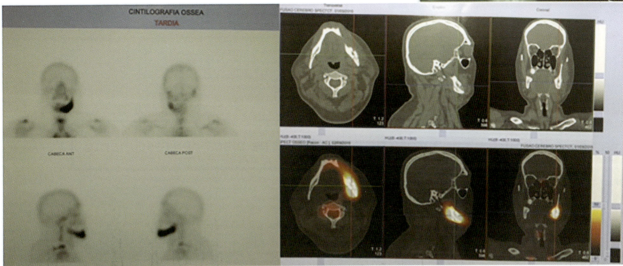

FIGURA 5-4 ■ Cintilografia óssea acoplada à tomografia computadorizada (SPECT-CT) em uma paciente com doença de Paget de localização atípica (mandíbula). Notar hipercaptação do MDP-TC99 e na mandíbula com padrão esclerótico na radiografia.

FIGURA 6-1 ■ Alterações da microarquitetura óssea resultantes do envelhecimento em homens e mulheres (adaptado de Seeman, 2003).[10] Em (**A**), observa-se redução do osso endosteal com o envelhecimento, que é semelhante nos dois sexos. A aposição periosteal, no entanto, é maior no sexo masculino que no feminino, conferindo certa proteção contra fratura no homem idoso. Em (**B**), observa-se que, com o envelhecimento, a mulher tem perfurações e perda da conectividade trabecular, enquanto o homem tem uma redução da espessura das trabéculas.

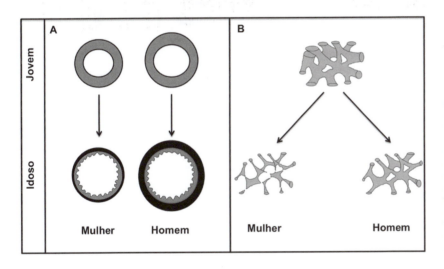

FIGURA 6-2 ■ Recomendações para o tratamento com testosterona em pacientes com osteoporose. *O uso isolado da reposição de testosterona nesses casos deve ser feito apenas se houver contraindicação para drogas antiosteoporótica. **Se não houver alívio dos sintomas de hipogonadismo em 3 a 6 meses, suspender testosterona e iniciar medicação antiosteoporótica. In: *Osteoporosis in men: an Endocrine Society clinical practice guideline*, 2012(20)

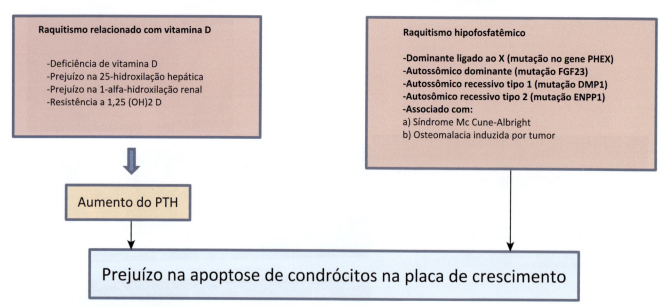

FIGURA 7-1 ■ Etiologia do raquitismo.

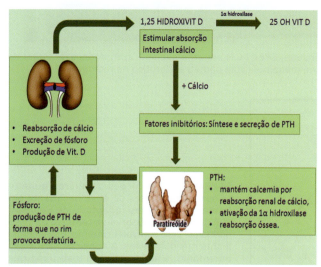

FIGURA 8-1 ■ Mecanismo do cálcio e do fósforo na insuficiência renal crônica.

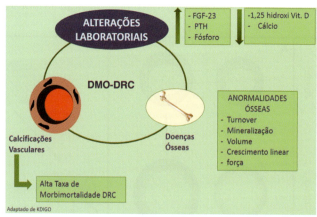

FIGURA 8-3 ■ Ciclo da DMO-DRC.

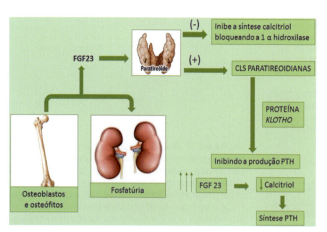

FIGURA 8-2 ■ Mecanismos de ação do FGF-23.

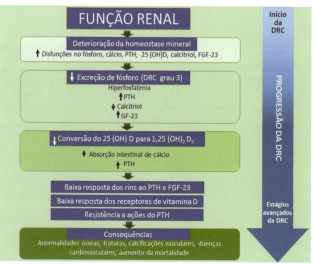

FLUXOGRAMA 8-1 ■ Evolução da DMO-DRC.

PARTE IX

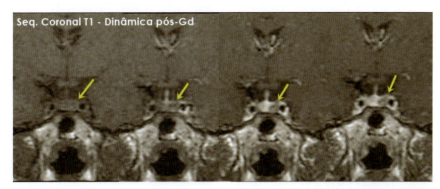

FIGURA 1-1 ■ Sequências pós-contraste dinâmicas coronais ponderadas em T1. Realce mais lento que o parênquima hipofisário de microadenoma na asa esquerda da adeno-hipófise (setas).

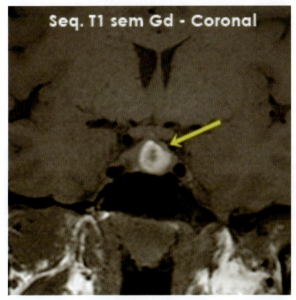

FIGURA 1-2 ■ RM. Sequência coronal ponderada em T1 sem contraste paramagnético. Prolactinoma com intensidade de sinal heterogênea predominantemente hiperintensa após manejo terapêutico devido à presença de hemorragia intralesional.

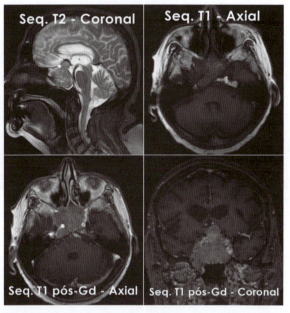

FIGURA 1-3 ■ Sequência T1 pós-contraste axial. Macroadenoma com invasão do seio cavernoso, observando-se preservação do calibre da artéria carótida esquerda.

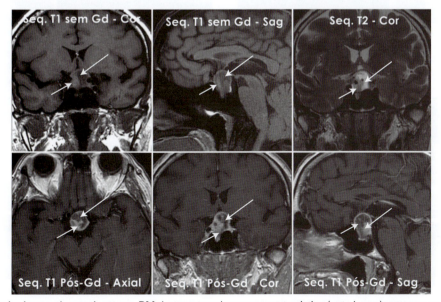

FIGURA 1-4 ■ Craniofaringioma adamantimatoso. RM demonstrando componente cístico (seta longa) e componente sólido (seta curta), o qual exibe realce pelo meio de contraste.

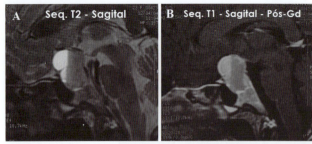

FIGURA 1-5 ■ Macroadenoma com apoplexia. RM em corte sagital ponderado em T2 demonstrando lesão expansiva selar com extensão suprasselar, tendo nível líquido–líquido no interior e sinais de hemorragia intralesional.

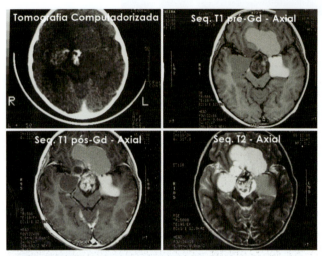

FIGURA 1-6 ■ Craniofaringioma. TC sem contraste demonstrando calcificações no interior da lesão, o que é um importante achado para diagnóstico por imagem.

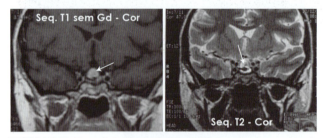

FIGURA 1-7 ■ Cisto da bolsa de Rathke. RM. Sequência ponderada em T1, plano coronal, demonstrando lesão expansiva cística selar com extensão suprasselar, de contornos regulares e paredes finas (seta).

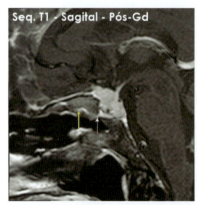

FIGURA 1-8 ■ Meningioma suprasselar em imagem de RM em sequência ponderada em T1, plano sagital. Note a hiperostose do osso esfenoidal (seta) e a nítida separação com a sela pelo diafragma selar, achados que reforçam a hipótese de meningioma.

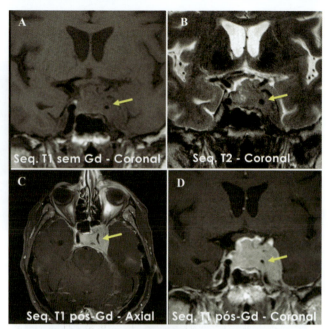

FIGURA 1-9 ■ Grande meningioma com invasão do seio cavernoso esquerdo. Sequência T1 pós-gadolínio coronal demonstrando realce homogêneo e envolvimento circunferencial do seio cavernoso esquerdo. Note a redução do calibre da luz do segmento cavernoso da artéria carótida interna esquerda (seta), achado muito sugestivo de meningioma.

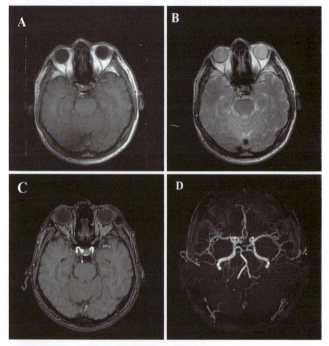

FIGURA 1-10 ■ Aneurisma intrasselar evidenciado pela ausência de sinal (*flow void*) devido à alta velocidade de fluxo na sequência pesada em T2.

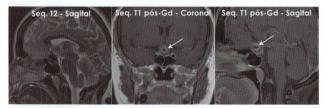

FIGURA 1-11 ■ Aneurisma (seta) do segmento cavernoso da artéria carótida interna direita protruindo para o interior da sela túrcica. A presença de trombose parcial gerou confusão diagnóstica com adenoma com hemorragia. Porém, a angio-RM foi capaz de fazer o diagnóstico.

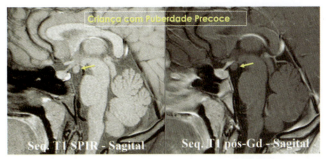

FIGURA 1-12 ■ Sequência ponderada em T1 pós-contraste no plano sagital mostra hamartoma para-hipotalâmico em criança com puberdade precoce entre a haste infundibular e os corpos mamilares (seta).

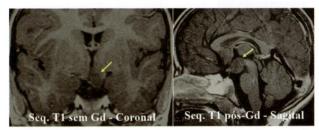

FIGURA 1-13 ■ Imagem ponderada em T1 no plano sagital demonstrando hamartoma intra-hipotalâmico (seta) em criança com convulsões do tipo gelásticas.

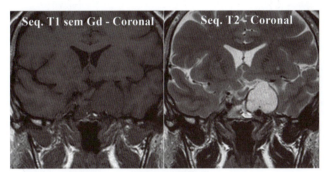

FIGURA 1-14 ■ Hemangioma. Ponderação T2 em plano coronal demonstrando lesão parasselar esquerda homogênea e fortemente hiperintensa.

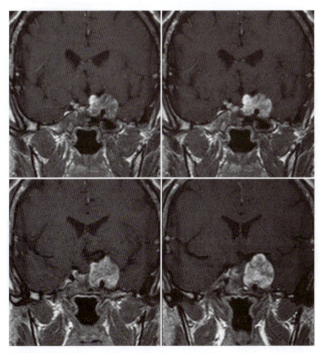

FIGURA 1-15 ■ Hemangioma. Ponderações T1 em planos coronais, dinâmicas após o uso do contraste, mostram realce inicial predominantemente periférico, com subsequente preenchimento centrípeto.

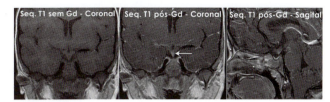

FIGURA 1-16 ■ Ponderação em T1 sem contraste no plano coronal em paciente com histiocitose de células de Langerhans demonstrando espessamento da haste e realce (seta).

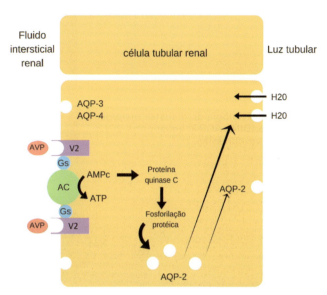

FIGURA 3-1 ■ Representação esquemática do mecanismo de ação da vasopressina. AC: adenilciclase; AMPc: adenosina monofosfato cíclico; ATP: adenosina trifosfato; AQP: aquaporinas; AVP: vasopressina; H_2O: água; V2: receptor de vasopressina.

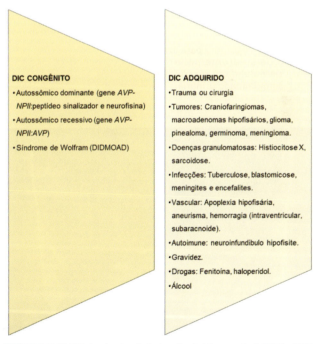

FIGURA 3-2 ■ Etiologia de diabetes *insipidus* central (DIC). AVP: vasopressina; NPII: neurofisina.

FIGURA 3-3 ■ Etiologia do diabetes *insipidus* nefrogênico (DIN). AQP-2: aquaporina-2; V2: receptor de vasopressina.

DIN CONGÊNITO
- Ligado ao X (receptor V2)
- Autossômico recessivo ou dominante (AQP-2).

DIN ADQUIRIDO
- Secundário a fármacos: lítio, demeclociclina, cisplatina.
- Alterações metabólicas: hipocalemia, hipercalcemia.
- Doença renal crônica: obstrução ureteral e doença policística.

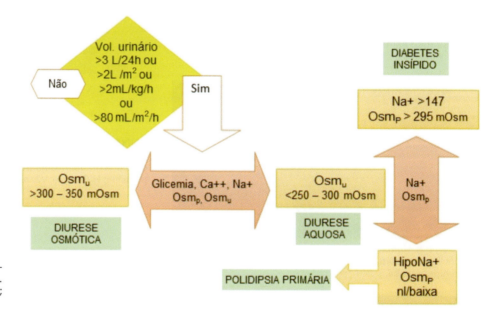

FIGURA 3-4 ■ Algoritmo para investigação de síndrome poliúrica. Osm_p: osmolalidade plasmática; Osm_u: osmolalidade urinária.

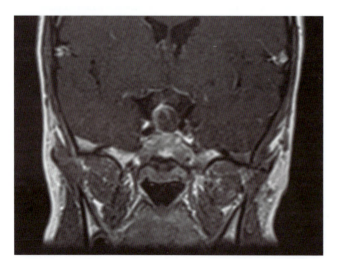

FIGURA 4-1 ■ VSS, 15 anos, amenorreia há 1 ano. Macroprolactinoma cístico septado medindo 1,5 cm e deslocando haste para a direita. Prolactina inicial de 156 ng/mL, atingindo controle laboratorial após 6 meses.

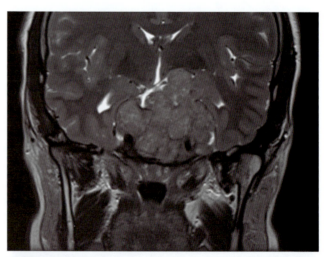

FIGURA 4-2 ■ JAS, 31 anos, discreta galactorreia, redução de libido e sintomas visuais. Prolactinoma gigante lobulado com grande extensão infra, para e suprasselar. A prolactina inicial foi de 200 ng/mL, e, após diluição de 1:100, o resultado se elevou para 9.833 ng/mL.

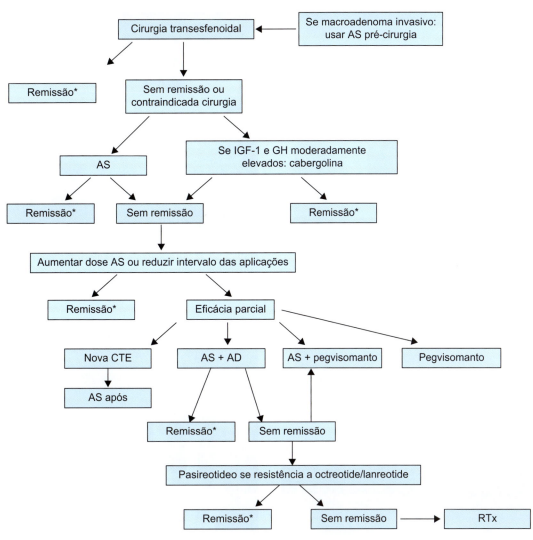

*Se remissão: GH e IGF-1 a cada 6 meses.

ALGORITMO 5-1 ■ Manejo dos adenomas hipofisários produtores de GH. AD: agonistas dopaminérgicos; AS: análogos da somatostatina; CTE: cirurgia transesfenoidal; RTx: radioterapia.

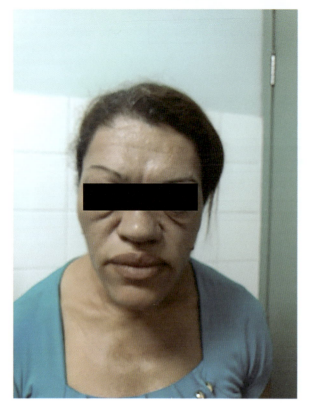

FIGURA 5-1 ■ Paciente com acromegalia.

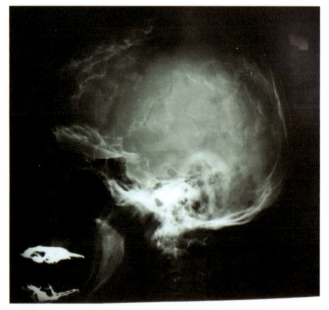

FIGURA 5-2 ■ Alterações cranianas de um paciente com acromegalia.

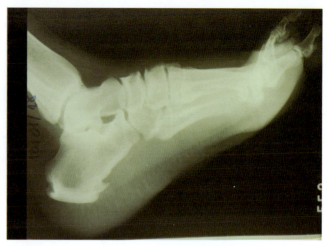

FIGURA 5-3 ■ Alterações em radiografia de pé de um paciente com acromegalia.

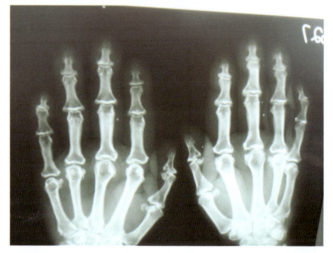

FIGURA 5-4 ■ Radiografia de mãos de um paciente com acromegalia.

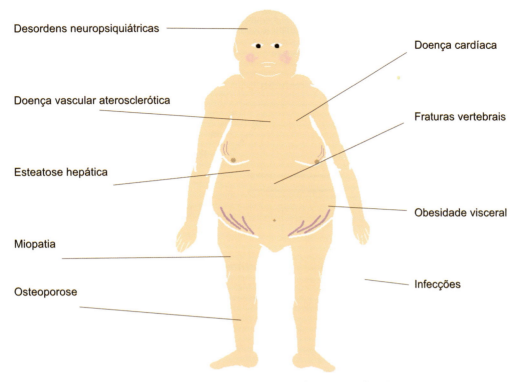

FIGURA 6-1 ■ Sistemas e órgãos afetados pela síndrome de Cushing.

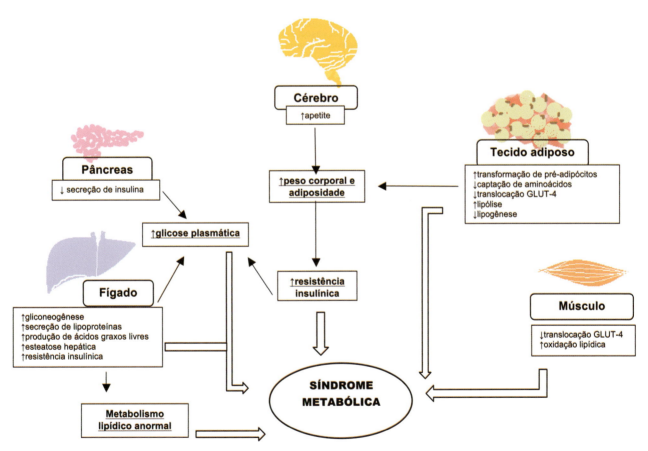

FIGURA 6-2 ■ Síndrome metabólica no contexto da síndrome de Cushing.

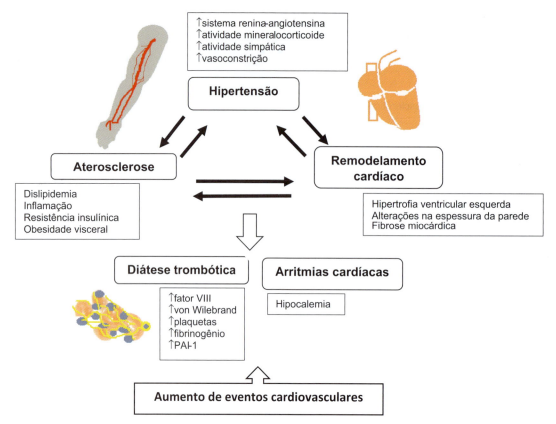

FIGURA 6-3 ■ Doença cardiovascular no contexto da síndrome de Cushing. Mecanismos patológicos das complicações cardiovasculares na SC: as três principais comorbidades em questão, decorrentes do hipercortisolismo, contribuem de forma independente e ainda influenciam a progressão das outras para alterações estruturais nos vasos e coração. Esse ciclo vicioso, somado a fatores agravantes como tendência a formar trombos e taquiarritmias, levam à alta mortalidade cardiovascular da síndrome de Cushing.

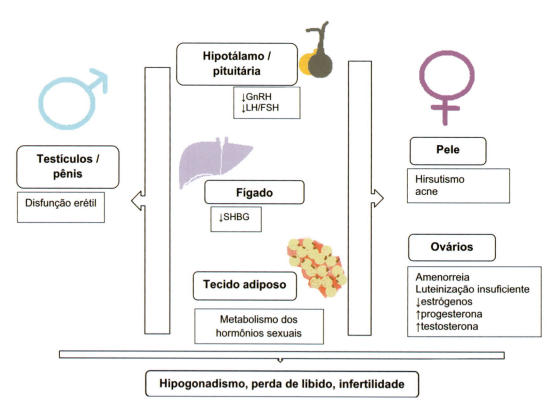

FIGURA 6-4 ■ Doenças do sistema reprodutivo no contexto da síndrome de Cushing. São mostrados mecanismos patológicos envolvidos nas desordens do sistema reprodutivo na SC. A coluna do centro representa os órgãos que influenciam as anormalidades vistas. O hipercortisolismo bloqueia a liberação de GnRH pelo hipotálamo e LH/FSH pela hipófise, determinando um hipogonadismo hipogonadotrófico. As concentrações de hormônios sexuais estão alteradas devido a mudanças nas concetrações das proteínas ligadoras de hormônios sexuais (SHBG e albumina) e aumento do metabolismo hepático. Adaptada de Pivonello R, et al. *Lancet Diabetes Endocrinol* 2016.[1]

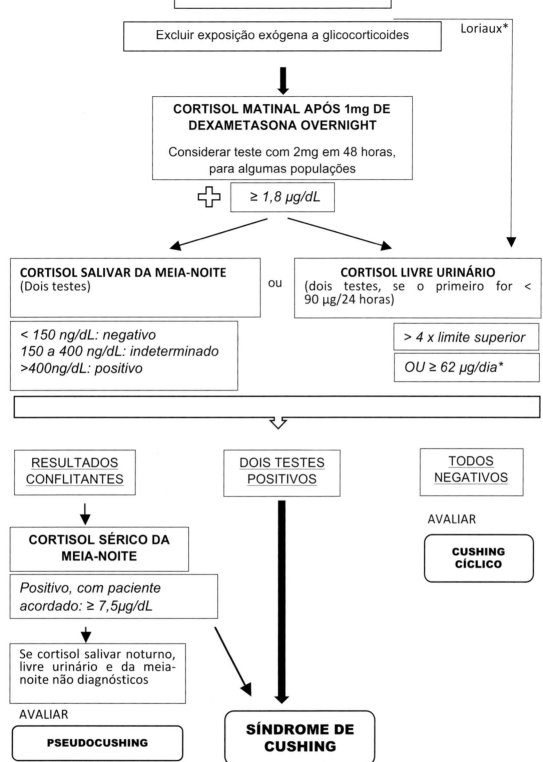

FLUXOGRAMA 6-1 ■ Algoritmo diagnóstico para síndrome de Cushing. Testes de *screeening* para determinação de síndrome de Cushing: os três primeiros testes são igualmente recomendados para o rastreio inicial e devem ser escolhidos de acordo com as peculiaridades de cada teste e de cada paciente. Aqui, colocamos o teste com 1 mg de dexametasona como passo inicial pela fácil reprodutibilidade, seguido pelos dois outros testes (que devem ter duas aferições, pelas variabilidades) para confirmação. *O autor determina o cortisol livre urinário como teste inicial e confirmatório para os pacientes com suspeita clínica se realizado com a técnica adequada (cromatografia líquida de alta pressão seguida por espectrometria de massa).[10]

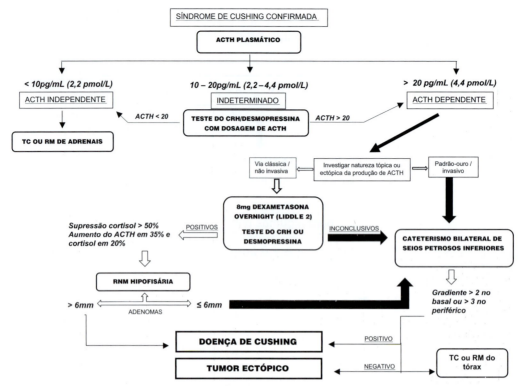

FLUXOGRAMA 6-2 ■ Determinação da causa da síndrome de Cushing. Apesar do caráter invasivo do teste, o cateterismo de seios petrosos inferiores é o mais fidedigno para se determinar uma causa de origem hipofisária ou ectópica, evitando procedimentos cirúrgicos não resolutivos e falha no diagnóstico de lesões ectópicas, como é defendido por Loriaux.[10] Outros testes que falam a favor de causas ACTH-dependentes ficam reservados para aqueles que não têm acesso ao cateterismo, com tumor hipofisário detectável à RM. De qualquer forma, o cateterismo deverá ser realizado em pacientes com outros testes discordantes ou nos que apresentem lesões de até 6 mm.[12]

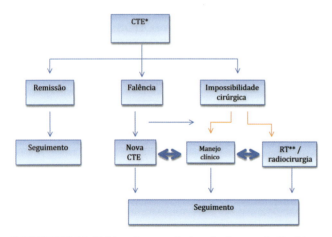

FLUXOGRAMA 6-3 ■ Manejo terapêutico da doença de Cushing. *CTE: cirurgia transesfenoidal; **RT: radioterapia. Adaptado de Nieman LK, Biller BMK, Findling JW, Murad MH, Newell-Price J, Savage MO, et al. Treatment of cushing's syndrome: An Endocrine Society clinical practice guideline. *Transl Endocrinol Metab* [Internet]. 2015; 100(8):2807-31.

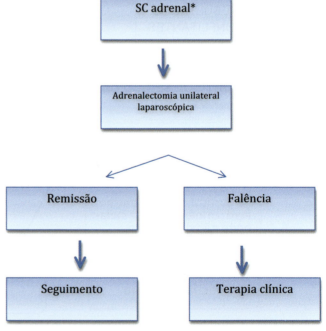

FLUXOGRAMA 6-4 ■ Manejo terapêutico da síndrome de Cushing adrenal. *Exceto para casos com envolvimento de ambas as adrenais. Adaptado de Park HS, Roman SA, Sosa JA. Outcomes from 3144 adrenalectomies in the United States: which matters more, surgeon volume or specialty? *Arch Surg* 2009; 144(11):1060-7.

PARTE X

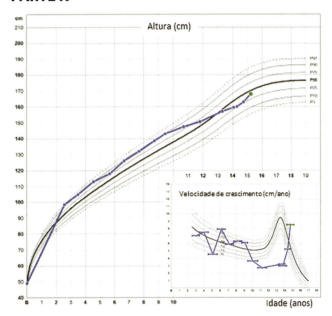

FIGURA 2-1 ■ Altura e velocidade de crescimento, menino com atraso do crescimento e da puberdade. Puberdade teve início após os 14 anos de idade. A velocidade de crescimento ficou abaixo do limite inferior do normal, com aumento progressivo após o início da puberdade.

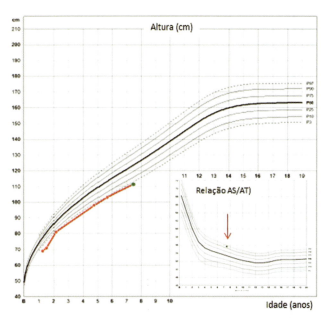

FIGURA 2-4 ■ Curva de crescimento de menina com suspeita de displasia óssea. A relação altura sentada/altura total acima da média confirma a baixa estatura desproporcionada com menor crescimento dos membros (Referência Fredriks, et al.[11]).

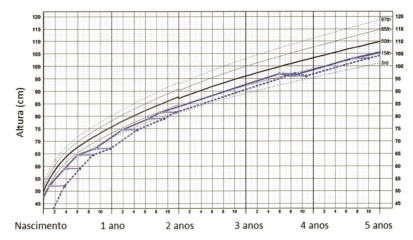

FIGURA 2-2 ■ Curva de crescimento (OMS 2006), menino, nascido com 28 semanas de gestação, 35 cm de comprimento e 775 g de peso (pequeno para a idade gestacional). A linha pontilhada indica a altura para a idade de nascimento, e a linha cheia indica a altura corrigida para a idade gestacional.

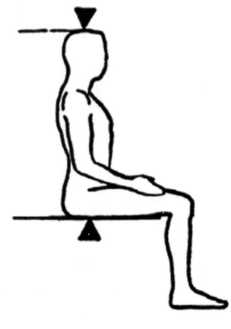

FIGURA 2-3 ■ Técnica para medir a altura sentada. Extraído do Manual Antropométrico NHANES.

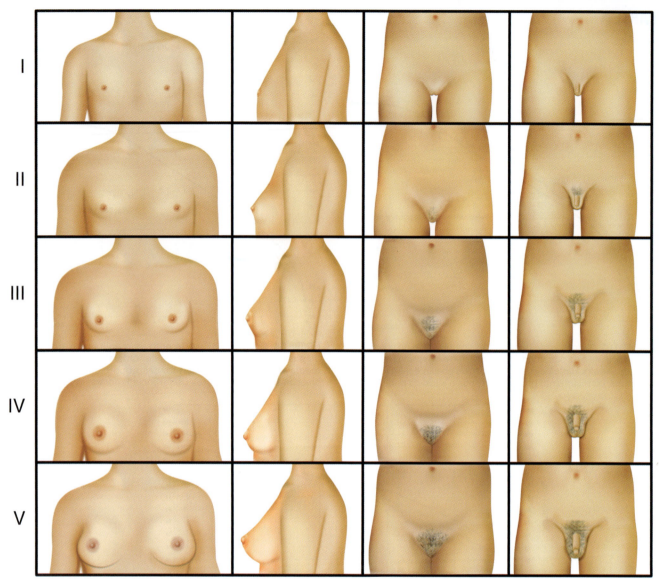

FLUXOGRAMA 3-1 ■ Desenvolvimento puberal de Tanner.

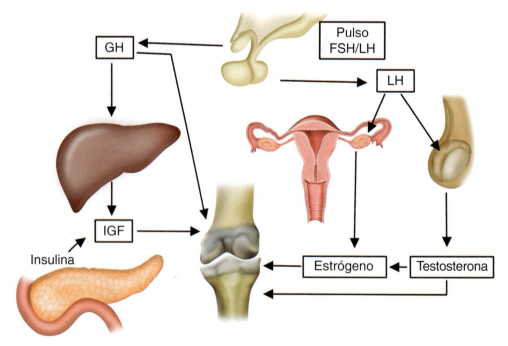

FLUXOGRAMA 3-2 ■ Eixo GH e IGF-1 e hipotálamo-hipófise-gônadas.

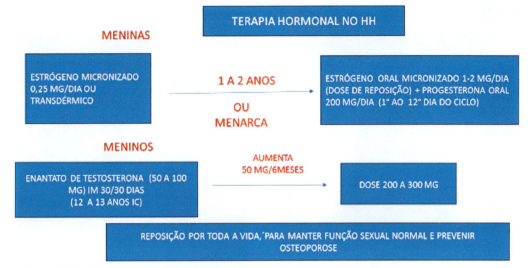

FLUXOGRAMA 3-3 ■ Terapia hormonal no hipogonadismo hipogonadotrófico.

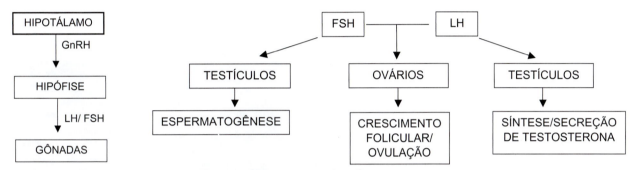

FLUXOGRAMA 4-1 ■ Eixo hipotálamo-hipófise-gônadas.

FLUXOGRAMA 4-2 ■ Efeitos das gonadotrofinas.

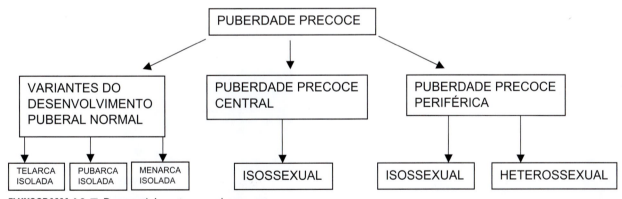

FLUXOGRAMA 4-3 ■ Desenvolvimento sexual precoce.

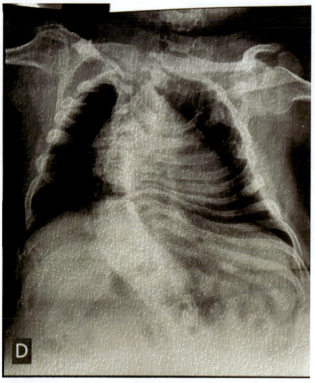
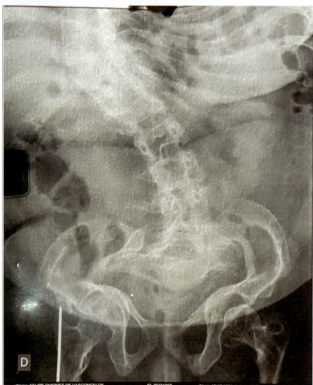

FIGURA 5.1A E 5.1B ■ Paciente com osteogenesis imperfecta tipo III, com radiografias mostrando deformidades ósseas em arcos costais, coluna e bacia.

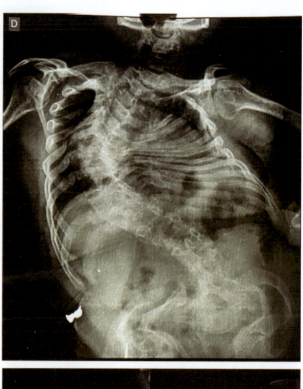
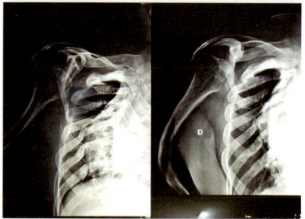
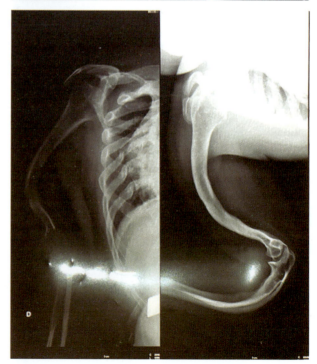

FIGURA 5.1C–5.1E ■ O mesmo paciente com deformidades em arcos costais e ossos longos (úmero).